心肌重塑基础与临床

主审　梁贵友　刘兴德
主编　李　伟　陈章荣　罗振华

科学出版社

北　京

内 容 简 介

心肌重塑是指病理或生理因素作用下，心肌细胞及细胞外基质出现细胞结构、数量、功能及遗传表型等方面的改变。本书详细介绍了心肌重塑的病理生理基础、细胞基础、发生机制等内容，着重介绍了心肌重塑的发生、发展过程及临床意义，同时介绍了心肌重塑的辅助检查和临床治疗方法，从而为心肌重塑基础研究提供新的思路，为心肌重塑临床治疗提供理论依据。

本书基础与临床相结合，理论指导实践，可供心内科、心外科医生，心血管疾病研究人员参考。

图书在版编目（CIP）数据

心肌重塑基础与临床 / 李伟，陈章荣，罗振华主编. —北京：科学出版社，2023.8
ISBN 978-7-03-074007-6

Ⅰ. ①心… Ⅱ. ①李… ②陈… ③罗… Ⅲ. ①心肌病—诊疗 Ⅳ. ①R542.2

中国版本图书馆 CIP 数据核字（2022）第 224651 号

责任编辑：沈红芬 许红霞 / 责任校对：张小霞
责任印制：肖 兴 / 封面设计：陈 敬

科学出版社 出版
北京东黄城根北街 16 号
邮政编码：100717
http://www.sciencep.com

北京通州皇家印刷厂 印刷
科学出版社发行 各地新华书店经销
*

2023 年 8 月第 一 版　开本：787×1092　1/16
2023 年 8 月第一次印刷　印张：29 3/4
字数：680 000
定价：188.00 元
（如有印装质量问题，我社负责调换）

《心肌重塑基础与临床》编写人员

主　审　梁贵友　刘兴德

主　编　李　伟　陈章荣　罗振华

副主编　周　纬　周海燕　谌晶晶　陈炳秀

秘　书　鲍海龙　段宗刚

编　者（按姓氏汉语拼音排序）

鲍海龙	贵州医科大学附属医院	何　泉	重庆医科大学附属第一医院
陈　进	贵州医科大学附属医院	何　艳	贵州医科大学附属医院
陈　明	重庆医科大学附属第一医院	胡　茜	贵州医科大学附属医院
陈　鑫	贵州医科大学附属医院	姜伟峰	上海交通大学医学院附属胸科医院
陈保林	贵州省人民医院	李　屏	贵州医科大学附属医院
陈炳秀	贵州医科大学附属医院	李　伟	贵州医科大学附属医院
陈章荣	贵州医科大学附属医院	李发荣	黔西南州中医医院
成　荣	清镇市第一人民医院	李进嵩	四川省人民医院
代方杰	贵州医科大学附属医院	梁代义	贵州省人民医院
戴翠莲	厦门大学附属心血管病医院	梁金峰	贵州医科大学附属医院
		廖付军	贵州医科大学附属医院
刁晓艳	贵州医科大学附属医院	林慕之	贵州医科大学附属医院
董　榆	大理大学第一附属医院	刘　宏	大理大学第一附属医院
段宗刚	贵州医科大学附属医院	刘大男	贵州医科大学附属医院
范　洁	云南省第一人民医院	刘权仪	惠州市第三人民医院
耿永健	得克萨斯大学休斯敦医学院	刘兴会	贵州省人民医院
		罗开良	重庆医科大学附属第二医院
光雪峰	昆明市延安医院	罗语思	贵州医科大学附属医院
郝应禄	玉溪市人民医院	罗振华	贵州省人民医院

牛　力　贵州医科大学附属医院
潘家义　贵州医科大学附属医院
沈　正　贵州医科大学附属医院
谌晶晶　贵州医科大学附属医院
司晓云　贵州医科大学附属医院
孙　林　昆明医科大学第二附属医院
孙　勇　曲靖市第一人民医院
唐　倩　贵州医科大学附属医院
陶剑虹　四川省人民医院
涂清鲜　遵义市第一人民医院
王　龙　贵州医科大学附属医院
王　宇　昆明医科大学第二附属医院
王　玉　重庆医科大学附属第一医院
王芳芳　长春市中心医院
王忠安　兴义市人民医院
韦　波　贵州医科大学附属医院
吴代琴　贵州医科大学附属医院

吴立荣　贵黔国际总医院
伍哲以　贵州医科大学附属医院
谢登海　贵州医科大学附属医院
熊信林　贵州医科大学附属医院
许　滔　贵州中医药大学第二附属医院
杨　龙　贵州省人民医院
杨　伟　漯河市中心医院
杨富尧　贵州医科大学附属医院
杨震坤　上海交通大学医学院附属瑞金医院
张　蓓　贵州医科大学附属医院
张　宏　云南省第一人民医院
张国宁　清镇市第一人民医院
张慧玲　贵州医科大学附属医院
张晓春　复旦大学附属中山医院
张志超　重庆医科大学附属第一医院
周　博　浙江省人民医院毕节医院
周　纬　贵州医科大学附属医院
周海燕　贵州医科大学附属医院

序　言

　　心肌重塑是心脏在一些生理或病理因素的作用下，心肌细胞和细胞外基质出现细胞结构和功能、遗传物质等改变，导致心脏结构改变和功能障碍的一系列变化的过程。心血管系统疾病如高血压、急性心肌梗死、瓣膜疾病、心律失常等均可出现心肌重塑。心肌重塑与心力衰竭、心律失常的发生和进展密切相关，早期干预具有重要价值。随着分子生物学技术的发展，心肌重塑的病理生理基础、细胞基础和发生机制相关研究取得较多的进展，临床分子标志物检测、分子影像诊断取得了一定的进步。治疗技术如三维生物打印、灌注脱细胞的细胞外基质、干细胞治疗等日新月异。基础与临床研究进展快，需要我们时刻关注学科领域的前沿进展。

　　该书以心肌重塑为主题，结合目前前沿进展，对心肌重塑的病理生理基础、细胞基础、发生机制、检查方法、临床治疗的变化进行了系统整理、分析，归纳成册，以便心血管内外科医生、科研工作者学习，促进同行之间交流。

　　该书主编李伟教授长期从事冠心病研究和介入治疗，尤其在复杂冠脉病变的介入治疗和基础研究方面有较高的造诣。陈章荣教授长期从事临床电生理研究和介入治疗，擅长发现临床工作的难点并深入研究。罗振华教授长期从事心血管疾病基础研究，在心肌重塑方面有独到的见解。贵州医科大学附属医院李伟研究团队长期从事心肌重塑的基础与临床研究，此次组织了该领域的国内外专家、同道一起完成该书的编写。除此之外，他们还邀请该领域的同行专家对所写内容进行评阅、审议、斧正，确保内容的前沿性、规范性和实用性。应主编诚挚邀请，欣然作序，期待佳作早日出版，以飨读者。

2022 年 12 月

前　言

　　心肌重塑是指在病理或生理因素作用下，心肌细胞及细胞外基质出现细胞结构、数量、功能及遗传表型等方面的改变，导致心脏结构和功能障碍的一系列变化的过程，与心力衰竭、心律失常的发生和进展有关，早期对心肌重塑进行干预具有重要的临床价值。心肌重塑的进展快、研究较多，文献繁多，因此有必要对心肌重塑的基础与临床进行系统的阐述。

　　为使读者系统全面地了解心肌重塑的病理改变、发生发展、治疗转归等，贵州医科大学附属医院组织国内外专家编写了本书。全书共七章，详细介绍了心肌重塑病理生理基础、细胞基础、发生机制等内容，着重介绍了心肌重塑的基础知识，让读者能够充分了解心肌重塑的发生、发展过程及临床意义。此外，本书还介绍了心肌重塑的临床治疗方法和现代实验室诊断技术，让读者能够认识心肌重塑在疾病发生发展中扮演的角色，为心肌重塑临床治疗提供正确的思路和理论基础。本书较系统地介绍了心肌重塑发生的病理生理过程和机制，为治疗心肌重塑提供了丰富的理论依据和数据支撑，并为心肌重塑基础研究提供了新的思路和方向。

　　本书相关研究得到了国家自然科学基金项目（编号81960085、81960047）的资助，本书的编写得到了国内外同行的大力支持，在此表示衷心感谢！

　　由于本书编写时可供参考的同类书籍较少，书中存在的不足恳请读者批评指正。

李　伟　陈章荣　罗振华

2022 年 12 月

目　　录

第一章　心肌重塑概述

心肌重塑（myocardial remodeling）是指在神经体液因子的作用下，心肌细胞及细胞外基质出现分子生物学和基因改变，导致心脏结构改变和功能障碍一系列变化的过程。心肌重塑包括细胞（心肌细胞和非心肌细胞）和细胞外基质（extracellular matrix，ECM）的改变。心肌细胞的改变主要是细胞肥大和死亡，非心肌细胞的改变包括成纤维细胞转化为肌成纤维细胞、免疫细胞的活化及释放细胞因子等。心肌重塑涉及多条细胞信号通路，一条信号通路可引起心肌重塑的多种病理改变，一种病理改变也可有多条信号通路参与。心肌重塑机制复杂，神经内分泌系统激活、氧化应激及炎症因子等均参与心肌重塑过程。心肌重塑最终导致心力衰竭、心律失常等临床表现，预后不良。因此，早期对心肌重塑进行干预有重要价值。

一、心肌重塑的概念

心肌重塑是心脏在一些生理或病理因素的作用下，心肌细胞和 ECM 在细胞结构、功能、数量及遗传表型方面出现明显变化的过程，心脏的大小、形状和功能也随之出现相应改变。心肌重塑是心力衰竭发生发展的基本机制。1982 年，Judith 在心肌梗死模型中使用"重塑"一词，以描述代替梗死区域的瘢痕组织特征。1990 年，"重塑"主要用于描述急性心肌梗死后心脏形态学改变，尤其是左心室增大。随着研究的不断深入，"重塑"不只在心肌梗死中使用，也被用来描述不同临床状态下和病理生理过程中的心肌改变。2000 年，心肌重塑的定义被正式提出，是指心脏损伤后出现的一组分子改变，临床上表现为心脏的大小、形状和功能的变化。此后，心肌重塑研究成为热点，改善心肌重塑成为治疗心力衰竭的根本。

二、心肌重塑的危险因素及疾病

心肌重塑的危险因素与心血管系统疾病的危险因素相似，一切能导致心肌结构或功能改变的因素均能引起心肌重塑。心血管危险因素通过引起相关疾病导致心肌损害，临床上高血压、急性心肌梗死、瓣膜疾病、心律失常等可引起心肌重塑，导致心力衰竭。例如，高血压导致左心室肥厚，急性心肌梗死导致左心室扩张，心动过速性心肌病引起左心室扩大等。此外，实验证实，心肌重塑还与性别、年龄、药物、大气污染等有关。

三、心肌重塑相关细胞改变

（一）心肌细胞

心肌重塑过程中，心肌细胞变化可表现为细胞死亡、肥大等。在心脏损伤、压力负荷过重、容量负荷过重等病理性刺激下，神经内分泌系统激活、炎症因子激活，心肌细胞发生坏死、凋亡、自噬等引起心肌细胞死亡，从而导致心肌细胞丧失；另外，氧化应激、能量代谢障碍等可导致心肌细胞肥大。心肌细胞肥大表现为细胞直径、表面积及体积增大。

（二）非心肌细胞

非心肌细胞如成纤维细胞和免疫细胞（包括巨噬细胞、淋巴细胞、中性粒细胞和肥大细胞）参与调节心肌重塑过程。成纤维细胞在心肌重塑过程中起重要作用，其受到刺激后会分化成肌成纤维细胞，后者可产生大量的 ECM 蛋白，参与 ECM 重塑。免疫细胞是心肌炎症反应的分子调节器，主要通过巨噬细胞和淋巴细胞之间广泛的细胞因子相互作用实现。内皮细胞除直接分化为肌成纤维细胞外，还可以通过激活促炎性分泌表型在促炎环境中发挥作用。淋巴细胞和肥大细胞的几个亚群也对局部炎症和成纤维细胞的激活发挥作用。

四、参与心肌重塑的信号通路

心肌重塑表现为心肌细胞肥大、心肌纤维化和心肌细胞死亡过程，这个过程机制复杂，涉及多条细胞信号通路。

（一）心肌细胞肥大

心肌细胞肥大是指心肌细胞体积增大而无细胞分裂，从细胞水平上分为细胞外信号的刺激、细胞内信号转导和核内基因转录三个环节，最终导致心肌细胞肥大表型变化。其信号通路主要涉及机械刺激信号转导、儿茶酚胺信号转导、血管紧张素 Ⅱ（angiotensin Ⅱ，Ang-Ⅱ）信号转导、生长因子信号转导及钙离子信号转导等。心肌肥大分子机制与基质相互作用分子-1（stromal interaction molecule 1，STIM-1）、细胞因子、Akt 激酶、G 蛋白偶联受体等密切相关。①STIM-1：作为肥大代偿反应的分子启动子之一，是一种内质网/肌质网钙离子传感器，可介导钙池调控钙离子，调节心肌细胞生长，促进心肌细胞肥大。②细胞因子：TNF-α、IL-1β、IL-6 等炎症因子可直接诱导心肌细胞肥大，与肥大的严重程度有关。③Akt 激酶：又称为蛋白激酶 B，是一种丝氨酸/苏氨酸蛋白激酶，处于多条信号通路的重要交叉点，在真核生物的调控网络中普遍存在。磷脂酰肌醇-3-羟基激酶/蛋白激酶 B/糖原合成酶激酶 3β（PI3K/Akt/GSK-3β）信号通路在心肌肥大过程中起重要作用，机械应力激活机械敏感离子通道，抑制 PI3K/Akt 信号通路可减轻心肌细胞肥大。GSK-3β 是心肌细胞肥大的负调控因子，其激活后可磷酸化真核翻译起始因子、抑制 T 细胞因子等促心肌细胞肥大因子的活化，从而减轻心肌细胞肥大。④G 蛋白偶联受体：G 蛋白是细胞内信号转导途径中起重要作用的 GTP 结合蛋白，由 α、β、γ 三个不同亚基组成。G 蛋白偶联受体与心肌细胞肥大有密切关系，G 蛋白偶联受体激酶 2 促进心肌细胞肥大。

（二）心肌纤维化

心肌纤维化本质是 ECM 的合成和降解失衡，涉及各类型胶原比例失调、胶原纤维过度沉积、排列发生紊乱。心肌成纤维细胞激活是指成纤维细胞转化为含肌动蛋白、肌球蛋白的肌成纤维样细胞的过程，是心肌纤维化发生的中心环节，在心肌纤维化过程中发挥着关键作用。心肌纤维化机制主要涉及 TGF-β/Smad 信号通路、AMP 活化蛋白激酶（AMP-activated protein kinase，AMPK）α 信号通路及 Wnt 信号通路。①TGF-β/Smad 信号通路：作为重要的致心肌纤维化细胞因子，转化生长因子 β（transforming growth factor-β，TGF-β）通过 Smad 信号级联参与了心肌成纤维细胞分化、增殖、迁移及 ECM 合成，从而导致心肌纤维化。②AMPKα 信号通路：AMPKα 是一种在人体内广泛分布的三聚体复合物，与心肌纤维化相关信号通路相互影响，共同介导了心肌纤维化复杂的病理生理过程。③Wnt 信号通路：Wnt 信号可以诱导心肌成纤维细胞增殖，同时诱导成纤维细胞转化为肌成纤维细胞，其在心肌纤维化过程中发挥重要作用。

（三）心肌细胞死亡

心肌细胞死亡方式有细胞坏死、细胞凋亡、自噬、细胞焦亡和铁死亡等。①细胞坏死：是一种不依赖含半胱氨酸的天冬氨酸蛋白水解酶——胱天蛋白酶（cysteine aspartic acid specific protease，Casp）的细胞死亡形式，由受体相互作用的丝氨酸/苏氨酸蛋白激酶和混合谱系激酶结构域样蛋白的激活驱动。TNF-α 受体超家族、T 细胞受体、干扰素受体和 Toll 样受体等与其配体结合后，启动细胞坏死信号。②细胞凋亡：心肌细胞凋亡的途径主要有死亡受体途径、内质网应激途径和线粒体途径。死亡受体途径主要涉及 Fas/FasL 信号转导途径、TNF 受体信号转导途径和 TNF 相关凋亡诱导配体（TRAIL）信号转导途径。内质网应激途径涉及转录因子 CHOP/GADD153 的激活转录、Bcl-2 基因家族的激活和钙离子信号转导等。线粒体途径涉及线粒体相关的蛋白，如促凋亡因子、细胞色素 C、凋亡诱导因子、高温应激蛋白 A2、核酸内切酶 G 等，其在细胞凋亡过程中共同发挥调控作用。③自噬：心肌细胞有哺乳动物雷帕霉素靶蛋白（mammalian target of rapamycin，mTOR）依赖自噬通路和非 mTOR 依赖自噬通路。mTOR 是一种非典型丝氨酸/苏氨酸蛋白激酶，是氨基酸和 ATP 的感受器，在自噬过程中发挥关键作用。mTOR 依赖自噬通路有 PI3K/Akt/mTOR 信号通路、AMPK 信号通路和丝裂原活化蛋白激酶（mitogen-activated protein kinase，MAPK）信号通路。非 mTOR 依赖自噬通路有 Beclin-1 信号通路和 I 型 PI3K 信号通路。④细胞焦亡：是近年来发现并证实的一种新的程序性细胞死亡方式，其特征为依赖于炎性胱天蛋白酶（主要是 Casp-1、4、5、11），并伴有大量促炎症因子的释放。细胞焦亡的形态学特征、发生及调控机制等均不同于细胞凋亡、坏死等其他细胞死亡方式。Casp-1 通路通过炎症小体感知危险信号，招募并活化 Casp-1，该酶切割并激活 IL-18、IL-1β 等炎症因子，切割 GSDMD 蛋白的 N 端序列，使其结合到膜上产生膜孔，导致细胞焦亡。⑤铁死亡：是一种依赖于铁离子的程序性细胞死亡形式，是由多种因素（如药物或基因）造成的代谢过程改变和过氧化脂质的积累，进一步使细胞膜结构受损而引起。铁死亡主要与甲羟戊酸信号、转硫信号、热激蛋白信号等通路有关。

五、辅 助 检 查

心肌重塑的临床诊断是基于心脏形态变化，包括心脏腔室大小、几何结构（心壁厚度和形状）、瘢痕面积、纤维化等。最常用的检查包括超声心动图、发射型计算机断层成像（emission computed tomography，ECT）和磁共振成像。超声心动图是一种有效评估心肌重塑发生及病变程度的影像学手段，随着超声心动图新技术在临床的应用，心脏超声检查在评估心脏大小、形态及功能方面有很多优势，是判断心肌重塑的重要检查之一。心脏 ECT 包括正电子发射体层成像（PET）及单光子发射计算机断层成像（SPECT），利用放射性核素进行成像，在结构、代谢、神经及组织学等心肌重塑的检查中起重要作用，对心血管疾病的诊断、治疗及疗效评估有重要价值。心脏磁共振（cardiac magnetic resonance，CMR）成像可以有效评估临床大多数心血管疾病心肌重塑过程，能精确评估心室容积、室壁厚度、组织特征及心功能。常用的评估心肌重塑的 CMR 成像技术有 T_1 成像技术、晚期钆增强、分子成像及特征性追踪等。

神经内分泌系统激活、炎症反应、心肌纤维化在心肌重塑过程中起重要作用，心肌重塑相关标志物主要涉及 3 个方面：①神经内分泌系统活性标志物，包括利尿钠肽、交感神经系统和肾素-血管紧张素-醛固酮系统（renin-angiotensin-aldosterone system，RAAS）相关生物标志物；②炎症反应标志物，包括 C 反应蛋白、TNF-α、IL-1β、IL-6 等；③心肌纤维化标志物，包括金属蛋白酶、胶原肽、生长刺激表达基因 2 蛋白、半乳糖凝集素 3、生长分化因子（growth and differentiation factor，GDF）-15 等。

六、临 床 意 义

心肌重塑导致心脏结构和功能发生改变，引起心脏舒张和收缩功能障碍，导致心功能不全。心肌纤维化导致心肌传导、离子通道改变，并与心律失常发生有关。

（一）心功能不全

心功能不全是心肌重塑的主要后果，心肌重塑是心功能不全发生和发展的病理生理基础。这种相互作用始于心脏损伤后的基因改变，伴随着胚胎基因的重新表达，细胞和分子发生变化，导致心室功能逐渐丧失。心肌重塑最初无临床症状，随着病情进展，最终演变为有临床症状和体征的心力衰竭，心功能不全的发生对预后有重大影响。诊断为心功能不全的患者约 50% 在 5 年内死亡，约 40% 在住院后 1 年内死亡。值得注意的是，有部分无症状心肌重塑患者可能出现猝死，因此对无症状患者也需引起关注。

（二）心律失常

心肌重塑与心律失常如心房颤动、室性心动过速和心室颤动等有关，其机制涉及离子通道如钠通道、钙通道和钾通道的改变。另外，还涉及细胞间缝隙连接通信的改变。缝隙连接蛋白负责相邻细胞之间的接触，从而导致电耦合，在心脏中表达最显著的是缝隙连接蛋白 43（connexin 43，Cx43）。在正常心脏中，Cx43 定位于闰盘。在重塑过程中可以观察到连接蛋白标记强度增加并沿着细胞长轴重新分布，这会导致 QT 间期延长和心律失常。同时，心肌重塑与胶原含量增加有关。心肌细胞外胶原基质分为肌外膜、肌束膜和肌内膜。肌外膜内含血管和神经，伸入肌内将其分隔为若干肌束，本身构成包裹肌束，称为肌束膜。肌束膜进而又伸入每条肌纤维的周围，构成富含毛细血管和神经纤维的肌内膜。涉及这三种成分的胶原含量增加（纤维化）可能导致传导阻滞和折返性心律失常。因此，纤维化与心律失常和猝死有关，减少纤维化的治疗策略，如使用血管紧张素转换酶抑制剂（angiotensin converting enzyme inhibitor，ACEI），能够降低心律失常的发生率。

七、病理生理机制

心肌重塑导致心室功能恶化的机制尚未完全明确。其机制复杂，涉及心肌细胞死亡、能量代谢异常、氧化应激、炎症反应、胶原蛋白改变、收缩蛋白改变及钙转运异常和神经内分泌系统激活，最终导致心脏几何结构的改变。

（一）心肌细胞死亡

可以确定的心肌细胞死亡的三种主要机制是细胞凋亡、细胞坏死及自噬。虽然细胞死亡在心功能不全进展中的作用已被广泛接受，但细胞凋亡或坏死在不同心脏损伤模型中的确切作用一直是争论的焦点。此外，坏死与凋亡密切相关，是细胞死亡的两个方面。有研究者提出了"细胞焦亡"这一概念，细胞焦亡也称为细胞炎性坏死，是炎症小体引发的一种细胞程序性死亡，其特征是明显的炎症反应和焦亡小体形成。自噬是一个吞噬自身细胞质蛋白或细胞器并将其包被进入囊泡，进而与溶酶体融合形成自噬溶酶体，降解其所包裹的内容物的过程，自噬在预防蛋白质毒性损伤过程中起着至关重要的作用。心肌重塑进展可能与自噬过程的变化有关，自噬可以是适应性的，也可以是有害的。尽管细胞死亡的方式不同，但心肌细胞的进行性丢失似乎在重塑过程中起着关键作用，也是治疗的潜在干预靶点。

（二）能量代谢异常

能量不足是心肌重塑后心功能改变的重要原因之一，由供氧和耗氧之间的不平衡造成。在正常情况下，游离脂肪酸是心脏的主要能量底物，占能量供应的 60%～90%。脂肪酸和葡萄糖代谢产物分别通过 β 氧化和糖酵解进入三羧酸（tricarboxylic acid，TCA）循环，生成黄素腺嘌呤二核苷酸递氢体和烟酰胺腺嘌呤二核苷酸，进而参与电子传递链。产生的能量随后以磷酸肌酸的形式储存和运输。心肌重塑过程中能量代谢发生改变，游离脂肪酸氧化减少，葡萄糖氧化增加；β 氧化的减少可能导致三酰甘油的积累和脂肪毒性增加。此外，心肌重塑过程中亦伴随着线粒体萎缩和线粒体功能的改变。所有这些过程导致具有 ATP 酶活性的心肌蛋白质的能量利用率降低，产生活性氧（reactive oxygen species，ROS）。

（三）氧化应激

心脏 ROS 有几种来源，包括线粒体电子传递链、NADPH 氧化酶系统、环氧合酶、细胞色素 P450、葡萄糖氧化酶、黄嘌呤氧化酶、脂氧合酶及儿茶酚胺降解等。在生理条件下，ROS 的产生和抗氧化剂的防御之间是平衡的。当产生过量的 ROS 时，这些 ROS 不能被抗氧化系统中和，就会发生氧化应激反应。氧化应激可诱发多种反应，如脂质过氧化、蛋白质氧化、DNA 损伤、细胞功能障碍、成纤维细胞增殖、金属蛋白酶激活、凋亡诱导、钙转运蛋白改变等。因此，氧化应激在心肌重塑中起着重要的病理生理作用。

（四）炎症反应

目前认为，心脏损伤后，适应性免疫系统和固有免疫系统都会被激活。固有免疫系统激活产生非特异性的炎症反应，而适应性免疫系统激活产生由 B 细胞和 T 细胞介导的特异性反应。炎症介质可诱导胚胎基因表达、细胞生长、金属蛋白酶激活、成纤维细胞增殖，细胞凋亡导致心肌细胞逐渐丧失、心肌纤维化，这与心肌重塑密切相关。拮抗固有免疫反应的制剂如 Toll 样受体（Toll-like receptor，TLR）拮抗剂、TNF-α 受体拮抗剂、IL-1β 受体拮抗剂等可减轻心肌梗死后心肌重塑。适应性免疫反应细胞如巨噬细胞、调节性 T 细胞和 B 细胞的调节更有利于缓解重塑。虽然抗炎症反应的相关临床试验未能取得较好效果，但调节促炎因子与抗炎因子的平衡仍是潜在的干预措施。

（五）胶原蛋白改变

心脏胶原网络系统复杂，心肌间质主要由 I 型和 III 型胶原纤维组成，占整个胶原系统的 96%。该网络的主要功能是调节细胞凋亡、维持心脏结构、传递能量等，同时还可诱导细胞因子和生长因子的表达。胶原纤维通过化学黏合交联，可避免被大多数蛋白酶降解。然而，金属蛋白酶具有胶原溶解活性，能降解 ECM 中的多种蛋白成分。在急性心肌梗死模型中，金属蛋白酶活性增加与进行性心室扩大和心功能不全有关，胶原网络的破坏可能导致心室结构重塑和功能障碍，金属蛋白酶组织抑制剂（tissue inhibitor of metalloproteinase，TIMP）已被证明可以改善心肌重塑。

在内皮素-1（endothelin-1，ET-1）、TGF-β、Ang-II、结缔组织生长因子、血小板衍生生长因子等多种因子诱导的心脏损伤模型中，可检测到 I 型胶原的积累，这种胶原较硬且长，较稳定，可导致心肌纤维化。心肌纤维化与心肌僵硬度增加、舒张和收缩功能障碍、冠状动脉血流受阻和恶性心律失常有关，同时也是心功能不全患者死亡率的预测因子。因此，胶原在维持心脏结构和功能方面起关键作用。胶原合成与降解之间的平衡在心肌重塑过程中受到破坏，调节两者之间的平衡对改善心肌重塑有重要意义。

（六）收缩蛋白改变及钙转运异常

心室重塑的主要特点是收缩蛋白即肌球蛋白的改变。肌球蛋白由一对重链（α 和 β）和两条轻链组成，肌球蛋白重链（myosin heavy chain，MHC）由 *α-MHC* 和 *β-MHC* 两种基因编码。根据重链不同，肌球蛋白有 V1（αα）、V2（αβ）和 V3（ββ）三种异构体，心室肌以 V3 亚型为主，心房肌以 V1 亚型为主。由于 α-MHC、β-MHC 的 ATP 酶活性不同，导致不同异构体之间收缩性不同。ATP 酶活性依赖于重链上的活性位点，α 组分活性最高。因此，同工酶的组成决定了心肌细胞的收缩能力。在啮齿类动物模型中，除胚胎型肌球蛋白轻链（myosin light chain，MLC）占优势外，V1 亚型的减少和 V3 亚型的增加在重塑过程中常见。在人类，虽然 V3 亚型占优势，但在心功能不全患者中仍有 V1 亚型的额外减少。此外，重塑后肌钙蛋白 T 增加，肌钙蛋白 I 磷酸化降低。在心肌重塑和心功能障碍中，存在钙转运系统异常，这些异常包括 L 型钙通道和雷诺丁受体减少，钙调素激酶活性降低。心肌重塑导致收缩期钙释放减少，舒张期钙释放增加。参与钙转运蛋白质的功能及数量的改变可进一步加重心功能不全。

（七）神经内分泌系统激活

参与心肌重塑的两个主要系统是交感神经系统和 RAAS。交感神经系统激活是最快速、最早期的代偿机制之一，可引起心血管系统一系列反应，包括心率加快、心肌收缩力增强、外周血管收缩，借以维持一定的心排血量和组织器官的血流灌注。交感神经系统适当兴奋，对于维持心血管系统的稳定具有重要作用。但是，对于慢性心力衰竭的患者，交感神经系统长时间兴奋会引起心功能失代偿和心肌重塑，目前已有大量研究表明交感神经系统参与了心肌重塑。RAAS 被激活后产生的 Ang-Ⅱ刺激血管紧张素 1 型（angiotensin type 1，AT-1）受体，导致细胞肥大，同时也可以刺激成纤维细胞肥大和胶原沉积，最终促进心肌纤维化，心肌纤维化及 ECM 的增加是心肌重塑的标志。心肌一旦发生重塑，表明心功能已经受到损害。通过相关药物抑制 RAAS 的激活，在一定程度上可以延缓心肌重塑、改善心功能、延长生存时间及提高生存质量。除上述两个主要系统外，其他体液因子如精氨酸加压素、利尿钠肽类、内皮素等也参与心肌重塑。

（八）心脏几何结构改变

心肌重塑与心功能障碍密切相关。在某些模型中，几何结构的改变，包括左心室壁厚度、心脏腔径和形态（从椭圆形到球形）的变化，可能会导致心功能不全。在大鼠心肌梗死模型中，心肌重塑导致心室腔增大，整体收缩功能下降。在某些情况下，心脏几何结构的改变本身可以通过改变心脏负荷来影响心室功能。另外，心脏几何结构的改变影响心电和机械活动的协调。生理状态下，冲动首先在室间隔的心内膜区被激活，然后在心室游离壁被激活，从室顶到室底，沿着浦肯野纤维网传导。然而，机械反应的特点是心内膜下和心外膜下区域之间的生理不同步。"旋转"是指围绕纵轴的圆周运动。在等容收缩时，心尖呈短暂的顺时针旋转；然后，在左心室射血时继续逆时针旋转。与此运动平行，心内膜纤维缩短，心外膜纤维延长，随后在射血时两种类型的纤维同时缩短。"扭转"是指底部和顶点之间的梯度，扭转描述了心肌变形的程度，心肌变形在舒张过程中得到恢复。收缩性扭转在最小缩短的情况下增加腔内压力，从而减少能量需求。此外，扭转导致左心室纤维应力分布更均匀，纤维缩短穿过心室壁。在舒张过程中，收缩向量和心外膜向量的消失也有助于舒张。因此，扭转的丧失会影响左心室的收缩和舒张功能。在心肌重塑中，心脏结构的改变可能导致扭转的改变并导致心功能障碍。在某些情况下，对心功能障碍的患者进行外科干预可能是有益的。

八、治　疗

改善心肌重塑在心力衰竭治疗中起着至关重要的作用。随着心肌重塑研究的不断深入，心肌重塑的治疗取得了很大进展。改善心肌重塑的方法主要有药物治疗和非药物治疗。

（一）药物治疗

在动物模型中，ACEI、β受体阻滞剂和醛固酮拮抗剂可以改善心肌重塑，这些发现已在临床试验中得到验证，目前这些药物适用于射血分数＜40%的患者。近年研究中，沙库巴曲缬沙坦在心肌重塑治疗中脱颖而出，它是脑啡肽酶抑制剂与缬沙坦分子结合在一起的药物，实验研究显示其可减轻心肌梗死后左心室扩张和心肌纤维化。PARADIGM-HF试验显示沙库巴曲缬沙坦降低了全因死亡率、心血管死亡率和心力衰竭住院率，掀起了一场心力衰竭治疗的革命，被多个国家写入相关指南。EMPA-REG OUTCOME实验表明，钠-葡萄糖协同转运蛋白2（sodium-dependent glucose transporter 2，SGLT-2）抑制剂恩格列净可明显降低有心血管病史高危2型糖尿病患者的心血管病风险（主要包括非致死性心肌梗死、心血管疾病死亡和非致死性卒中的发生风险），从而拉开了SGLT-2抑制剂治疗心力衰竭的序幕。众多实验数据表明了SGLT-2抑制剂达格列净、恩格列净、卡格列净在心力衰竭治疗中的作用，掀起了心力衰竭治疗的又一场革命。VICTORIA研究显示，新型鸟苷酸环化酶激动剂维立西呱可显著降低心血管疾病死亡率或因心力衰竭住院风险复合终点，奠定了维立西呱在射血分数降低的心力衰竭（heart failure with reduced ejection fraction，HFrEF）治疗中的地位。2021年欧洲心脏病学会（ESC）《2021 ESC急慢性心力衰竭诊断和治疗指南》首次将维立西呱用于HFrEF的治疗，并建议将维立西呱用于心力衰竭加重患者的联合治疗。此外，胰高血糖素样肽-1受体激动剂利拉鲁肽、艾塞那肽可改善心肌重塑。

随着心肌重塑机制研究的进展，出现了许多改善心肌重塑的方法，但仍处于实验阶段，有待于临床进一步验证。减少心肌细胞死亡一直是研究的主要目标之一，环孢素和神经调节蛋白-1可减少细胞凋亡；同时，坏死抑制素-1通过抑制凋亡蛋白酶-8减少细胞凋亡，并通过阻断钙蛋白酶活性来减少细胞坏死。血小板反应素-1和半乳糖凝集素3（galectin 3，gal-3）的抑制与胶原含量的降低有关。CXL-1020（一种硝基苯供体）可增强收缩蛋白对钙的敏感性，减轻心肌细胞肥大和改善心功能。

（二）非药物治疗

心肌重塑过程复杂，针对引起心肌重塑的病因进行治疗是关键。在改善心肌重塑药物治疗基础上，针对相应疾病进行治疗有重要意义。例如，对于急性心肌梗死患者，积极开通病变血管，对于心动过速心肌病患者进行射频消融术等，均能改善心肌重塑。随着起搏技术的发展，器械治疗在心力衰竭治疗中起重要作用。心脏再同步化治疗对心力衰竭的改善作用已得到临床证实，希氏束起搏及左束支起搏可能会成为心力衰竭起搏治疗的一个新方向。通过外科治疗手段逆转心室重塑，辅助甚至替代受损心脏的功能，成为心力衰竭治疗的又一重点。此外，随着科技的发展，干细胞移植、基因治疗在未来可能成为心肌重塑治疗的重要方法。

（陈章荣　李　伟　吴立荣）

参 考 文 献

Arnold AD，Shun-Shin MJ，Keene D，et al，2018. His resynchronization versus biventricular pacing in patients with heart failure and left bundle branch block. J Am Coll Cardiol，72（24）：3112-3122.

Deb A，Ubil E，2014. Cardiac fibroblast in development and wound healing. J Mol Cell Cardiol，70：47-55.

Expert Group on Biomarkers，2014. Biomarkers in cardiology—part 1—in heart failure and specific cardiomyopathies. Arq Bras Cardiol，103（6）：451-459.

Ma ZG，Yuan YP，Wu HM，et al，2018. Cardiac fibrosis：new insights into the pathogenesis. Int J Biol Sci，14（12）：1645-1657.

Nadir MA，2018. Aortic stenosis，left ventricular remodeling，and renin-angiotensin system blockade. J Am Coll Cardiol，71（25）：2984.

Reis Filho JR，Cardoso JN，Cardoso CM，et al，2015. Reverse cardiac remodeling：a marker of better prognosis in heart failure. Arq Bras Cardiol，104（6）：502-506.

Saxena A，Russo I，Frangogiannis NG，2016. Inflammation as a therapeutic target in myocardial infarction：learning from past failures to meet future challenges. Transl Res，167（1）：152-166.

Spinale FG，Janicki JS，Zile MR，2013. Membrane-associated matrix proteolysis and heart failure. Circ Res，112（1）：195-208.

TaroneG，Balligand JL，Bauersachs J，et al，2014. Targeting myocardial remodelling to develop novel therapies for heart failure：a position paper from the Working Group on Myocardial Function of the European Society of Cardiology. Eur J Heart Fail，16（5）：494-508.

Troupes CD，Wallner M，Borghetti G，et al，2017. Role of STIM1（stromal interaction molecule 1）in hypertrophy-related contractile dysfunction. Circ Res，121（2）：125-136.

Wang C，Wang X，2015. The interplay between autophagy and the ubiquitin-proteasome system in cardiac proteotoxicity. Biochim Biophys Acta，1852（2）：188-194.

Yang D，Liu HQ，Liu FY，et al，2020. The roles of noncardiomyocytes in cardiac remodeling. Int J Biol Sci，16（13）：2414-2429.

第二章 心肌重塑的病理与生理基础

第一节 结构与组织学重塑

2020 年，美国心脏协会（AHA）指出心脏结构异常和心功能障碍仍然是人群死亡的主要原因。临床常见高血压、冠心病、糖尿病、先天性心脏病等可引起心肌重塑，导致心脏结构改变。心脏在出现结构改变前已发生组织学变化，包括心肌细胞及 ECM 的改变。心脏组织学重塑和结构重塑导致心脏运动异常、心肌力学改变，进一步影响心功能，直至心力衰竭。了解正常心脏大体结构、心肌组织结构及功能，以及心肌结构和组织重塑概念、分子机制、检查方法及治疗等，对降低心力衰竭死亡率有重要意义。

一、正常心脏结构

（一）心脏解剖及大体结构

心脏的作用是推动血液流动，向器官、组织提供充足的血流量，以供应氧和各种营养物质，并带走代谢终产物（如二氧化碳、尿素和尿酸等），使细胞维持正常的代谢和功能。体内各种内分泌激素和体液因子也要通过血液循环将它们运送到靶细胞，实现机体的体液调节，维持机体内环境的相对稳定。正常心脏结构对维持正常心功能非常重要，在病理条件下心脏结构遭到破坏，会导致心功能障碍。

心脏位于胸腔内，膈肌的上方，两肺之间，约 2/3 在中线左侧。心脏如一倒置的、前后略扁的圆锥体。心尖钝圆，朝向左前下方，与胸前壁邻近。心底较宽，有大血管出入，朝向右后上方，与食管等后纵隔的器官相邻。心脏有左心房、右心房、左心室和右心室四个腔室。左、右心房之间由房间隔分开，左、右心室之间由室间隔分开，正常情况下左心房和右心房、左心室和右心室之间血液不相互流动。左心房和左心室之间由二尖瓣相连，二尖瓣的开放和关闭保证血液从左心房流向左心室。右心房和右心室之间由三尖瓣相连，保证血液由右心房流向右心室。右心房与上下腔静脉连接，接受体循环血液。右心室与肺动脉相连，之间有肺动脉瓣，血液从右心室通过肺动脉进入肺循环，进行气体交换。左心房与肺静脉相连，接受已经氧合后的肺循环血液。左心室与主动脉相连，之间有主动脉瓣，血液通过主动脉瓣进入主动脉，进入体循环。心肌和大小血管的独特结构紧密结合为一体，是人体进行各种生理活动的机械力和能量基础，横纹肌纤维组织在同一电生理节律下进行自主收缩，是左心系统和右心系统协调运动的重要特征。当然，心脏结构还包括心脏本身的血液供应和电传导，这里不进行讨论。

（二）心肌组织学结构

心肌组织从外到内有五个横截面层（图 2-1-1）。第一层是纤维心包，由成纤维细胞组成，可以保持心脏的解剖形态和位置。第二层和第三层都是浆液性心包，可以润滑心肌，浆液性心包的壁层和心外膜层向下，共同形成心包腔。第四层是活动心肌层，含有横纹肌细胞和滋养血管，活动心肌层靠近心外膜，是心脏的核心功能单位。第五层是具有内皮小梁的心内膜，为心肌的最内层结构，可以显著增强心肌的内部收缩力和受力面积。心肌组织的每一层都由 ECM 的组成部分有序地结合在一起。

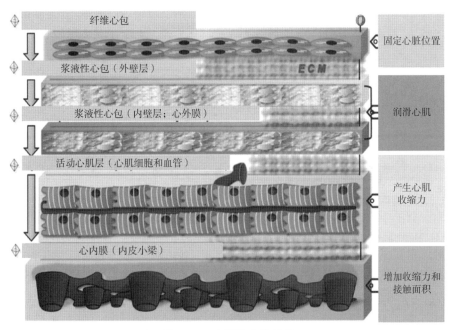

图 2-1-1　心肌组织学结构

引自：Liu N，Ye X，Yao B，et al，2021.Advances in 3D bioprinting technology for cardiac tissue engineering and regeneration. Bioact Mate，6（5）：1388-1401

（三）心肌肌节结构和功能

心肌肌节由粗肌丝、细肌丝组成，它们形成明暗交替的纹路，明带中央有一条黑线（Z线），两条 Z 线之间的部分为一个肌节。细肌丝中含有肌动蛋白、原肌球蛋白和肌钙蛋白。粗肌丝含有肌球蛋白，由杆状结构域（主干）和球状结构域（横桥）组成。肌联蛋白从肌节的边缘延伸到中间，在收缩和放松时起到弹簧的作用。心肌肌节结构如图 2-1-2 所示。

心室功能通常通过心排血量或射血分数进行临床评估，取决于肌节功能、心脏负荷（前负荷、后负荷）、心室间相互作用及动作电位传导等。肌节是组成心肌的基本单位，是心肌舒张和收缩的基础。肌节功能受 Ca^{2+} 浓度、肌节的长度和心脏负荷的影响。在心室等容收缩期间，Ca^{2+} 流入引起肌节收缩，肌节长度取决于前负荷和 ECM 提供的支持。在心室射血期间，肌节缩短取决于肌质网调节的 Ca^{2+} 浓度，射血量取决于肌节缩短期间产生的能量。随后，在心室舒张和充盈期间，细胞内 Ca^{2+} 被去除，允许等长舒张。松弛程度决定肌节长度，这同样取决于前负荷和 ECM 的支撑。

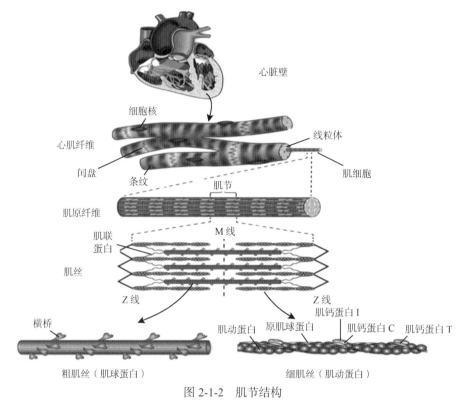

图 2-1-2　肌节结构

引自：Golob M，Moss RL，Chesle NC，2014. Cardiac tissue structure，properties，and performance：a materials science perspective. Ann Biomed Eng，42（10）：2003-2013

（四）细胞外基质

心肌细胞外基质（ECM）是由蛋白质分子和非心肌细胞组成的一个复杂的晶格状网络，其中嵌入糖胺聚糖和蛋白聚糖水凝胶。基底膜蛋白网络由Ⅳ型胶原、层粘连蛋白构成，这些蛋白共同介导胶原纤维附着到肌膜，并聚集在心肌细胞周围。心肌胶原是 ECM 最主要的成分，心肌 ECM 主要由Ⅰ型胶原纤维（85%）和Ⅲ型胶原纤维（11%）组成。胶原纤维在心脏中的主要作用是为心肌细胞提供结构框架，赋予心肌壁硬度，并帮助力传递，维持心肌舒张和收缩的顺应性，以及修复损伤的心肌细胞。

二、心肌结构和组织学重塑的定义及分类

在各种生理及病理因素的刺激下，心肌组织结构发生改变称为组织学重塑。如果引起组织学改变的病因未能去除，心肌结构发生改变，导致心脏力学变化，此过程称为结构重塑。由于组织学重塑与结构重塑密不可分，将组织学重塑与结构重塑一并进行讨论。运动和妊娠是生理性重塑的典型代表。研究表明，促进心排血量持续增加的运动（如耐力跑）会导致偏心性心肌重塑，而增加全身动脉压的运动（如举重）通常会促进向心性重塑。这种形式的心肌肥大主要发生在训练有素的运动员身上，表现为心脏质量增加 10%～20%，

心肌肥大相对较轻，停止运动一段时间后心肌肥大可恢复。妊娠会促进可逆性心肌肥大，导致心脏质量的可逆性增加，被称为妊娠诱导的心肌重塑。生理性结构和组织学重塑多数可逆转，这里不作过多讨论。本节主要针对心肌细胞坏死、压力负荷过重及容量负荷过重等引起的心肌重塑进行重点阐述。

根据解剖结构改变，心肌结构重塑分为右心系统结构重塑及左心系统结构重塑。右心系统结构重塑主要见于先天性心脏病，如房间隔缺损、室间隔缺损、三尖瓣和肺动脉瓣病变。左心系统结构重塑主要累及左心系统，常见于高血压、冠心病、糖尿病及心肌病等。根据心房、心室受累情况分为心房重塑及心室重塑。根据组织学改变及有无心腔明显扩大分为向心性重塑和偏心性重塑。向心性重塑是指在压力负荷过重情况下，收缩期心室壁张力增加，导致心肌肌节呈并联增生，心肌纤维增粗，室壁增厚，不伴有明显的心腔扩大。向心性重塑是从无症状心脏病发展为有症状心力衰竭的重要过程，通常是对慢性压力超负荷的反应。在向心性重塑中，心肌细胞主要增加短轴直径。偏心性重塑与慢性容量过重相关，以肌小节串联方式复制为主，其特征是心肌细胞长度增加，最终导致心室壁变薄及心腔扩张，并引起相对瓣膜关闭不全。传统对心力衰竭以射血分数进行划分，未考虑左心室的几何结构变化。

三、心肌结构和组织学重塑对心脏运动的影响

研究心脏的运动时，需对心肌运动的连续性、协调性和动态改变进行评价。在心动周期中，心脏会经历同步收缩和随后的变形以产生扭转，这种运动类似于将湿毛巾拧干。这种独特的运动优化了从左心室泵出的血液量，从而确保氧合充足的血液向组织器官进行输送。心脏的收缩在很大程度上取决于机械环境和各向异性两个关键因素，且这两个因素之间的影响显得尤为重要。例如，在健康心脏的一个心动周期中，心肌收缩在 15%～20%，并产生 $22mN/mm^2$ 的峰值应力。如果心肌力学是心功能的唯一决定因素，心脏射血分数将明显低于 50%。数学建模证明，心脏是一个椭圆形的球体，心肌纤维沿圆周方向定向，其射血分数仅为 30%。然而，当考虑到螺旋纤维组织时，射血分数可达 60%。这种模型说明了心室壁内心肌纤维组织的重要性，并进一步说明其具有确保有效心脏泵送的能力。

（一）心脏负荷

每搏量代表每次心脏射血能力，每搏量为心室收缩时排出的血液量，用舒张末期容积与收缩末期容积之差进行计算，前负荷和后负荷是决定每搏量的两个重要因素。前负荷是指在舒张充盈期施加在心室上的初始力，以诱导心肌细胞伸展。静脉回流、心室壁僵硬度、充盈时间等因素显著影响预负荷的力量。另外，后负荷主要由动脉压、动脉阻力和主动脉瓣功能等因素决定。异常的前负荷和后负荷状态与心室功能不全有关。在结构上，心肌细胞内的肌节在异常负荷条件下重新排列，以保持心排血量，前负荷和后负荷的增加分别引起偏心性和向心性重塑。研究表明，前负荷和后负荷也被证明可以调节胎儿基因的表达，不同负荷导致不同表型差异，前负荷与 Akt 活化有关，心肌细胞凋亡少，而后负荷与钙调蛋白酶Ⅱ激活有关，纤维化和凋亡较重。

（二）心肌纤维组织结构

心肌纤维组织结构解释了心脏在整个心动周期中的扭转运动和功能效率。心肌纤维在心内膜处呈左手螺旋穿过心室壁，在心外膜处沿周向旋转呈右手螺旋，从而显著提高心脏泵血效率。心室由螺旋状组织的心肌带组成，这条心肌带包含倾斜的、重叠的心肌片，其纤维角从人类左心室的心内膜（内部）到心外膜（外部）旋转达104°。在心内膜下区域，纤维以大约正40°的角度纵向排列，与心脏的圆周轴成一定角度，基本上形成右手螺旋结构。穿过心室中层的纤维以逆时针方向旋转，形成一个大致呈周向排列的组织。在心外膜，纤维与心脏圆周轴的夹角约为–60°，类似左手螺旋结构。当心肌细胞坏死或心肌间质纤维化时，这种心肌纤维排列遭到破坏，心内膜下区域的相反运动，向心室腔方向产生剪切力，导致纤维重塑和心室壁增厚。拉普拉斯定律表明，在恒定压力下，球形壁内的壁应力与壁厚成反比。在生理或病理性心室重塑过程中，心室壁的厚度会发生变化，这在考虑心室应力和应变时尤为重要。心肌梗死导致梗死区域变薄，心室壁张力增加，这是心肌梗死后心脏破裂的重要原因。根据Frank-Starling机制，增加前负荷会增加收缩力和峰值旋转角，而后负荷则会降低两者。心肌老化、压力负荷增加、心力衰竭和心肌梗死可导致心肌纤维重新排列，从而产生心脏扭转力的改变。在老化过程中，心内膜下纤维重新排列，无法对抗心外膜区域产生的扭矩，这导致峰值扭转角增加。在心肌梗死中，可以观察到梗死区的纤维丢失或结构破坏。心内膜和心外膜表面之间纤维取向的差异增加，导致心脏运动扭矩改变。由于心肌纤维组织的改变，心肌梗死后心尖旋转角度显著降低。

（三）肌节结构

肌节结构与心脏运动密切相关，细胞内肌丝肌联蛋白在很大程度上决定了心肌的运动特性。从单个心肌细胞肌节上的Z线到M线，肌联蛋白起到类似弹簧的作用，防止肌节过度伸展。肌联蛋白的基因突变是家族性扩张型心肌病（dilated cardiomyopathy，DCM）的主要原因，由于基因突变导致肌联蛋白异构体N2B（其顺应性较N2BA差）的表达增加，心脏无法产生被动张力，造成心室扩张。异构体N2B/N2BA的比值决定了肌联蛋白对心肌僵硬度的贡献。心肌被动张力取决于肌节长度。肌节长度为$1.9 \sim 2.1 \mu m$，肌联蛋白对心肌被动张力的贡献率为70%，而当肌节长度超过$2.1 \mu m$时，细胞外胶原的贡献率急剧增加至80%。当肌节长度小于$2.1 \mu m$时，心脏处于代偿期，而当肌节长度超过$2.1 \mu m$时，心脏由代偿转为失代偿，出现心力衰竭的表现。在心肌梗死24h内，坏死的心肌细胞失去了横纹，随后出现了一种"波浪状纤维"的表型，可能是由于收缩期间纤维的拉伸，这表明肌联蛋白和胶原蛋白存在降解。

（四）细胞外基质

在较高的张力下，胶原纤维决定运动心肌的力学性能。胶原蛋白是由三个左手螺旋多肽链交织在一起而形成的结构。在生理条件下，原胶原被定义为胶原三螺旋，其暴露的氨基和羧基脯氨酸被裂解，自我组装成纤维，具有约60nm的交错间隙，这些原纤维形成常见的胶原纤维。当对胶原纤维施加应力时，心肌胶原微观卷曲变直，形成一个应力发展很小的区域，称为"脚趾区域"。随着应力增加到一定程度，胶原纤维滑动和三螺旋拉伸反应的心肌长度不能再延伸。心肌梗死后，梗死区的胶原含量迅速增加，心肌僵硬度增加，进而影响心肌运动。大鼠健康心肌的弹性模量为 18kPa，梗死心肌的弹性模量为 55kPa，从梗死区向远端区域方向以–8.5kPa/mm 的速度变化。心肌瘢痕对心脏运动的影响与瘢痕大小、位置和内部力学性质有关。对于心尖部的梗死瘢痕，心肌在周向和轴向上都被拉伸，是各向同性的，而对于中层的梗死瘢痕，心肌在周向上被拉伸，圆周对齐。在心肌梗死的早期阶段，发展中的瘢痕非常柔顺，因为心肌细胞彼此滑动，胶原尚未沉积加强该区域，由于无法承受机械负荷，10%～20%的患者存在梗死区破裂的风险。随着胶原沉积的增加，心肌僵硬度增强，但瘢痕组织不具备主动收缩能力，梗死区容易伸展和变薄，从而增加心室壁应力，并可能进一步重塑和增加心室功能障碍，且瘢痕导致残存的心肌细胞之间形成"孤立小岛"，形成缓慢传导区，容易产生折返，这与心律失常的发生有关。

四、结构重塑与组织学重塑的分子机制

生理和病理性心肌结构重塑通常与血流动力学、心室形状和心肌力学的慢性改变相关，这些改变最初可以被代偿，但最终仍会成为加剧心肌重塑的物理触发因素。细胞介导的机械力转导反应是适应性和不适应性心肌重塑的调节因子。机械负荷还可诱导 Ang-Ⅱ、ET-1 和 TGF-β 等因子的释放，这些均是心肌细胞肥大和基质重塑的有效激活因子。在器官和组织层面上，压力超负荷时的向心性肥大和运动诱导的生理性肥大可以通过室壁应力正常化或增加心排血量实现代偿。然而，在病理条件下，心肌机械调节的非适应性重塑反应导致失代偿和心力衰竭，这与室壁应力升高、心肌细胞肥大和凋亡、病理性纤维化或能量代谢失衡有关。心肌组织重塑受多种细胞的调控，包括心肌细胞、成纤维细胞、内皮细胞和平滑肌细胞，心肌细胞和成纤维细胞在心脏组织重塑中发挥着主要作用。细胞的机械感受器、信号通路、时间尺度和功能反应在心肌细胞和成纤维细胞之间具有相似性。机械刺激的特性可以诱导不同的信号机制和基因表达谱变化。机械信号调节基因程序，如胎儿基因的再表达、诱导编码 ECM 基因和细胞骨架蛋白基因的表达，可能是心脏对机械条件改变导致重塑反应的关键。机械信号作用于细胞膜、ECM、细胞骨架和细胞核，启动复杂的分子信号级联，导致基因表达和蛋白质合成的变化，最终促使组织重塑。

（一）细胞膜及其下游通路

1. 整合素通路　跨膜蛋白如整合素及其相关的细胞间复合物促进了心肌细胞内外力的传递。心肌细胞通过这些连接感知外部的机械信号，肌丝产生的力亦可通过复合体传递到细胞外。在压力负荷过重诱导的心肌肥大模型中，α1、α5、α7 和 β1D 整合素亚单位的表达增加。整合素与细胞内信号蛋白如整合素连接蛋白激酶相连，调节肌质/内质网 $Ca^{2+}ATP$ 酶和磷脂酶，进一步调节心肌细胞的收缩。肌原纤维附着点是一种有组织的膜复合体，位于肌细胞的 Z 线上，包含整合素和其他蛋白质，将细胞骨架和肌节机械地连接到肌膜和 ECM。共腔上的力不仅引起细胞变形，而且还诱导了黏着斑蛋白的表达和黏着斑激酶、Rho 相关激酶（Rho-associated kinase，RhoA 激酶）的激活。这些信号复合物在

Z 线上组装，可能直接或间接地调节与心肌细胞肥大拉伸反应相关的细胞骨架组织和相关基因表达。在成纤维细胞中，整合素复合物是主要的机械感应细胞器。当心肌成纤维细胞与 ECM 配体结合时，这些细胞可以通过膜受体（包括整合素）感知和响应机械信号，整合素聚集形成局灶性粘连。

2. 机械敏感通路及离子通路　机械敏感通道是感知肌膜拉伸的重要介质，与急、慢性心脏机械负荷变化引起的心律失常有关。在心肌细胞的肌膜和横小管系统中存在机械敏感性离子通道，调节 Na^+、K^+、Ca^{2+} 和 Cl^- 的跨膜通量。心肌细胞的急性拉伸反应中存在细胞内 Ca^{2+} 释放，Ca^{2+} 和其他离子通道的机械感应能力与细胞电生理及肥大有关。拉伸诱导膜通道的 Ca^{2+} 内流，通过雷诺丁受体触发肌质网 Ca^{2+} 释放等多种机制，诱导细胞内 Ca^{2+} 和肌质网 Ca^{2+} 释放率的瞬时增加。细胞内 Ca^{2+} 升高可增加蛋白激酶 C、钙调神经磷酸酶和钙离子/钙调素依赖性激酶 II（calcium ion/calmodulin-dependent kinase II，CaMK II）信号，从而导致下游基因如组蛋白去乙酰化酶、活化 T 细胞因子表达改变，这些下游基因与心肌细胞肥大有关。心肌成纤维细胞中的机械敏感性通道及其在调节细胞功能中的作用尚不清楚。成纤维细胞中的瞬时受体电位香草酸（transient receptor potential vanilloid，TRPV）4 型通道参与机械信号和 TGF-β 信号的传递，并整合到肌成纤维细胞分化中，从而参与心肌纤维化反应。心肌成纤维细胞中伸展激活的离子通道在细胞内产生早期信号，对膜的伸展有反应。在细胞拉伸研究中观察到 Ca^{2+} 内流，与成纤维细胞膜的变形和组织纤维化有关。Ca^{2+} 信号的增加可激活成纤维细胞中的多种信号通路，包括 MAPK 信号通路和 cAMP 反应元件结合蛋白（cAMP-response element binding protein，CREB）的 CaMK II 信号通路。成纤维细胞中的瞬时受体电位通道 6（transient receptor potential channel-6，TRPC6）通过 Ang-II、TGF-β 刺激的钙调神经磷酸酶等通路，对肌成纤维细胞的分化起重要作用。

3. 血管紧张素 II 信号通路　心肌细胞在拉伸时会释放 Ang-II，它通过特定的膜受体介导心肌收缩、心肌细胞生长和心肌重塑。血管紧张素 1 型（AT-1）受体是最早参与心脏机械信号转导的分子之一，作为对拉伸的反应，AT-1 受体信号通过增加 MAPK 磷酸化、JAK 激酶/转录因子信号导致心肌肥大。AT-1 受体无论是否与 Ang-II 结合，其对直接拉伸反应都是敏感的。在机械活化期间，无论是否与配体结合，心肌细胞拉伸都可以介导 AT-1 受体信号转导。虽然心肌细胞在拉伸时会释放 Ang-II，但是 Ang-II 释放的机制及其对心肌细胞重塑的特异性作用仍不清楚。在心肌成纤维细胞中，Ang-II 可通过激活 AT-1 受体增加胶原表达来调节心脏 ECM，从而促进心肌纤维化，这种类型的纤维化反应可能是由 TGF-β 的合成和相关途径介导的。

4. TGF-β 信号通路　拉伸可直接调节新生心肌细胞 TGF-β/Smad 信号通路，抑制心肌细胞增殖。在扩张型和肥厚型心肌病中，心肌细胞中 TGF-β 的表达增加。体外实验表明，Ang-II 通过上调 TGF-β 的 RNA 和蛋白质水平，促进相关胎儿基因再表达和心肌细胞肥大。在心肌成纤维细胞中，TGF-β 参与心肌纤维化的多个方面，包括肌成纤维细胞分化、炎症基因表达和 ECM 蛋白合成。TGF-β 受体通过 Smad 蛋白传递信号，Smad 蛋白易位到细胞核并调节基因转录。笔者团队的研究表明，银杏叶提取物对 TGF-β1 诱导的 SD 乳鼠心肌成纤维细胞生长具有抑制作用。

（二）细胞骨架复合体

在大多数细胞类型中，细胞骨架具有复杂的结构排列，特定的成分与心肌细胞和成纤维细胞的机械信号转导有关。肌细胞中的大多数细胞骨架机械信号转导过程与肌节和 Z 线有关，而在成纤维细胞中，肌动蛋白细胞骨架是这些途径的中心。

肌丝扰动可通过改变肌节收缩或 Ca^{2+} 缓冲作用影响机械力传递。肌节的 Z 线直接连接到细胞骨架，除介导力传递外，Z 线相关蛋白在机械感觉和机械传递中也有重要作用。肌联蛋白是一种连接 Z 线和 M 线的巨大蛋白质，是重要的机械感受器，与许多参与机械敏感信号通路的蛋白质相互作用。细胞骨架蛋白，如心肌发育调控基因肌肉 LIM 蛋白（muscle LIM protein，MLP）、肌联蛋白"帽"蛋白、四个半 LIM 结构域蛋白 1（four and a half LIM domains 1，FHL1）和肌肉锚蛋白重复序列蛋白均可与肌联蛋白结合。心脏 MLP 作为 Z 线的主要机械感知元件已被广泛研究，它与 α-肌动蛋白直接结合。心脏 MLP 在机械神经传导和心肌细胞肥大中具有特殊作用，缺乏心脏 MLP 的小鼠最终发展为心力衰竭并过早死亡，可能是由于 Z 线的机械力传递异常所致。心脏 MLP 的丧失及其与肌联蛋白"帽"蛋白的相互作用改变了肌联蛋白的弹性，导致心肌细胞无法正确感知机械应力。心脏 MLP 还可与谷氧还蛋白 3 相互作用，进而介导钙调神经磷酸酶与心脏 MLP 的结合，导致 Z 线移位，参与肥大信号转导。FHL1 在其弹性区域与肌联蛋白结合，并在心肌肥大动物模型中上调，这意味着 FHL1 参与了心肌肥大的生物力学应激反应。FHL1 介导的机械信号转导和 Gq 通路之间存在直接联系，FHL1 缺乏抑制小鼠模型中 Gq 蛋白过度表达引起的 ERK2 磷酸化，FHL1 也可能参与 MAPK 介导的心肌细胞肥大信号转导。

心肌成纤维细胞中的细胞骨架是一种机械结构，是负责维持细胞形态稳定的结构网络，传递细胞内外机械信号。ECM 是细胞骨架应激的调节器，成纤维细胞接收来自表面分子（如整合素）的机械信号，控制和维持其肌动蛋白细胞骨架稳定。RhoA 激酶具有 GTP 酶活性，其磷酸化产物和肌动蛋白应激纤维共同调节下游相关的靶点，如 LIM 激酶和 MLC，RhoA 激酶依赖性信号通过肌动蛋白细胞骨架的这些变化影响转录因子的核易位。细胞骨架介导的转录调控通过心肌素相关转录因子（myocardin-related transcription factor，MRTF）完成。当成纤维细胞外部机械环境变化时，G-肌动蛋白组装成 F-肌动蛋白聚合物，释放 MRTF-A 并进入细胞核。MRTF-A 是成纤维细胞对机械信号做出反应发生纤维化的重要成分，MRTF-A 缺乏可减轻心肌梗死后的纤维化。另一个与细胞骨架动力学和 ECM 机械信号转导相关的通路是 Hippo 信号通路。Rho 的抑制和 F-肌动蛋白的破坏导致 Hippo 信号通路抑制，并可导致转录共激活物 Yes 相关蛋白和 PDZ 结合基序在细胞质和细胞核之间的易位。这些转录共激活因子可通过 TGF-β 信号通路与 Smad-3 相互作用，调节成纤维细胞向肌成纤维细胞的分化。

（三）细胞核机械敏感性

心肌细胞拉伸可通过肌膜和细胞骨架的力传递对细胞核产生直接影响，而机械感觉可通过调节细胞核内的蛋白质活性而产生影响。细胞核通过核骨架和细胞骨架复合物的连接体与细胞质内的细胞骨架机械连接。细胞骨架复合物是一种直接的核机械转换器，可调节核内的转录因子和染色质结构，从而调节基因转录。核膜蛋白质的突变可以破坏这种类型的力传递，并直接影响机械信号转导和转录调控。肌动蛋白丝与核膜的连接破坏，导致机械信号转导异常和细胞核变形，核膜内的力分布随着核性质的变化而改变。在成纤维细胞中，细胞骨架可直接将力传递到细胞核，进而介导机械调控的基因表达。细胞骨架复合物参与核机械感应和基因转录变化，以响应细胞机械环境的改变。核的形状与成纤维细胞的扩散和迁移速度有关，当细胞骨架复合物被破坏时，这种机械敏感性降低。

（四）细胞间相互作用

闰盘由相邻心肌纤维分支处伸出的短突相互嵌合而成，能使兴奋从一个细胞传递到另一个细胞，有利于心肌纤维同步收缩，是相邻心肌细胞的细胞-细胞连接的重要结构。作为对周期性心脏容量超负荷的反应，闰盘参与肌节重塑相关的超微结构变化，这意味着细胞-细胞连接是与肌细胞营养生长相关的机械信号转导途径的一部分。闰盘由黏着连接、桥粒、缝隙连接三个部分构成。黏着连接是细胞骨架肌动蛋白的锚定位点，并与最近的肌节相连，中间丝与桥粒结合。离子可以通过缝隙连接，使动作电位沿着心肌纤维传导。膜粘连连接复合体由钙黏蛋白、连环蛋白和连环蛋白结合蛋白等蛋白质组成，其重塑与传导障碍和心律失常有关。N-钙黏蛋白（也称为钙黏蛋白 2）可与邻近心肌细胞形成附着位点，并负责细胞间力的传递。N-钙黏蛋白缺陷小鼠的心脏改变了细胞-细胞机械感觉，从而影响其肌节结构并导致 DCM。α-连环蛋白也可以调节细胞骨架的机械力传递，从而在发育过程中调节 Yes 蛋白介导的细胞增殖。与 N-钙黏蛋白缺乏一样，α-连环蛋白缺乏改变了闰盘的结构，导致 DCM。桥粒连接细胞间的中间丝细胞骨架网络，含有钙黏蛋白、桥粒蛋白 2 和桥粒凝集素，这些蛋白的突变与致心律失常性右心室心肌病有关。缝隙连接是允许离子在相邻细胞之间通过的细胞-细胞连接，从而连接相邻细胞的电和代谢活动。Cx43 是一种缝隙连接蛋白，在机械拉伸时上调。黏着连接、桥粒和缝隙连接蛋白（包括 α-连环蛋白、紧密连接蛋白 ZO1、Cx43）之间的串扰可能是缝隙连接重塑的机制。心肌细胞和成纤维细胞之间的相互作用可以通过旁分泌细胞-细胞信号或通过不同细胞类型之间的直接物理耦合实现，其机制可能由 ECM 介导。成纤维细胞可以通过与心肌细胞的电耦合和心肌细胞膜电位的改变来介导心肌电生理学变化。

五、结构与组织学重塑的检查

随着医学成像技术的进步，在一个心动周期内能采集到大量信息，如心脏结构、组织学改变，并能对心脏运动进行评估。心脏结构、组织学改变及心脏运动评估方法众多，分为整体结构功能评估和局部纤维组织分布与应变力评估，具体方法见表 2-1-1。超声心动图、MRI 和 CT 等无创检查技术已广泛应用于临床实践中，以研究整体心脏结构和功能，但这些成像方式不能在局部水平上捕捉心脏的机械功能。近年来，量化局部力学的技术指标，如心室壁内的应变剖面、旋转度和角速度，均已被证明是检测心室功能的敏感指标。这些指标可以通过斑点追踪超声心动图无创追踪心肌运动，或通过标记 MRI、带三维应变图的四维超声及弥散张量 MRI 追踪心肌纤维组织和三维超声背散射成像测量。

表 2-1-1　心脏结构、组织学及力学评估

项目	技术	说明	应用
整体结构和功能	超声心动图	使用声波 二维或三维 无创、快速	整个心动周期的二维心室尺寸、三维收缩末期和舒张末期容积、室壁厚度、结构异常、射血分数、每搏量、心排血量
	磁共振成像（MRI）	磁场应用，使用 ECG 门控；比超声心动图分辨率更高；无创；对运动伪影敏感	整个心动周期的二维心室尺寸、三维收缩末期和舒张末期容积、室壁厚度、结构异常、射血分数、每搏量、心排血量
	计算机断层扫描（CT）	使用 X 线，通常需要造影剂	心脏的三维图像，血管系统的可视化
	心脏导管检查	侵入性检查	压力容积测量
局部纤维组织分布与应变力	斑点追踪超声心动图（STE）	利用心肌中的斑点图案	位置变形、应力/应变、旋转和扭曲
	标记磁共振成像	纵向磁化轨迹变化	位置变形、应力/应变、旋转和扭曲
	四维超声三维应变成像	超声成像与后成像分析的结合	三维应变图
	弥散张量磁共振成像（DT-MRI）	基于微结构取向和水的扩散率原理；对运动伪影敏感	纤维取向在心动周期中发生变化
	三维超声背散射成像	定量后向散射回波的空间相干性	纤维取向在心动周期中发生变化
	多普勒组织成像	与 MRI 相比，时间分辨率更高	血流速度，扭转角速度
	心脏三维陀螺传感器检查	侵入性检查	基于传感器位置的不同心室区域的扭转；旋转角度和速度

六、结构与组织学重塑的治疗

结构和组织学重塑治疗首先是去除引起重塑的病因。由于多种心血管危险因素可引起心肌结构和组织学重塑，控制危险因素作为重塑的治疗得到广泛重视。改善心肌力学环境以治疗心肌结构和组织学重塑不是一个新概念。传统药物包括 ACEI、血管紧张素受体拮抗剂（angiotensin receptor blocker，ARB）、β 受体阻滞剂，近年来使用的沙库巴曲缬沙坦、钠-葡萄糖共转运蛋白 2 抑制剂等在治疗心肌结构和组织学重塑方面均有一定疗效，这在多种动物模型及多个临床试验中得到证实，这里不再赘述。药物治疗是控制心力衰竭的基石，但非药物治疗对晚期重症心力衰竭、心肌结构和组织学重塑较明显患者的作用也不容忽视。本部分将着重介绍外科治疗、生物材料注射、三维生物打印等非药物治疗手段。

（一）外科治疗

外科治疗心肌结构及组织学重塑的方法主要有左心室几何成形术（包括左心室成形术和左心室减容术）、动力心肌成形术（包括背阔肌心肌成形术、骨骼肌泵和心肌夹板手术）、

左心室成形术。对于缺血性心肌病合并室壁瘤的患者，单纯进行冠状动脉血运重建并不能改善心功能，需要处理室壁瘤。由于心室肌由深浅两层组成，呈螺旋状排列，对于室壁瘤较大的患者，进行室壁瘤切除是不适合的，需要进行左心室成形术，左心室成形术可通过心室内补片进行左心室几何重建。左心室减容术是经外科手术切除部分左心室，减轻左心室容量负荷。左心室减容术主要用于等待心脏移植或不愿行心脏移植患者，但该手术死亡率高，需谨慎采用。对于缺血性或非缺血性心肌病伴顽固性心力衰竭患者，如患者暂时不具备心脏移植条件，可采用背阔肌心肌成形术。该手术是将背阔肌游离出来（原来血管和神经不隔断），通过左侧肋间进入胸腔，包裹心脏。背阔肌收缩帮助心肌收缩，且可限制心脏扩张，从而改善心功能，该手术疗效好，但费用很高。心肌结构重塑时心脏几何形状由原来的椭圆形变为圆形，心脏短轴做功增加，长轴做功下降，导致心脏射血能力降低。心室辅助装置是用机械限制的方法，限制和逆转心力衰竭时心脏呈球形的病理性重塑，在一定程度上恢复心脏椭圆形的一种治疗方法。人工机械泵主要包括左心室辅助装置和全人工心脏，主要用于心脏移植前过渡。

（二）生物材料注射

生物材料注射被用来改善心脏的机械环境。无细胞生物材料主要是天然聚合物和合成聚合物如胶原蛋白、纤维蛋白、海藻酸钠、壳聚糖，注射的无细胞生物材料本质上起到了瘢痕填充物的作用，改善心室壁厚度和心功能。最近研究显示，使用重组 I 型胶原可促进心肌梗死后的功能恢复，改善愈合环境，促进心肌细胞存活，减少心肌病理性重塑。利用细胞成分进行注射是一种很好的方法，但心肌梗死区域内的细胞滞留和植入率较低。

（三）三维生物打印

心脏移植是目前治疗终末期心血管疾病的主要方法。然而，由于心脏供体短缺，急需新的生物材料解决心脏供体问题。生物活性材料组织工程的快速发展为其奠定了基础。然而，如何精确地构建一个具有完整生物学功能的心脏结构仍需要技术上的突破。最近，新兴的三维生物工程技术在组织工程中显示出了巨大的优势和良好的潜力，可作为心血管再生的基础。三维生物打印心脏能否取代传统的心脏用于移植成为未来治疗心血管疾病的新策略。三维生物打印是程序制造技术上的一个新兴类别，能够制造具有生物活性或生物功能的三维结构，主要是按照特定的程序，以复杂沉积的顺序逐层进行。三维生物打印需要活细胞或生物活性分子很好地融合在"生物墨水"中，生物材料必须考虑打印体的物理形状和细胞功能的实时维持，以获得可靠和足够的活性移植。三维结构中，细胞-细胞和细胞水凝胶都能形成紧密连接和相互支持，既能保证解剖学或仿生学的需要，又能获得正生物行为的时空调节，很好地促进了生物材料向靶器官的发展。以三维生物打印技术为支撑的详细的心脏组织工程方法和策略，与尖端生物材料和干细胞治疗取得了相当程度的有机结合。随着组成元素的发展，以及系统不断丰富和更新，三维生物打印将在改善结构和组织学重塑方面做出贡献。

七、总结及展望

结构和组织学重塑可由多种病因引起，大体结构上有向心性重塑与偏心性重塑，在这个过程中有肌节变化、心肌纤维组织变化及 ECM 发生改变等，这些改变可对心脏运动及心肌力学产生重要影响。结构和组织学重塑分子机制复杂，机械信号转导主要涉及细胞膜、细胞骨架、细胞核及细胞间信号转导。整合素复合体、机械敏感通道及离子通道、Ang-Ⅱ及 TGF-β 在细胞膜信号转导中起重要作用。心肌细胞中的 MLP、肌联蛋白及其相关复合物、成纤维细胞中的肌动蛋白及其相关复合物参与细胞骨架相关信号转导。核骨架和细胞骨架复合物可调节核内的转录因子和染色质结构，从而调节基因转录。闰盘、黏附连接、桥粒和间隙连接蛋白参与细胞间信号转导。然而，分子网络的复杂性对更全面地理解特定机械信号是如何被处理和整合提出了挑战。结构和组织学重塑检查主要包括心脏磁共振成像、超声、CT 等。在治疗上，药物治疗仍然是基石，外科手术有一定效果，生物组织工程治疗成为未来的研究方向。三维生物打印技术发展将给终末期心力衰竭患者带来福音。由于心脏运动的复杂性，这些三维生物工程体是否能够在物理和化学上实现或接近正常心脏还有待进一步探索。

（廖付军　陈章荣　李　伟）

第二节　细胞外基质重塑

ECM 具有提供结构支持、促进力的传递及传导细胞信号的作用，在维持心脏内稳态方面起着关键作用。ECM 的形态和生化变化取决于损伤的类型，与心力衰竭的发病机制密切相关。压力负荷过重触发心肌成纤维细胞中基质合成程序的早期激活，诱导肌成纤维细胞转化，并刺激结构和基质细胞 ECM 蛋白的合成。心肌 ECM 的扩张可增加心肌僵硬度，加重舒张功能障碍。持续的压力负荷过重导致扩张性重塑和收缩功能障碍，这可能是由间质蛋白酶/抗蛋白酶平衡的变化介导的。另外，缺血性损伤引起心肌 ECM 的动态变化，有助于炎症和修复的调节，但同时可介导不良的心肌重塑。在其他病理条件下，如容量负荷过重、糖尿病和肥胖介导 ECM 重塑的细胞生物学效应器尚未完全清楚，原发性损伤与基质环境变化之间的分子联系亦有待进一步研究。了解正常 ECM 组成、ECM 重塑的机制及其在心力衰竭中的作用，有助于寻找治疗靶点，减少心肌几何重塑，减轻心肌细胞功能障碍，甚至促进心肌再生。

一、正常心肌细胞外基质

ECM 是一个动态的非细胞三维网络，存在于所有组织中，在体内平衡和疾病中发挥重要作用。心肌 ECM 组成成分复杂，包括胶原蛋白、纤维连接蛋白、糖蛋白、蛋白聚糖等。

Johnson 等对脱细胞化成人心肌 ECM 的定量研究表明，约 70%的人心肌 ECM 由胶原纤维组成，主要是Ⅰ型和Ⅴ型胶原蛋白。基膜占人类心肌 ECM 的 20%，主要由Ⅳ型胶原蛋白组成，但也含有层粘连蛋白、Ⅵ型胶原蛋白等。结构型 ECM 占人类心肌 ECM 的 4%，主要包括蛋白聚糖，如双糖链蛋白聚糖、核心蛋白聚糖，以及纤维糖蛋白，如肌原纤维蛋白-1 等，这些蛋白在二级结构支持和细胞内信号转导、诱导中起着关键作用。基质细胞成分约占人类心肌 ECM 的 3%，包括Ⅵ型胶原蛋白、纤维连接蛋白、肌原纤维蛋白-5 及骨膜蛋白等。心肌 ECM 是由基质成分组成并在心功能中发挥作用的复杂系统，心肌 ECM 成分相对稳定，并在稳态中受到调节。

心肌 ECM 可分为驻留在间质中、基膜中的蛋白质。驻留在间质中的蛋白质包括Ⅰ型、Ⅲ型胶原蛋白和纤维连接蛋白；驻留在基膜中的蛋白质包括Ⅳ型、Ⅴ型、Ⅶ型和Ⅹ型胶原蛋白及层粘连蛋白。基膜是片状 ECM 层，通过与整合素相互作用在肌节形成中起关键作用。心肌 ECM 作为一种机械支架，可以保持心脏的几何结构并促进力的传递。对基质大分子与心肌细胞相互作用的研究发现，心肌 ECM 不仅提供结构支持，还可传递调节心肌细胞功能的关键信号。跨膜蛋白肌营养不良蛋白聚糖通过与层粘连蛋白 α_2 相互作用，将心肌细胞的细胞骨架成分连接到 ECM，在心脏内稳态中发挥重要作用。然而，目前对特定的 ECM 依赖性分子途径在维持正常心脏心肌细胞协调收缩中的作用知之甚少。除了对收缩功能的影响外，ECM 蛋白还可与心肌细胞、血管细胞和间质细胞相互作用，以传递细胞信号。心脏内环境的稳定在很大程度上依赖于 ECM 网络，因为基质不断与细胞元件相互作用，提供稳定的结构支持网络，并协调细胞反应，以确保细胞的功能整合。

心肌 ECM 主要由胶原蛋白组成，在哺乳动物心脏中，约 85%的胶原原纤维为Ⅰ型胶原蛋白，而Ⅲ型胶原蛋白约占总胶原蛋白的 11%。胶原以前胶原的形式分泌到细胞外空间，羧基端肽被蛋白质水解，形成成熟的胶原原纤维。成熟的胶原蛋白通过赖氨酰氧化酶的交联作用变得不可溶，并且不易降解。基底膜是围绕心肌细胞的密集 ECM 蛋白网络，包括层粘连蛋白、Ⅳ型胶原蛋白和许多蛋白聚糖。层粘连蛋白 α_1 参与基膜的组装和构筑，通过与整合素的相互作用在细胞迁移中发挥重要作用。弹性蛋白为血管和皮肤等组织提供弹性，其在成人心脏中的表达相对较低。纤维连接蛋白是一种糖蛋白，为结缔组织和炎症细胞浸润提供支架，主要由成纤维细胞和内皮细胞产生。蛋白聚糖是共价结合到长多糖链上的蛋白质，包括软骨素/硫酸皮肤素、硫酸角蛋白和硫酸肝素，参与胶原基质的调节。核心蛋白聚糖与 TGF-β 结合并抑制其活性，调节Ⅰ型和Ⅲ型胶原蛋白的组装。在体外，与自发形成的胶原纤维相比，在含有核心蛋白聚糖的情况下，胶原纤维的形成更慢，直径更小，将核心蛋白聚糖与维持胶原纤维的空间结构联系起来。基质细胞蛋白如骨桥蛋白、半乳糖凝集素-3、骨膜蛋白和紧张素等，由心肌驻留和浸润细胞分泌，在心肌 ECM 中起非结构作用。基质细胞蛋白介导细胞黏附、迁移、生长和分化等过程。常见的心肌 ECM 蛋白质及其功能和定位见表 2-2-1。

表 2-2-1 细胞外基质主要蛋白质及其功能和定位

蛋白质	功能	定位
Ⅰ型胶原蛋白	强度拉伸和结构支持	间质
Ⅲ型胶原蛋白	组织弹性	间质
Ⅳ型胶原蛋白	维持基膜结构	基膜
Ⅵ型胶原蛋白	将纤维胶原的组织锚定在基底膜上	间质/基膜
弹性蛋白	组织弹性和反冲能力	间质
纤维连接蛋白	结缔组织和炎症细胞浸润	间质
半乳糖凝集素-3	ECM 蛋白的并置和胶原周转的增加	间质
层粘连蛋白	维持基底膜结构、细胞迁移和血管生成	基膜
骨桥蛋白	介导细胞的黏附、迁移、生长和分化	间质
骨膜蛋白	胶原纤维生成与维持 ECM 的完整	间质
核心蛋白聚糖	与Ⅰ型和Ⅲ型胶原蛋白结合,影响胶原纤维的形成	间质
多功能蛋白聚糖	介导炎症细胞与细胞和细胞基质的相互作用	间质

二、细胞外基质重塑概念

ECM 在维持心脏正常结构和功能上起重要作用。在应激条件下,ECM 网络可通过协调细胞反应来保护细胞免受有害刺激,同时在组织修复过程中起关键作用。在缺血、容量和压力负荷过重、衰老及代谢失调等病理因素刺激下,心肌 ECM 网络的扩张或基质蛋白生化组成改变的过程称为 ECM 重塑。ECM 重塑通过直接干扰正常器官的结构和功能,或通过向细胞传递不适应的信号而导致疾病。压力负荷过重诱导心肌成纤维细胞向肌成纤维细胞转化,刺激基质细胞合成 ECM 蛋白,导致心肌 ECM 扩张。心肌 ECM 的扩张可增加心肌僵硬度,促进舒张功能障碍。心肌细胞、血管细胞和免疫细胞通过机械敏感性途径或神经体液介质激活,这些细胞分泌的细胞因子和生长因子在成纤维细胞激活中发挥重要作用。持续的压力负荷过重导致扩张性重塑和收缩功能障碍,这可能是由间质蛋白酶/抗蛋白酶平衡的变化介导的。缺血性损伤引起心肌 ECM 扩张,有助于炎症和修复的调节,但 ECM 过度扩张可介导不良的心肌重塑。在其他病理条件下,如容量负荷过重、糖尿病和肥胖也可介导 ECM 重塑。

三、细胞外基质重塑相关研究

ECM 重塑主要是 ECM 网络的扩张或基质蛋白生化组成的改变。ECM 主要由纤维胶原蛋白、基质细胞蛋白及蛋白聚糖等组成,这些成分改变是 ECM 重塑的重要内容。胶原纤维结构和排列也是 ECM 重塑的重要内容,将在本章第四节中进行详细阐述。

(一)纤维胶原蛋白

心肌胶原纤维是 ECM 最重要的组成部分,主要有Ⅰ、Ⅲ、Ⅴ、Ⅺ及Ⅻ型胶原蛋白。

Ⅰ型胶原蛋白是成年哺乳动物心脏中主要的原纤维胶原，它可以保持心脏的几何结构，调节顺应性，同时促进力的传递。Ⅲ型胶原蛋白在肌内膜形成一个较细的纤维网，Ⅰ/Ⅲ型胶原蛋白比值与心肌弹性有关。临床常见疾病如高血压、冠心病、糖尿病及心肌病等均可导致胶原的改变。在盐敏性高血压大鼠模型中，Ⅰ、Ⅲ型胶原蛋白的 mRNA 表达水平增加。在大鼠心肌梗死模型中，非梗死区域中Ⅰ型胶原蛋白的增加更明显。在 DCM 患者中，Ⅰ/Ⅲ型胶原蛋白比值增加与心肌顺应性降低有关。在严重主动脉狭窄导致射血分数保留的心力衰竭（heart failure with preserved ejection fraction，HFpEF）的患者中研究发现，Ⅰ型胶原蛋白增加导致心肌僵硬度增加。衰老与心肌纤维化有关，衰老所致心肌纤维化与Ⅰ型胶原蛋白的含量增加有关。过去对胶原的研究多集中于Ⅰ型和Ⅲ型胶原蛋白，对其他胶原研究较少，近年来对其他胶原在心肌重塑中作用的研究亦受到了重视。在压力负荷过重大鼠心肌细胞中，Ⅴ型胶原蛋白水平升高，其在心肌重塑中起着关键作用，促进心力衰竭的发生发展和增加大鼠死亡率。目前尚未见Ⅺ型及Ⅻ型胶原蛋白在心肌重塑中作用的研究报道。

（二）非原纤维胶原蛋白

非原纤维胶原蛋白不形成大的纤维束，但能与Ⅰ型和Ⅲ型胶原原纤维结合，调节 ECM 的锚定、网络和组织。此外，非原纤维胶原蛋白可与细胞表面受体结合，调节细胞表型，或者产生调节细胞反应的生物活性片段。网状胶原中Ⅳ型及Ⅷ型胶原蛋白与 ECM 重塑相关。Ⅳ型胶原蛋白是心肌细胞周围基底膜的主要成分，由心肌细胞和间质细胞分泌，对维持心肌正常的血管结构起作用。在对蒽环类药物心脏毒性的研究中发现，左心室和右心室的Ⅳ型胶原蛋白的 mRNA 表达增加。在心肌梗死动物模型中，观察到非梗死区Ⅳ型胶原蛋白增加。在糖尿病心肌病大鼠中亦观察到Ⅳ型胶原蛋白增加。Ⅳ型胶原蛋白还与心肌老化有关，随着年龄增长而增多。Ⅳ型胶原蛋白衍生肽，如人血管抑制素可调节衰竭心脏中的血管生成、成纤维细胞迁移和心肌细胞存活。Ⅷ型胶原蛋白在正常心脏有少量表达，在心力衰竭中表达进一步降低。内源性Ⅷ型胶原蛋白参与肌成纤维细胞的活化，避免心脏腔室扩大。珠状长丝形成Ⅵ型胶原蛋白，在成人心脏中高表达。Ⅵ型胶原蛋白在成年哺乳动物心脏中约占总胶原的 5%，广泛分布于肌内膜、心肌血管的中膜和外膜。DCM 患者的血管周围、间质间隙和 T 管内出现Ⅵ型胶原蛋白沉积增加。心肌梗死后，Ⅵ型胶原蛋白限制梗死范围扩大，减轻再灌注损伤，对心脏具有保护作用。

（三）特殊 ECM 蛋白

在病理状态下，心脏特殊 ECM 蛋白的分泌和沉积与 ECM 重塑密切相关。心脏特殊 ECM 蛋白不是正常成人心脏基质的一部分，而是在应激条件下诱导产生的，并在心肌细胞和间质细胞中传递分子信号，调节细胞反应。在心力衰竭动物模型及心力衰竭患者中，细胞纤维连接蛋白、基质细胞蛋白和细胞外蛋白聚糖胚胎亚型的表达增加。机械力转导信号、TGF-β 和 Ang-Ⅱ是压力负荷过重心脏中特异 ECM 蛋白的有效诱导物。ECM 富含多种大分子和调节生长因子，与细胞表面受体结合，调节细胞活性、增殖和基因表达。

1. 基质细胞蛋白 作为 ECM 和细胞之间的分子桥梁，与结构 ECM 结合，并与生长因子和蛋白酶相互作用，然后通过与细胞表面受体（如整合素和多配体蛋白聚糖）结合，调节许多细胞类型的信号反应，基质细胞蛋白不起主要的结构作用，而是充当组织重塑的必要介质。生腱蛋白 C（细胞黏合素 C）、富含半胱氨酸的酸性分泌蛋白和血小板反应蛋白是基质细胞蛋白"创始家族"的主要成员。发生心肌损伤时，基质反应导致该家族成员的迅速扩展，还包括一些额外的蛋白质，如骨桥蛋白、骨膜蛋白及纤维蛋白等。

（1）血小板反应蛋白（thrombospondin，TSP）：是由一组结构相关的分泌型蛋白组成的蛋白质家族，广泛分布于多种组织的细胞外基质中。TSP-1 是一种有效的抗血管生成剂，可抑制内皮细胞迁移和增殖，并诱导内皮细胞凋亡。在左心室压力超负荷模型中，TSP-1 短暂上调并沉积在间质和血管周围 ECM 中。糖尿病小鼠心肌间质及血管周围区域也出现 TSP-1 上调，使糖尿病心肌毛细血管变得稀疏。在心肌梗死动物模型中发现，梗死边缘区 TSP-1 上调，限制肉芽组织的扩张，保护非梗死心肌不受纤维化重塑的影响。TSP-2 作为心脏基质完整性的关键调节因子，在压力负荷过重导致的大鼠心肌肥大模型中出现 TSP-2 高表达，TSP-2 基因敲除小鼠出现致命性心脏破裂及心力衰竭。循环 TSP-2 水平可反映 HFrEF 患者病情严重程度，TSP-2 是评估疾病严重程度和预后的一个潜在有用的生物标志物。TSP-4 在心肌重塑中的主要作用是控制压力负荷过重引起的纤维化，抑制间质 ECM 的沉积和心肌肥大，维持和增强收缩力，激活压力超负荷时拉伸反应的适应性机制。

（2）生腱蛋白 C（tenascin-C，TN-C）：是细胞外基质糖蛋白分子，生理条件下（腱索除外）在成人心脏中不表达，但在 DCM、心肌炎或心肌梗死等病理条件下重新出现。在 DCM 患者中，血清 TN-C 水平的升高与患者预后有关。在压力负荷过重引起心力衰竭模型中，TN-C 表达增加。心肌梗死 24h 后，交界区间质成纤维细胞开始出现 TN-C mRNA 表达，第 7 天后 TNC 表达下调，第 14 天后不再明显。在缺血性心肌病患者中，TN-C 表达在冬眠节段的心肌高于坏死节段的心肌，提示存在持续性纤维化活跃。TN-C 基因敲除的小鼠心肌纤维化和左心室扩张减轻，心肌重塑得到改善。TN-C 可由心肌细胞、肌成纤维细胞和白细胞在机械应激或神经体液应激时产生，当它与间质 ECM 结合时可通过直接刺激成纤维细胞合成 ECM 蛋白，或通过整合素或 Toll 样受体依赖机制激活巨噬细胞发挥成纤维作用。

（3）富含半胱氨酸的酸性分泌蛋白（secreted protein acidic and rich in cysteine，SPARC）：是一种不溶性胶原沉积所必需的基质细胞蛋白。在慢性负荷增加时 SPARC 表达增加，从而增强了合成后胶原处理，增加不溶性胶原含量，促使心肌僵硬，促进纤维化的发展。在动物模型中观察到 SPARC 水平升高与舒张功能障碍密切相关，在人体观察到 SPARC 表达与人同种异体移植心肌纤维化相关。然而，SPARC 通过维持内皮细胞糖萼完整性，在阻止炎症方面具有重要意义。研究表明，重组 SPARC 通过改善病毒性心肌炎的糖萼功能，稳定内皮屏障功能，保护心肌免受炎症损伤。在急性心肌梗死中，SPARC 激活心肌成纤维细胞中 TGF-β 信号反应，避免心脏破裂。

（4）骨桥蛋白：是一种糖基化蛋白，与心肌 ECM 重塑相关。在压力/容量负荷过重、糖尿病和肌营养不良诱导的心力衰竭实验模型中可观察到小鼠心肌骨桥蛋白明显上调。DCM 患者终末期心力衰竭时出现骨桥蛋白水平升高，应用左心室辅助装置使心脏负荷减轻后骨桥蛋白水平降低。在高血压患者中，骨桥蛋白启动子变异体与舒张功能障碍相关。半乳糖凝集素-3 可能通过调控骨桥蛋白水平，参与死亡细胞的吞噬、清除和修复性纤维化。心肌梗死后骨桥蛋白水平升高，它通过促进胶原沉积，避免心室过度扩张。此外，骨桥蛋白还通过激活整合素，刺激成纤维细胞增殖、分化，保护成纤维细胞免受凋亡。

（5）骨膜蛋白：是一种多功能的 ECM 蛋白。骨膜蛋白由活化的肌成纤维细胞表达并沉积在心肌间质。在老年小鼠、容量负荷过重的心力衰竭模型和肾衰竭诱导的心肌病模型中，心肌骨膜蛋白表达增加。在终末期心力衰竭患者中，骨膜蛋白表达增加，使用左心室辅助装置改善心脏负荷后骨膜蛋白表达下降。在心肌梗死模型中，骨膜蛋白表达显著增加并沉积于间质。骨膜蛋白对心脏修复和防止心脏破裂至关重要，但亦可介导纤维化和不良重塑。

2. 蛋白聚糖　是由一个核心蛋白和一个或多个共价连接的糖胺聚糖链组成的糖基化蛋白质。ECM 蛋白聚糖组成主要有硫酸乙酰肝素蛋白聚糖、硫酸软骨素蛋白聚糖、硫酸皮肤素和富含亮氨酸的小分子蛋白聚糖（small leucine-rich proteoglycan，SLRP）。心力衰竭患者和心肌疾病动物模型中，硫酸软骨素蛋白聚糖在纤维化区域积聚。压力超负荷心脏的 ECM 也富含多种 SLRP，如双糖链蛋白聚糖、核心蛋白聚糖和多配体蛋白聚糖等。SLRP 由成纤维细胞分泌，与胶原纤维结合并形成 ECM，也与生长因子和细胞表面受体相互作用以转导或调节信号反应。SLRP 参与心肌重塑、心肌纤维化和心功能障碍的调节。在主动脉弓缩窄（transverse aortic constriction，TAC）诱导的心力衰竭模型中，发现双糖链蛋白聚糖介导压力超负荷心肌的纤维化和心肌细胞肥大。然而，在高血压大鼠模型中，核心蛋白聚糖基因治疗通过抑制 TGF-β 信号转导减轻心肌纤维化和心肌肥大，并改善了心功能。在异丙肾上腺素输注小鼠心力衰竭模型中，SLRP 可以预防收缩功能障碍，但该保护作用的细胞机制尚不清楚。SLRP 在调节纤维化和心肌肥大方面具有重要作用，它们的功能作用取决于病理生理背景，细胞靶点和分子相互作用机制尚不清楚。

四、细胞外基质重塑的病因及机制

（一）心肌缺血

1. 心肌梗死　急性心肌梗死的临床表现和预后的分子与细胞机制决定了适应性和修复过程，并导致后期心肌组织重塑。同时，随着一些功能性心肌细胞（由于心肌损伤）的减少，ECM 发生了旨在维持心排血量的适应性变化。心肌梗死后心肌重塑的 ECM 有两个相反的过程：心肌梗死早期以蛋白质溶解和降解为主，后期以纤维胶原合成、积累和沉积的激活为主。梗死心肌经历愈合炎症期、增殖期或肉芽组织形成、胶原瘢痕形成三个阶段。因此，ECM 被认为参与不断重塑的动态过程，在心脏修复中起着关键作用。

（1）梗死区重塑：在炎症阶段，ECM 的早期降解会产生基质蛋白，这些基质蛋白可能导致炎症和修复激活。渗出的纤维蛋白原和血浆纤维连接蛋白组成的临时基质网络为炎症细胞浸润提供条件。当巨噬细胞清除坏死细胞和基质碎片时，诱导产生抗炎介质并抑制炎症反应，这标志着向增殖阶段转变。在增殖阶段，活化的肌成纤维细胞产生结构蛋白和基质细胞蛋白，这两类蛋白沉积并保持心室结构的完整性。最后，胶原 ECM 交联，形成瘢痕。

（2）非梗死区重塑：随着心肌梗死的愈合，非梗死区心肌重塑表现为心肌细胞肥大并伴有进行性间质纤维化。因此，尽管内源性抗炎信号抑制梗死区的炎症，但在存活的非梗死区域，增加的室壁应力可局部激活心肌细胞、巨噬细胞和成纤维细胞，触发 ECM 网络的慢性重塑。普遍认为 ECM 降解过度导致心室扩大，但非梗死区域 ECM 的慢性重塑在梗死后心力衰竭发展中的作用尚无直接证据。

2. 缺血性心肌病　在没有心肌梗死的情况下，ECM 网络的重塑也可能有助于慢性缺血性心肌病的发生。基质金属蛋白酶（matrix metalloproteinase，MMP）的水平可反映 ECM 降解的程度，缺血性心肌病患者心肌 MMP-9 表达和活性增加，MMP-14 水平较高。通过植入左心室辅助装置，心脏负荷改善后 MMP 表达降低。缺血再灌注导致基质细胞蛋白 TN-C 沉积伴间质纤维化。持续时间或强度较低的缺血事件可能会触发心肌重塑，而不会造成致命的心肌细胞损伤。长期缺血导致 ECM 重塑是心力衰竭的重要原因，改善心肌缺血可能改善 ECM 重塑。

（二）压力负荷过重

左心室压力负荷过重是高血压和主动脉狭窄的主要病理生理机制，并导致心力衰竭的进行性发展。压力负荷过重最早出现心肌肥大，心肌肥大作为一种适应性反应来维持心排血量。然而，长期心肌肥大会引发纤维化，增加心肌僵硬度，导致舒张功能障碍，最终导致心室扩大和收缩功能障碍。大量证据表明，压力超负荷引起的心肌 ECM 网络的改变不仅通过改变心室的力学特性增加僵硬度，还在调节炎症、纤维化和心肌细胞肥大反应中起着关键作用。

压力负荷过重导致机械应力增加，触发机械敏感信号转导级联反应，激活的 TGF-β 刺激神经体液介质如血管紧张素、醛固酮和去甲肾上腺素的释放。成纤维细胞是 ECM 扩张的主要效应器，产生结构和基质细胞 ECM 蛋白。压力超负荷心脏中激活的肌成纤维细胞主要来源于局部驻留的成纤维细胞，也来源于其他间质细胞（如心肌周细胞）。心肌细胞、免疫细胞和血管细胞是 ECM 重塑的重要调节因子。机械应力触发心肌细胞合成促炎症介质，促进淋巴细胞和巨噬细胞的聚集，这两种细胞可通过 TGF-β 促进成纤维细胞活化。心肌成纤维细胞是基质网络的重要调节因子，其他几种细胞类型如免疫细胞、血管细胞和心肌细胞通过分泌蛋白酶或抗蛋白酶直接参与 ECM 重塑，或通过调节成纤维细胞表型间接参与 ECM 重塑。

（三）容量负荷过重

二尖瓣关闭不全、主动脉瓣关闭不全及 DCM 引起左心室容量负荷过重。容量负荷过重与压力负荷过重引起的组织重塑不同，压力负荷过重导致的心肌间质中纤维胶原明显沉积，而容量负荷过重与间质胶原丢失、ECM 降解及 MMP 诱导有关。容量负荷过重诱导的心肌病中胶原丢失和蛋白酶激活的主要细胞机制尚不清楚，推测可能与容量负荷过重对心脏的机械拉伸反应有关。机械拉伸反应可能影响间质细胞和心肌细胞的基因表达，出现"低纤维表型"成纤维细胞，胶原和 α-平滑肌肌动蛋白（α-smooth muscle actin，α-SMA）合成减少。容量负荷过大时，机械拉伸引起的氧化应激增加可能激活成纤维细胞前胶原的自噬降解。另外，机械拉伸还通过巨噬细胞和肥大细胞促进基质降解。肥大细胞和巨噬细胞作为 MMP 和促炎性细胞因子的重要来源，可能促进间质细胞的降解，导致扩张性重塑和收缩功能障碍。此外，机械拉伸反应可能改变细胞膜的构象，促进心肌细胞凋亡，但心肌细胞是否作为容量负荷过重心肌 ECM 丢失的重要细胞效应尚未得到研究。

（四）代谢性疾病

动物模型及患者研究表明，糖尿病、肥胖和代谢功能障碍与间质或血管周围 ECM 的进行性扩张有关。氧化应激、糖基化终产物的生成增加、神经体液激活、脂肪因子分泌、刺激炎症级联反应、代谢失调可直接激活心肌成纤维细胞，使其转化为基质合成成纤维细胞表型，从而导致心肌纤维化。然而，有研究表明糖尿病相关的心肌纤维化可能不涉及肌成纤维细胞转化。巨噬细胞、心肌细胞、血管内皮细胞和周细胞也可获得纤维生成功能，分泌生长因子，刺激成纤维细胞衍生的 ECM 合成。糖尿病微血管炎症可刺激纤维化信号，促进 ECM 扩张和胶原交联，并显著促进舒张功能障碍。

（五）老年纤维化

在受试者和动物模型研究中均记录到衰老心脏血管周围和间质胶原的积聚。一些研究表明，年龄相关性纤维化可能反映基质降解的减弱，这是由于 MMP 的合成减少，而不是胶原转录增强。交联胶原增加可能通过降低间质 ECM 对蛋白酶的敏感性、ECM 降解减少而导致老化心脏的纤维化。交联胶原纤维的沉积可能降低心肌顺应性，导致老年人 HFpEF 发生。ECM 蛋白在心肌沉积也可能是老年患者传导障碍和心律失常发生率增加的原因。衰老相关心肌纤维化的机制仍不清楚。神经体液途径的激活、长期低水平产生促炎介质、TGF-β 和其他纤维化介质的激活、ROS 的产生及保护性抗纤维化信号的下调都可能与衰老心肌纤维化有关。

（六）遗传性心肌病

由单一致病突变引起的单基因心肌病在心力衰竭患者中所占比例相对较小。原发性心肌纤维化指没有可识别原因的心肌纤维化，在死于心源性猝死的年轻患者中，尸检发现原发性心肌纤维化较为常见。Junttila 等对 145 例猝死患者进行基因分析，结果提示原发性心肌纤维化可能由结构性疾病相关基因变异引起，是通过心肌细胞衍生的纤维化信号反映，而不是通过间质细胞的原发性激活触发。纤溶酶原激活物抑制物-1 是一种控制心脏 TGF-β 的分子开关，由 SEPRINE1 基因编码，当该基因发生移码突变时可出现原发性心肌纤维化。与遗传有关的 DCM 和肥厚型心肌病通常出现广泛间质纤维化，患者预后较差。在大多数单基因心肌病中，心力衰竭是由于肌丝功能的原发性改变所致。在肥厚型心肌病转基因小鼠模型中，肌成纤维细胞特异性破坏或药物抑制 TGF-β 信号可减轻心肌纤维化，延长存活时间。在肌节突变的患者中纤维生成程序的激活可能会加重功能障碍和导致不良预后。致心律失常性右室心肌病患者发生心律失常与纤维脂肪细胞群的扩张和活化、ECM 沉积及脂肪浸润有关。遗传分析已在许多致心律失常性右室心肌病患者中发现编码桥粒蛋白的基因突变，纤维化可能反映心肌细胞中纤维化程序的激活。然而，致心律失常性右室心肌病的 ECM 重塑的细胞基础尚不清楚。

五、细胞外基质重塑与心肌纤维化的关系

"心肌纤维化"一词用于描述伴随大多数形式心肌疾病的 ECM 网络扩张。通过组织病理学分析，可以识别三种类型的心肌纤维化，反映不同的纤维化重塑机制。"替代性纤维化"一词描述了心肌坏死区域瘢痕的形成，代表了原发性心肌细胞损伤修复过程的最终结果，反映了成年哺乳动物心肌细胞可忽略的再生能力，替代性纤维化通常是心肌梗死的结果。相反，压力负荷、代谢功能障碍和老化可能导致"间质纤维化"。由于结构 ECM 蛋白的沉积，使肌内膜和肌周变宽或"血管周围纤维化"，导致心脏微血管外膜周围胶原区扩张。间质和血管周围纤维化病变可能不是由心肌细胞死亡引起的，而血管周围和间质纤维化改变是否具有明显的功能性后果尚不清楚。在心力衰竭患者中，外膜微血管纤维化与冠状动脉血流减少有关，并可影响冠状动脉舒张反应，从而加剧应激条件下的供需失衡。

六、细胞外基质重塑对心功能的影响

ECM 重塑可导致收缩和舒张功能障碍，其机制有下列几种：①心肌间质中交联胶原的沉积加重可增加心肌僵硬度，导致舒张功能障碍。②ECM 沉积可通过影响心肌兴奋-收缩耦联的协调性而促进收缩功能障碍。③外膜周围 ECM 的扩张可能破坏心肌细胞的灌注。④心肌间质中蛋白酶/抗蛋白酶平衡的紊乱会触发纤维胶原的降解，从而破坏调节心肌细胞收缩的 ECM 依赖性通路，导致收缩功能障碍。⑤ECM 的产生可能激活促炎症途径，将免疫细胞募集到间质，导致心肌细胞功能障碍和死亡。

心肌 ECM 重塑与心力衰竭患者预后密切相关。在 HFrEF 患者中，纤维化的严重程度可预测死亡和不良心脏事件。在 HFpEF 患者中，间质 ECM 扩张与死亡率增加和住院率增加相关。尽管心肌 ECM 沉积在心力衰竭中的预后意义已被充分证实，但广泛纤维化病变患者的不良预后究竟是纤维化的不良后果，还是严重心肌细胞损伤的修复反应尚不清楚。ECM 沉积会干扰心电信号的传播，并会形成折返，纤维化病变的细胞组成和心肌间质的 ECM 分布可能在心律失常发生中起重要作用，心肌 ECM 网络紊乱与不良结局之间的关系也与心律失常事件发生率增加有关。需要强调的是，ECM 网络的变化可对心脏的几何结构和功能产生影响。右心室基质的变化可能导致肺动脉高压患者的发病率和死亡率增加。心房 ECM 重塑和纤维化与心房快速心律失常的发病机制有关。

七、细胞外基质重塑的治疗

ECM 广泛存在于各种细胞类型的微环境中，在维持心脏几何结构和功能方面发挥重要作用，并且在心肌重塑的细胞反应调节中起重要作用，因此改善 ECM 重塑是治疗心力衰竭的一个有吸引力的靶点。事实上，一些已经建立的治疗心力衰竭患者的方法可部分通过靶向 ECM 而发挥作用。ACEI、ARB、β 受体阻滞剂可调节心力衰竭患者 ECM 的沉积和代

谢。这些干预措施对 ECM 的影响是否与其介导的保护作用存在因果关系尚不清楚。新的研究表明，靶向心肌 ECM 可能有希望预防缺血性和非缺血性心肌病的不良重塑，并减轻 HFpEF 患者的舒张功能障碍。

（一）直接靶向 ECM 调节

交联结构基质蛋白的过度积累会增加心肌僵硬度，促进舒张功能障碍。相反，过度活跃的基质降解途径可能促进扩张性重塑，导致收缩功能障碍。各种临床和实验研究表明，MMP 在调节基质代谢过程中起重要作用，抑制 MMP 可改善心肌重塑。兔心肌梗死模型研究表明，心肌梗死后 4 周给予非选择性 TIMP 可减轻左心室扩张和使梗死的心室壁变薄。另一项研究表明，抑制心肌梗死后小鼠的 MMP-2 活性可以通过减少巨噬细胞的浸润来防止心脏破裂和减少心肌重塑。然而，根据 PREMIER 试验数据，ST 段抬高型心肌梗死患者服用 TIMP（PG-116800）90 天并不能改善左心室射血分数（left ventricular ejection fraction，LVEF），也不能降低心肌重塑和心肌梗死后并发症的发生率。选择性 MMP-12 抑制通过延迟炎症消退而恶化心肌梗死后的心功能不全。因此，许多研究提供了有争议的结果，需要进一步研究来揭示 MMP 在心肌梗死后 ECM 重塑中的作用，需开发生物标志物及影像学方法，识别基质代谢发生特定变化的患者，保证基质调节的成功实施。

（二）靶向 ECM 介质

多种 ECM 靶向介质参与心肌梗死诱导的心肌重塑被认为是促进心肌愈合和修复的一个有希望的靶点。在急性心肌梗死动物模型中，抑制 TGF-β 信号显著减轻了心室扩张，减少了纤维组织的形成，改善了左心室收缩功能。需要强调的是，TGF-β 对不同类型的细胞具有多效性和复杂的作用，并且对其抑制的反应在个体间有很大差异。有研究表明，抑制 TGF-β 会导致主动脉瘤的形成和心脏破裂。两项大型临床试验表明，TNF-α 拮抗剂如依那西普对心力衰竭患者没有临床疗效，也没有降低死亡率。另一项研究表明，抑制急性心肌梗死小鼠的 TNF-α 可产生显著的抗炎作用并改善心功能。最近的一些研究表明，抑制 IL-1β 活性可能是心肌梗死的一个潜在治疗靶点。心肌梗死患者抑制 IL-1β 可降低心力衰竭的发生率，但对左心室容积和心功能无显著影响，这与促炎介质抑制心肌梗死的研究结果相互矛盾，体现出炎症介质功能的复杂性、作用的多效性。还有许多其他因素共同参与，这些因素均可导致心肌梗死各阶段和心肌梗死后病理生理学改变。

（三）靶向 ECM 基质细胞蛋白

由于基质细胞蛋白具有调节细胞-基质相互作用、生长因子和细胞因子信号转导的能力，因此也成为心肌梗死的一个有希望的治疗靶点。在心肌梗死大鼠模型中已经证明，骨膜蛋白可改善心室重塑，减少纤维化和梗死面积，增加血管生成。另一项研究则得出相反结果，骨膜蛋白导致猪心肌梗死后心肌纤维化增加。基质细胞蛋白具有多种功能，其作用取决于多种因素，包括细胞因子和生长因子谱及 ECM 结构状况。因此，基质细胞蛋白的多功能特性也给其在治疗方面的应用带来一定的困难。

（四）灌注脱细胞 ECM

恢复最佳 ECM 微环境对改善心脏结构重塑有重要意义。ECM 的成分是生物材料领域的新兴来源，能够诱导出理想的细胞特异反应。随着近年来组织脱细胞技术与细胞分离技术的不断创新，利用 ECM 可创造出更多功能复杂的生物材料。来源于脱细胞组织的生物可吸收性 ECM 多聚体可提供原有的结构并保留相关生长因子和蛋白。脱细胞 ECM 生物支架可用于提供必要的环境信号，以减弱心肌成纤维细胞的激活，从而防止过度梗死性瘢痕扩张。灌注脱细胞 ECM 策略采用代替人类心脏的脱细胞、保留三维结构和血管系统的生物支架，然后用诱导多能干细胞衍生的心肌细胞进行再细胞化。作为一种新的治疗选择，这一策略被认为可能是心血管疾病治疗，特别是心肌梗死 ECM 成分灌注的重要手段，但这需要进一步的实验和临床研究。

八、总　　结

心肌 ECM 网络不仅通过提供结构支持，而且通过促进力传递和通过传递调节细胞表型与功能的分子信号使心脏达到稳定状态。心肌间质的扩张、结构和基质细胞 ECM 蛋白的改变及生物活性基质片段的产生可在调节炎症、修复、血管生成甚至再生反应方面起关键作用。因此，心肌 ECM 是心肌重塑的关键调节因子，其结构成分对心脏力学性能的影响和细胞反应的调节亦是如此。分析 ECM 大分子在心肌重塑中的作用对于了解缺血性和非缺血性心肌病心力衰竭的机制至关重要。尽管有许多靶向 ECM 的治疗方法，但大多数尚处于实验阶段，有待基础研究的进展并进行临床转化。

（刘兴会　杨　龙　罗振华）

第三节　代谢重塑

心脏代谢受由多条相互作用通路组成的网络调控，该网络最显著的特点是对各种刺激具有代谢灵活性。在慢性病理生理条件下，心脏能够重塑代谢途径，从而调节心肌能量和心脏收缩功能。在发育、运动和妊娠期间发生的心脏代谢变化，以及心肌梗死、压力超负荷等病理应激引起的心脏代谢变化都是导致心肌代谢重塑的原因。介导代谢的基因表达、代谢物信号转导对维持心脏正常代谢至关重要，代谢效率低下和代谢灵活性的丧失是病理性重塑的重要机制。心肌代谢过程中涉及脂肪酸、葡萄糖、酮体等代谢底物及线粒体功能的变化。本节以此为线索对正常心肌代谢、心肌代谢重塑及治疗等进行介绍。了解心肌代谢重塑过程对恢复正常的心肌代谢，以及对心力衰竭的治疗有重要价值。

一、正常心脏代谢

哺乳动物的心脏必须不断收缩，故需要巨大的能量以保证心脏的最佳功能。心肌细胞内储存的高能量磷酸盐很少，仅能维持心脏跳动数秒。因此，ATP 生成和心肌收缩的紧密耦合对正常心功能至关重要。线粒体是协调能量传递功能的核心，它不仅产生 95% 以上的 ATP 供心脏利用，还调节细胞内 Ca^{2+} 稳态和信号转导。尽管通过代谢网络持续供应底物对线粒体 ATP 转化至关重要，但由 ATP 途径和非 ATP 途径产生的代谢物可以成为细胞功能的关键调节物。因此，底物代谢不仅为心脏泵血提供能量，还参与细胞信号转导。

心脏能够利用糖类、脂肪酸、氨基酸和酮体等能量底物在线粒体中产生 ATP，不同的能量底物对满足心脏的高能量需求有不同的贡献。脂肪酸氧化是 ATP 产生的最大贡献者（40%～60%），而糖类代谢产生的 ATP 也是较重要的贡献者（20%～40%）。心脏具有代谢灵活性，这一优点允许它根据工作负荷、底物的可用性和激素水平在这些能量底物之间进行切换。线粒体占心肌细胞体积的 1/3，是各种底物代谢产生 ATP 的工厂。在心肌细胞发育过程中，线粒体中发生的代谢信号变化可能是心肌细胞成熟过程的核心。脂肪酸、葡萄糖、酮类和氨基酸等底物通过特定的分解代谢途径，进入三羧酸（TCA）循环，产生乙酰辅酶 A。线粒体通过肉碱载体系统摄取脂肪酸，然后脂肪酸氧化产生乙酰辅酶 A。葡萄糖的氧化包括通过糖酵解产生丙酮酸，然后通过丙酮酸脱氢酶（pyruvate dehydrogenase，PDH）产生乙酰辅酶 A 进入 TCA 循环。β-羟丁酸脱氢酶（β-hydroxybutyrate dehydrogenase，BDH）和琥珀酰辅酶 A 转移酶（succinyl-coenzyme A transferase，SCOT）促进了酮体氧化生成乙酰辅酶 A。能量传递的最后一步是通过氧化磷酸化完成的，它提供了超过 95% 的心脏消耗的 ATP。脂肪酸氧化、葡萄糖氧化及酮体氧化过程见图 2-3-1。

（一）脂肪酸代谢

线粒体氧化代谢的脂肪酸来源于与白蛋白结合的循环游离脂肪酸、乳糜微粒或极低密度脂蛋白中所含的三酰甘油释放的游离脂肪酸。细胞外脂肪酸通过被动扩散、脂肪酸转运蛋白、脂肪酸转位酶转运到心肌细胞。游离脂肪酸进入细胞质，在脂肪酰辅酶 A 合成酶作用下转化为长链脂肪酰辅酶 A。90% 的长链脂肪酰辅酶 A 由肉碱棕榈酰转移酶（carnitine palmitoyl transferase，CPT）转移到线粒体，其余储存在心肌三酰甘油库中。CPT-1 在线粒体外膜将长链脂肪酰辅酶 A 转化为长链酰基辅酶 A，然后在线粒体内膜通过 CPT-2 将其转化为长链脂肪酰辅酶 A。脂肪酸通过 CPT-1 转移到线粒体的量由丙二酰辅酶 A 调节，丙二酰辅酶 A 是 CPT-1 的有效抑制剂。乙酰辅酶 A 在乙酰辅酶 A 羧化酶作用下转化为丙二酰辅酶 A，而丙二酰辅酶 A 在丙二酰辅酶 A 脱羧酶（malonyl-CoA decarboxylase，MCD）的作用下又转化为乙酰辅酶 A。线粒体乙酰辅酶 A 通过肉碱穿梭系统可以穿梭到细胞质，进一步影响丙二酰辅酶 A 水平。此外，TCA 循环产生的柠檬酸盐也可以转移到细胞质，在细胞质中可以激活乙酰辅酶 A 羧化酶 1，产生更多的丙二酰辅酶 A，并通过负反馈，减少脂肪酸进入线粒体的量。就 ATP 产生效率而言，一种代表性的脂肪酸分子，即棕榈酸酯的氧化消耗 23 个 O_2 分子，产生 105 个 ATP 分子。

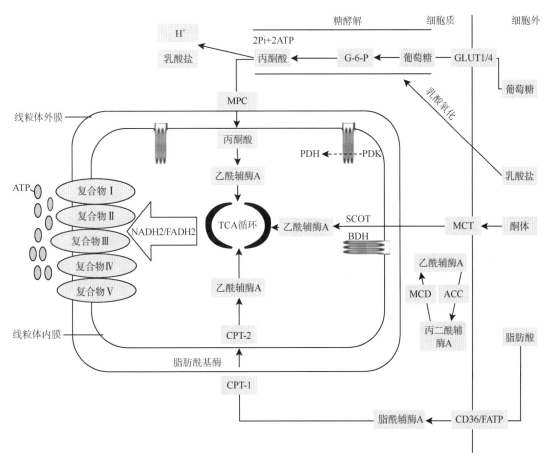

图 2-3-1 脂肪酸氧化、葡萄糖氧化及酮体氧化过程

注：GLUT1. 葡萄糖转运蛋白 1；GLUT4. 葡萄糖转运蛋白 4；FATP. 脂肪酸转运蛋白；CD36. 脂肪酸转位酶；G-6-P. 葡萄糖-6-磷酸；MPC. 线粒体丙酮酸载体；PDK. 丙酮酸脱氢酶激酶；PDH. 丙酮酸脱氢酶；MCT. 中链脂肪酸三酰甘油；BDH. β-羟丁酸脱氢酶；SCOT. 琥珀酰辅酶 A 转移酶；ACC. 乙酰辅酶 A 羧化酶；MCD. 丙二酰辅酶 A 脱羧酶；CPT-1. 肉碱棕榈酰转移酶 1；CPT-2. 肉碱棕榈酰转移酶 2；TCA. 三羧酸；NADH2. 烟酰胺腺嘌呤二核苷酸磷酸；FADH2. 还原型黄素二核苷酸；Pi.磷酸盐；ATP. 三磷酸腺苷

（二）葡萄糖代谢

葡萄糖代谢用于能量生产包括三个主要步骤：葡萄糖摄取、糖酵解和糖源性丙酮酸的线粒体氧化。葡萄糖通过葡萄糖转运蛋白（glucose transporter，GLUT）1 或 4 进入心肌细胞，GLUT1 是胰岛素非依赖性转运蛋白，GLUT4 是胰岛素依赖性转运蛋白。转运的葡萄糖首先被己糖激酶磷酸化为葡萄糖-6-磷酸（G-6-P），然后经过不同的代谢途径。G-6-P 可作为糖酵解的底物产生丙酮酸、NADH 和 2 个 ATP，也可进入己糖胺生物合成途径。此外，G-6-P 可用于糖原合成或穿梭于磷酸戊糖途径。糖酵解衍生的丙酮酸既可以通过乳酸脱氢酶转化为乳酸，也可以通过线粒体丙酮酸载体（mitochondrial pyruvate carrier，MPC）转移到线粒体基质。在线粒体基质中，丙酮酸脱氢酶（pyruvate dehydrogenase，PDH）是葡萄糖氧化的限速酶，催化丙酮酸转化为乙酰辅酶 A，进入 TCA 循环。线粒体丙酮酸还可以通过羧化作用为 TCA 循环提供必需的中间产物，即草酰乙酸和苹果酸。PDH 的酶活性可通

过 PDH 激酶（pyruvate dehydrogenase kinase，PDK）的磷酸化而被抑制，并被 PDH 磷酸酶重新激活。在能量产生效率方面，每个葡萄糖分子的氧化需要 6 个 O_2 分子，产生 31 个 ATP。也通过糖酵解将葡萄糖转化为丙酮酸，产生 2 个 ATP。

（三）酮体代谢

酮体是在禁食和饥饿期间通过肝脏生酮作用产生的，有三种类型：丙酮、β-羟基丁酸和乙酰乙酸。丙酮含量低，通过呼吸道排出，而 β-羟基丁酸和乙酰乙酸是血液循环中的主要酮体。生成酮体的反应主要发生在肝脏，心脏本身不能产生酮体。心脏酮体来源于循环中酮类物质，当这些酮类物质到达心脏后就进入心肌细胞，运输到线粒体基质中，β-羟基丁酸被 BDH 氧化成乙酰乙酸，乙酰乙酸被琥珀酰辅酶 A 激活，再被限速酶转化成乙酰辅酶 A 和琥珀酰-辅酶 A。乙酰辅酶 A 可以进入 TCA 循环和电子传递链生成 ATP。与脂肪酸或葡萄糖相比，酮体对 ATP 生成的贡献较小，但随着其在动脉血中浓度的变化，酮体的心肌氧化作用会显著增加。最近对离体工作小鼠心脏的研究表明，在长期禁食/饥饿的情况下，酮体可以成为心脏的主要能量来源。

在正常心脏中，线粒体主要由脂肪酰辅酶 A 和丙酮酸提供能量，它们分别是脂肪酸和糖类的主要代谢物。长链酰基辅酶 A 进入线粒体是一个受调控的过程，CPT-1 反应是限速步骤。乳酸、酮体和氨基酸可以直接进入线粒体进行氧化。酮体代谢产生乙酰辅酶 A，氨基酸分解代谢产生酮酸，酮酸进一步代谢进入 TCA 循环。酮体和氨基酸对整个心脏氧化代谢的贡献被认为是很小的，因为在正常生理条件下这些底物的可用性很低。

二、代谢重塑分类

越来越多的证据表明，在发育、运动和妊娠期间发生的心脏代谢变化，以及病理应激（如心肌梗死、压力超负荷）都是导致心肌重塑的原因。代谢重塑是指在生理或病理条件下，心肌细胞代谢发生改变，其基因表达、代谢途径、线粒体功能等也发生改变的过程。

（一）生理性代谢重塑

在 20 世纪 50 年代首次描述运动引起的心脏体积增大，导致生理性代谢重塑。这种重塑的特点是收缩和舒张功能保持不变或略有增强，心肌肥大相对较轻，停止运动一段时间后心肌肥大可恢复。在运动期间，心脏前负荷、心率和后负荷协同变化，从而增加能量需求并影响基质代谢。心脏负荷的增加使得心肌糖类和脂肪酸分解代谢增强，葡萄糖摄取和氧化增加。运动时乳酸和游离脂肪酸的浓度增加，葡萄糖的摄取和氧化减少。在运动期间，血浆游离脂肪酸水平可增加到 2.4mmol/L，在很大程度上是由于儿茶酚胺激活使脂肪酸分解所致。像运动一样，妊娠会促进心脏质量的可逆性增加，妊娠会增加每搏量、心率和心排血量。20 世纪 70 年代，超声心动图常规检查发现妊娠导致可逆的心肌肥大。之后的研究表明，妊娠导致的心肌重塑本质上是偏心性肥大，在妊娠的第 2 和第 3 个月发生。妊娠期的激素环境促进了代谢重塑，通过增加脂肪分解代谢节省葡萄糖。孕酮可增加 PDK4 的表达，导致葡萄糖氧化的抑制和脂肪氧化率的升高。另一项研究表明，妊娠期间成纤维细胞生长因子（fibroblast growth factor，FGF）-21 水平的升高也会诱导 PDK4 并增加心脏中的脂肪酸氧化。

（二）病理性代谢重塑

病理性代谢重塑的起源多种多样，包括压力超负荷、容量超负荷、心肌梗死、代谢性疾病（如糖尿病）和衰老，其重塑的程度和代谢变化也有所不同。

1. 脂肪酸代谢　在病理性重塑过程中，心脏基因表达转换到胎儿基因表达程序，底物由脂肪酸为主改变为以葡萄糖为主，偏向于由葡萄糖途径提供能量。Zhang 等采用 TAC 诱导小鼠心肌肥大模型，结果显示在缺氧状态下脂肪酸氧化率降低。在自发性高血压大鼠中，代偿性肥大阶段脂肪酸氧化酶的 mRNA 表达显著降低，而酶活性的降低仅在失代偿阶段观察到。心力衰竭时心脏脂肪酸氧化减少，这是由参与脂肪酸氧化的多种酶的转录减少所导致。游离脂肪酸是反映脂肪酸代谢的重要指标，使用 PET 成像显示非缺血性心力衰竭患者的循环游离脂肪酸水平降低及特发性 DCM 患者脂肪酸氧化减少。然而，在人类和实验性心力衰竭动物模型中直接测量脂肪酸氧化率并不总是支持这一观点。游离脂肪酸水平的增加是心脏脂肪酸氧化率的一个重要决定因素，失代偿性心力衰竭患者的循环游离脂肪酸水平升高，同时伴有心肌脂肪酸摄取和脂肪酸氧化的增强。Taylor 等利用 PET 成像技术证明了严重心力衰竭（射血分数＜24%）患者脂肪酸摄取率上调。研究表明，在压力超负荷或心肌梗死导致的心力衰竭小鼠模型中，心脏脂肪酸氧化率没有变化。

2. 葡萄糖代谢　心脏以糖原和三酰甘油的形式储存能量，正常情况下主要依赖脂肪酸氧化提供能量。在病理情况下，心肌能量代谢发生改变，葡萄糖代谢途径增强，心力衰竭时心脏代谢从线粒体氧化磷酸化转变为糖酵解，糖酵解加快并作为主要供能方式，这已在许多实验中得到证实。压力负荷过重的心肌肥大动物模型显示，心肌糖酵解率显著增加。在 HFrEF 患者中，葡萄糖摄取和糖酵解显著增加，这与乳酸和丙酮酸积累增加有关。由于线粒体氧化代谢受损和氧转运不足，缺血性衰竭心脏存在明显的能量不足。在不同的心力衰竭动物模型中，葡萄糖氧化损伤是一种先于心功能不全发生的代谢标志物。在肥厚心肌中，葡萄糖氧化没有变化或者减少，这表明在病理性肥大中糖酵解和葡萄糖氧化解偶联。尽管心力衰竭时糖酵解加快，但这并不一定表示转化为葡萄糖氧化的增加，糖酵解产生的一部分丙酮酸转化为苹果酸进入 TCA 循环，称为葡萄糖的回补，并未进行葡萄糖氧化。

3. 酮体代谢　心脏酮体氧化速度的一个主要决定因素是循环酮体水平。早期研究表明，HFrEF 患者的血酮体水平升高与心功能不全的严重程度成正比。然而，代谢组学研究表明，HFrEF 和 HFpEF 患者的血酮体水平升高，HFpEF 患者的血酮体水平明显高于 HFrEF 患者，血酮体水平不随心功能不全的加重而成比例增加。Melenovsky 等发现心力衰竭患者的血浆 β-羟丁酸水平与健康受试者相似，他们认为酮体水平与心功能不全无关。心力衰竭患者循环酮体水平的差异可能是由多种原因造成的，包括心力衰竭严重程度、持续时间和类型的差异。

4. 支链氨基酸代谢　在病理性重塑中，除脂肪酸代谢、葡萄糖代谢及酮体代谢发生改变外，支链氨基酸代谢也发生变化。细胞内和细胞外支链氨基酸水平增加可损害心功能，其原因可能是过量的支链氨基酸及其分解代谢物抑制 α-酮戊二酸脱氢酶和丙酮酸脱氢酶的活性，抑制线粒体呼吸。通过给予支链 α-酮酸脱氢酶抑制剂促进支链氨基酸分解代谢，改善心功能。

5. 线粒体异常　线粒体是能量代谢的工厂，线粒体结构或功能异常与代谢重塑密切相关。心肌梗死可造成线粒体内膜和外膜完整性明显破坏，嵴断裂或嵴模糊、紊乱。线粒体形态异常，线粒体密度降低，这与电子传递链蛋白表达改变有关。细胞代谢从线粒体氧化磷酸化转变为糖酵解，导致细胞内乳酸和质子的积累。线粒体功能障碍，使线粒体电子传递链活性受损，TCA 循环障碍，氧化能力降低，ATP 减少可高达 40%。鉴于心肌线粒体在提供正常心肌收缩功能能量需求方面起着重要作用，预防心肌梗死时线粒体功能紊乱是心脏保护的重要治疗策略。

三、代谢重塑机制

（一）脂肪酸代谢

脂肪酸代谢异常可能与脂肪酸氧化受多个水平的调控有关，包括心脏脂肪酸供应、脂肪酸转录、脂肪酸氧化翻译后调控的改变。肥胖和糖尿病患者脂肪酸的过度摄取和 β 氧化会损害心功能，心脏的脂肪酸供应增加会导致脂肪酸氧化增强，胰岛素抵抗也会增加。心肌病理性重塑与胰岛素抵抗有关，胰岛素通过提高乙酰辅酶 A 羧化酶的活性而抑制脂肪酸氧化，乙酰辅酶 A 羧化酶提高了组织中丙二酰辅酶 A 的水平，从而降低了线粒体脂肪酸的摄取。近期研究表明，胰岛素抵抗和血糖异常在非糖尿病的急性 ST 段抬高型心肌梗死患者中普遍存在，是梗死后左心室扩张的预测因素。高盐饮食通过胰岛素介导 Akt 和内皮型一氧化氮合酶（endothelial nitric oxide synthase，eNOS）的磷酸化导致心肌肥大和纤维化。

在心力衰竭患者及动物模型中发现，脂肪酸氧化酶的基因表达下调，脂肪酸氧化相关基因转录水平的变化常是心力衰竭时心脏脂肪酸氧化率降低的关键。长链酰基辅酶 A 脱氢酶（long chain acetyl-CoA dehydrogenase，LCAD）是脂肪酸氧化的关键酶，与心肌肥大及心力衰竭有关。过氧化物酶体增殖剂激活受体（peroxisome proliferator-activated receptor，PPAR）α 在心脏中含量丰富，脂肪酸是 PPARα 的内源性配体，可激活 PPARα/ PGC-1α 通路进行转录调控。在心肌肥大及心力衰竭中发现 PPARα 表达下降，PPARα/PGC-1α 的转录活性也被证明可以调节 PDK4。PGC-1 对线粒体的生物合成很重要，在心力衰竭中的表达下调。基于 DNA 微阵列分析表明，PGC-1α 下游基因靶点在心力衰竭患者中表达也下调，这与 LVEF 降低相关。然而，目前尚不清楚 PGC-1α 在心肌重塑中作用的减弱是否足以控制线粒体的生物发生。翻译后修饰也可能改变脂肪酸氧化。线粒体赖氨酸乙酰化是通过组蛋白和非组蛋白乙酰转移酶，将乙酰基转移到赖氨酸残基或线粒体蛋白质。与核乙酰基转移酶同源分子的溶酶体生物合成复合体能促进乙酰化，表达升高与 LCAD 乙酰化增加和脂肪酸氧化增加有关，LCAD 过度乙酰化导致脂肪酸氧化率升高。

（二）葡萄糖代谢

葡萄糖摄取与心肌重塑有密切关系。GLUT 促进心肌细胞葡萄糖摄取，葡萄糖摄取和糖酵解加快与 GLUT 向胎儿型代谢模式转变有关。在压力超负荷的情况下，组成型心肌细胞特异性 GLUT1 过度表达可防止左心室扩张和心力衰竭，而诱导型 GLUT1 短期过度表达可减轻线粒体功能障碍和纤维化，但会加剧心肌肥大。但是，GLUT1 缺失不会加速或恶化压力负荷过重诱发的心力衰竭。GLUT4 亦在代谢重塑中起重要作用，在没有任何应激源的情况下，GLUT4 缺失的小鼠在基线时表现出代偿性心肌肥大，但在压力负荷过重时，这些小鼠的收缩功能障碍更严重。这些实验表明，增加心脏中葡萄糖的可利用性可以调节心肌肥大程序和减轻心肌功能障碍，但胰岛素依赖性葡萄糖摄取的丧失导致心功能障碍加重。

葡萄糖代谢过程中关键酶在心肌重塑过程中亦扮演着重要的角色。磷酸果糖激酶首先催化果糖-6-磷酸向 1,6-二磷酸果糖转化，是糖酵解的限速酶，其活性增加导致糖酵解增强，促进心脏增大，参与心肌重塑。糖酵解中的丙酮酸激酶对调节心脏健康也很重要，丙酮酸激酶 2 剪接变异体的高表达被认为是心力衰竭的标志。

除糖酵解和丙酮酸氧化外，肥厚心肌中的葡萄糖代谢的多种辅助途径也发生了改变。葡萄糖-6-磷酸脱氢酶是磷酸戊糖途径的限速酶，维持氧化还原反应平衡对维持心功能至关重要。研究表明，葡萄糖-6-磷酸脱氢酶缺乏增加了氧化应激，使 NADPH 生成减少和谷胱甘肽再生增加，加重了小鼠心功能不全，进一步支持了葡萄糖-6-磷酸脱氢酶缺乏破坏心脏氧化还原平衡的假说。此外，O-乙酰氨基葡萄糖（O-acetyl glucosamine，O-GlcNAc）修饰、糖代谢加速导致蛋白质的乙酰化也参与心肌重塑过程。在心肌梗死诱导的心力衰竭模型中可观察到 O-GlcNAc 乙酰化和 O-GlcNAc 转移酶（OGT）表达增加。然而，在心肌肥大中对于糖基化和乙酰化的翻译后修饰需要进一步的研究。

（三）酮体代谢

当葡萄糖供应不足且无法满足人体能量需求时，脂肪酸在肝脏中合成酮体 β-羟基丁酸（β-hydroxybutyric acid，BHB），BHB 除作为能量底物外，还具有细胞信号转导功能。BDH 是酮体氧化的关键酶，在 BHB 利用的第一步和酮体生成的最后一步中使 BHB 和乙酰乙酸相互转化。研究表明，在压力负荷过重诱导心肌肥大的小鼠模型中，蛋白质组学数据显示 BDH-1 上调 2～3 倍。BDH-1 的过度表达减轻了氧化应激，减轻了压力负荷过重诱导的心肌重塑。3-琥珀酰辅酶 A 转移酶 1 是酮体氧化的限速酶，与线粒体超微结构异常和病理性心肌重塑有关。酮体氧化增加是机体的一种适应性代偿反应。然而，机体酮体水平过高常常引起心脏损害。酮体、葡萄糖和脂肪酸竞争可用的氧，并作为 TCA 循环乙酰辅酶 A 的来源，这几种底物的氧化相互影响。酮体在心肌能量代谢中发挥着重要的作用，但目前其在能量代谢葡萄糖和脂肪酸循环研究中常被忽视。

四、代谢重塑治疗

心力衰竭中代谢重塑涉及脂肪酸氧化、葡萄糖氧化、酮体等底物利用的异常，还涉及线粒体功能的异常。生理性代谢重塑可以逆转，一般不需要特殊治疗。病理性代谢重塑的机制复杂，从机制上治疗主要有改善底物偏好、增加胰岛素敏感性、改善线粒体功能及饮食治疗。上述分类较为复杂，根据临床应用及最新进展，简化治疗方案，将治疗方法分为刺激葡萄糖氧化、抑制脂肪酸氧化、促进酮体氧化、增强胰岛素敏感性、改善线粒体功能及饮食调节。

（一）刺激葡萄糖氧化

以糖代谢为靶点进行治疗是减轻心肌重塑、改善心功能的有效途径。GLUT 是葡萄糖摄取的关键，通过 GLUT1 和 GLUT4 增强葡萄糖摄取可改善心功能并减轻压力超负荷诱导的心肌肥大。诱导 GLUT1 过表达可预防线粒体功能障碍，减轻压力负荷过重时的结构重塑。二氯乙酸作为一种潜在的代谢靶向治疗心力衰竭的药物，每日口服一次可减轻压力负荷过重引起的左心室重塑，其机制是通过抑制 PDK 促进丙酮酸进入 TCA 循环，介导 PDH 活化。二氯乙酸介导的 PDH 活化有可能诱导心脏的表观遗传重塑，这至少在一定程度上构成了其心脏治疗作用的分子基础。大多数肺动脉高压患者死于右心室衰竭，二氯乙酸通过恢复线粒体功能，逆转右心室重塑，部分改善了右心室的心功能。肿瘤细胞通过异常糖代谢逃避正常凋亡程序，增强增殖和迁徙能力，这种异常糖代谢行为称为 Warburg 效应。阵发性心房颤动可诱导心房肌细胞的 Warburg 效应，导致心房纤维化，二氯乙酸通过抑制 Warburg 效应改善心房纤维化。与实验研究相一致，小规模的临床研究虽然很少，但在冠心病和心力衰竭患者中，二氯乙酸治疗对心脏收缩力有很好的改善。但目前临床结果并不完全一致，因为在充血性心力衰竭患者中输注二氯乙酸并未显示出有益效果。

（二）抑制脂肪酸氧化

CPT-1 在线粒体外膜将长链脂肪酰辅酶 A 转化为长链酰基辅酶 A，CPT-1 抑制剂可抑制脂肪酸氧化，同时增加葡萄糖氧化。乙莫克舍和派克昔林（冠心宁）为 CPT-1 抑制剂，临床上均能改善心力衰竭，但因其肝毒性大，临床试验被终止。3-酮脂酰基辅酶 A 硫解酶（3-ketoacyl-CoA thiolase，3-KAT）是脂肪酸氧化的最后一种酶，在脂肪酸 β 氧化裂解反应中扮演重要角色，抑制 3-KAT 成为抑制脂肪酸氧化的另一种方法。曲美他嗪作为 3-KAT 特异性抑制剂，临床上广泛用于心绞痛治疗。曲美他嗪与常规治疗相结合，可改善慢性心力衰竭患者的心功能。特发性 DCM 心力衰竭患者应用曲美他嗪治疗后，心肌脂肪酸氧化率降低，改善了左心室功能和胰岛素敏感性。对曲美他嗪治疗心力衰竭的临床试验荟萃分析表明，曲美他嗪对慢性心力衰竭患者的左心室收缩功能、临床症状存在有益的影响，重要的是可能降低全因死亡率。动物模型显示，曲美他嗪可以预防肥胖小鼠的心功能降低。曲美他嗪通过激活 AMPK 和 PPARα 调节酮体代谢，改善了异丙肾上腺素诱导大鼠心肌代谢重塑。曲美他嗪治疗冠心病合并左心室肥厚患者的临床试验尚在进行中。雷诺嗪是晚期 Na^+ 电流的抑制剂，同时也是脂肪酸氧化抑制剂，能够激活葡萄糖氧化的限速酶 PDH，长期服用雷诺嗪可减轻 HFpEF 舒张功能障碍和不良心肌重塑。然而，雷诺嗪治疗心力衰竭的疗效尚未得到广泛研究。

（三）促进酮体氧化

在糖尿病心肌病中，酮类成为心脏代谢的重要供能物质。SGLT-2 抑制剂恩格列净通过酮体氧化增加而发挥心脏保护作用，改善心肌酮体代谢在心力衰竭治疗方面的作用。恩格列净将心肌供能物质利用从葡萄糖转向酮体、脂肪酸和支链氨基酸，从而改善心肌能量代谢，改善血流动力学障碍，增强左心室收缩功能，改善左心室重塑。SGLT-2 抑制剂不仅对糖尿病引起的心力衰竭有效，对非糖尿病引起的心力衰竭同样有效。动物模型显示，恩格列净可改善非糖尿病猪心肌的舒张功能，减轻组织学和分子重塑，并降低左心室和心肌僵硬度。临床注册研究结果显示，恩格列净可降低 HFrEF 和 2 型糖尿病或糖尿病前期患者的左心室容积，逆转左心室重塑可能是 SGLT-2 抑制剂降低 HFrEF 住院率和死亡率的机制之一。许多实验证明，SGLT-2 抑制剂改变了心力衰竭患者的能量代谢，是一类治疗心力衰竭很有前景的药物。

（四）增强胰岛素敏感性

胰岛素抵抗在心肌代谢重塑中起重要作用。胰岛素抵抗可预测心力衰竭，并与纽约心功能分级呈正相关。改善胰岛素抵抗、增强胰岛素敏感性、改善心肌代谢是治疗心肌代谢重塑及改善心功能的重要方法。噻唑烷二酮类是 PPARγ 激动剂，可增加胰岛素的敏感性，促进葡萄糖的摄取和氧化，改善缺血后的心功能恢复。然而，ADOPT 实验结果显示，与接受格列本脲或二甲双胍治疗的队列相比，罗格列酮治疗后心血管事件（包括充血性心力衰竭）的风险更高。在一项关于吡格列酮的前瞻性试验中，吡格列酮降低了全因死亡率、非致命性心肌梗死和卒中发生率，但显著增加了糖尿病和心血管疾病患者的充血性心力衰竭发生率。上述实验使噻唑烷二酮的心力衰竭治疗蒙上阴影，对于糖尿病合并心力衰竭患者不推荐使用。

另一种广泛使用的胰岛素增敏药物是二甲双胍，常被用作糖尿病患者的一线治疗。在动物实验研究中，二甲双胍可改善左心室功能和心肌重塑，同时减少心肌脂质积聚和心肌纤维化。2018 年欧洲一项回顾性分析显示，与其他降糖药相比，糖尿病合并心力衰竭患者应用二甲双胍可降低全因死亡率 15%，且不增加心力衰竭住院率。过去认为服用二甲双胍有发生致命性酸中毒的风险，心力衰竭一直为禁忌证。随着临床证据的增多，多个国家的指南推荐将二甲双胍用于糖尿病慢性心力衰竭症状稳定的患者。

胰高血糖素样肽-1 是由肠细胞分泌的营养物质。一旦进入循环，它刺激胰岛素分泌，提高胰岛素敏感性，并促进心肌葡萄糖的利用。GLP-1 受体激动剂是一类具有多种代谢作用的新型降糖药物。GLP-1 受体激动剂使心血管死亡率和全因死亡率显著降低，其获益与改善心肌代谢有关。多个国家的指南建议使用 GLP-1 受体激动剂作为心血管高危 2 型糖尿病患者的一线药物，或作为二甲双胍不耐受患者的一线药物。

（五）改善线粒体功能

众所周知，心肌代谢与线粒体功能障碍有关，但专门针对改善线粒体功能的治疗相当有限。鉴于线粒体在能量代谢中的中心作用，靶向线粒体治疗是一种恢复心肌代谢灵活性和改善心功能的方法。随着纳米技术研究的不断深入，一些线粒体靶向给药系统已被优化，具有良好的药代动力学和生物相容性，以及较低的毒性和抗原性，可应用于心血管领域。根据作用机制，靶向线粒体药物主要包括：①抗氧化剂，如辅酶 Q10、米托蒽醌、SkQ1、Mito-Tempo 等；②抑制线粒体通透性转换孔开放药物，主要代表药物为环孢素 A；③靶向线粒体一氧化氮（NO）和硫化氢（H_2S）供体药物，如 MitoSNO、AP39、4CPI、3PI 等；④线粒体分裂抑制剂，如 Mdivi-1、Driptor1 和 Driptor1a；⑤具有多效性作用的天然化合物的线粒体靶向性，如白藜芦醇、五羟黄酮、异甜菊醇和丹参酮。使用线粒体靶向抗氧化剂的临床前研究显示，新型线粒体靶向性硫化氢供体 AP39 和心磷脂过氧化物酶抑制剂依拉米普利特（elamipretide）可以通过显著减少线粒体 ROS 的产生来保护线粒体的完整性，这与心肌梗死后心功能改善有关。与此相一致的是，在冠状动脉内微栓塞引起的心力衰竭模型中，长期应用依拉米普利特治疗可改善心功能，且伴随着线粒体呼吸增强和 ATP 生成增加。然而，尽管从动物模型中获得了令人鼓舞的结果，但没有一种靶向线粒体药物通过了大规模临床试验。许多有前景的新型心血管纳米制剂已经在体内外实验模型中进行了测试，取得了较好的效果，但这些研究大多仍处于临床前起步阶段。

（六）饮食调节

多不饱和脂肪酸在降低冠心病和心源性猝死发病率方面的益处已被广泛认可。多不饱和脂肪酸能改善脂质代谢、线粒体功能、内皮功能和炎症等与心力衰竭相关的因素。临床证据表明，多不饱和脂肪酸可以预防心力衰竭的发生。最近的一项大规模临床试验（REDUCE-IT 试验）表明，在血清三酰甘油升高的患者中，补充高剂量的 ω-3 多不饱和脂肪酸（4g/d）显著减少了心血管事件。膳食中 ω-3 多不饱和脂肪酸的摄入改变了心肌细胞线粒体膜磷脂的组成，从而导致心肌耗氧量的减少。此外，补充 ω-3 多不饱和脂肪酸（尤其是二十二碳六烯酸）可抑制线粒体通透性转换孔的开放，从而减轻线粒体肿胀和心肌细胞凋亡。因此，有学者认为 ω-3 多不饱和脂肪酸可以通过改善心肌线粒体功能和提高 ATP 生成效率来保护心脏，其对心血管疾病的干预作用已被重新认识。鱼油衍生药物二十碳五烯酸乙酯获美国 FDA 批准用于最大耐受剂量他汀类药物的辅助疗法，用于三酰甘油水平升高（≥150mg/dl）、存在心血管疾病或糖尿病、有两个或更多心血管疾病危险因素的成人患者，降低心肌梗死、卒中、冠状动脉血运重建、需要住院治疗的不稳定型心绞痛的风险。尽管 ω-3 多不饱和脂肪酸用于食疗取得很好效果，但仍需更多的基础和临床试验进一步验证。维生素 E 是一种主要的脂溶性抗氧化剂，存在于血浆、红细胞和组织中。维生素 E 与含硒谷胱甘肽过氧化物酶一起清除自由基，但目前缺乏临床证据证实维生素 E 在心肌代谢中的确切作用。

五、总　　结

代谢的变化在心肌重塑中起着关键作用，心肌代谢变化实际上就是心肌代谢重塑。代谢重塑包括糖酵解速度增加、葡萄糖氧化速度降低、酮体氧化速度增加、脂肪酸氧化的障碍及线粒体功能障碍。代谢重塑过程复杂，涉及代谢过程中众多酶变化及线粒体功能改变，了解代谢重塑机制有助于对心力衰竭患者进行治疗。目前关于心肌代谢重塑尚存在一些争议，未来的研究需要考虑转录调控、翻译后修饰（乙酰化）、绝对代谢率和线粒体生物发生，以充分了解心肌代谢重塑过程。目前心肌代谢重塑治疗主要有抑制脂肪酸氧化、刺激葡萄糖氧化、促进酮体氧化、增强胰岛素敏感性、改善线粒体功能及饮食调节。这些方法尚缺乏大规模临床试验支持，未来需要进行临床试验进一步验证。同时，心肌代谢变化不能仅仅考虑心肌细胞改变，还需考虑非心肌细胞作用等。总之，随着基础及临床研究的进展，心肌代谢变化的许多问题将进一步被解决，恢复心肌代谢平衡对降低心力衰竭死亡率有重要意义。

（王芳芳　陈章荣　张晓春）

第四节　胶原重塑

心肌胶原是心肌间质最重要的组成成分，心肌间质重塑以心肌胶原异常为主。心肌胶原重塑是指在各种病理因素如心肌缺血、压力或容量负荷过重、炎症及代谢异常等刺激下，心肌胶原的种类、数量及排列发生改变的病理过程。对胶原重塑病理生理变化、胶原代谢过程、诊断方法及治疗的研究，有助于降低心力衰竭的死亡率。

一、心肌胶原

（一）基本概念

胶原（collagen）是由三条肽链构成的螺旋形纤维状蛋白质，占蛋白质总量的 25%～30%，是体内含量最多的一类蛋白质。有时也把胶原称为胶原蛋白，主要是为了叙述上的方便或更强调其蛋白的特性。在动物组织器官中，存在长效寡肽类胶原，在提取、分离时，因方法和条件的不同，可以产生胶原、明胶和胶原蛋白三种产物。胶原是指三螺旋结构没有改变的那类蛋白质，还保留有生物活性。明胶是在酸、碱或高温作用下的变性产物，失去了生物活性。胶原蛋白是胶原的三螺旋彻底解构后成为 3 条自由肽链，这些肽链被降解成许多分散的肽段，其中包括小肽，胶原蛋白是多肽混合物。

胶原蛋白的基本结构单位是原胶原，原胶原肽链的一级结构具有（Gly-X-Y）$_n$ 重复序列，其中 Gly 为甘氨酸，X 常为脯氨酸，Y 常为羟脯氨酸或羟赖氨酸。羟赖氨酸残基可发生糖基化修饰，其糖单位有的是一个半乳糖残基（Gal），但通常是二糖（Glu-Gal），胶原上的糖所占的量约为胶原的 10%。在胶原纤维内部，原胶原蛋白分子呈 1/4 交替平行排列，一个原胶原的头部与下一个原胶原的尾部有一个小的间隙分割，这种排列在胶原纤维上形成长度为 67nm 的周期性横纹。平行排列的分子通过原胶原分子 N 端与相邻原胶原分子 C 端的赖氨酸或羟赖氨酸形成共价键以稳定结构。

（二）胶原合成、分解及代谢

1. 胶原合成　成纤维细胞摄取合成蛋白质所需的氨基酸，包括脯氨酸、赖氨酸和甘氨酸，在粗面内质网的核糖体上按照特定胶原 mRNA 的碱基序列合成前 α-多肽链。α-多肽链边合成边进入粗面内质网腔内，并在羟化酶的作用下，将肽链中的脯氨酸和赖氨酸羟化。

经羟化后，三条前 α-多肽链互相缠绕成绳索状的前胶原蛋白分子。溶解状态的前胶原蛋白分子两端未缠绕，呈球状构型，在粗面内质网腔内或转移到高尔基复合体内加入糖基后，分泌到细胞外。前胶原分子含有 N 端和 C 端的前肽区，前肽在特定水解酶（肽内切酶）作用下裂解，切去两端球状结构，形成原胶原蛋白分子。原胶原蛋白分子平行排列聚合成胶原原纤维，与基质细胞蛋白结合，胶原分子通过自组装成为交错的胶原纤维。胶原可通过赖氨酸氧化酶（lysine oxidase，LOX）介导的赖氨酸或羟基赖氨酸残基之间的醛基形成，以及通过还原糖在氨基之间形成高级糖基化终产物以进一步稳定结构。LOX 在交联过程中起重要作用，LOX 催化赖氨酸和羟基赖氨酸的赖氨酸残基脱氨，然后与相邻的赖氨酸端或羟赖氨酸的—NH$_2$ 反应形成双共价交联，随后通过非酶反应，吡啶发生三重共价交联。胶原蛋白的主要序列包含特殊的甘氨酸-X-Y 重复序列，其中 X 和 Y 可以是任何氨基酸，但通常是脯氨酸和羟脯氨酸。

2. 胶原分解 MMP 是锌和钙依赖性肽酶，促进 ECM 中胶原蛋白、弹性蛋白和明胶的降解过程。胶原酶 MMP-1 和 MMP-8 首先释放三螺旋胶原，并将 Ⅰ、Ⅱ 和 Ⅲ 型原纤维胶原的肽键水解成 3/4 和 1/4 片段，由此产生的 α 单链被明胶酶 MMP-2 和 MMP-9 进一步降解为更小的寡肽。MMP 能有效水解胶原，但对间质胶原的相对活性不同。在 25℃ 时，MMP-1 优先切割 Ⅲ 型胶原，MMP-13 切割 Ⅲ 型胶原的速度是 Ⅰ 型胶原的 5 倍。对于 MMP-2 和 MMP-9，Ⅲ 型胶原比 Ⅰ 型和 Ⅱ 型胶原更适合作为基质。

（三）心肌胶原组成及功能

目前已知心肌主要表达 Ⅰ、Ⅲ、Ⅳ、Ⅴ 及 Ⅵ 型等五种胶原，是心肌 ECM 的主要成分。Ⅰ 型胶原是一种异三聚体分子，由两条 α$_1$ 链和一条 α$_2$ 链组成，主要形成一种较粗的纤维，其弹性较小、硬度较大，与心室壁张力的形成和维持有关。心肌损伤后，Ⅰ 型胶原在心脏伤口愈合中起重要作用。Ⅲ 型胶原是较细的纤维，伸展性和回弹性较大，与心室壁运动的顺应性有关。这些胶原纤维由心肌成纤维细胞合成，维持心肌细胞正常排列，而它们各自的拉伸强度和弹性抵抗变形可维持形状。在心肌细胞的基底膜和细胞周围发现少量的 Ⅳ 型和 Ⅴ 型胶原。此外，Ⅵ 型胶原纤维与细胞纤维的黏附有关。心脏的间质胶原相互联结成一个三维空间网络，胶原纤维的组织复杂，肌内胶原网络通过整合素连接单个心肌细胞，并通过保持心肌细胞对齐来防止心室扩张。胶原围绕着整个肌原纤维束，通常呈编织状结构，提供拉伸强度。因此，胶原蛋白在心脏中的主要作用是为心肌细胞提供结构框架，维持心肌壁硬度，并帮助力传递，维持心肌舒张和收缩的协调性，参与心肌细胞损伤的修复。

二、心肌胶原重塑简介

心肌胶原重塑是指在各种病理因素如心肌缺血、压力或容量负荷过重、炎症及代谢异常等刺激下，心肌胶原的种类、数量及排列发生改变的病理过程。心肌胶原重塑心肌间质中的胶原纤维发生变化，表现为胶原总量增加和 Ⅰ/Ⅲ 型胶原比值升高。胶原重塑主要由胶原不适当沉积引起，这与几乎所有类型的心脏病有关，包括缺血性心肌病、高血压性心脏病、糖尿病心肌病和心脏瓣膜病。心肌细胞外间质呈复杂的晶格状网络，并由蛋白质、分子和非心肌细胞组成，嵌入糖胺聚糖和蛋白聚糖水凝胶。基底膜蛋白网络处于心肌细胞周围，包括Ⅳ型胶原和层粘连蛋白（由蛋白聚糖-基底膜蛋白聚糖连接）的晶格状网络，以及糖蛋白纤维连接蛋白，这些蛋白共同介导胶原纤维附着到肌膜。心肌胶原是 ECM 最主要的成分。与心肌纤维化相似，胶原沉积可分为修复性沉积（替代性沉积）和反应性沉积。修复性沉积主要是胶原沉积取代受损的心肌，有心肌细胞死亡，最常见于心肌梗死后的瘢痕修复。心肌反应性胶原沉积是指胶原弥漫性沉积于心肌间质或血管周围，无心肌受损。根据有无明显心肌细胞死亡，可把心肌胶原重塑分为修复性重塑和反应性重塑。心肌胶原是心肌间质最主要的组成部分，胶原重塑与心肌纤维化密切相关。胶原重塑过程中胶原纤维过度沉积，胶原类型不均衡（Ⅰ/Ⅲ型胶原比值升高）和胶原排列紊乱导致心肌纤维化。纤维化可能导致心肌细胞滑动移位（滑移），导致心室壁肌层数量减少，随后左心室扩张，进而导致心功能不全。除对心功能的影响外，胶原重塑所致纤维化形成心肌瘢痕，导致传导改变，容易形成折返，导致心律失常。临床上对胶原重塑过程中涉及的胶原改变多通过胶原合成、降解过程中的产物进行评估。反映胶原蛋白合成的指标如Ⅰ型前胶原 C 端前肽、Ⅰ型前胶原 N 端前肽、Ⅲ型前胶原 N 端前肽，反映胶原蛋白分解的指标如Ⅰ型胶原 C 端末肽、MMP、TIMP，可用于Ⅰ型胶原和Ⅲ型胶原的评估。临床上常用药物如 ACEI、ARB、β 受体阻滞剂及醛固酮拮抗剂都能改善心肌胶原重塑。随着医学技术发展，心脏组织工程的开发，心脏细胞与Ⅰ型胶原和基质凝胶结合制成心肌支架，支架植入给心肌胶原重塑治疗带来了希望。

三、心肌胶原重塑的相关研究

心肌胶原重塑分为修复性胶原重塑和反应性胶原重塑。修复性胶原重塑见于心肌梗死、微血管缺血及心肌炎等有心肌细胞坏死的疾病。反应性胶原重塑无明显心肌细胞坏死，是机体在压力负荷过重、容量负荷过重及代谢异常等病理因素刺激下发生的胶原变化。

（一）修复性胶原重塑

修复性胶原重塑主要是由于心肌细胞大量死亡所致，心肌梗死是导致修复性胶原重塑最常见的疾病，但其他导致细胞死亡的疾病也可能导致这种情况的发生。心肌微循环障碍引起局部微缺血，可导致更广泛的修复性胶原重塑。导致心肌坏死的心肌损伤可刺激心肌细胞丢失区域的替代性瘢痕形成。病毒、细菌及其他病原体对心脏的感染，酒精摄入及抗肿瘤药物的毒性作用也可导致心肌细胞丧失和修复性胶原重塑的发展。

心肌梗死是修复性胶原重塑最常见的原因，许多动物实验模拟了这一过程。心肌梗死造成心脏某一区域心肌细胞永久性死亡，因心肌细胞再生能力弱，在接下来的几天和几周内，死亡的心肌细胞逐渐被胶原瘢痕所取代。梗死后心肌伤口愈合分为炎症坏死期、纤维增殖期和长期重塑成熟期三个阶段，是一个动态进展过程。

在炎症期，坏死心肌细胞和炎症细胞释放 MMP，降解细胞外基质，帮助巨噬细胞吞噬坏死组织。这个时期主要是由纤维蛋白、纤维连接蛋白、层粘连蛋白等组成肉芽组织，无明显新生胶原产生，破坏了胶原纤维。在炎症期，由于胶原纤维破坏，新生胶原尚未明显产生，这个时期心脏容易破裂。TIMP 在抑制 MMP、减少胶原纤维降解、保持心脏结构方面有重要意义。研究表明，TIMP-3 缺陷的动物在结扎冠状动脉左前降支后心脏破裂的发生率增加 4 倍，存活率下降 50%。炎症期除 MMP 释放外，TGF-β 及促炎因子释放增加，从而向纤维增殖期过渡。

由于纤维增殖期的愈合持续 1 周至数周，这个时期成纤维细胞活化，产生胶原。在心肌梗死后数天，肌成纤维细胞表达原胶原急剧增加，在梗死后约 1 周达到峰值，然后再回到基线。这种短暂表达可使心肌胶原蛋白含量增加 10 倍以上，心肌胶原含量在心肌梗死后数周至数月内升高。

梗死后瘢痕形成的最后阶段通常被称为重塑或成熟期，在小动物、大动物和人类中持续数周。在这段时间内，胶原蛋白含量开始稳定时，瘢痕通过胶原蛋白交联度的稳定增加而成熟。在这一阶段，除心肌梗死后交联酶、溶血酶、氧化酶表达增加外，出现羟基吡啶沉积、交联并与胶原结合，调节纤维形成。基质胶原蛋白含量初期增加较快，以后缓慢稳定增加，持续较长一段时间。原纤维胶原是梗死瘢痕组织中最丰富的结构成分，也是多种组织力学性能的关键决定因素。因此，许多关于梗死后结构重塑的研究都集中于研究原纤维胶原的特征，包括胶原含量、胶原交联、胶原取向和胶原排列的程度。经过数周到数月的愈合，成熟的瘢痕主要由纤维状胶原组成。Ⅰ、Ⅲ、Ⅳ和Ⅵ型胶原在梗死后均增加，但Ⅰ和Ⅲ型胶原表现出最显著的增加，并且仍然是主要的瘢痕基质成分。胶原的稳态含量各不相同，羟脯氨酸（原纤维胶原的主要成分）通常被用作胶原含量的替代测量指标，心肌梗死后组织羟脯氨酸较心肌梗死前增加了 5～15 倍。交联程度很重要，即使胶原含量正常，大鼠成熟瘢痕中羟基赖氨酰吡啶和赖氨酰吡啶共价交联的密度可增加 2 倍或更多。天狼星红染色是一种用于鉴定组织切片中的胶原纤维网络的简单和灵敏的方法，与偏振光显微镜结合，在天狼星红染色的切片中，胶原蛋白呈鲜红色，具有天然的双折射性，因此在偏振光下很亮，并且只显示这两种性质的组织成分，允许在数字图像中自动分离胶原蛋白和其他组织成分。笔者团队制作大鼠心肌梗死模型，28天后对心脏组织切片并采用天狼星红染色，结果发现梗死区胶原纤维取代坏死组织。修复性胶原重塑虽然在维持心肌结构方面起重要作用，但其替代坏死心肌，影响心脏收缩功能。

（二）反应性胶原重塑

高血压、主动脉狭窄、糖尿病及肥胖等导致心肌间质纤维化，纤维化最主要的改变是心肌胶原的异常沉积。当然，反应性胶原重塑也可见于心肌梗死后非梗死区心肌间质。此外，常用化疗药物如蒽环类药物/蒽醌类药物、环磷酰胺、曲妥珠单抗，以及放射线和吸烟等都可引起心肌间质胶原的异常沉积。

TAC 是常用模拟压力负荷过重的动物模型，小鼠 TAC 模型结果显示，编码Ⅰ型胶原的 mRNA 在第 3 天增加，而总胶原蛋白水平的增加直到第 1 周才出现，第 2 周不溶性胶原增加，不溶性胶原增加后心肌僵硬度增加，小鼠出现反应性胶原重塑。Baicu 等研究表明，接受 TAC 的小鼠胶原容积分数是正常小鼠的 6 倍，且心肌僵硬度增加。前胶原

C-内肽酶增强子-2缺失表达的小鼠仅增加2倍，心脏间质胶原和血管周围纤维化明显减少，其减轻心肌胶原重塑可能是通过对前胶原的有效加工实现的。康乐欣（KLX）是一种新的蒽醌化合物，具有抗纤维化作用。最近，Liu等对小鼠TAC模型用马松染色法检测心肌胶原的生成和沉积，结果显示，TAC手术组在血管周围区域和心肌内区域的胶原合成和沉积明显增加，剂量为20mg/（kg·d）的KLX给药可显著阻止胶原积聚，KLX抑制Ⅰ型胶原和Ⅲ型胶原转录。大量实验证实了压力负荷过重可引起反应性胶原重塑，导致心肌纤维化。临床上，高血压或主动脉狭窄患者容易由于间质纤维化出现左心室僵硬度增加。

糖尿病心肌病是糖尿病心血管病患者的主要并发症，心肌纤维化是糖尿病心肌病的重要特征。许多基础实验表明，血糖增高能诱发心肌纤维化，心肌纤维化主要是胶原的异常沉积所致。一项硫化氢对糖尿病心肌纤维化影响的实验表明，正常对照组心脏组织显示少量间质胶原纤维和心肌细胞排列正常、均匀。糖尿病模型大鼠心肌组织中存在大量的间质和血管周围胶原纤维，胶原容积分数和羟脯氨酸含量显著升高，给予硫化氢干预后胶原沉积减轻，说明硫化氢可改善糖尿病心肌病的胶原重塑。心肌胶原重塑不仅与胶原种类和含量有关，还与胶原的排列有关。最近一项评估青蒿琥酯对1型糖尿病大鼠心血管并发症影响的实验表明，健康组心肌间质胶原纤维含量低、完整、排列整齐。糖尿病组心肌间质胶原纤维含量增加，形态粗大紊乱，纤维连接呈网状。青蒿琥酯通过抑制糖基化终产物受体/核因子κB（NF-κB）信号通路和下游炎症因子的表达，对大鼠糖尿病相关心血管并发症具有保护作用。在评估心肌纤维化的实验中很多都是观察胶原改变，在糖尿病心肌病模型中亦是如此，很多实验都表明，糖尿病可引起心肌胶原重塑。有研究者在糖尿病、肥胖和代谢综合征患者中发现弥漫性心肌纤维化。与压力超负荷心脏胶原沉积显著增加相反，容积超负荷心肌表现出明显的间质胶原丢失，与MMP表达增加、胶原合成减少和胶原降解加重相关。心脏非梗死区的反应性胶原重塑也是心肌梗死后心肌重塑的关键组成部分。笔者团队制作大鼠心肌梗死模型，28天后对心脏组织切片并采用天狼星红染色，结果发现非梗死区胶原含量也较假手术组增多，且Ⅰ型胶原增多，Ⅰ/Ⅲ型胶原比值增加，用NF-κB抑制剂PDTC及蛋白酶体抑制剂MG-132后，胶原重塑改善。此外，5-羟色胺受体激动剂如厌食药、抗偏头痛药、抗帕金森病药，抗肿瘤药物如蒽环类药物/蒽醌类药物、环磷酰胺、曲妥珠单抗，以及放射治疗等均可导致反应性胶原重塑。

四、心肌胶原重塑的机制

在生理条件下，成纤维细胞分泌前胶原链进入间质，这些前胶原链聚集成纤维，并通过赖氨酰氧化酶的作用发生交联。在病理条件下，基质环境的改变、生长因子和细胞因子的增加，以及机械应力的增加调节成纤维细胞向肌成纤维细胞的转分化，成纤维细胞活化后导致胶原合成及分解异常，导致心肌胶原重塑。另外，其他细胞如巨噬细胞、肥大细胞、淋巴细胞、心肌细胞和血管细胞等通过促进成纤维细胞产生基质蛋白，或间接通过分泌纤维化介质促进心肌胶原重塑。在人类，除外科手术患者或心脏移植患者容易获取组织标本外，其他患者获取组织标本困难。因此，心肌胶原重塑的机制主要通过动物模型和体外细胞培养系统阐明。心肌胶原重塑机制较为复杂，RAAS、交感神经系统及 TGF-β、MMP 和赖氨酸氧化酶等在胶原重塑中起重要作用。

（一）RAAS

众所周知，RAAS 在心肌重塑中起着非常重要的作用，RAAS 激活导致的心肌间质变化主要是胶原重塑，导致心肌纤维化。Ang-Ⅱ和醛固酮分别通过 AT-1 受体和醛固酮受体发挥作用，部分通过增加 TGF-β1/Smad 信号转导诱导心肌胶原重塑。Ang-Ⅱ 与 AT-1 受体结合介导左心室压力超负荷模型间质胶原重塑。相反，AT-2 受体可能发挥抑制功能，抑制成纤维细胞增殖和 ECM 合成，抑制促纤维化信号。Ang-Ⅱ 还通过诱导碱性成纤维细胞生长因子和结缔组织生长因子（connective tissue growth factor，CTGF）的表达，介导心肌胶原重塑。此外，Ang-Ⅱ 还可通过调节内皮素-1 表达介导心肌胶原重塑。醛固酮可促进心肌胶原重塑，盐皮质激素受体抑制可减轻非再灌注心肌梗死实验模型的纤维化，醛固酮介导的信号转导被认为可以调节参与心脏修复的所有细胞的表型，直接刺激成纤维细胞增殖和胶原合成。RAAS 在心肌纤维化病理过程中起重要作用，其中 Ang-Ⅱ 是最重要的因素，Ang-Ⅱ 在心肌中具有多种作用，通过特定的 AT-1 受体，Ang-Ⅱ 直接刺激胶原合成，抑制胶原酶活性，导致胶原沉积。

（二）交感神经系统

交感神经系统激活导致儿茶酚胺类物质释放增多，在心肌重塑过程中起重要作用。异丙肾上腺素诱导心肌胶原沉积在多项动物实验中被证实，其常被用来制作心肌肥大和心肌纤维化的模型。研究表明，给予异丙肾上腺素的大鼠心肌出现胶原纤维增加且纤维排列紊乱，出现胶原重塑。心肌成纤维细胞表达 β2 肾上腺素能受体，通常激活腺苷酸环化酶，由此产生的环腺苷酸抑制成纤维细胞活性。心肌梗死后肾上腺素能系统也显著被激活。慢性药物刺激或 β2 肾上腺素能受体的过度表达导致心肌胶原重塑。

（三）TGF-β

由 TGF-β1、TGF-β2 和 TGF-β3 组成的 TGF-β 家族在体内具有多种功能，其对纤维化的刺激作用（特别是 TGF-β1）已为人们所熟知。TGF-β 激活后发挥生物学功能，纤维组织中 TGF-β 的激活可能有多种不同的途径。TGF-β 刺激心肌成纤维细胞表现出一种促纤维化表型。这些变化包括成纤维细胞转化，胶原分泌增加，胶原降解减少，以及其他促生长介质合成的增加，参与胶原重塑过程。TGF-β 还可通过激活 PI3K 增加 Akt 磷酸化，使 GSK-3β（一种参与 β-连环蛋白降解的酶）失活，从而促进心肌胶原重塑。有关 TGF-β 的具体机制参见第四章第十四节。

（四）MMP

MMP 是一类锌依赖性内肽酶，参与胶原蛋白在内的多种 ECM 蛋白质的降解。MMP 由成纤维细胞产生，反过来又可影响成纤维细胞。MMP-1 切割纤维连接蛋白、层粘连蛋白-1 和纤维型胶原蛋白-1 等 ECM 蛋白，潜在激活 TGF-β，通过 Smad 通路触发胶原生成。

MMP-2 和 MMP-9 能够释放 ECM 结合的 TGF-β，从而诱导胶原合成，抑制 MMP-2 和 MMP-9 能减少 TGF-β 的释放。MMP-14 也可以促进 TGF-β 和骨膜素等促纤维化信号分子表达，导致纤维胶原合成、积聚增加。

（五）赖氨酸氧化酶

胶原蛋白和弹性蛋白形成共价交联，保证了结缔组织适当的抗拉强度和弹性性能。赖氨酸氧化酶是一种依赖铜的胺氧化酶，在胶原共价交联中起着至关重要的作用，交联的程度决定了所产生的原纤维的溶解性、刚度和抗降解性，将可溶性胶原转化为不溶性胶原，而不溶性胶原的降解能力明显增强。赖氨酸氧化酶过度合成和激活增加了胶原的交联，导致胶原过度沉积和纤维化，从而胶原对 MMP 降解的抵抗力显著增加。通过赖氨酸氧化酶与骨形态发生蛋白 1 偶联促进胶原沉积和交联，这在组织工程中用于改善心肌胶原重塑方面有广阔的应用前景。

五、心肌胶原重塑的检测

反映胶原蛋白合成的指标如Ⅰ型前胶原 C 端前肽、Ⅰ型前胶原 N 端前肽和Ⅲ型前胶原 N 端前肽，反映胶原分解的指标如 CⅠCP、MMP、TIMP，反映胶原代谢的指标如 CTGF 和半乳糖凝集素-3 等生物标志物可用于心肌纤维化评估。

（一）胶原合成指标

Ⅰ型前胶原 C 端前肽（procollagen typeⅠ C-terminal propeptide，PⅠCP）在胶原合成过程中产生，心脏通过冠状窦将 PⅠCP 分泌到外周循环中。一项横断面研究表明，肥厚型心肌病患者血浆 PⅠCP 水平与心肌 PⅠCP 含量和组织学心肌胶原体积分数呈正相关。高血压患者在接受治疗前，PⅠCP 水平显著高于正常人。相比之下，动物实验中心肌胶原与血清 PⅠCP 的关系未得到一致结果，血浆 PⅠCP 与心肌胶原含量是否呈正相关仍存在争议。Ⅰ型前胶原 N 端前肽（procollagen typeⅠ N-terminal propeptide，PⅠNP）来源于Ⅰ型胶原的转化，是Ⅰ型胶原合成的标志物。与 PⅠCP 相比，PⅠNP 具有延迟释放的缺点。目前，PⅠNP 水平与纤维化之间的关系尚不清楚。在一项病例对照研究中，心力衰竭患者的基线血清 PⅠNP 水平显著高于对照组。在缺血性心肌病大鼠中，在心肌梗死后血浆 PⅠNP 水平明显升高，6 周后出现明显的心肌纤维化。然而，在一项通过放射免疫测定法测定血清 PⅠNP 水平的横断面研究中，肥厚型心肌病患者和健康人之间没有发现显著差异。以上研究表明，PⅠNP 作为一种生物标志物具有一定的局限性。

Ⅲ型前胶原 N 端前肽（procollagen typeⅢ N-terminal propeptide，PⅢNP）通过淋巴管释放到血液中，其性质稳定。在一项 DCM 的前瞻性研究中，特发性或缺血性 DCM 患者的基线血清 PⅢNP 水平显著高于健康对照组，并且血清 PⅢNP 水平与心脏Ⅲ型胶原水平高度相关。血清 PⅢNP 值＞7pg/L 的患者在随访期间发生血流动力学障碍、低钠血症和死亡的风险高于低 PⅢNP 值的患者。提示血清 PⅢNP 水平的升高在一定程度上反映了心肌纤维化的程度，具有一定的预后价值，并与临床分期有关。此外，PⅢNP 水平与 HFrEF 患者的舒张功能不全、左心室质量指数（left ventricular mass index，LVMI）及室壁厚度呈正相关。PⅢNP 可以反映心肌纤维化的程度，PⅢNP 有时不能完全从前胶原中分离出来，这导致对Ⅲ型胶原合成的低估。

（二）胶原蛋白分解

Ⅰ型胶原 C 端肽（collagen type Ⅰ C-terminal peptide，CⅠCP）也通过淋巴管释放入血，在心力衰竭患者中，血清 CⅠCP 水平显著高于对照组。但是 Nagao 等观察到，DCM 患者的血清 CⅠCP 水平与左心室重塑参数或心脏Ⅰ型和Ⅲ型胶原的表达无关。此外，一些研究也证实了 CⅠCP 的预测价值。Manhenke 等认为血浆 CⅠCP 是急性心肌梗死患者心血管死亡率的独立预测因子。MMP 促进 ECM 的降解，如胶原蛋白、弹性蛋白和明胶。Münch 等发现 MMP-1、MMP-2、MMP-3 和 MMP-9 与肥厚型心肌病有关。MMP 的测量方法也很重要。通过免疫组织化学、组织学或酶联免疫吸附试验测定不同 MMP 的水平，但这些方法不能区分 proMMP 和活性 MMP。因此，这些结果的价值是有限的。TIMP 可以通过半胱氨酸残基特异性结合到 MMP 催化位点的锌离子，从而分解活化的 MMP 或阻止非活化的 MMP 活化。MMP 和 TIMP 表达之间的平衡对于重建心肌组织中的 ECM 至关重要。Frantz 等研究表明了 TIMP-1 血浆水平与临床终点（因任何原因死亡）之间的关系，发现心力衰竭患者血浆 TIMP-1 水平升高，并与患者预后密切相关。

（三）胶原蛋白代谢

结缔组织生长因子（connective tissue growth factor，CTGF）促进成纤维细胞向肌成纤维细胞的分化，增强 ECM 的生成，CTGF 在心肌纤维化中起关键作用。有症状的慢性心力衰竭患者血浆 CTGF 水平与纽约心功能分级及血浆脑钠肽（brain natriuretic peptide，BNP）浓度呈正相关，CTGF 可作为慢性心力衰竭的诊断标志物。丝氨酸蛋白酶是一种跨膜蛋白酶，主要在心肌细胞中表达，心力衰竭患者的血浆丝氨酸蛋白酶水平低于健康对照组，并且这种降低与疾病的严重程度密切相关。gal-3 与细胞外糖蛋白结合，并激活成纤维细胞以增加Ⅰ型胶原沉积。越来越多的证据表明，高水平的循环 gal-3 与不良心血管事件的风险增加有关，如心力衰竭、心肌梗死、DCM 和纤维化。血浆 gal-3 预测心血管死亡的临界值为 27.7ng/ml。

六、心肌胶原重塑的治疗

RAAS 激活在心力衰竭发生中的重要作用在使用 RAAS 抑制剂的临床试验中得到证实，包括 ACEI、ARB 及醛固酮拮抗剂。醛固酮是 RAAS 中的终末效应因子，通过激活局部组织醛固酮受体，刺激成纤维细胞增殖和胶原合成。在 ACEI 基础上联合醛固酮受体阻滞剂，对急性心肌梗死患者的心肌胶原重塑抑制作用强于单用 ACEI。ACEI 在改善心肌重塑、降低心力衰竭死亡率方面的作用同样得到许多临床试验证实。沙库巴曲缬沙坦能有效逆转心肌重塑，效果甚至优于经典的 ACEI/ARB。最近研究显示，在兔的心肌梗死模型中，沙库巴曲缬沙坦使胶原蛋白显著减少，纤维化减轻，胶原重塑得到明显改善，机制可能是通过降低外泌体中 miRNA-181a 表达水平介导的。

TGF-β 是重要的致纤维化介质，与心肌胶原重塑密切相关，TGF-β 抑制剂可阻断或逆转心肌纤维化。吡非尼酮和曲尼司特是两种临床批准的药物，证实这两种药物能抑制 TGF-β 信号转导，在心肌纤维化治疗方面受到重视。吡非尼酮通过抑制 TGF-β 的转录并抑制 TGF-β 信号的下游效应，从而发挥抗纤维化作用。在小鼠压力超负荷损伤中也观察到类似的作用，吡非尼酮可提高存活率并减少胶原沉积。在 HFpEF 患者中，探讨吡非尼酮抗纤维化作用的临床试验正在进行中。曲尼司特也是 TGF-β 抑制剂，在动物模型中可改善心肌胶原重塑。TIMP 及内皮素拮抗剂对心肌胶原重塑治疗亦处于研究中。此外，细胞移植治疗和生物材料工程、细胞直接重编程及非编码 RNA 和表观遗传修饰等成为治疗心肌胶原重塑、改善心肌纤维化研究的热点。

七、总　　结

总之，胶原重塑是心肌重塑的重要内容，主要是心肌胶原异常沉积及排列异常等所致。胶原重塑导致心肌纤维化，引起心室扩张，最终导致心力衰竭。同时，胶原重塑所致瘢痕不仅与心力衰竭有关，还形成折返导致心律失常，甚至猝死。胶原重塑机制复杂，交感神经系统、RAAS，以及 TGF-β、MMP 及 LOX 在胶原重塑的过程中起重要作用。胶原合成、分解代谢产物可用于评估胶原重塑，目前尚处于研究中，有待临床试验证实。胶原重塑治疗缺乏特异的方法，常用药物如 ACEI、ARB 及醛固酮拮抗剂有一定的疗效，开发针对 TGF-β、MMP 的特异性药物有较大的临床价值。加强胶原重塑的基础研究、促进临床转化对心力衰竭治疗有深远意义。

（胡　茜　陈章荣　耿永健）

第五节　心肌电重塑

心肌重塑过程中除了细胞、组织、结构改变外，还存在离子通道的改变。离子通道的改变导致心肌细胞动作电位改变，出现心脏冲动的起源、传导异常，从而出现心律失常，心肌电重塑是心律失常发生的基础。心肌电重塑主要是离子通道的重塑，了解心脏正常电生理特性及离子通道、心肌电重塑与心律失常的关系、心肌电重塑机制，对心律失常危险分层及药物治疗有重要意义。

一、正常心脏电生理

心脏正常激动由窦房结发出脉冲，通过过渡细胞传至心房肌使心房肌收缩，同时兴奋可经结间束下传至房室结，房室结位于房间隔下，由房室结发出房室束进入心室，通过浦肯野系统激活心室，两个心室快速电激活产生同步机械收缩。在影响心脏传导系统或心室起搏的疾病状态下，脉冲通过细胞间传导。正常心脏电生理依赖于心肌细胞膜上离子通道的相互作用。

（一）心脏离子流

有效的心功能取决于动作电位兴奋的重复循环，随后恢复，以及这些事件通过心肌或传导组织作为相干电波的传播。这种传导依次通过窦房结、心房、房室束、浦肯野传导组织、心室心内膜和心外膜心肌进行。重复的心房和心室兴奋周期通常取决于起搏细胞驱动的窦房结自律性。动作电位主要由各种离子流决定，离子流在不同时相上流动产生动作电位，离子流异常与心律失常有关。离子流分为电压门控内向电流、电压门控外向电流、内向整流电流、泄漏电流及交换电流等，这些离子流通道在人类心房和心室中表达，受基因调控（表 2-5-1）。

表 2-5-1　人心室和心房离子电流介导兴奋性活动的表达

类型	电流	符号	蛋白	基因	心室	心房	动作电位贡献
电压门控内向电流	快 Na^+ 电流	I_{Na}	Nav1.5	*SCN5A*	+++	+++	0
	L 型钙电流	I_{Ca-L}	Cav1.2	*CACNA1C*	+++	++	1
电压门控外向电流	快瞬时外向 K^+ 电流	$I_{to,f}$	Kv4.2	*KCND2*	++	+++	1
			Kv4.3	*KCND3*			
	慢瞬变外向 K^+ 电流	$I_{to,s}$	Kv1.4	*KCND4*	++	+++	3
	快速激活钾通道电流	I_{Kr}	Kv11.1	*KCNH2*（*HERG*）	+++	+	3
	慢速激活钾通道电流	I_{Ks}	Kv7.1	*KCNQ1*	+++		3
	心房特异性 4-氨基吡啶超快速延迟整流 K^+ 电流	I_{Kur}	Kv1.5	*KCNA5*	−	++	
内向整流电流	内向整流 K^+ 电流	I_{Ki}	Kir2.1	*KCNJ2*	+++	++	3，4
			Kir2.2	*KCNJ12*			
			Kir2.3	*KCNJ4*			
	乙酰胆碱激活，K^+ 电流	I_{K-ACh}	Kir3.1	*KCNJ3*	−	+++	
			Kir3.4	*KCNJ5*			
	ATP 敏感性钾通道	I_{K-ATP}	Kir6.2	*KCNJ11*	++	++	
泄漏电流	双孔域 K^+ 漏电流	I_{K2P}	K2p3.1	*KCNK3*	+++	++	
	钙激活 K^+ 电流	I_{KCa}	KCa^{2x-}	*KCNNx*	−		
交换电流	瞬时内向 Na^+-Ca^{2+} 交换电流	I_{NCX}	NCX	*SLC8A1*	++	++	

注：0 为 0 期快速去极化；1 为 1 期初始快速复极；2 为 2 期平台；3 为 3 期复极；4 为 4 期静息。

（二）心脏的基本电生理特性

正常心脏电脉冲的协调传播引起心房和心室收缩，体表心电图是这些细胞电事件的反映。例如，P 波代表心房去极化，QRS 波和 T 波分别代表心室去极化和复极化。在细胞水平上，心肌动作电位的特点是去极化和复极电流的相互作用。心室肌动作电位分为 4 个时相，各时相有不同的离子通道参与，出现相应心电信号变化（图 2-5-1）。Na^+ 电流（I_{Na}）的激活导致快速去极化（0 相）。继之瞬时外向 K^+ 电流（transient outward K^+ current，I_{to}）的激活，出现短暂复极（1 相）。随后，由内向 L 型钙电流（inward L-type calcium current，I_{Ca-L}）和外向 K^+ 电流平衡维持去极化（2 相）。外向 K^+ 电流包括快速激活钾通道电流（rapid component of the delay rectifier K^+ current，I_{Kr}）、慢速激活钾通道电流（slow component of the delay rectifier K^+ current，I_{Ks}）和内向整流钾通道电流（inward rectifier K^+ current，I_{Ki}）。最后，当 I_{Ca-L} 失活和多种外向 K^+ 电流（I_{Kr}、I_{Ks} 和 I_{Ki}）激活时，复极（3 相和 4 相）发生。

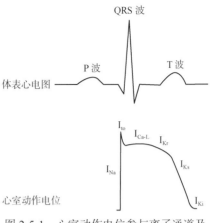

图 2-5-1　心室动作电位参与离子通道及心电信号

二、心肌电重塑定义及分类

心肌电重塑是对功能性（如电激活改变）和结构性（如心力衰竭、心肌梗死等）应激的反应。在生理或病理因素的刺激下，心脏电生理特性的持续改变是响应电激活序列改变的病理生理过程。心房和心室都会发生心肌电重塑，心房的电重塑与房性心律失常（如心房颤动）有关，心室电重塑是潜在致命性室性心律失常的电生理基础。电重塑可分为初级重塑和次级重塑。原发性电重塑也称初级重塑，主要发生在对功能性损伤的反应中，如电激活序列的改变。例如，在右心室起搏过程中，正常的电激活顺序被改变，因为起始电脉冲来自右心室的肌细胞，而不是通过专门的浦肯野系统。一般来说，这种类型的电重塑发生在心肌没有原发性结构损伤的情况下。除起搏导致原发性电重塑外，传导系统功能障碍也是引起原发性电重塑的重要原因。其电生理改变为动作电位时程延长，离子通道 I_{to}、I_{Ca-L} 及 Cx43 减少。与此相反，继发性电重塑是由心脏结构改变引起的。其电生理改变除动作电位时程延长外，还存在传导减慢及偶联改变。离子通道除 I_{to} 及 Cx43 减少外，I_{Ca-L} 可能减少或不变，I_{Kr} 减少，而 I_{NaL} 和 I_{NCX} 增加，肌质网 $Ca^{2+}ATP$ 酶及雷诺丁受体减少。

（一）原发性电重塑

20 世纪 80 年代，Rosenbaum 等研究发现，在进行性起搏后，T 波的极性发生进行性和持续性变化。停止起搏后，这种 T 波极性的变化持续数天，这种"T 波记忆"现象称为心脏记忆。心脏记忆的发生代表着心肌复极的显著重塑，并在电激活改变的数分钟到数小时内发生（即短期记忆）。此外，长时间的激活改变会导致更大程度的 T 波重塑，持续数周到数月（即长期记忆）。复极梯度的改变可能引起 T 波极性的改变。电刺激发生在激活改变后数分钟内，是电重塑（即离子通道改变）的触发因素。电刺激引起特定离子通道重塑的机制是一个活跃的研究领域。激活改变部位 K^+ 外流减少，与短期记忆有关。I_{to} 重塑在短期心脏记忆中的重要性得到了实验支持，即 I_{to} 阻滞剂 4-氨基吡啶的治疗可防止短期记忆，缺乏 I_{to} 的新生犬对心脏记忆有抵抗力。电激活改变导致心脏机械收缩特性的改变，刺激部位心肌区域表现出降低的机械应变，而远端区域承受的应变明显大，最显著的动作电位重塑发生在机械应变增强的心肌区域。机械应变/拉伸在诱导心肌重塑中起着重要作用，短时间的机械拉伸能诱发心脏记忆。在不同步起搏诱导的心力衰竭模型中，晚期激活的左心室外侧区域表现出最显著的心肌动作电位重塑。

与短期记忆不同，慢性重塑的离子基础是复杂的，包括外向 K^+ 电流、内向 Ca^{2+} 电流及心肌缝隙连接蛋白数量和分布的改变。长期起搏后早期激活区的重塑已得到广泛研究。然而，晚期激活区的变化仍有待充分阐明。在长期记忆中，I_{to} 的重塑导致电流密度降低、激活阈值改变和失活恢复延迟。此外，心外膜的正常跨壁 I_{Kr} 梯度大于心内膜，I_{Kr} 的快速分量在"长期"存储器中被重塑。除了外向钾电流的重塑外，长期记忆还与 I_{Ca-L} 的重塑有关。缝隙连接蛋白参与起搏引起电重塑，右心室起搏后 Cx43 的表达减少主要是在早期激活的心肌节段出现 Cx43 的重塑。

（二）继发性电重塑

继发于心力衰竭、心肌梗死等心血管疾病的致命性心律失常是猝死的常见原因。导致这些心律失常的机制是复杂的，其中心肌电重塑是最重要的因素。继发性电重塑是在病理因素的刺激下，心肌结构发生改变，从而发生心肌电生理改变的过程。越来越多的证据表明，在轻度至中度心肌肥大中，增加的 I_{Ca-L} 密度是动作电位时程延长的一个重要机制。然而，在重度心肌肥大和心力衰竭中，I_{Ca-L} 与对照组相比没有变化或降低，这突出了心力衰竭中动作电位时程延长的复杂性。继发电重塑涉及许多离子通道的改变、兴奋-收缩耦联（即改变肌质网 Ca^{2+} 循环）和细胞间缝隙连接。继发性电重塑的标志之一是复极异常，特别是动作电位时程的延长。负责心脏动作电位重塑的离子机制涉及改变的外向 K^+ 电流（I_K）、内向 Ca^{2+} 电流（I_{Ca}）和内向 Na^+ 电流（I_{Na}）的晚期成分之间的复杂相互作用。除改变电流密度外，I_K、I_{Ca} 和 I_{Na} 的空间分布也发生了改变，尤其是心力衰竭时。这些变化明显改变了心脏的正常复极梯度，并可能导致心律失常。继发性电重塑不仅孤立于心室肌细胞，而且常见于浦肯野细胞和心房肌细胞。浦肯野细胞的电重塑被认为会产生一种特别容易引发室性心律失常的基质。此外，心房肌细胞的电重塑增加了房性心律失常如心房颤动的易感性。

三、心肌电重塑与心律失常

心律失常指心脏冲动的频率、节律、起源部位、传导速度及传导顺序的异常。心肌电重塑在心律失常发生中起重要作用，下文从窦房结功能障碍、心房颤动及室性心律失常三个方面阐述心肌电重塑与心律失常的关系。

（一）窦房结功能障碍

窦房结是心脏起搏部位，P 细胞具有舒张期第 4 相去极化能力，当舒张去极化达到阈值电位时，动作电位被触发，主要是 L 型钙电流驱动。窦房结离子电流是由 Na^+ 和 K^+ 携带的内向电流，在动作电位的第 4 相，内向离子电流通道被激活，超极化激活环核苷酸门控

（hyperpolarization-activated cyclic nucleotide-gated，HCN）通道负责内向离子电流，HCN1和 HCN4 是主要的人类亚型。除膜电流外，细胞内的 Ca^{2+} 处理也有助于窦房结的起搏。动作电位在细胞间通过缝隙连接蛋白传播。窦房结功能障碍，也称病态窦房结综合征，是先天性或后天性的一种窦房结病理状态。临床上，窦房结功能障碍可表现为窦性心动过缓、窦性停搏和慢快综合征。

1. 遗传性窦房结功能障碍　HCN4 是人类窦房结中的主要异型体，并且在窦房结功能障碍患者中已发现 HCN4 突变。HCN4 突变影响内向离子电流，是遗传性窦房结功能障碍的重要原因。心脏 Na^+ 通道仅在外围表达，中枢窦房结未表达，但 14 个 *SCN5A* 突变与遗传性窦房结功能障碍有关。与窦房结功能障碍相关的 *SCN5A* 突变已被证明导致 I_{Na} 密度降低或通道生物物理性质改变，从而导致 I_{Na} 窗口缩小。*CASQ2* 编码心脏 Ca^{2+} 结合蛋白，*CASQ2*的突变与心肌肌质网 Ca^{2+} 异常释放和窦性心动过缓有关。这些窦房结功能障碍的遗传原因进一步支持了窦房结起搏的 Ca^{2+} 时钟假说。伴有 HCN4 突变的病态窦房结综合征起病早，常伴有心房颤动和左心室致密化不全。遗传性窦房结功能障碍可以理解为控制离子通道的基因突变、窦房结重塑所致。

2. 获得性窦房结功能障碍　窦房结功能障碍主要是一种衰老疾病，其发病率随年龄增长而增加。以前的报道主要将老年人的窦房结功能障碍归因于心房的纤维化和结构重塑。然而，后来研究证实老年人、老年大鼠心脏中并不存在窦房结纤维化，这样的观点受到挑战。另外，窦房结中与年龄相关的离子电流和离子通道重塑的证据进一步增加。例如，老年心脏窦房结边缘区动作电位向上运动速度的降低被认为是年龄相关 I_{Na} 降低的结果。事实上，Nav1.5 在老年大鼠心脏窦房结中的表达降低。最近研究表明，在与年龄相关窦房结功能障碍的大鼠中，I_{Kr}、I_{to}、I_{Ks}、I_{NaK} 等离子通道重塑，这些离子通道重塑与窦房结功能障碍有关。纤维化和离子通道重塑可能不是相互排斥的机制。SCN5A 杂合子（负责 Nav1.5和 I_{Na}）小鼠的窦房结、心房和心室存在与年龄相关的纤维化，结构重塑与离子通道重塑协同导致窦房结功能障碍。在晚期心力衰竭患者中，窦房结功能障碍和严重心动过缓是心力衰竭患者死亡的主要原因。在压力和容量超负荷心力衰竭的兔模型中，已报道窦房结中内向离子电流和 I_{Ks} 减少。在心肌梗死后衰竭大鼠心脏的窦房结中也观察到广泛的离子通道重塑。离子通道重塑、结构重塑、窦房结细胞凋亡增加等可能是心力衰竭患者窦房结功能障碍的重要机制。

（二）心房颤动

心房电活动的不稳定和离子通道的快速激活导致心房颤动。动物和临床研究表明，心房颤动是一种折返性心律失常，是由心房重塑导致冲动形成折返所引起的。窦房结外特别是在肺静脉周围的快速电脉冲易形成折返，或在高频重复发生时以"纤维传导"作为驱动因素，维持心房颤动。心房电重塑包括 Ca^{2+} 和 K^+ 电流的变化，导致动作电位时程和有效不应期缩短，以及心房复极和不应期的速度适应性丧失。通常情况下，当以更快的频率起搏时，心房动作电位时程缩短，但在从心房颤动患者分离的心肌细胞中，这种缩短严重减弱。

心房 Na^+、Ca^{2+} 和 K^+ 等离子通道重塑可促进心房颤动的发生。Nav1.8 除了对晚期

Na^+电流有显著作用，还增加了心房肌细胞中舒张期肌质网 Ca^{2+} 漏出，参与心房颤动的电重塑，该离子通道可作为预防急性心房颤动的新靶点。心房颤动与钾通道重塑有关。心房颤动患者 I_{to} 密度降低与其通道 α 亚基 Kv4.3 的下调有关。I_{Kr} 在心房颤动中降低与 Kv1.5 表达减少平行，阻断 I_{Kr} 已被证明能轻度延长复极晚期心房动作电位时程。最近研究显示，分拣微管连接蛋白 17 缺乏可增加 Kv1.5 的表达和心房特异性超快速 I_{Kr} 密度，导致动作电位持续时间缩短，最终导致心房颤动易感性增加。此外，心房颤动患者心房 Kv1.1 蛋白和电流的增加提示该通道参与心房复极，增加心房颤动易感性。慢性心房颤动患者表现出 I_{K-ACh} 活性增加，I_{K-ACh} 激活通过稳定转子维持心房颤动，I_{K-ACh} 阻滞剂 NTC-801 通过延长心房有效不应期发挥抗心房颤动作用。心房扩张可改变 I_{K-ATP} 通道的代谢，I_{K-ATP} 通道产生内向整流电流，随着细胞内 ATP 浓度的降低而激活。双孔钾离子通道（double pore domain potassium ion channel，K_{2P}）调节细胞兴奋性，机械敏感的 $K_{2P}2.1$ 与心房颤动的发生有关，K_{2P} 被认为是抗心律失常的新靶点。在心房颤动电重塑中，L 型钙通道密度降低，I_{Ca-L} 密度的降低并不伴随相应的 $α_{1c}$ 和 $β_{2a}$ 通道亚单位表达的改变。最近研究表明，配对同源结构域转录因子-2 过度表达引起的电重塑（I_{Ks} 增加和 I_{Ca-L} 降低）增加了心房颤动的易感性，这是由于组织易损性增加、动作电位时程缩短和传导速度改变，这些因素共同促进了多重子波的启动和维持。细胞内 Ca^{2+} 处理在心房颤动诱导的心房重塑中起着重要作用，I_{NCX} 表达增加和功能异常与心房颤动的病理生理有关。I_{NCX} 的增加可能是对细胞 Ca^{2+} 负荷的适应性反应，并有助于减少快速心房激活（连同 I_{Ca-L} 下调）引起的 Ca^{2+} 负荷。心力衰竭与心房颤动密切相关，心力衰竭可诱发心房颤动，心房颤动又加重心力衰竭。心力衰竭患者由于肌质网 Ca^{2+}-ATP 酶（sarcoplasmic reticulum Ca^{2+}-ATPase，SERCA）激活使 Ca^{2+} 再摄取增加，诱发的心房电重塑增加了心房颤动的易感性。此外，缝隙连接蛋白作为细胞间的一种特殊离子通道，其功能异常与心房颤动有明显关系。

（三）室性心律失常

心室去极化引起细胞质内 Ca^{2+} 升高，从而触发心室肌收缩。复极可减少细胞质内的 Ca^{2+}，并使心室肌细胞松弛（舒张期）。心室的去极化和复极在心电图上描述为 QT 间期，遗传性或获得性离子通道改变导致 QT 间期延长，QT 间期延长增加了多形性室性快速性心律失常的风险，如尖端扭转型室性心动过速，并可能最终导致心室颤动或心源性猝死。离子通道功能或表达的改变会破坏动作电位的波形，最终导致心脏电脉冲的异常传播和心律失常。遗传性疾病如长 QT 间期综合征（long QT interval syndrome，LQTS）、Brugada 综合征（BrS）及儿茶酚胺敏感性多形性室速（CPVT）等可发生离子通道功能障碍或表达重塑，心力衰竭、心肌梗死等获得性疾病也可发生心肌电重塑。

1. 遗传性室性心律失常　随着分子生物学研究的进展，发现多种遗传性心律失常与编码离子通道或离子通道调节蛋白的基因突变有关。这些遗传性心律失常也被称为离子通道病，包括 LQTS、BrS 及 CPVT 等。遗传性室性心律失常与特定基因和特定离子电流相关。例如，LQTS1 与 *KCNQ1* 突变导致 I_{Ks} 降低有关，LQTS2 与 *KCNH2* 突变导致 I_{Kr} 降低有关，LQTS3 与 *SCN5A* 突变导致 I_{NaL} 增加有关。CPVT 与雷诺丁受体、*CASQ2*、*CALM1* 和 *KCNJ2*

（Kir2.1）的突变有关。常见遗传性心律失常相关离子通道重塑及基因编码见表2-5-2。不同的离子通道突变也可导致相同的病理表型。例如，编码Kv、Nav和Cav通道的基因突变都会导致动作电位延长，表现为LQTS。因此，在许多基因型中存在大量的重叠，这些基因型都可能导致类似的疾病表型。

表 2-5-2　常见遗传性心律失常相关离子通道重塑及基因编码

疾病	离子通道	基因（基因编码蛋白）	发生率（%）
LQTS			
LQTS1	I_{Ks}, ↓	*KCNQ1*（Kv7.1）	40
LQTS2	I_{Kr}, ↓	*KCNH2*（Kv11.1, hERG）	40
LQTS3	I_{NaL}, ↑	*SCN5A*（Nav1.5）	5～10
LQTS5	I_{Ks}, ↓	*KCNE1*（KCNE1, MiNK1）	5
BrS			
BrS1	I_{Na}, ↓	*SCN5A*（Nav1.5）	20～30
BrS4	I_{Ca-L}, ↓	*CACNA1C*（Cav1.2）	3
BrS5	I_{Ca-L}, ↓	*CACNB2b*（Cavβ2b）	3
CPVT			
CPVT1	↑SRCa^{2+}释放	*RyR2*	60
CPVT2	↑SRCa^{2+}释放	*CASQ2*（calsequestrin-2）	3～5

2. 获得性室性心律失常　心肌电重塑显著增加了心力衰竭患者心律失常的风险，近一半的心力衰竭患者死亡是由室性心律失常引起的。心肌电重塑是由于离子通道和（或）离子通道调节蛋白表达和功能的改变。从心力衰竭的人或动物模型分离心室肌细胞进行观察，结果显示，与对照组细胞相比，心室动作电位时程延长，早期后去极化和延迟后去极化的发生率更高。这些观察结果可能是离子通道心室重塑的直接结果，这增加了心律失常和心源性猝死的可能性。心肌梗死后心律失常的发生与心肌电重塑有关，在心肌梗死愈合过程中（<5周），梗死边缘区域表现出较短的动作电位时程和较低的动作电位幅度，5周后多恢复正常。

心脏电压门控钠通道Nav1.5由*SCN5A*编码，对动作电位的改变和心肌细胞的兴奋起着至关重要的作用。心力衰竭可能影响Nav1.5的表达和翻译后修饰，并有助于心室动作电位时程延长。I_{NaL}的增加可能会改变细胞内Na$^+$或Ca^{2+}的稳态，延迟复极，导致心室动作电位时程延长，并增加室性心律失常的风险。

钾离子通道是恢复心脏兴奋性的关键，在复极中起着重要作用。Kv1.4、Kv4.3和K$_{ChIP-2}$的mRNA在人类左心室中表达，Kv4.2和Kv4.3丰度的降低与心肌肥大中典型的I_{to}密度降低有关。I_{to}是动作电位复极早期的一个主要决定因素，在调节动作电位平台和复极过程中起着重要作用。I_{to}的下调可能导致动作电位时程延长，增加心律失常的易感性。I_{Kr}和I_{Ks}在心室复极后期起关键作用，对心室动作电位时程有直接影响。I_{Kr}或I_{Ks}的降低将延迟复极，导致心室肌动作电位时程延长，从而导致早期后去极化概率增加。在人类心力衰竭患者和动物心力衰竭模型中，心室肌细胞I_{Ki}密度降低。I_{Ki}的减少可能导致复极储备减少、心室肌动作电位时程延长，并可能增加延迟后去极化诱发的室性心律失常的风险。

I_{Ca-L} 是心肌细胞 Ca^{2+} 进入的主要来源，触发肌质网状细胞释放 Ca^{2+}，激活许多 Ca^{2+} 敏感信号级联。在心肌肥大和心力衰竭动物模型中，I_{Ca-L} 密度发生改变，存在 I_{Ca-L} 密度增加、降低或不变的报道，其结果并不一致，这与疾病严重程度有关。一般来说，轻度到中度心肌肥大时，I_{Ca-L} 密度增加，严重心肌肥大和心力衰竭时 I_{Ca-L} 密度降低。心力衰竭时 I_{Ca-L} 最常见的变化是整个细胞电流衰减的减慢，这一变化可能导致细胞内 Ca^{2+} 水平的升高和动作电位时程延长。Na^+-Ca^{2+} 交换体（NCX）是一种表面膜蛋白，负责 Na^+ 和 Ca^{2+} 交换，当 Na^+ 内流到细胞中时，Ca^{2+} 向外流。研究显示，心力衰竭和心肌肥大时 NCX 的 mRNA 与蛋白质水平都升高。由于 NCX 上调和 I_{Ki} 降低，触发心律失常的概率显著增加。NCX 功能增强，肌质网钙泵功能降低，Ca^{2+} 再摄取减少，可导致心力衰竭细胞功能明显受损。这将导致肌质网 Ca^{2+} 负荷降低，抑制 Ca^{2+} 瞬变，收缩性降低，细胞质内 Ca^{2+} 增加。心力衰竭患者中 Ca^{2+} 不稳定性增加了延迟后去极化、室性心律失常及最终心室颤动的风险。

离子通道和调节蛋白重塑之间可能存在显著的协同作用，心律失常可能是通过心电重塑的多方面相互作用而产生的。除离子通道重塑外，交感神经递质的重塑与心律失常密切相关。

四、电重塑的机制

（一）炎症细胞因子

炎症细胞因子如 TNF-α、IL-1β 及 IL-6 参与心肌电重塑的过程，与心律失常密切相关。体外研究表明，炎症细胞因子通过减少介导 I_{to} 的离子通道表达来降低 I_{to}。TNF-α 过表达使小鼠 Kv4.2 和 Kv4.3 蛋白的表达减少，导致心肌细胞的 I_{to} 减少 50%。尽管 I_{to} 主要介导动作电位 1 期，但这些通道在 2 期和 3 期也很重要，这意味着它们在动作电位时程延长中具有重要作用，特别是当 Ca^{2+} 电流不受影响时。在含 TNF-α 的培养基培养的大鼠心肌细胞中发现，Kv4.2 通道及其支持蛋白 K_{ChIP-2} 的 mRNA 表达降低，I_{to} 出现相应变化。I_{Ks} 在心肌细胞复极化中起着关键作用，I_{Ks} 也受细胞因子调控。体外实验表明，肾上腺素能刺激可降低 I_{Ks}，其机制是通过合成鞘氨醇阻止 Gs 蛋白介导的 I_{Ks} 活化。炎症细胞因子也被证明可以降低心肌细胞中的 I_{Kr}。TNF-α 很可能是通过其细胞表面受体增加细胞内 ROS，后者反过来调节 Kv11.1 通道门控以降低电流。除 TNF-α 外，IL-6 也可降低 Kv11.1 mRNA 表达。这些结果提示，细胞因子依赖性的 I_{Kr} 降低介导了动作电位时程延长，这是 QT 间期延长的基础。关于炎症细胞因子在钙电流中作用的报道是相互矛盾的。TNF-α、IL-1 和 IL-6 可增加细胞系中的 L 型钙电流，从而延长动作电位时程。同样，IL-1β 已被证明能增强 L 型钙电流对 β 肾上腺素能刺激的反应性。相反，另一项研究显示 IL-1β 可降低 L 型钙电流。这些差异可由细胞因子浓度及暴露持续时间不同而造成。

（二）TGF-β

TGF-β 与心肌结构重塑和电重塑有密切关系，参与心力衰竭和心律失常的发生与发展。

为了研究 TGF-β 对心室肌细胞离子通道的影响，Kaur 等采用成纤维细胞培养基进行成年大鼠心肌细胞培养，用 TGF-β1 进行干预，结果表明，TGF-β1 以剂量依赖性方式增加 I_{NaL} 密度，TGF-β1 显著增加 Nav1.5，同时降低 K_{CNIP2} 和 Kv4.2 的 mRNA 水平，肌成纤维细胞释放的 TGF-β1 差异调节成年大鼠心室肌细胞钠和钾通道的转录与功能，为心肌损伤相关的电重塑提供了新的见解。一项关于 TGF-β 对新生大鼠心房肌细胞钠和钾通道的实验结果表明，TGF-β1 降低了 I_{Kin} 和 I_{Ks} 的密度（50%），但没有降低 I_{to} 的密度，证明 TGF-β 可能参与心房的电重塑。TGF-β1 介导离子通道重塑还与 *SCN5A* 缺乏相关的窦房结功能障碍有关。此外，TGF-β1 降低心房 Cav1.2 mRNA 的表达水平，下调心房 L 型钙通道表达，可能有助于体内心肌电重塑。TGF-β 是心肌纤维化的中心调节因子，TGF-β 还可通过心肌纤维化影响心肌电传导，参与心肌电重塑。

（三）磷脂酰肌醇

细胞膜中的离子通道需要局部膜磷脂才能发挥正常功能，许多离子通道需要磷脂酰肌醇进行调节。4,5-二磷酸磷脂酰肌醇通过 Gq 偶联受体，激活磷脂酶 C（phospholipase C，PLC）后被水解导致 Kv7.2/Kv7.3 通道快速关闭。4,5-二磷酸磷脂酰肌醇调节 Kv7.2/Kv7.3 电压门控通道，是否对 Kv 通道家族的成员进行调节尚不明确。与 Kv 通道家族不同，内向整流钾通道（Kir 通道）家族的每个成员都需要 4,5-二磷酸磷脂酰肌醇。细胞可以通过 PKC 或 4,5-二磷酸磷脂酰肌醇途径调节生理刺激的相对强度，从而导致 Kir 通道电导的降低。钙激活钾通道有小电导、中间电导和大电导三个家族，小电导和大电导通道受磷脂酰肌醇的调控。膜 4,5-二磷酸磷脂酰肌醇是 Ca^{2+} 电压通道开放所必需的，以响应膜电位变化。此外，磷脂酰肌醇还对钠通道及瞬时电流通道进行调节。

（四）线粒体功能障碍

线粒体是心肌细胞 ATP 的主要来源，线粒体功能失调与离子通道功能改变有关，促进心律失常的发生。线粒体功能失调引发 ROS 释放，后者有致心律失常作用。ROS 降低 I_{Na} 和 I_K、激活肌膜 K_{ATP} 通道、改变 Na^+ 和 L 型钙通道、增加 I_{NaL} 和氧化雷诺丁受体，这些导致肌质网 Ca^{2+} 的增加，影响随后细胞内 Ca^{2+} 循环的调节。ROS 的这些作用同时也增加细胞内 Na^+、K^+ 和 Ca^{2+}，与细胞间偶联、心肌兴奋性传导、心肌复极等有关，这产生促心律失常生理效应。线粒体功能障碍还引起 NAD^+/NADH 改变，可能会改变 Nav1.5 的功能和表达，导致缓慢传导和动作电位时程改变。

（五）钙稳态失衡

细胞内 Ca^{2+} 稳态失衡在心肌电重塑中发挥重要作用，与多种心律失常有关。获得性或遗传性细胞内 Ca^{2+} 稳态失衡增加雷诺丁受体 2 介导的肌质网 Ca^{2+} 释放，或减少 SERCA2a 介导的 Ca^{2+} 从胞质到肌质网 Ca^{2+} 储存的再摄取。这反过来又可能改变 NCX 活性，其电效应可能导致舒张触发现象，它可以减少 Nav1.5 的表达。这两种效应都可能导致传导减慢，从而导致心律失常。异常钙处理导致收缩力降低、舒张功能受损和室性心律失常易感性增加。受损的肌质网 Ca^{2+} 释放是由雷诺丁受体复合物的门控特性受损引起的，雷诺丁受体表达发生变化。雷诺丁受体的过度磷酸化导致 FKBP12.6 蛋白不能与雷诺丁受体结合，从而导致 Ca^{2+} 泄漏。钙离子/钙调素依赖性激酶 II 和 PKA 都使雷诺丁受体磷酸化，然而，在继发性电重塑中，哪个是介导雷诺丁受体 Ca^2 泄漏的主要途径仍然存在争议。

（六）其他

心肌细胞肥大、心肌纤维化及基因突变在心肌电重塑过程中起重要作用。肥厚型心肌病表现为心肌细胞肥大、纤维化和肌纤维紊乱，其发生与肌节突变有关，不同等位基因的突变与心肌肥大严重程度和临床结果相关。解剖异常提供了潜在的折返性兴奋回路，导致心律失常风险增加。心力衰竭与心肌纤维化增强导致细胞间耦合减少，增加电生理梯度，减少电传播，导致电重塑。心肌重塑过程中胚胎基因重新激活，调控机制以特异性方式协调 *HEY2* 和 *KCNIP2* 等基因的差异转录，这可能导致致命的室性心律失常。慢性交感神经过度活动通过改变几种离子电流的密度损害细胞兴奋-收缩耦联，引起 Ca^{2+} 动力学和收缩活动的改变，这说明兴奋-收缩耦联重塑在慢性交感神经活动引起的心功能不全中起重要作用。

五、治　疗

针对引起心肌电重塑病因的治疗必不可少，是治疗的基础。例如，针对冠心病心肌缺血介导的心律失常，可对患者进行血运重建及二级预防。对心血管危险因素进行干预，避免心肌结构改变及纤维化，降低心肌电重塑的发生率，改善心律失常产生的基质。根据心律失常发生种类、对机体的影响，采取不同的治疗方式。例如，对病态窦房结综合征进行起搏器治疗，对室性心动过速进行射频消融术和 ICD 治疗等，这将在临床问题章节进行讨论。药物治疗应根据心肌电重塑的机制，目前临床应用的针对 Na^+、K^+ 和 Ca^{2+} 通道的药物治疗有纠正心律失常作用，但 CAST 结果表明，这些抗心律失常药物的致心律失常作用不容忽视，药物治疗不再以心律失常消失作为终点，对药物治疗需进行权衡。虽然在治疗心律失常方面有了较大的技术进步（如导管消融技术），但是抗心律失常药物治疗仍然是大多数心律失常患者治疗的基石。目前可用的抗心律失常药物大多是巧合发现的，并不是基于已知致心律失常机制和特定靶点进行开发的。随着对心脏电生理学和心律失常机制认识的提高，基于机制的抗心律失常治疗找到了新的潜在靶点。针对特异性 K^+ 通道、Na^+ 通道、雷诺丁受体通道及小电导钙激活 K^+ 通道受到广泛重视。目前有前途的药物包括 I_{Kur} 和 $I_{K\text{-}ACh}$ 阻滞剂、$I_{K_{2P}}$ 阻滞剂、晚期钠电流阻滞剂、小电导钙激活锂电流阻滞剂、雷诺丁受体 2 与细胞内 Ca^{2+} 异常处理，以及瞬时受体电位（transient receptor potential，TRP）通道阻滞剂。

（一）I_{Kur} 和 $I_{K\text{-}ACh}$ 阻滞剂

I_{Kur} 是 III 类抗心律失常药物的典型心房选择性靶点。抑制 I_{Kur} 可延长心房有效不应期，使折返性心律失常不稳定，如心房颤动时，无潜在的促心律失常心室效应。在持续性心房颤动患者的心房心肌细胞中，用 MK-0448、XEN-D0101/XEN-D0103、F373280 和 BMS919373

等药物抑制 I_{Kur} 持续延长动作电位时程。在体内，MK-0448 延长了犬的心房有效不应期并终止了持续性心房颤动，但对人类的有效不应期没有影响。然而，已完成和正在进行的关于 I_{Kur} 阻滞剂临床试验尚未公布任何阳性结果。I_{Kur} 阻滞剂除阻断 I_{Kur} 外，还阻断其他 K^+ 电流（如 I_{Ks}），有致心律失常作用。最近有学者提出了选择性更高的 I_{Kur} 阻滞剂如 MK-1832，但其对人类的抗心律失常作用尚不清楚。与 I_{Kur} 类似，I_{K-ACh} 主要在心房心肌细胞中表达，作为心房选择性治疗靶点已受到广泛关注。许多目前可用的抗心律失常药物包括氟卡尼和决奈达隆也影响 I_{K-ACh}，一些中等选择性的 I_{K-ACh} 阻滞剂已经被开发。大多数这些化合物（如 NTC-801、AZD2927、A7071、XEN-R0706）在动物模型中显示出抗心律失常的作用，并且一些（但不是全部）延长了人心房组织样本中的心肌细胞复极时间，表明在患者中具有潜在的抗心房颤动作用。其中一些化合物也在早期临床研究中进行了评估，但疗效有限，这些化合物的开发已经停止。

（二）$I_{K_{2P}}$ 阻滞剂

K_{2P} 家族 K^+ 通道受温度、pH 值和细胞膜拉伸等多种信号调节。这个家族中 TWIK 相关酸敏感 K^+ 通道 1（TWIK-related acid-sensitive potassium channel 1，TASK-1）和 TWIK 相关 K^+ 通道 1（TWIK-related potassium channel 1，TREK-1）在心脏中表达，参与保持稳态 K^+ 电流，这些通道的抑制会延长复极，导致折返性心律失常。在人类心脏中，TASK-1 仅在心房表达，这对开发心房颤动选择性高的药物有重要价值。目前临床使用药物维纳卡兰部分抑制 TREK-1，胺碘酮部分抑制 TASK-1，进一步支持 K_{2P} 通道抑制的潜在抗心律失常作用。A293 是一种对 TASK-1 通道具有中等选择性的化合物，ML365 对 TASK-1 抑制选择性更高。但是，由于 TASK-1 在许多其他细胞类型中表达，TASK-1 抑制剂也可能有心脏外副作用，基因治疗提供了一种局部修饰 K_{2P} 通道表达的替代方法。最近有研究表明，腺病毒介导的 TREK-1 过度表达使心房颤动合并心力衰竭时延长的心房有效不应期正常化，维持窦性心律时间延长。尽管确切的抗心律失常机制需要进一步研究，这些数据仍支持 K_{2P} 通道作为潜在有效的抗心律失常靶点。

（三）晚期钠电流阻滞剂

遗传性（如 LQTS3）和获得性（如缺氧、缺血）病理条件均可破坏正常的 Na^+ 门控，导致 I_{NaL} 的晚期成分增加，延长复极持续时间，并促进延迟后去极化介导的心律失常发生。此外，增加的 I_{NaL} 可能改变细胞内 Na^+ 稳态，通过 NCX1 影响 Na^+ 和 Ca^{2+} 交换，从而导致细胞内 Ca^{2+} 浓度改变，促进心律失常发生。因此，对 I_{NaL} 的抑制被认为具有抗心律失常作用，最近优先针对 I_{NaL} 的药物受到了极大的关注。Ⅰ 类抗心律失常药物以心脏 Na^+ 通道作为靶点，其种类繁多，对不同的通道状态（如开放状态与失活状态阻断）具有特定的亲和力，并且具有不同的动力学特性（通道解离时间从数毫秒到数秒不等）。雷诺嗪是一种多通道阻滞剂，在治疗浓度下主要抑制 I_{Kr} 和 I_{NaL}，对 I_{Na} 峰值的选择性高。雷诺嗪用于室性心律失常的治疗，尤其适用于 LQST3 及常规抗心律失常药物治疗无效的反复发作的患者。植入性心脏除颤器高危患者队列（RAID）试验结果显示，雷诺嗪使室性心律失常的主要终点降低了 16%，需要抗心动过速治疗的室性心动过速与安慰剂组相比降低了 27%。近年来，荟萃分析支持雷诺嗪对心房颤动患者的抗心律失常作用。受雷诺嗪启发，已经开发了一些选择性靶向 I_{NaL} 的抗心律失常药物。例如，在许多房性和室性心律失常动物模型中，选择性 I_{NaL} 抑制剂 GS-458967 比雷诺嗪更有效。GS-6615 是为克服 GS-458967 的某些局限性而开发的一种替代性 Na$^+$ 通道阻滞药。与雷诺嗪相比，GS-6615 对 Nav1.1 通道的亲和力较低，对 I_{NaL} 具有很强的选择性，并且能够更有效地抑制药物诱导的尖端扭转型室性心动过速。此外，在猪的心房颤动和室性心动过速模型中也显示，GS-6615 具有很强的抗心律失常特性。尽管动物实验显示 GS-6615 具有较好疗效，但临床试验不尽如人意，几个临床试验因疗效及安全性问题停止。因此，选择性 Na$^+$ 通道阻滞剂对患者的治疗价值仍不确定，需要进一步进行前瞻性临床研究。

（四）心脏雷诺丁受体 2 与细胞内钙离子异常处理

雷诺丁受体 2 或肌质网 Ca^{2+} 释放通道的变化导致自发的肌质网 Ca^{2+} 释放，随后 Ca^{2+} 驱动的延迟后去极化可能产生触发活动，这与阵发性心房颤动、持续性心房颤动、室性心动过速等心律失常有关，调节雷诺丁受体 2 门控以减少大量自发肌质网 Ca^{2+} 释放的数量受到关注，已有几种临床上可用的化合物靶向雷诺丁受体 2。例如，丹曲林是一种肌肉松弛剂，它除影响骨骼肌细胞中的雷诺丁受体 1 外，还影响心肌细胞中的雷诺丁受体 2。丹曲林不仅在动物模型中具有抗心律失常作用，还使心房颤动患者的心房心肌细胞和心力衰竭患者的心室心肌细胞的 Ca^{2+} 处理异常正常化，但不影响动作电位时程或收缩力。许多钠通道阻滞剂，如丁卡因、氟卡尼和雷诺嗪，也被证明能靶向雷诺丁受体 2。丁卡因阻断雷诺丁受体 2，升高肌质网 Ca^{2+} 负荷，增加潜在致心律失常"钙波"的可能性。新开发的丁卡因衍生物（EL9）在 CPVT 模型中显示出了抗心律失常作用，而对心率、QRS 间期或肌力无影响。与丁卡因相比，氟卡尼和雷诺嗪是开放状态阻滞剂，可增加微观"钙火花"的数量，但减少促心律失常"钙波"的数量。然而，氟卡尼介导的雷诺丁受体 2 抑制的生理相关性仍然是一个有争议的话题，对于不同的实验和临床条件，每种作用方式的相对贡献可能是不同的。在 CPVT 动物模型中，β 受体阻滞剂卡维地洛和奈比洛尔可减少雷诺丁受体 2 通道的开放时间，抑制自发"钙波"并减少心律失常的发生。CaMK II 作为雷诺丁受体 2 上游调节蛋白，介导的过度磷酸化与心房颤动和心力衰竭的 Ca^{2+} 异常处理有关，导致急性心律失常的发生和心肌电重塑。CaMK II 抑制被认为是预防雷诺丁受体 2 功能障碍的一种替代方法，但 CaMK II 抑制在心脏外的潜在副作用成为一个巨大的挑战。这些数据支持将雷诺丁受体 2 调节作为新型抗心律失常药物的潜在目标。虽然临床前数据令人鼓舞，但是关于特定雷诺丁受体 2 靶向化合物的临床数据很少。雷诺丁受体 2 调节的确切治疗价值尚不清楚，谨慎平衡的雷诺丁受体 2 调节可能是获得临床相关抗心律失常疗效的最佳途径。

（五）小电导钙激活锂电流（I_{SK}）阻滞剂

在生理条件下，SK 通道主要在心房表达，与心房电活动的调节有关。SK 通道与 L 型钙通道偶联，并对雷诺丁受体 2 介导的肌质网 Ca^{2+} 释放做出反应。此外，SK2 通道的运输依赖于 Ca^{2+}，因此在快速心律失常期间 Ca^{2+} 的增加会增加 SK2 通道的膜定位。另外，终末期心力衰竭时 SK 通道的表达上调，这可能是防止过度复极延长和稳定静息膜电位的一个重要机制。在全基因组关联研究中，SK 通道的基因变异与心房颤动相关，但心房颤动患者 SK 通道的重塑仍存在争议，心房颤动患者中 SK 电流的增加和减少均有报道。然而，在心力衰竭时抑制心肌细胞中 SK 通道的再表达可能进一步降低复极储备，促进室性心律失常的发生。同样，在各种动物模型中，SK 通道的阻断被证明具有抗心律失常或促心律失常作用。目前没有针对 SK 通道使用的抗心律失常药物，只有多非利特和普罗帕酮在超药理浓度时表现出一定的抑制作用。调节 Ca^{2+} 传感器的药物（NS8593），以及直接通道孔阻滞剂（UCL1684 和 ICAGEN）已经被开发，但临床疗效有待进一步研究。调节 SK 通道似乎是一种很有前途的抗心律失常策略，但缺乏关于患者抗心律失常作用的数据。同样，考虑到 SK 通道调节的潜在促心律失常作用，正确选择合适的患者队列将是至关重要的。

（六）瞬时受体电位通道阻滞剂

瞬时受体电位（TRP）通道家族有几十个成员，包括 TRPC、TRPV 和 TRPM 变异体。多种 TRP 通道在心脏中表达，并参与调节细胞 Ca^{2+} 内流。例如，TRPC3 和 TRPM7 已被证明可调节心房成纤维细胞的 Ca^{2+} 内流，促进其向肌成纤维细胞的转化，并促进胶原合成，TRPC3 阻断可阻止电维持心房颤动犬模型中心房颤动基质的发育。TRPM4 和 TRPC1 也在心肌细胞中表达，从而直接调节心脏电生理并可能促进心律失常的发生。事实上，TRPM4 的突变与心脏传导疾病、BrS 和 LQTS 有关。因此，调节 TRP 通道可能具有抗心律失常作用。它们参与了广泛的病理过程，引起了人们对靶向 TRP 通道药物的极大兴趣。然而，鉴于心脏 TRP 通道功能的多样性，为了开发安全有效的抗心律失常药物，可能需要选择性靶向心脏 TRP 通道。尽管靶向 TRP 通道的化合物的开发取得了重大进展，但目前可获得的选择性化合物很少，其对患者的抗心律失常作用尚不清楚。

六、总　　结

心肌电重塑包括原发性电重塑和继发性电重塑，与窦房结功能障碍、心房颤动及室性心动过速等心律失常密切相关。心肌电重塑机制复杂，炎症细胞因子、TGF-β、钙稳态失衡、磷脂酰肌醇、线粒体功能障碍及心肌纤维化等在心肌电重塑过程中起重要作用。心肌电重塑过程主要是离子通道重塑，了解心肌电重塑有助于心律失常的治疗。一种心律失常涉及多种离子通道重塑，一种离子通道重塑又涉及多种心律失常，这给心律失常的治疗带来一定的困难。了解电重塑的细胞和分子机制对阐明改变不适应性电重塑的潜在治疗靶点具有重要意义。

（伍哲以　周　纬　姜伟峰）

参 考 文 献

陈章荣，吴新华，罗开良，等，2013. PDTC 对大鼠心肌梗死后 NF-κB 与 MMP-2 表达及心肌胶原重塑的影响. 重庆医学，42（25）：3004-3007.

胡方芳，易鲛隆，王顺，等，2021. 银杏叶提取物对 TGF-β1 诱导增殖的 SD 乳鼠心肌成纤维细胞生长抑制作用及其机制. 山东医药，61（9）：39-42.

Adamcova M，Baka T，Dolezelova E，et al，2019. Relations between markers of cardiac remodelling and left ventricular collagen in an isoproterenol-induced heart damage model. J Physiol Pharmacol，70（1）：71-77.

Alex L，Russo I，Holoborodko V，et al，2018. Characterization of a mouse model of obesity-related fibrotic cardiomyopathy that recapitulates features of human heart failure with preserved ejection fraction. Am J Physiol Heart Circ Physiol，315（4）：H934-H949.

Alghamdi AM，Boyett MR，Hancox JC，et al，2020. Cardiac pacemaker dysfunction arising from different studies of ion channel remodeling in the aging rat heart. Front Physiol，11：546508.

Aromolaran AS，Srivastava U，Alí A，et al，2018. Interleukin-6 inhibition of hERG underlies risk for acquired long QT in cardiac and systemic inflammation. PLoS One，13（12）：e0208321.

Bacic D，Carneiro JS，Bento AA，et al，2017. Eleclazine，an inhibitor of the cardiac late sodium current，is superior to flecainide in suppressing catecholamine-induced ventricular tachycardia and T-wave alternans in an intact porcine model. Heart Rhythm，14（3）：448-454.

Bai J，Lu Y，Lo A，et al，2020. PITX2 upregulation increases the risk of chronic atrial fibrillation in a dose-dependent manner by modulating I_{Ks} and I_{CaL}-insights from human atrial modelling. Ann Transl Med，8（5）：191.

Baicu CF，Zhang Y，Laer AV，et al，2012. Effects of the absence of procollagen C-endopeptidase enhancer-2 on myocardial collagen accumulation in chronic pressure overload. Am J Physiol Heart Circ Physiol，303（2）：H234-H240.

Bartos DC，Grandi E，Ripplinger CM，2015. Ion channels in the heart. Compr Physiol，5（3）：1423-1464.

Bhatt DL，Steg PG，Miller M，et al，2019. Cardiovascular risk reduction with icosapent ethyl for hypertriglyceridemia. N Engl J Med，380（1）：11-22.

Bildyug N，2019. Extracellular matrix in regulation of contractile system in cardiomyocytes. Int J Mol Sci，20（20）：5054.

Carruth ED，Teh I，Schneider JE，et al，2020. Regional variations in *ex-vivo* diffusion tensor anisotropy are associated with cardiomyocyte remodeling in rats after left ventricular pressure overload. J Cardiovasc Magn Reso，22（1）：21.

Chen H，Dong Y，He X，et al，2018. Paeoniflorin improves cardiac function and decreases adverse postinfarction left ventricular remodeling in a rat model of acute myocardial infarction. Drug Des Devel Ther，12：823-836.

Chen M，Li X，Wang S，et al，2020. The role of cardiac macrophage and cytokines on ventricular arrhythmias. Front Physiol，11：1113.

Chen Y，Li W，Nong X，et al，2021. Role of artesunate on cardiovascular complications in rats with type 1 diabetes mellitus. BMC Endocr Disord，21（1）：19.

Childers RC，Sunyecz I，West TA，et al，2019. Role of the cytoskeleton in the development of a hypofibrotic cardiac fibroblast phenotype in volume overload heart failure. Am J Physiol Heart Circ Physiol，316（3）：H596-H608.

Chubanov V，Ferioli S，Gudermann T，2017. Assessment of TRPM7 functions by drug-like small molecules. Cell Calcium，67：166-173.

Corporan D，Onohara D，Hernandez-Merlo R，et al，2018. Temporal changes in myocardial collagen，matrix metalloproteinases，and their tissue inhibitors in the left ventricular myocardium in experimental chronic mitral regurgitation in rodents. Am J Physiol Heart Circ Physiol，315（5）：H1269-H1278.

Cowling RT，Kupsky D，Kahn AM，et al，2019. Mechanisms of cardiac collagen deposition in experimental models and human disease. Transl Res，209：138-155.

Crossman DJ，Shen X，Jüllig M，et al，2017. Increased collagen within the transverse tubules in human heart failure. Cardiovasc Res，113（8）：879-891.

Cutler MJ，Jeyaraj D，Rosenbaum DS，2011. Cardiac electrical remodeling in health and disease. Trends Pharmacol Sci，32（3）：174-180.

Cutrì E，Serrani M，Bagnoli P，et al，2015. The cardiac torsion as a sensitive index of heart pathology：a model study. J Mech Behav Biomed Mater，55：104-119.

Ding Y，Wang Y，Zhang W，et al，2020. Roles of biomarkers in myocardial fibrosis. Aging Dis，11（5）：1157-1174.

Dobrev D，Wehrens XH，2014. Role of RyR2 phosphorylation in heart failure and arrhythmias：controversies around ryanodine receptor phosphorylation in cardiac disease. Circ Res，114（8）：1311-1319.

Dong C，Wang Y，Ma A，et al，2020. Life cycle of the cardiac voltage-gated sodium channel Nav1. 5. Front Physiol，11：609733.

Dong N，Chen S，Yang J，et al，2010. Plasma soluble corin in patients with heart failure. Circ Heart Fail，3（2）：207-211.

Dwyer KD，Coulombe KLK，2021. Cardiac mechanostructure：using mechanics and anisotropy as inspiration for developing epicardial therapies in treating myocardial infarction. Bioact Mater，6（7）：2198-2220.

El Khoury N，Mathieu S，Fiset C，2014. Interleukin-1β reduces L-type Ca^{2+} current through protein kinase Cϵ activation in mouse heart. J Biol Chem，289（32）：21896-21908.

El-Haou S，Ford JW，Milnes JT，2015. Novel K^+ channel targets in atrial fibrillation drug development—where are we？ J Cardiovasc Pharmacol，66（5）：412-431.

Ferreira JP，Rossignol P，Pizard A，et al，2019. Potential spironolactone effects on collagen metabolism biomarkers in patients with uncontrolled blood pressure. Heart，105（4）：307-314.

Ford J，Milnes J，El Haou S，et al，2016. The positive frequency-dependent electrophysiological effects of the IKur inhibitor XEN-D0103 are desirable for the treatment of atrial fibrillation. Heart Rhythm，13（2）：555-564.

Frangogiannis NG，2019. The extracellular matrix in ischemic and nonischemic heart failure. Circ Res，125（1）：117-146.

Frantz S，Störk S，Michels K，et al，2008. Tissue inhibitor of metalloproteinases levels in patients with chronic heart failure：an independent predictor of mortality. Eur J Heart Fail，10（4）：388-395.

Garbern JC，Lee RT，2021. Mitochondria and metabolic transitions in cardiomyocytes：lessons from development for stem cell-derived cardiomyocytes. Stem Cell Res Ther，12（1）：177.

Geng L，Wang S，Zhang F，et al，2019. SNX17（sorting nexin 17）mediates atrial fibrillation onset through endocytic trafficking of the Kv1. 5（potassium voltage-gated channel subfamily A member 5）channel. Circ Arrhythm Electrophysiol，12（4）：e007097.

Gibb AA，Hill BG，2018. Metabolic coordination of physiological and pathological cardiac remodeling. Circ Res，123（1）：107-128.

Golob M，Moss RL，Chesler NC，2014. Cardiac tissue structure，properties，and performance：a materials science perspective. Ann Biomed Eng，42（10）：2003-2013.

Guerra F，Romandini A，Barbarossa A，et al，2017. Ranolazine for rhythm control in atrial fibrillation：a systematic review and meta-analysis. Int J Cardiol，227：284-291.

Guinamard R, Bouvagnet P, Hof T, et al, 2015. TRPM4 in cardiac electrical activity. Cardiovasc Res, 108（1）: 21-30.

Hartmann N, Pabel S, Herting J, et al, 2017. Antiarrhythmic effects of dantrolene in human diseased cardiomyocytes. Heart Rhythm, 14（3）: 412-419.

He Q, Wang F, Honda T, et al, 2018. Loss of miR-144 signaling interrupts extracellular matrix remodeling after myocardial infarction leading to worsened cardiac function. Sci Rep, 8（1）: 16886.

Heijman J, Ghezelbash S, Dobrev D, 2017. Investigational antiarrhythmic agents: promising drugs in early clinical development. Expert Opin Investig Drugs, 26（8）: 897-907.

Ho KL, Karwi QG, Wagg C, et al, 2021. Ketones can become the major fuel source for the heart but do not increase cardiac efficiency. Cardiovasc Res, 117（4）: 1178-1187.

Hof T, Liu H, Sallé L, et al, 2017. TRPM4 non-selective cation channel variants in long QT syndrome. BMC Med Genet, 18（1）: 31.

Hu HJ, Zhang C, Tang ZH, et al, 2019. Regulating the Warburg effect on metabolic stress and myocardial fibrosis remodeling and atrial intracardiac waveform activity induced by atrial fibrillation. Biochem Biophys Res Commun, 516（3）: 653-660.

Huang CL, 2017. Murine electrophysiological models of cardiac arrhythmogenesis. Physiol Rev, 97（1）: 283-409.

Iorga RA, Bacalbasa N, Carsote M, et al, 2020. Metabolic and cardiovascular benefits of GLP-1 agonists, besides the hypoglycemic effect（Review）. Exp Ther Med, 20（3）: 2396-2400.

Ishikawa T, Ohno S, Murakami T, et al, 2017. Sick sinus syndrome with HCN4 mutations shows early onset and frequent association with atrial fibrillation and left ventricular noncompaction. Heart Rhythm, 14（5）: 717-724.

Jia H, Schwille P, 2019. Bottom-up synthetic biology: reconstitution in space and time. Curr Opin Biotechnol, 60: 179-187.

Joca HC, Santos-Miranda A, Joviano-Santos JV, et al, 2020. Chronic sympathetic hyperactivity triggers electrophysiological remodeling and disrupts excitation-contraction coupling in heart. Sci Rep, 10（1）: 8001.

Johnson TD, Hill RC, Dzieciatkowska M, et al, 2016. Quantification of decellularized human myocardial matrix: a comparison of six patients. Proteomics Clin Appl, 10（1）: 75-83.

Junttila MJ, Holmström L, Pylkäs K, et al, 2018. Primary myocardial fibrosis as an alternative phenotype pathway of inherited cardiac structural disorders. Circulation, 137（25）: 2716-2726.

Karagueuzian H, Pezhouman A, Angelini M, et al, 2017. Enhanced late Na and Ca currents as effective antiarrhythmic drug targets. Front Pharmacol, 8: 36.

Karwi QG, Bornbaum J, Boengler K, et al, 2017. AP39, a mitochondria-targeting hydrogen sulfide（H2S） donor, protects against myocardial reperfusion injury independently of salvage kinase signalling. Br J Pharmacol, 174（4）: 287-301.

Karwi QG, Uddin GM, Ho KL, et al, 2018. Loss of metabolic flexibility in the failing heart. Front Cardiovasc Med, 5: 68.

Kelly BE, Bhattacharya I, Heidari H, et al, 2019. Volumetric additive manufacturing via tomographic reconstruction. Science, 363（6431）: 1075-1079.

Koltun DO, Parkhill EQ, Elzein E, et al, 2016. Discovery of triazolopyridine GS-458967, a late sodium current inhibitor（late I_{Nai}）of the cardiac NaV 1. 5 channel with improved efficacy and potency relative to ranolazine. Bioorg Med Chem Lett, 26（13）: 3202-3206.

Kolwicz Jr SC, Purohit S, Tian R, 2013. Cardiac metabolism and its interactions with contraction, growth, and survival of cardiomyocytes. Circ Res，113（5）：603-616.

Korantzopoulos P，Letsas KP，Tse G，et al，2018. Inflammation and atrial fibrillation：a comprehensive review. J Arrhythm，34（4）：394-401.

Lee HC，Shiou YL，Jhuo SJ，et al，2019. The sodium-glucose co-transporter 2 inhibitor empagliflozin attenuates cardiac fibrosis and improves ventricular hemodynamics in hypertensive heart failure rats. Cardiovasc Diabetol，18（1）：45.

Lee MMY，Brooksbank KJM，Wetherall K，et al，2021. Effect of Empagliflozin on left ventricular volumes in patients with type 2 diabetes，or prediabetes，and heart failure with reduced ejection fraction（SUGAR-DM-HF）. Circulation，143（6）：516-525.

Lenčová-Popelová O，Jirkovský E，Mazurová Y，et al，2014. Molecular remodeling of left and right ventricular myocardium in chronic anthracycline cardiotoxicity and post-treatment follow up. PLoS One，9（5）：e96055.

Leonie G，Christine P，Warner SS，et al，2017. Evidence for neuroinflammation after myocardial infarction in a mouse model. heart and mind，1（4）：134-140.

Li H，Ma Z，Zhai Y，et al，2020. Trimetazidine ameliorates myocardial metabolic remodeling in isoproterenol-induced rats through regulating ketone body metabolism via activating AMPK and PPARα. Front Pharmacol，11：1255.

Li T，Zhang Z，Kolwicz Jr SC，et al，2017. Defective branched-chain amino acid catabolism disrupts glucose metabolism and sensitizes the heart to ischemia-reperfusion injury. Cell Metab，25（2）：374-385.

Liu LX，Rowe GC，Yang S，et al，2017. PDK4 inhibits cardiac pyruvate oxidation in late pregnancy. Circ Res，121（12）：1370-1378.

Liu N，Ye X，Yao B，et al，2020. Advances in 3D bioprinting technology for cardiac tissue engineering and regeneration. Bioact Mater，6（5）：1388-1401.

Liu X，Gu Y，Liu Y，et al，2018. Ticagrelor attenuates myocardial ischaemia-reperfusion injury possibly through downregulating galectin-3 expression in the infarct area of rats. Br J Clin Pharmacol，84（6）：1180-1186.

Liu X，Han W，An N，et al，2021. Kanglexin protects against cardiac fibrosis and dysfunction in mice by TGF-β1/ERK1/2 noncanonical pathway. Front Pharmacol，11：572637.

Lubrano V，Balzan S，2020. Role of oxidative stress-related biomarkers in heart failure：galectin 3，α1-antitrypsin and LOX-1：new therapeutic perspective? Mol Cell Biochem，464（1-2）：143-152.

Lugenbiel P，Wenz F，Syren P，et al，2017. TREK-1（$K_2P2. 1$）K^+ channels are suppressed in patients with atrial fibrillation and heart failure and provide therapeutic targets for rhythm control. Basic Res Cardiol，112（1）：8.

Ma ZG，Yuan YP，Zhang X，et al，2017. Piperine attenuates pathological cardiac fibrosis via PPAR-γ/Akt pathways. EBioMedicine，18：179-187.

Maiolino G，Rossitto G，Pedon L，et al，2015. Galectin-3 predicts long-term cardiovascular death in high-risk patients with coronary artery disease. Arterioscler Thromb Vasc Biol，35（3）：725-732.

Majid QA，Fricker ATR，Gregory DA，et al，2020. Natural biomaterials for cardiac tissue engineering：a highly biocompatible solution. Front Cardiovasc Med，7：554597.

Manhenke C，Orn S，Squire I，et al，2011. The prognostic value of circulating markers of collagen turnover after acute myocardial infarction. Int J Cardiol，150（3）：277-282.

McCormack A，Highley CB，Leslie NR，et al，2020. 3D printing in suspension baths：keeping the promises of bioprinting afloat. Trends Biotechnol，38（6）：584-593.

McDonald LT，Zile MR，Zhang Y，et al，2018. Increased macrophage-derived SPARC precedes collagen deposition in myocardial fibrosis. Am J Physiol Heart Circ Physiol，315（1）：H92-H100.

McLaughlin S，McNeill B，Podrebarac J，et al，2019. Injectable human recombinant collagen matrices limit adverse remodeling and improve cardiac function after myocardial infarction. Nat Commun，10（1）：4866.

Melenovsky V，Kotrc M，Polak J，et al，2012. Availability of energetic substrates and exercise performance in heart failure with or without diabetes. Eur J Heart Fail，14（7）：754-763.

Mendonca C C，Plank G，Rinaldi CA，et al，2018. Modeling the electrophysiological properties of the infarct border zone. Front Physiol，9：356.

Meng Q，Bhandary B，Bhuiyan MS，et al，2018. Myofibroblast-specific TGF-β receptor Ⅱ signaling in the fibrotic response to cardiac myosin binding protein C-induced cardiomyopathy. Circ Res，123（12）：1285-1297.

Münch J，Avanesov M，Bannas P，et al，2016. Serum matrix metalloproteinases as quantitative biomarkers for myocardial fibrosis and sudden cardiac death risk stratification in patients with hypertrophic cardiomyopathy. J Card Fail，22（10）：845-850.

Mustroph J，Neef S，Maier LS，2017. CaMK Ⅱ as a target for arrhythmia suppression. Pharmacol Ther，176：22-31.

Nagao K，Inada T，Tamura A，et al，2018. Circulating markers of collagen types Ⅰ，Ⅲ，and Ⅳ in patients with dilated cardiomyopathy：relationships with myocardial collagen expression. ESC Heart Fail，5（6）：1044-1051.

Nauta JF，Hummel YM，Tromp J，et al，2020. Concentric vs. eccentric remodelling in heart failure with reduced ejection fraction：clinical characteristics，pathophysiology and response to treatment. Eur J Heart Fail，22（7）：1147-1155.

Nielsen SH，Mouton AJ，De Leon-Pennell KY，et al，2019. Understanding cardiac extracellular matrix remodeling to develop biomarkers of myocardial infarction outcomes. Matrix Biol，75-76：43-57.

O'Connell C，Ren J，Pope L，et al，2020. Characterizing bioinks for extrusion bioprinting：printability and rheology//3D Bioprinting. New York：Humana NY：111-133.

Pabel S，Ahmad S，Tirilomis P，et al，2020. Inhibition of Nav1. 8 prevents atrial arrhythmogenesis in human and mice. Basic Res Cardiol，115（2）：20.

Papadacci C，Finel V，Provost J，et al，2017. Imaging the dynamics of cardiac fiber orientation in vivo using 3D ultrasound backscatter tensor imaging. Sci Rep，7（1）：830.

Park S，Nguyen NB，Pezhouman A，et al，2019. Cardiac fibrosis：potential therapeutic targets. Transl Res，209：121-137.

Pattar SS，Fatehi HA，Fedak PWM，2019. A cellular extracellular matrix bioscaffolds for cardiac repair and regeneration. Front Cell Dev Biol，7：63.

Pereira RO，Wende AR，Olsen C，et al，2014. GLUT1 deficiency in cardiomyocytes does not accelerate the transition from compensated hypertrophy to heart failure. J Mol Cell Cardiol，72：95-103.

Perera-Gonzalez M，Kiss A，Kaiser P，et al，2021. The role of tenascin C in cardiac reverse remodeling following banding–debanding of the ascending aorta. Int J Mol Sci，22（4）：2023.

Pozzi A，Yurchenco PD，Iozzo RV，2017. The nature and biology of basement membranes. Matrix Biol，57-58：1-11.

Ravens U，Odening KE，2017. Atrial fibrillation：therapeutic potential of atrial K+ channel blockers. Pharmacol Ther，176：13-21.

Redondo-Angulo I，Mas-Stachurska A，Sitges M，et al，2017. Fgf21 is required for cardiac remodeling in pregnancy. Cardiovasc Res，113（13）：1574-1584.

Retwiński A，Kosmalski M，Crespo-Leiro M，et al，2018. The influence of metformin and the presence of type 2 diabetes mellitus on mortality and hospitalisation in patients with heart failure. Kardiol Pol，76（9）：1336-1343.

Rienks M，Carai P，Teeffelen JV，et al，2018. SPARC preserves endothelial glycocalyx integrity，and protects against adverse cardiac inflammation and injury during viral myocarditis. Matrix Biol，74：21-34.

Robinson JG，2017. Update on PPAR agonists：the clinical significance of FIELD and PROACTIVE. Curr Atheroscler Rep，9（1）：64-71.

Sabbah HN，Gupta RC，Kohli S，et al，2016. Chronic therapy with elamipretide（MTP-131），a novel mitochondria-targeting peptide，improves left ventricular and mitochondrial function in dogs with advanced heart failure. Circ Heart Fail，9（2）：e002206.

Sant'Ana PG，Batah SS，Leão PS，et al，2018. Heart remodeling produced by aortic stenosis promotes cardiomyocyte apoptosis mediated by collagen V imbalance. Pathophysiology，25（4）：373-379.

Santos-Gallego CG，Requena-Ibanez JA，San Antonio R，et al，2019. Empagliflozin ameliorates adverse left ventricular remodeling in nondiabetic heart failure by enhancing myocardial energetics. J Am Coll Cardiol，73（15）：1931-1944.

Santos-Gallego CG，Requena-Ibanez JA，San Antonio R，et al，2021. Empagliflozin ameliorates diastolic dysfunction and left ventricular fibrosis/stiffness in nondiabetic heart failure：a multimodality study. JACC Cardiovasc Imaging，14（2）：393-407.

Saucerman JJ，Tan PM，Buchholz KS，et al，2019. Mechanical regulation of gene expression in cardiac myocytes and fibroblasts. Nat Rev Cardiol，16（6）：361-378.

Schmidt C，Wiedmann F，Zhou XB，et al，2017. Inverse remodelling of K2P3.1 K^+ channel expression and action potential duration in left ventricular dysfunction and atrial fibrillation：implications for patient-specific antiarrhythmic drug therapy. Eur Heart J，38（22）：1764-1774.

Schwemer TF，Radziwolek L，Deutscher N，et al，2019. Effect of Ranolazine on ischemic myocardium in patients with acute cardiac ischemia（RIMINI-Trial）：a randomized controlled pilot trial. J Cardiovasc Pharmacol Ther，24（1）：62-69.

Shen H，Wang J，Min J，et al，2018. Activation of TGF-β1/α-SMA/Col I profibrotic pathway in fibroblasts by Galectin-3 contributes to atrial fibrosis in experimental models and patients. Cell Physiol Biochem，47（2）：851-863.

Simó-Vicens R，Sauter DRP，Grunnet M，et al，2017. Effect of antiarrhythmic drugs on small conductance calcium–activated potassium channels. Eur J Pharmacol，803：118-123.

Skarsfeldt MA，Jepps TA，Bomholtz SH，et al，2016. pH-dependent inhibition of K2P3.1 prolongs atrial refractoriness in whole hearts. Pflugers Arch，468（4）：643-654.

Skibsbye L，Poulet C，Diness JG，et al，2014. Small-conductance calcium-activated potassium（SK）channels contribute to action potential repolarization in human atria. Cardiovasc Res，103（1）：156-167.

Staudacher I，Seehausen S，Illg C，et al，2019. Cardiac K2P13.1（THIK-1）two-pore-domain K^+ channels：pharmacological regulation and remodeling in atrial fibrillation. Prog Biophys Mol Biol，144：128-138.

Stenina-Adognravi O，Plow EF，2019. Thrombospondin-4 in tissue remodeling. Matrix Biol，75-76：300-313.

Taylor M，Wallhaus TR，DeGrado TR，et al，2001. An evaluation of myocardial fatty acid and glucose uptake using PET with [18F] fluoro-6-thia-heptadecanoic acid and [18F] FDG in patients with congestive heart failure.

J Nucl Med，42（1）：55-62.

Vaskova E，Ikeda G，Tada Y，et al，2020. Sacubitril/valsartan improves cardiac function and decreases myocardial fibrosis via downregulation of exosomal miR-181a in a rodent chronic myocardial infarction model. J Am Heart Assoc，9（13）：e015640.

Virani SS，Alonso A，Benjamin EJ，et al，2020. Heart disease and stroke statistics—2020 Update：a report from the American Heart Association. Circulation，141（9）：e139-e596.

Walweel K，Oo YW，Laver DR，2017. The emerging role of calmodulin regulation of RyR2 in controlling heart rhythm，the progression of heart failure and the antiarrhythmic action of dantrolene. Clin Exp Pharmacol Physiol，44（1）：135-142.

Wende AR，Kim J，Holland WL，et al，2017. Glucose transporter 4-deficient hearts develop maladaptive hypertrophy in response to physiological or pathological stresses. Am J Physiol Heart Circ Physiol，313（6）：H1098-h1108.

Wolkenberg SE，Nolt MB，Bilodeau MT，et al，2017. Discovery of MK-1832, a Kv1. 5 inhibitor with improved selectivity and pharmacokinetics. Bioorg Med Chem Lett，27（4）：1062-1069.

Wu X，Chen ZR，Yang Y，et al，2018. Impact of proteasome inhibitor MG-132 on expression of NF-κB，IL-1β and histological remodeling after myocardial infarction. Exp Ther Med，16（2）：1365-1372.

Wu X，Li M，Chen SQ，et al，2018. Pin1 facilitates isoproterenol-induced cardiac fibrosis and collagen deposition by promoting oxidative stress and activating the MEK1/2ERK1/2 signal transduction pathway in rats. Int J Mol Med，41（3）：1573-1583.

Yamagami K，Oka T，Wang Q，et al，2015. Pirfenidone exhibits cardioprotective effects by regulating myocardial fibrosis and vascular permeability in pressure-overloaded hearts. Am J Physiol Heart Circ Physiol，309（3）：H512-H522.

Yang C，Qiao S，Song Y，et al，2019. Procollagen type I carboxy-terminal propeptide（PICP）and MMP-2 are potential biomarkers of myocardial fibrosis in patients with hypertrophic cardiomyopathy. Cardiovasc Pathol，43：107150.

Yang CD，Shen Y，Lu L，et al，2019. Insulin resistance and dysglycemia are associated with left ventricular remodeling after myocardial infarction in non-diabetic patients. Cardiovasc Diabetol，18（1）：100.

Yang R，Jia Q，Ma SF，et al，2019. Exogenous H_2s mitigates myocardial fibrosis in diabetic rats through suppression of the canonical Wnt pathway. Int J Mol Med，44（2）：549-558.

Zablocki JA，Elzein E，Li X，et al，2016. Discovery of dihydrobenzoxazepinone（GS-6615）late sodium current inhibitor（late I Nai），a phase Ⅱ agent with demonstrated preclinical anti-ischemic and antiarrhythmic properties. J Med Chem，59（19）：9005-9017.

Zaunbrecher RJ，Abel AN，Beussman K，et al，2019. Cronos titin is expressed in human cardiomyocytes and necessary for normal sarcomere function. Circulation，140（20）：1647-1660.

Zhan H，Zhang J，Jiao A，et al，2019. Stretch-activated current in human atrial myocytes and Na+ current and mechano-gated channels'current in myofibroblasts alter myocyte mechanical behavior：a computational study. Biomed Eng Online，18（1）：104.

Zhang B，Li X，Chu C，et al，2018. Renal denervation effects on myocardial fibrosis and ventricular arrhythmias in rats with ischemic cardiomyopathy. Cellular Physiol Biochem，46（6）：2471-2479.

Zhang K，Ma Z，Song C，et al，2020. Role of ion channels in chronic intermittent hypoxia-induced atrial remodeling in rats. Life Sci，254：117797.

Zhao N，Li Q，Zhang K，et al，2020. Heart failure-induced atrial remodelling promotes electrical and conduction alternans. PLoS Comput Biol，16（7）：e1008048.

Zhao RR，Ackers-Johnson M，Stenzig J，et al，2018. Targeting chondroitin sulfate glycosaminoglycans to treat cardiac fibrosis in pathological remodeling. Circulation，137（23）：2497-2513.

Zile MR，O'Meara E，Claggett B，et al，2019. Effects of sacubitril/valsartan on biomarkers of extracellular matrix regulation in patients with HFrEF. J Am Coll Cardiol，73（7）：795-806.

Zordoky BN，Sung MM，Ezekowitz J，et al，2015. Metabolomic fingerprint of heart failure with preserved ejection fraction. PLoS One，10（5）：e0124844.

第三章　心肌重塑发生的细胞基础

第一节　心肌细胞肥大

心肌组织包括心肌细胞和间质两部分，其中心肌细胞占心脏总体积的75%，间质占25%。心肌细胞肥大是指心肌细胞体积增大、直径增宽、长度增加及肌节数量增多，而心肌肥大包括心肌大小、形状和功能的代偿性改变，是一种独立于病因的即时反应，以恢复心排血量。心肌肥大失代偿使心肌收缩力下降、心肌纤维化、心室扩张、心肌细胞慢性炎症和细胞凋亡增加，最终导致心力衰竭。应激引起心肌细胞基因表达的改变，包括胎儿基因程序的重新激活，触发细胞生长，导致心肌细胞肥大，进一步导致ATP的需求增加，诱发线粒体相关途径发生变化。心肌细胞肥大是心肌重塑的主要病理变化之一，因此了解心肌细胞肥大的病理生理变化及其相关信号通路对心肌重塑的治疗有重要意义。

一、心　肌　细　胞

心肌细胞是构成心肌组织最基本的单位。心肌组织是由心肌细胞组成的有横纹的非随意肌，受自主神经支配，具有兴奋收缩的能力，是心脏舒张和收缩活动的基础。

（一）分类

根据组织学特点、电生理特性及功能上的区别，心肌细胞可分为普通心肌细胞和自律细胞两类。这两类心肌细胞分别实现一定的职能，互相配合，共同完成心脏的节律性运动。

1. 普通心肌细胞　包括心房肌细胞和心室肌细胞，含有丰富的肌原纤维，执行收缩功能，故又称为工作细胞。工作细胞具有兴奋性和传导性，不具备自动节律性。

2. 自律细胞　是一类特殊分化的心肌细胞，组成心脏的特殊传导系统。它们除具有兴奋性和传导性外，还具有自动节律性，故称为自律细胞。自律细胞的肌原纤维很小或完全缺乏，故收缩功能已基本丧失。自律细胞主要包括P细胞和浦肯野细胞。除上述两种自律细胞外，还有一种细胞位于特殊传导系统的结区，既不具有收缩功能，也没有自律性，只保留了很低的传导性，是传导系统中的非自律细胞。特殊传导系统是心脏内发生兴奋和传播兴奋的组织，起着控制心脏节律性活动的作用。

（二）结构

心肌细胞为短柱状，一般只有一个细胞核，多位于细胞中部，呈椭圆形或长方形，其长轴与肌原纤维的方向一致，肌原纤维绕核而行，核的两端富有肌质，其中含有丰富的糖原颗粒和线粒体，以适应心肌持续性节律收缩活动的需要。在电子显微镜下观察，可看到心肌细胞的肌原纤维、横小管、肌质网、线粒体、糖原、脂肪等超微结构。心肌细胞的肌原纤维粗细差别很大，粗的肌原纤维与细的肌原纤维可相互移行，相邻者又彼此接近以致分界不清。

（三）心肌细胞舒张和收缩活动的分子基础

心脏舒张和收缩满足机体代谢需要，其活动主要由收缩蛋白、调节蛋白、钙离子及ATP参与。收缩蛋白主要由肌球蛋白和肌动蛋白组成。心肌细胞肌原纤维由若干肌节连接而成，肌节是心肌舒缩的基本单位，主要由粗、细两种肌丝组成。粗肌丝（相当于肌节的暗带区）的主要成分是肌球蛋白，全长约150nm，它的一端游离形成横桥，其顶端呈球状膨大，具有ATP酶活性，可分解ATP，供肌丝滑动所需。肌球蛋白包括2条重链（MHC）和2条轻链（MLC），心脏仅有两种MHC基因表达，即α-MHC和β-MHC形成α-α、β-β同源二聚体及α-β异源二聚体，分别形成同工酶V1、V2及V3。正常情况下，胚胎心房及成人心房α-MHC即V1同工酶占优势，而左、右心室从胚胎到成人β-MHC始终保持在80%～90%，V3同工酶占优势。细肌丝（相当于肌节的明带区）的主要构成是肌动蛋白，呈球形，互相串联成双螺旋的细长纤维。肌动蛋白上有特殊的作用点，可与球蛋白的横桥可逆性结合。肌动蛋白和肌球蛋白是心肌舒缩活动的物质基础。

调节蛋白主要由原肌球蛋白和肌钙蛋白组成。原肌球蛋白呈杆状，含有两条多肽链，头尾串联并形成螺旋状细长纤维嵌在肌动蛋白双螺旋的沟槽内。每个原肌球蛋白分子附有一个肌钙蛋白复合体，后者由三个亚单位构成，分别是原肌球蛋白亚单位、钙结合亚单位和抑制亚单位。调节蛋白在钙离子的参与下调节、控制收缩蛋白的舒缩活动。Ca^{2+}在把兴奋性电信号转化为机械收缩的过程中发挥了极为重要的中介作用。ATP为粗、细肌丝的滑动提供能源。

二、心肌细胞肥大的特征

心肌细胞肥大是高血压、冠心病、心肌病等多种心血管疾病的一种共同的病理生理变化，是心肌对各种刺激产生的一种适应性反应。在组织学上表现为细胞直径增加、表面积增加、体积增大及肌节增加。心肌细胞一般不能增殖，只有细胞体积的肥大，并且细胞处于收缩状态。胚胎期心肌细胞来源于肌干细胞，经肌母细胞逐渐分化为成熟的心肌细胞，其收缩蛋白以β-MHC占优势，处于"合成状态"。心肌肥大是心肌细胞从成熟的"收缩状态"向"胚胎型合成状态"转化的一种现象，并且已经证明这种心脏体积的增加发生在心肌细胞水平。心肌细胞肥大导致心肌内微动脉和毛细血管的生长明显落后于心肌细胞体积的增长，单位重量的肥大心肌毛细血管数目减少。由于毛细血管总数相对减少，氧的弥散间距增大，因此心肌缺氧。在安静的状态下，大部分储备毛细血管已经开放，故当心肌负荷增加时，功能性毛细血管数不能再有效增加，氧的弥散间距也不能缩小。因此，肥大心肌在负荷增加时处于缺氧状态，致有氧代谢减弱，能量生成不足，心肌收缩力减弱。心肌细胞肥大由于细胞体积和重量的增加大于其表面积的增加，细胞面积的相对减少可使细胞转运离子的能力减弱，包括Ca^{2+}内流相对不足，从而进一步使心肌细胞功能降低。

电子显微镜下观察证实，肥大心肌内线粒体数量与心肌细胞体积的比值减小，线粒体膜表面积与心肌纤维重量的比值也明显减少，所以肥大心肌内生物氧化作用相对减弱。这也是肥大心肌能量生成不足的原因之一。心肌细胞肥大为肌球蛋白分子的头部和尾部的比值降低，即头部在整个分子中所占的比重减少。而头部正是 ATP 酶所在的部位，头部比重的减少可使 ATP 酶的活性随之相对降低。体外实验表明，有临床症状的肥大的心肌细胞中 ATP 酶的活性降低 20%～30%。ATP 酶活性的降低使心肌能量利用发生障碍，因而心肌收缩性减弱。此外，ATP 酶还受 Ca^{2+} 的激活，心肌肥大时 Ca^{2+} 向肌球蛋白横桥部位转运变慢，故使 ATP 酶活性进一步降低。

三、心肌细胞肥大的刺激因素

机械刺激、化学刺激是心肌细胞肥大最常见的刺激因素，其他如活性氧、炎症因子等也是导致心肌细胞肥大的常见原因。

（一）机械刺激

机械牵张是心肌肥大最重要的诱发因素，压力和（或）容量超负荷均可增加心肌细胞体积、改变胶原蛋白基质成分，在心肌细胞中触发一系列反应而引起心肌肥大。在高血压、主动脉狭窄等压力负荷增大的情况下常引起心肌向心性肥大，主要特点为心肌肌节呈并联型增生，心肌细胞增粗。在二尖瓣关闭不全、主动脉瓣关闭不全等容量负荷过重刺激下常引起离心性肥大，主要特点为心肌肌节呈串联型增生，心肌细胞增长，心腔容积增大。细胞介导的机械力转导反应是心肌细胞重塑及基质重塑的重要调节因子。机械负荷还可诱导血管紧张素Ⅱ（Ang-Ⅱ）、ET-1 和 TGF-β 等因子的释放，这些因子是心肌细胞肥大的有效激活因子。机械性刺激可通过促进蛋白质合成增加和（或）使蛋白质降解减少而导致心肌肥大。

（二）化学刺激

去甲肾上腺素持续刺激可引起心肌细胞体积增大，常被用来制作心肌细胞肥大模型。研究表明，去甲肾上腺素导致成年大鼠心肌细胞心房利尿钠肽基因表达和蛋白合成增加，肾上腺素能受体介导的磷脂酶 C 激活参与了去甲肾上腺素诱导的心肌肥大过程。内皮素与内皮素受体结合后，刺激去甲肾上腺素增加而导致心肌细胞肥大。最近研究表明，去甲肾上腺素导致心肌细胞肥大可能与 CaMKⅡ激活有关，钾通道蛋白 Kv4.3 的表达增加抑制 CaMKⅡ激活而减轻去甲肾上腺素介导心肌细胞肥大。RAAS 激活是心肌重塑的重要因素，Ang-Ⅱ是心肌细胞肥大重要的刺激因子，Ang-Ⅱ也常用来制作心肌细胞肥大模型。Ang-Ⅱ通过诱导 *c-Fos*、*c-Jun*、*c-Mye* 等原癌基因表达加强并促使相关蛋白质合成，导致心肌细胞肥大。Ang-Ⅱ还可引起血管紧张素原基因和 *TGF-β1* 基因上调，进而促使心肌细胞肥大。近年有研究表明，Ang-Ⅱ亦通过 Wnt 通路导致心肌细胞肥大。此外，TGF-β、胰岛素生长因子及睾酮等刺激可导致心肌细胞肥大。

（三）活性氧

氧化应激可以诱导胎儿基因表达增加，是心肌细胞肥大的重要因素，心力衰竭患者中存在氧化应激增强、活性氧（ROS）产生增多。用 2-氨基丙烷盐酸盐处理早期鸡胚胎，使发育中的心脏产生自由基，结果表明过量 ROS 可导致胚胎的心肌肥大。热激蛋白 22 过表达可导致心肌细胞肥大，其机制可能是通过 ROS 产生增多所致。一项关于 β-酪啡肽-7 对甲状腺功能亢进心肌肥大影响的研究表明，甲状腺激素增加导致小鼠的心肌细胞中 ROS 增多和炎症反应增强，NF-κB 通路激活，给予 β-酪啡肽-7 后出现了相反的结果，说明 ROS 和炎症反应诱导心肌细胞肥大。此外，ROS 激活了许多与心肌细胞肥大有关的信号通路，包括酪氨酸蛋白激酶、蛋白激酶 C（protein kinase C，PKC）和 MAPK 等。

（四）炎症因子

炎症在心肌重塑过程中扮演重要角色。笔者团队制作心肌梗死动物模型，结果发现非梗死区域心肌细胞直径增加，体积增大，炎症因子 IL-1β 表达增加，而 MG-132 干预后心肌细胞肥大减轻，炎症因子表达下降，炎症因子参与心肌梗死后心肌细胞肥大的过程。炎症细胞因子在心肌细胞肥大过程中发挥了作用，TNF-α、IL-1β、IL-6 等细胞因子直接诱导心肌细胞肥大，与肥大的严重程度有关。

四、心肌细胞肥大相关的信号通路

心肌细胞肥大机制复杂，涉及多条信号通路，其中 MAPK、JAK-STAT、Smad、蛋白激酶及钙/钙调蛋白依赖的蛋白激酶通路在心肌细胞肥大中起重要作用（图 3-1-1）。

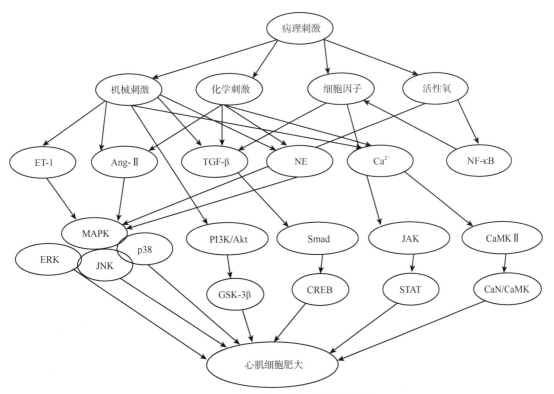

图 3-1-1　心肌细胞肥大相关的信号通路

（一）MAPK 信号通路

MAPK 信号通路（也称为 RAS-RAF-MEK-ERK 途径）是受体酪氨酸蛋白激酶在与细胞外有丝分裂配体结合时激活的一种中枢信号级联反应。MAPK 家族有细胞外调节酶、c-Jun 氨基端激酶和 p38 激酶三个亚家族，它们共同的特征是以底物结构为基础，主要通过三级激酶级联形式及"应激-激活"形式传递信号。研究表明，α1 肾上腺素能受体介导的心肌细胞肥大依赖 MAPK 信号通路。

1. 细胞外调节酶（extracellular regulated kinase，ERK） 与多种因素导致的心肌肥大有关，典型的细胞外信号调节激酶 1/2（extracellular signal-regulated kinase 1/2，ERK1/2）亚型一旦被激活，将易位到细胞核并使多种底物磷酸化。表达 ERK 特异性激活剂 MEK1 的转基因小鼠表现出向心性心肌肥大，收缩力增强，这些小鼠的心肌细胞没有表现出病理性肥大的迹象，这提示 ERK 参与诱导心肌细胞适应性肥大。ERK 在早期心肌适应性向心性肥大时被激活，在晚期有害的向心性肥大时其活性降低。心肌细胞在压力超负荷时，G 蛋白偶联受体（G protein coupled receptor，GPCR）、机械敏感刺激（膜结合整合素）和肌节产生的多种反应中 ERK 被激活。ERK 不仅与适应性心肌细胞肥大有关，还参与高血压、抗肿瘤药物等引起的病理性心肌细胞肥大的过程。在外界因素作用下心肌细胞发生适应性或不适应性肥大与 ERK 信号的强度、持续时间有关。ERK 信号的平衡决定了其在心肌细胞肥大过程中的不同作用，他汀类药物改善心肌肥大可能与 ERK 信号通路有关。

2. c-Jun 氨基端激酶（c-Jun N-terminal kinase，JNK） 又称应激活化蛋白激酶，在哺乳动物中包括 JNK1、JNK2 及 JNK3。JNK 参与基因的重新编辑，在一定程度上通过调节肥大基因如 *NFAT*、*STAT*、*c-Jun*、*c-Fos* 和 *GATA4* 等表达，进一步导致心肌细胞肥大。对培养的新生儿心肌细胞进行的多项研究表明，JNK 促进心肌细胞的生长，并且促进胎儿基因的表达，胎儿基因的表达是病理性心肌肥大的标志。c-Jun 介导胰岛素样生长因子（insulin-like growth factor，IGF）信号，导致病理性肥大和心力衰竭的发生，而抑制 c-Jun 信号则减轻心肌肥大。此外，dnJNK 的过表达可以通过 FoxO3a 介导的相关机制，进一步抑制大鼠左心室压力超负荷模型下的心肌细胞肥大。JNK 相互作用蛋白（JNK interacting protein 3，JIP3）是 JNK 通路的支架蛋白，与各级 JNK 级联分子相互作用调节 JNK 通路活性。在小鼠心肌肥大模型中，JIP3 缺乏可抑制心肌炎症、氧化应激、纤维化积聚和内质网应激，防止心肌细胞肥大。JIP3 基因敲除对心肌肥大的保护作用在一定程度上与 JNK 通路的失活有关。在细胞外刺激因素，如 Ang-Ⅱ、内皮素、去甲肾上腺素等作用下，通过结合相关受体，进一步激活 MEKK1、MLK3、TAK1 等，级联激活 MEKK4 和 MEKK7，介导 JNK 参与心肌细胞肥大。

3. p38 丝裂原激活的蛋白激酶（p38 mitogen-activated protein kinase）**家族** 包括 p38α、p38β、p38γ 及 p38δ，分布在不同的细胞中，在心肌组织中主要存在 α 和 β 两种异构体。p38 激酶与心脏发育、心肌肥大、心力衰竭及心律失常等密切相关。许多实验表明，p38 MAPK 是心肌细胞肥大信号通路的关键。p38 MAPK 参与瘦素诱导心肌肥大，Ang-Ⅱ 及 ET-1 诱导心肌细胞肥大反应依赖于 p38 MAPK 激活，阿托伐他汀通过抑制 p38 MAPK 的激活减轻

Ang-Ⅱ诱导心肌细胞肥大。当心肌细胞暴露于诱导肥大反应的刺激中时，p38 信号通路会被激活，而用 Akt 抑制剂 SB203580 抑制 p38α/β 后心肌细胞肥大反应减轻。心肌成纤维细胞特异性分子 p38α MAPK 亦参与了心肌细胞肥大的反应过程，Bageghni 等通过对成纤维细胞中的 p38α 分子在调节心肌细胞肥大中的作用进行研究，结果表明心肌成纤维细胞中的 p38α 可通过旁分泌的方式诱导 IL-6 信号通路活化而促进心肌细胞肥大，这在一定程度上说明，p38 激活后可能通过炎症因子激活诱导心肌细胞肥大。

（二）JAK-STAT 通路

JAK-STAT 通路是一条接受细胞因子刺激的信号转导通路，参与细胞的增殖、分化、凋亡及免疫调节等多种重要生物学过程。JAK 激酶是一个细胞内非受体型酪氨酸蛋白激酶家族，该族成员有 7 个同源区（JH1～JH7），其中 JH1 区为激酶区，JH2 区为伪激酶区。与其他酪氨酸蛋白激酶不同，JAK 内无 SRC 同源区 2（SH2）结构，因其既能催化与之相连的细胞因子受体发生酪氨酸磷酸化，又能磷酸化多种含特定 SH2 的信号分子，从而使其激活，故称为 Janus。JAK 介导细胞因子产生信号，并通过 JAK-STAT 通路传递。信号转导与转录激活因子（signal transducer and activator of transcription，STAT）在体内多参与细胞因子、生长因子的相关信号转导。许多细胞因子和生长因子通过 JAK-STAT 信号通路传递信号，JAK-STAT 是导致心肌细胞肥大的直接通路。在介导心肌细胞肥大的诸多信号通路中，JAK-STAT 在不同刺激如心肌梗死、细胞因子及压力超负荷和神经激素的反应中起着关键作用。

热休克转录因子 1 通过 JAK2-STAT3 通路参与缺血诱导的心肌细胞肥大。一些研究强调，STAT3 通过其转录作用参与细胞肥大，抑制 STAT3 的表达可以下调胶原合成和减轻细胞肥大，表明 STAT3 是治疗心肌肥大的潜在靶点。小鼠心肌细胞中 STAT3 的过度表达可进一步通过促进心房利尿钠肽、肌球蛋白重链、心肌营养因子的表达而导致心肌细胞肥大。STAT3 的激活通过其转录活性促进心肌细胞的生长和存活，这种作用是通过非跨膜蛋白酪氨酸蛋白激酶 BMX 而不是 JAK2 介导的。然而，不同的研究显示，STAT3 在细胞肥大中的作用存在争议，例如，在雄性小鼠中敲除 IL-6，对心肌细胞肥大的发展没有影响。综上所述，STAT3 在心肌细胞肥大中的作用仍有争议，需要进一步研究明确依赖 STAT3 的心肌细胞肥大信号通路。

（三）Samd 通路

Samd 通路是 TGF-β 超家族成员诱导的信号转导通路。Samd 蛋白在 TGF-β 信号从细胞表面受体传递至细胞核的过程中起到关键性作用，且不同的 Samd 介导不同的 TGF-β 家族成员的信号转导。TGF-β 与Ⅱ型受体结合，可以磷酸化Ⅰ型受体。Ⅰ型受体的磷酸化导致募集和激活受体调节的 Smad（主要是 Smad-2 和 Smad-3），Smad-2 和 Smad-3 从受体脱落并与 Smad-4 结合形成异三聚体复合物。这个复合物转移到细胞核招募 CREB 以调节靶基因转录。Smad-6 和 Smad-7 是抑制性 Smad，与Ⅰ型受体相互作用以竞争性抑制 Smad-2 和 Smad-3。Smad-6 和 Smad-7 也会促进活性Ⅰ型受体的降解。多种心肌细胞肥大模型已证实，TGF-β 能直接诱导心肌细胞肥大，同时在 Ang-Ⅱ 诱导心肌细胞肥大中起重要作用。众所周知，TGF-β 本身是心肌细胞的促肥大、促凋亡和促纤维化因子。转化生长因子 β 激酶 1（TGF-beta-activated kinase 1，TAK1）是 MAPK 家族成员之一，TAK1 通路具有促进细胞肥大作用，可防止细胞死亡，而 Smad 可促进心肌细胞凋亡，TAK1 是 TGF-β 诱导的心肌细胞肥大的主要介质，而 Smad 不是心肌细胞肥大的主要介质。激活蛋白-1 是由 c-Fos 和 c-Jun 组成的异二聚体，是细胞内的转录激活因子。α 肾上腺素受体诱导的心肌细胞肥大、生长是通过转录因子激活蛋白-1 介导的。在 Smad 同时过表达的情况下，激活蛋白-1/Smad 复合物形成，进一步导致激活蛋白-1 促进细胞肥大靶基因表达的作用下降。Heger 等研究发现，Smad-4 是心肌细胞从肥大向凋亡转变的分子开关。心肌细胞肥大是机体的代偿反应，Smad 可进一步诱导心肌细胞凋亡，因此 Smad 是心肌肥大发展为心功能不全的重要分子开关。

（四）PKB 和 PKC

蛋白激酶 B（protein kinase B，PKB）是原癌基因 *c-Akt* 的表达产物，它参与由生长因子激活的经 PI3K 介导的信号转导过程。糖原合成酶激酶-3（glycogen synthase kinase 3，GSK-3）是一种在进化上非常保守的丝氨酸/苏氨酸激酶，普遍存在于哺乳动物真核细胞中，GSK-3β 作用于众多信号蛋白、结构蛋白和转录因子。PI3K-PKB/Akt-GSK-3β 信号通路在心肌肥大过程中起作用，机械应力激活机械敏感离子通道，主要负责心肌对急性变化的反应，以这种方式感知的信号随后通过 Akt 通路转导入细胞。长链非编码 RNA（ long non-coding RNA，lncRNA）减轻新生小鼠心肌肥大也是通过 PI3K/Akt 信号通路实现的。苯乙醇苷可减轻 TAC 所致的大鼠心肌肥大，这与抑制内皮素转换酶-1 的去甲基化和增强 PI3K/PKB/eNOS 信号通路有关。GSK-3β 是心肌细胞大小的负调控因子，Akt 通过抑制 GSK-3β 的磷酸化控制细胞的大小。Akt 激活、GSK-3β 高度磷酸化可进一步导致心肌肥大。在家族性肥厚型心肌病的遗传小鼠模型中，GSK-3β 高度磷酸化。相比之下，GSK-3β 过度表达的小鼠对压力的反应使心脏缩小。最近的一项研究表明，miRNA-26a-5p 通过抑制 GSK-3β 促进心肌细胞自噬和减轻心肌肥大。

PKC 系统又称为磷脂肌醇信号通路。该系统由三个成员组成：受体、G 蛋白和效应物。人类细胞中 PKC 至少有 12 种亚型，不同信号转导通路通过激活不同亚型的 PKC 调节心肌肥大。PKC-α 是在小鼠、人和兔心脏中表达的主要亚型，PKC-α 活化或 PKC-α 表达增加与心肌细胞肥大、缺血损伤或扩张型心肌病有关，PKC-α 是心肌细胞肥大生长的关键调节因子。PKC-α 激活能使电压依赖通道开放，进一步促进小鼠心肌细胞肥大因子 PKC-ε 的激活，这是诱导心室肥大的一个重要因素。PKC-ε 可能通过中胚层中蛋白质的磷酸化引发心肌细胞肥大，然后将信号传递到 Z 线，以平行或串联的方式添加由肌动蛋白帽调节的细丝。PKC-β 在心肌细胞肥大中起重要作用，但 Roman 等通过敲除小鼠 PKC-β 基因后却发现并不能阻止心肌细胞肥大反应。G 蛋白是细胞内信号转导通路中起重要作用的 GTP 结合蛋白，由 α、β、γ 三个不同亚基组成。G 蛋白将细胞外的第一信使，如肾上腺素等激素和细胞内由腺苷酸环化酶催化腺苷酸而生成的第二信使 cAMP 联系起来。机械牵张可促进 Ang-Ⅱ 和内皮素-1 等因子的释放，这些因子通过 Gαq 亚单位聚集导致 GPCR 信号的激活。Gαq 与心肌肥大密切相关，心脏特异性过表达 Gαq 的转基因小鼠具有失代偿性心肌肥大表型，心脏表达 Gαq 抑制剂（GqI）的转基因小鼠在压力过载后显著减轻了心室肥厚和心室功能障碍，通过抑制 Gαq 信号对心脏具有保护作用，防止失代偿性心肌肥大的发生。磷脂酶 C 的激活（Gαq 的下游效应器）通过 PI3K/Akt 通路导致肥大。

（五）钙/钙调素依赖的蛋白激酶

CaMKⅡ是一条较为独特的信号转导通路。因为 Ca^{2+} 浓度可由不同信号通路引起，此通路与其他通路可产生交叉作用。Ca^{2+} 主要通过钙调神经磷酸酶及 CaMKⅡ两种机制介导心肌肥大。CaMKⅡ与许多具有 α、β、γ、δ 亚型的钙处理蛋白的磷酸化有关，与肌质网钙 ATP 酶 2a（sarcoplasmic reticulum calcium ATPase 2a，SERCA2a）和雷诺丁受体的激活有关，高活性的 CaMKⅡ可引起心肌细胞肥大。钙调神经磷酸酶是由 CaMKⅡ调节的丝氨酸/苏氨酸蛋白磷酸酶，在心肌细胞肥大中起重要调节作用。Su 等研究认为，高迁移率族蛋白 1 可激活钙调神经磷酸酶，使心肌细胞的心房利钠肽表达增强、蛋白质合成增加，从而诱导心肌细胞肥大。Ca^{2+} 和 CaMKⅡ在心血管系统的病理变化中起着重要作用。CaMKⅡ是一种多聚体丝氨酸/苏氨酸激酶，最初通过结合钙/钙调素激活，CaMKⅡ具有多种下游靶点，可促进心力衰竭和心律失常的发生，因此对 CaMKⅡ信号转导的进一步了解有助于心血管疾病新疗法的开展。

五、心肌细胞肥大表达的非编码 RNA 及其作用

在适应不良早期显示肥大相关的基因有轻微激活，在心力衰竭时更明显。在心力衰竭的心肌细胞中，几乎所有的线粒体基因都下调，证实了在病理重塑过程中线粒体生物发生转录调控的下降。结构蛋白肌球蛋白重链 10 是心脏中表达的唯一非肌肉肌球蛋白，是正常心脏发育所必需的。在胚胎发生过程中，心肌细胞中结构蛋白肌球蛋白重链 10 的丢失会导致心力衰竭。另一种结构蛋白是含 SH3 结构域的蛋白 2，它被认为是一种与细胞骨架组织、肌原纤维装配和 Z 线信号转导有关的适配蛋白，在心肌细胞中高表达。目前推测，含 SH3 结构域的蛋白 2 在病理性肥大的心肌细胞中的表达上调，且可能与心力衰竭时心肌细胞发生的结构变化有关。朊病毒蛋白重组蛋白是一种膜糖蛋白，其过度表达与肌肉、神经系统疾病相关，该蛋白过度表达会激活自噬而导致肌肉老化。在心肌细胞肥大过程中，细胞基因水平发生了许多变化，包括通过关闭染色质调节因子进行基因重编程，DNA 甲基化、组蛋白修饰、核酸氧化修饰等异常的表观遗传修饰可导致心肌细胞染色体结构改变和心功能不全。越来越多的证据表明，非编码 RNA 在调节心脏病理过程中的基因表达方面具有重要的作用。研究证实，心肌细胞外泌体中含有大量的 miRNA，可以用来评估心肌损伤或恢复的程度，并有可能成为新的诊断和预后生物标志物。miRNA 在调控心肌细胞肥大过程中起重要作用，TAC 诱导心肌肥大小鼠模型及用去氧肾上腺素处理的 H9C2 细胞均可使 miRNA-30a 的表达减少。心肌细胞自噬与心肌肥大的发生有关，许多促进心肌肥大的压力也会诱导心脏自噬。miRNA-30a 抑制剂可使心肌细胞自噬水平升高，进一步增加心肌细胞的大小和心肌细胞肥大标志物的表达，最终可诱导心肌细胞肥大。miRNA-30a 表达下调可激活自噬，并增加压力超负荷诱导的心肌细胞肥大。Ang-Ⅱ抑制心肌细胞 miRNA-30，激

活自噬，导致心肌肥大。miRNA-30a 抑制剂的治疗加重了 Ang-Ⅱ诱导的心肌细胞凋亡、肥大。相反，用 miRNA-30a 模拟物治疗可防止 Ang-Ⅱ诱导的心肌肥大。在心肌肥大时，miRNA 中 199a、199b、206、154、410 表达上调，而 1、133、541 表达下调，miRNA 紊乱与心肌细胞肥大密切相关。

lncRNA 中如心肌肥大相关因子、长链非编码 RNA 调节器及心肌梗死相关转录本等作为 miRNA 的吸附载体参与心肌肥大。心肌肥大相关因子的过表达促进细胞肥大反应，抑制其表达可进一步通过调节 miRNA-489 活性及其靶基因髓样分化蛋白抗原 8 的表达，从而延缓 Ang-Ⅱ引起的心肌肥大效应。lncRNA 调节器在肥大心肌细胞中增加，敲除该基因可促进 miRNA-133 的表达，进一步抑制细胞肥大反应、降低脑钠肽水平。lncRNA 在心肌细胞肥大过程中起重要作用，不同的 lncRNA 可以通过不同的机制促进或抑制心肌肥大的病理过程，而通过调节 lncRNA 的表达可以改善心肌细胞肥大，因此与心肌细胞肥大相关的 lncRNA 可能成为心肌细胞肥大研究的一个新领域。

六、总　　结

心肌细胞肥大是一种代偿性反应，过度代偿则导致心力衰竭。病理性心肌细胞肥大治疗首先要寻找引起心肌细胞肥大的病因，针对病因进行治疗。β 受体阻滞剂、ACEI、ARB 是传统治疗心肌细胞肥大的药物，可以延缓或逆转心肌肥大。随着对心肌细胞肥大病理生理机制研究的深入，发现他汀类药物可抑制 G 蛋白 Rho 信号，从而抑制 ERK 激活，减轻心肌肥大。他汀类药物还可通过降低 JAK-STAT 表达水平，调控转录因子活性与细胞肥大相关基因的表达，从而抑制心肌细胞肥大。

（张慧玲　吴代琴　吴立荣）

第二节　心肌细胞凋亡与心肌重塑

心血管疾病现已成为全世界患病人群死亡的常见原因，几乎所有的心血管疾病都可发生心肌细胞凋亡，导致心肌重塑，进而引起心力衰竭及心律失常。心肌细胞凋亡是由于体内外因素触发细胞内预设的死亡程序而导致的细胞死亡过程，是一个高度调控的过程，由于心肌细胞凋亡在心肌梗死、缺血再灌注损伤、化疗心脏毒性和终末期心力衰竭等疾病所致心肌重塑过程中起重要作用，因此对上述凋亡途径进行药物干预可能是一种有希望的治疗策略。

一、心肌细胞凋亡

1972 年，Kerr 将"凋亡"的概念引入，从此科学界开启细胞凋亡研究的序幕。细胞凋亡的最初定义是基于形态学特征，包括染色质浓缩、核碎裂、细胞收缩和液泡（凋亡小体）

脱落，这些液泡最终通过体内吞噬作用清除。随着细胞死亡分子机制研究的重大进展，细胞死亡命名委员会将凋亡定义为一种依赖于胱天蛋白酶（又称凋亡蛋白酶，Casp）且受基因调控的细胞死亡。这一定义表明，细胞凋亡是一个生物过程，可以通过遗传或药物干预进行调节。各种病理因素引起的心脏结构和功能损伤，可导致心肌细胞死亡，进而导致心排血量下降，机体通过神经、体液机制和心脏自身调节机制进行代偿，致使心肌细胞肥大。若病因未得到有效控制，最终将走向失代偿。细胞凋亡又称为细胞程序化死亡，是指细胞受到特定的细胞内外信号的刺激，激活下游的死亡途径，在基因调控下进行一系列细胞死亡过程，根据参与凋亡的 Casp 种类，可将凋亡涉及的通路分为三种：由 Casp-8 代表的死亡受体通路、由 Casp-9 代表的线粒体通路和内质网通路，三种通路相互交叉调节细胞凋亡。细胞内存在正向和反向两种调节凋亡的机制，如 Bcl-2 相关 X 蛋白（Bcl-2 associated X protein，Bax）、活性氧和神经酰胺可以促进细胞凋亡，而 FLICE 抑制蛋白家族、凋亡抑制蛋白家族和 Bcl-2 则可以抑制凋亡。许多心血管疾病包括心肌缺血再灌注损伤、慢性心力衰竭、动脉粥样硬化等均被发现存在心肌细胞凋亡。

（一）细胞凋亡过程及形态的改变

根据细胞凋亡过程中的形态学变化特征，可以将细胞凋亡分为三个过程：①凋亡起始阶段，此时表面细胞之间的连接消失，但细胞膜仍保持着原有的通透性。这个阶段线粒体大体完整，但核糖体会逐渐从内质网上脱离，内质网囊腔膨胀变大，并逐渐与质膜融合；核内的染色体固缩，胞质出现大小不均的空泡。②凋亡小体形成阶段，染色质进一步凝缩并断裂为大小不均一的片段，DNA 发生断裂，细胞核解体，细胞膜或内质网膜包裹着断裂的 DNA 和破碎的细胞器形成许多球形小泡，这些有膜包裹的小泡被称为凋亡小体。③吞噬清除阶段，凋亡小体形成后，被巨噬细胞和邻近的细胞识别并吞噬消化。细胞凋亡时不仅发生明显的形态变化，同时也伴随着许多生物化学变化的发生。比较典型的生物化学变化有以下几种：①细胞膜上磷脂酰丝氨酸翻转；②线粒体内膜丧失膜电位；③DNA 被随机切成 $180\sim200$bp 整倍数的片段；④凋亡相关蛋白的激活，如 Bcl-2 家族蛋白、胱天蛋白酶等凋亡相关蛋白的激活。

（二）细胞凋亡的通路

细胞凋亡有两条通路，即线粒体通路和死亡受体通路，但两者都会导致线粒体外膜通透性增加、线粒体细胞色素 C 释放、胱天蛋白酶激活、DNA 断裂和凋亡小体形成。线粒体途径是由细胞内环境改变如内质网应激、ROS 增多及 Bcl-2 家族相关蛋白等引起线粒体膜不完整，释放细胞色素 C 进入细胞质，再加上氧化应激或 Ca^{2+} 超载，使线粒体通透性增加、线粒体破裂、凋亡小体形成，导致细胞凋亡，此途径由 Casp-9 启动，激活下游 Casp-3/6/7，形成凋亡小体，导致细胞凋亡。

死亡受体途径是由死亡配体与细胞膜表面的死亡受体结合而引发。死亡受体为 TNF 受体超家族，这个家族成员存在于细胞表面的跨膜蛋白上，各成员之间含有较高的同源相似性。此外还都存在一段死亡区域（death domain，DD）的跨膜结构，其特点如下：细胞质内的结构域缺乏同源序列，细胞外都有富含半胱氨酸的区域，细胞质区有一具有蛋白水解功能的由同源氨基酸残基构成的结构。DD 是细胞凋亡的始动区域，能够将活化的死亡信号传递下去，从而启动凋亡。目前，死亡受体结构和功能研究比较清楚的有 TNF 受体 1、Fas、死亡受体 3、死亡受体 4、死亡受体 5、死亡受体 6 等。其诱导凋亡的信号通路有 3 条：Fas/FasL、TNFR 和 TRAIL，它们诱导的凋亡通路各有差别。死亡配体主要为 TNF 家族成员，包括 TNF 受体、Fas、TNF 相关的凋亡诱导配体。死亡配体与其同源受体的结合导致形成顺序蛋白复合物（复合物Ⅰ和Ⅱ），与死亡受体结合后募集 Fas 相关死亡结构域蛋白、Casp-8 组装成死亡诱导信号复合体，最终引起线粒体破裂，导致细胞凋亡。此通路由 Casp-8/10 启动，进一步活化 Casp-3 来执行。在死亡受体介导的凋亡中，这些 Casp 随后切割并激活下游 Casp-3 和 Casp-7。这两种凋亡通路总结如图 3-2-1 所示。

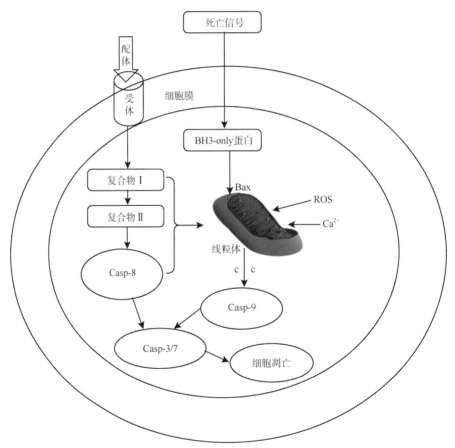

图 3-2-1　细胞凋亡的两种通路

注：c 代表细胞色素 C；ROS 为活性氧

二、心肌细胞凋亡与心肌重塑的研究

大量研究表明，心肌细胞凋亡是心肌缺血再灌注损伤的一种重要的细胞死亡方式。凋亡主要存在于缺血早期，缺血晚期则以坏死为主。为了证明心肌细胞凋亡在心肌梗死中的意义，在大鼠心肌梗死模型中，冠状动脉闭塞 2h 后，心肌细胞凋亡涉及 280 万个细胞，而坏死仅有 9 万个细胞。在 4.5h 后心肌细胞凋亡影响 660 万个细胞,而心肌细胞坏死约为 110 万个细胞。心肌细胞凋亡出现在梗死区附近及非梗死区。抑制死亡受体和线粒体途径介导的凋亡信号转导后,可使心肌梗死面积缩小。然而,由于不同研究者报道的凋亡程度差异较大,因此凋亡对心脏损伤程度的相对影响仍存在争议。在心肌梗死缺血期间检测促凋亡因子和 Casp 的激活,但未发现 DNA 断裂,表明凋亡级联反应在缺血期间启动。DNA 梯状条带是细胞凋亡的标志之一,在单纯缺血的心肌中未检测到,仅在再灌注后观察到,这表明心肌细胞的凋亡主要发生在再灌注期。缺血再灌注可以驱动凋亡的发生,与心肌梗死早期心肌重塑有关。Olivetti 等在心肌梗死患者中发现凋亡,且凋亡在大约 10 天后仍然存在,提示虽然凋亡细胞数量少,但持续时间长,凋亡细胞总数不可低估,这导致心肌细胞大量减少。另有实验表明,在心肌梗死后数小时至数天内,梗死心肌边缘区可检测到凋亡的心肌细胞。笔者团队制作了大鼠心肌梗死模型,28 天后经组织学检测发现梗死周围细胞的凋亡指数明显升高,且 Casp-3 表达增加。在心肌梗死中,非梗死区心肌细胞凋亡是心肌重塑的重要因素。

高血压是导致心肌重塑的常见心血管疾病,在高血压动物模型中观察到了心肌细胞凋亡的证据。在自发性高血压大鼠中观察到,左心室质量指数增加及左心收缩功能减退随着大鼠周龄增加而改变,而随着左心重塑的持续发生,心肌细胞凋亡数量也逐渐上升,在心肌肥大向心力衰竭转变的过程中,心肌细胞凋亡增加尤为显著。近期有实验显示,自发性高血压大鼠的心肌细胞凋亡及纤维化显著增加,枇杷叶提取物可减轻心肌细胞凋亡,对心肌具有保护作用。在 TAC 诱导的心力衰竭模型中,观察到心肌细胞凋亡,且与促凋亡相关的 Casp-3、Bax、p-Jak2 等表达均有所增加。输注 Ang-Ⅱ 构建大鼠高血压模型,通过 TUNEL 染色分析发现输注 Ang-Ⅱ 的大鼠心肌细胞凋亡增加,且 Bax 和 Casp-3 表达增加。

心脏毒性是抗肿瘤药物最常见的不良反应之一,主要表现为心肌细胞损伤。特别是由蒽环类药物和传统化疗药物引起的 Ⅰ 型心脏毒性,通常表现为不可逆的心肌细胞损伤。在临床上,蒽环类药物引起的心脏毒性可表现为左心室壁增厚、舒张功能障碍,甚至心力衰竭。大量证据提示抗肿瘤药物对心肌细胞的影响涉及细胞凋亡、氧化应激、炎症、心肌线粒体功能障碍等。顺铂是一种有效的化疗药物,具有广谱抗肿瘤活性。然而,限制顺铂应用的一个主要因素是其急性心脏毒性和累积心脏毒性。顺铂使用后的心脏不良事件包括心律失常、心肌炎、心肌病和充血性心力衰竭。向 C57 小鼠注射顺铂,心肌细胞出现内质网应激激活、Casp-3 活性增加和凋亡率增加等迹象,从而导致心肌细胞收缩抑制和左心室功能障碍。进一步研究表明,顺铂能够直接影响心肌细胞的兴奋-收缩耦联,这可能与线粒体损伤和内质网应激有关。抑制病毒逆转录酶的核苷类似物药物,如齐多夫定亦会造成心肌损伤。长期使用齐多夫定治疗可能诱发线粒体毒性心肌病,表现为左心室或右心室功能障碍,出现心力衰竭症状。

心力衰竭是多种心血管疾病发展的终末阶段,其发病率高、死亡率高;临床表现为心肌细胞的收缩和（或）舒张功能受损,心肌细胞死亡导致大量心肌细胞丢失,促进心力衰竭的发展及恶化。正常心肌组织的心肌细胞凋亡率仅占 0.001%～0.01%,心功能 Ⅲ、Ⅳ 级患者的心肌细胞凋亡率则为心肌组织的 0.12%～0.70%。心肌细胞凋亡存在性别差异,女性心力衰竭患者的心肌细胞凋亡数少于男性。心肌细胞凋亡与 Casp 高表达有关，在特异性心肌组织高表达 Casp 的转基因小鼠中，心肌细胞凋亡率增加，并伴随左心室明显扩张，且向心力衰竭持续发展；而给予 Casp 抑制剂的小鼠，心肌细胞凋亡率减少的同时，左心收缩功能也得到改善。由此可见，心肌细胞凋亡在心室重塑中发挥重要作用，导致心力衰竭发生发展，抑制凋亡可以阻止心室重塑和心力衰竭恶化。许多神经激素可诱导心肌细胞凋亡，如 Ang-Ⅱ 对心肌细胞有强烈的致凋亡作用，而 AT-2 阻滞剂抑制细胞凋亡。神经激素还可以调节介导凋亡的血流动力学变化和心肌伸展，减少心肌细胞凋亡。糖尿病心肌病是糖尿病的重要并发症之一。其特点是糖尿病引起的心肌结构和心功能的改变，包括心室肥厚、心肌纤维化、心功能下降，甚至心力衰竭。体外实验表明，高糖刺激后，心肌细胞 miRNA-30c 和 miRNA-181a 的表达下调，p53 表达上调，心肌细胞凋亡增加、数量减少，同时导致心肌细胞肥大。

三、心肌细胞凋亡的机制

心肌细胞凋亡机制复杂，在心肌缺血缺氧、压力负荷过重、容量负荷过重及化疗药物等因素作用下，导致氧化应激增强、促炎性细胞因子增多、神经内分泌激活等，启动心肌细胞凋亡程序，触发促凋亡蛋白/抗凋亡蛋白失衡、内质网 Ca^{2+} 的释放及转录因子 CHOP/GADD153 的激活转录等，通过凋亡信号通路导致心肌细胞凋亡。此外，非编码 RNA 也在心肌细胞凋亡中扮演重要角色。

（一）氧化应激增强

传统的心血管危险因素和环境污染可诱发氧化应激反应，氧化应激产生的 ROS 可诱导心肌细胞凋亡。在高血糖介导的心肌细胞凋亡中，氧化应激和缺氧共同发挥作用。体外实验表明，过氧化氢处理 H9C2 细胞导致 ROS 生成增多，从而引起心肌细胞凋亡，这可能与 PI3K/Akt 和 NF-κB 信号通路有关。ROS 积累过多，导致线粒体膜去极化，细胞色素 C 释放，Bax 上调，PI3K、Akt 和 Bcl-2 磷酸化水平降低，从而导致心肌细胞凋亡。另外一项研究表明，ROS 可通过上调促凋亡蛋白（如 Bax 和 Casp）表达，以及线粒体依赖性途径触发心肌细胞凋亡。通过抑制氧化还原反应，减少 ROS 的产生，减轻心肌细胞凋亡。醛糖还原酶抑制剂依帕司他可改善高糖诱导的心肌细胞氧化应激，降低 ROS 活性，减轻 NO 活性抑制及线粒体膜电位损伤，降低高糖诱导的心肌细胞凋亡水平，抑制 Casp-3 的表达和活性，从而防止高血糖诱导的心肌细胞凋亡。他汀类药物已被证明可以减少多柔比星诱导的心脏炎症反应和氧化应激，并在动物模型中抑制线粒体凋亡途径。脯氨酸是一种非必需氨基酸，是人体内合成蛋白质的基础，对多种疾病的氧化应激具有保护作用，脯氨酸通过抑制氧化还原反应，减轻心肌梗死大鼠心肌细胞凋亡，改善心肌重塑。白藜芦醇通过抑制 NADPH 氧化酶衍生的 ROS 生成和维持内源性抗氧化防御，并通过 AMPK 相关途径，抑制高糖诱导的心肌细胞凋亡。IL-33 可抑制多柔比星诱导的 ROS，阻止 ASK1 和 JNK 磷酸化，减轻多柔比星诱导的心肌细胞凋亡。

（二）促炎性细胞因子增多

心肌细胞凋亡与 TNF-α 有关，成年 SD 大鼠分离的心肌细胞暴露于 TNF-α（10ng/ml）导致心肌细胞凋亡。TNF-α 作为一种死亡受体配体，参与外源性凋亡途径。与死亡受体 TNF 受体 1 结合后，TNF-α 增加 Casp-8 和 TNF 受体相关死亡域蛋白的表达，从而形成死亡诱导信号复合物，随后激活凋亡级联反应。TNF-α 还诱导 Casp-12 表达增加，通过内质网/钙依赖途径引起心肌细胞凋亡。此外，持续的 TNF-α 刺激导致内在细胞死亡途径的激活，导致细胞质内细胞色素 C 水平升高，最终诱发心肌细胞凋亡。PI3K/Akt 信号在一定程度上通过 TNF-α 调节心肌细胞的凋亡过程。研究表明，生长停滞特异性蛋白 6（Gas6）可通过减少激活 Axl/PI3K/Akt 信号，抑制 MAPK 和 NF-κB 的激活，减少 TNF-α 生成，从而减轻脂多糖诱导的心肌细胞凋亡。非依赖性生长因子 1 可阻断脂多糖诱导的 H9C2 细胞中 NF-κB、TNF-α、TNFR1 的表达，并增加 Bcl-xL 的表达，它阻断心肌细胞凋亡与 NF-κB/TNF-α 通路有关。IL-6 通过上调肺腺癌转移相关转录本 1（metastasis-associated lung adenocarcinoma transcript 1，MALAT1），诱导 TNF-α 表达，从而参与心肌细胞凋亡。IL-6 和 IL-17A 在心肌细胞凋亡中也发挥重要作用，在压力超负荷诱导的心力衰竭模型中，与野生型小鼠相比，IL-6 基因敲除小鼠心肌细胞凋亡数更少，促凋亡分子 Bcl-2 相关 X 蛋白（Bax）表达更低，抗凋亡分子 Bcl-2 表达增加，因此 IL-6 参与压力负荷过重诱导的心肌重塑。IL-17A 通过 TNF 受体相关因子 3 结合蛋白 2、TNF 受体相关因子 6、转化生长因子激酶 1、NF-κB 和 p38 MAPK 信号诱导 iNOS 表达参与心肌细胞凋亡过程。

（三）神经内分泌系统激活

神经内分泌系统激活在心血管疾病中起重要作用，交感神经系统激活释放儿茶酚胺类物质的毒性作用导致心肌细胞凋亡，阻断交感神经系统激活可减轻心肌细胞凋亡。Ang-Ⅱ 在 RAAS 诱发心肌细胞凋亡的发病机制中起着重要作用，阻断 RAAS 同样可减轻心肌细胞凋亡。

1. 交感神经系统　心肌细胞凋亡导致的心肌细胞死亡与心力衰竭的发展有关，交感神经系统过度激活导致去甲肾上腺素等儿茶酚胺类物质释放增多，这些神经递质导致心肌细胞的凋亡。去甲肾上腺素通过 ROS/TNF-α/Casp 信号通路上调 TNF 的表达，增加 Casp-2、Casp-3、Casp-6、Casp-9 的活性，促进心肌细胞凋亡。去甲肾上腺素主要通过 β 肾上腺素能受体发挥作用。心脏中 β1 受体和 β2 受体共存。β1 受体受刺激是促凋亡的，它受到刺激后可通过激活 PKA，以及促进 CaMK Ⅱ 和 IκBα 磷酸化，从而参与脂多糖诱导的心肌细胞凋亡。β1 受体刺激引起的凋亡涉及线粒体途径，抑制线粒体通透性转换孔开放或胱天蛋白酶激活可减少 β1 受体刺激的细胞凋亡。β 受体阻滞剂阿替洛尔抑制内毒素血症小鼠心肌中 TNF-α 的表达，抑制 JNK、p38 MAPK 和 CaMK Ⅱ 的磷酸化，增加 Bcl-2 的表达，抑制细胞色素 C 释放，从而减轻心肌细胞凋亡。β2 受体受刺激的作用是抗凋亡，它的抗凋亡作用是通过 Akt 偶联途径介导的。

2. RAAS　在心血管疾病中起重要作用，与心肌重塑密切相关。Ang-Ⅱ 通过与 AT1R 结合，促进凋亡信号级联反应，从而导致心肌细胞凋亡。生长激素释放肽通过下调 AT1R

表达，抑制 Ang-Ⅱ诱导的心肌细胞凋亡。氯沙坦可降低 Bax 表达，减轻 Ang-Ⅱ诱导的心肌细胞凋亡。Ang-Ⅱ激活 JNK 可降解沉默信息调节因子 1，导致热休克转录因子 1 乙酰化，进而诱导胰岛素样生长因子受体Ⅱ（insulin-like growth factor receptor Ⅱ，IGF-ⅡR）表达，最终导致心肌肥大和凋亡。PI3K/Akt 信号通路与 Ang-Ⅱ诱导的心肌细胞凋亡有关，在胆囊收缩素对心肌细胞凋亡影响的试验中，胆囊收缩素 8 可通过激活胆囊收缩素 1 受体和 PI3K/Akt 信号通路保护心肌细胞，减轻 Ang-Ⅱ诱导的 H9C2 心肌细胞凋亡。

（四）转录因子 CHOP 激活转录

人内质网应激相关蛋白（C/EBP-homologous protein，CHOP）是一种控制凋亡通路相关基因转录的因子，在非应激状态下表达水平很低，当发生内质网应激时 CHOP 表达水平明显升高。研究显示，CHOP 表达水平升高可导致抗凋亡蛋白 Bcl-2 基因的表达下调，上调促凋亡基因如 *Bim*、*DR5* 的表达，通过破坏氧化还原的平衡，介导内质网应激诱导的细胞凋亡。

（五）内质网 Ca^{2+} 释放

Ca^{2+}在细胞内外信号通路中作为第二信使，在基因表达、蛋白合成和转运，以及细胞增殖、分化、代谢和凋亡中起重要作用。内质网是 Ca^{2+}储备和钙信号转导的主要部位，也是 Ca^{2+}水平调节的关键因素，且内质网的许多功能是依赖 Ca^{2+}调控的，因此细胞内的钙稳态对细胞的功能有着重要意义。静息条件下，细胞质内的 Ca^{2+}浓度维持在低水平，大部分细胞内的 Ca^{2+}被限制在内质网腔中。Ca^{2+}主要通过 IP3 受体和雷诺丁受体释放入细胞质，然后通过钙泵从细胞质中摄入内质网，从而使内质网中的 Ca^{2+}达到动态平衡。细胞质内的 Ca^{2+}对细胞的生存与凋亡有着重要的作用，细胞凋亡早期线粒体出现内膜渗透性改变、通透性增加、Ca^{2+}的摄入和跨膜电位降低、细胞色素 C 释放等，均可诱导凋亡相关因子的释放。当内质网 Ca^{2+}平衡遭到破坏时，从内质网释放的 Ca^{2+}可启动 CaMKⅡ的活化，最终诱导凋亡信号，介导细胞凋亡。

（六）促凋亡蛋白/抗凋亡蛋白失衡

Bcl-2 基因家族成员主要定位于线粒体外膜、核膜的胞质面和内质网膜，对 Casp 激活起着关键作用，按功能可分为抗凋亡蛋白和促凋亡蛋白。抗凋亡蛋白位于线粒体外膜和内质网膜中，大多有 4 个同源结构域；大部分促凋亡蛋白（Bid、Bim、Bad、Bmf、Bik、Blk、Noxa、Puma 和 Hrk）只有一个 BH3 结构域，而少部分促凋亡蛋白（Bax、Bak 和 Bok）包含 BH1、BH2 和 BH3 结构域。仅含有 BH3 结构域的蛋白与内质网膜上的抗凋亡蛋白结合，抑制抗凋亡蛋白活性，参与内质网诱导的细胞凋亡。此外，仅含有 BH3 结构域的蛋白也具有快速激活促凋亡蛋白（Bax 和 Bak）的能力，引发 Ca^{2+}渗漏，激活 Casp 信号级联，导致细胞凋亡。在应激条件下，抗凋亡蛋白功能被抑制，而促凋亡蛋白启动，增加线粒体外膜渗透性，引发细胞凋亡。

（七）非编码 RNA

作为非编码 RNA 家族的两个主要成员，miRNA 和 lncRNA 都与心肌细胞凋亡有关，这两者可独立调控，也可相互作用调控凋亡过程。miRNA-21、30、199a 等作为心肌细胞凋亡的正调控因子，可拮抗心肌细胞的凋亡，而 miRNA-1、29、122、195、378 等可促进心肌细胞凋亡。关于 miRNA 在心肌细胞凋亡中的作用将在第四章第八节中进行详细讨论，这里不再赘述。肺腺癌转移相关转录本 1、lncRNA-RMRP（线粒体 RNA 加工核糖核酸内切酶 RNA 组分）、lncRNA-X 染色体失活特异转录本等参与心肌细胞凋亡，这些内容将在第四章第七节中进行详细介绍。

四、心肌细胞凋亡的干预

心肌细胞凋亡是心肌重塑的主要机制之一，抑制心肌细胞凋亡已成为研究的热点。虽然靶向作用于凋亡的选择性抑制剂（Casp 抑制剂）已经被用于心脏缺血再灌注模型中，其可通过抑制细胞凋亡，改善心肌重塑及延缓心力衰竭的发展。但是，包含细胞类型、最佳治疗时间、凋亡信号级联抑制靶点及抑制的精确机制等问题仍未得到解决。值得注意的是，Ang-Ⅱ和去甲肾上腺素可诱发心肌细胞凋亡，它们各自的抑制剂可以拮抗这些反应，这些药物有可能抑制心肌细胞凋亡的发生。促凋亡蛋白 Bax 是线粒体细胞死亡途径的关键效应因子，胞质 Bax 与 BH3-only 蛋白结合后，发生构象激活和易位，导致线粒体外膜渗透，而在各种疾病模型中发现，Bax 基因缺失能有效保护应激诱导的细胞死亡。最近有文献报道了具有高度选择性的 Bax 小分子抑制剂，理论上具有靶向抑制细胞凋亡和坏死的优势。这种小分子抑制剂为咔唑类化合物，并不会抑制 BH3 的激活及与 Bax 触发位点的结合，但会与 BH3 活化位点及 Bax 结构上 BH3 结构域和 α9 位点的远端结合，导致构象变化，选择性抑制 Bax 的激活及其诱导的细胞凋亡。Casp-9 在细胞凋亡中起着中枢调节作用，能形成凋亡小体并激活其他 Casp 家族蛋白，促进细胞凋亡进程，而抗凋亡蛋白 Bcl-2 则通过抑制线粒体释放细胞色素 C，抑制 Casp-9 形成凋亡小体。有研究发现，间充质干细胞分泌的外泌体可下调 Casp-9 并上调 Bcl-2 蛋白的表达，进而抑制细胞凋亡的发生。

研究发现中草药可通过细胞内信号转导，上调抗凋亡蛋白和下调促凋亡蛋白的水平来抑制细胞凋亡，从而拮抗有害刺激诱导的心肌细胞凋亡。丹参酮ⅡA、虎杖苷、白藜芦醇等中草药成分可抑制缺血引起的心肌细胞凋亡。另外，丹参酮ⅡA、三七总皂苷和羟基红花黄 A 能有效抑制 Ang-Ⅱ或压力超负荷刺激下的心肌细胞凋亡，同时改善心肌纤维化。杨梅苷和太白龙脑皂苷对高血糖诱导的心肌细胞凋亡具有抑制作用，因此其被认为可以抑制糖尿病心肌病的发展。一些中草药成分除抑制各种应激引起的心肌细胞凋亡外，还能缓解某些药物因促进心肌细胞凋亡而造成的心脏毒性作用。研究表明，抗癌药物多柔比星能造成不可逆心肌损伤，并最终导致心肌细胞凋亡，而银杏内酯 B、银杏叶提取物 761 等中草药成分能够减少多柔比星诱导的细胞凋亡并改善心肌细胞功能，并且不会干扰多柔比星的抗肿瘤效应。

如今，国内外已有很多针对干预心肌细胞凋亡的报道，但如何精确并适时干预心肌细胞凋亡，仍有很多问题需要研究。

五、总 结

心肌细胞凋亡是心肌重塑的重要内容，在心力衰竭中扮演重要角色。由于细胞凋亡受基因调控，因此成为干预心血管疾病的新靶点。随着转基因、基因重组、蛋白重组等技术的发展，有望对心肌细胞凋亡采取干预治疗措施，达到预防和治疗心血管疾病的目的。然而，目前对心肌细胞凋亡的复杂分子机制、具体信号通路，以及抗凋亡药物治疗方法、干预时间及副作用等不清楚，且缺乏系统性研究，针对上述问题的进一步研究有重要意义。

（周 博 刘大男）

第三节 自噬在心肌重塑中的作用及机制

越来越多的证据表明自噬作为一种区别于凋亡的程序性细胞死亡方式在心肌重塑过程中扮演着重要角色，然而自噬在其中的利弊仍存在争议，本节从自噬在心肌重塑发生发展过程中的作用及治疗方面进行讨论。

一、自 噬 概 述

"自噬"（autophagy）一词源于希腊语中的"auto"（自我）和"phagein"（吞噬），意为自体吞噬。20 世纪 50 年代，比利时科学家克里斯汀·德·迪夫在电镜下观察到自噬体结构，提出"自噬"概念。20 世纪 90 年代，日本学者大隅良典使用芽殖酵母成功地揭开自噬现象背后的奥秘之后，加深了人类对细胞亚结构的认识，开辟了广阔的医学应用前景，因其卓越的贡献，2016 年其获得了诺贝尔生理学或医学奖，近年来自噬成为研究的热点，自噬顾名思义即"自己吃自己"，是细胞消化自身细胞器和内容物的一种生命现象，细胞可通过自噬对受损的细胞器和异常的蛋白质等细胞内容物进行分解，并循环利用，因此自噬相当于可将垃圾回收再利用的清洁系统。

（一）自噬的作用及意义

自噬在正常生理过程中起着重要作用，被认为是一种保护性的管家机制，能够消除不健康的细胞器、蛋白质聚集物和入侵的病原体，促进细胞成分的循环，产生新的能量，用于细胞更新和稳态。自噬可通过细胞内缺氧、饥饿、压力、应激等诱导，在这些过程中，自噬能通过提供酶解物，维持细胞中间代谢及清除细胞内有毒或受损的细胞，提高细胞的生存能力。然而，自噬过度活跃或抑制往往与包括心脏病在内的多种疾病的发病机制有关。例如，在代谢紊乱相关疾病中，如糖尿病和肥胖，自噬的失调常导致心肌细胞死亡、心肌病和心功能障碍。自噬的调节与心脏疾病密切相关，包括心肌病、心肌肥大、缺血性心脏病、心力衰竭及缺血再灌注损伤等。越来越多的证据表明，自噬参与心脏疾病的发生发展，尤其是在心肌重塑方面起重要作用。但是目前关于自噬在心脏中的作用尚有争议，在某些情况下，甚至自噬对细胞生存可能是有害的，因此深入认识自噬在心脏疾病中的发病机制对阐述其功能至关重要。

（二）自噬分类

根据细胞内物质运送到溶酶体的方式不同，可将自噬分为三个类型。①巨自噬：内质网或线粒体来源的单层或双层膜包裹细胞质中可溶性大分子形成自噬体，与溶酶体形成自噬溶酶体，释放溶酶体酶降解相应的底物。②小自噬：溶酶体膜自身发生内陷，直接吞噬细胞质内容物并将其降解，此过程不会形成自噬体。③伴侣介导的自噬：伴侣蛋白协助蛋白底物通过溶酶体膜降解，此过程降解蛋白具有选择性（图 3-3-1）。

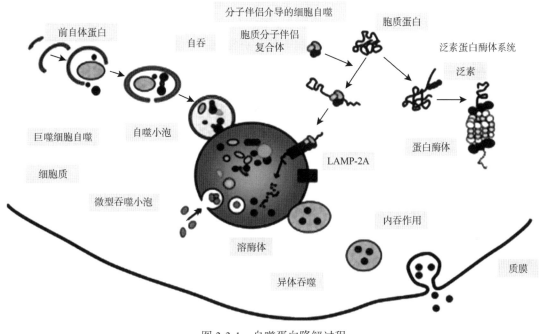

图 3-3-1　自噬蛋白降解过程

LAMP-2A. 溶酶体相关膜蛋白-2A

引自：Mizushima N，2007. Autophagy：process and function. 21（22）：2861-2873

（三）自噬过程

自噬基因最初在酵母基因筛选中被发现，目前有超过 30 个已知的自噬相关（ATG）基因在敲除小鼠和哺乳动物细胞模型中被证实。细胞自噬过程包括自噬诱导、自噬体形成、自噬体延伸、自噬体成熟、自噬体裂解。①自噬诱导：当机体受到营养缺乏等刺激时，作为细胞内营养状况的传感器 mTORC-1 受到抑制，使 ATG13 去磷酸化后与 ATG1 结合，形成 ATG1 复合物（ATG13-ATG1-ATG17）以促进自噬的发生。②自噬体形成：活化的复合物与 Vps34（PI3K）-ATG6（Beclin-1）复合物（内含调节性蛋白激酶 VPS15）一起介导膜泡的成核及自噬体结构形成。③自噬体延伸：主要依赖于 ATG12-ATG5 的结合过程和 LC3 的修饰过程。两者相互作用、相互调节，需要泛素活化酶 E1 和 E2 的参与，促进自噬体的伸展扩张。④自噬体成熟：自噬体通过微管骨架与溶酶体融合，形成自噬溶酶体。⑤自噬体裂解：自噬溶酶体膜裂解，且内容物在溶酶体水解酶的作用下降解。降解过程中产生的氨基酸及部分蛋白可以为细胞提供营养、能量或循环利用。

在自噬上游通路中，mTOR 作为一种保守的丝氨酸/苏氨酸蛋白激酶，是调节细胞生长、增殖、运动、存活和自噬等上游通路的汇合点。在自噬下游通路中，mTORC-1 的活性受到许多信号的调控，mTOR 介导的信号转导作用于下游效应物（如 S6K 激酶），启动相关基因转录和翻译，从而调控自噬过程。

二、自噬与心脏疾病

正常状态下的自噬对维持机体内稳态至关重要，心肌细胞的自噬失调与多种心血管疾病有关，一系列研究表明，自噬与心肌肥大、DCM、瓣膜病和缺血性心肌病等多种心脏疾病相关，在这些疾病中自噬死亡比凋亡细胞死亡更常见。自噬是心肌细胞受到刺激时的一种保护机制，还是导致心肌细胞进一步受损的原因，这一问题存在争议。在心脏疾病早期或心肌细胞能量缺失、缺氧状况下，自噬可通过清除衰老的细胞器及破坏的蛋白质，维持心脏功能与形态，对心脏起到保护作用。自噬体（线粒体自噬）数量的增加，对线粒体周转和心肌细胞功能至关重要。此外，在不同的心脏病模型中，自噬能力的增加与细胞凋亡能力下降和改善心功能障碍相关。然而也有研究发现，过度自噬可降解细胞存活所需的蛋白质和线粒体而导致心肌细胞适应不良，从而出现心力衰竭。有研究显示，当 Beclin-1 基因缺失时可有效改善心功能。然而，在 *ATG5* 缺陷小鼠实验中出现了貌似相互矛盾的结论。ATG5 是自噬小体形成过程中所必需的蛋白，在 *ATG5* 缺陷小鼠中，心肌细胞自噬受到抑制，小鼠心脏表现出泛素化蛋白的积累和错位、线粒体大小不均和线粒体内结构的损伤，左心室快速扩张和收缩功能障碍，并伴有心力衰竭。而在小鼠胚胎中当特异性敲除 *ATG5* 时，10 周龄时小鼠并没有引起心功能障碍。因此，基线条件下心脏的自噬是维持心肌细胞大小、整体心脏结构和功能，以及线粒体形态的机制，相比之下，在心脏发生过程中，心肌细胞特异性 *ATG5* 缺失的小鼠在成年期没有心肌肥大或心功能障碍，这表明存在基础自噬完全丧失的补偿机制。

三、自噬与心肌肥大

心肌细胞为不可再生细胞，它们唯一的生长方式是心肌细胞肥大，而在其生长过程中，心脏的质量是由蛋白质合成和降解之间的平衡决定的。心肌肥大代偿期是一种适应性反应，可减轻心室壁张力的增加，维持心排血量。多种细胞内信号通路参与心肌肥大反应，在失代偿期，心脏因暴露于过度负荷，适应性反应将会崩溃，加重心功能恶化而导致心力衰竭。越来越多的研究证实，自噬在心肌肥大过程中扮演着重要角色。自噬可通过增加蛋白质降解，减轻心肌肥大，拮抗心室肥厚；当心脏生理水平自噬活性降低时，心肌细胞内蛋白质异常聚集，导致心肌肥大。ATG5 是自噬小体形成过程中所必需的蛋白，参与自噬的关键过程，*ATG5* 缺失的成年小鼠给予压力负荷后，心脏自噬明显减弱，从而出现心肌肥大、收缩功能障碍等。当新生乳鼠心肌细胞特异性敲除 *ATG7* 基因时，自噬亦被抑制，出现心肌肥大。

上述研究均表明自噬在心肌肥大过程中起一定的保护作用，可有效抑制心肌肥大。但也存在相反的结论，自噬过表达，小鼠可自发出现心肌肥大，这可能与自噬水平升高有关。在 Beclin-1 过表达的转基因小鼠模型中，自噬活性显著增强并出现病理反应，如心肌肥大，收缩功能降低，早期死亡率升高。这表明自噬对心肌肥大可能是不利因素。在 TAC 诱导的心肌肥大模型中发现，肥厚型心肌的自噬活性下调，自噬小体明显减少。然而，在心肌肥大过程中自噬活性的降低是存在争议的，也有研究证实在 Ang-II 刺激或者轻度 TAC 后，心脏特异性 *ATG5* 缺陷小鼠与其对照组的心脏重量无明显变化。这些观察结果表明，心肌细胞中 ATG5 依赖的自噬对于血流动力学应激诱导的心肌肥大并不是必需的。当去除血流动力学应激和神经体液影响因素后，心肌肥大受到抑制。鉴于此，自噬在心肌肥大中的双重作用是否矛盾，其对心肌肥大保护作用是否在一定范围内发生，可能与生理水平自噬活性水平相关，生理水平的自噬可能对心肌肥大起到抑制作用，但是过度自噬反而会促进心肌肥大，其与诱发原因、疾病损伤程度及自噬水平不同均有关，仍需要进一步研究。

四、自噬与心力衰竭

自噬在心力衰竭中具有重要作用，大量临床研究证实自噬参与了心力衰竭的发生和发展过程。心力衰竭是一种临床综合征，心肌细胞的反复丢失是心力衰竭发展进程中的重要因素，心肌重塑是心力衰竭中重要的病理变化，是心肌细胞凋亡、心肌细胞肥大和心肌细胞纤维化共同作用的结果。在心力衰竭过程中存在自噬激活，Andres 等通过研究 DCM 患者的心脏，发现心肌细胞中含有线粒体的自噬空泡，观察到的自噬空泡是该疾病的一个有害特征。

基础实验也表明自噬在心力衰竭中是有害的，但是也有研究证实自噬在心力衰竭中发挥致病作用，在多柔比星诱导的大鼠心力衰竭模型中，应用自噬抑制剂 3-甲基腺嘌呤后，发现大鼠 Beclin-1 表达降低，伴随心肺血流动力学改善，据此推测自噬在多柔比星诱导的心力衰竭中发挥着致病作用。最近有研究者通过对 250 例失代偿性心力衰竭（LVEF ＜50％）DCM 患者的心脏进行分析，发现自噬小体的存在与患者更好的预后相关，与那些心肌细胞中没有自噬小体的患者相比，有自噬小体的患者因心力衰竭死亡或再入院的概率更低，无事件生存期更长，这显示出自噬在心力衰竭中的保护作用。鉴于相反的结论，目前自噬在心力衰竭发生发展过程中是上调还是下调，发挥有利还是有害的作用，尚有分歧。有观点认为，生理水平的自噬对心力衰竭起到保护作用，超生理水平的自噬是导致心肌细胞死亡、细胞丢失，最终引起心力衰竭的原因。在自噬相关的动物实验中也证实了生理水平的自噬和超生理水平的自噬与心力衰竭的相关性，在 *ATG5* 缺陷小鼠心肌细胞中，细胞自噬作用明显减弱，细胞内蛋白质异常聚集，从而导致心肌肥大而加重心力衰竭。提示基础水平自噬对心脏的保护作用。对于 TAC 小鼠，自噬在最初（TAC 后 1 周）抑制心肌肥大，但随着慢性心力衰竭的发展（TAC 后 4 周），LC3-II 水平增加，自噬表达超过了基础水平，从而加重心力衰竭。这表明生理水平自噬在正常心功能和结构中具有保护作用，超生理水平自噬在病理性心肌重塑和收缩期心力衰竭发展中具有促进作用。

代偿性心肌细胞肥大是一种适应性反应，可减轻心室壁张力的增加，维持心排血量，当心肌肥大进入失代偿期时，容易进展为心力衰竭。自噬介导了心肌肥大到慢性心力衰竭的过程，通过对 HSP27 转基因小鼠的研究，发现在 3 周龄时转基因小鼠发生心肌肥大，在 4 周龄时进展为慢性心力衰竭，与对照组相比，细胞自噬标志物 LC3-Ⅱ 水平在 3 周和 4 周后分别增加了 1 倍和 5 倍，表现出自噬的激活伴随 P62 蛋白水平的降低和 Vps34 蛋白水平及活性的增加。当 PI3K 抑制剂作用于 HSP 27 转基因小鼠时，自噬标志物和心功能均恢复到基础水平。DCM 患者行左心室辅助装置术后，心肌细胞 LC3-Ⅱ 等自噬标志物较术前明显下降。基础状态下自噬降解多余胞质蛋白及细胞器，保持心肌组织重量，维持心脏正常结构和功能。有学者推测，在压力超负荷诱导下，早期心肌代偿性肥厚，自噬水平短暂下调，此时自噬起保护作用，晚期心脏失代偿，自噬活性上调，此时自噬起损伤作用。因此，从肥厚型心肌向心力衰竭的过渡过程中过度自噬会产生有害的影响，但是自噬在慢性心力衰竭中的作用尚未完全明确。自噬在心力衰竭发生发展过程中是上调还是下调，发挥有利还是有害的作用，仍需更多的实验证实。生理水平的自噬可能是维持心肌细胞大小、心脏结构和功能，以及线粒体形态的机制，但超生理水平的自噬可能对心脏疾病的发展是有害的。

五、自噬在心肌梗死后心肌重塑中的作用

自噬在急性心肌梗死后心肌重塑中亦扮演着重要角色，在大鼠心肌梗死模型中，急性期和亚急性期均存在自噬增强，通过检测发现自噬体标志物 LC3-Ⅱ 表达上调，表明在存活的心肌细胞中细胞自噬的表达增强。进一步的定量分析表明，在心肌梗死后 1 周进行检测，自噬的表达增高，特别是梗死的边缘区域。在缺血再灌注损伤处理后的大鼠模型中，通过检测心肌细胞中自噬相关标志物，发现大鼠的心肌细胞自噬水平增加，其中自噬标志物如 Beclin-1 的表达增加，利用基因敲除 Beclin-1 后，细胞自噬水平会降低。在缺血再灌注时自噬水平会降低，进而使心肌细胞的死亡率和凋亡率降低。Feng 等在大鼠急性心肌梗死后第 2 周和第 4 周检测心肌细胞的自噬变化，发现大鼠心肌细胞自噬呈动态变化，心肌梗死后第 2 周，自噬呈适应性增加，随着时间的推移，自噬水平逐渐下降，且伴有心肌损伤程度的逐渐恶化。在体外细胞实验中，当细胞自噬受到抑制后，细胞损伤和细胞凋亡程度增加。

上述结果表明，适应性自噬可保护急性心肌梗死后的心肌细胞。心肌梗死后造成心肌细胞中氧气和营养物质不足，HIF-1α 和 AMPK 成为自噬激活因子，通过 AMPK 依赖的机制激活自噬，在缺血期间抑制自噬会加剧细胞程序性死亡，自噬在缺血过程中起着心脏保护作用。缺血后再灌注不仅可恢复损伤组织的氧气和营养物质的供应，还可以引发复杂的级联事件及再灌注损伤。有研究证实，自噬降低到基础水平可减少心肌再灌注损伤，这说明心肌梗死后心肌损伤是自噬的因果作用。研究表明，大鼠梗死心肌内过表

达 miRNA-99a，通过抑制细胞凋亡和抑制 mTOR 信号增加自噬，减轻心肌重塑，改善急性心肌梗死后的心功能。综上所述，自噬的激活具有保护作用，进一步上调自噬是减轻心肌重塑的重要方法。但是在心肌梗死后心力衰竭过程中，心肌细胞自噬的作用和诱导心肌细胞自噬的因素尚未完全阐明，因此需要进一步研究以明确自噬在心肌梗死中的作用机制。

六、自噬与心肌纤维化

自噬作为一种区别于凋亡的程序性细胞死亡方式，在成纤维细胞的心肌重塑中起关键作用。最近的证据表明，自噬可通过激活成纤维细胞，促进心肌纤维化。在大鼠心肌梗死模型中，心肌成纤维细胞的 TGF-β 表达增加，其促进心肌纤维的生成与自噬标志物的上调有关。研究证实，mTORC-2 信号通路在促纤维化生长因子和成纤维细胞激活中起重要作用。自噬通过特异性激活 β2 肾上腺素能受体，在细胞内降解胶原蛋白。另一项研究显示，在 TAC 模型中，自噬水平升高与 TAC 后心肌纤维化的减少相关。心肌纤维化是心血管疾病发生过程中的一种病理变化，自噬作为机体应激状态下的一种自我保护机制，在基础水平状态下，对心肌有保护作用。然而，在缺血、缺氧等各种刺激作用下，自噬对心肌纤维化有一定的促进作用，进而加重心肌重塑，促进心力衰竭。这有望成为改善心肌纤维化及心功能的治疗靶点。

七、自噬与心肌重塑的治疗

（一）亚精胺

亚精胺是存在于所有生物体中的天然多胺之一，含 3 个氨基小分子脂肪族碳化物，在生理 pH 条件下以多质子化的形式存在，整条碳链都分布有正电荷，具有很强的生理活性。研究发现亚精胺在调控细胞生长和增殖、组织再生、抗炎和自噬等生物学过程中起重要作用，其调控的多种生理过程通常与其诱导细胞自噬相关。动物实验中发现，亚精胺诱导增加自噬和线粒体自噬活性，从而改善心肌细胞线粒体呼吸功能，抑制心肌慢性炎症反应，改善心功能。近年来亚精胺作为自噬诱导剂备受关注，它可通过 Akt/AMPK-FoxO3-ATG 途径诱导细胞自噬，并介导 mTOR 途径诱导自噬，从而抑制心力衰竭、细胞衰老等发生。人类膳食中很多食物含有亚精胺，亚精胺的摄入与降低心血管疾病的发病率相关。此外，亚精胺还能抑制肾脏损伤和纤维化。但是，亚精胺在不同细胞或动物中诱导自噬，其作用机制及最适浓度仍存在争议，需要进一步在基础和临床深入研究。

（二）雷帕霉素

雷帕霉素属于大环内酯类免疫抑制剂，是自噬的关键调节因子 mTOR 的抑制剂，在大鼠心肌梗死后心力衰竭模型中，予以雷帕霉素治疗改善了大鼠心肌梗死后 8 周的心功能，抑制了心力衰竭重塑，抑制心肌细胞凋亡，促进自噬。在细胞水平上，雷帕霉素治疗 4 周可抑制 mTOR 和内质网应激通路，抑制 Ang-Ⅱ 诱导的 H9C2 细胞凋亡，并促进自噬。这些结果表明，雷帕霉素在降低心肌细胞凋亡、促进心肌细胞自噬、改善心功能方面起重要作用。与此相同的是，雷帕霉素通过激活自噬，逆转主动脉狭窄、心肌梗死、Ang-Ⅱ 等造成的心肌肥大，在改善左心室功能方面起重要作用。临床将雷帕霉素、西罗莫司、依维莫司用于药物涂层支架，即为获准的 mTOR 抑制剂，已在实验模型中被用于增强自噬作用。在未来临床工作中，雷帕霉素为预防和治疗心肌肥大、心肌重塑提供了一个新思路。

（三）二甲双胍

二甲双胍是一种早期治疗糖尿病的药物，可增加 OVE26 糖尿病小鼠的 AMPK 水平和自噬，预防心肌病的发生。与此相一致的是，有研究表明在 TAC 诱导小鼠模型中，特异性敲除 *AMPK* 可加重左心室功能不全和心室肥厚。此外，在心肌梗死后慢性心力衰竭大鼠模型中发现，二甲双胍可保护心功能，改善心肌梗死后心肌重塑。不仅如此，在二甲双胍治疗心力衰竭的一项荟萃分析中，发现二甲双胍治疗可有效减少患者心力衰竭的发病率，降低 HFpEF 患者的死亡率。在高血压患者中，长期使用二甲双胍治疗可使左心室舒张末径缩小，左心室质量减轻。上述研究表明，在一定条件下，二甲双胍可通过增强心肌细胞自噬，减轻心肌重塑，改善心力衰竭。

（四）血管紧张素

Ang-Ⅱ 是一个由 8 个氨基酸组成的寡肽，在心室肥厚与心力衰竭的发病机制中起着重要作用。Ang-Ⅱ 广泛参与了心血管系统的自噬过程，Ang-Ⅱ 能够通过自噬加重细胞肥大、纤维化等，是心力衰竭发病过程中的重要机制。人参皂苷能通过 AMPK/mTOR/PI3K 途径抑制 Ang-Ⅱ 引起的心肌细胞自噬。单硝酸异山梨酯、IL-10 也能抑制 Ang-Ⅱ 诱导的慢性心力衰竭中心肌细胞自噬过程。临床上如缬沙坦可以选择性阻断 Ang-Ⅱ 与 AT-1 受体的结合，却不影响 AT-2 受体，可以通过抑制过度自噬保护心肌细胞，改善心肌重塑。

（五）多柔比星

正常状态下的自噬对维持内稳态至关重要，心肌细胞的自噬失调与多种心血管疾病有关。自噬形成时，胞质型 LC3 酶解形成 LC3-Ⅰ，LC3-Ⅰ 与磷脂酰乙醇胺结合转变为（自噬体）膜型（即 LC3-Ⅱ），因此 LC3-Ⅱ/LC3-Ⅰ 值的大小可估计自噬水平的高低。在多柔比星治疗期间，LC3-Ⅱ/LC3-Ⅰ 值表明心肌细胞自噬增加。多柔比星启动了自噬过程，起到了保护作用，但由于过度氧化应激阻碍了溶酶体的降解，甚至导致自噬细胞死亡，使原有的保护作用转化为损伤，自噬过程未能完成。在这种情况下，心肌细胞的正常蛋白质被降解，随后泛素化蛋白的增加导致自噬体积累。同时，多柔比星抑制溶酶体酸化和降解，从而阻断自噬通量并增强损伤。研究表明，多柔比星通过上调促自噬因子如 p53、p38 MAPK 和 JNK-MAPK 的水平而引起心肌细胞自噬。

（六）白藜芦醇

白藜芦醇广泛分布于葡萄、花生、虎杖及桑葚等药用植物中，是一种具有顺式和反式两种结构的天然非黄酮类多酚化合物，研究表明，白藜芦醇具有抗氧化、抗炎、抗衰老和抗肿瘤等多种生物学活性。白藜芦醇可通过激活 AMPK 增强自噬，减少糖尿病心肌病小鼠心肌细胞凋亡和改善心功能。限制大鼠热量摄入并联合使用白藜芦醇后自噬增强，可减轻多柔比星对心脏的毒性。此外，白藜芦醇亦可提高心肌细胞对应激的反应，上调抗氧化蛋白、热激蛋白等表达水平，发挥保护心肌的作用。

八、小　　结

自噬是一个复杂而严格的调控过程，在细胞稳态中起着重要作用。大量研究为自噬及其作用揭开了神秘面纱，正常状态下的自噬对维持内稳态至关重要，自噬参与了心肌重塑的发生和发展过程。心肌细胞的自噬失调与多种心血管疾病有关，过度激活也可能是有害的。自噬在临床中研究尚浅，但其在治疗心肌重塑中具有巨大的潜力，未来的研究应解决其治疗应用，对自噬不同靶点的调控也许是治疗心力衰竭、逆转心肌重塑的新方法，为提高心力衰竭患者生存率提供了新的思路和方向。

（杨　伟　陈章荣　何　泉）

第四节　成纤维细胞与心肌重塑

心肌成纤维细胞在 ECM 产生中起重要作用，参与纤维化重塑过程。通常，心肌成纤维细胞被定义为产生结缔组织的细胞，占心脏非心肌细胞的大多数。成人心肌含有大量静止的成纤维细胞，嵌入间质和血管周围基质。成纤维细胞分为静息成纤维细胞和活化成纤维细胞两大类，静息成纤维细胞存在于未损伤的心脏中，活化成纤维细胞（又称肌成纤维细胞）存在于损伤的心脏中。心肌成纤维细胞不仅是产生基质的修复细胞，而且在炎症和免疫反应及血管生成中具有重要作用。心肌成纤维细胞参与心肌纤维化过程，成纤维细胞活化是其中最重要的步骤。

一、心肌成纤维细胞

（一）成纤维细胞起源及分类

在发育过程中，心外膜来源的细胞经历上皮-间充质转化，而内皮细胞（来自心内膜）则经历内皮-间充质转化并转化为心肌成纤维细胞。除内皮-间充质转化和（或）上皮间充质转化外，还可能发生以下这种情况：心肌损伤后，骨髓来源的细胞（单核细胞、骨髓祖细胞和纤维细胞）可以募集到损伤部位并转化为心肌成纤维细胞。图 3-4-1 显示心肌成纤维细胞在发育和疾病过程中的起源。

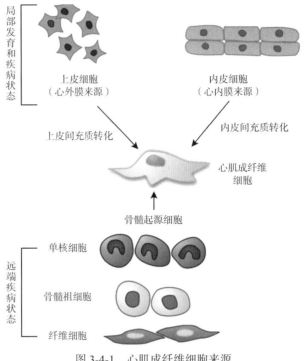

图 3-4-1　心肌成纤维细胞来源

1. 静息成纤维细胞　是指心脏未损伤状态下常驻成纤维细胞。传统观念认为起源于间充质细胞，心脏外膜成纤维细胞具有明显的胚胎起源，在各种发育模型中的主要来源是妊娠中期心脏的上皮层，即心外膜。鸟类系统中的数据表明，心外膜经历上皮-间充质转化过程，并有助于心肌成纤维细胞和血管平滑肌细胞形成。位于室间隔和右心室的成纤维细胞群不是由心外膜形成的，而是由内皮细胞起源的，在发育过程中心内膜来源的成纤维细胞也侵入心肌，约占心肌内成纤维细胞的 20%。静息成纤维细胞主要起源于心外膜（上皮细胞转化），部分来自心内膜（内皮细胞转化）。

2. 活化成纤维细胞　是指肌成纤维细胞，在心脏损伤状态下由静息成纤维细胞转化而来。与公认的静息成纤维细胞的起源相反，活化成纤维细胞的起源还不太清楚，仍有争议。由于活化成纤维细胞被认为是一种新分化的细胞类型，因此对损伤做出反应的成纤维细胞可能有多种来源。使用谱系追踪方法研究成纤维细胞生物学，发现激活的成纤维细胞由多种细胞类型分化。心脏常驻成纤维细胞是病理状态下活化成纤维细胞的重要来源。转录因子 21 是成纤维细胞最重要的调节因子，谱系追踪结果表明，转录因子 21 阳性常驻成纤维细胞是激活肌成纤维细胞的主要来源，对心脏 ECM 产生和稳定起关键作用，而其他谱系对心肌纤维化的贡献较小。活化的成纤维细胞还可通过内皮细胞向间充质细胞转化或从骨髓中浸润免疫细胞分化而来。周细胞是微血管相关的间充质细胞，也被认为是损伤诱导基质产生细胞的潜在来源。胶质瘤相关癌基因同源物 1 是一种具有很强活性的转录激活因子，沉默该基因表达的周细胞可显著减少心肌纤维化，提示周细胞在基质生成中的作用。

（二）成纤维细胞标志物

过去，常用于识别成纤维细胞的标志物是 Thy1 细胞表面抗原（CD90）、盘状结构域受体 2、成纤维细胞特异性蛋白 1、纤维连接蛋白、波形蛋白及 I 型和Ⅲ型胶原。尽管成纤维细胞特异性蛋白 1、成纤维细胞激活蛋白和纤维连接蛋白剪接变异体在心肌纤维化过程中上调，但 α-SMA 是活化成纤维细胞最常用的标志物。以前 α-SMA 的表达是鉴定活化成纤维细胞的金标准，α-SMA 染色只能鉴定约 15% 的成纤维细胞，使用 α-SMA 表达作为活化成纤维细胞的唯一标准可能低估了成纤维细胞的活化率。当病理刺激去除后，α-SMA 表达减少，活化成纤维细胞可恢复为静止的成纤维细胞。骨膜蛋白是一种由心肌成纤维细胞表达而非成人静息成纤维细胞表达的 ECM 蛋白，在多种损伤后其高度上调，是活化成纤维细胞的区别标志物。在骨膜蛋白标记活化的小鼠成纤维细胞系中，2 周后，标记的成纤维细胞仍然存在，但基因表达已恢复到静止的成纤维细胞水平。有趣的是，这些恢复的细胞更容易再激活，类似于 B 细胞或 T 细胞的记忆反应。

（三）成纤维细胞结构及功能

成纤维细胞的形态结构可随功能状态改变。在功能活动旺盛时，活化成纤维细胞的胞体较大，呈扁平星形，有突起；胞核呈卵圆形，核染色质较少，着色浅，核仁明显；胞质较多，呈弱碱性，内含丰富的粗面内质网、核糖核蛋白体、高尔基复合体及微丝和微管等结构。此种细胞具有合成和分泌胶原蛋白、弹性蛋白和多糖蛋白，形成胶原纤维、弹性纤维、网状纤维和基质的作用。静息成纤维细胞小且多呈梭形，轮廓不甚清楚，细胞质少，呈弱嗜酸性，其中粗面内质网、高尔基复合体及其他细胞器均不发达，这表明此种细胞是功能不活跃的细胞。但在一定条件下，如创伤修复、结缔组织再生时，纤维细胞可转化为功能活跃的成纤维细胞，积极参与合成和分泌蛋白质，形成纤维和基质。人心肌成纤维细胞的主要功能为对心肌细胞起结构支持作用并负责细胞基质外的合成，当心肌损伤时能分泌生长因子以旁分泌方式作用于心肌细胞。人心肌成纤维细胞是心脏结缔组织中最常见的细胞，可合成和分泌胶原纤维、弹性纤维、网状纤维等，并且在外伤等因素刺激下，部分纤维细胞可重新转变为幼稚的成纤维细胞，其功能活动也得以恢复，参与组织损伤后的修复。

心肌成纤维细胞在维持正常心脏形态和功能，以及在心肌梗死和高血压等病理状态下的心肌重塑过程中起着关键作用。无论心脏处于正常或病理状态，成纤维细胞都具有多种功能，如 ECM 的合成和沉积，以及与其他心肌细胞的细胞间通信。成纤维细胞与其他类型细胞的相互作用可影响多种细胞信号通路（如 ERK、JNK 和 p38 信号通路）、多种生长因子/细胞因子的表达和分泌等。

（四）成纤维细胞表型调控

1. 特化 ECM 蛋白在成纤维细胞表型调控中的作用　特殊的基质细胞蛋白诱导组织损伤，这些基质细胞蛋白不起主要的结构作用，而是通过传输调制信号级联。成纤维细胞是特殊 ECM 蛋白的重要靶细胞。纤维连接蛋白剪接变异体在成纤维细胞向肌成纤维细胞的转化中起重要作用。一些基质细胞大分子，包括血小板反应素、骨桥蛋白、富含半胱氨酸的酸性分泌蛋白（SPARC）等参与心肌成纤维细胞在梗死愈合中的活化。非纤维胶原，如胶原Ⅵ参与心肌梗死后肌成纤维细胞表型的激活。大多数特殊的基质蛋白通过与成纤维细胞表面分子（如整合素）结合，通过调节生长因子和蛋白酶的活性起作用。

2. 非编码核糖核酸对梗死成纤维细胞的调控　越来越多的证据表明，非编码核糖核酸包括 miRNA 和 lncRNA 在内的 RNA 可能参与心肌梗死心肌成纤维细胞活性的调节。miRNA-21 在心肌梗死心肌成纤维细胞中高表达，并可能通过刺激心肌成纤维细胞中的 MAPK 活化发挥作用。除对纤维化的影响外，成纤维细胞衍生的 miRNA-21 被包装成外泌体，可能对心肌细胞肥大和免疫细胞活化产生旁分泌作用。关于 lncRNA 在梗死后成纤维细胞活化中的作用，证据有限。Wisp2 超增强子相关 RNA 是一种心肌成纤维细胞富含的 lncRNA，与心肌梗死后的成纤维细胞增殖、活化和存活有关。

二、成纤维细胞活化

成纤维细胞活化是指成纤维细胞转化为肌成纤维细胞的过程，这个过程在心肌重塑过程中起重要作用。由于心肌纤维化可导致多种形式的心脏病，研究者将注意力集中在活化成纤维细胞的行为上。"肌成纤维细胞"一词最初是用来描述在皮肤伤口愈合过程中同时具有平滑肌细胞和成纤维细胞形态特征的细胞。这些细胞在形态上与静息细胞不同，包括锯齿状的细胞核、增多的细胞质、微丝束、清晰的内质网和高尔基复合体。后来，皮肤肌成纤维细胞被证明在体外收缩胶原，从而通过提供张力在伤口修复中发挥独特和重要的作用。随着 α-SMA 抗体的出现，允许鉴定这些微丝束，在其他受损器官中发现肌成纤维细胞。微丝蛋白、α-SMA、转运蛋白或钙粘连蛋白的表达成为鉴定肌成纤维细胞的金标准。随后的研究表明，TGF-β 刺激可诱导 α-SMA，并且由于 TGF-β 也可诱导胶原生成，因此 α-SMA 可用于鉴定心脏损伤后的胶原生成细胞。随着时间的推移，这些基因表达的变化被认为是细胞转化或转分化为新的细胞类型的过程。

三、参与成纤维细胞活化的细胞内分子途径

在心肌梗死愈合过程中，纤维源性刺激物，如损伤相关的分子模式、细胞因子和生长因子、神经体液介质和基质细胞蛋白，共同参与肌成纤维细胞转化、迁移和增殖的细胞内级联反应，以及诱导基质合成转录程序。研究已经确定了几个有助于成纤维细胞活化的重要细胞内途径。氧化还原反应系统是许多纤维信号的共同效应器。Ang-Ⅱ 激活下游 ROS 敏感激酶，并通过 ROS 生成刺激胶原合成。醛固酮通过氧化应激介导成纤维细胞活化。此外，大量证据表明 ROS 介导 TGF-β 的纤维化作用，并通过调节参与 ECM 降解的蛋白酶合成和活性调节基质代谢。Ca^{2+} 振荡也与成纤维细胞表型和功能的调节有关，硝苯地平通过减轻成纤维细胞 Ca^{2+} 振荡来减轻博来霉素诱导的肺纤维化。Ang-Ⅱ 或 TGF-β 可诱导纤维化作用，至少部分通过激活阳离子通道的瞬时受体电位（transient receptor potential，TRP）家族成员。在心肌成纤维细胞中，钙通道 TRPC6 通过激活 T 细胞级联的钙调神经磷酸酶-核因子参与肌成纤维细胞转化。MAPK 在许多不同的细胞反应中表现出广泛的功能，包括细胞增殖、存活、迁移和分化。体外和体内研究都表明，MAPK 信号通路在成纤维细胞转化中起重要作用，心肌成纤维细胞表达的主要亚型 p38a-MAPK 的激活促进成纤维细胞在梗死后的转化。此外，心肌蛋白相关转录因子（myocardin-related transcription factor，MRTF）在调节 α-SMA 转录和随后的肌成纤维细胞转化中起主导作用。在体内，MRTF-A 缺失的小鼠心肌梗死后纤维化减轻。考虑到 MRTF-A 也可能调节心肌细胞和血管细胞表型与功能，这些观察是否反映了 MRTF 对成纤维细胞依赖性效应的消除仍有待进一步研究。

四、成纤维细胞在心肌梗死后心肌重塑中的作用

心肌梗死后心室重塑是指随着心肌梗死的愈合心室发生几何和功能变化。非梗死节段的肥大、心室的扩张和球形度的增加是重塑梗死心脏的主要几何改变。梗死面积是不良重塑的主要决定因素（因为较大的梗死面积通常心肌重塑的程度较重）。然而，梗死后重塑的严重程度也取决于心室负荷状况和愈合的质量。例如，梗死后炎症反应的长期激活增加了蛋白酶活性，并与扩张性重塑的增强有关，而基质沉积的增加导致心室更僵硬，并导致舒张功能障碍。激活梗死边缘区和非梗死心肌中的心肌成纤维细胞可能在梗死后重塑的发病机制中起重要作用。

（一）成纤维细胞在心肌梗死各阶段中的作用

梗死心脏的愈合可分为三个不同但重叠的阶段：炎症期、增殖期和成熟期。每个阶段与不同的成纤维细胞表型相关，成纤维细胞在愈合的不同阶段均发挥重要作用。炎症期开始主要是中性粒细胞和单核细胞浸润，以清除坏死细胞。随后，中性粒细胞凋亡，被巨噬细胞吞噬。巨噬细胞释放 TGF-β、IL-10、溶血素及保护素等炎症抑制因子，炎症抑制因子分泌后促炎信号受到抑制，这些炎症抑制因子诱导激活间充质细胞，标志着梗死愈合向增殖期的转变。在增殖期，梗死区被大量成纤维细胞和血管细胞浸润，激活肌成纤维细胞分泌基质蛋白并形成瘢痕。随着瘢痕的形成，成纤维细胞不再增殖，停止分泌基质蛋白，抑制纤维化和血管生成反应，防止纤维化扩大，向梗死愈合的成熟期发展，细胞成分经历凋亡，形成由交联胶原组成的成熟瘢痕。

1. 成纤维细胞在炎症期中的作用 在缺血早期，间质成纤维细胞可接收死亡心肌细胞释放的损伤相关分子模式信号而激活炎症程序。大量促炎细胞因子、ROS 促进成纤维细胞产生趋化因子。心肌细胞、内皮细胞、免疫细胞和血管壁细胞也能分泌促炎症介质，由于心肌成纤维细胞标记困难，不能证明促炎症介质产生于驻留心肌成纤维细胞，因此其作为炎症细胞的相对作用尚不清楚。体内研究表明，IL-1β 是梗死心肌中的一种关键促炎性细胞因子，成纤维细胞可能表现出 NRLP3 炎症小体的激活，促进 IL-1β 表达增加。最近的一项研究表明，成纤维细胞可能通过分泌大量粒细胞/巨噬细胞集落刺激因子刺激梗死心肌的白细胞募集。细胞因子激活的成纤维细胞也分泌蛋白酶，在清除基质碎片过程中起重要作用。

相关数据表明，成纤维细胞除了作为促炎细胞和基质降解细胞外，还可以保护心肌细胞免受缺血损伤。

2. 成纤维细胞在愈合增殖期中的作用 心肌梗死后炎症反应抑制和随后白细胞浸润消退，标志着梗死愈合期向增殖期的过渡。成纤维细胞在吞噬和抑制炎症中存在潜在作用，最近的一项研究表明成纤维细胞可以充当吞噬细胞，吞噬梗死区凋亡的心肌细胞。心肌梗死后巨噬细胞作为主要吞噬细胞，其含量丰富，成纤维细胞在清除死亡细胞中的相对贡献尚不清楚。成纤维细胞高度增殖并向梗死区迁移，合成结构和基质蛋白，收缩蛋白渗入细胞骨架中，促进伤口愈合。梗死边缘区浸润活化的肌成纤维细胞是心肌梗死进入愈合增殖期的特征，肌成纤维细胞表达收缩蛋白、α-SMA 和平滑肌 MHC 的胚胎亚型，合成骨膜素，并分泌大量的 ECM 蛋白。成纤维细胞向梗死边缘区的迁移可能由 TGF-β、FGF、IL-1β、TNF-α 和心肌营养因子-1 等因子介导。单核细胞趋化蛋白-1/CC 基序趋化因子配体 2 可能促进损伤组织中骨髓来源的成纤维细胞祖细胞的迁移。CC 基序趋化因子配体 2 可能通过招募单核细胞和巨噬细胞，从而激活成纤维细胞功能而导致纤维化。趋化因子家族的其他成员，如 C-X-C 基序趋化因子配体 10（C-X-C motif chemokine ligand 10，CXCL10）可抑制成纤维细胞迁移，作为内源性抑制信号，抑制损伤后的纤维化反应。成纤维细胞的迁移依赖于成纤维细胞表面蛋白与周围心肌细胞间黏附的相互作用。

3. 成纤维细胞在成熟期中的作用 在心肌梗死愈合过程中，结构 ECM 蛋白的分泌被激活，肌成纤维细胞随后诱导基质交联，促进瘢痕成熟。随着瘢痕的成熟，活化的肌成纤维细胞的密度显著降低，出现成纤维细胞的凋亡或缺乏 α-SMA 的成纤维细胞表型，但机制不清楚，随着梗死心肌的愈合，存活的心肌呈现慢性重塑，出现心肌细胞肥大和间质纤维化等变化。非梗死心肌节段的壁应力增加可能激活间质成纤维细胞，促进基质合成表型和细胞凋亡导致节段性功能障碍。肌成纤维细胞持续存在多年，这是成纤维细胞对心肌重塑的相对贡献。然而，活化成纤维细胞在心肌梗死后心力衰竭发病机制中的作用尚不清楚。

（二）成纤维细胞在心肌梗死后心肌重塑中的作用

1. 神经体液激活 神经体液通路与心肌梗死后成纤维细胞功能的调节密切相关。心肌梗死 RAAS 激活，刺激肌成纤维细胞的转化、增殖和 ECM 蛋白的直接合成，并通过诱导 TGF-β 引起纤维化。Ang-Ⅱ 的纤维化作用主要通过 AT1R 参与介导。相反，AT2R 可能发挥抑制功能，抑制成纤维细胞增殖和 ECM 合成，抑制促纤维化信号。尽管大量的体内证据支持 AT1R 信号在心肌梗死实验模型中的促纤维化作用，但血管紧张素转换酶抑制和 AT1R 阻断的纤维化抑制作用对急性心肌梗死患者生存和预后有何种程度上的影响仍然是未知的。动物模型研究和对患者的研究均表明醛固酮会促进心肌纤维化。醛固酮可以直接刺激成纤维细胞增殖和胶原合成，抑制盐皮质激素受体可降低胶原合成生物标志物水平，减轻非再灌注心肌梗死实验模型的纤维化。

心肌梗死后肾上腺素能系统也显著激活，可能通过涉及 p38 丝裂原活化蛋白的作用，刺激 β 肾上腺素能受体信号直接刺激心肌成纤维细胞的增殖，激活 MAPK 信号转导。慢性药物刺激或 β 肾上腺素能受体的过表达导致心肌纤维化；纤维化重塑是由于成纤维细胞的直接激活，还是心肌细胞死亡时的修复性纤维化，需要进一步研究。激活 G 蛋白偶联受体激酶 2 在心肌成纤维细胞中的表达可能部分介导梗死心肌中 β 肾上腺素能受体的纤维化作用。

内皮素-1 由 TGF-β 或 Ang-Ⅱ刺激内皮细胞分泌，可刺激成纤维细胞增殖和向肌成纤维细胞转化，通过激活内皮素受体和下游 PI3K/Akt 信号通路合成 ECM。在体内，心脏特异性内皮素-1 过表达导致心肌纤维化，而内皮素拮抗剂改善了心肌梗死后心肌纤维化重塑。

2. TGF-β TGF-β 在心肌重塑过程中起重要作用，尤其在心肌胶原代谢及心肌纤维化过程中起到不可或缺的作用。笔者团队制作大鼠心肌梗死模型，结果发现心肌 TGF-β1 mRNA 表达水平增高，银杏叶提取物可通过降低 TGF-β1 水平改善梗死后心肌重塑。随后的研究表明，银杏叶提取物对 TGF-β1 诱导的 SD 乳鼠心肌成纤维细胞增殖有抑制作用。心肌梗死后心肌重塑是心力衰竭发生最重要的因素，TGF-β 与心力衰竭密切相关。TGF-β 是心肌梗死后肌成纤维细胞转化的中心介质，基质细胞蛋白（如凝血酶反应蛋白-1）与梗死愈合过程中活性 TGF-β 的生成有关。活性 TGF-β 二聚体结合并依次转磷酸化Ⅱ型和Ⅰ型 TGF-β 受体，通过受体激活 Smad 蛋白和 Smad 非依赖性途径激活下游信号通路。Smad 依赖性和非 Smad 依赖性途径均与 α-SMA 和 ECM 蛋白上调有关，在心肌梗死愈合过程中触发肌成纤维细胞转化和激活。

3. 成纤维细胞生长因子和血小板衍生生长因子在成纤维细胞活化中的作用 成纤维细胞生长因子 2（fibroblast growth factor 2，FGF-2）可能通过激活 p38 MAPK 和 PKC 信号通路刺激成纤维细胞的增殖。在 *FGF2* 基因敲除小鼠中研究发现，发生心肌梗死后成纤维细胞增殖减少，ECM 合成减少。相反，FGF-2 过表达增加了成纤维细胞增殖，加重了 ECM 沉积。血小板衍生生长因子（platelet-derived growth factor，PDGF）和其受体（PDGFR）在梗死心肌中也过度表达，可能在成纤维细胞功能调节中发挥作用。PDGFR-A 信号的激活可能促进成纤维细胞的激活，同时也促进了心肌梗死区新生血管形成。在体外，PDGF-A 可能刺激心肌成纤维细胞增殖和 ECM 蛋白合成。在心肌梗死再灌注模型中，PDGF-A 和 PDGFR-B 中和，减少了心脏胶原沉积。然而，PDGFR-B 的抑制作用也阻止了心肌梗死后新生血管招募壁细胞，影响新生血管的成熟。

五、成纤维细胞在压力负荷过重心脏病心肌重塑中的作用

高血压性和主动脉狭窄等后负荷增加是许多心脏疾病的常见病理生理改变。压力负荷导致心肌细胞机械应力增加，并引发一系列分子事件，导致心肌肥大和心肌纤维化，最终导致心力衰竭。心肌成纤维细胞数量的增加是心脏压力超负荷的一个显著特征，并与基质合成程序的激活及随后间质和血管周围胶原沉积有关。

神经体液激活与压力负荷过重引起的心肌纤维化密切相关。在左心室压力超负荷模型中，Ang-Ⅱ介导的 AT1R 激活通过直接作用及通过诱导炎症细胞因子间接作用影响间质纤维化。虽然促炎性细胞因子如 TNF-α 和 IL-6 的成纤维作用在压力超负荷模型中已有报道，但这些作用是否涉及成纤维细胞表型的转化和激活，对巨噬细胞或心肌细胞的间接作用尚不清楚。此外，TGF-β 驱动的 Smad 依赖性信号的激活与压力超负荷心脏的成纤维细胞活化有关。

机械应力在压力负荷过重引起心肌损伤中起重要作用，局部黏着斑激酶（focal adhesion kinase，FAK）是机械应力与成纤维细胞活化之间的重要分子联系，心肌成纤维细胞机械敏感性信号通路的激活可能是间质纤维化发病机制中的重要始发事件。纤维化黏着斑整合素复合物是成纤维细胞中的主要机械感受器，可传递促进 ECM 基因转录和肌成纤维细胞转化的分子信号。在体外，FAK 激活介导生长因子诱导的成肌细胞转化。在体内，FAK 基因敲除减轻了心脏压力超负荷模型中的间质纤维化。然而，考虑到 FAK 激活对心肌细胞、血管和间质细胞的广泛影响，这些影响的具体机制尚不清楚，缺乏证据证明成纤维细胞特异性 FAK 激活在心肌纤维化中的作用。

机械敏感离子通道也与压力负荷过重诱导的成纤维细胞激活有关。TRPC3 和 TRPV4 与肌成纤维细胞在机械应力或生长因子刺激下的转化有关。最近的一项研究表明，成纤维细胞 TWIK 相关钾通道的特异性激活在压力超负荷引起的心肌纤维化反应中起着关键作用。GTP 结合蛋白 RhoA 的机械敏感性或神经体液激活通过 ROCK1 和 ROCK2 发出信号，也可能在成纤维细胞增殖中起重要作用。在心脏压力超负荷实验模型中，特异性抑制成纤维细胞 ROCK2 信号减轻了压力超负荷诱导的心肌纤维化。Ang-Ⅱ通过诱导 FGF-2 和基质细胞蛋白 CCN2 表达，介导了纤维化。除了机械敏感信号通路的直接纤维化作用，压力负荷过重可能通过机械应力影响心肌细胞、T 细胞或巨噬细胞，从而间接激活成纤维细胞。

值得强调的是，成纤维细胞在压力超负荷心肌中的作用并不局限于 ECM 相关蛋白的合成和心室硬度增加。活化的成纤维细胞可能通过分泌生长因子或释放含有 miRNA 的外泌体促进心肌细胞肥大。最近的研究表明，活化的肌成纤维细胞可防止促炎反应产生 ECM 片段损伤，在细胞的保护中起着关键作用。因此，在压力负荷过重的心脏中激活的成纤维细胞，除介导纤维化作用外，也可能发挥保护作用，防止心肌损伤。目前尚不清楚成纤维细胞在心肌重塑中的不同作用是否通过不同的成纤维细胞亚群介导。

六、成纤维细胞在容量负荷过重心脏病心肌重塑中的作用

与容量超负荷相关的疾病，如严重的主动脉瓣或二尖瓣反流，与明显的心室扩张和进行性收缩功能障碍有关。犬和大鼠的容量超负荷模型研究表明，容量超负荷引起独特的间质改变，可能导致不良的心肌重塑。与压力超负荷心脏胶原沉积显著增加相反，容积超负荷的心肌表现出明显的间质胶原丢失，与 MMP 表达增加、胶原合成减少和胶原降解加重相关。这些变化是否反映了成纤维细胞表型和功能对容量超负荷引起牵张反应，目前尚不清楚。

七、衰老与糖尿病心肌成纤维细胞的活化

衰老、糖尿病、肥胖和代谢功能障碍与进行性间质纤维化和血管周围纤维化相关，这可能是射血分数保留的心力衰竭发病机制之一。在衰老的心脏中，成纤维细胞的激活可能涉及多种不同途径的协同作用，包括与年龄相关的 ROS 系统诱导、神经体液介质的激活、

细胞因子和 TGF-β 介导的反应。相反，在糖尿病受试者中，高血糖可能导致晚期糖基化终产物的积聚，这些终产物与心脏 ECM 交联，同时通过触发晚期糖基化终产物介导的信号受体直接激活成纤维细胞。糖尿病相关的基质细胞蛋白如血小板反应蛋白-1，也可能通过激活心肌成纤维细胞中的生长因子而促进纤维化。糖尿病心脏中的成纤维细胞活化也可能反映微血管炎症、常驻巨噬细胞的刺激及随后的纤维信号改变。应该强调的是，尽管衰老与基底间质和血管周围胶原沉积增加有关，但衰老动物在损伤后表现出的成纤维细胞反应与生长因子信号通路的激活有关。

八、总结及展望

常驻成纤维细胞群的扩增和激活在损伤心脏的修复与重塑中起着重要作用，并提示损伤在慢性心脏收缩和舒张功能障碍的发病机制。在压力负荷过重、容量负荷过重及心肌梗死等病理因素刺激下，成纤维细胞活化为肌源性成纤维细胞，心肌成纤维细胞可产生大量活性肽、细胞因子、生长因子、ECM 蛋白（如胶原蛋白、弹性蛋白、纤维连接蛋白等）及 ECM 调节蛋白、MMP 和 TIMP，这些改变可以影响共同决定心脏结构和功能的分子及细胞事件（图 3-4-2）。新的证据表明活化的成纤维细胞不是唯一的基质产生细胞，且表现出不同的表型，可能调节炎症、肥大和促生存反应。但仍有几个重要的问题有待回答：心肌重塑中心

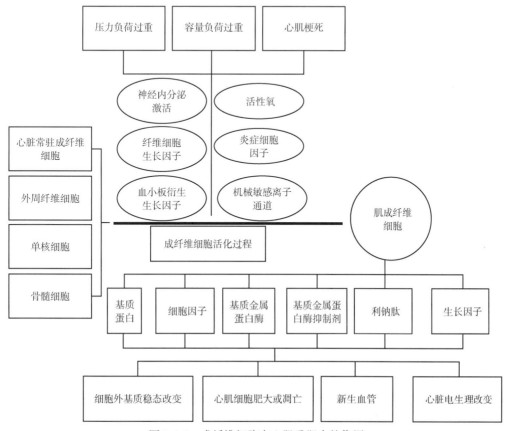

图 3-4-2　成纤维细胞在心肌重塑中的作用

肌成纤维细胞功能效应的多样性是否反映了不同成纤维细胞亚群体的作用？如果是，这些成纤维细胞亚群的表型特征、起源和作用是什么？成纤维细胞的功能多元化是否反映了它们对微环境变化的高度反应能力。哪些分子信号和环境线索驱动了心肌重塑中心肌成纤维细胞的表型？小鼠模型中观察到的细胞生物学过程是否再现了人类心肌成纤维细胞的表型变化？回答这些问题至关重要，有助于为心力衰竭患者设计新的治疗方法。

（陈炳秀　刁晓艳　罗振华）

第五节　巨噬细胞在心肌重塑中的作用

心脏是由多种细胞组成的，包括心肌细胞、成纤维细胞、平滑肌细胞、内皮细胞和免疫细胞。心肌细胞和非心肌细胞之间的细胞间信号转导及相互作用在心肌重塑的发生、发展中起着关键作用。心脏含有大量的巨噬细胞，这些巨噬细胞在心肌梗死和血流动力学压力改变下发生浸润，这种浸润可能通过局部巨噬细胞增殖和单核细胞募集发生。单核细胞和巨噬细胞异质性与心脏应激有关，这些细胞在心肌重塑发病机制中具有重要作用。了解巨噬细胞和单核细胞在心肌重塑过程中的作用，有助于寻找新的治疗靶点。

一、心脏巨噬细胞

（一）巨噬细胞分类

心脏巨噬细胞是生存于心脏中的白细胞，是免疫系统的关键组成部分。它们为梭形细胞，位于间质间隙或内皮细胞附近。按照巨噬细胞的功能，传统将其分为 M1 和 M2 两型。然而，M1/M2 型巨噬细胞极化的概念来源于体外研究，体内实验使用典型 M1/M2 标志物无助于描述体内巨噬细胞表型。因此，建议使用炎性/修复性巨噬细胞来代替传统分类。表观遗传学、基因表达和功能研究的最新技术及分析进展揭示了巨噬细胞激活状态的光谱，扩展了当前的 M1 与 M2 型。M1 型巨噬细胞是促炎性细胞因子（如 TNF-α、IL-6 和 IL-1β）和单核细胞趋化蛋白 1（monocyte chemoattractant protein 1，MCP-1）的主要产生者。M2 型巨噬细胞表达并释放抗炎细胞因子，如血管内皮生长因子和 TGF-β，促进成纤维细胞活化、血管生成和伤口愈合。Notch 信号的抑制促进 M2 极化，减少 M1 型巨噬细胞数量，释放抗炎细胞因子。

（二）巨噬细胞来源

在过去的半个世纪里，巨噬细胞被认为仅仅来自循环血中的单核细胞。然而，最近利用遗传命运图、抛物线图和过继转移技术进行的研究表明，脑、肝、肺和皮肤中的组织驻留巨噬细胞并非来源于循环单核细胞，而是通过局部增殖得到补充。在正常心脏中，组织驻留的心脏巨噬细胞包含离散的亚群，这些巨噬细胞亚群主要来源于胚胎卵黄囊祖细胞。

在无菌损伤或血流动力学应激期间，大多数心脏巨噬细胞来自血单核细胞。有趣的是，Molawi 等最近的一项研究表明，胚胎来源或骨髓来源的心脏巨噬细胞的自我更新能力随着年龄的增长而下降，甚至在没有炎症的情况下，它们也逐渐被单核细胞来源的巨噬细胞取代。

心脏常驻巨噬细胞的基因图谱显示了胚胎期和出生后出现的两个不同谱系。小鼠模型中早期细胞迁移的研究证实了这一点，最早的心脏驻留巨噬细胞来源于卵黄囊中的髓系祖细胞。这些祖细胞来源的巨噬细胞从卵黄囊中迁移出来，或者直接迁移到发育中的心肌，或者迁移到胎儿肝脏，在那里它们发育为造血干细胞，最终迁移并成为驻留于心脏组织的巨噬细胞。出生后，单核细胞衍生的巨噬细胞也可以迁移到心肌，成为组织驻留的巨噬细胞。根据 CC 基序趋化因子受体 2（CCR2）的表达，这些胚胎和出生后的常驻细胞可以区分为 $CCR2^+$ 和 $CCR2^-$ 巨噬细胞。研究表明，$CCR2^+$ 驻留在心脏的巨噬细胞来源于单核细胞，而 $CCR2^-$ 巨噬细胞来源于胚胎发育阶段。此外，$CCR2^-$ 巨噬细胞进行局部增殖以补充其数量，而 $CCR2^+$ 巨噬细胞由渗出到心肌的单核细胞衍生的巨噬细胞重新补充。$CCR2^+$ 和 $CCR2^-$ 细胞群在创伤性事件（如心肌梗死）后协调不同的反应。心肌梗死后，$CCR2^+$ 细胞促进单核细胞募集并进入心脏，分泌高水平的 IL-1β、TNF 和 IL-6 等促炎介质。在小鼠心肌梗死模型中，这种细胞群的减少导致了梗死面积的缩小。

（三）巨噬细胞功能

心脏巨噬细胞是一把双刃剑，在心脏损伤和修复过程中起重要作用。在心脏损伤早期，心脏内的巨噬细胞会在心脏损伤后迅速活化以保护心脏免受损伤。但是在损伤后期，血液中循环的巨噬细胞进入心脏后会使病情恶化，抑制血液中的免疫细胞进入心脏，从而加重小鼠的心力衰竭。炎症细胞中的巨噬细胞能清除梗死病灶的坏死细胞，分泌细胞因子，促进血管新生及胶原沉积等，从而调控心室重塑的病理过程。在心脏损伤过程中，巨噬细胞对中性粒细胞的募集是限制组织损伤和促进组织愈合的关键。巨噬细胞吞噬凋亡心肌细胞，通过减少促炎性细胞因子如 IL-1β 和 TNF-α 的产生，增加抗炎性细胞因子和促纤维化细胞因子如 IL-10 和 TGF-β 启动修复过程。在心肌梗死后早期炎症阶段巨噬细胞的耗竭导致坏死碎片和中性粒细胞增多。缺血后巨噬细胞从炎症性向修复性转变，类似于体外从所谓的 M1 到 M2 巨噬细胞表型的分化。基因表达分析比较了心脏中的巨噬细胞与脾脏和大脑中的巨噬细胞，揭示了参与血管生成和免疫静止的丰富基因。但是仍然缺乏体内数据来说明心脏巨噬细胞在维持心脏稳态中的作用。在人和鼠的心脏中都发现了细胞间的直接相互作用，其中巨噬细胞通过形成含有连接蛋白 43 的间隙连接而与心肌细胞连接，参与心律失常发生。

（四）巨噬细胞分析方法

1. 细胞表面标志物染色　组织巨噬细胞通常应用细胞表面标志物染色进行研究。这些标志物除免疫基因组计划建议的 CD64 外，还包括 CD11B、CD45、CD68、CD115、F4/80、Ly-6C 和 MAC-3。转基因小鼠的开发也促进了心肌巨噬细胞的检测，并提高了体外组织学检测心肌组织中巨噬细胞及其树突样突起的敏感性。

2. 实时活体成像技术 最近开发的实时活体成像技术使得用显微分辨来跟踪心脏中单核细胞的迁移模式成为可能。对于巨噬细胞，也可以用纳米颗粒探测，如通过非侵入性成像方式（如磁共振成像、正电子发射断层扫描、荧光分子断层扫描）或使用几种方法联合跟踪巨噬细胞，或确定其在器官水平的特定功能。

3. 去除巨噬细胞技术 去除巨噬细胞是研究巨噬细胞功能的重要方法，使用去除法检测巨噬细胞功能。氯磷酸盐是一种小的亲水性分子，能结合细胞内的 ATP，抑制 ATP 功能，导致细胞凋亡。将氯磷酸盐包封到脂质体，巨噬细胞可吞噬氯磷酸盐脂质体，在溶酶体的作用下，氯磷酸盐可释放出来，当其达到一定浓度时，可引起巨噬细胞凋亡，从而去除巨噬细胞，检测巨噬细胞功能。

4. 异种共生技术 异种共生手术是将两只小鼠的血液循环连接起来，使它们的血液循环细胞混合。通过测定来自供体小鼠血中生成的循环单核细胞的巨噬细胞百分比量化招募的巨噬细胞。

二、巨噬细胞与心肌重塑的相关研究

巨噬细胞作为机体重要的免疫细胞，在炎症反应中具有重要的调节作用。研究表明，巨噬细胞具有较强的可塑性和异质性，在体内外不同微环境的影响下，尤其是在炎症反应过程中可分化成具有不同功能表型的现象被称为极化。巨噬细胞的极化和分型与炎症相关性疾病的发生、发展有着密切关系。

巨噬细胞极化的调节因子，如干扰素调节因子-5 和盐皮质激素受体已被证明参与心肌重塑。干扰素调节因子-5 通过调节 M1 型巨噬细胞极化，促进小鼠心肌梗死后心肌重塑，沉默干扰素调节因子-5 可使炎性巨噬细胞减少并促进梗死灶愈合。盐皮质激素受体可增强炎性巨噬细胞极化，巨噬细胞中的盐皮质激素受体缺乏（模拟了盐皮质激素受体拮抗剂）可防止心肌肥大和纤维化。相反，心肌巨噬细胞上的清道夫 A 类受体是一种关键的炎症调节剂，通过促进巨噬细胞的修复性表型转化，增强抗炎作用抗纤维化重塑，发挥了对心肌梗死的保护作用。缺氧诱导因子也是心肌重塑过程中巨噬细胞极化的重要调节因子，脯氨酰羟化酶可诱导缺氧诱导因子降解，使心脏巨噬细胞募集增加，炎症因子表达增加，加重心肌重塑。

心脏巨噬细胞产生的 IL-12 激活产生 γ 干扰素的 CD4$^+$ T 细胞，使巨噬细胞向炎症表型转变，随后阻止 Ang-Ⅱ 诱导的心肌纤维化。miRNA 被证明可以调节髓细胞表型和心肌重塑。例如，敲除 *miRNA-155* 可降低 Ang-Ⅱ 和压力超负荷诱导的炎性巨噬细胞极化、心肌肥厚和心功能障碍。

巨噬细胞表型由炎症性向修复性的转变可能是心肌梗死后心脏保护的潜在机制，但修复性巨噬细胞的长时间激活可能最终导致广泛的心肌纤维化、心肌僵硬和舒张功能障碍。中和抗体抑制剂 IL-4 是一种修复性巨噬细胞的有效诱导剂，其可以减轻压力超负荷时的心肌纤维化和心肌肥大，这表明 IL-4 是促纤维化的，可能会加剧心肌重塑，说明修复性巨噬细胞可改善心肌重塑。

三、巨噬细胞在心肌重塑中的作用

（一）巨噬细胞增加

在各种心脏应激期间，巨噬细胞群的增加通过局部增殖和单核细胞募集发生。CCR2$^+$巨噬细胞亚群被认为主要参与促进和调节炎症，然而在压力超负荷应激后，慢性炎症反应的强度要比急性缺血性损伤后观察到的低。CCR2$^+$巨噬细胞能够产生和分泌大量促炎性细胞因子，这些因子与心肌重塑密切相关。骨髓细胞中 *CCR2* 基因敲除可显著降低血管炎症和心肌纤维化，而不影响 Ang-II 输注和压力超负荷时的心肌细胞肥大。阻断这种趋化途径似乎对纤维化重塑有显著影响，并可能在调节成纤维细胞功能方面发挥更直接的作用。综上所述，在心脏缺血或压力负荷增加等刺激下，单核细胞募集，然后分化为巨噬细胞，发生巨噬细胞增殖。

（二）巨噬细胞在细胞基质重塑中的作用

1. 分泌促炎性细胞因子　心肌梗死后组织重塑可能归因于梗死心肌内促炎性巨噬细胞的持续活动。在心肌梗死早期，大量的促炎性巨噬细胞通过吞噬死亡细胞和分泌基质蛋白酶促进基质与碎片的清除。巨噬细胞分泌包括 TNF-α 和 IL-6 在内的促炎性细胞因子，激活驻留的成纤维细胞，进一步增加 MMP 如 MMP-2 和 MMP-9 的产生。这些免疫激活的成纤维细胞还分泌 IL-1β 和 IL-6 等促炎性细胞因子，增强促炎反应。促炎性巨噬细胞的持续激活，以及 MMP 的持续产生使损伤愈合，同时也导致心肌重塑。患者体内存在高水平的MMP-9，可作为不良左心室重塑和心力衰竭的生物标志物。过度表达 MMP-14 的小鼠在心肌梗死后的存活率和射血分数也较低。TIMP 如果大量产生，也会导致不良的重塑。因此，强调需要在 MMP 及其抑制剂之间保持受控的平衡。

2. 促进肌成纤维细胞生成及聚集　心肌成纤维细胞的激活，向具有分泌和收缩的肌成纤维细胞转分化，随后 ECM 沉积是心肌纤维化反应的关键细胞事件。由 M1 为主的巨噬细胞亚群向 M2 为主的巨噬细胞亚群的转变促进了 ECM 重塑。M2 型巨噬细胞分泌高水平的 TGF-β1，其驱动常驻成纤维细胞中 α-SMA 的转录，使这些成纤维细胞发生显著的表型转化，成为肌成纤维细胞。与稳态成纤维细胞相比，肌成纤维细胞具有更好的流动性，并且具有更高的产生基质成分的能力。巨噬细胞不仅导致这些细胞的活化，而且通过趋化因子（如 CCL7 和 CCL8）介导的信号转导向损伤部位聚集，ECM 成分的过量产生，胶原沉积增加，胶原稳定并交联形成瘢痕组织。M2 型巨噬细胞可以通过产生精氨酸酶进一步促进纤维生成，精氨酸酶激活谷氨酸酶和脯氨酸酶，这两种酶都是胶原蛋白合成所必需的。

显然，促炎和抗炎巨噬细胞都在 ECM 重塑中有明确的病理作用，但这两个亚群在自然愈合和修复中也有必要的作用。某些促炎性细胞因子如 IL-6，在短期内引起心脏保护作用，只有在其长期存在时才造成损伤。如果没有促炎细胞，纤维蛋白碎片就不能清除而长期存在，这会促进并导致慢性炎症状态。相反，清除巨噬细胞会导致病情恶化，因为它们是 IL-10 的有效来源。因此，一种更实用的方法可能是通过免疫调节，而不是选择性清除来利用巨噬细胞的作用。

四、巨噬细胞在心肌重塑中的信号通路

（一）Notch 信号通路调控巨噬细胞

许多信号通路参与巨噬细胞的极化，其中结构高度保守的 I 型跨膜蛋白（Notch）信号在巨噬细胞极化过程中起关键作用。激活 Notch 信号，能调节巨噬细胞向 M1 型分化，而阻断其向 M2 型极化，调节 M1 型及 M2 型巨噬细胞之间的平衡可改善心肌重塑。巨噬细胞可以作为 Notch 信号的诱导和（或）接收细胞，对外部微环境的改变和信号做出反应。在巨噬细胞极化过程中，Notch 信号通路可以调控巨噬细胞，与此同时，Notch 信号通路也是治疗心肌缺血后心肌重塑的一个新靶点。Notch 信号通路参与心肌细胞存活和再生、纤维化反应、血管生成等过程，在心肌重塑过程中有重要作用。在心力衰竭患者的心肌活检中观察到 Notch 信号成分的表达。同样，在正常生理条件下，成年大鼠心肌中没有 Notch 信号，但心肌细胞中的 Notch 信号会瞬间重新激活，这些研究表明了 Notch 信号通路在受损心肌修复中的作用。

（二）巨噬细胞激活 MAPK 信号通路

MAPK 是生物体内重要的信号转导蛋白，对心肌重塑具有调节作用。目前发现的 MAPK 分子主要包括 ERK、JNI/SAPK 及 p38 等。MAPK 不同成员具有序列同源性，可通过 "T-x-y" 双位点磷酸化激活。多级激酶级联使 MAPK 激活后，可通过磷酸化转录因子及下游蛋白调节细胞生理过程。这些 MAPK 能被多种炎症因子激活，对炎症的发生和发展发挥重要的调控作用。屈超等利用坏死心肌细胞碎片刺激巨噬细胞，可促使巨噬细胞吞噬心肌碎片，提示巨噬细胞可能通过吞噬细胞碎片参与心肌梗死后免疫调节功能。坏死心肌细胞碎片可激活巨噬细胞中 ERK1 和 ERK2 的磷酸化，同时激活 p38 和 JNK 的磷酸化，MAPK 信号参与了心肌梗死后巨噬细胞介导的炎症反应。

五、临 床 转 化

由于巨噬细胞功能和表型的多样性，调节特定的巨噬细胞表型而不是耗尽它们可能会保留重要的免疫功能，如修复和抵御感染，同时防止导致不良心肌重塑的特定有害影响。探索巨噬细胞在心肌重塑中的作用，有助于心肌重塑及心力衰竭免疫调节的靶向治疗。

（一）靶向巨噬细胞

靶向巨噬细胞治疗并不是一个全新的概念，然而许多研究未能在体内显示出明确的疗效。以前使用小分子抑制剂靶向 CCR2$^+$巨噬细胞迁移的研究，虽然在体外显示出了有希望的结果，但由于缺乏对 CCR2 的组织选择性，体内实验并未取得较好疗效。siRNA 技术的进步包括靶向序列特异性的提高，以及新的传递方法，为炎症和心力衰竭的新疗法打开了大门。在小鼠心肌梗死模型中，以细胞黏附分子（ICAM 1/2）、VCAM、E-选择素和P-选择素为靶点的siRNA可以减轻炎症和减小梗死面积，改善心肌重塑。该研究表明多靶点策略治疗很重要，但单独靶向CCR2也有希望获得好的治疗效果。两项单独的研究表明，siRNA介导的靶向CCR2可显著减少小鼠的梗死面积，减少炎症因子释放，改善心肌重塑。这些结果不仅暗示了巨噬细胞在心力衰竭中的作用，而且证明了单分子靶向治疗可能是未来新方向。与已有的免疫抑制治疗相比，靶向CCR2不影响心肌内稳态巨噬细胞，也不妨碍梗死坏死物质的清除，靶向CCR2的治疗方法是可行的。靶向CCR2技术与支架技术相结合，将支架放置于指定位置，是治疗急性心肌梗死的新方法。靶向治疗选择时机至关重要，过早干预炎症反应可能会阻碍伤口修复，而延迟反应可能无法防止不良的心肌重塑和心力衰竭。

（二）靶向细胞外基质

鉴于ECM在驱动巨噬细胞活化中起着关键作用，新的治疗方法也应考虑到细胞基质和巨噬细胞之间的相互作用。脯氨酸-甘氨酸-脯氨酸是一种来源于胶原的三肽，该肽通过CCR2发出信号，CCR2在巨噬细胞浸润中起重要作用，ECM片段及其产生者MMP的释放有可能成为调节巨噬细胞浸润和随后炎症反应的新靶点。迄今为止的初步工作已经检测出含有重复甘氨酸-脯氨酸基序的弹性蛋白和纤维蛋白-1片段的作用。在小鼠中，通过抗体给药，中和这些重复甘氨酸-脯氨酸基序的片段可减少巨噬细胞向主动脉的浸润及MMP-2和MMP-9的产生。然而，关于ECM片段靶向心血管治疗的转化研究很少。因此，在未来的研究中需要更多关注ECM和免疫应答的相互作用，特别是与心肌内巨噬细胞的相互作用。

六、总　　结

总之，在心肌梗死或血流动力学等应激发生后，通过局部增殖和单核细胞募集，心脏巨噬细胞数量显著增加。巨噬细胞分化为促炎巨噬细胞（M1型）和抗炎巨噬细胞（M2型），促炎巨噬细胞促进炎症因子TNF-α、IL-1β释放，产生MCP-1，分泌生长因子TGF-β和MMP（如MMP-2和MMP-9）作用于成纤维细胞，导致心肌纤维化。抗炎巨噬细胞则抑制成纤维细胞活化，抑制心肌纤维化。成纤维细胞是ECM扩张的主要效应器，产生结构和基质细胞ECM蛋白。TNF-α还作用于心肌细胞，可诱导心肌细胞肥大和细胞死亡。TGF-β诱导成纤维细胞转化为肌成纤维细胞，产生瘢痕形成所需的胶原。MMP等蛋白水解酶有助于组织重塑，而VEGF作用于内皮细胞并刺激血管生成。巨噬细胞在心肌重塑中的作用机制如图3-5-1所示。

巨噬细胞引起的炎症在心力衰竭中起着关键作用，巨噬细胞是炎症和ECM不良重塑的关键介质。然而，对巨噬细胞尤其是心肌内常驻巨噬细胞的确切作用的认识仍然有限。哪些特定的巨噬细胞亚群确切产生不良重塑，哪些是正常的稳态功能所必需的，这些尚待确定。通过建立特定亚群的敲除模型，可能揭示常驻巨噬细胞的确切功能，并有助于将来研

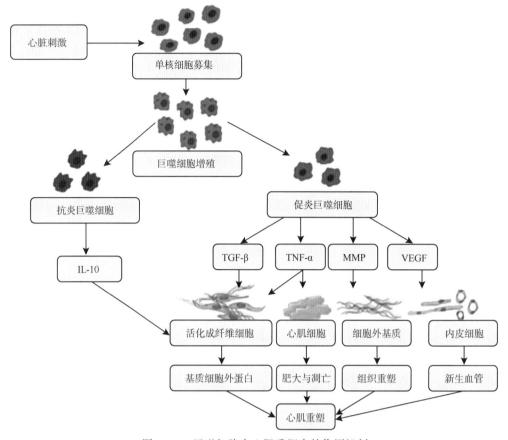

图 3-5-1　巨噬细胞在心肌重塑中的作用机制

究利用其保护性。巨噬细胞与整个心肌细胞重塑和沉积过程密切相关，需更多的研究阐明 ECM 在通过基质因子维持巨噬细胞活化中的作用。基质-巨噬细胞通信的进一步研究不仅可能揭示浸润性巨噬细胞驱动重塑的确切机制，还可能成为未来治疗的新靶点。

（陈保林　李　伟　罗振华）

第六节　心肌肥大细胞在心肌重塑中的作用

肥大细胞是存在于几乎所有身体组织中的固有免疫细胞，在过敏性疾病和宿主防御中起着关键作用。肥大细胞存在于全身，心脏也存在肥大细胞。心肌肥大细胞储存和释放多种生物活性介质，其中一些介质与容积超负荷心脏中 MMP 的激活有关，而另一些介质参与压力超负荷心脏的纤维化过程。在 DCM 行心脏移植的患者，以及实验性高血压、心肌梗死及慢性心脏容量超负荷的动物模型中，肥大细胞数量增加。过去在心肌重塑的研究中关注心肌细胞、心肌成纤维细胞及心脏巨噬细胞等，随着心肌肥大细胞在心肌重塑中的研究越来越多，近年来对肥大细胞在心肌重塑中的作用也得到重视。

一、心肌肥大细胞概述

1863 年，德国科学家雷克林·豪森在青蛙的肠系膜中发现了颗粒细胞。1878 年，另一位德国科学家保罗·埃利希发现这种细胞相对较大，且细胞质中充满了突出的颗粒，故将其命名为肥大细胞。肥大细胞为一种粒细胞，细胞呈圆形或卵圆形，细胞核小，呈圆形或椭圆形，染色浅，位于细胞中央。细胞质中充满大小一致、染成蓝紫色的颗粒，均匀分布在核周围。细胞常成堆或单个分布于血管附近。心肌肥大细胞密度在不同物种中存在差异，从 Wistar-Kyoto 大鼠的 1.4 个/mm² 到人类的 5.3 个/mm² 不等。据报道，在慢性应激或心脏疾病中心肌肥大细胞密度增加 1.7～6 倍。肥大细胞来源于血液循环中的多能造血祖细胞，一旦定位于组织中，在局部微环境的影响下分化为最终表型。在黏膜、皮肤和肺中发现了两种不同的肥大细胞表型，根据其中性蛋白酶含量进行分类：含类胰蛋白酶的肥大细胞（mast cell tryptase，MCT）通常存在于仅含有类胰蛋白酶颗粒的黏膜组织中；而含类胰蛋白酶和糜蛋白酶的肥大细胞（mast cell tryptase and chymase，MCTC）主要存在于结缔组织中。心肌肥大细胞为 MCTC 亚型，成熟的心肌肥大细胞相对较大，组织切片经甲苯胺蓝染色后，可用光学显微镜观察到。心肌肥大细胞生成 TNF-α、TGF-β、组胺、类胰蛋白酶和糜蛋白酶等物质，这些物质在肥大细胞介导的心肌重塑中起重要作用，心肌肥大细胞是不良心肌重塑的重要介质。

二、心肌肥大细胞在心肌重塑中的研究

许多研究表明，肥大细胞在心肌重塑中起重要作用。这些基础和临床研究结果并不一致，一些研究表明肥大细胞促进心肌不良重塑，而另一些研究则证实肥大细胞能改善心肌重塑，也有研究表明肥大细胞在心肌重塑中的作用是中立的。但是，多数实验支持肥大细胞促进心肌不良重塑。

（一）基础研究

1. 促进心肌不良重塑　压力负荷过重与心肌肥大细胞相关，实验中发现在大鼠肺动脉结扎后右心室的心肌肥大细胞密度增加。同样，在高血压动物模型中，新生自发性高血压大鼠左心室心肌中肥大细胞密度也增加，且肥大细胞密度的增加与心肌胶原浓度密切相关，心肌肥大细胞是炎症反应的组成部分，对高血压引起的不良心肌重塑非常重要。大鼠急性心肌梗死后心外膜下肥大细胞集聚增多，第 21 天达 25 个/mm²，在缺血再灌注犬模型的愈合阶段，肥大细胞数量增加且在胶原沉积区域积累最多。在心肌缺血犬模型中发现，脱颗粒肥大细胞数量增加与新募集的巨噬细胞和中性粒细胞共定位，并与缺血 7 天再灌注后的血管结构密切相关。犬心肌梗死后 7～28 天，纤维化程度与颗粒状肥大细胞密度有关。上述证据表明，肥大细胞在心肌重塑过程中起重要作用，稳定肥大细胞可能减轻心肌重塑。奈多罗米具有稳定肥大细胞作用，采用奈多罗米[30mg/（kg·d）]对 8 周龄的自发性高血压大鼠治疗 12 周，结果表明奈多罗米可预防左心室纤维化。后来的研究也证实，应用奈多罗米同样可预防 TAC 诱导的心肌纤维化。酮替芬作为肥大细胞膜稳定剂减少了肥大细胞介质的释放。采用酮替芬治疗离体大鼠缺血再灌注的心脏，结果表明心肌肥大细胞脱颗粒和心肌损伤有所减轻。同样，肥大细胞缺陷小鼠对缺血再灌注耐受性更好，存活心肌量更多。肥大细胞与心力衰竭的病理生理学有关，肥大细胞缺陷的高血压小鼠的心脏重量明显减轻，血管周围纤维化和肥大细胞糜蛋白酶的上调均不明显，表明肥大细胞在心力衰竭的进展中起着关键作用，稳定肥大细胞可能是治疗心力衰竭的一种新方法。

2. 改善心肌重塑 心肌肥大细胞在无再灌注心肌梗死中的作用尚不清楚。有研究表明，肥大细胞缺陷的雌性小鼠较野生型小鼠在心肌梗死后 14 天梗死面积更大，心室扩张，梗死厚度减少。Ayach 等研究表明肥大细胞缺陷小鼠的心脏增大更明显，胶原沉积更多，心脏收缩和舒张功能降低。实验性二尖瓣反流动物模型显示，4 个月后心肌中肥大细胞增多。为证明肥大细胞与心肌不良重塑的关系，Levick 等采用建立容量超负荷的大鼠模型进行研究，结果表明肥大细胞缺陷大鼠的左心室扩张较野生型大鼠明显减轻。但在肥大细胞缺陷小鼠的心肌缺血再灌注模型中，肥大细胞缺陷小鼠心肌瘢痕增大，射血分数降低，心功能受损，将肥大细胞移植于心肌中则心功能得到改善。

3. 对心肌重塑没有影响 在去甲肾上腺素诱导心肌纤维化模型中，与未经治疗的大鼠相比，经脱颗粒抑制剂色甘酸钠治疗的大鼠，其 I 型胶原含量和 I 型胶原 mRNA 表达无差异，因此肥大细胞被认为与胶原生成无关。Ngkelo 等将新开发的肥大细胞缺陷小鼠与经典的 *c-Kit* 突变依赖模型进行了比较，用色甘酸钠治疗的肥大细胞缺陷小鼠和野生型小鼠发生心肌梗死，导致纤维化和梗死面积增加。心肌纤维化的动物模型在模拟临床心肌慢性纤维化疾病变化方面的能力有限，这仍然是一个问题。

（二）临床研究

1997 年，Patella 等对心脏移植的 DCM 患者进行了研究，发现心肌肥大细胞密度也增加。随后，在 24 例 DCM 和 10 例缺血性心肌病患者进行心脏移植的研究中发现，衰竭心脏的组胺、类胰蛋白酶含量增高和肥大细胞密度增加，肥大细胞分泌的纤维源性因子（组胺及类胰蛋白酶）的局部释放增加可能有助于心肌病患者心脏中的胶原积累。肥大细胞在组织重塑和纤维化中起着重要作用，Akgul 等从 30 例终末期心肌病患者在左心室辅助装置植入和移除时获得配对心肌组织样本，并与来自供体心脏的样本进行比较，组织切片进行肥大细胞和心肌纤维化的染色与定量，发现心肌病患者的肥大细胞密度（类胰蛋白酶阳性细胞）高于供体心脏，肥大细胞数与胶原沉积有关。缺血性心肌病患者纤维化与颗粒化肥大细胞密度相关，特发性 DCM 心肌胶原含量与肥大细胞密度呈正相关。然而，Frangogiannis 等在行冠状动脉搭桥术且有慢性缺血性左心室功能障碍患者中研究发现，肥大细胞密度与心肌纤维化无关。早期对美洲锥虫病中的研究也同样发现肥大细胞密度与心肌纤维化无关。人类心脏组织很难获得，通常行活检或尸检时才能获得标本。活检样本的位置和组织体积受限，而尸检样本在适当处理以保存肥大细胞时往往会延迟。正常对照组织比患病组织更难获得，未来的人类心肌纤维化研究应致力于探究肥大细胞在疾病中的作用，并将分析扩展到组织学特征之外，以发现新的机制用于延缓心肌重塑。

心肌肥大细胞在心肌重塑中的作用尚有争议，尽管有证据显示它们有可能改变纤维化反应和组织修复。研究数据的差异可能与下列原因有关：①心肌肥大细胞分布与人类心脏中的分布有差异。最近的证据表明，小鼠心脏中肥大细胞的分布与人类心脏中的分布也有很大的不同。②肥大细胞稳定剂的不当使用非常普遍，色甘酸钠用于抑制小鼠和大鼠的肥大细胞脱颗粒，可以抑制大鼠 IgE 依赖性肥大细胞脱颗粒，但在类似或更高剂量下则不会抑制小鼠的这种反应，这对色甘酸钠治疗小鼠研究的有效性产生了怀疑。此外，肥大细胞稳定药物仅能防止钙依赖性肥大细胞脱颗粒，但不能阻止不依赖脱颗粒的分泌反应。③多种肥大细胞缺乏模型的出现使研究人员能够更好地了解肥大细胞对各种疾病发病机制的影响。④肥大细胞染色的组织固定极大地影响了肥大细胞的可视化，在设计心肌纤维化肥大细胞的研究中需要根据所研究肥大细胞的不同作用选择合适的固定剂。

三、肥大细胞在心肌重塑中的作用机制

在高血压、急性心肌梗死及心肌病等病理因素作用下，肥大细胞促泌剂如 P 物质、神经降压素、ROS 及 ET-1 增多，刺激肥大细胞活化。活化的肥大细胞脱颗粒分泌的糜酶、类胰蛋白酶、TNF-α、IL-1β、TGF-β 等活性产物增加。糜酶使 Ang-Ⅱ增多，TNF-α 和 IL-1β 导致 MMP 增加，TGF-β 和类胰蛋白酶使成纤维细胞活化。这些物质作用于肌成纤维细胞，导致 ECM 合成增加和胶原沉积，从而导致心肌纤维化。肥大细胞在心肌重塑中的作用机制见图 3-6-1。

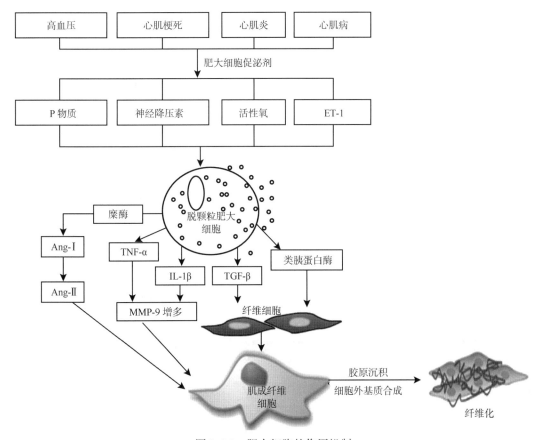

图 3-6-1　肥大细胞的作用机制

（一）肥大细胞促泌剂

在病理因素刺激下，肥大细胞促泌剂如 P 物质、神经降压素、ROS 及 ET-1 增多。P 物质是广泛分布于细神经纤维内的一种神经肽，其可能通过激活肥大细胞导致心肌病理性重塑。P 物质增加心脏脱颗粒肥大细胞的数量，并触发组胺释放。Levick 等分离了心肌肥大细胞，P 物质能诱导肥大细胞释放组胺，选择性 PPARγ 激动剂减弱了 P 物质引起的组胺释放，说明 P 物质可能通过 PPARγ 受体调节肥大细胞产物的释放。神经降压素存在于与冠状血管系统、心肌细胞和心内神经节相关的神经纤维中，将神经降压素输注入离体心脏可导致组胺的快速释放，说明神经降压素也是内源性心肌肥大细胞促泌剂。近年研究证实，ET-1 能够激活心肌肥大细胞。向灌流的离体大鼠心脏注入 ET-1 可导致心肌肥大细胞脱颗粒、MMP-2 活化、胶原降解和中等程度的心室扩张，而肥大细胞膜稳定化合物奈多克罗米可阻止这种扩张。奈多克罗米和色甘酸钠已被广泛用于研究肥大细胞的功能。此外，ROS 也可以作为心肌肥大细胞促泌剂。将分离的大鼠心外膜肥大细胞与亚硫酸钠共孵育，可诱导浓度依赖性组胺释放。

（二）肥大细胞分泌释放介质

1. 糜酶 是一种类似糜蛋白酶的丝氨酸蛋白酶，储存在肥大细胞颗粒中。成熟的酶为糖蛋白，由 226 个氨基酸组成，分子量为 30kDa。在钳夹肾动脉诱发高血压的仓鼠模型中，心脏中的糜酶活性增加了 5.2 倍，糜酶可能参与高血压所致的心脏组织重塑。在接受瓣膜置换手术的主动脉狭窄患者中糜酶 mRNA 和蛋白表达增加，表明在人类的心肌重塑中糜酶表达也上调。Matsumoto 等通过快速起搏诱发比格犬心力衰竭，用糜酶抑制剂 SUNC8257（10mg/kg，每天口服 2 次）治疗心力衰竭犬，糜酶抑制剂可降低 I 型和III型胶原 mRNA 水平，改善心肌纤维化，首次证明糜酶与心肌纤维化的关系。有证据表明，在人类、仓鼠、犬和猕猴的心脏中，糜酶在 Ang-II 的形成中起作用，Ang-II 几乎完全由糜酶诱导生成。肥大细胞含有糜酶，糜酶能够将非活性 Ang-I 分解为活性 Ang-II。在心肌梗死动物模型研究中发现，肥大细胞释放糜酶，随后产生大量 Ang-II，可能参与了仓鼠心肌梗死后的病理生理过程。Ang-II 作用于活化的成纤维细胞，参与心肌重塑。糜酶可以激活 MMP-9，参与胶原的代谢，糜酶还可作用于活化的成纤维细胞，通过 TGF-β/Smad 通路诱导促纤维化反应。此外，糜酶作用于活化成纤维细胞释放成纤维细胞源性干细胞因子（stem cell factor，SCF）可正反馈活化肥大细胞。在心脏容量超负荷模型中，成纤维细胞活化和肥大细胞密度增加之间存在明确的关系，这很可能与肥大细胞源性糜蛋白酶以正反馈方式刺激成纤维细胞合成和释放 SCF 有关。心脏容量超负荷模型中肥大细胞密度的快速增加似乎主要与 SCF 驱动的常驻未成熟肥大细胞成熟有关，而不是细胞增殖或迁移。

2. 类胰蛋白酶 是一种丝氨酸蛋白酶，也储存在肥大细胞颗粒中。尽管类胰蛋白酶水平在纤维化心脏中增加，但很少有人关注类胰蛋白酶在心肌纤维化中的作用。类胰蛋白酶导致心肌成纤维细胞增殖，转化为肌成纤维细胞表型，并产生胶原。在雄性 DBA/2 小鼠腹腔注射脑心肌炎病毒，诱导小鼠心肌炎，14 天后发现类胰蛋白酶基因单核细胞趋化因子 6 的 mRNA 水平上调，且与 I 型胶原基因表达的增加有关。体外实验证明，类胰蛋白酶可在

72h 后增加心肌成纤维细胞的 ECM 合成。类胰蛋白酶对心肌成纤维细胞的作用是通过蛋白酶激活受体-2（protease activated receptor 2，PAR-2）介导的，该受体诱导选择性 MAP 激酶途径，ERK1/2 介导类胰蛋白酶对心肌成纤维细胞的促纤维化作用。MAP 激酶途径还介导心肌成纤维细胞转化为肌成纤维细胞表型，在自发性高血压大鼠中用 FSLLRY [10μg/（kg·d）] 阻断 PAR-2 可防止纤维化。将腹膜和皮肤肥大细胞与组织重塑联系起来的研究表明，肥大细胞类胰蛋白酶可以激活 MMP-1 和 MMP-3。Gruber 等证明类胰蛋白酶不能直接激活 MMP-1，而是先切割 proMMP-3，激活 MMP-3，进而激活 MMP-1。

（三）炎症因子

一些研究表明肥大细胞是心脏中 TNF-α 的重要来源。Frangogiannis 等使用标记技术发现，犬心脏中几乎所有的 TNF-α 都定位于心肌肥大细胞。缺血 1h 和再灌注 3h 后再次评估，心肌肥大细胞仍然是 TNF-α 的主要来源，梗死区的肥大细胞可以释放 TNF-α。心肌再灌注过程中 TNF-α 的释放依赖于氧化应激，并可被肥大细胞稳定剂阻止，这也说明肥大细胞是 TNF-α 的主要来源。在容量超负荷模型中，肥大细胞缺陷大鼠的心肌几乎检测不到 TNF-α，而野生型大鼠心肌 TNF-α 水平显著增加，进一步说明 TNF-α 主要来源于肥大细胞。TNF-α 可激活 MMP，而在大鼠体内注入 TNF-α 已被证明可诱导心脏胶原降解和心功能障碍，因此在心脏容量超负荷时抑制 TNF-α 可防止胶原降解。然而，TNF-α 也可能在高血压性心肌肥大中促进纤维化，因为它可以通过增加 AT-1 受体促进 Ang-Ⅱ刺激的胶原生成。此外，在压力超负荷所致的心力衰竭模型中，*TNF-α* 基因敲除小鼠的心肌纤维化和肥大减轻。肥大细胞脱颗粒衍生的 TNF-α 和 IL-1β 诱导心肌细胞凋亡、MMP-9 产生和炎症细胞募集，从而增强组织重塑。稳定肥大细胞分泌的 IL-13、IL-10 及 IL-33 具有心脏保护作用，可改善心肌重塑。

（四）转化生长因子-β

TGF-β 是一种多效性细胞因子，参与多种细胞功能，对炎症、ECM 沉积、细胞增殖与分化和生长具有重要的调节作用，同时 TGF-β 在心肌重塑中也起着至关重要的作用。肥大细胞糜酶能够将 TGF-β 切割成活性形式。肥大细胞脱颗粒时释放 TGF-β，促进成纤维细胞的活化和分化。TGF-β 在心脏中的促纤维化作用已被充分证明，TGF-β 和随后激活的 Smad 通路可能介导糜酶对心肌成纤维细胞的增殖及胶原生成作用。此外，TGF-β 还与心肌细胞肥大和凋亡有关。

四、治 疗

肥大细胞在心肌重塑中的确切作用存在差异，这些细胞具有促进或防止心肌重塑的潜力。在许多研究中，肥大细胞在纤维化部位增加，并且是选择性诱导调节介质的丰富来源，使其成为控制心肌重塑的有力靶点。干细胞疗法是促进损伤后心脏再生的新兴研究领域。通过腺病毒将 *SCF* 基因转移到猪和小鼠心肌中，可增加心肌梗死后的 c-Kit⁺细胞，并减轻纤维化。*SCF* 扩增 c-Kit⁺细胞所带来的益处可能是由于肥大细胞群体的扩增。肥大细胞脱颗粒产物通过多种途径促纤维化，抑制肥大细胞脱颗粒或肥大细胞相关蛋白酶的作用可促进心肌损伤愈合。酮替芬和色甘酸钠是肥大细胞稳定药物，已用于人类受试者，但尚未用于心肌重塑。肥大细胞表达广泛的受体，可靶向激活和分泌趋化因子、生长因子和细胞因子。IL-33 激活肥大细胞 ST2L 可产生多种细胞因子，可防止重塑。此外，肥大细胞可靶向产生 IL-33，已知 IL-33 存在于受损心肌中，可改善心肌梗死患者的预后。诱导肥大细胞 IL-10 产生并结合脱颗粒抑制可限制 Ang-Ⅱ和 TGF-β 的过度产生，同时通过 IL-10 抑制 NF-κB 和激活 STAT3，从而抑制过度重塑过程。鉴于肥大细胞通过产生有利于纤维化的介质对损伤模式相关分子（如 IL-33）做出反应，单独阻断脱颗粒可使其发挥有益作用，而无须进一步刺激。未来的研究应侧重于阐明心肌肥大细胞对原位损伤模式相关分子反应的机制，以及阻断肥大细胞脱颗粒和促进有益介质产生，以充分利用这种双向调节疗法的潜力。

五、总结及展望

目前肥大细胞在心肌重塑中的作用尚未明确，动物模型之间存在差异，体外实验结果不一致。对肥大细胞在心肌纤维化中作用的研究应合理设计，使用具有肥大细胞缺陷的合适的动物模型，还应使用具有适当物种活性的肥大细胞稳定药物。人心脏组织未得到充分利用，可建立原代人肥大细胞，人体外模型的使用进一步拓展了人们对肥大细胞的认识。

（陈炳秀　陈章荣）

第七节　心脏其他细胞在心肌重塑中的作用

心脏是一个复杂的多细胞组织器官，由异质性心肌细胞及形态和功能不同的非心肌细胞组成，心肌细胞约占细胞总数的 22.8%，其余由非心肌细胞组成。心肌重塑受心脏或心外组织中细胞凋亡、增殖、迁移和分化的良好调节。心肌重塑为心肌梗死、瓣膜病、高血压性心脏病、心律失常及 DCM 等几乎所有心脏病的共同特征。这个过程中组成或作用于心脏的细胞发生改变，这些细胞参与了心肌重塑的开始和发展过程。心肌细胞的变化在心肌细胞肥大、凋亡、自噬中进行介绍，成纤维细胞、巨噬细胞和肥大细胞在前文已进行讨论。本节重点讨论淋巴细胞、中性粒细胞、单核细胞和内皮细胞在心肌重塑中的作用。

一、淋　巴　细　胞

淋巴细胞是炎症细胞的重要亚群，根据其分化、发育和成熟的器官大致分为 T 细胞和 B 细胞，这两种细胞都参与心肌重塑的调节。T 细胞分为 CD4+ 和 CD8+ 细胞两大类，通过其细胞因子分泌和免疫效应识别。尽管病因不一，CD4+ 细胞在心肌重塑中起主要作用。CD4+

细胞由异质性亚群组成，包括 Th1、Th2、Th17 和 Treg 细胞。Th1 为产生 INF-γ 的辅助性 T 细胞，Th2 为表达 IL-4 的辅助性 T 细胞，Th17 为表达 IL-17 的辅助性 T 细胞，Treg 为调节性 T 细胞。其中 Th1 和 Th17 细胞亚群具有促炎症作用，而 Th2 和 Treg 细胞亚群具有抗炎作用。

（一）T 细胞参与心肌重塑

在病理刺激损伤的心脏组织中，树突状细胞将细胞碎片和释放的抗原提呈给 T 细胞，随后 T 细胞对这些病原体产生反应，并被广泛激活。在细胞因子、趋化因子和黏附分子的持续诱导下，CD4$^+$细胞从循环募集到损伤部位。趋化因子在炎症细胞的募集和激活中起主要作用，C-X-C 基序趋化因子配体（CXCL）12 及其受体 CXCR4 是介导损伤组织中炎症细胞募集和激活的主要效应物，其他分子介质包括 CXCL9、CXCL10、CXCL11、CXCR3、CXCR5 和细胞黏附分子-1 也参与炎症细胞的募集。在缺血性心力衰竭小鼠模型中，CD4$^+$和 CD8$^+$ T 细胞显著扩增，Th1、Th2、Th17 和 Treg CD4$^+$亚群存在于循环、病变心肌、脾脏和淋巴结中，Th2 和 Th17 亚群占优势。与动物模型结果相似，在人类缺血性心力衰竭患者的外周血和心脏样本中观察到 T 细胞浸润，深度测序发现 T 细胞受体的克隆性扩增，Th1 细胞和细胞毒性 CD8$^+$ T 细胞为主的组织特异性 T 细胞反应可能导致心力衰竭进展。

在各种类型的 T 细胞中，表达转录因子叉头盒蛋白 3（fork head box protein 3，Foxp3）的 Treg 细胞是一种具有良好特征的 CD4$^+$亚群，具有典型的免疫抑制作用，有助于维持免疫系统的稳定性。心肌梗死后从炎症期过渡到消退期的这段时间，Treg 细胞对愈合有积极影响。体外实验表明，Treg 细胞调节心肌成纤维细胞表型，降低 α-SMA 表达，降低基质 MMP-3 表达，并减弱成纤维细胞填充的胶原垫的收缩。在小鼠心肌梗死后，心脏和其他器官中大量 CD4$^+$CD25$^+$Foxp3$^+$Treg 细胞扩散并激活，Treg 细胞在梗死的心肌中被募集，这可能调节成纤维细胞表型和功能。然而，促炎和抗血管生成 Treg 细胞在慢性缺血性心肌病中起重要的致病作用，促进免疫激活和病理性左心室重塑，选择性消除这些功能失调的 Treg 细胞可显著减轻心肌纤维化和心肌肥大。因此，恢复 Treg 细胞的正常功能仍然是维持内稳态的基础。总之，这些研究表明 T 细胞对心肌重塑有显著影响。然而，T 细胞特异性抗原的细节仍需进一步研究。此外，需要确定 T 细胞亚群各自的作用。

（二）B 细胞参与心肌重塑

长期以来，B 细胞在由心脏损伤引发的心肌重塑中的作用尚未被认识。在 Ang-Ⅱ 诱导的心力衰竭模型中，B 细胞的缺失导致心肌肥大减轻和胶原沉积减少，并且与这些变化相关的是促炎性细胞因子表达减少、免疫球蛋白 G 沉积减轻和心肌细胞凋亡减少有关，B 细胞在 Ang-Ⅱ 诱导的心力衰竭模型中促进心肌重塑。心脏损伤后，受损心脏细胞释放损伤相关分子模式（damage associated molecular pattern，DAMP），与 B 细胞相互作用。因此，B 细胞在心脏组织中起着重要作用，并可通过 DAMP 介导激活，从而激活 T 细胞，总体上有助于促进炎症环境。B 细胞产生干扰心肌细胞功能的抗体，其最终结果是多种先天性和结构性细胞群如中性粒细胞、巨噬细胞、成纤维细胞和 T 细胞的募集和激活，B

细胞有助于心肌肥大、炎症和适应不良组织重塑的发展。针对 B 细胞及其产物的免疫调节治疗是心力衰竭治疗的新策略。

（三）针对淋巴细胞的潜在治疗

鉴于淋巴细胞在心肌重塑中的作用，影响淋巴细胞募集、增殖、激活和相关信号转导的机制，有望成为心力衰竭治疗的新靶点。实验数据显示，CXCR4 的高选择性抑制剂通过心脏动员脾脏保留的 CD4$^+$Foxp3$^+$Treg 细胞增强心肌梗死后的组织愈合和心功能。此外，由于对 Treg 细胞的临床应用认识不足，治疗往往侧重于这种细胞类型的间接影响。耐受性树突状细胞是梗死愈合的潜在介质，通过调节 Treg 细胞和 M1/M2 型巨噬细胞极化发挥治疗作用。局部静脉注射耐受性树突状细胞可改善免疫微环境，从而促进创伤愈合，提高心肌梗死后的存活率。另一种使用工程化 T 细胞的新型免疫疗法为治疗心肌纤维化提供了新的方向。过继转移表达针对成纤维细胞活化蛋白的嵌合抗原受体的 T 细胞可显著减轻小鼠损伤后的心肌纤维化并加快功能恢复，这为开发治疗心脏病的免疫治疗药物提供了依据。因此，将病理淋巴细胞转化为正常淋巴细胞和抑制淋巴细胞特异性炎症的方法有待开发。

二、中性粒细胞

中性粒细胞是重要的白细胞，占人类循环白细胞的 50%～70%，占小鼠循环白细胞的 10%～25%。中性粒细胞有 N1 和 N2 两类表型，N1 表达 CCL3、IL-1β 和 TNF-α，N2 表达 IL-10 和 CD206，心脏中性粒细胞也经历极化过程。作为固有免疫系统的重要组成部分，中性粒细胞在各种外部或内部刺激诱导的心肌重塑中起着关键作用。

（一）中性粒细胞活化在心肌重塑中的作用

引发炎症反应的中性粒细胞传统上被认为是心肌梗死后的"坏细胞"。在细胞碎片、DAMP 和来自邻近细胞的细胞因子刺激下，大量中性粒细胞在梗死后数小时迅速迁移并积聚于损伤区域，在那里产生 ROS 并释放颗粒物，最终导致急性组织损伤。随着对中性粒细胞的认识不断深入，最近研究者发现中性粒细胞通过"积极"的作用调节心肌重塑。中性粒细胞极化参与心肌重塑过程，通过蛋白质组学方法，研究人员成功实现了冠状动脉结扎诱导心肌梗死小鼠模型中心脏中性粒细胞的极化。心肌梗死后第 1 天，中性粒细胞出现高水平的脱颗粒表型，激活 MMP 分解 ECM，启动炎症过程。在第 3 天，细胞表现出凋亡信号、组织蛋白酶活性上调和 ECM 重组。第 5 天，中性粒细胞显示 ECM 进一步重建和炎症消退；第 7 天，中性粒细胞具有典型的修复特征，高表达 gal-3、纤维连接蛋白和纤维蛋白原。因此，中性粒细胞非常复杂，具有多种调节功能。这种细胞类型的作用源于其促炎症和愈合效应。

（二）中性粒细胞明胶酶相关载脂蛋白在心肌重塑中的作用

中性粒细胞明胶酶相关载脂蛋白（neutrophil gelatinase-associated lipocalin，NGAL）是

一种首次在中性粒细胞中发现并来源于各种类型免疫细胞的载脂蛋白。NGAL 在急性心肌梗死患者及慢性心力衰竭患者中均显著增加，基线示 NGAL 水平升高与不良结果相关。大鼠心肌梗死动物模型研究发现，左心室非梗死区心肌细胞 NGAL/脂质运载蛋白-2 基因表达增加，体内 NGAL 阻滞剂在限制心脏炎症和纤维化方面显示出有益作用。NGAL 在醛固酮诱导的心脏损伤中也被发现升高，其依赖于盐皮质激素受体，并通过 NF-κB 信号通路在实验性心肌梗死和心肌重塑中发挥促纤维化作用，抑制 NGAL 可产生抗炎和抗纤维化作用。一项 110 例急性冠脉综合征患者的研究表明，尿 NGAL 在急性心力衰竭患者中显著升高，尿 NGAL＞9.96ng/ml 可预测急性心力衰竭且尿 NGAL 水平与舒张末期直径和收缩末期直径直接相关，与舒张末期容积和射血分数值呈负相关，而且血清 NGAL 水平与心排血量和心脏指数呈正相关。最近的一项研究表明，中性粒细胞在心脏愈合中具有潜在心脏保护作用，缺乏中性粒细胞的小鼠发生心肌纤维化；其募集单核细胞，并诱导 NGAL 促进巨噬细胞极化为 M2 型修复表型。总之，这些研究结果表明，NGAL 与心力衰竭预后有关，抗 NGAL 可能是心力衰竭治疗的一种策略。

（三）中性粒细胞信号在心肌重塑中的作用

临床上，心肌梗死后炎症反应和伤口愈合存在性别差异，心肌梗死后男女之间的临床表现和预后也存在差异。中性粒细胞信号转导差异可能是临床及预后差异的原因之一。在男性中，PPARγ 和肝 X 受体/维甲酸 X 受体（hepatic X receptor/retinoic acid X receptor，LXR/RXR）是免疫抑制的主要因素。在女性中，凝血酶反应蛋白和 LXR/RXR 信号发挥了关键作用。在老年女性中，由于无法激活 LXR/RXR 信号，大量 IL-6 和下游信号被激活，最终失去保护作用。这些结果为心肌重塑治疗中的性别差异提供了证据。

三、单 核 细 胞

单核细胞是脊椎动物固有免疫系统的一部分，在稳态和疾病状态有不同的功能。处于稳态时，心脏本身含有极少的单核细胞。现在研究者普遍认为，固有免疫系统在心脏损伤的初期和慢性期均起着重要作用。在人类中，根据 CD14 和 CD16 的表达确定了 3 个单核细胞亚群：经典型（CD14^{++}CD16$^-$）、中间型（CD14^{++}CD16$^+$）和非经典型（CD14$^+$CD16^{++}）单核细胞。心力衰竭还与外周炎症、单核细胞增多和明显的单核细胞亚群特征有关。心力衰竭与细胞黏附分子-1 和 VCAM-1 整合素受体的单核细胞表达增加有关，尤其与中间型细胞亚群有关，且中间型细胞亚群上 VCAM-1R 的表达可能与急性心力衰竭患者预后有关。慢性心力衰竭患者的中间单核细胞亚群频率显著高于对照组，并且其增加与纽约心功能分级、LVEF 值和循环中的 N 端脑钠肽前体（N-terminal pro-B type natriuretic peptide，NT-proBNP）值有关。在 HFpEF 患者中，过度炎症和单核细胞增多与舒张功能障碍相关。外周血单核细胞增多症与左心室功能障碍和左心室室壁瘤有关，提示单核细胞可能参与再灌注急性心肌梗死后左心室重塑的发生。

四、内皮细胞

心脏内皮细胞是存在于心脏和血管内表面的鳞状上皮细胞。在成年小鼠中，内皮细胞占非心肌细胞的 64%，数量超过其他细胞类型。通过检测干细胞抗原-1（stem cell antigen-1，Sca-1）对心脏驻留细胞的遗传谱系追踪发现，在心肌梗死小鼠模型中，Sca-1$^+$细胞是血管内皮细胞的重要来源。在病理因素的刺激下，内皮细胞表型发生改变，转化为肌成纤维细胞的过程被称为内皮细胞间充质转化。内皮细胞间充质转化在压力负荷过重所致的心肌纤维化过程中起重要作用，柴胡皂苷 A 通过阻止该转化过程可改善心肌纤维化。内皮细胞通过分泌黏附分子、促纤维化细胞因子、促炎症介质及促血管生成因子等生物活性物质参与调控心肌细胞收缩功能及病理应激后的伤口愈合。最近的研究表明，内皮细胞中的叉头蛋白 1 在心脏发育中起着重要作用，内皮细胞叉头蛋白 1 通过 TGF-β/ET-1 通路调控病理性心肌纤维化和肥厚。

五、周 细 胞

周细胞又称为罗捷细胞或壁细胞，是毛细血管和微血管中围绕内皮细胞的细胞。周细胞通过 CD146、PDGFR-β 和碱性磷酸酶的表达进行鉴定，但其调节作用尚不清楚。Avolio 等发现，采用大隐静脉源性周细胞和心脏干细胞联合输送可缩小心肌梗死面积，改善间质纤维化，这可能与周细胞和心脏干细胞分泌的肝细胞生长因子（hepatocyte growth factor，HGF）、血管内皮生长因子、成纤维细胞生长因子、干细胞因子和基质细胞衍生因子-1 有关。此外，在猪急性心肌梗死模型中，同种异体猪外膜周细胞的移植导致促血管生成和抗纤维化的结果。

六、总结及展望

总之，非心肌细胞中除成纤维细胞、巨噬细胞和肥大细胞在心肌重塑过程中起重要作用外，其他非心肌细胞如淋巴细胞、中性粒细胞、单核细胞和内皮细胞在心肌重塑中也起作用。随着基因敲除方法的广泛应用，某些细胞在心肌重塑中的作用逐渐被揭示。然而，到目前为止，大多数研究都集中于心肌梗死小鼠模型，从而忽略了与其他心血管疾病相关的细胞表型和潜在信号通路。此外，单一研究通常集中于某一特定阶段的一种特定细胞类型的影响，同时探索多种细胞类型及其相互作用促进心肌重塑的研究较少。重要的是，尽管许多动物研究已经揭示非心肌细胞对组织重塑的有害或保护作用，但仍然缺乏临床前期研究或临床研究。鉴于非心肌细胞在心肌重塑调控中的异质性和复杂性，迫切需要进行更深入的细胞生物学研究，并寻找新的治疗靶点。

（沈 正 刘 宏 董 榆）

参 考 文 献

陈章荣，吴新华，罗开良，等，2012. 蛋白酶体抑制剂 MG-132 改善大鼠心肌梗死后心肌肥厚. 基础医学与临床，32（11）：1326-1331.

胡方芳，易鲛隆，王顺，等，2021. 银杏叶提取物对 TGF-β1 诱导增殖的 SD 乳鼠心肌成纤维细胞生长抑制作用及其机制. 山东医药，61（9）：39-42.

卢煜，贾立昕，张文美，等，2018. 干扰素调节因子 5 通过调节 M1 型巨噬细胞极化促进小鼠心肌梗死后心肌重构. 心肺血管病杂志，37（12）：1118-1124.

吕磊，江时森，2011. 心血管疾病中心肌细胞凋亡的研究进展. 中华老年心脑血管病杂志，（1）：92-94.

屈超，张晶，李涛涛，等，2016. 小鼠急性心肌梗死后巨噬细胞吞噬心肌细胞碎片对 MAPK 信号通路的实验研究. 心肺血管病杂志，35（5）：401-405.

吴芸，傅丽云，阮琴韵，等，2019. 自发性高血压大鼠心肌细胞凋亡与左心室功能的关系. 中华高血压杂志，（9）：845-850.

易鲛隆，李伟，罗振华，等，2019. TGF-β1 和 CTGF 与慢性心力衰竭心肌纤维化的研究进展. 现代诊断与治疗，30（12）：2002-2004.

张华，刘惠亮，杨胜利，等，2009. 缺氧-复氧诱导人肥大心肌细胞凋亡信号的变化. 医学研究生学报，22（1）：12-15.

张烨，肖轶，余国龙，2020. 间充质干细胞来源外泌体促心肌梗死血管新生及其机制研究进展. 生命科学研究，24（2）：153-159.

Abraham DM，Lee TE，Watson LJ，et al，2018. The two-pore-domain potassium channel TREK-1 mediates cardiac fibrosis and diastolic dysfunction. J Clin Invest，128（11）：4843-4855.

Amgalan D，Chen Y，Kitsis RN，2017. Death receptor signaling in the heart：cell survival，apoptosis，and necroptosis. Circulation，136（8）：743-746.

Andres AM，Stotland A，Queliconi BB，et al，2015. A time to reap，a time to sow：mitophagy and biogenesis in cardiac pathophysiology. J Mol Cell Cardiol，78：62-72.

Anzai A，Choi JL，He S，et al，2017. The infarcted myocardium solicits GM-CSF for the detrimental oversupply of inflammatory leukocytes. J Exp Med，214（11）：3293-3310.

Baci D，Bosi A，Parisi L，et al，2020. Innate immunity effector cells as inflammatory drivers of cardiac fibrosis. Int J Mol Sci，21（19）：7165.

Bageghni SA，Hemmings KE，Zava N，et al，2018. Cardiac fibroblast-specific p38α MAP kinase promotes cardiac hypertrophy via a putative paracrine interleukin-6 signaling mechanism. Faseb J，32（9）：4941-4954.

Bajpai G，Bredemeyer A，Li W，et al，2019. Tissue resident CCR2− and CCR2+ cardiac macrophages differentially orchestrate monocyte recruitment and fate specification following myocardial injury. Circ Res，124（2）：263-278.

Bajpai G，Schneider C，Wong N，et al，2018. The human heart contains distinct macrophage subsets with divergent origins and functions. Nat Med，24（8）：1234-1245.

Bang C，Batkai S，Dangwal S，et al，2014. Cardiac fibroblast-derived microRNA passenger strand-enriched exosomes mediate cardiomyocyte hypertrophy. J Clin Invest，124（5）：2136-2146.

Bansal SS，Ismahil MA，Goel M，et al，2017. Activated T lymphocytes are essential drivers of pathological remodeling in ischemic heart failure. Circ Heart Fail，10（3）：e003688.

Beermann J，Piccoli M T，Viereck J，et al，2016. Non-coding RNAs in development and disease：background， mechanisms, and therapeutic approaches. Physiol Rev, 96（4）: 1297-1325.

Bernard M, Dieudé M, Yang B, et al, 2014. Autophagy fosters myofibroblast differentiation through mTORC-2 activation and downstream upregulation of CTGF. Autophagy, 10（12）: 2193-2207.

Blanton RM, Carrillo-Salinas FJ, Alcaide P, 2019. T-cell recruitment to the heart: friendly guests or unwelcome visitors? Am J Physiol Heart Circ Physiol, 317（1）: H124-H140.

Boza P, Ayala P, Vivar R, et al, 2016. Expression and function of toll-like receptor 4 and inflammasomes in cardiac fibroblasts and myofibroblasts: IL-1β synthesis, secretion, and degradation. Mol Immunol, 74: 96-105.

Brenes-Castro D, Castillo EC, Vázquez-Garza E, et al, 2018. Temporal frame of immune cell infiltration during heart failure establishment: lessons from animal models. Int J Mol Sci, 19（12）: 3719.

Buonafine M, Martínez-Martínez E, Amador C, et al, 2018. Neutrophil gelatinase-associated lipocalin from immune cells is mandatory for aldosterone-induced cardiac remodeling and inflammation. J Mol Cell Cardiol, 155: 32-38.

Cai CL, Jin L, Lang XL, et al, 2020. Long noncoding RNA XIST regulates cardiomyocyte apoptosis by targeting miR-873-5p/MCL1 axis. Eur Rev Med Pharmacol Sci, 24（24）: 12878-12886.

Calamaras TD, Baumgartner RA, Aronovitz MJ, et al, 2019. Mixed lineage kinase-3 prevents cardiac dysfunction and structural remodeling with pressure overload. Am J Physiol Heart Circ Physiol, 316（1）: H145-H159.

Chang RL, Chang CF, Ju DT, et al, 2018. Short-term hypoxia upregulated Mas receptor expression to repress the AT1R signaling pathway and attenuate Ang-Ⅱ-induced cardiomyocyte apoptosis. J Cell Biochem, 119（3）: 2742-2749.

Chen CH, Lin JW, Huang CY, et al, 2020. The combined inhibition of the CaMKIIδ and calcineurin signaling cascade attenuates IGF-ⅡR-induced cardiac hypertrophy. J Cell Physiol, 235（4）: 3539-3547.

Cheng Y, Shen A, Wu X, et al, 2021. Qingda granule attenuates angiotensin Ⅱ-induced cardiac hypertrophy and apoptosis and modulates the PI3K/Akt pathway. Biomed Pharmacother, 133: 111022.

Chiang JT, Badrealam KF, Shibu MA, et al, 2018. Anti-apoptosis and anti-fibrosis effects of eriobotrya japonica in spontaneously hypertensive rat hearts. Int J Mol Sci, 19（6）: 1638.

Childers RC, Sunyecz I, West TA, et al, 2019. Role of the cytoskeleton in the development of a hypofibrotic cardiac fibroblast phenotype in volume overload heart failure. Am J Physiol Heart Circ Physiol, 316（3）: H596-H608.

Choo EH, Lee JH, Park EH, et al, 2017. Infarcted myocardium-primed dendritic cells improve remodeling and cardiac function after myocardial infarction by modulating the regulatory T cell and macrophage polarization. Circulation, 135（15）: 1444-1457.

Corsetti G, Chen-Scarabelli C, Romano C, et al, 2019. Autophagy and oncosis/necroptosis are enhanced in cardiomyocytes from heart failure patients. Med Sci Monit Basic Res, 25: 33-44.

Daseke MJ, Valerio FM, Kalusche WJ, et al, 2019. Neutrophil proteome shifts over the myocardial infarction time continuum. Basic Res Cardiol, 114（5）: 37.

DeBerge M, Yeap XY, Dehn S, et al, 2017. MerTK cleavage on resident cardiac macrophages compromises repair after myocardial ischemia reperfusion injury. Circ Res, 121（8）: 930-940.

Del Re DP, Amgalan D, Linkermann A, et al, 2019. Fundamental mechanisms of regulated cell death and implications for heart disease. Physiol Rev, 99（4）: 1765-1817.

DeLeon-Pennell KY, Mouton AJ, Ero OK, et al, 2018. LXR/RXR signaling and neutrophil phenotype following myocardial infarction classify sex differences in remodeling. Basic Res Cardiol, 113（5）: 40.

Dewanjee S，Vallamkondu J，Kalra RS，et al，2021. Autophagy in the diabetic heart：a potential pharmacotherapeutic target in diabetic cardiomyopathy. Ageing Res Rev，68：101338.

Dick SA，Macklin JA，Nejat S，et al，2019. Self-renewing resident cardiac macrophages limit adverse remodeling following myocardial infarction. Nat Immunol，20（1）：29-39.

Eisenberg T，Abdellatif M，Schroeder S，et al，2016. Cardioprotection and lifespan extension by the natural polyamine spermidine. Nat Med，22（12）：1428-1438.

Fan QL，Wang JW，Zhang SL，et al，2020. Phenylethanol glycosides protect myocardial hypertrophy Induced by abdominal aortic constriction via ECE-1 demethylation inhibition and PI3K/PKB/eNOS pathway enhancement. Evid Based Complement Alternat Med，2020：2957094.

Feng Z，Jiang HX，Chen H，et al，2020. Adaptive autophagy offers cardiorenal protection in rats with acute myocardial infarction. Cardiol Res Pract，2020：7158975.

Fu X，Khalil H，Kanisicak O，et al，2018. Specialized fibroblast differentiated states underlie scar formation in the infarcted mouse heart. J Clin Invest，128（5）：2127-2143.

Gallo S，Vitacolonna A，Bonzano A，et al，2019. ERK：a key player in the pathophysiology of cardiac hypertrophy. Int J Mol Sci，20（9）：2164.

Gao G，Chen W，Yan M，et al，2020. Rapamycin regulates the balance betweencardiomyocyte apoptosis and autophagy in chronic heart failure by inhibiting mTOR signaling. Int J Mol Med，45（1）：195-209.

García-Rivas G，Castillo EC，Gonzalez-Gil AM，et al，2020. The role of B cells in heart failure and implications for future immunomodulatory treatment strategies. ESC Heart Fail，7（4）：1387-1399.

Garner TP，Amgalan D，Reyna DE，et al，2019. Small-molecule allosteric inhibitors of BAX. Nat Chem Biol，15（4）：322-330.

Gogiraju R，Bochenek ML，Schäfer K，2019. Angiogenic endothelial cell signaling in cardiac hypertrophy and heart failure. Front Cardiovasc Med，6：20.

Gu J，Yin ZF，Zhang JF，et al，2020. Association between long-term prescription of metformin and the progression of heart failure with preserved ejection fraction in patients with type 2 diabetes mellitus and hypertension. Int J Cardiol，306：140-145.

Guo W，Liu X，Li J，et al，2018. Prdx1 alleviates cardiomyocyte apoptosis through ROS-activated MAPK pathway during myocardial ischemia/reperfusion injury. Int J Biol Macromol，112：608-615.

Gupta MK，McLendon PM，Gulick J，et al，2016. UBC9-mediated sumoylation favorably impacts cardiac function in compromised hearts. Circ Res，118（12）：1894-1905.

Gupta S，Li L，2018. The role of Thymosin β4 in angiotensin Ⅱ-induced cardiomyocytes growth. Expert Opin Biol Ther，18（sup1）：105-110.

Halabi A，Sen J，Huynh Q，et al，2020. Metformin treatment in heart failure with preserved ejection fraction：a systematic review and meta-regression analysis. Cardiovasc Diabetol，19（1）：124.

Han Y，Cai Y，Lai X，et al，2020. LncRNA RMRP prevents mitochondrial dysfunction and cardiomyocyte apoptosis via the miR-1-5p/HSP70 axis in LPS-induced sepsis mice. Inflammation，43（2）：605-618.

Heras-Bautista CO，Mikhael N，Lam J，et al，2019. Cardiomyocytes facing fibrotic conditions re-express extracellular matrix transcripts. Acta Biomater，89：180-192.

Hermans KC，Daskalopoulos EP，Blankesteijn WM，2016. The Janus face of myofibroblasts in the remodeling heart. J Mol Cell Cardiol，91（10）：35-41.

Horckmans M，Ring L，Duchene J，et al，2017. Neutrophils orchestrate post-myocardial infarction healing by polarizing macrophages towards a reparative phenotype. Eur Heart J, 38（3）: 187-197.

Huang YT, Liu CH, Yang YC, et al, 2019. ROS-and HIF1α-dependent IGFBP3 upregulation blocks IGF1 survival signaling and thereby mediates high-glucose-induced cardiomyocyte apoptosis. J Cell Physiol, 234（8）: 13557-13570.

Ingason AB, Mechmet F, Atacho DAM, et al, 2019. Distribution of mast cells within the mouse heart and its dependency on Mitf. Mol Immunol, 105: 9-15.

Kania E, Roest G, Vervliet T, et al, 2017. IP3 receptor-mediated calcium signaling and its role in autophagy in cancer. Front Oncol, 7: 140.

Kaur H, Takefuji M, Ngai CY, et al, 2016. Targeted ablation of periostin-expressing activated fibroblasts prevents adverse cardiac remodeling in mice. Circ Res, 118（12）: 1906-1917.

Keewan E, Naser SA, 2020. The role of notch signaling in macrophages during inflammation and infection: implication in rheumatoid arthritis? Cells, 9（1）: 111.

Kesavardhana S, Malireddi RKS, Kanneganti TD, 2020. Caspases in cell death, inflammation, and gasdermin-induced pyroptosis. Annu Rev Immunol, 38: 567-595.

Kessler EL, Rivaud MR, Vos MA, et al, 2019. Sex-specific influence on cardiac structural remodeling and therapy in cardiovascular disease. Biol Sex Differ, 10（1）: 7.

Khalil H, Kanisicak O, Prasad V, et al, 2017. Fibroblast-specific TGF-β–Smad-2/3 signaling underlies cardiac fibrosis. J Clin Invest, 127（10）: 3770-3783.

Kong P, Shinde AV, Su Y, et al, 2018. Opposing actions of fibroblast and cardiomyocyte Smad-3 signaling in the infarcted myocardium. Circulation, 137（7）: 707-724.

Legere SA, Haidl ID, Légaré JF, et al, 2019. Mast cells in cardiac fibrosis: new insights suggest opportunities for intervention. Front Immunol, 28（10）: 580.

Leid J, Carrelha J, Boukarabila H, et al, 2016. Primitive embryonic macrophages are required for coronary development and maturation. Circ Res, 118（10）: 1498-1511.

Leonardo S, Maurizio F, Silvia P, et al, 2017. A review of the molecular mechanisms underlying the development and progression of cardiac remodeling. Oxid Med Cell Longev, 2017: 3920195.

Levick SP, Brower GL, Janicki JS, 2019. Substance P-mediated cardiac mast cell activation: an *in vitro* study. Neuropeptides, 74: 52-59.

Li DL, Wang ZV, Ding G, et al, 2016. Doxorubicin blocks cardiomyocyte autophagic flux by inhibiting lysosome acidification. Circulation, 133（17）: 1668-1687.

Li J, Jubair S, Levick SP, et al, 2016. The autocrine role of tryptase in pressure overload-induced mast cell activation, chymase release and cardiac fibrosis. IJC Metab Endocr, 10: 16-23.

Li M, Ye J, Zhao G, et al, 2019. Gas6 attenuates lipopolysaccharide-induced TNF-α expression and apoptosis in H9C2 cells through NF-κB and MAPK inhibition via the Axl/PI3K/Akt pathway. Int J Mol Med, 44（3）: 982-994.

Li X, Ni L, Wang W, et al, 2020. LncRNA Fendrr inhibits hypoxia/reoxygenation-induced cardiomyocyte apoptosis by downregulating p53 expression. J Pharm Pharmacol, 72（9）: 1211-1220.

Li Y, Xia J, Jiang N, et al, 2018. Corin protects H_2O_2-induced apoptosis through PI3K/Akt and NF-κB pathway in cardiomyocytes. Biomed Pharmacother, 97: 594-599.

Li YZ, Liu XH, 2019. The inhibitory role of Chinese materia medica in cardiomyocyte apoptosis and underlying molecular mechanism. Biomed Pharmacother, 118: 109372.

Liao X，Shen Y，Zhang R，et al，2018. Distinct roles of resident and nonresident macrophages in nonischemic cardiomyopathy. Proc Natl Acad Sci USA，115（20）：E4661-E4669.

Lin Z，Cheng G，Jin R，et al，2016. Deletion of interleukin-6 attenuates pressure overload-induced left ventricular hypertrophy and dysfunction. Circ Res，118（12）：1918-1929.

Liu J，Zhuang T，Pi J，et al，2019. Endothelial forkhead box transcription factor P1 regulates pathological cardiac remodeling through transforming growth factor-β1-endothelin-1 signal pathway. Circulation，140（8）：665-680.

Liu R，Li X，Ma H，et al，2020. Spermidine endows macrophages anti-inflammatory properties by inducing mitochondrial superoxide-dependent AMPK activation，HIF-1α upregulation and autophagy. Free Radic Biol Med，161：339-350.

Liu Y，Gao L，Zhao X，et al，2018. Saikosaponin A protects from pressure overload-induced cardiac fibrosis via inhibiting fibroblast activation or endothelial cell EndMT. Int J Biol Sci，14（13）：1923-1934.

Liu Y，Lu H，Zhang C，et al，2019. Recent advances in understanding the roles of T cells in pressure overload-induced cardiac hypertrophy and remodeling. J Mol Cell Cardiol，129：293-302.

Lu W，Wang Q，Sun X，et al，2019. Qishen granule improved cardiac remodeling via balancing M1 and M2 macrophages. Front Pharmacol，10：1399.

Ma Y，Yabluchanskiy A，Iyer RP，et al，2016. Temporal neutrophil polarization following myocardial infarction. Cardiovasc Res，110（1）：51-61.

Mao N，Tan RZ，Wang SQ，et al，2016. Ginsenoside Rg1 inhibits angiotensin Ⅱ-induced podocyte autophagy via AMPK/mTOR/PI3K pathway. Cell Biol Int，40（8）：917-925.

Martínez-Martínez E，Buonafine M，Boukhalfa I，et al，2017. Aldosterone target NGAL（neutrophil gelatinase-associated lipocalin）is involved in cardiac remodeling after myocardial infarction through NFκB pathway. Hypertension，70（6）：1148-1156.

Micheletti R，Plaisance I，Abraham BJ，et al，2017. The long noncoding RNA Wisper controls cardiac fibrosis and remodeling. Sci Transl Med，9（395）：eaai9118.

Molkentin JD，Bugg D，Ghearing N，et al，2017. Fibroblast-specific genetic manipulation of p38 mitogen-activated protein kinase *in vivo* reveals its central regulatory role in fibrosis. Circulation，136（6）：549-561.

Monaghan MG，Holeiter M，Brauchle E，et al，2018. Exogenous miR-29B delivery through a hyaluronan-based injectable system yields functional maintenance of the infarcted myocardium. Tissue Eng Part A，24（1-2）：57-67.

Moore-Morris T，Guimarães-Camboa N，Banerjee I，et al，2014. Resident fibroblast lineages mediate pressure overload-induced cardiac fibrosis. J Clin Invest，124（7）：2921-2934.

Morin D，Long R，Panel M，et al，2019. Hsp22 overexpression induces myocardial hypertrophy，senescence and reduced life span through enhanced oxidative stress. Free Radic Biol Med，137：194-200.

Mukai K，Tsai M，Saito H，et al，2018. Mast cells as sources of cytokines，chemokines，and growth factors. Immunol Rev，282（1）：121-150.

Nakaya M，Watari K，Tajima M，et al，2017. Cardiac myofibroblast engulfment of dead cells facilitates recovery after myocardial infarction. J Clin Invest，127（1）：383-401.

Nassal D，Gratz D，Hund TJ，2020. Challenges and opportunities for therapeutic targeting of calmodulin kinase Ⅱ in heart. Front Pharmacol，11：35.

Ngkelo A，Richart A，Kirk JA，et al，2016. Mast cells regulate myofilament calcium sensitization and heart function after myocardial infarction. J Exp Med，213（7）：1353-1374.

Nunes-Silva V，Frantz S，Ramos GC，2017. Lymphocytes at the heart of wound healing. Adv Exp Med Biol，1003：225-250.

Obeng E，2021. Apoptosis（programmed cell death）and its signals：a review. Braz J Biol, 81（4）：1133-1143.

Packer M，2018. Derangements in adrenergic-adipokine signalling establish a neurohormonal basis for obesity-related heart failure with a preserved ejection fraction. Eur J Heart Fail，20（5）：873-878.

Panahi M，Papanikolaou A，Torabi A，et al，2018. Immunomodulatory interventions in myocardial infarction and heart failure：a systematic review of clinical trials and meta-analysis of IL-1 inhibition. Cardiovasc Res，114（11）：1445-1461.

Paoletti C，Divieto C，Tarricone G，et al，2020. MicroRNA-mediated direct reprogramming of human adult fibroblasts toward cardiac phenotype. Front Bioeng Biotechnol，8：529.

Peter AK，Bjerke MA，Leinwand LA，2016. Biology of the cardiac myocyte in heart disease. Mol Biol Cell，27（14）：2149-2160.

Puhl SL，Steffens S，2019. Neutrophils in post-myocardial infarction inflammation：damage vs. resolution? Front Cardiovasc Med，6：25.

Romero-Becerra R，Santamans AM，Folgueira C，et al，2020. p38 MAPK pathway in the heart：new insights in health and disease. Int J Mol Sci，21（19）：7412.

Russo I，Cavalera M，Huang S，et al，2019. Protective effects of activated myofibroblasts in the pressure-overloaded myocardium are mediated through smad-dependent activation of a matrix-preserving program. Circ Rev，124（8）：1214-1227.

Saito T，Asai K，Sato S，et al，2016. Autophagic vacuoles in cardiomyocytes of dilated cardiomyopathy with initially decompensated heart failure predict improved prognosis. Autophagy，12（3）：579-587.

Satoh T，Nakagawa K，Sugihara F，et al，2017. Identification of an atypical monocyte and committed progenitor involved in fibrosis. Nature，541（7635）：96-101.

Saucerman JJ，Tan PM，Buchholz KS，et al，2019. Mechanical regulation of gene expression in cardiac myocytes and fibroblasts. Nat Rev Cardiol，16（6）：361-378.

Shalenkova MA，Mikhailova ZD，Klimkin PF，2018. NGAL as a marker for some extrarenal complications in acute coronary syndrome. Kardiologiia，（S3）：19-26.

Shang X，Lin K，Yu R，et al，2019. Resveratrol protects the myocardium in sepsis by activating the phosphatidylinositol 3-kinases（PI3K）/Akt/mammalian target of rapamycin（mTOR）pathway and inhibiting the nuclear factor-κB（NF-κB）signaling pathway. Med Sci Monit，25：9290-9298.

Sheng CX，Zhang CJ，Li YZ，et al，2020. Effect of β-casomorphin-7 on myocardial hypertrophy in hyperthyroidism-induced cardiomyopathy. Eur Rev Med Pharmacol Sci，24（11）：6380-6389.

Shimizu T，Narang N，Chen P，et al，2017. Fibroblast deletion of ROCK2 attenuates cardiac hypertrophy，fibrosis，and diastolic dysfunction. JCI Insight，2（13）：e93187.

Stacey RB，Hundley WG，2021. Integrating measures of myocardial fibrosis in the transition from hypertensive heart disease to heart failure. Curr Hypertens Rep，23（4）：22.

Steen H，Giusca S，Montenbruck M，et al，2021. Left and right ventricular strain using fast strain-encoded cardiovascular magnetic resonance for the diagnostic classification of patients with chronic non-ischemic heart failure due to dilated，hypertrophic cardiomyopathy or cardiac amyloidosis. J Cardiovasc Magn Reason，23（1）：45.

Tang L，Xie J，Yu X，et al，2020. MiR-26a-5p inhibits GSK3β expression and promotes cardiac hypertrophy in vitro. Peer J，8：e10371.

Tang TT，Zhu YC，Dong NG，et al，2019. Pathologic T-cell response in ischaemic failing hearts elucidated by T-cell receptor sequencing and phenotypic characterization. Eur Heart J，40（48）：3924-3933.

Tomasoni D，Adamo M，Anker MS，et al，2020. Heart failure in the last year：progress and perspective. ESC Heart Fail，7（6）：3505-3530.

Travers JG，Kamal FA，Valiente-Alandi I，et al，2017. Pharmacological and activated fibroblast targeting of Gβγ-GRK2 after myocardial ischemia attenuates heart failure progression. J Am Coll Cardiol，70（8）：958-971.

Trembley MA，Quijada P，Agullo-Pascual E，et al，2018. Mechanosensitive gene regulation by myocardin-related transcription factors is required for cardiomyocyte integrity in load-induced ventricular hypertrophy. Circulation，138（17）：1864-1878.

Varga I，Kyselovič J，Galfiova P，et al，2017. The non-cardiomyocyte cells of the heart. Their possible roles in exercise-induced cardiac regeneration and remodeling. Adv Exp Med Biol，999：117-136.

Verma SK，Garikipati VNS，Krishnamurthy P，et al，2017. Interleukin-10 inhibits bone marrow fibroblast progenitor cell–mediated cardiac fibrosis in pressure-overloaded myocardium. Circulation，136（10）：940-953.

Wang C，Yu H，Wei L，et al，2020. Protective effect of cholecystokinin octapeptide on angiotensin Ⅱ-induced apoptosis in H9c2 cardiomyoblast cells. J Cell Biochem，121（7）：3560-3569.

Wang J，Xue Z，Lin J，et al，2020. Proline improves cardiac remodeling following myocardial infarction and attenuates cardiomyocyte apoptosis via redox regulation. Biochem Pharmacol，178：114065.

Wang S，Yu W，Chen J，et al，2018. LncRNA MALAT1 sponges miR-203 to promote inflammation in myocardial ischemia-reperfusion injury. Int J Cardiol，268：245.

Wang X，Yu F，Zheng WQ，2019. Aldose reductase inhibitor Epalrestat alleviates high glucose-induced cardiomyocyte apoptosis via ROS. Eur Rev Med Pharmacol Sci，23（Suppl 3）：294-303.

Wang Y，Dembowsky K，Chevalier E，et al，2019. CXC motif chemokine receptor 4 blockade promotes tissue repair after myocardial infarction by enhancing regulatory T cell mobilization and immune-regulatory function. Circulation，139（15）：1798-1812.

Wang Y，Keskanokwong T，Cheng J，2019. Kv4. 3 expression abrogates and reverses norepinephrine-induced myocyte hypertrophy by CaMKII inhibition. J Mol Cell Cardiol，126：77-85.

Wolfien M，Galow AM，Müller P，et al，2020. Single-nucleus sequencing of an entire mammalian heart：cell type composition and velocity. Cells，9（2）：318.

Wu FX，Chen YH，Li SQ，et al，2019. Changes of polyamine metabolism and autophagy in aging heart and effect of exogenous spermidine on autophagy in aged rat heart. Chinese Pharmacological Bulletin，35（8）：1073-1078.

Wu X，Chen Z，Yang W，et al，2018. Influence of proteasome inhibitor MG-132 on the expression of Hsp70 and myocardial apoptosis after myocardial infarction. Int J Clin Exp Med，11（4）：3569-3577.

Xiao Z，Kong B，Yang H，et al，2020. Key player in cardiac hypertrophy，emphasizing the role of Toll-like receptor 4. Front Cardiovasc Med，26（7）：579036.

Xiong T，Yang XQ，Wang DX，2019. Macrophage：beyond cardiac structural remodelling. Eur Heart J，40（12）：1013-1013.

Yamaguchi O，2019. Autophagy in the Heart. Circ J，83（4）：697-704.

Yang D，Liu HQ，Liu FY，et al，2020. The roles of noncardiomyocytes in cardiac remodeling. Int J Biol Sci，

16（13）：2414-2429.

Yang X，Tao L，Zhu J，et al，2019. Long noncoding RNA FTX reduces hypertrophy of neonatal mouse cardiac myocytes and regulates the PTEN/PI3K/Akt signaling pathway by sponging microRNA-22. Med Sci Monit，25：9609-9617.

Yang Y，Li Y，Chen X，et al，2016. Exosomal transfer of miR-30a between cardiomyocytes regulates autophagy after hypoxia. J Mol Med（Berl），94（6）：711-724.

Yoshida T，Das NA，Carpenter AJ，et al，2020. Minocycline reverses IL-17A/TRAF3IP2-mediated p38 MAPK/NF-κB/iNOS/NO-dependent cardiomyocyte contractile depression and death. Cell Signal，73：109690.

Yuan J，Chen H，Ge D，et al，2017. Mir-21 promotes cardiac fibrosis after myocardial infarction via targeting Smad-7. Cell Physiol Biochem，42（6）：2207-2219.

Yuan L，Qiu L，Ye Y，et al，2018. Heat-shock transcription factor 1 is critically involved in the ischaemia-induced cardiac hypertrophy via JAK2/STAT3 pathway. J Cell Mol Med，22（9）：4292-4303.

Yuan X，Gajan A，Chu Q，et al，2018. Developing TRAIL/TRAIL death receptor-based cancer therapies. Cancer Metastasis Rev，37（4）：733-748.

Zhang Y，Zhang L，Fan X，et al，2019. Captopril attenuates TAC-induced heart failure via inhibiting Wnt3a/β-catenin and Jak2/Stat3 pathways. Biomed Pharmacother，113：108780.

Zhuang YT，Xu DY，Wang GY，et al，2017. IL-6 induced lncRNA MALAT1 enhances TNF-α expression in LPS-induced septic cardiomyocytes via activation of SAA3. Eur Rev Med Pharmacol Sci，21（2）：302-309.

第四章　心肌重塑的发生机制

第一节　心肌重塑的分子机制

  心肌重塑过程包括心肌肥大、心肌细胞丢失、ECM 稳态改变、细胞纤维化、自噬、代谢异常和线粒体功能障碍的发生。各种病理生理刺激，如压力和容积负荷过重，引发重塑级联反应，这一过程最初可作为一种代偿机制保护心脏。然而，随着心肌重塑持续进展，最终将导致心力衰竭。心力衰竭是心肌重塑的重要表现，心脏结构变化是心肌重塑的重要改变，这些都是分子机制改变的结果。心肌重塑的分子机制复杂，了解重塑的分子基础是心血管疾病领域的主要挑战之一。了解心肌重塑的相关信号通路，对分子机制进行深入探讨，有利于为临床提供更有效的心力衰竭防治策略。

  最初，心肌重塑用来描述心肌梗死后出现的梗死区域变薄和扩张，以及心室扩大。目前发现引起心脏结构变化的病理损害有多种原因，可以是单方面的，也可能是多个因素叠加，从而影响心脏结构和功能。心肌纤维化可能影响心脏收缩和舒张功能，同时还可与心肌细胞肥大相互影响，加重心脏收缩和舒张功能的损伤。研究表明，心肌重塑过程有多个通路参与。已经证明心脏损伤过程中通过细胞因子释放上调，导致成纤维细胞增殖、氧化应激和 MMP 激活。氧化应激与能量代谢的改变诱发心肌细胞肥大和促纤维化信号的级联效应，导致心肌细胞死亡和进行性丢失。炎症活化和氧化应激参与钙转运蛋白的改变，收缩期钙释放减少和舒张期钙释放增加导致收缩功能减低。此外，神经激素激活，如 RAAS 促进炎症的发生，导致细胞死亡。

  从细胞角度看，重塑涉及心肌细胞和非心肌细胞。事实上，在心肌重塑过程中，心肌细胞的丢失是通过坏死、凋亡或自噬发生，而纤维化的发生则是通过成纤维细胞增殖和 ECM 重塑。此外，线粒体功能紊乱和代谢异常也参与心肌重塑的发展，从而降低心肌收缩力。在心脏损伤、压力/容量负荷过重等病理性刺激下，神经内分泌激活、炎症反应均可启动心肌重塑相关通路。心肌细胞坏死、凋亡导致心肌细胞丢失；氧化反应、能量代谢障碍导致心肌细胞肥大；单核细胞浸润、成纤维细胞活化导致心肌纤维化。心肌细胞丢失、心肌细胞肥大及心肌纤维化导致心肌重塑、心脏结构改变，最终诱发心力衰竭。兴奋-收缩耦联在心肌细胞收缩过程中至关重要，这个过程严格受到钙的调控。心肌细胞摄取钙由内质网 Ca^{2+}-ATP 酶（sarcoplasmic reticulum Ca^{2+}-ATPase，SERCA）介导，并且通过雷诺丁受体不受控制地流出。心力衰竭发生时，心肌细胞钙的摄取受到损害，影响心肌兴奋-收缩耦联过程。此外，钙调节失调，除对早期的收缩功能障碍和心律失常有影响外，还会干扰细胞肥大生长、能量代谢、线粒体功能和心肌细胞存活等。这些均表现为心脏从椭圆形到球形的几何形状发生改变，进而损害心脏的收缩功能。心肌重塑的特点是左心室重量增加、左心室扩大。心肌重塑的机制简要概括如下：在病理因素的刺激下，神经内分泌激活，氧化应激和炎症增强，导致心肌细胞肥大、丢失，心肌间质纤维化及心肌电生理改变等，导致心肌实质和间质重塑，进而导致心脏结构和功能变化，在临床上出现心力衰竭体征（图 4-1-1）。

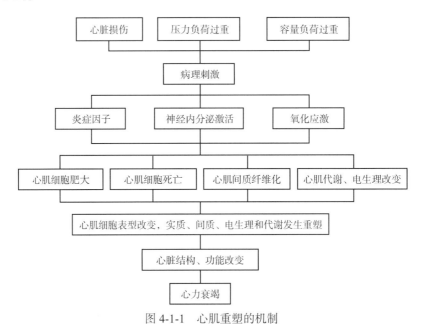

图 4-1-1　心肌重塑的机制

一、心肌肥大的分子机制

心肌细胞是一种高度分化的终末细胞，不可再生但可发生细胞体积的改变，心肌细胞处于收缩状态，其收缩蛋白以 α-MHC 为主。胚胎期心肌细胞来源于心肌干细胞并且经肌成纤维细胞逐渐分化为成熟的心肌细胞，其收缩蛋白以 β-MHC 占优势，处于"合成状态"。心肌肥大是心肌细胞从成熟的"收缩状态"向胚胎"合成状态"转化的一种现象。心肌细胞肥大时，其体积增大，心肌细胞内收缩蛋白类型改变，同时伴有心肌间质细胞增殖。心肌细胞肥大可发生于对机械刺激的代偿适应过程中。心脏壁的压力增加，通过复杂的生物学反应，导致组织学重塑。组织重塑最初是从代偿性左心室肥大开始的，但随后可演变为适应不良的重塑，最终导致心力衰竭。心肌肥大与基质相互作用分子-1（STIM-1）、细胞因子、丝氨酸/苏氨酸蛋白激酶（Akt）信号通路、G 蛋白偶联受体等密切相关。

（一）STIM-1

STIM-1 可调节心肌细胞生长，促进心肌细胞肥大。STIM-1 是肥大代偿反应的分子启动子之一，故干预 STIM-1 的作用对心肌细胞肥大有重要影响。当内质网中的 Ca^{2+} 耗尽时，STIM-1 在内质网内重新定位到靠近细胞质膜的区域，诱导胞外 Ca^{2+} 进入，抑制 GSK-3β 的活性，活化 T 细胞核因子（nuclear factor of activated T cell，NFAT）促进心肌细胞肥大。沉默 STIM-1 可以阻止 Akt 通路下游的 mTORC-2 磷酸化，增加 GSK-3β 的活性，最终抑制心肌肥大。Ca^{2+}调节的研究有助于更深入地了解心肌重塑的生理变化，一般来说，在 Ca^{2+} 诱导收缩后，细胞主动将 Ca^{2+} 泵出胞质，产生一个新的梯度，这是通过肌质网 Ca^{2+} 泵、肌膜 Ca^{2+}-ATP 酶和 Na^+/Ca^{2+} 交换器实现的。这些机制的缺陷最初可能导致舒张功能不全。此外，由于兴奋性和收缩性受损，也会发生心律失常和收缩功能障碍，最终导致心肌肥大。

（二）细胞因子

心肌细胞生长、炎症和血管生成之间的平衡对于确保适应性肥大至关重要，失衡可导致心脏结构改变和功能恶化。在非适应性肥大的心肌重塑过程中，肌节的增加是连续进行的（首尾相接），这会逐渐减少心肌细胞收缩力，从而导致收缩功能障碍、心室扩张和心律失常。炎症细胞因子在心肌细胞肥大过程中起着关键作用。一些炎症细胞因子如 TNF-α、IL-1β、IL-6 可直接或间接诱导心肌细胞肥大，与肥大的严重程度有关。①TNF-α：主要由活化的巨噬细胞产生，是一种普遍存在的炎症细胞因子，调节心肌细胞肥大的病理过程。无论是在压力负荷还是容积负荷模型下，TNF-α 表达上调均与心肌肥大有关（尤其是在压力超负荷诱导的心肌肥大中）。②IL-1β：是 IL-1 家族中研究得最多的成员，在心肌肥大过程中发挥不利作用。IL-1β 缺陷小鼠在压力超负荷下表现出改善心功能，减轻心肌肥大，说明 IL-1β 促进病理性肥大。③IL-6：在压力超负荷所致左心室肥厚的发病机制中起着重要作用，*IL-6* 基因敲除可减轻 TAC 诱导的小鼠心肌肥大及功能障碍。因此，过度的慢性心肌炎症会导致不适应的心肌生长并导致心力衰竭。

（三）Akt 信号通路

Akt 是一种蛋白激酶，激活后主要通过调节 Bad、mTOR、Casp-3、GSK-3 等下游底物磷酸化而发挥广泛的生物学效应。Akt 激活，GSK-3β 高度磷酸化，导致心肌肥大。在家族性肥厚型心肌病遗传小鼠模型中，GSK-3β 高度磷酸化，而 GSK-3β 过表达的小鼠模型则不会出现心脏增大。短期激活 Akt 通路可诱导左心室肥厚而不影响心功能，而长期激活则导致心力衰竭。PI3K/Akt 信号通路在心肌细胞肥大中起重要作用，抑制该通路可减轻心肌细胞肥大。有研究显示，黄芪可通过抑制 PI3K/Akt 信号通路减轻小鼠心肌肥大。

（四）其他

其他与心肌细胞肥大相关的分子还有肽基脯氨酸顺反式异构酶 NIMA 相互作用蛋白 1（peptidyl prolyl *cis*-trans isomerase NIMA interacting protein 1，PIN-1）、Ⅱ 类组蛋白脱乙酰酶（HDAC）、补体 C1q 肿瘤坏死因子相关蛋白（CTRP）-9、cGMP 依赖性蛋白激酶（PKG）、超氧化物生成酶 NADPH 氧化酶（NOX）-4 等。①PIN-1：在许多不同的生理和病理过程中起分子协调器的作用，PIN-1 缺失可干扰 Akt 和 MAPK 促肥大信号转导，PIN-1 的过度表达具有保护作用。②HDAC：HDAC4 或 HDAC5 通常干扰促肥大转录因子如 NFAT、心肌细胞增强因子与 DNA 结合。③CTRP-9：CTRP-9 缺失可抑制 TAC 后的心肌肥大，而 CTRP-9 过表达可导致心肌肥大加重，这是由促肥大转录因子 GATA-4 通过细胞外调节激酶（ERK）-5 磷酸化介导的。④NOX-4：其缺失可减轻压力超负荷的心肌肥大。

二、心肌纤维化的分子机制

心肌纤维化是指心肌缺血损伤、全身性疾病、药物等有害刺激所引起的心肌间质胶原的定量和定性变化。在生理条件下，成纤维细胞分泌细胞外前胶原链进入间质，被赖氨酰氧化酶交联并聚集成纤维。在病理条件下，成纤维细胞转分化为肌成纤维细胞，成纤维细胞通过直接产生基质蛋白，巨噬细胞、肥大细胞、淋巴细胞、心肌细胞间接通过血管细胞分泌成纤维介质参与心脏的纤维化重塑过程。心肌纤维化主要是 I 型和 III 型胶原的沉积、ECM 交联，共同导致心脏机械敏感性改变、室壁硬度增加、心脏弹性和舒张功能受损。纤维化还损害了心脏的收缩功能，扰乱心脏的化学电导，导致心律失常和心脏收缩效率低下。纤维化的发展过程涉及 4 个方面。①MMP 增加：TIMP 下调，导致 MMP 的合成增加；②促纤维化介质表达增加：TGF-β、α-SMA、PDGF 和细胞因子表达增加；③肌成纤维细胞形成：成纤维细胞分化为肌成纤维细胞，其表现出平滑肌分化的特征；④内皮细胞向间充质细胞转化，招募内皮源性细胞，生成表达内皮标志物的细胞，同时获得成纤维细胞样特征。

（一）主要细胞在心肌纤维化中的变化

1. 成纤维细胞 在纤维化中起着关键作用。许多炎症介质可触发成纤维细胞向肌成纤维细胞表型分化，其特征是 α-SMA 的表达和促炎性细胞因子释放增加。然而，关于这些活性成纤维细胞的来源，目前仍未明确。大多数肌成纤维细胞来源于静止的成纤维细胞，这些成纤维细胞在损伤后活化以维持心功能。许多间充质细胞也可向肌成纤维细胞表型转化，这表明间充质细胞可能与血管周围细胞分化和促进心肌纤维化相关。将人类干细胞注射到小鼠心肌梗死周围区域时，通过激活修复性血管生成程序，心肌重塑得到改善。尽管一些研究表明存在内皮细胞、心外膜细胞和循环骨髓源性干细胞的转分化作用，但可能还需要进一步研究寻找新的表型标志物，以阐明这些细胞群在心肌重塑中肌成纤维细胞的来源。

2. 免疫细胞及其他细胞 在适应性和非适应性（慢性）纤维化中，有广泛的单核细胞浸润，丰富了局部巨噬细胞群。这些细胞是心肌炎症反应的分子协调器，通过巨噬细胞和淋巴细胞之间广泛的细胞因子相互作用实现。内皮细胞除了直接分化为肌成纤维细胞外，还可以通过激活促炎性分泌表型而发生改变，对促炎环境起重要作用。淋巴细胞和肥大细胞的几个亚群也对局部炎症起重要作用，它们在心肌成纤维细胞的激活中发挥着重要作用。此外，心肌细胞本身在心脏炎症中既有主动作用，也有被动作用，虽然心肌细胞可以激活促炎症介质分泌，但它们也对刺激非常敏感，在分子途径之间形成复杂的自分泌网络，最终导致细胞死亡。

（二）miRNA 在心肌纤维化中的研究

miRNA 是非编码单链小 RNA，参与心肌纤维化。在直接参与心肌纤维化的 miRNA 中，

miRNA-133a、miRNA-29 和 miRNA-21 家族在心肌纤维化的发生和发展中起着关键作用。Ang-Ⅱ通过下调 miRNA-133a 和 miRNA-29b 促进Ⅰ型胶原表达，参与心肌纤维化。miRNA-29 家族，尤其是 miRNA-29s，直接作用于不同类型的胶原和 ECM 蛋白的 mRNA，有很强的抗心肌纤维化作用。miRNA-21 在心肌纤维化中通过调节 ERK-MAPK 信号通路，抑制芽状同源物-1，促进成纤维细胞存活、生长因子分泌和胶原合成。在心肌梗死中，miRNA-21 通过激活 TGF-β/Smad 通路，增加胶原生成，上调 α-SMA 表达，并促进成纤维细胞分化为病理性肌成纤维细胞，这些发现对临床有重要价值。

（三）心肌纤维化分子信号通路

从分子角度看，许多信号通路，包括旁分泌和内分泌，都参与了病理性心肌重塑中纤维化的发展。纤维化反应可分为 3 个阶段：启动阶段、效应阶段和放大阶段。在病理刺激下，蛋白激酶和核因子等激活导致成纤维细胞转化为肌成纤维细胞，肌成纤维细胞可高表达收缩性 α-SMA 蛋白、MMP 和 TIMP，对 ECM 稳态起调节作用，这个过程涉及多条细胞信号通路。

1. TGF-β 信号通路 TGF-β 广泛参与纤维化的发病机制。在纤维化病变中，产生的具有生物活性的 TGF-β 需要与蛋白酶、整合素和特殊的 ECM 分子协作以促进纤维化形成。TGF-β 是细胞分化、迁移、增殖和基因表达的中心调控因子，并参与修复和纤维化反应。TGF-β 介导组织纤维化的观点得到了细胞生物学研究、动物模型实验和临床证据的支持。TGF-β 是成纤维细胞的关键激活因子，是纤维化反应的中心细胞效应因子，也可能通过促进免疫细胞和血管细胞的成纤维细胞表型发挥作用。在动物模型中，TGF-β 在纤维化组织中被诱导和激活，并参与不同器官纤维化反应的发病机制，TGF-β 在各种组织中过表达引起明显的纤维化改变。一些蛋白酶，包括钙蛋白酶、组织蛋白酶、丝氨酸蛋白酶、MMP 等，这些具有血栓反应蛋白基序的家族能够激活 TGF-β 的体外表达。TGF-β 与Ⅱ型受体结合，可以磷酸化Ⅰ型受体，通过 Smad 依赖性和非 Smad 依赖性通路导致心肌纤维化，这将在第四章第二节中详细讨论，这里不再赘述。

2. AMP 活化蛋白激酶 α 信号通路 AMPKα 信号通路与心肌纤维化密切相关。AMPKα 可能会在压力超负荷、缺血、TGF-β、Ang-Ⅱ等刺激下激活，调节心肌纤维化过程。研究已证实，AMPKα 可调节心肌纤维化，*AMPKα* 基因敲除可导致小鼠心肌纤维化和心功能降低。AMPKα2 抑制 TGF-β 诱导的 Smad-3 依赖性转录，可导致 ERK 活性降低。AMPKα2 还使间充质干细胞中 β-连环蛋白磷酸化，使压力负荷过重小鼠的心肌纤维化减轻。AMPKα2 具有抗心肌纤维化作用，而 AMPKα1 参与了心肌纤维化过程。AMPKα1 的缺失导致肌成纤维细胞含量降低，这是 AMPKα1 参与心肌梗死后瘢痕形成的重要机制。

3. Wnt/β-catenin 信号通路 Wnt 信号控制细胞增殖、分化和迁移，Wnt 介导的信号级联是典型 Wnt/β-catenin 途径，Wnt 信号参与心肌纤维化过程。心脏损伤后，Wnt 依赖上皮间充质干细胞移植过渡到心肌成纤维细胞，Wnt 信号通路也参与心肌成纤维细胞的增殖和转化，Wnt 信号可以诱导心肌成纤维细胞增殖和促纤维化基因表达，诱导成纤维细胞转化为肌成纤维细胞，导致心肌纤维化。分泌性卷曲相关蛋白（secreted frizzled-related protein，sFRP）是重要的 Wnt 信号抑制剂，缺乏内源性 sFRP-1 的心肌成纤维细胞 α-SMA 增多，增殖能力增强，增加胶原蛋白的积累；sFRP-2 能抑制心肌纤维化，改善心功能。压力超负荷导致 β-catenin 信号转导增加，成纤维细胞增多。特异性 β-catenin 缺乏可通过直接调控 I 型胶原和Ⅲ型胶原 α1 基因表达，使间质纤维化减少，ECM 蛋白表达降低，最终改善心功能。

4. MAPK 信号通路　MAPK 是一组丝氨酸/苏氨酸蛋白激酶，所有的真核细胞都能表达 MAPK，此通路调节细胞的生长和分化、对环境的应激反应、炎症反应等多种重要的细胞病理生理过程。在心肌重塑过程中，细胞增殖、肥大和心肌纤维化也与 MAPK 通路（尤其是 ERK1/2、JNK 和 p38）有关。MAPK 又与 Ang-Ⅱ/AT-1 受体复合物、表皮生长因子受体（epidermal growth factor receptor，EGFR）、血小板衍生生长因子受体和胰岛素受体相互作用。综上所述，虽然细胞外调节蛋白激酶本身参与一个"温和"的反应，但强烈的刺激和 ROS 介导的凋亡信号调节激酶可以激活 JNK 和 p38，从而诱导成纤维细胞基质沉积，增加基质金属蛋白酶抑制因子表达以稳定重塑的 ECM。

5. 其他信号通路　哺乳动物不育系 20 样激酶 1（mammalian sterile 20-like kinase 1，MST1）通路的功能是整合物理和生化应激，在许多心血管疾病中至关重要。事实上，它不仅对细胞形态和 ECM 特性的改变敏感，对许多炎症信号也很敏感。在心肌纤维化环境中，MST1 被认为是导致心肌细胞死亡的主要因素。此外，在缺血再灌注小鼠模型中，晚期糖基化产物受体缺失可减轻炎症和心肌纤维化。尽管目前对晚期糖基化产物与纤维化的分子机制知之甚少，但有证据表明 TGF-β 可能起主要作用。晚期糖基化产物还促进了 ECM 的积累，损害心脏的舒张功能。

三、心肌代谢重塑的分子机制

心肌重塑的慢性炎症会降低细胞内 ATP 和磷酸肌酸浓度，损害线粒体糖代谢和脂肪酸氧化。因此，在厌氧条件下，发生糖酵解过程以满足能量需求。同时，脂肪酸氧化抑制的机制改善了慢性心力衰竭患者的心功能。心脏代谢主要由 PPAR 转录因子家族调控。

（一）PPAR 转录因子家族

PPAR 是核激素受体家族中的配体激活受体，调控许多细胞内的代谢过程，属于配体诱导核受体。PPAR 转录因子家族调控心脏代谢，其成员识别特定的 DNA 调控序列，称为 PPAR 反应元件（PPRE）。PPAR 可抑制炎症转录因子，如 NF-κB、激活蛋白-1、信号转导和转录激活因子（STAT）及 NFAT。此外，PPARα 能转录调节 IκBα，从而控制 NF-κB 活性。PPARα 还受到 ERK1/2 通路上游成员 MEK-1 的负调控，MEK-1 通过直接结合刺激 PPARα 的核输出。PPARβ/δ 和 PPARγ 也对 NF-κB 转录活性有影响。PPAR 家族包括 PPARα、PPARβ/δ 和 PPARγ 三种亚型，存在组织特异性。在心脏中，PPARα 和 PPARβ/δ 是主要的亚型，它们在心脏代谢和病理学中起重要作用。PPAR 与 9-顺式维甲酸受体（RXR）形成异二聚体，对许多转录辅助抑制因子具有很高的亲和力。PPAR 与 RXR 复合物和长链脂肪酸或二十碳酸衍生物的结合导致构象变化。过表达 PPARβ/δ 的小鼠心脏正常，而过表达 PPARα 的小鼠则心脏发生炎症。PPAR 心肌细胞特异性缺陷小鼠则表现出相反的作用，其病理表型仅为 β/δ 异构体的缺失，缺陷小鼠表现出线粒体生物生成减少、心肌肥大和心功能下降。

（二）PGC-1α

在心脏中，最具特征的辅助活化因子是 PGC-1α，它调节涉及 β 氧化、葡萄糖氧化代谢和电子传递链的基因表达。PGC-1α 的表达在病理状态下明显改变，在高能量需求状态下，其水平升高，但在心肌细胞肥大时则降低。当 PGC-1α 与 PPAR 复合物结合时，上调 PDK-4 的转录（这是一种关键激酶，可使线粒体内膜上的丙酮酸脱氢酶复合物失活），从而降低葡萄糖氧化和提高脂肪酸利用率。PGC-1α 的另一个主要靶点是雌激素相关受体（estrogen-related receptor，ERR）家族，其中 ERRα 驱动编码氧化磷酸化和脂肪酸氧化的基因表达。PGC-1α 在控制细胞代谢和炎症反应等过程中至关重要，该基因过度表达或缺失的小鼠会出现心脏异常。在心脏炎症中，PGC-1α 是分子的基石，NF-κB 调节炎症的机制是通过 TNF-α 下调 PGC-1α 实现的，在炎症病理过程中，它通过调节心脏能量底物向不同方向转化。值得一提的是，PGC-1α 的转录能力也可能通过被 NF-κB 激活的 Akt 磷酸化而受损。最后，PGC-1α$^{-/-}$小鼠表现为心功能下降和葡萄糖消耗增加，而在心脏中特异性过表达 TNF-α 的小鼠表现为心肌病及 PGC-1α 和 PDK-4 下降。

（三）其他

多项研究表明 PI3K/Akt 与 PPAR 密切相关。PI3K 通过其效应器 Akt，调节多个生理和病理生理细胞反应，Akt 磷酸化介导的 GSK-3β 表达抑制可增加心肌糖原合成。Akt 一旦被激活，就会关闭能源消耗过程以促进能源生产路径，引起 AMPK 磷酸化，导致肝激酶 B1 活性降低，引起 ATP 耗竭。此外，AMPK 促进 GLUT-4 的表达和易位，刺激糖酵解酶，AMPK 对 ROS 具有保护作用。另外，Akt 激活可刺激 mTOR 的活性，从而进行底物转换和抑制激酶炎症反应。

四、线粒体功能障碍

心脏是一个能量需求很高的器官。心脏消耗的约 95% ATP 来自线粒体的氧化代谢，线粒体约占成年心肌细胞体积的 1/3，因此被通俗地称为细胞的"能量中心"。不论病因，心肌细胞重塑过程都存在线粒体功能障碍，其机制极为复杂。

（一）线粒体功能

线粒体是一种双膜细胞器，见于几乎所有的真核细胞。线粒体的主要功能是通过氧化磷酸化产生 ATP。正常情况下，线粒体 ATP 主要通过脂肪酸和葡萄糖的氧化生成，当脂肪酸和葡萄糖作为代谢中间产物在线粒体内运输时，通过 TCA 循环产生 NADH、FADH2 和 GTP。NADH 和 FADH2 实际上是将氧化还原能量转移到电子传输链，然后用于生成 ATP 所需的质子梯度。氧化磷酸化也产生 ROS，线粒体 ROS 主要来源于电子链上的复合物 Ⅰ 和 Ⅲ，这些复合物在心肌细胞重塑过程中充当细胞内信使。线粒体通过调节氧化还原状态、为生化反应提供辅助因子和生成信号转导配体，从而调节细胞信号转导。

（二）线粒体功能障碍机制

1. 过量线粒体 ROS 产生导致损伤　研究证实，用 Ang-Ⅱ 增加小鼠体内的线粒体 ROS 可导致心肌肥大和纤维化，表明线粒体 ROS 对心肌重塑至关重要。当氧化磷酸化增强，线粒体 ROS 处于高水平时，可导致线粒体 DNA 和蛋白质损伤，这反过来又损害编码电子链成分的线粒体基因的转录，影响能量产生。去乙酰化酶 4 是一种 NADH 依赖酶，其过表达可通过线粒体 ROS 的增加和锰超氧化物歧化酶的降低，加剧 Ang-Ⅱ 诱导的心肌细胞肥大，从而损害心功能。同时，过表达过氧化还原蛋白 3（一种线粒体抗氧化蛋白）可以改善线粒体功能，减少心肌纤维化和心肌细胞肥大，并改善左心室功能。线粒体乙醛脱氢酶 2 是一种在氧化应激期间产生的醛类解毒蛋白，在体内激活可减轻心肌纤维化和心肌细胞肥大及恢复线粒体功能，从而改善心肌梗死后的病理性心肌重塑。

2. 非线粒体 ROS 产生损伤　过量的 ROS 产生并不是线粒体功能障碍的唯一特点。在心肌重塑过程中，参与线粒体生物合成的因子如 PGC-1α 和 PGC-1β、p38MAPK 和线粒体转录因子表达显著下调。然而，在小鼠心肌梗死模型中，线粒体转录因子的过表达提高了线粒体 DNA 拷贝数和线粒体复合物活性，同时减轻了心肌细胞肥大、间质纤维化和心室扩张，从而减缓了左心室重塑的整体进程。

五、自噬失调与细胞凋亡

（一）自噬

自噬是心肌细胞对应激状态的一种适应机制，其中蛋白质和线粒体的大分子成分被循环用于能量生产、蛋白质合成和细胞器的生物合成。然而，长时间的高激活状态可能是有害的。心肌梗死期间自噬被上调，这是氧化应激和缺氧的适应性反应。在 TAC 诱导的压力超负荷小鼠模型中，抑制细胞自噬可减轻心肌肥大。小鼠心脏在特异性敲除自噬相关蛋白-5 后可促进心肌肥大，而西罗莫司诱导的自噬激活也可阻止心肌肥大。mTOR 是一个很强的自噬负调节因子，它充当了抑制自噬的主要分子开关。有趣的是，抑制 AMPK 通路，mTORC-1 的上游负性调节因子可以感受到胞质中的 AMP 浓度变化，mTORC-1 也被发现通过增强 Bcl-2 和 Beclin-1 的相互作用而损害自噬作用。哺乳动物不育系 20 样激酶 1 被 mTORC-2 抑制，从而改善心脏对压力的反应。尽管自噬的过度激活可能导致细胞死亡，但正常的生理激活实际上可保护细胞避免死亡。

（二）细胞凋亡

心肌细胞凋亡是受相关基因严格调控的主动过程，与细胞的微观形态改变和坏死截然不同。心肌梗死、心力衰竭过程中，心脏负荷长期过大，心肌细胞酸中毒、氧自由基的形成及病毒感染等可导致心肌细胞凋亡，心肌细胞凋亡参与心肌重塑过程。引起心肌细胞凋亡的主要因素有氧化应激、细胞因子、NO 及神经激素等。细胞凋亡是通过内源性和外源性的两个主要途径启动与执行的。内源性凋亡途径（又称线粒体凋亡途径）是由细胞内氧化应激、钙超载、DNA 损伤等引起的，导致 Bax/Bak 依赖的线粒体外膜通透性增加，细胞色素 C 从线粒体释放到胞质中。细胞色素 C 和 Casp 激活因子 1（Apaf-1）形成凋亡小体，激活 Casp-9。相反，外源性凋亡是由细胞外应激信号，包括 TNF-α、Fas 配体（FasL）和肿瘤坏死因子相关凋亡诱导配体（TNF-related apoptosis-inducing ligand，TRAIL），分别通过与各自的死亡受体 TNFR1、Fas 和 TRAILR1/2 结合启动的，然后死亡受体将 Fas 相关死亡结构域蛋白和 Casp-8 招募到死亡诱导信号复合物（DISC）中，导致 Casp-8 活化。活化的启动子 Casp-8、9 进一步诱导效应器 Casp-3、6 和 7 的活化，导致基本细胞基质的分裂并最终导致细胞凋亡。细胞凋亡信号通路复杂，主要有 PI3K/Akt、MAPK、整合素/FAK、PKC 及 Jagged/Notch 等信号通路。大量研究表明，心肌细胞凋亡与心肌重塑密切相关，这已在第三章第二节中详细阐述。

六、临 床 转 化

20 世纪 90 年代初以来，多项随机临床试验已经证明 RAAS 抑制剂如 ACEI、ARB 及 β 受体阻滞剂能改善心肌重塑，减缓心力衰竭的进展。Ang-Ⅱ可以诱导心肌重塑而不依赖血压的变化，RAAS 抑制剂作用于 Ang-Ⅱ信号级联的不同靶点而改善心肌重塑。然而，仍需要发现新的靶点和制定合适的治疗方案，提高临床疗效。有研究发现，内皮素-1 通过转录和翻译后修饰，具有心肌肥大效应，可导致心肌重塑。然而，内皮素-1 拮抗剂在 ENCOR、RITZ-4 和 EARTH 临床试验中并未显示出可降低死亡率。众所周知，心肌常驻祖细胞有助于心脏内环境的稳定，可用于治疗。近年基因疗法受到重视，腺相关病毒 AAV1/SERCA2a 被用于临床试验，具有长期的安全性和有效性。基因治疗也被用于心肌细胞再生，过表达 miRNA-17、miRNA-92 可以诱导心肌细胞增殖。此外，过表达 GATA-4、心脏和神经嵴衍生物表达蛋白（HAND）-2、T-box 转录因子（TBX）-5 和 MEF-2，可直接将成纤维细胞重编程为具有搏动功能的心肌细胞样细胞。最近有研究表明，心肌肥大和纤维化也可以通过给予表观遗传药物来治疗，如 DNA 甲基化抑制剂 5-氮胞苷或前文提到的 HDAC 抑制剂。

七、总 　结

总之，多种病因可导致心肌重塑，其分子机制复杂。心肌重塑过程包括心肌细胞改变，主要表现为心肌细胞坏死、凋亡及肥大，同时又有非心肌细胞的变化，如成纤维细胞活化和免疫细胞的变化等。在心肌重塑过程中有许多细胞因子、细胞基因表型的改变及不同细胞信号转导通路参与，导致心肌细胞结构、细胞外间质、能量代谢及心肌电生理等发生改变。更好地理解心肌重塑的分子机制有助于指导临床治疗，从而降低心力衰竭患者的死亡率。然而，基础研究与临床应用尚存在一定的差距，如动物模型显示抗炎对改善心肌重塑有较好效果，而临床试验结果不尽如人意。加强基础研究，基础与临床结合，进行临床转化，将对心肌重塑的治疗具有深远意义。

（陈章荣　戴翠莲　罗开良）

第二节　心肌重塑的信号通路

细胞信号通路在心肌重塑中发挥关键性作用，神经内分泌激活通过神经递质、肾素、血管紧张素、醛固酮激素等影响心肌细胞肥大、死亡及心肌纤维化。由于心肌细胞信号通路改变对心肌基因表达、心肌组织变化、心脏结构及功能改变有极大的影响，因此有必要进一步认识心肌细胞信号通路在心肌重塑中的作用。

一、心肌细胞信号通路概述

在多细胞生物中，细胞与细胞之间除直接接触外，主要通过内分泌、旁分泌和自分泌一些信号分子进行连接。细胞通过位于胞膜或胞内的受体感受胞外信号分子刺激，经复杂的细胞内信号转导系统的转换影响其生物学功能，这一过程称为细胞信号转导。细胞信号通路构成的主要元件是受体和配体、蛋白激酶及转录因子。受体是能传导细胞外信号的一类小分子物质，在细胞外与受体结合的分子称为配体。蛋白激酶是一类磷酸转移酶，作用是把 ATP 的磷酸基转移至底物的某个特定蛋白的氨基酸残基上，从而改变下游蛋白的构象。转录因子是对基因转录有调节作用的蛋白，涉及蛋白与 DNA 的识别，引起基因表达的改变。持续病理性信号转导可导致心肌细胞病理性肥大，心肌纤维化，心肌细胞凋亡等病理性改变，从而发生病理性心肌重塑。病理性心肌重塑主要表现为心肌细胞病理性肥大和心肌纤维化，导致心肌细胞肥大和纤维化的细胞信号通路有很多，下文将具体阐述与病理性心肌重塑相关的信号通路。

（一）IP3/PKC 信号通路

PKC 是一类 Ca^{2+}、磷脂依赖性蛋白激酶。PKC 系统又称为磷脂肌醇信号途径，由受体、G 蛋白和效应物组成。PKC 的具体信号通路见图 4-2-1：第一信使分子与膜受体如 α1 肾上腺素能受体、内皮素受体、Ang-Ⅱ受体等结合，激活细胞膜上 Gq 蛋白，PLC 将细胞膜上 PIP2 分解为 DAG 和 PIP3。PIP3 动员细胞内钙库释放 Ca^{2+} 到细胞质中，并与钙调蛋白结合，随后参与一系列的反应。而 DAG 在 Ca^{2+} 的协同下激活 PKC，然后通过 PKC 引起级联反应，进行细胞应答。PKC 主要存在于细胞质，当细胞受到刺激时，PKC 依赖 Ca^{2+} 从细胞质转到细胞膜，这个过程称为转位，转位是 PKC 激活的标志。DAG 与 Ca^{2+} 能协调促进 PKC 活化，激活的 PKC 可促进细胞膜 Na^+/H^+ 交换蛋白磷酸化，增加 H^+ 外流；PKC 激活也可通过磷酸化转录因子激活蛋白-1、NF-κB 等，促进靶基因转录和心肌细胞的增殖与肥大。PKC 信号通路参与心肌重塑过程中心肌细胞肥大和心肌纤维化，与心力衰竭密切相关。PKC-β 为第一个心脏靶向表达研究的同工酶，在心力衰竭过程中表达增加，并已证明其在心肌肥大中发挥重要作用。PKC-ε 可抑制通过防止心肌肥大细胞脱颗粒来减轻高血压诱导的心力衰竭的病理重塑。PKC-α 是在小鼠、人和兔心脏中表达的主要亚型，PKC-β 和 PKC-γ 可被检测到，但表达水平较低。PKC-α 是心肌收缩功能的关键决定因素，但对心肌肥大的影响最小。

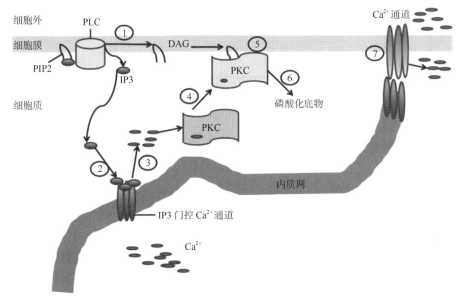

图 4-2-1　PKC 信号通路

（二）Raf/MAPK 信号通路

受体型酪氨酸蛋白激酶是由 50 多种跨膜受体组成的超家族，其共同特征是受体胞内区含有酪氨酸蛋白激酶。受体型酪氨酸蛋白激酶位于细胞膜，与表皮生长因子、血小板衍生生长因子等受体胞外区结合后，受体发生二聚化并催化胞内酪氨酸残基自身磷酸化，进而活化酪氨酸蛋白激酶。磷酸化的酪氨酸可被一类含有 SH2 区的蛋白质识别，通过级联反应向细胞内传递信号。受体型酪氨酸蛋白激酶通路组成包括催化型受体、生长因子受体结合蛋白 2（GRB2）、SOS 蛋白、Ras 蛋白、Raf 蛋白及 MAPK。MAPK 成员主要包括 MAPKKK、MAPKK 和 MAPK，这三种激酶能依次被激活，构成 MAPKKK-MAPKK-MAPK 链，通过依次磷酸化将上游信号传递至下游应答分子，共同调节细胞生长、分化，对环境的应激适应，炎症反应等多种重要的细胞生理病理过程。MAPK 参与的通路称为 MAPK 通路，包括 JNK 和 p38 激酶。ERK、JNK 和 p38 在心肌重塑中的作用将在后面讨论。MAPK 信号通路如图 4-2-2 所示。

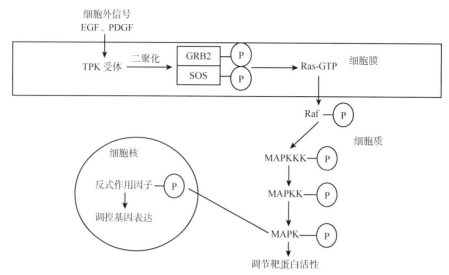

图 4-2-2　MAPK 信号通路

（三）PI3K/Akt 信号通路

接受来自酪氨酸蛋白激酶和 G 蛋白偶联受体的信号后，磷脂酰肌醇 3-激酶（PI3K）的 p85 调节亚基即被募集到邻近质膜的部位，p110 亚基通过与 p85 亚基结合把底物 PIP2 转化为 PIP3，PIP3 可以和 PKB 的 N 端 PH 结构域结合，使 Akt 从细胞质转移到细胞膜上，并在 PDK1 和 PDK2 的辅助下，分别使 Akt 蛋白上的苏氨酸磷酸化位点（Thr308）和丝氨酸磷酸化位点（Ser473）磷酸化，从而使其激活。激活后的 Akt 通过激活 mTOR，促进细胞生长与增殖。激活后的 Akt 还抑制 Bad 蛋白的磷酸化，从而抑制细胞凋亡。此外，激活后的 Akt 还可作用于细胞核底物。PI3K/Akt 信号通路如图 4-2-3 所示。

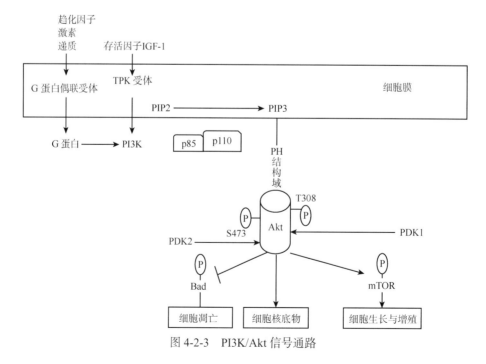

图 4-2-3　PI3K/Akt 信号通路

（四）JAK-STAT 信号通路

细胞因子如白细胞介素、干扰素及红细胞生成素等的膜受体本身并无蛋白激酶活性，其信号转导是由非受体型酪氨酸蛋白激酶家族介导的。这些细胞因子与质膜受体特异性结合，引发受体构象改变并导致二聚化，形成同源二聚体。受体二聚化有助于各自结合的 JAK 相互靠近，从而激活 JAK。JAK 是一类非受体型酪氨酸蛋白激酶家族，已发现四个成员，即 JAK1、JAK2、JAK3 和 TyK2，每种激酶成员与特异的细胞因子受体结合。JAK 的 N 端结构域与受体相结合，C 端为激酶结构域。激活的 JAK 作用于底物信号转导子和转录激活子 STAT，STAT 通过 SH2 结构域与受体磷酸化的酪氨酸残基结合，继而 STAT 的 C 端酪氨酸残基被 JAK 磷酸化。磷酸化的 STAT 分子即从受体解离，转移入核，与 DNA 启动子的活化序列结合，诱导靶基因的表达，促进多种蛋白质的合成，进而增强细胞抵御病毒感染的能力，同时影响心肌细胞的结构和功能。磷酸化的 STAT 还作用于 Bcl-xL，引起细胞色素 C 从线粒体释放，导致细胞凋亡。JAK-STAT 信号通路见图 4-2-4。

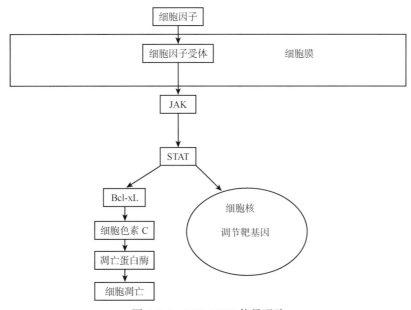

图 4-2-4　JAK-STAT 信号通路

（五）TGF-β 信号通路

TGF-β 信号通路在成熟有机体和发育的胚胎中都参与了多种细胞过程，这些过程包括细胞生长、细胞分化、细胞凋亡、细胞动态平衡等。尽管 TGF-β 调控多个细胞过程，但这些过程相对来说都比较简单。TGF-β 与 Ⅱ 型受体结合，可以磷酸化 Ⅰ 型受体。Ⅰ 型受体的磷酸化导致募集和激活受体调节 Smad（主要是 Smad-2 和 Smad-3），Smad-2 和 Smad-3 从受体脱落并与 Smad-4 结合形成异三聚体复合物。该复合物转移到细胞核并招募 CREB，从而调节靶基因转录。Smad-6 和 Smad-7 是抑制性 Smad，与 Ⅰ 型受体相互作用竞争性抑制 Smad-2 和 Smad-3。Smad-6 和 Smad-7 也会促进活性 Ⅰ 型受体的降解。TGF-β 引起参与细胞凋亡、ECM 再生及免疫抑制的 mRNA 转录。它也与细胞周期中的 G_1 期阻滞有关。深入了解 TGF-β1 下游信号转导途径间的相互关系,进一步认识其作用途径及机制将为心血管疾病的治疗提供潜在靶点。TGF-β/Smad 信号通路见图 4-2-5。

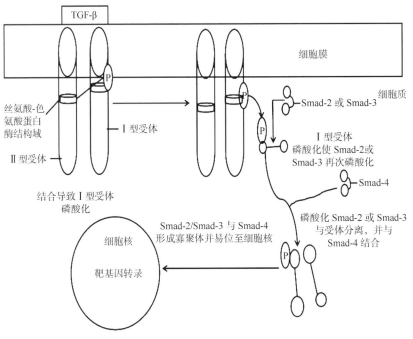

图 4-2-5　TGF-β/Smad 信号通路

（六）Wnt/GSK-3β/β-连环蛋白信号通路

1982 年在小鼠乳腺癌中发现 *Int1* 基因,其后发现与果蝇的无翅基因(*wingless*)功能相似,*wingless* 与 *Int1* 合并命名为 *Wnt* 基因。Wnt 信号的激活就是指分泌型的配体蛋白 Wnt 与膜表面受体蛋白结合后,激活胞内散乱蛋白(Dvl)。Dvl 是细胞膜相关 Wnt 受体复合物的关键成分,它与 Wnt 结合后被激活,并抑制下游蛋白复合物(包括 axin、GSK-3 与 APC 蛋白)。Dvl 通过抑制 GSK-3β 等蛋白形成的 β-连环蛋白降解复合物的降解活性,稳定细胞质中游离状态的 β-连环蛋白。胞质中稳定积累的 β-连环蛋白进入细胞核后结合淋巴细胞增强因子/T 细胞因子转录因子家族,启动下游靶基因如 *c-myc*、细胞周期蛋白 D1 等转录。Wnt/GSK-3β/β-连环蛋白信号通路见图 4-2-6。

（七）Ca^{2+}/钙调蛋白激酶信号通路

CaMK Ⅱ是催化蛋白质磷酸化的一类蛋白激酶,该酶依赖 Ca^{2+}/钙调蛋白介导细胞内 Ca^{2+}的升高。钙调蛋白又称钙调素,是 Ca^{2+}的受体结合蛋白,与 Ca^{2+}结合。Ca^{2+}在 IP3 作用下释放并与钙调蛋白结合,激活 CaMK Ⅱ,经磷酸化多种靶蛋白产生生物学作用。CaMK Ⅱ在心肌细胞肥大和凋亡所致的心肌重塑、心律失常和心力衰竭的发生发展中起着关键信号转导作用。CaMK Ⅱδ 是体内参与病理性心肌重塑的应激刺激的重要传感器,压力超负荷后病理性心肌肥大和重塑需要 CaMK Ⅱδ 参与。CaMK Ⅱ缺失可减轻适应性不良的心肌重塑,并逆转心力衰竭症状。

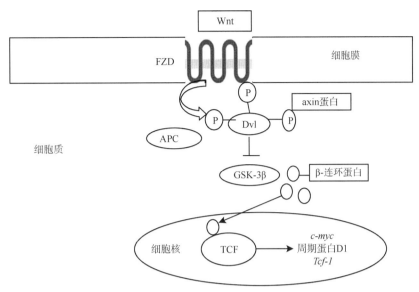

图 4-2-6　Wnt/GSK-3β/β-连环蛋白信号通路

（八）Fas/FasL 信号通路

Fas/FasL 信号通路最早被证明在细胞凋亡中起着重要作用。Fas 是一种跨膜蛋白，属于 TNF 受体超家族成员，它与 FasL 结合可以启动凋亡信号的转导，从而引起细胞凋亡。Fas 的活化包括一系列步骤：首先配体诱导受体三聚体化，然后在细胞膜上形成凋亡诱导复合物，这个复合物中包括带有死亡结构域的 Fas 相关蛋白 FADD。Fas 一旦和配体 FasL 结合，可通过 Fas 分子启动致死性信号转导，最终引起细胞一系列特征性变化，导致细胞死亡。

二、心肌细胞肥大的信号通路

目前心肌肥大发病机制尚不明确，可能与心肌肥大相关的细胞信号转导通路有关，如 MAPK（ERK、JNK、P38）、JAK-STAT、Smad（TGF-β）、PKC、Akt、CaMK Ⅱ、CaN、miRNA 等信号通路。下面将着重介绍几条心肌细胞肥大相关的信号通路。

（一）MAPK 信号通路

MAPK 是一类丝氨酸/苏氨酸蛋白激酶，具有与细胞增殖、分化或凋亡调控密切相关的功能。目前已经发现有 ERK1/2、JNK/SAPK、p38MAPK、ERK3/ERK4 和 ERK5 等不同亚类。MAPK 家族分为 ERK、JNK 及 p38 激酶 3 个亚家族，它们在活性形式上及底物结构基础上具有共同特征，主要通过三级激酶级联形式及应激-激活形式传递信号。

1. ERK 信号通路　为经典 MAPK 信号通路，与促进细胞生长增殖及抑制细胞凋亡有关。ERK 在苏氨酸 188 处磷酸化并激活 ERK5，这与病理性心肌细胞肥大有关。ERK 在向心性肥大的早期适应性阶段激活，在向心性肥大的晚期阶段则活性降低。在压力超负荷心肌细胞中，ERK 被 G 蛋白偶联受体（GPCR）和（或）拉伸敏感传感器（如膜结合整合素）

及肌节本身激活。ERK 信号通路的水平和持续时间对于促肥大反应至关重要。Ang-Ⅱ通过 EGFR 反式激活诱导 ERK 信号通路，ERK 信号通路与 Ang-Ⅱ诱导心肌细胞病理性肥大。ERK 级联通过刺激 IGF-1R 参与去甲肾上腺素诱导的促肥大过程。应用睾酮可导致体外培养的大鼠心肌细胞明显肥大，同时肥大心肌细胞内 ERK 蛋白表达量明显增高。ERK 信号通路参与了妊娠介导的孕鼠心肌细胞肥大。ERK 信号通路还与抗肿瘤药物的心脏毒性有关，如环孢素 A 可通过 ERK 信号通路促进心肌肥大。抑制 ERK 信号通路可能改善心肌重塑，大蒜素可通过激活 MAPK/ERK 信号通路抑制自噬而减轻病理性心肌细胞肥大。总之，ERK 信号通路在心肌细胞肥大中发挥着适应环境的双向调节作用。

2. JNK 信号通路 JNK 又称应激活化蛋白激酶，由 JNK1、JNK2 及 JNK3 三种亚型组成。敲除跨膜结构域蛋白 1 基因的小鼠可通过激活 ERK 和 JNK 信号通路诱导心肌细胞肥大。敲除 *JIP3* 基因（编码 JNK 信号通路的一种支架蛋白）后抑制了 JNK 信号通路，从而减轻了小鼠心肌肥大，说明 JNK 参与心肌肥大过程。JNK 参与基因的重新编程，部分通过调节心肌细胞肥大基因（如 *NFAT*、*STAT*、*Creb*、*c-Jun*、*c-Fos* 和 *GATA4*）的表达导致心肌细胞肥大。对培养的新生儿心肌细胞进行的多项研究表明，JNK 促进了心肌细胞的生长。这些结果说明，JNK 信号通路在参与由机械应激诱导的心肌细胞肥大中起着重要作用，具体机制较为复杂，需进一步深入研究。

3. p38 激酶信号通路 为应激-激活 MAPK 信号通路，p38 家族包括 p38α、p38β、p38β2、p38γ 和 p38δ。紫外线、渗透压、热休克、机械牵张、缺血再灌注及细胞因子（IL-1 及 TNF-α）等都可激活 p38 MAPK，主要介导心肌细胞凋亡、增殖、分化、炎症反应及应激反应。研究表明，p38β 刺激心肌细胞肥大，而 p38α 刺激心肌细胞凋亡。在 TAC 小鼠心肌肥大模型中，p38 MAPK 及其下游的 CREB 磷酸化增加，抑制 p38 可减轻心肌肥大，p38 与压力负荷过重诱导的心肌肥大有关。近年来研究表明，γ 和 δ 亚型通过调节 mTOR 信号通路在发育和病理性肥大中起着重要作用。诸多研究显示，p38 是心肌细胞肥大和心力衰竭的潜在靶点。同时，现有研究表明，p38 在心肌细胞再生、肥大、心力衰竭、心律失常、心肌纤维化中的作用机制复杂。关于 p38 与心肌细胞肥大的基础研究不多，未来还需开展更多的基础研究进一步探讨其影响心肌细胞肥大的信号转导过程。

（二）JAK-STAT 信号通路

JAK 家族由 JAK1～3 和 TYK1 共 4 个成员组成，STAT 为其底物，STAT 成员包括 STAT1～6，在心肌细胞中 JAK1、JAK2、TYK1 和 6 种 STAT 均有表达。JAK-STAT 信号通路可能参与了多种心脏疾病的病理过程且发挥着重要作用。在心肌梗死、心肌肥大及扩张型心肌病等疾病中发现该通路激活。JAK-STAT 参与了病理性心肌细胞肥大过程，是心肌细胞肥大的重要通路。在 TAC 诱导的心肌肥大小鼠模型中，JAK-STAT3 信号通路显著上调。而使用富氢的生理盐水抑制 JAK-STAT3 信号通路，则心肌肥大减轻。小鼠心肌梗死动物模型表明，永久性左冠状动脉结扎后心脏 STAT3 信号激活增强，动物出现心肌肥大、心室扩张和心功能不全。抑制 JAK-STAT 信号通路可能减轻心肌肥大，辛伐他汀通过抑制 JAK2 磷酸化减轻了心肌肥大。而 miRNA-326 通过阻断 JAK-STAT 和 MAPK 信号通路可以调节心肌肥大进展。益母草提取物水苏碱通过抑制 NF-κB 和 JAK-STAT 信号通路抑制炎症和氧化应激，改善异丙肾上腺素诱导的大鼠心肌肥大。以上实验表明，JAK-STAT 信号通路激活在心肌细胞肥大过程中起重要作用。

（三）CaMKⅡ/CaN 信号通路

这是较为独特的信号转导通路，由于 Ca^{2+} 浓度受诸多因素影响，故由此通路导致的改变可与其他通路产生交互作用。主要通过钙调神经磷酸酶(calcineurin，CaN) 及 CaMKⅡ 两种机制介导心肌细胞肥大。该通路可以直接参与多种细胞外信号介导的心肌或骨骼肌细胞肥大，是近年来研究较多的心肌细胞肥大信号转导途径之一。早期研究显示，CaN 和 CaMKⅡ 信号通路在压力超负荷诱导的心肌肥大中发挥作用。随后进一步研究发现，高迁移率族蛋白B1（HMGB1）通过激活 CaN 信号通路，使心房利尿钠肽表达增强，心肌细胞蛋白质合成增加，从而诱导心肌细胞肥大。Ca^{2+}/CaN 信号通路虽然被证实参与多种因素（如 Ang-Ⅱ、缺氧、去甲肾上腺素等）诱导心肌肥大的信号转导过程，但是主要信号通路存在诸多交叉信号转导，具体机制尚需进一步研究。CaMKⅡ 信号通路是另一条受 Ca^{2+} 调节的细胞信号转导途径，CaMKⅡ 被细胞核内 Ca^{2+} 活化，激活肌细胞增强子 2 调节心肌细胞肥大基因的表达。研究证实，细胞内钙超载并不会导致心肌细胞肥厚，而是与 CaMKⅡ 等信号通路改变有关，故不同来源的 Ca^{2+} 对心肌细胞肥大的影响不同。

（四）PIP3/PKC 信号通路

PKC 至少有 12 个亚型，其中 PKC-α、PKC-ε、PKC-ζ 和 PKC-δ 可导致心肌细胞肥大。①PKC-α：在生理性肥大期间被完全激活，高糖激活并上调 PKC-α 水平，使电压依赖 Ca^{2+} 通道开放，导致心肌细胞肥大。美托洛尔和比索洛尔抑制 PKC-α 磷酸化，总 PKC-α 降低，可能通过 PKC-α/NF-κB/c-Fos 信号通路减轻高糖诱导的心肌细胞肥大。②PKC-ε：应用异丙肾上腺素刺激离体乳鼠心肌细胞，诱导 PKC-ε 活化并导致心肌细胞肥大，而特异性抑制剂可阻断这一作用。阿魏酸钠可通过心脏 PKC 和 MAPK 信号通路抑制心肌肥大。③PKC-ζ：可被 IP3 激活，PKC-ζ 的过度表达增加 NF-κB、ERK1/2 和 ERK5 的活性，导致心肌肥大。去乙酰化酶-1 活性的增强抑制 PKC-ζ 的乙酰化，阻碍其与磷酸肌醇依赖性激酶 1 结合，并抑制 PKC-ζ 磷酸化，减轻心肌肥大。④PKC-δ：可能参与 ET-1 诱导的心肌细胞肥大向凋亡的转化，以拮抗 PKC-δ 的激活，结果有效抑制了肥大细胞凋亡。

（五）TGF-β/Smad 信号通路

TGF-β/Smad 信号通路在心肌细胞肥大中有一定的作用，然而非主要途径。研究表明，瑞舒伐他汀可通过调节大鼠心脏 Nrf2/ARE 和 TGF-β/smad 信号通路的交叉信号转导改善压力超负荷所致的心肌细胞肥大。近期有研究显示，秦丹胶囊通过抑制 mTOR 和 TGF-β/Smad 信号通路减轻压力超负荷诱导小鼠心肌肥大和纤维化。总之，在心肌细胞肥大过程中可以发现 TGF-β/Smad 信号通路的参与。

（六）Wnt 信号通路

Wnt 信号通路在心肌细胞生长中起着重要作用，通过抑制 Wnt 信号可减轻心肌肥大。

Wnt3a 是一种重要的 Wnt 配体，Wnt3a 过表达可刺激 TGF-β 增加并抑制 Wnt/β-连环蛋白信号，可部分减弱 TGF-β 诱导的肥大反应。用重组 Wnt3a 蛋白或 CHIR-99021（CHIR、GSK-3β 抑制剂）处理新生大鼠心室肌细胞可导致 Wnt 靶基因表达呈剂量依赖性增加，这一结果表明 Wnt/β-连环蛋白途径被激活。睾酮可通过增加 Ser9 处的 GSK-3β 磷酸化和 β-连环蛋白的积累，抑制 GSK-3β 活性，从而导致心肌细胞肥大。质子泵抑制剂广泛应用于接受经皮冠状动脉介入治疗后预防胃出血的患者，兰索拉唑通过抑制 GSK-3β/β-连环蛋白信号通路的激活，减轻小鼠发生压力超负荷诱导的心肌肥大和心力衰竭。

三、心肌细胞凋亡信号通路

（一）死亡受体信号通路

死亡受体的共同特征是具有相似的、富含半胱氨酸的细胞外结构域，属于 *TNF* 基因家族。它们都具有被称为死亡结构域的同源胞内序列。已知死亡受体有五种，即 Fas、TNFR-1、DR3、DR4 和 DR5。Fas 配体为 FasL，TNFR-1 配体为 TNF，DR3 配体为载脂蛋白 C3，DR4 和 DR5 配体均为载脂蛋白 C2。除 DR3 表达限于淋巴组织且具有组织特异性外，其余四种受体蛋白和 mRNA 均在心肌组织中表达。TNF 主要是由感染而活化的巨噬细胞和 T 细胞产生，其通过 TNFR1、TNF 激活转录因子 NF-κB 和 JNK 诱导与炎症反应和免疫调控相关的基因表达。TNF 也可通过 TNFR1 诱导心肌细胞凋亡。DR4、DR5 与肿瘤坏死因子相关凋亡诱导配体受体结合后，受体三聚体化导致 DD 簇集，通过激活 Casp 而导致细胞凋亡。

（二）线粒体信号通路

线粒体跨膜电位崩解是细胞凋亡的早期特异性指标之一，线粒体跨膜电位耗散，细胞就会进入不可逆的凋亡过程。在细胞凋亡过程中，线粒体跨膜电位耗散主要是由线粒体内膜的通透性转变引起，这是由于生成了动态的由多个蛋白质组成的位于线粒体内膜与外膜接触位点的通透性转变孔道（PT 孔道），PT 孔道由线粒体各部分的蛋白质与细胞质中蛋白质联合构成，包括细胞液蛋白、己糖激酶、线粒体外膜蛋白、苯并二嗪受体与电压依赖阴离子通道、线粒体膜间隙蛋白、肌酸激酶、线粒体内膜蛋白、ADP-ATP 载体、线粒体基质蛋白、亲环蛋白 D 等。凡是能够专一作用于线粒体诱导 PT 孔道生成的物质，如苯并二嗪受体的配基原卟啉 IX 等，都能引起细胞凋亡。心肌细胞凋亡过程中，线粒体被认为处于凋亡调控的中心位置。

（三）MAPK 信号通路

MAPK 信号通路中 ERK 抑制凋亡，JNK/SAPK、p38 MAPK 加速凋亡。MAPK 通路可调控小鼠心肌梗死后心力衰竭的心肌细胞凋亡。甲酰肽受体 1 基因敲除通过抑制 MAPK 信号通路，可抑制缺血再灌注损伤大鼠心肌细胞凋亡和心室重塑。过氧化物还原酶 1 在心肌缺血再灌注损伤过程中通过 ROS 激活的 MAPK 通路，减轻心肌细胞凋亡。研究表明，褪黑素受体通过 MAPK-ERK 信号通路保护心肌细胞免受氧化应激诱导的细胞凋亡。NMDA 受体驱动的钙内流通过 p38 MAPK 介导的机制，促进缺血性人心肌细胞凋亡。棕桐酸可活化激活蛋白-1（activator protein-1）和 Casp-8，通过依赖性 p38α MAPK 信号通路诱导心肌细胞凋亡。Cypher 下调可通过 Akt/p38 MAPK 信号通路诱导心肌细胞凋亡。冠状动脉微栓塞通过影响 JNK/p38 MAPK 的凝集素样氧化低密度脂蛋白受体-1 依赖性内质网应激通路诱导心肌细胞凋亡。p38α MAPK 介导棕榈酸酯诱导的心肌细胞凋亡。同型半胱氨酸通过 p38 MAPK 介导的氧化应激，可诱导心肌细胞功能障碍和凋亡。以上研究表明，MAPK 信号通路在心肌细胞凋亡中发挥了重要作用，其中 MEKK1-SEK1-JNK-c-Jun 构成了凋亡共同途径。MAPK 信号通路的调控将在有效干预心肌细胞凋亡方面发挥重要作用。

（四）PI3K/Akt 信号通路

在糖尿病心肌病中，尼可地尔可通过 PI3K/Akt 信号通路减轻糖尿病心肌病细胞凋亡。另一项糖尿病心肌病研究表明，姜黄素可通过 Sirt1-FoxO1 和 PI3K/Akt 信号通路减轻氧化应激并抑制心肌细胞凋亡。心肌细胞凋亡在多柔比星诱发心脏毒性的机制中起重要作用，芹菜素通过 PI3K/Akt/mTOR 信号通路减弱多柔比星诱导的心肌细胞凋亡。体外实验表明，丝氨酸蛋白酶通过 PI3K/Akt 和 NF-κB 信号通路可避免过氧化氢诱导的心肌细胞凋亡。MiRNA-181c 可通过 PI3K/Akt 信号通路阻止心肌细胞凋亡，减少心肌细胞损伤。过表达 MiRNA-23a-5p 通过抑制 PI3K/Akt 信号通路促进心肌细胞凋亡并诱导心肌梗死。以上研究表明，PI3K/Akt 信号通路在心肌细胞凋亡中发挥了重要作用。

（五）JAK-STAT 信号通路

IL-6 及 IL-1 等细胞因子通过受体将细胞外信号传入胞内，多通过 JAK-STAT 信号通路调节基因转录，该通路在心肌细胞凋亡过程中起重要作用。该通路中 STAT1 的激活与细胞凋亡相关，而 STAT3 的激活可提供心脏保护。JAK-STAT 信号通路启动心肌缺血再灌注模型中的凋亡程序，抑制 JAK3 对小鼠心肌缺血再灌注损伤的保护作用。体外实验表明，在缺血再灌注模型中，JAK2-STAT3 受到抑制，而丹参酮ⅡA 可通过激活 JAK2-STAT3 减轻心肌细胞凋亡。JAK-STAT 信号通路在急性心肌梗死心肌中被激活，STAT3 磷酸化显著被抑制，Casp-3 活性和 Bax 表达显著增加，梗死边沿区细胞凋亡数量增加。补充氨基酸可调节 STAT1 和 STAT3 平衡，减轻心肌细胞凋亡。miRNA-181a 和 miRNA-150 通过 JAK1-STAT1/c-Fos 信号通路减弱免疫炎症反应，并保护心肌细胞免受缺氧诱导的细胞凋亡。miRNA-34a-5p 抑制通过靶向锌指 E 盒结合同源盒 1 激活 JAK-STAT 和 PI3K/Akt 信号通路，保护心肌细胞免受缺氧诱导的细胞凋亡。最近研究表明，miRNA-26a 通过 JAK-STAT 信号通路靶向磷酸酶和紧张素同源物抑制心肌梗死诱导的细胞凋亡。

四、心肌细胞纤维化信号通路

心肌纤维化是指心肌缺血坏死、心肌损伤、心肌细胞凋亡等各种原因导致的心肌细胞丢失、心肌组织中胶原纤维过度沉积，主要表现为 ECM 的合成和降解失衡，各类型胶原比例失调，排列紊乱，其主要特征是 ECM 分泌增加及过量沉积。心肌中 ECM 由 5 种胶原蛋白组成，其中Ⅰ型和Ⅲ型胶原蛋白所占比例最高。心肌纤维化通常伴有心肌细胞的坏死和凋亡，进而在心室重塑过程中导致心肌细胞功能、代谢及电传导异常，可发展成心力衰竭、心肌疾病及各种心律失常等心脏疾病。心肌纤维化涉及诸多信号通路改变，信号通路改变后引起心肌病理性重塑，进而导致心力衰竭和恶性心律失常。

（一）TGF-β/Smad 信号通路

作为重要的致心肌纤维化细胞因子，TGF-β 参与了心肌成纤维细胞分化、增殖、迁移及 ECM 合成。Ang-Ⅱ、β肾上腺素、内皮素等均可导致 TGF-β 增加，引起心肌纤维化，因而 TGF-β 增加成了诸多因素所致心肌纤维化的共同通路。Smad 信号级联在心肌纤维化中的作用已广为接受，心肌梗死、压力负荷均能使 TGF-β 上调，并可观察到胶原蛋白、纤维连接素持续表达。TGF-β1 可以抑制胶原酶、弹性蛋白酶等分泌，刺激蛋白酶抑制剂（如纤溶酶原激活剂抑制物-1、蛋白酶组织抑制剂）的表达，促进心肌成纤维细胞Ⅰ型、Ⅲ型胶原纤维表达及纤联蛋白合成并抑制其分解，促进心肌纤维化。TGF-β/Smad 信号通路在心肌纤维化的发生、发展中起着关键作用，对抗心肌纤维化的治疗药物能通过 TGF-β 及其信号通路发挥作用。

（二）RhoA/ ROCK 信号通路

RhoA 是一种小的鸟苷-5′三磷酸结合蛋白，结合到质膜上，一旦受到外界刺激，RhoA 可激活 RhoA 相关蛋白激酶（ROCK）。RhoA/ROCK 信号通路位于是多种信号通路的上游，起分子开关作用，参与多种心血管疾病的病理生理过程，如心肌细胞凋亡、心肌肥大和心室重塑。RhoA/ROCK 信号通路被激活后进一步下调 eNOS 的表达，诱导氧化应激，使心肌发生纤维化。雌二醇通过雌激素受体抑制 RhoA/ROCK，减轻心肌纤维化。RhoA 激酶抑制剂盐酸法舒地尔可部分通过抑制 JNK 和 TGF-β/Smad 信号通路，改善 2 型糖尿病大鼠的心肌纤维化。这些实验表明 RhoA/ROCK 信号通路从多个方面参与了心肌纤维化的发生和发展，如介导细胞凋亡、促进炎症发生及诱导氧化应激反应。

（三）MAPK 信号通路

MAPK 由 4 条主要的信号链组成，其中最主要的是 ERK1/2，它对细胞生长和分化进行调节，调控心肌纤维化过程。ERK 信号通路在多种器官的纤维化过程中有重要作用，能够促进器官纤维化。抑制 CTGF/CCN2 使 MAPK 信号通路失活，可改善 DCM 大鼠心肌纤维化和左心室肥厚。槲皮素通过 ROS 调节 MAPK 信号通路抑制心肌纤维化。甘草苷通过抑制 NF-κB 和 MAPK 信号通路在高果糖诱导的心肌纤维化中发挥保护作用。对 MAPK 及 ERK1/2 进行研究表明，抑制 MAPK 信号通路可延缓心肌纤维化进展，ERK1/2 抑制剂通过阻断 ERK 信号通路抑制 Fas 配体诱导的小鼠 DCM 和心力衰竭进展，表明 ERK1/2 具有抗心肌纤维化作用。酪氨酸激酶抑制剂伊马替尼可以通过抑制 p38 MAPK 信号通路，减轻醋酸去氧皮质酮诱导的大鼠心肌纤维化。芍药苷通过抑制 p38 MAPK 信号通路，减轻异丙肾上腺素诱导的慢性心力衰竭大鼠的心肌纤维化。这些实验表明，通过调节 MAPK 信号通路可改善心肌纤维化。

（四）Wnt 信号通路

Wnt 信号通路分为经典通路和非经典通路。非经典通路有 Wnt/Ca^{2+}信号通路和 Wnt/平面细胞极性通路。TGF-β 依赖的 Wnt 信号通路促进了自身免疫性心肌炎模型中成纤维细胞形成和心肌纤维化，Hox 转录反义 RNA（Hox transcript antisense RNA，HOTAIR）通过激活 Wnt 信号通路促进心肌纤维化。外源性硫化氢、精胺可通过抑制经典 Wnt 信号通路减轻糖尿病大鼠心肌纤维化，醛脱氢酶-2 可通过调节 Wnt/β-catenin 信号通路有效防止心肌梗死相关的心肌纤维化。实验表明，经典 Wnt 信号通路抑制剂可通过抑制 Wnt 信号通路，延缓心肌纤维化进展。

（五）Hippo 信号通路

Hippo 信号通路作为一种高度保守的丝氨酸、苏氨酸激酶级联通路，通过两种核心效应蛋白，在心脏中发挥重要作用。成人静息心肌成纤维细胞中 Hippo 通路缺失导致心肌细胞状态转变，从而出现纤维化改变。气体信号分子二氧化硫通过 Hippo-MST 通路可以改善糖尿病大鼠心肌纤维化。Hippo 信号通路影响了心肌成纤维细胞的识别和激活。

五、心肌细胞自噬信号通路

自噬在维持心肌细胞能量代谢、心肌成纤维细胞胶原生成及内皮向间质转化中起着重要作用，参与心肌肥大和心肌纤维化的病理生理过程。自噬如同神经内分泌激活在心力衰竭中的双向调节作用一样在心肌肥大中也起着双向调节作用，该作用可能与心肌肥大的不同程度相关。在代偿性心肌肥大阶段，发挥适应性保护作用，而在失代偿心力衰竭阶段，可能被过度激活，造成心肌细胞能量代谢障碍和心肌细胞死亡，加速心力衰竭发展。其相关信号通路如下：

1. PI3K-Akt-mTOR 信号通路　诸多细胞外信号如 FGF、血管内皮生长因子、人表皮生长因子和胰岛素等都能激活 PI3K。这些细胞外信号首先作用于受体型酪氨酸蛋白激酶，引起其磷酸化。随后 PI3K 产生的第二信使 PIP3 与下游信号分子 Akt 和丙酮酸脱氢酶激酶 1 结合，激活 Akt，使结节性硬化症蛋白复合物磷酸化，解除该复合物对 Ras 同源蛋白的抑制作用并活化 mTOR。蛋白激酶 D 在压力超负荷诱导的心肌肥大中起着重要作用，当蛋白激酶 D 基因敲除后 Akt/mTOR 信号通路被激活，促使细胞自噬，最终抑制压力负荷过载引起的心肌肥大。葫芦素 B 是一种从葫芦科植物中分离得到的四环三萜类化合物，其能通过激活 Akt-mTOR-FoxO3a 信号通路激活自噬，进而抑制心肌肥大。

2. AMPK-mTOR 信号通路　该信号通路主要与细胞内能量代谢有关，当细胞能量匮乏时，线粒体生成的 ATP 减少，ATP/AMP 降低。为维持细胞代谢和生存，AMP 通过活化蛋白激酶 AMPK 影响 mTOR 活性，调控细胞自噬水平。在缺血缺氧、饥饿及生长因子缺乏的情况下，该信号通路作用增强，使机体通过增强自噬适应环境。mTOR 信号通路对自噬起着负向调控作用，mTOR 的激活可抑制自噬。

3. 其他信号通路　研究表明，自噬与 NF-κB、MAPK、Beclin-1、Bcl-2 等信号通路也存在一定的关系。心肌缺血再灌注损伤可促使 NF-κB 活化和 ROS 增加，通过活化 Beclin-1 介导自噬激活，加重心肌损伤。研究表明，急性酒精中毒主要生成 ROS，使 JNK 活化，促进 Bcl-2 磷酸化，从而诱导自噬，引起心肌损伤。反之，清除 ROS、抑制 JNK 可以抑制自噬，并显著减轻心肌损伤。Bcl-2 在自噬信号通路中起重要作用，下调 Bcl-2 可促进细胞自噬，而过表达则可抑制细胞自噬。

六、研究心肌细胞信号通路的意义

诸多的心肌细胞信号通路构成了复杂的信号转导网络，这些通路改变导致了一系列细胞组织结构变化，进一步影响了心功能，对细胞信号通路的研究将为进一步改善心肌细胞变化及良性重塑，以及影响心肌细胞结构和功能提供基础。目前有学者采用信号转导治疗的方法，以信号转导蛋白为靶分子对疾病进行防治。进一步有望研究干预心肌细胞信号通路的药物及生物制剂，并向临床拓展，以开启全新的心肌基因治疗时代。

（李进嵩　陶剑虹）

第三节　肾素-血管紧张素-醛固酮系统在心肌重塑中的作用

RAAS 在心肌重塑中起重要作用，它一旦被激活后，Ang-Ⅱ刺激 AT-1 受体导致细胞肥大，同时也可以刺激成纤维细胞肥大和胶原沉积，最终促进心肌纤维化，心肌纤维化及 ECM 的扩张是心肌重塑的标志，心肌一旦发生重塑，表明心功能已经受到损害，通过相关药物抑制 RAAS 的激活过程，在一定程度上可以延缓心肌重塑，改善患者心功能，延长患者生命及提高生存质量。但是，RAAS 在心肌重塑中的作用机制及如何更好地抑制这些机制保护心功能仍需要进一步深入研究。病理状态下，RAAS 过度激活，参与高血压、心力衰竭、糖尿病及肾脏病等众多疾病的病理生理过程，尤其在心血管疾病等相关疾病的发生发展中发挥了重要的作用。

一、RAAS 概述

RAAS 是肾脏和心血管功能的主要调节系统，是调节人体血压及水、电解质平衡的关键系统，维持人体内环境的相对稳定。自发现 RAAS 以来，传统观点认为其包含血管紧张素原、肾素、血管紧张素转换酶、氨基肽酶、Ang-Ⅰ、Ang-Ⅱ、Ang-Ⅲ、Ang 受体等成员，这些成员存在于血管壁、心脏、神经中枢、肾脏和肾上腺等器官或组织中。随着研究的深入，有学者发现了 RAAS 的一些新成员，包括 Ang_{1-9}、Ang_{1-7}、Ang_{2-7}、Ang_{3-7}、Ang-Ⅳ、前血管紧张素 12 等。这些新成员不仅存在于循环系统，也在机体的其他器官或组织中广泛分布，如肝脏、脑、肺脏、肠管及脾脏等。随着 RAAS 中以 Ang_{1-7}、Ang_{1-9} 为首的新成员不断被发现，RAAS 在不断完善，新的功能及作用也在不断被发掘。

RAAS 主要由前体肾素原、前肾素受体、肾素、血管紧张素、醛固酮等组成，会引起血管平滑肌收缩及水、钠潴留，产生升压作用。肾素为肾小球旁细胞分泌的一种蛋白水解酶，当肾小球入球小动脉壁的压力感受器感觉到全身血容量减少时，可通过刺激球旁细胞释放肾素以应对灌注压的降低。动脉压力感受器和远端小管致密斑同样也能感受肾脏灌注压的降低，从而启动信号通路，促进肾素进一步释放。当肾素进入血液后与肝脏产生的 α2 球蛋白即血管紧张素原作用后，形成 Ang-Ⅰ，再经过肺内血管紧张素转换酶作用形成 Ang-Ⅱ。Ang-Ⅱ 最终通过激活特异性 Ang-Ⅱ 受体（AT2R），可对心血管系统和肾脏造成影响：①收缩全身动脉；②收缩肾小动脉；③刺激肾小管钠和水的再吸收；④收缩血管平滑肌；⑤刺激肾上腺皮质分泌醛固酮，从而产生保钠、保水、排钾的作用；⑥刺激肾上腺髓质释放肾上腺素，促使交感神经末梢释放去甲肾上腺素，产生升压作用。RAAS 激活的途径主要分为经典途径及交替途径。①经典途径：Ang-Ⅱ 与 AT1R 结合，通过 ERK1/2 触发一系列效应，导致应激反应转录因子激活，从而诱导心肌肥大、纤维化、细胞增殖、氧化应激和炎症。②交替途径：通过 Ang_{1-7} 特异性结合 MASR，激活 MASR-AT1R 或蛋白激酶 B 以抵消 Ang-Ⅱ-AT1R 轴的影响，从而产生抗纤维化、抗增殖和抗炎作用。

肾素前体与肾素前体受体（PRR）蛋白结合，诱导肾素前体发生构象变化，使肾素前体能够切割血管紧张素原并产生 Ang-Ⅰ，Ang-Ⅰ 在血管紧张素转换酶的作用下生成 Ang-Ⅱ。Ang-Ⅱ 通过氨基肽酶 A 降解为 Ang-Ⅲ，随后 Ang-Ⅲ 通过氨基肽酶 N 降解为 Ang-Ⅳ。Ang-Ⅱ 与 AT-1 受体结合，诱导血管收缩、刺激血管生长和重塑、激活交感神经系统，以及导致水钠潴留。AT-2 受体介导与 AT-1 受体激活相反的作用。血管紧张素转换酶 2 从 Ang-Ⅱ 产生 Ang_{1-7}，这种代谢物激活 MAS 受体（可能还有 AT-2 受体），从而诱导产生与 AT-1 受体激活相反的有益效果，如改善内皮功能、减轻纤维化和增强干细胞的组织修复。参与 RAAS 代谢的主要脏器包括肾脏、肝脏及肺脏。

传统 RAAS 成员的作用比较明确，在维持水、电解质平衡和血压稳定方面有重要作用。新成员的发现使其生理作用逐渐明确，但部分新成员的代谢和生理作用尚未完全明确。①Ang_{1-9}：是一个由 9 个氨基酸组成的肽链，在体内由羧肽酶 A、组织蛋白酶 A 及 ACE2 催化 Ang 组成。研究表明，Ang_{1-9} 在体内可起到剂量依赖性血管舒张和心肌保护作用，其作用机制可能与血管紧张素 2 型受体和一氧化氮有关。Ang_{1-9} 在体内可转换为 Ang_{1-7}，这被认为是 Ang_{1-7} 的一个来源。②Ang_{1-7}：是一个由 7 个氨基酸残基组成的肽链，在中性肽链内切酶、羟脯酰肽链内切酶、羟脯酰羧肽酶的共同作用下，直接合成或经过中间产物 Ang_{1-9} 合成。Ang_{1-7} 在体内具有保护心肌、抗缺血再灌注损伤、降低血压和舒张血管、调节血脂、抑制血管平滑肌细胞增生等生理作用。一项以大鼠为研究对象的实验证明，Ang_{1-7} 还具有抗心肌重塑的作用，这与所有的 Ang 可以引起心肌纤维化及心肌重塑的传统观点相反。在代谢方面，Ang_{1-7} 在体内被 ACE 水解为 Ang_{1-5} 而失活。③其他成员：如 Ang_{2-7}、Ang_{3-7}、前血管紧张素 12 是新近发现的成员，它们的发现使 RAAS 是一个简单系统的观点被打破，且部分成员的分布及作用目前尚未完全明确。

二、RAAS 与心肌重塑的相关研究

RAAS 是机体重要的神经内分泌系统。大量研究证实，心房颤动时存在不同程度的 RAAS 激活，Ang-Ⅱ不仅可引起心房肌细胞中 L 型钙离子通道密度增加，造成细胞内钙超载，也可引起瞬时外向钾电流、起搏离子电流通道蛋白表达和电流密度异常。在犬快速起搏模型中发现，ACEI 和 ARB 可以抑制心房有效不应期的缩短。RAAS 也已被证实能够影响缝隙连接蛋白的表达和分布，使心肌细胞传导速度减慢、传导异质性增加，从而利于折返的形成，增加心房颤动的发生率。以上均提示 Ang-Ⅱ在心房颤动的电重塑中起一定的作用。另外，Ang-Ⅱ通过促炎、促纤维化和促凋亡等作用，参与心房的结构重塑。有研究证实，Ang-Ⅱ能通过与 AT-1 受体结合，激活 MAPK，导致心肌细胞肥大、凋亡，直接引起心房肌细胞凋亡。Ang-Ⅱ还可能通过磷酸化 ERK，激活 p53 使促凋亡蛋白 Bax 与抗凋亡蛋白 Bcl-2 表达比例（Bax/Bcl-2）增加，胱天蛋白酶-3 表达增强，诱导心肌细胞凋亡。

心房纤维化是心房结构重塑的标志，与心房颤动的发生、发展密切相关，它是由心房成纤维细胞异常增殖，ECM 合成与降解不平衡，基质蛋白过度沉积所致，受多种信号通路影响，RAAS 是其中的重要机制之一。研究表明，ACE 过表达小鼠与野生型小鼠相比，其心房明显扩大，并伴一定程度的纤维化，心房颤动发生率也较对照组增高。而 ACE2 高表达可催化心房中促增生的 Ang-Ⅱ转化为抗增生的 Ang_{1-7}，抑制 TGF-β1/Smad 信号通路，从而抑制胶原沉积，改善犬心房颤动模型中左心房重塑和功能。

Ang-Ⅱ是调节心房纤维化的一个关键因素，在人工培养的心房成纤维细胞中，抗 Ang-Ⅱ治疗可以改善心房纤维化。研究表明，这与 MAPK 信号通路和 TGF-β1/Smad-2/3 信号通路等相关。Ang-Ⅱ与 AT-1 受体结合后通过一系列磷酸化反应激活 MAPK，促进心肌成纤维细胞增殖，以及Ⅰ、Ⅲ型胶原合成增加、蓄积，出现心房纤维增生、心肌肥大。MAPK 亦可激活 TGF-β1/TRAF6/TGF-β 活化转化生长因子激酶 1（TAK1）信号通路引起心房结构重塑。TGF-β1 具有极强的促 ECM 沉积作用，因受体分布特点使其可选择性地引起心房而非心室间质纤维化。研究表明，TGF-β1 过表达小鼠心房纤维化明显，传导异质性增加，心房颤动发生率升高。另一项研究表明，心房颤动组较窦性心律组的右心耳组织中 TGF-β1 水平及胶原容积分数均明显升高。Ang-Ⅱ激活 AT-1 受体，使心房成纤维细胞合成 TGF-β1 水平增加，分别通过 TGF-β1/ALK5 /Smad-2/3/4 通路、激活素 A／Ⅰ型激活素受体（激活素受体样激酶 4）/Smad-2/3 信号通路调控胶原蛋白、促纤维化因子如 CTGF 等的合成分泌及细胞迁移、细胞表型转换，以增强 ECM 合成能力，导致心房纤维化和心房颤动。Ang-Ⅱ还能引起 MMP 及其组织抑制剂表达失衡，导致纤维合成增加及降解减少。醛固酮也有重要的致心肌纤维化作用，醛固酮受体拮抗剂螺内酯能减轻心房纤维化和缩短 P 波间期。原发性醛固酮增多症患者的心房颤动发病率明显增加。此外，醛固酮还可通过刺激心房肌细胞和心房成纤维细胞 CTGF 合成增加而促进心房纤维化。

在心房颤动动物模型中，炎症细胞因子（如 TNF-α、IL-6、IL-8、CRP 等）释放增多。研究表明，Ang-Ⅱ可诱导促炎性细胞因子如 TNF-α、单核细胞趋化蛋白-1 的表达，促进白细胞激活后释放的炎症刺激物可参与氧化应激、纤维化等过程。RAAS 是心肌氧化损伤的主要调节器，Ang-Ⅱ激活 AT1R 可增加还原型辅酶Ⅱ氧化酶介导的 ROS 生成。研究表明，心房颤动时 ROS 自由基（如羟基自由基、超氧阴离子等）的产生与还原型辅酶Ⅱ氧化酶、线粒体氧化酶系过度活化及一氧化氮合成酶功能异常有关，而 ROS 自由基是组织细胞发生氧化损伤的主要因素，可通过胞外信号调节激酶、c-Jun 氨基端激酶、MAPK 通路激活下游信号通路，导致心肌细胞及成纤维细胞发生氧化还原调节及相应的基因表达，这一改变在心脏间质纤维化中起着重要作用。ROS 自由基还可以通过刺激 NF-κB、激活蛋白-1 增加MMP 表达或直接激活 MMP，刺激心肌成纤维细胞而使其增殖，从而使 ECM 重塑，导致心房纤维化。单态氧、过氧亚硝酸盐、过氧化氢和一氧化氮通过直接激活 MAPK 而激活成纤维细胞、白细胞和心肌细胞内的炎症级联反应，从而导致心肌结构重塑的发展。此外，醛固酮也可通过非依赖性 Ang-Ⅱ的 ET-1 和 Rho 激酶信号通路诱导氧化应激。

当心脏功能受损时，在心脏代偿过程中，心肌细胞、胞外基质、胶原纤维网等均会发生相应的改变，即心肌重塑。在各种病理刺激下，心肌细胞通过分泌炎症细胞因子、趋化因子和损伤相关分子模式分子对致病刺激做出反应，这些分子模式分子被局部非心肌细胞识别，诱导了常驻巨噬细胞和成纤维细胞的激活，并在循环中招募骨髓来源的免疫细胞。活化的免疫细胞和成纤维细胞分泌促肥大细胞因子与促纤维化细胞因子，诱导心肌细胞肥大。

心肌重塑是许多心脏疾病的病理特征，最初是为了减少心室壁压力和暂时保护心脏泵功能。在压力超负荷疾病中，如主动脉狭窄或高血压，对心脏容积和压力负荷产生了影响，刺激心肌细胞伸展，导致多种心脏细胞释放多种因子，如心房利钠肽（ANF）、Ang-Ⅱ、ET-1、TGF-β、炎症细胞因子，这些因子刺激成纤维细胞使其活化，造成心肌细胞肥大和心肌纤维化。成纤维细胞可以依次释放 TGF-β 和其他旁分泌因子，如 PDGF、CTGF、FGF-2 和 IL-6。多项研究表明，Ang-Ⅱ与 AT1R 结合可刺激成纤维细胞增殖，通过激活 MAPK 积聚 ECM，上调 TGF-β，从而促进心肌纤维化，进而增加游离壁和间隔厚度以降低心室壁应力，引起病理性心肌重塑与心肌细胞肥大，最终导致心力衰竭和死亡。

心脏代偿过程中，交感肾上腺受体系统激活，肾素、Ang-Ⅰ、Ang-Ⅱ等水平均会增加，急性 Ang-Ⅱ诱导的心肌肥大与线粒体功能下降、线粒体蛋白氧化、线粒体损伤和自噬相似，线粒体过氧化氢酶的过表达减轻了心肌肥大和收缩功能障碍。从心肌肥大到衰竭的转变以线粒体 DNA 的广泛修饰和线粒体生物来源的显著减少为标志。

肾素前体受体是局部组织肾素-血管紧张素系统的重要成员，由 350 个氨基酸组成，可以同时结合肾素和肾素原激活 RAAS。一项肾素前体/肾素前体受体对酒精性心肌病大鼠的影响机制的研究结果表明，肾素原/肾素受体在酒精性心肌病大鼠中过表达会加重心肌氧化应激和心肌纤维化，主要是通过 ERK1/2 的磷酸化及 NADPH 氧化酶表达上调而衍生的 ROS 增加心肌纤维化并损害心功能，同时模式识别受体过表达引起的心肌纤维化与Ⅰ型胶原、Ⅲ型胶原、结缔组织生长因子蛋白表达增加相关，并通过相关通路介导心肌损伤。肾素前体/肾素前体受体基因在酒精性心肌病模型大鼠中过表达可导致严重的心肌纤维化和功能障碍，而心肌纤维化又是心功能障碍发生、发展的主要诱因之一，无论病因如何，心肌纤维化都会增加终末期心力衰竭发病率和死亡率。模式识别受体结合肾素原和肾素后，通过增加 Ang-Ⅱ的产生，激活经典的肾素-血管紧张素途径；另外，这种结合过程既激活了受体本身，也激活了其他独立于 Ang-Ⅱ的细胞内信号通路，包括增加了促纤维化和促炎因子的产生及细胞的增殖。肾素前体受体心脏特异性过表达后伴随着 ERK1/2 的激活，诱导小鼠心房颤动的发生。Mahmud 等报道了心肌梗死动物模型中肾素前体受体的表达水平显著升高。此外，在 DCM 患者的心肌内膜活检样本中模式识别受体表达也是增加的。由此可以看出，肾素前体/肾素前体受体在许多心血管疾病中起重要作用，这也提示可以通过抑制肾素前体受体的过表达开发潜在的治疗策略，以缓解多种相关心脏病的氧化应激，减少心肌纤维化和改善心功能，而不仅仅局限于酒精性心肌病。

血管紧张素作为 RAAS 中的重要组成部分，其导致心肌重塑的机制与 IL-6、IL-10、巨噬细胞和调节性 T 细胞（Treg 细胞）密切相关。①IL-6：对组织修复至关重要，因为它减少了心肌细胞的凋亡和成纤维细胞的堆积，从而促进上皮细胞存活，增强巨噬细胞功能。②IL-10：是一种主要的抗炎性细胞因子，在维持血管功能方面具有重要作用，其缺乏增加了 Ang-Ⅱ诱导的血管炎症和受损导致的血管舒张。③巨噬细胞：可以产生和分泌大量的促炎介质（如 IL-1β、TNF-α 和 IL-6）及促纤维化生长因子。激活的巨噬细胞可以加速血管和组织修复，逆转心肌重塑。④Treg 细胞：实验表明，Treg 细胞的过继转移抑制了心脏中的巨噬细胞和 T 细胞群，降低了促炎信号，同时增加了抗炎 IL-10 的产生，可改善 Ang-Ⅱ和压力超负荷诱导的心肌肥大、心肌纤维化和心功能。RAAS 的病理激活可导致血管过度收缩、血管平滑肌细胞和心肌细胞肥大、心肌纤维化、ECM 增生和重塑。RAAS 首先受到肾素的限制，肾素的分泌是通过肾内压力感受器、交感神经、致密斑块和激素及内分泌因子等四种不同调节途径之间复杂的相互作用发生的，所有这些途径的共同因素是 cAMP。

心肌重塑是高血压性心脏病最重要的表现之一。一项拟钙剂 R568（一种钙敏感受体的变构激动剂）通过经典和新型肾素-血管紧张素系统改善原发性高血压大鼠心肌重塑的研究发现，环磷酸腺苷的生成会被激活的钙敏感受体所抑制，这种受体的激活会使细胞内钙离子的浓度增加并且抑制肾素释放，而钙敏感受体低表达参与了原发性高血压介导的心肌重塑的发生发展。钙敏感受体的激活可以通过抑制 RAAS 和激活心肌组织中的 RAAS 逆转心肌的不良重塑。RAAS 可分为循环型 RAAS 和局部型 RAAS。循环型 RAAS 主要影响血浆，而局部型 RAAS 影响主动脉、心脏、肾脏、脑和许多其他器官与组织。局部型 RAAS 不同于循环型 RAAS，许多有害的 AT1R 激活效应是由 Ang-Ⅱ的局部激活引起的。RAAS 的成分可能因病理状况或细胞类型而异。在该研究中，肾素、环磷酸腺苷、AT1R 和 Ang-Ⅱ在心脏组织中的表达随着血压的升高而增加，而它们的表达可被拟钙剂 R568 所抑制。已有研究表明，循环型 RAAS 的激活是在高血压的早期诱发的，它与血压的早期升高有关。然而，在 8 周后，循环型 RAAS 下调，而血压继续升高，使局部组织（如大脑、心脏、肾脏）中的 RAAS 被激活，导致原发性高血压的进展和靶器官损害的维持。在肾性高血压大鼠模型中，长期应用血 Ang_{1-9} 显著改善了高血压引起的心血管损害，并且在自发性高血压大鼠血浆和心肌组织中 Ang_{1-9} 与 Ang_{1-7} 浓度降低，拟钙剂 R568 干预后会增加心肌中 Ang_{1-9} 和 Ang_{1-7} 水平而不影响其血浆浓度，这些观察表明，RAAS 的局部组织特异性效应可能与其全身效应不同，Ang_{1-7} 和 Ang_{1-9} 可能以自分泌或者旁分泌方式调节心脏修复或重塑。以上多个研究表明破坏局部 RAAS 的分子机制对于疾病治疗可能是可行的，在用拟钙剂 R568 治疗的情况下，其心脏保护作用主要由局部 Ang_{1-9} 或 Ang_{1-7} 实现。

醛固酮在心肌重塑中发挥的作用也不容忽视，许多旨在研究盐皮质激素受体与 RAAS 关系的实验表明，醛固酮和盐皮质激素激活盐皮质激素受体可直接影响血管和心脏组织的形态与生化组成。许多证据表明，醛固酮合成和分泌紊乱或者盐皮质激素受体过度激活在心血管疾病的病理生理中起关键作用，盐皮质激素受体可在从心房和心室获得的人体心脏组织中被检测到表达，并且这些受体是由循环中的醛固酮刺激的。在心房和心室心肌细胞中还检测到醛固酮，提示局部合成醛固酮可能参与了心肌肥大和纤维化的发病机制。越来越多的证据显示，病理条件下，心肌会发生促炎症和纤维化表型。一项在未切除肾的高血压大鼠动物模型研究中，采用醛固酮和盐治疗，发现醛固酮依赖的心脏与冠状动脉重塑和纤维化是通过还原型 NADPH 氧化酶激活介导的，诱导 ROS 的产生和炎症反应，主要表现为心脏促炎介质的表达及血管和心脏组织中巨噬细胞的招募与聚集。进一步研究发现了心肌纤维化涉及趋化蛋白（半乳糖蛋白 3、单核细胞趋化蛋白-1、骨桥蛋白）的增加，从而导致巨噬细胞渗透入心脏组织。心肌纤维化也部分依赖于醛固酮诱导的抗纤维化因子（如脑钠肽）的减少。与此同时，醛固酮又通过增加纤溶酶原激活物抑制物-1 和 TIMP-1 的表达，促进心肌纤维化，而这些又依赖于醛固酮介导的脑钠肽抑制。醛固酮-盐皮质激素受体轴多维度参与了心血管疾病的发生，盐皮质激素受体的过度激活对心血管系统产生了多种有害影响，主要是通过交感神经兴奋、钠的摄入量增加、钠在肾脏的滞留导致钠离子的正平衡、心脏和动脉的纤维化及重塑，以及房性和室性心律失常的倾向产生的。此外，盐皮质激素受体介导的心血管系统的变化可被 RAS 和 AT1R 激活所加强，盐皮质激素受体抑制剂及拮抗剂的使用在心力衰竭、高血压等心血管疾病中尤为重要。

许多临床试验表明，抑制 RAAS 可改善心肌重塑，延缓心力衰竭的进展，降低心力衰竭患者的死亡率，这将在第七章第二节进行详细介绍。

三、RAAS 引起心肌重塑的机制

（一）氧化应激

Ang-Ⅱ可以通过刺激 NADPH 氧化酶活性和 ROS 的产生诱导氧化应激反应。同时，最近有研究表明，ACEI 治疗 2 周，然后经过 2 周的清除期，可以改变一氧化氮合酶（nitric oxide synthase，NOS）抑制诱导的心脏损伤反应。成年自发性高血压大鼠接受 ACEI 治疗 2 周，再给予为期 2 周的药物清除期，随后，这些大鼠和"从未治疗"的大鼠进行年龄匹配后，接受非特异性 NOS 抑制剂的攻击，以诱导急性心肌损伤和纤维化。有研究发现，NOS 抑制剂在自发性高血压患者中可以诱导多灶性梗死，其特征是心肌细胞死亡、炎症，从而引起心肌纤维化。经 NOS 抑制 10 天后，中层到外层心肌中胶原沉积显著增加了 25.8%，而那些先前短暂接受 ACEI 治疗的大鼠只有 38%的胶原无显著增加，这又从侧面反映了 Ang-Ⅱ对氧化应激的影响。

（二）炎症与免疫

Ang-Ⅱ介导的心脏损伤和肥厚性重塑过程中释放的炎症信号分子可诱导心肌肥大和纤维化，心肌细胞和非心肌细胞都可分泌并响应多种细胞因子，这些细胞因子在心肌重塑，特别是纤维化的发展中起着调节作用。在成纤维细胞中，主要的促炎性细胞因子抑制增殖，减少基质合成并增加 MMP 活性，在心肌细胞中，它们诱导肥大并可导致凋亡；在免疫细胞中，它们促进炎症。IL-10 是一种主要的抗炎性细胞因子，IL-10 缺乏的小鼠加重了 Ang-Ⅱ诱导的血管炎症，引起受损的血管舒张，这表明 IL-10 在维持血管功能方面具有保护作用。Th17 细胞分泌可诱导一系列效应的 IL-17，在高血压患者中，IL-17 的浓度增加。在动物模型中，IL-17 的缺失可显著降低 Ang-Ⅱ诱导的高血压并改善血管功能障碍。

（三）心肌纤维化

病理性心肌纤维化是由于成纤维细胞的过度增殖和包括胶原在内的 ECM 蛋白的过度产生。心肌纤维化效应是由肌成纤维细胞分化和活化的成纤维细胞表型介导的。多项证据表明，Ang-Ⅱ与 AT1R 结合可刺激成纤维细胞增殖，通过激活 MAPK 积聚 ECM，上调 TGF-β，从而促进心肌纤维化，TGF-β 信号转导的抑制已被证明可减少纤维化，并在多个适应不良的心肌重塑模型中预防心功能障碍。

（四）血管重塑

在血管平滑肌细胞中，金属蛋白酶 ADAM17 介导 EGFR 反式激活，这可能与 ACE 诱导的心血管重塑有关。该信号似乎包括一种前馈机制，涉及血管 ADAM17 的诱导，促进 EGFR 配体的产生及随后的 EGFR 激活和血管重塑。输注 Ang-Ⅱ2 周引起野生型小鼠主动脉和冠状动脉的肥大改变在血管平滑肌细胞 ADAM17 缺陷小鼠中明显减轻。对于血管平滑肌细胞 ADAM17 缺陷小鼠诱导的心血管重塑，使用 ACEI 有预防作用。同时，AT-2 受体可激活一氧化氮/碱性磷酸酶信号通路。NOS 是血管细胞中一氧化氮的主要酶原。一氧化氮来源于 NOS，通过血管平滑肌细胞质膜扩散，导致异二聚体可溶性鸟苷酸环化酶激活。一氧化氮/可溶性鸟苷酸环化酶信号导致环磷酸鸟苷（cyclic guanosine monophosphate，cGMP）合成显著增加，这可以诱导血管舒张和血压降低，以及产生抗肥大和抗纤维化作用。

四、治　疗

临床实践证明，过度激活的 RAAS 是心血管疾病发生及病情恶化的重要因素之一，阻断 RAAS 可有效改善相关疾病的预后，因此 RAAS 抑制剂被认为是近百年心血管病领域影响较大的几类药物之一。目前广泛应用的影响 RAAS 的药物主要为作用于循环型 RAAS 的药物，包括 ACEI、ARB、盐皮质激素受体拮抗剂、肾素抑制剂及其他影响 RAAS 功能的药物。在此简要阐述上述作用于 RAAS 的相关药物的研究进展。

（一）ACEI

多年来，ACEI 一直是抑制 RAAS 的主要药物之一，是治疗高血压等心血管疾病的关键药物，使用 ACEI 可以降低心血管疾病发病率和死亡率。既往多项研究显示，多种 ACEI，如依那普利、培哚普利等有助于减少心血管事件和新发糖尿病的发生率，降低心肌梗死、卒中、心搏骤停和心力衰竭的发生率，减少糖尿病相关的心脏并发症、冠状动脉血运重建，并在一定程度上减少微量白蛋白尿。ACEI 抑制 Ang-I 向 Ang-II 转化，从而使有害的 AT1R 降低和使保护性 AT2R 激活，进而抑制 RAAS。ACEI 也能减少 ACE 介导的缓激肽降解，由此导致缓激肽增加，增强了缓激肽活性及缓激肽介导的前列腺素生成，从而发挥扩血管作用，改善血流动力学，通过降低心力衰竭患者神经-体液代偿机制的不利影响，改善心室重塑。RAAS 的失活减少了醛固酮的释放，增加了高钾血症的风险，进一步增加了与 ACEI 相关的副作用。最近研究表明，ACE2 抑制剂可能是另一种潜在的治疗药物。ACE2 是一种羧肽酶，已知能将 Ang-I 和 Ang-II 的 C 端残基分别切割成 Ang_{1-9} 和 Ang_{1-7}，降低 Ang-II 水平，增加 Ang_{1-7} 和 Ang_{1-9} 水平，有学者认为其通过激活 AT2R 和 MAS 受体在对抗 Ang-II 对心血管系统的影响中发挥重要作用。给予可溶性重组 ACE2 可以防止血管紧张素转换酶诱导的小鼠血压升高。增强的 ACE2 活性可防止心血管重塑并减缓心力衰竭的进展，ACE2 抑制剂的开发为 RAAS 抑制剂提供了又一治疗靶点。

（二）ARB

ARB 是另外一种抑制 RAAS 的主要药物，是高血压等心血管疾病治疗的主要药物，使用 ARB 可以降低心血管疾病发病率和死亡率并改善肾脏结局。应用于临床的 ARB 类药物目前都是针对 AT-1 受体的拮抗剂。其阻断经 ACE 和非 ACE 两条途径产生的 Ang-II 与 AT-1 受体结合，阻断 RAAS 效应，选择性抑制 Ang-II 与 AT-1 受体结合，但不阻断 Ang-II 受体介导的保护作用或抑制缓激肽分解。该类药物的副作用如干咳与血管性水肿较少见。常用的 ARB 有氯沙坦、缬沙坦、替米沙坦、厄贝沙坦、奥美沙坦和阿齐沙坦等。ONTARGET 实验评估了 ACEI 与 ARB 的联合使用是否优于单一用药，结果表明，对于心血管事件而言，与单一用药相比，联合治疗有利于降低住院率，但不降低死亡率，此外，联合用药对微量白蛋白尿及大量蛋白尿的患者更有意义，但联合治疗出现高钾血症或急性肾损伤风险的概率增加，需密切检测电解质及肾功能。在正常肾小球滤过率和正常尿蛋白的低危人群中，使用 ACEI 或 ARB 单一疗法对心血管和肾脏更有保护优势，可降低全因死亡率，但在这些低危人群中不推荐联合治疗，会增加死亡风险。此外，因联合用药副作用较多且并不降低死亡率，故不推荐 ARB、ACEI 联合用药。

（三）盐皮质激素受体拮抗剂

醛固酮调节体内钠和钾的平衡，盐皮质激素受体的过度激活可引起炎症反应及心肌纤维化。盐皮质激素受体拮抗剂可以降低血压、预防靶器官损害、延长生存期，能阻断醛固酮效应，抑制心血管重塑，改善心力衰竭的远期预后。一项包括 8 个随机对照试验的荟萃分析显示，与安慰剂相比，醛固酮拮抗剂将全因死亡率降低了 26%，这主要是由心源性猝死减少驱动的。另一项荟萃分析显示，与安慰剂相比，使用盐皮质激素受体拮抗剂的患者，其住院率显著降低 27%，纽约心功能分级和 LVEF 也有所改善。由此可见，盐皮质激素受体拮抗剂在心力衰竭患者中的使用会显著降低心血管事件的发生风险、住院率和心血管病死亡率。盐皮质激素受体拮抗剂被推荐用于纽约心功能分级为 II 级或 IV 级的 LVEF 降低（<35%）的心力衰竭患者，以及正在进行标准治疗（利尿剂、ACEI 或 β 受体阻滞剂）的患者。除应用于临床的螺内酯、依普利酮、菲立诺酮外，还包括目前有相关研究的醛固酮合成酶抑制剂，以及不依赖醛固酮直接作用于盐皮质激素受体信号通路的药物，但尚未投入临床应用。

螺内酯是一种人工合成的类固醇，其结构与醛固酮相似，为醛固酮的竞争性抑制剂。通常，其可作为一种相对弱效的利尿剂，且无低钾血症风险。醛固酮受体拮抗剂的副作用主要是危及生命的高钾血症，尤其是进行钾补充的患者或潜在有肾功能不全的患者。在进行盐皮质激素受体拮抗剂治疗时，10%～15%的男性患者可出现乳房异常发育，此时可使用依普利酮进行替代治疗。依普利酮是一种盐皮质激素受体拮抗剂，与螺内酯相比，对孕酮和雄激素受体的亲和力较低，其拮抗醛固酮作用较螺内酯强，在高血压管理中降压安全系数高，是螺内酯的良好替代药物。与依那普利、氯沙坦和氨氯地平相比，依普利酮单药在治疗高血压方面同样有效，其突出的优点是对联用多种降压药未能控制的重度高血压效果明显，加用依普利酮可使血压明显降低，尤其收缩压下降更为显著。对于严重心力衰竭和心肌梗死患者，依普利酮与 ACEI 和 β 受体阻滞剂联用可提高生活质量及降低死亡率。

目前，正在开发具有螺内酯效力和依普利酮选择性的第三代和第四代盐皮质激素受体拮抗剂。非奈利酮是一种新型非甾体类盐皮质激素受体拮抗剂，与依普利酮相比，对盐皮质激素受体的亲和力更高，选择性也更强。盐皮质激素受体拮抗剂耐受性研究（ARTS）显示，在慢性肾病和蛋白尿患者中非奈利酮（2.5～10mg/d）与螺内酯（40mg/d）相比，有更强的降低蛋白尿和更低的高钾血症的发生率，两药物在上述剂量时降压效果相当。但因非奈利酮尚处于 III 期临床试验，其临床疗效及副作用有待远期观察。

阻断盐皮质激素受体激活的另一种方法是抑制醛固酮形成。LCI699 是一种有效的醛固酮合酶抑制剂。在原发性醛固酮增多症患者中，使用 1mg 的 LCI699 在降低 I 或 II 期高血压患者的收缩压方面优于 50mg 的依普利酮。然而，使用 LCI699 的患者中有 20%发生了皮质醇释放减退现象。由于这种非特异性，LCI699 的开发已停止，尚待研发可应用于临床的副作用更小的醛固酮合成酶抑制剂。

（四）直接肾素抑制剂

肾素分泌是 RAAS 级联的第一步，也是 RAAS 级联的一个限速步骤。既往研究表明，ACEI 或 ARB 阻断 RAAS 会导致血浆肾素活性代偿性增加和 Ang-I 蓄积，反过来激活RAAS，出现血管紧张素 II 逃逸现象。肾素抑制剂可从源头抑制 RAAS 活化，然而第一代肾素抑制剂是拟肽和肽类，因其不能口服和口服利用度不高、降压效果差，临床应用有限。随着第二代肾素抑制剂非肽类（代表药物为阿利吉仑）的开发，这类药物克服了同类药物生物利用度过低、作用维持时间短、降压效果差的缺点，在临床上取得一定疗效。阿利吉仑作为新一代肾素抑制剂，通过降低肾素活性，能够明显减少 Ang-Ⅰ 的产生，阿利吉仑比 ACEI 能更显著地减少 Ang-Ⅱ 的生成，可以显著改善 ARB 引起的 Ang-Ⅱ 蓄积，阿利吉仑不引起血浆肾素活性代偿性升高。阿利吉仑能明显降低轻、中度高血压患者的血压，且不影响心率，其药物副作用也较少。ACEI 不仅会造成 Ang-Ⅰ 的蓄积且会被重新转化为 Ang-Ⅱ，而 ARB 阻断 AT-1 受体的作用也不完全，与 ACEI 及 ARB 相比，阿利吉仑能更有效地减少 Ang-Ⅱ 的生成。临床上大部分高血压患者需要 2 种甚至 3 种药物联合治疗，阿利吉仑和其他抗高血压药物的联用呈现出良好的降压效果，但阿利吉仑并不降低高血压患者总死亡率或心血管事件死亡率。在糖尿病患者中，阿利吉仑可能会增加总死亡率和心血管事件死亡率，故虽然其降血压效果优异，但不建议将其作为高血压患者的一线治疗药物。阿利吉仑与 ACEI 或 ARB 联合治疗可以有效控制血压，但会增加高血钾和肾损伤风险，对预防重大心血管事件并无益处。目前尚不推荐阿利吉仑与 ACEI 或 ARB 联合用药。另外有研究显示，阿利吉仑可降低心力衰竭患者 NT-proBNP 水平，可在一定程度上改善心力衰竭患者的预后。但因阿利吉仑在心血管疾病总体预后无获益，且可能增加总死亡率，现已退出临床用药。此药尚存在不足之处，但其对肾素非肽类的研究却存在重大意义，为以后深入研究提供了方向。

（五）ARNI

血管紧张素受体-脑啡肽酶抑制剂（ARNI）是开发的第一个 Ang-Ⅱ 受体-脑啡肽酶双重抑制剂，由缬沙坦和沙库巴曲按物质的量 1∶1 共结晶组成，美国 FDA 于 2014 年 7 月接受其作为治疗 HFrEF 的新药申请。单独应用脑啡肽酶抑制剂会使肾上腺髓质素、缓激肽、Ang-Ⅱ 和 ET-1 升高，以致血管收缩和舒张效果互相抵消，沙库巴曲缬沙坦通过将 Ang-Ⅱ 受体阻滞剂与脑啡肽酶抑制剂整合到一起解决了这一问题。目前应用于临床的沙库巴曲缬沙坦药物中沙库巴曲通过其活性代谢产物 LBQ657 抑制脑啡肽酶，从而增加利尿钠肽水平，同时通过缬沙坦阻断 AT-1 而抑制 Ang-Ⅱ 作用。ARNI 增加利尿钠肽，上调环磷酸鸟苷，从而增强蛋白激酶 G 的活性和一氧化氮的生物利用度。ARNI 可能通过上调一氧化氮信号发挥抗纤维化、抗高血压和抗变态反应的作用。在最近一项针对大鼠肺动脉高压模型的研究中，与缬沙坦相比，ARNI 降低了肺动脉压，减轻了右心室肥大，减少了 ET-1 的产生。在 PARADIGM-HF 研究中，沙库巴曲缬沙坦显著降低了主要终点心血管死亡、心力衰竭住院和全因死亡的风险，分别达 20%、21% 和 16%，延缓疾病进展并改善生活质量，具有良好的安全性，沙库巴曲缬沙坦可成为心力衰竭治疗的新选择。目前国内外指南均推荐沙库巴曲缬沙坦作为 HFrEF 的治疗基石。新诊断心力衰竭患者和住院心力衰竭患者可启动沙库巴曲缬沙坦一线治疗，在患者耐受的情况下，逐步滴定靶剂量，并维持长期治疗，以逆转心肌重塑。2021 年 2 月 16 日，沙库巴曲/缬沙坦正式被美国 FDA 批准用于治疗 HFpEF，成为心力衰竭治疗领域新的里程碑。

（六）Ang$_{1-7}$ 制剂

Ang$_{1-7}$ 通过减少心肌成纤维细胞增殖和胶原合成，上调 MKP-1，下调 MAPK 磷酸化，参与维持心脏内环境的稳定。MAS 受体的激活增加了内皮一氧化氮的释放，降低了氧化应激，从而消除了 Ang-Ⅱ 的促氧化剂特性，并因此产生了抗高血压、抗纤维化和肾脏保护作用。鉴于 Ang_{1-7} 在体内的快速分解，目前正在开发新的疗法以刺激 ACE2-Ang_{1-7}-MAS 受体轴。封装在寡糖羟丙基 β-环糊精中的 Ang_{1-7} 可受到保护，不易被胃肠道分解，对心肌梗死大鼠具有心脏保护作用。环状 Ang_{1-7} 是一种在氨基酸残基 4 和 7 之间具有硫醚桥的 Ang_{1-7} 类似物，可通过口服等途径使用。总之，MAS 受体的激活是一种很有发展前景的通过干细胞改善组织修复的新方法。目前的策略是使用 ACE2 激动剂产生高水平的内源性 Ang_{1-7}，或使用稳定的 Ang_{1-7}，或将 Ang_{1-7} 封装在寡糖中，以减缓口服后的分解。

（七）Ang_{1-9} 制剂

实验证据表明，Ang_{1-9} 可能会降低血压，保护心脏、血管，并可能保护肾脏免受高血压或心力衰竭刺激的心血管重塑的不利影响。因此，Ang_{1-9} 作为一种新的血管活性肽，可预防和减轻高血压导致的心血管重塑及心功能障碍。Ocaranza 等发现，慢性 Ang_{1-9} 给药可逆转实验性高血压对心室的损伤，在单侧肾动脉夹闭 4 周的大鼠中，Ang_{1-9} 输注减少了左心室肥厚、心肌细胞表面积和周长的增加及心肌纤维化，改善了左心室收缩功能。

（八）AT-2 受体激动剂

AT-2 受体通常被认为能对抗 AT-1 受体介导的经典效应，如血管收缩、水钠潴留和炎症反应。在肾脏中，AT-2 受体在近端小管、集合管和肾阻力动脉中表达，表明在肾血流动力学和肾小管功能中起作用。AT-2 受体敲除小鼠与对照组小鼠相比，在基线时血压升高，或对 Ang-Ⅱ 的高血压反应增加，以此支持 AT-2 受体的血管舒张作用。敲除小鼠还显示出压力-钠排泄曲线向右移动，对 Ang-Ⅱ 的抗钠尿反应比野生型小鼠更明显，再次证实了 AT-2 受体的负调节作用。虽然 AT1R 在 RAAS 中的作用已被熟知，但 AT2R 的许多生理作用还不清楚。一种 AT2R 多肽激动剂 CGP42112A 自 1989 年被发现，但其缺乏体内稳定性，因此限制了其使用，然而 C21（AT2R 的一种选择性非肽激动剂）的发现使进一步的研究成为可能，在肥胖的祖克大鼠中，C21 以一氧化氮和环鸟苷单磷酸依赖的方式诱导了利钠排泄。

（九）ERK 激酶抑制剂

ERK 激酶抑制剂（PD98059）不仅降低了心肌成纤维细胞 ERK1/2 的磷酸化水平，而且减轻了由肾素前体受体过表达引起的氧化应激，NOX4 和 TGF-β 的产生直接和间接地减轻了心肌重塑。

（十）性激素

研究表明，雄激素可加重高血压大鼠左心室心肌肥大和胶原沉积，同时可升高收缩压，增强心肌收缩力。雄激素通过 RAAS 发挥作用，也能够调节炎症细胞因子，如 TNF-α，这两个事件都与重塑过程有关。因此，雄激素与心肌重塑有关，适当抑制雄激素有利于心肌重塑的治疗。雌二醇是一种主要的雌激素，其代谢产物 2-甲氧基雌二醇可能调节 Ang-Ⅱ诱导的高血压和肾脏损伤。G 蛋白偶联雌激素受体位于心脏和血管的细胞膜和内质网中，这种受体的激活与心脏和血管保护有关。此外，G 蛋白偶联雌激素受体的激活可减轻 Ang-Ⅱ诱导的心肌细胞肥大和去卵巢引起的左心室重塑，还可抑制心肌成纤维细胞增殖，并参与血管重塑。

（十一）ATRQβ-001 型高血压疫苗

ATRQβ-001 型高血压疫苗通过与 AT1R ECL2 区结合而阻断 Ang-Ⅱ诱导的 AT1R 活化，对 AT1R 有良好的阻断作用。ATRQβ-001 型高血压疫苗抗体的半衰期比目前使用的 ARB 要长得多。与 ARB 相比，ATRQβ-001 型高血压疫苗不会引起 RAAS 的明显负反馈。基于这些发现，ATRQβ-001 型高血压疫苗可能在预防心肌重塑方面发挥作用，并具有相对优于 ARB 的潜力。心肌梗死后第28天、第84天用马松三色染色检测心肌纤维化程度：ATRQβ-001 型高血压疫苗比缬沙坦更能减轻心肌纤维化程度（64.5%±3.8% vs 72.0%± 1.8%，$P<$ 0.001）。急性心肌梗死晚期 ATRQβ-001 组 TGF-β1 和 Smad-2/3 的表达明显降低。ATRQβ-001 组 Ⅰ型胶原和Ⅲ型胶原表达也明显减少。因此，ATRQβ-001 型高血压疫苗可能通过调节急性心肌梗死不同阶段 TGF-β1 的表达水平而减轻心肌纤维化。

（十二）丁香酚

丁香酚可明显改善心肌生物标志物损伤，减少炎症介质蛋白，提高超氧化物歧化酶和谷胱甘肽过氧化物酶活性，降低硫代巴比妥酸反应物含量，抑制 ACE 活性，从而抑制心室重塑。丁香酚在体外对 ACE 活性有明显的抑制作用，且呈剂量依赖性。因此，接受丁香酚治疗的心肌梗死大鼠血浆、心脏和肾脏 ACE 活性显著降低。总体而言，丁香酚在心肌重塑过程中有明显的预防作用。

（十三）新型口服可溶性鸟苷酸环化酶激动剂

维立西呱是一种新型口服可溶性鸟苷酸环化酶（soluble guanylyl cyclase，sGC）激动剂，通过一个独立于一氧化氮的结合位点直接刺激可溶性鸟苷酸环化酶，增强 GMP 通路，增加 cGMP 生成，并通过稳定一氧化氮与相应位点的结合，使 sGC 对内源性一氧化氮敏感，改善心肌和血管功能，延缓左心室重塑，预防甚至逆转左心室肥厚。2020 年的 VICTORIA 试验是一项多中心、平行、双盲随机安慰剂对照研究，共纳入 5050 例 HFrEF 患者，在联合心力衰竭标准治疗背景下分别给予维立西呱和安慰剂，主要终点为首次出现心血管死亡事件或心力衰竭住院。2020 年在美国心脏病学会（ACC）年会上发布的该研究结果表明，在联合心力衰竭标准治疗时维立西呱可降低 10% 的心力衰竭住院率及心血管死亡事件终点。维立西呱通过增加 cGMP 生成实现了心力衰竭治疗靶点的新突破，其具有浓度易于滴定，以及总体安全、耐受性较好的特点，表明其有潜力成为常规指导性治疗方案的重要补充。维立西呱安全有效，为心力衰竭患者提供了新的治疗途径。

五、总结及展望

综上所述，RAAS 为人体肾脏所产生的一种升压调节体系，是在人体神经调节和体液调节中起重要作用的内分泌系统。RAAS 过度激活是众多疾病的重要发病机制，其中器质性心脏病往往伴随着心肌重塑，而心肌重塑是一种异常复杂的现象，由心肌细胞和周围支持细胞的适应性与不适应性反应所组成。RAAS 能激活心肌重塑的关键信号通路，如 G 蛋白激活 ERK1/2 磷酸化、ROS 激活、一氧化氮/碱性磷酸酶信号通路激活、GMP/NO 激活等，通过各种反应和作用，包括氧化应激、炎症免疫、纤维化等机制，表明 RAAS 对心肌重塑的进一步发展至关重要。ACEI/ARB 已成为 RAAS 阻断的常规用药；然而，ACEI/ARB 长期使用存在 "Ang-Ⅱ逃逸" 等问题，使其疗效受限。RAAS 阻断的新手段，如直接肾素阻断、ACEI/ARB+醛固酮阻断、内皮素受体拮抗等都具有很好的临床疗效，减缓了心肌重塑的速度和进程，改善心功能，但是对于心肌重塑发病机制还有待进一步深入研究。

（王　宇　孙　林）

第四节　心脏自主神经系统在心肌重塑中的作用

交感神经系统激活是心脏最快速、最早期的代偿机制之一，引起心血管一系列反应，包括心率加快、心肌收缩力增强、外周血管收缩等，借以维持一定的心排血量和组织器官的血流灌注。交感神经系统适当兴奋对于维持心血管系统稳定具有重要作用。但是，对于慢性心力衰竭患者，交感神经系统长时间兴奋会引起心肌重塑和心功能失代偿。目前已有大量研究表明，交感神经系统参与了心肌重塑。了解心脏自主神经系统的解剖、功能、调节及其在心肌重塑和心力衰竭中的作用与治疗方法，对心力衰竭和心律失常的治疗有重要意义。

一、心脏自主神经系统

心脏自主神经系统包括交感神经系统和副交感神经系统。心脏自主神经调节发生在几个层次：心内神经节和心外神经节、脊髓和大脑。心外神经节包括心外胸内神经节（交感链的交感神经节）、胸外背根和结状/迷走神经神经节。虽然背根和迷走神经由传入感觉神经元组成，但星状神经节可能负责处理来自心脏的信息及通过脊髓和脑干传入的中间神经元信息。交感神经和副交感神经系统在各个层次上相互作用，包括心神经节、星状神经节、脊髓、脑干及大脑的更高级中枢，以微调自主控制。交感神经和副交感神经递质及神经肽在神经-肌细胞界面水平相互作用。心脏自主神经系统有传出神经纤维和传入神经纤维，传出神经纤维负责从神经系统到心脏的神经信号传递，而传入神经纤维则负责从心脏向上的信号传递。

（一）传出神经支配

交感神经系统的节前心脏传出神经元起源于脊髓的中间外侧细胞柱，并通过 $C_7 \sim T_4$ 分支投射到心外交感神经节神经元，包括交感链的颈中神经节、星状神经节和 $T_1 \sim T_4$ 胸神经节。节前到节后的神经传递通过烟碱乙酰胆碱受体发生。来自节后传出神经元的轴突在心房和心室肌上形成突触，主要释放去甲肾上腺素和其他交感神经肽。心内神经节也可能有接受交感神经传入的神经元。心肌交感神经在心房分布最密集，而心室交感神经在心底分布最密集。在胸神经节以外，脑干和更高级的脑中枢也可以控制交感神经传出。例如，延髓内的孤束核是传入和传出信号的关键连接点。延髓内的孤束核向尾侧腹外侧髓质发出投射纤维，而尾侧腹外侧髓质又通过投射到达头侧腹外侧髓质，控制中间外侧脊髓和心脏的交感神经传出。人类的中脑回路，特别是丘脑底核和中脑导水管周围灰质也有助于调节交感神经传出。在系统上，交感神经刺激引起的神经激素激活导致肾上腺髓质释放肾上腺素，并在较小程度上释放去甲肾上腺素，激活肾脏中的 RAAS。在正常心脏中，交感神经刺激导致正性变时和变力作用增加。交感儿茶酚胺增加 I_f 通道诱导的自发性舒张去极化率，增加内向离子流通道开放的机会，增加窦房结 4 期的斜率，导致心率增加，这也说明了窦房结和房室结的自律性。由于 β 肾上腺素能受体的激活导致钙流入心肌细胞增加，心肌细胞的收缩力增强。最后，交感神经刺激作用于心房和心室肌细胞，激活内向钠电流和延迟整流钾电流，刺激左右星状神经节可缩短心室动作电位持续时间和不应期，增加复极离散度，促进房室结传导，导致心源性猝死。左右星状神经节都为心室肌提供神经支配。

副交感神经系统的节前神经元起源于延髓的左右核和背侧运动核，并通过迷走神经干将轴突投射到心脏。这些轴突进一步细分为胸内心肺支，终止于心内神经节的节后神经元并释放乙酰胆碱。乙酰胆碱作用于传出节后心神经节上的烟碱乙酰胆碱受体，这些神经元接受来自左右迷走神经干的传入。神经节后副交感神经元的轴突支配心房和心室，并可通过肌细胞上的毒蕈碱乙酰胆碱受体改变心房、房室结和心室肌细胞的激活、电传导。在正常心脏中，副交感神经激活导致心室负性变时和变力作用。它降低舒张去极化率，从而减少窦房结的放电，减慢房室结传导以降低心率。最后，迷走神经刺激可延长心室动作电位持续时间和有效不应期，可抗心律失常。

（二）传入神经支配

传入纤维将信息从心脏传递到心内神经系统的神经元，即交感链中的交感神经节，并分别通过背根神经节和结状神经节传递到脊髓与脑干。传入信息在整个心脏自主神经系统经过多个层次被处理，并随后影响心脏的信息传出。因此，传入神经支配与传出神经支配相对不同，但对神经传递使用相同的"高速公路"。心血管反射也通过动脉化学感受器和机械感受器（包括压力感受器）进行调节，压力感受器可通过感受节点的压力变化调节交感神经和副交感神经传出。

（三）心内神经系统

心内神经系统由 9 个位于心外膜脂肪垫的心脏神经节丛组成，由 700～1500 个心外膜神经节组成。这些神经节形成了一个复杂的神经网络，包括传入神经元、中间神经元，胆碱能和肾上腺素能传出神经元。这种神经节网络在心脏水平处理信号，接收和整合来自胸交感神经节后和迷走神经节前纤维的传入信息。在这方面，它们控制着心脏中心的局部反射，协调心功能，并受脑干和脊髓接收信息的调节。

二、心脏自主神经系统重塑的基础研究

心肌损伤后，自主神经重塑有去神经支配和神经过度支配两种情况。自主神经轴突的损伤导致去神经支配。犬心肌梗死模型研究表明，在梗死心肌及附近存活心肌中观察到去神经支配。随着时间的推移，去神经支配的超敏感性逐渐发展，失神经超敏反应进一步促进了室性心律失常的发展。区域性神经过度支配发生相关的神经重塑，心力衰竭及心肌梗死时存在交感神经纤维密度增加，以及心律失常的易感性增加。急性损伤引起的交感神经轴突损伤后，只要外周神经元的细胞体保持完整，自主神经节就能再生轴突。轴突再生导致局部神经在梗死边缘区萌生，但由于瘢痕内产生的蛋白聚糖阻止了这些区域的正常神经再支配，这种局部神经再生通常是不完整的。伴随心肌损伤的神经重塑会影响心脏固有神经元，导致这些神经节的结构和功能改变。此外，在犬和猪慢性心肌梗死模型中，双侧星状神经节的神经密度和神经元大小增加，并且观察到神经肽和神经递质的表型变化，包括神经肽 Y（neuropeptide Y，NPY）的增加，与心肌梗死的部位无关。同样，与对照组相比，心肌病患者的星状神经节表现出过度的炎症、氧化应激、神经化学特征的改变和卫星胶质细胞的激活，表明心外交感神经通路正在进行病理重塑。交感神经系统激活是对应激条件如低血容量、低血糖、缺氧或心血管功能障碍的基本生理反应。神经生长因子（nerve growth factor，NGF）激活受体型酪氨酸蛋白激酶，刺激 STAT3 的丝氨酸磷酸化，触发交感神经轴突生长。交感神经系统激活可导致心率增快、心脏收缩力增强、房室传导增强。交感神经系统激活后导致儿茶酚胺类物质如去甲肾上腺素、肾上腺素、多巴胺释放增加，这些物质短期分泌增多有利于机体代偿，长期分泌增多则造成心脏损伤，导致心肌重塑。儿茶酚胺慢性持续刺激可引起间质纤维化、心肌细胞肥大、氧化应激。

去甲肾上腺素作为儿茶酚胺类物质的一员，主要由节后交感神经元和脑内肾上腺素能神经末梢合成和分泌，与心肌肥大和纤维化密切相关。去甲肾上腺素导致成年大鼠心肌细胞心房利尿钠肽基因表达和蛋白合成增加，肾上腺素能受体介导的 PLC 激活参与了去甲肾上腺素诱导的心肌肥大过程。最近有研究表明，去甲肾上腺素导致的心肌细胞肥大可能与 CaMK Ⅱ 激活有关，钾通道蛋白 Kv4.3 的表达抑制 CaMK Ⅱ 激活，从而减轻去甲肾上腺素介导心肌细胞肥大。给大鼠静脉输注去甲肾上腺素可使大鼠左心室 Ⅰ 型胶原、Ⅲ 型胶原 mRNA 表达增加，胶原合成增加，并呈时间依赖性的方式诱发心室肥厚，长期注射去甲肾上腺素可导致心肌间质纤维化。去甲肾上腺素可诱导胎儿基因表达，促

进心肌细胞凋亡和心肌肥大，导致心肌间质纤维化，从而导致心肌重塑。儿茶酚类物质增多通过 β-受体发挥作用，长期儿茶酚胺增多导致 β-受体功能受损。慢性刺激 β1 肾上腺素能信号导致显著的心肌细胞肥大和凋亡，导致收缩力明显下降和 LVEF 的进行性降低。β 肾上腺素能受体作为心排血量的强大调节器，在儿茶酚胺的急性刺激下，可促进搏斗或逃跑反应，而其慢性刺激导致非适应性和病理性心肌重塑。激活 β 肾上腺素能受体可诱导刺激性 G 蛋白激活，其进一步激活腺苷酸环化酶，导致细胞内环磷酸腺苷水平的增加和 PKA 的激活，PKA 使心肌细胞内的几个靶蛋白（如磷脂酶，L 型钙通道、肌钙蛋白 I、收缩蛋白和心脏雷诺丁受体）磷酸化，这主要由 β1 受体调节心脏收缩、舒张功能引起。此外，激活 β1 受体通过 CaMK II 介导的 PKA 非依赖性途径导致心肌细胞凋亡和不适应性重塑信号。

NPY 是一种比去甲肾上腺素半衰期更长的交感神经递质，广泛分布于中枢神经系统和周围神经系统，具有多效性生理作用。在心血管系统中，NPY 与儿茶酚胺（主要是去甲肾上腺素）和甘丙肽一起从心脏交感神经末梢释放。在动静脉瘘诱导大鼠心力衰竭模型中检测 NPY 系统的活化，结果表明，心力衰竭大鼠心脏和肾脏 Y1 受体表达降低，Y2 受体在心脏和肾脏中的表达分别增加了 72 倍和 5.7 倍，与心力衰竭和心肌肥大的严重程度成正比，提示 NPY 可促进心肌重塑，增加血管生成受体，这也表明 NPY 在充血性心力衰竭中起重要调节作用。在小鼠缺血再灌注后的第 1 周内，星状神经节中的 NPY mRNA 显著减少。然而，猪心肌梗死后 5 周左右，左、右星状神经节都会出现星状神经节增大，并且左、右星状神经节中 NPY 阳性神经元的数量显著增加。NPY 交感神经末梢上 G 蛋白偶联的突触后 Y1-Y6 受体（Y2 也存在于突触前）的激活，促进不利的心肌重塑，增强去甲肾上腺素介导的交感神经放电效应，与室性心律失常的发生有关。NPY 还以浓度依赖性诱导离体大鼠新生心肌细胞的死亡，透射电子显微镜检查发现线粒体形态异常，包括嵴塌陷，以及线粒体膜肿胀和破裂，线粒体膜电位下降。这些体外研究表明，NPY 可以促进心肌细胞的肥大和死亡，并且促进心肌细胞肥大的作用更强。NPY 通过 miRNA-216b/FoxO4 信号通路介导心肌肥大，NPY 可能是防治心肌肥大的一个潜在靶点。核受体 Nur77 对交感神经激活诱导的小鼠心肌重塑有保护作用，其心脏保护作用可能通过抑制循环 NPY 水平和阻断 NPY 与 Y1 受体信号实现。心肌代谢重塑是心脏压力超负荷后典型心室重塑出现前的早期改变，曲美他嗪通过调节 NPY 减轻压力超负荷引起的 TAC 大鼠早期心脏能量供给障碍。

儿茶素是一种非竞争性、可逆性儿茶酚胺分泌抑制剂，其参与心肌肥大、心肌纤维化和心肌细胞凋亡等心肌重塑过程，具有抑制心肌重塑作用。在急性心肌梗死大鼠模型中，梗死后 24h 开始给予儿茶素[0.25mg/（kg·12h）]，持续 28 天，结果发现儿茶素成功地缩小了左心室腔，改善了心脏收缩功能，并对室性心律失常有一定的预防作用。儿茶素的保护作用可能涉及缺氧诱导因子 1α、PKB、糖原合成酶激酶 3β 及钙通道 S-亚硝基化。除对心肌细胞的直接作用外，儿茶素也可能通过间接机制提供心脏保护，因为儿茶素能抵消 ET-1 对心功能的作用。儿茶素可增加自发性高血压大鼠缺血后肥厚心脏抗凋亡和促血管生成因子的表达，可作为一种抗适应性重塑治疗。此外，其他自主神经系统释放的神经肽，如降钙素基因相关肽、P 物质、血管活性肠肽将在本章第九节中进行详细阐述，这里不再赘述。

三、心脏自主神经系统重塑的临床研究

心率变异性（heart rate variability，HRV）是一种公认的、广泛应用的评估自主神经功能的无创方法。它使用心电图信号测量心脏搏动间隔的细微变化，是中枢神经系统和心血管系统之间的复杂且相互作用的替代参数。心脏搏动信号中的这些周期性振荡被转换成不同的频率区域，低频功率、高频功率及低频功率/高频功率值，这些均是 HRV 分析中最常用的参数。低频功率值增加与交感神经活动增强有关，而低频功率/高频功率值反映了整体交感神经/迷走神经平衡。心力衰竭患者多数存在 HRV 指数显著降低，HRV 指数降低与室性心动过速的高风险相关，是慢性心力衰竭患者预后不良的独立危险因素。HRV 指数是自主神经无创检查的良好指标，即使调整了 LVEF、纽约心功能分级、利尿剂、肾功能及脑钠肽等参数，HRV 仍能较好地评估患者再住院的风险。伴有中度左心室收缩功能障碍的心室重塑与 HRV 指数的显著降低有关，心肌梗死早期自主神经功能恢复减慢预示着患者发生猝死的风险增加。原发性高血压患者 HRV 指数显著降低，且与心脏结构和功能密切相关，左心室肥厚产生显著的自主调节障碍，可能与心脏肾上腺素受体的敏感性降低有关。然而，将 HRV 的低频和高频成分与交感神经和副交感神经系统划分联系起来的基本框架是几十年前提出的，该算法没有整合过去 30 年收集的关于 HRV 的发现和数据，因此在临床实践运用中可能有一定的局限性。

随着医学影像技术的进展，标记自主神经递质的示踪剂开发，利用 PET 及 SPECT 评估心脏自主神经分布成为可能。^{123}I-间碘苄胍（^{123}I-MIBG）作为 SPECT 示踪剂，^{11}C-HED 作为 PET 示踪剂，这两种示踪剂都是去甲肾上腺素的类似物，可用于评估心脏自主神经的功能。PET 显像显示 ^{11}C-HED 检测到的心肌交感神经支配受损和区域交感神经分布与 HFpEF 患者的舒张功能障碍、收缩功能障碍和纤维化独立相关。^{123}I-MIBG 摄取减少和 ^{123}I-MIBG 清除增加是心力衰竭患者心肌交感神经支配异常的有力标志，也是预后不良的一致预测因子。无论是缺血性心肌病还是非缺血性心肌病引起的心力衰竭，^{123}I-MIBG 活性都提供独立的长期预后信息，缺血性心肌病较低心脏纵隔比率发生心源性死亡的风险更高。基于 ^{11}C-HED PET 的研究显示，局部丧失心肌交感神经支配预测心搏骤停的风险，交感神经支配异常与未来的致心律失常事件明显相关。一项对缺血性心肌病患者的研究表明，用 PET 定量的失心肌交感神经支配检查能很好地预测心搏骤停的风险，这独立于 LVEF、梗死体积及其他变量，这类患者可使用植入型心律转复除颤器进行心源性猝死一级预防。在急性失代偿性心力衰竭患者中进行的最新研究显示，无论心力衰竭患者的射血分数如何，低心脏纵隔比率是交感神经系统功能障碍标志，这类患者未来发生心脏不良事件的风险显著增加。无论是慢性心力衰竭还是急性心力衰竭，使用去甲肾上腺素类似物进行无创心脏成像可以可靠地估计心脏交感神经的活动，并且这种活动与临床结果密切相关。这些发现证实了交感神经系统过度激活是心力衰竭的一个重要病理生理学靶点，必须有效治疗才能改善预后和预防心源性猝死。

循环中去甲肾上腺素水平增加与心力衰竭严重程度呈正相关，导致发病率和死亡率显著增加。心力衰竭患者的循环血浆中去甲肾上腺素水平和尿中去甲肾上腺素的排泄量明显高于无充血性心力衰竭患者，反映出交感驱动力升高。最近的一项研究表明，急性心力衰竭可能是由内源性儿茶酚胺升高引起的，这种升高会引起血压的过度升高，从而引起容量负荷增加和容量偏移，导致肺淤血。血浆去甲肾上腺素值＞900pg/ml 的患者死亡率风险显著增加，血浆去甲肾上腺素是预后的独立预测因子。在 Val-HeFT 试验的心力衰竭患者纵向随访中，从基线检查到出院后 4 个月和 12 个月，BNP 和去甲肾上腺素的变化与发病率和死亡率的变化显著相关。慢性心力衰竭以交感神经过度活动为特征，交感神经过度活动反映了左心室功能障碍的程度，与心力衰竭的分期、病因、是否存在混杂因素及药物治疗等无关，血浆去甲肾上腺素和心率代表了临床环境中交感神经激活的潜在有价值的替代标志物。NPY 作为一种参与肾上腺素能信号转导的肽，在心肌重塑和心力衰竭中起重要作用。NPY 调节心血管功能，增强 Ang-Ⅱ 的升压作用，引起动脉和静脉收缩，减弱副交感神经活性，增加心肌细胞钙负荷，参与心肌细胞重塑并促进血管生成。Maisel 及其同事在 20 世纪 80 年代报道了充血性心力衰竭患者血浆 NPY 水平升高的情况，随后的几项研究也得到了类似结论。为了研究 NPY 与稳定性心力衰竭预后的关系，Ajijola 等对植入心脏再同步化治疗（cardiac resynchronization therapy，CRT）的患者采集冠状窦（coronary sinus，CS）血标本进行 NPY 检查，结果表明，CS-NPY 水平＞130pg/ml 的患者预后较差，即使矫正年龄、eGFR 和 LVEF 等因素后亦是如此，且对预后评估与 CRT 反应情况无关。尽管 CS-NPY 水平在稳定的慢性心力衰竭患者中提供了可靠的预后信息，但临床实践中采集的血液样本为外周静脉血，外周血 NPY 主要来源于肝脏，并无心脏特异性，心力衰竭时应用血浆 NPY 浓度量化交感神经系统反应不如血浆去甲肾上腺素敏感。此外，儿茶素是儿茶酚胺的有效抑制剂，在心血管系统中起着重要作用。慢性心力衰竭左心室重塑患者的 BNP 和儿茶素水平较高，血浆儿茶素水平升高与全因死亡及心脏相关死亡相关。一项关于儿茶素对急性心肌梗死后心肌重塑的预测研究显示，以儿茶素 32.93ng/ml 为截断值，对左心室重塑预测的敏感度和特异度分别为 93.88% 和 86.96%，儿茶素可作为急性心肌梗死后左心室重塑的新预测因子。

四、心脏自主神经系统重塑的治疗

自主神经功能失调在心肌结构重塑、神经重塑和电重塑中起重要作用，与心力衰竭和心律失常的发生密切相关。针对自主神经功能失调的治疗主要是降低交感神经的兴奋性和增加副交感神经的驱动，具体的治疗方法有药物治疗、介入治疗、手术治疗和运动康复治疗等。

（一）药物治疗

许多研究表明，β 受体阻滞剂通过抑制交感神经兴奋，改善心力衰竭患者的心功能及预后，降低死亡率和住院率，成为治疗慢性心力衰竭的基本药物之一。心力衰竭时，由于交感神经系统激活，儿茶酚胺类物质释放增多，与心肌细胞膜上 β 受体结合，从而导致 β

受体密度下调。由于 β 受体密度下调，导致儿茶酚胺类物质与 β 受体结合减少，因此儿茶酚胺类物质增多，增强了儿茶酚胺类物质心肌毒性。β 受体阻滞剂阻断儿茶酚胺类物质与 β 受体结合，使已脱入细胞质内的 β 受体复位，增加 β 受体的密度，从而恢复对儿茶酚胺类物质的敏感性，改善心功能，进而改善心肌重塑。β 受体阻滞剂还可抑制心肌细胞膜上 cAMP 系统，降低胞质内 Ca^{2+} 浓度，从而减轻心肌细胞肥大，改善心肌重塑。此外，β 受体阻滞剂通过间接阻断 RAAS 改善心肌重塑。

（二）介入治疗

CRT 是治疗心力衰竭的重要手段。CRT 可以改善心力衰竭患者的交感神经功能，表现为产生明显且持续的交感神经抑制作用，这些作用可以持续至 CRT 后 6 个月。研究表明，CRT 后收缩压、舒张压、左心室舒张末期内径、左心室收缩末期内径、血清脑钠肽和血清去甲肾上腺素水平显著降低。肌肉交感神经活动（muscle sympathetic nerve activity, MSNA）是心力衰竭患者的独立预后指标，一项对晚期心力衰竭患者静息和运动时 MSNA 反应的研究表明，CRT 后 MSNA 显著降低，且明显优于单纯药物治疗的心力衰竭患者，说明 CRT 可降低交感神经活性。Cha 等对 45 例接受 CRT 的患者进行研究，结果表明，对 CRT 有反应，左心室收缩末期容积指数降低＞15%，且 ^{123}I-MIBG 显示心脏纵隔比率提高，自主神经功能改善。Xiao 等研究表明，CRT 可抑制 HFrEF 患者交感神经活性，同时改善收缩功能，交感神经活性的降低主要见于 CRT 反应者。心脏 ^{123}I-MIBG 闪烁显像作为评估交感神经活性的一种成像方法，可用于优化选择可能从 CRT 获益的受试者。经皮肾动脉交感神经消融术是利用血管内导管系统，在肾动脉内选定位置释放射频能量，使位于肾动脉外膜的肾交感神经变性坏死的一种新兴器械治疗手段，已被证实能安全、有效地降低局部、全身交感神经活性并抑制 RAAS，理论上有可能成为治疗心力衰竭的新手段。国内外已有许多针对肾动脉交感神经消融术治疗心力衰竭的动物实验和临床研究，部分结果证实肾动脉交感神经消融术治疗可阻止或延缓心肌重塑，改善心功能。REACH-Pilot 研究评估了肾动脉交感神经消融术治疗慢性心力衰竭患者的有效性及安全性，选取了 7 例慢性收缩性心力衰竭患者，在接受标准的药物治疗基础上接受了双侧去肾交感神经术，并进行了 6 个月的密切随访复查，全部患者症状均得到改善，6 个月以上血压无明显下降趋势，无低血压或晕厥发生，6min 步行试验距离显著增加，且无术后并发症。随后的研究亦表明，肾动脉交感神经消融术可安全地应用于心力衰竭治疗，并可能改善患者的心脏收缩功能和生活质量。HFpEF 与交感神经张力增加有关，但肾动脉交感神经消融术对 HFpEF 患者治疗临床试验结果并不理想，尽管手术本身相对安全，试验本身也因为难以招募患者而提前终止。

（三）手术治疗

交感神经兴奋性增加与慢性心力衰竭患者的死亡率呈正相关，心交感传入反射增强是交感神经兴奋过度的原因之一。为了研究心交感传入反射缺失对心力衰竭及自主神经的影响，Wang 等用辣椒素类似物抑制心交感传入反射，发现应用后在很大程度上阻止了左心室舒张末压（left ventricular end diastolic pressure, LVEDP）升高、肺水肿和心肌肥大，部分改善了心力衰竭大鼠的左心室重塑。分子生物学研究显示，辣椒素类似物可减轻心肌纤维化和减少心肌细胞凋亡，减少纤维化标志物和 TGF-β1 表达。李舒等探讨了心脏交感神经阻滞技术对慢性心力衰竭患者左心室重塑及心功能的影响，应用交感神经阻滞术治疗慢性心力衰竭 4 周时，左心室舒张末期容积缩小 13.16%，左心室舒张末期内径缩小 3.56mm，说明此方法对心肌重塑有明显且迅速的逆转作用，且其改善速度优于常规药物治疗。应用心脏交感神经阻滞技术治疗慢性心力衰竭时，通过多方面作用阻断神经体液调节的恶性循环，可迅速、有效逆转心室重塑，提高心功能，即使对病情严重者也是安全、有效的。交感电风暴是心室电活动极度不稳定所造成的最危重的恶性心律失常，是心源性猝死的重要机制，双侧心脏去交感术在预防心力衰竭相关交感电风暴中取得了成功。心脏去交感术主要适用于使用 β 受体阻滞剂无效，植入埋藏式心律转复除颤器后频繁放电的患者。

副交感神经的激活可以抗心律失常，迷走神经刺激已经被证明可以提高心脏缺血动物模型的存活率。在心力衰竭患者中刺激迷走神经的临床试验结果不一。电刺激迷走神经的效果取决于刺激的频率和电流强度，需要寻找不同疾病状态下的刺激参数，并找到一个治疗靶区，以减少室性心律失常，避免不良反应。同样值得注意的是，高强度迷走神经刺激可导致心脏阻滞和特发性室性心律失常。低电流下的高频率刺激可激活选择性传入纤维并导致心动过速。因此，当使用电刺激迷走神经以增加副交感神经传出信号时，必须仔细选择参数。迷走神经刺激可延长动作电位持续时间和不应期，减少缺血边缘区复极的离散度，并降低室性心动过速、心室颤动发生率。压力感受器刺激也称为压力感受器激活疗法，以颈动脉窦压力感受器为靶点，旨在增加副交感传入活动，增强迷走神经张力。对起搏诱发心力衰竭的犬进行研究发现，刺激颈动脉压力感受器对电生理特性、自主神经重塑及离子通道重塑也有影响，当使用中等水平的压力感受器刺激时效果更显著。最近一项针对 HFrEF 患者的压力反射激活疗法研究发现，使用外科植入的刺激电极可提高生活质量和心功能，并降低心率、减轻心肌重塑。此外，脊髓刺激是另一种降低交感神经激活和增加迷走神经张力的方法，可改善心肌梗死治愈率和起搏诱发心力衰竭犬的左心室功能，并能降低室性心律失常的发生率。

（四）运动康复治疗

长期规律的有氧运动可通过提高心肺运动耐量，降低运动时的心率血压乘积，降低心肌耗氧量，减轻心肌重塑，改善心力衰竭患者的生活质量和预后。基础研究表明，对动物的运动训练可改善心脏 β 受体阻滞剂的信号与功能，增加肾上腺素能神经作用和心肌收缩储备，有助于恢复正常交感神经活性，降低循环儿茶酚胺水平。在 HFrEF 患者中，运动训练降低了休息时的肌肉交感神经活力，降低了交感神经兴奋代谢的敏感性，轻度而非中度降低了循环引起的肌肉交感神经活力，训练诱导的静息肌肉交感神经活力下调和交感神经反射兴奋减弱可提高运动能力和存活率。一项荟萃分析结果显示，运动训练能有效抑制心力衰竭患者交感神经活动。运动康复治疗是心力衰竭治疗的重要手段之一，在改善心肌重塑方面起重要作用。

五、总结及展望

近年来，无论是基础研究还是临床研究，研究者对交感神经系统在心肌重塑中的研究越来越深入，交感神经系统在心肌重塑中的作用机制也趋于多样化，关于交感神经干预的治疗方式也逐渐从药物治疗发展到非药物治疗，非药物治疗手段在慢性心力衰竭的治疗中越来越被重视，是有前景的治疗方法之一。尽管交感神经系统在心肌重塑领域的研究已经很普遍，但仍存在一些尚待解决的问题。例如，交感神经激活在心血管疾病的发生发展过程中是否作为主要因素，交感神经激活究竟是旁观者还是参与者，仍需要进行更深入的研究。对于慢性心力衰竭而言，交感神经处于一个怎样的激活状态才是最佳。β 受体阻滞剂是否是逆转神经重塑的最佳药物，给药原则如何把握，是否还有其他更好的药物，这些仍有很大的研究空间。就干预措施而言，无论是药物治疗还是非药物治疗，哪一种干预措施最为安全有效，在什么样的阶段进行干预才能取得最佳治疗效果，药物治疗与非药物治疗如何权衡，也仍需大规模、多中心的临床研究。手术治疗的执行质量，技术的发展是临床应用推广的前提，随着科学技术的不断进步，未来的研究将会寻找出更安全有效的预防和控制心血管疾病的新方法。

（刘兴会　王忠安　陈章荣）

第五节　泛素-蛋白酶体系统与心肌重塑

泛素-蛋白酶体系统（ubiquitin-proteasome system，UPS）在许多重要的细胞过程中发挥着重要作用，通常通过介导错误折叠和受损的蛋白质进行选择性降解，以及在许多信号通路中发挥非降解作用。在过去的几十年中，越来越多的证据表明，UPS 蛋白是细胞周期进程，DNA 复制、修复、转录，免疫应答和凋亡的主要调节因子。心脏的 UPS 调节相当复杂，各种 UPS 蛋白，特别是泛素连接酶和蛋白酶体，在心脏发育和心脏动态的病理生理过程中起着重要作用。许多研究表明，UPS 在心肌重塑过程中起重要作用，了解 UPS 组成、结构及功能在心力衰竭、心肌细胞肥大、间质纤维化、新生血管形成及炎症中的作用，对心肌重塑治疗及降低心力衰竭死亡率有重要意义。

一、泛素-蛋白酶体系统

（一）发展简史

蛋白质是生命的直接执行者，几乎所有的生命活动均与蛋白质有关。蛋白质合成有很多研究，取得了巨大成果，有五项关于蛋白质合成的研究获得诺贝尔奖。而蛋白质降解研究相对较少，20 世纪 70 年代前，溶酶体被认为是执行错误折叠蛋白降解的唯一细胞机制。然而，1977 年 Etlinger 等的研究报道了第二种蛋白质降解的细胞内 ATP 依赖机制。1979 年和

20 世纪 80 年代初，Avram-Hershko、Araron-Ciechanover 和 Irwinrose 发现了 ATP 依赖泛素依赖性蛋白质降解系统，该系统目前被称为 UPS，这项工作为他们赢得了 2004 年诺贝尔化学奖。UPS 降解蛋白质需要能量，具有高效、特异性的特点，是大多数真核生物蛋白质降解的主要方式。而溶酶体降解蛋白质不需要能量，主要降解细胞外和质膜蛋白质。未能重新折叠的错误折叠蛋白被转运到胞质中，它们在胞质被靶向 UPS 或溶酶体降解。UPS 不仅与蛋白质降解有关，还在 DNA 修复、细胞生长、免疫功能、细胞周期调节和许多非蛋白水解功能中发挥重要作用，UPS 的蛋白质降解成分与多种疾病有关。

（二）组成、结构及功能

UPS 由泛素、泛素化酶、蛋白酶体和去泛素化酶组成。

1. 泛素（ubiquitin，Ub）　是一种含 76 个氨基酸、广泛分布的多肽，主要在真核生物中存在，目前尚未发现原核生物存在泛素，其标记蛋白酶体介导靶蛋白质降解。Ub 分子多数肽链通过氢键形成二级结构，二级结构包括 3 个 α 螺旋、5 个 β 折叠和 7 个 β 转角。Ub 整个分子呈球形，N 端为紧密的球形结构，C 端为伸展的松散结构。C 端具有高度保守性，其末端残基从球形结构中伸出，供 Ub 与靶蛋白构成 Ub-蛋白复合物，Ub 与其他蛋白通过 C 端 76 位甘氨酸连接。

2. 泛素化酶　包括泛素激活酶（E1）、泛素偶联酶（E2）和泛素-蛋白质连接酶（E3）。

（1）泛素激活酶（E1）：E1 结构中包含腺苷酰化区的两个亚区（IAD、AAD）、半胱氨酸催化区的两个亚区（FCCH 和 SCCH）、泛素折叠域（UFD）和四螺旋束区（UFD）等 6 个结构域。其中 AAD、FCCH、SCCH 及 UFD 结构域紧密结合，形成一个宽度约为 40Å 的大中心谷沟，该谷沟的底端可以定位泛素。谷沟的宽度显示其可能定位泛素偶联酶（E2）。E1 的结构还含有 3 个可变连接区，能够将 UFD、FCCH 及 SCCH 与其各自相邻的区域连接起来。E1 的作用是与泛素样蛋白结合，使其 C 端腺苷酸化，然后将泛素样蛋白转移至泛素偶联酶（E2）上，以便进行下一步的泛素化级联反应。

（2）泛素偶联酶（E2）：活性 E2s 具有核心泛素结合（UBC）结构域，该结构域含有催化 Cys 残基并与 E1s 相互作用，泛素 E2 变体（UEV）蛋白也具有 UBC 结构域但缺乏活性位点 Cys 残基。来自不同 E2s 的 UBC 结构域具有高度同源序列，并且有类似的结构，包括 4 个 α 螺旋、4 条链形成的反向平行 β 折叠。高度保守的活性位点 Cys 位于由连接 α 螺旋 2 和 α 螺旋 3 的短环及靠近活性位点的长环形成的浅槽中。E2 控制泛素链形成过程，在泛素链起始到延伸的转换过程中起重要作用。

（3）泛素-蛋白质连接酶（E3）：E3 主要有 HECT 结构域家族、RING 结构域家族和 U-box 蛋白家族，不同 E3 家族的结构不同。HECT 结构域家族：HECT 结构域由两个通过一很小的分界面松散地组装在一起的结构构成，并且两部分之间通过一个由 3 个氨基酸残基组成的铰链连接在一起。HECT 结构域 N 端部分比较大（495～737 个氨基酸残基），而且大部分区域为一个细长的 OC 螺旋结构，通过与泛素形成催化作用所必需的硫酯键发挥作用。RING 结构域家族：其最典型的特点是具有环指结构域，环指结构域是此家族具有泛素连接酶作用的重要因素，为 E2 和底物提供居留位点，从而使 E2 催化泛素转移到底物上。U-box 蛋白家族：C 端都包含一个大约 70 个氨基酸残基的从酵母菌到人类具有保守性的 U-box 结构域，U-box 的三维结构类似于 RING 结构域家族泛素连接酶 E3s 的 RING 结构域，是此类型的泛素连接酶活性所必需的。E3 酶的特异性决定了靶蛋白的特异性识别，提供了蛋白质被蛋白酶体降解的靶向选择性。

3. 蛋白酶体 其广泛分布于细胞质和细胞核中，26S 蛋白酶体是细胞内的主要蛋白酶，约由 50 种蛋白质亚基组成，由 20S 核心粒子（CP）和 19S 调节粒子（RP）组成。CP 负责蛋白酶体主要蛋白水解活性，RP 负责辅助泛素化蛋白去折叠及随后的去泛素化。

（1）20S 核心粒子：蛋白酶体核心复合物约 700kDa，沉降系数为 20S，由 4 个同轴的环组成，每个环由 7 个亚基组成，形成一种桶状结构。桶状结构外侧由 7 个 α 亚基组成两个 α 环，桶状结构内侧由 7 个 β 亚基组成两个 β 环。β 环中 β1、β2 和 β5 具有苏氨酸蛋白酶活性位点，这些活性位点处于 20S 中心复合物内部，从而可以有效防止非特异性蛋白降解。20S 核心复合物两端可与 3 种调节复合物或激活物结合，如与 19S 调节复合物结合构成 26S 的蛋白酶体复合体。

（2）19S 调节粒子：19S 调节粒子通过 α 环与核心复合物相结合。19S 调节粒子由 17 个不同亚基组成，由基底复合物和盖复合物两部分组成。基底复合物由 6 个 ATP 酶亚基和 2 个非 ATP 酶亚基组成，6 个 ATP 酶亚基分别被命名为 Rpt 1～6，负责核心复合物降解通道的开启，具有降解底物去折叠和帮助降解底物进入降解通道等功能。该复合物由 9 个亚基组成，在泛素依赖蛋白降解过程中主要发挥识别泛素降解信号和去泛素化的作用。盖复合物与基底复合物的协同作用保证了带有多泛素化标志物的底物蛋白能够进入中心复合物活性中心并被降解为短肽。

4. 去泛素化酶 是 UPS 的关键组成部分，参与多种调节蛋白的活化/失活、循环和定位，从而在多种细胞过程中发挥重要作用。其主要分为 5 个家族，分别是泛素羧基端水解酶家族、泛素特异性蛋白酶家族、卵巢肿瘤相关蛋白酶家族、约瑟芬结构域蛋白酶家族及金属蛋白酶家族。

（三）UPS 途径过程

UPS 途径是一种动态的蛋白质双向修饰调控系统，在体内由泛素连接酶系统（E1-E2-E3）对底物进行泛素化修饰，去泛素化酶家族负责对蛋白降解进行反向调节，从而影响蛋白质的功能。UPS 途径过程如图 4-5-1 所示。

1. 泛素化过程 由泛素介导的蛋白降解分为与靶蛋白结合和蛋白水解两个阶段。①与靶蛋白结合阶段：这个阶段由多个 Ub 分子与靶蛋白形成共价键结合，分为以下几个步骤。首先，Ub 经 E1 活化，Ub 上的第 76 位甘氨酸与 E1 上特殊的甘氨酸残基形成一个高能硫酯键，伴 ATP 水解。然后，Ub 通过转酯作用从 E1 转到 E2。最后，在 E3 参与下，Ub 从 E2 转到靶蛋白氨基酸残基上，形成泛素-靶蛋白复合物，转到蛋白酶体进行降解。多个 Ub 分子重复叠加至靶蛋白，形成分支状多 Ub 链。②蛋白水解阶段：靶蛋白通过泛素化后被展平，通过狭窄孔进入 26S 蛋白酶体的催化中心，在 20S 蛋白酶体内部发生水解。

2. 去泛素化过程 去泛素化酶家族负责通过水解泛素羧基端的酯键、肽键或异肽键，将泛素分子特异性地从链接有泛素的蛋白质或者前体蛋白上水解下来，起到去泛素化的作用，对蛋白降解进行反向调节，从而影响蛋白质的功能。

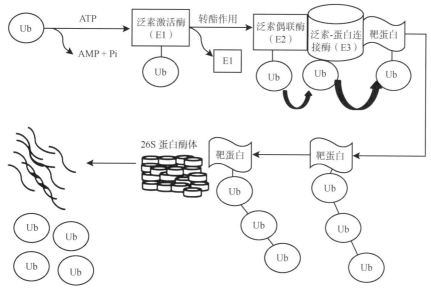

图 4-5-1　UPS 途径过程

二、UPS 与心力衰竭

　　UPS 是包括心脏在内的大多数器官细胞内蛋白质降解的主要系统，其功能是去除受损或错误折叠的蛋白质，这对维持正常蛋白质的功能至关重要。UPS 功能障碍参与缺血再灌注损伤、DCM、动脉粥样硬化等疾病的发病过程，这些疾病导致心肌重塑，继而出现心力衰竭。在大多数病因引起的心力衰竭患者中观察到心肌泛素化蛋白水平升高，包括特发性 DCM、缺血性心脏病和主动脉狭窄。在心力衰竭早期，患者蛋白酶体活性增加，有研究发现，在使用异丙肾上腺素处理的小鼠心力衰竭早期模型中，蛋白酶体活性增加。心肌梗死、心肌缺血再灌注和压力负荷过重等动物心力衰竭模型都报道了与蛋白酶体功能障碍一致的心肌泛素蛋白增加。对终末期心力衰竭蛋白酶体功能的研究发现，蛋白酶体活性在终末期心力衰竭中降低，而泛素化蛋白增加。最近的一项终末期心力衰竭组织样本研究也发现了蛋白酶体活性降低，这是 UPS 改变的证据，但需要进一步研究，可能需要心力衰竭进展不同阶段的样本，以确定其与心肌病发展机制的相关性。一项终末期心力衰竭研究表明，19S 调节粒子 Rpt 亚单位 ATPase 活性及 20S 核心粒子 α7 亚基磷酸化降低，且 19S 与 20S 对接减少，这可能与 26S 蛋白酶体活性降低有关。除蛋白酶体功能异常外，泛素相关酶也在心力衰竭中起重要作用。DCM 引起心力衰竭中 Ub 结合物增加，泛素化酶 E1、E2 与一些 E3 的心肌表达增加有关。泛素化增加、去泛素化减少、泛素化蛋白不能靶向蛋白酶体、蛋白酶体活性功能障碍等可能增加细胞或组织中稳态泛素化蛋白的水平。UPS 功能障碍与心力衰竭相关，通过调节 UPS 功能成为心力衰竭治疗的潜在靶点。系统地给予蛋白酶体抑制剂可以抑制压力负荷过重引起的心力衰竭，并有利于动物模型的长期心肌重塑。通过使用左心室辅助装置（left ventricular assist device，LVAD），心脏负荷减轻，观察 LVAD 前后蛋白酶体功能改变，结果部分逆转了蛋白酶体功能障碍，显示蛋白酶体亚基表达增强。

三、UPS 在心肌肥大中的作用

心肌肥大在临床常见，其在全球的发病率为 1/500。心肌肥大的特征是心肌细胞增大，蛋白质合成增加，肌节组织发生变化。心肌肥大时蛋白质合成增加，一些错误折叠受损蛋白需要清除。正确识别这些受损蛋白，以便新合成的蛋白质进行替换，保持蛋白质的质量控制是非常重要的。心肌细胞合成结构蛋白（如肌节），降解受损蛋白，对保持心脏蛋白质平衡具有重要意义。UPS 在这方面有重要作用，已经成为治疗心肌肥大的一个有趣的研究领域。大量研究证实了 UPS 在心肌肥大和心力衰竭中的直接作用，其介导因素包括心肌细胞凋亡、肌节质量控制、β 肾上腺素能信号、细胞兴奋性和电传导。UPS 负责清除 90%以上的错误折叠、氧化或受到其他损坏的蛋白质，从而防止这些蛋白质的固有毒性。

（一）泛素-蛋白酶体

心力衰竭的早期表现之一是心肌重塑继发的心肌肥大。在实验动物中，使用包括 TAC、永久左前降支结扎和长期应用心肌肥厚剂如异丙肾上腺素等方法制作心肌肥大模型，模拟心力衰竭早期变化。在 TAC 制作的动物模型中，随着心肌肥大，UPS 被激活，蛋白酶体活性的增加与蛋白酶体亚基表达的增加有关。使用异丙肾上腺素制作小鼠心肌肥大模型，结果也发现蛋白酶体活性增加，其活性增加与应激反应伴侣蛋白 Hsp22 的改变有关。在大鼠心肌梗死模型研究中发现，心肌梗死 6 周后大鼠 LVEDD 增大，LVMI 增加，20S 蛋白酶体活性增加，厄贝沙坦可改善大鼠心肌重塑，可能与抑制 20S 蛋白酶体活性有关。最近的研究表明，心肌梗死后大鼠 LVMI 增加，泛素-蛋白酶体主要成分 20S 及 19S 蛋白酶体的表达水平均显著升高，且泛素连接酶 E3 表达也增加，应用 miRNA-1 拮抗剂或蛋白酶体抑制剂后上述指标改善，泛素-蛋白酶体是 miRNA-1 调控心肌梗死后心肌重塑的主要介质。REGγ 是 20S 蛋白酶体和 11S 蛋白酶体激活剂，以泛素和非依赖 ATP 的方式促进细胞蛋白质的降解。在 TAC 诱导的心肌肥大和 Ang-Ⅱ 处理的心肌细胞中，REGγ 显著上调，抑制 REGγ 活性则心肌肥大减轻，调节 REGγ-蛋白酶体活性可能是心肌肥大相关疾病治疗的一种潜在方法。心肌肥大是机体早期的代偿反应，早期蛋白酶体活性增强有利于清除受损蛋白，随着疾病发展，心力衰竭加重，终末期心力衰竭蛋白酶体活性降低。除蛋白酶体功能失调外，E3 及去泛素化酶在心肌肥大过程中也扮演着重要角色。

（二）泛素相关酶

E3 酶的特异性决定了靶蛋白的特异性识别，提供了蛋白质靶向蛋白酶体降解的选择性。多项研究表明，E3 中鼠双微体 2（mouse double minute 2，MDM2）、肌肉环指蛋白（muscle ring finger，MuRF）、肌萎缩蛋白-1 及肿瘤坏死因子受体相关因子（tumor necrosis factor receptor-associated factor，TRAF）在心肌肥大中起重要作用。MDM2 是 RING 结构域家族成员，MDM2 过度表达可减弱经 α 受体激动剂去氧肾上腺素或内皮素-1 诱导的心肌细胞的肥大反应，心脏特异性 *MDM2* 基因敲除小鼠在三苯氧胺干预 7 天内导致向心性心肌肥大。

MuRF 是 E3 酶的肌肉特异性环指家族成员，在心肌中表达，能维持心肌细胞内肥大和抗肥大信号的平衡。MuRF1 的下调是加重心肌肥大的重要因素，在梗死部位低表达，通过抑制 PKC 介导的信号转导和钙调神经磷酸酶 NFAT 途径抑制病理性肥大。MuRF1 在体内通过甲状腺激素受体 TRα 的单泛素化抑制甲状腺受体 T3 诱导的生理性心肌肥大。此外，MuRF2 和 MuRF3 也可调节心肌肥大过程。肌萎缩蛋白 1 是一种 F-box 蛋白，F-box 蛋白作为一种接合器，与特定底物分子结合并介导泛素依赖性降解。肌萎缩蛋白 1 与钙调神经磷酸酶相互作用，形成肌萎缩蛋白 1-钙调神经磷酸酶复合物，该复合物进一步与 Skp1、Cul1 和 Roc1 结合，形成 SCF 复合物，通过降解钙调神经激酶抑制心肌细胞肥大。含有 WW 结构域的泛素-蛋白质连接酶 1 在心肌和骨骼肌中高水平表达，含该酶的循环 RNA 可通过下调心房利尿钠肽因子和 miRNA-23a 抑制心肌肥大，这是治疗心肌肥大的潜在新靶点。TRAF 也属于 E3 酶，是肿瘤坏死因子受体、EB 病毒蛋白 LMP1 和 IL-1 受体/TLR 超家族成员的信号介质。在 MHC 启动子（MHC-TRAF2HC）的驱动下，过度表达 TRAF2 的转基因小鼠即使在 12 周后也表现出进行性心肌肥大增加的症状。TRAF3 在离体乳鼠心肌细胞中的过度表达在体外显示出显著的肥大反应，当用 Ang-Ⅱ或去氧肾上腺素治疗时，β-MHC 和心房利尿钠肽 mRNA 水平增加，而 *TRAF3* 敲除可抑制心肌细胞肥大。TRAF5 是多种 TNFR 超家族受体的阳性调节因子，TRAF5 表达降低参与了压力超负荷诱导的心肌肥大的发展。*TRAF5* 基因敲除小鼠研究显示，LVMI 及 ANP、BNP 和 β-MHC 表达水平的增加显著加重了心肌肥大和心功能不全。

（三）去泛素化酶

去泛素化酶是去除泛素链所必需的蛋白酶，其作用机制涉及对 Ub 底物异肽键羧基的亲核攻击，USP 及 OTU 家族在心肌肥大中起重要作用。USP4 在心脏中表达，在小鼠心肌肥厚模型和心力衰竭患者中，USP4 的表达水平降低。在 *USP4* 敲除小鼠模型中，心肌肥厚加剧和心功能不全，超声心动图测量也可证实 *USP4* 敲除促进了心室扩张和收缩功能障碍，USP4 是病理性心肌肥大的内源性负调节因子。USP18 的过度表达可抑制心肌肥大，而其缺失则加重了肥大反应。特异性过表达 USP18 可显著减轻心肌肥大、心室扩张和维持射血功能，而 USP18 缺陷小鼠在相同的病理刺激下表现出心肌重塑加重。一项高血压横断面研究显示，USP18 水平升高可能表明左心室压力升高时发生了负调节过程，USP18 对心肌具有保护作用。USP14 是 19S 蛋白酶体亚单位的一个去泛素化酶，肥厚心肌中 USP14 水平较高，当 USP14 的去泛素化活性受到抑制时，导致 GSK-3β 磷酸化降低。头帕肿瘤综合征蛋白（cylindromatosis, CYLD）是一种特异性去除 K63 泛素链的去泛素化酶，CYLD 通过抑制心肌细胞自身溶酶体流出而加重压力超负荷诱导的心肌病。A20 是 OTU 家族成员之一，具有泛素化和去泛素化的双重作用，A20 通过降低 ANP、BNP 和 β-MHC 蛋白的表达而减轻心肌肥大。

四、UPS 在心肌纤维化中的作用

在常见心脏病如心脏淀粉样变、病理性肥大、DCM 及缺血性心肌病的晚期，常发现心肌细胞中过多的错误折叠蛋白或聚集物。蛋白质聚集引起心肌细胞损伤，诱导心肌纤维化。

心肌纤维化是心肌 ECM 的网状沉积，是心肌重塑的重要内容。UPS 在清除受损蛋白中起不可或缺的作用，其功能失调在心肌纤维化过程中起重要作用。

红色荧光蛋白（red fluorescent protein，RFP）是一种能在紫外线的照射下发射红色荧光的蛋白。RFP 在细胞中荧光转换效率高，被广泛用于动物、植物和酵母等真核细胞内基因表达。为了阐明蛋白质聚集在心肌纤维化中的作用，Chen 等进行了转基因表达四聚体 DsRed 小鼠模型研究，结果显示，DsRed 四聚体在心脏组织中聚集，心肌出现大片纤维化，纤维化相关基因 TIMP1、MMP-2、MMP-9、COL1A2、COL3A1、COL8A1 和 COL14A1 表达增强；RFP 聚集物增加了 UPS 负荷，导致 USP 功能失调，泛素化蛋白增加，心肌细胞损伤和坏死引发炎症和 TIMP1 诱导，导致大量间质纤维化。钙敏感受体是一种 G 蛋白偶联受体，通过调节钙稳态参与心肌纤维化。钙敏感受体抑制剂 Calhex231 抑制泛素-蛋白酶体和 TGF-β1/Smad 通路，进而抑制心肌成纤维细胞增殖，同时减少胶原沉积，减轻葡萄糖诱导的心肌纤维化，说明 UPS 在心肌纤维化过程中起重要作用。泛素 C 端水解酶 L1（ubiquitin C-terminal hydrolase L1，UCHL1）是 USP 的一员，与多种心脏病的纤维化有关。UCHL1 在心肌梗死后显著增加，抑制 UCHL1 则心肌梗死后纤维化显著减轻，UCHL1 通过与葡萄糖调节蛋白 78 的相互作用调节心肌梗死后的心肌纤维化。

TGF-β 在心肌纤维化过程中起重要作用，Ang-Ⅱ/AT-1 受体特异性激活 Arkadia，介导多聚泛素化和 Smad7 降解，可能降低 TGF-β1/Smad 信号通路的抑制性反馈调节，这是心房颤动诱导心房纤维化的重要机制。Smad 泛素调节因子（Smad ubiquitin regulatory factor，Smurf）作为 Smad 的泛素化调节因子影响 Smad 泛素化过程。通过 Smurf1 与 Smad-6 形成复合物，Smurf2 与 Smad-7 形成复合物，导致 TGF-β 受体及 Smad 水解，从而影响 TGF-β/Smad 通路，调节心肌纤维化过程。Smurf1 可能在减轻心肌纤维化方面具有一定的作用，miRNA-10b-5p 抑制 Smurf1 mRNA 的表达，miRNA-10b-5p 下调 Smurf1 可能会减弱缺氧的抗纤维化作用。最近有研究表明，沉默 Smurf2 可减轻高糖刺激的 Ⅰ 型胶原表达，减轻心肌纤维化，Smurf2 可能是治疗糖尿病心肌病纤维化的潜在靶点。TGF-β1 刺激心肌成纤维细胞中含 WW 域 E3 泛素-蛋白质连接酶 2（WWP2）N 端亚型进入细胞核，随后增强 WWP2 的活性以促进与 Smad-2 的相互作用，并促进其单泛素化，从而激活下游促纤维化基因程序。WWP2 是 TGF-β/Smad 信号转导的调节因子，在心肌成纤维细胞的活化和纤维化中起着重要作用。此外，卡林环 E3 泛素连接酶 7（cullin-ring E3 ubiquitin ligase 7，CRL7）是 PI3K/Akt 的负调节因子，心肌细胞特异性敲除 CRL7 可抑制压力超负荷小鼠心肌纤维化，CRL7 可作为抗心肌纤维化的潜在靶点。

五、UPS 在心肌细胞凋亡中的作用

细胞凋亡是维持细胞正常发育和组织内稳态所必需的一个调节良好的过程。对这个过程严格调控至关重要，尤其是有丝分裂后缺乏再生能力的细胞，如心肌细胞。UPS 占细胞内蛋白质降解作用的 80%～90%，参与了细胞凋亡的调节。在这个过程中，调控是通过降解参与细胞周期调控和特定凋亡途径的促凋亡及抗凋亡蛋白实现的。一方面，这个正常调节过程中出现的紊乱与许多心血管疾病有关；另一方面，蛋白酶体功能障碍可能由缺血、

肥大和心力衰竭及一些心肌病引起。

P53 蛋白是心脏中的一种促凋亡蛋白，在包括 DCM 在内的几种心脏病中都发现了这种蛋白水平的增高。P53 蛋白除促凋亡作用外，还可通过增加线粒体耗氧量和 ROS 生成而损害心脏。在心脏中，MDM2、MDM4 和分子伴侣保护心脏免受高血糖和糖尿病等应激因素的影响。MDM2 的 N 端与 p53 蛋白结合阻碍 p53 的转录活性，C 端环结构域使 MDM2 能够招募 E2 酶，其促进 p53 泛素化和被蛋白酶体复合物降解，MDM2 通过抑制 p53 转录活性、促进 p53 蛋白酶体水解调节 p53。此外，MDM2 还可通过促进钙调神经磷酸酶蛋白降解减轻异丙肾上腺素诱导的心肌细胞凋亡。分子伴侣 CHIP（共伴侣羧基端 Hsp70/90 相互作用蛋白）是一种 E3 酶，N 端的四三肽重复序列结构域与 Hsc70-Hsp70 和 Hsp90 相互作用，而其 C 端 U 盒结构域提供 E3 酶活性，通过与 Ubc4/5 家族的 E2 酶相互作用，CHIP 诱导 p53 蛋白泛素化和蛋白酶体降解。笔者团队通过制作大鼠心肌梗死模型发现，心肌梗死大鼠心肌组织 Hsp70 表达降低，非梗死区心肌细胞凋亡增加，使用蛋白酶体抑制剂 MG-132 后 Hsp70 增加，心肌细胞凋亡减少，Hsp70 减少心肌细胞凋亡是通过抑制 Casp-3 实现的。

此外，E3 通过调节 Casp 的活性调节细胞凋亡，而 Casp 在凋亡中起着重要作用。心肌细胞凋亡是对严重应激的一种深度控制的自我保护过程。UPS 通过凋亡抑制蛋白（inhibitor of apoptosis protein，IAP）调控心肌细胞凋亡的研究越来越清楚。IAP 最初是通过抑制感染细胞凋亡的能力在病毒中鉴定出来的。IAP 在羧基端有一个保守的环指基序，具有 E3 酶活性。到目前为止，越来越多的 IAP 被发现，包括心脏中的三种：两种细胞 IAP（cIAP1 和 cIAP2）和一种 X 连锁 IAP（XIAP）。每个 IAP 都有一个特定的靶点：cIAP1 靶点 Casp-3 和 Casp-9，cIAP2 靶点 Casp-3 和 Casp-7，XIAP 靶点 Casp-3，其以蛋白酶体依赖的方式介导活性 Casp-3 快速降解。XIAP 的过度表达保护了细胞功能，减少了逆转糖尿病小鼠高血糖所需的胰岛数量。XIAP 还可以保护心脏免受缺血性损伤，表现为梗死面积缩小、细胞凋亡减少和切割的 Casp-3 水平降低。

六、UPS 在心肌重塑血管生成中的作用

血管再生是心肌重塑的重要病理特征之一，是一个涉及内皮细胞活化、增殖和迁移的多步骤过程，这一过程对各种损伤后组织恢复部分的血液供应和营养至关重要。激活素受体样激酶 1（activin receptor-like kinase 1，ALK1）是血管发育、重塑和异常血管生成所必需的，骨形态发生蛋白 9/10 特异性激活内皮细胞。经二甲双胍和 AMPK 诱导剂处理的人脐静脉内皮细胞可激活 AMPK，增加 Smurf1 的表达，导致 ALK1 降解，抑制骨形态发生蛋白 9 诱导的 Smad-1/5 磷酸化和血管生成。Smurf1 在这一调控途径中的作用表明，基于二甲双胍和其他药物的 AMPK 激活剂在临床上有了新的应用，表明可以结合其他策略来提高抗 VEGF 耐药相关疾病的治疗效果。P53 通过招募泛素-蛋白质连接酶（MDM2）促进泛素介导的 HIF-1α 降解，并随后抑制肿瘤发生过程中的血管生成开关。VEGF 受 HIF-1α 调控，是心肌血管生成的关键调控因子，心肌细胞 VEGF 表达受损及血管生成不足已被证明是糖尿病心肌病的主要细胞和代谢反应。P53 的抑制通过 MDM2/HIF-1α/VEGF 通路改善糖尿病心脏毛细血管密度。

七、UPS 在炎症中的作用

长时间心脏缺血缺氧、压力负荷或容量负荷过重会导致神经内分泌的改变，刺激炎症细胞因子释放。炎症细胞因子与心肌重塑有密切关系，参与心肌细胞肥大、心肌纤维化及心肌细胞凋亡等过程。在炎症细胞因子的转录调节中，NF-κB 信号通路的激活发挥了关键作用，而 NF-κB 的激活过程由 UPS 调控。NF-κB 是体内广泛存在的一种真核细胞转录因子，NF-κB 通常由 p50、p65 与其抑制因子 I-κB 结合成三聚体，以无活性形式存在于细胞质，其激活过程由 UPS 调控，泛素化是 NF-κB 活化及降解的关键过程。当细胞在缺血、缺氧等细胞外刺激下，激活 I-κB 激酶（IKK）复合体，活化的 IKK 磷酸化 I-κB 分子上 Ser32 位和 Ser36 位残基。随即 I-κB 与泛素结合而泛素化，再被 26S 蛋白酶体降解，使 NF-κB 的核定位序列暴露，引导 NF-κB 易位至细胞核，与目的基因的启动子或增强子上特定的 B 位点特异性结合，从而启动和调控基因转录。NF-κB 调节的靶基因包括 TNF-α、IL-1β 和 IL-6 等基因。笔者团队制作大鼠心肌梗死模型发现，心肌梗死时 NF-κB 活性增加，炎症细胞因子 IL-1β 增加，MMP-2 及 MMP-9 表达增加，大鼠出现心肌肥大和心肌纤维化，而用蛋白酶体抑制剂 MG-132 干预后上述指标改善。

八、UPS 的潜在治疗作用

UPS 在维持细胞内稳态方面具有重要作用。由于它参与了多种重要的调控过程，因此参与 UPS 蛋白质降解不同步骤的分子都可能成为潜在的药物治疗靶点，针对不同 UPS 步骤的新型药物抑制剂，调节 UPS 功能可能成为心肌重塑的一种新的治疗手段。

（一）蛋白酶体抑制

近年来，已发现几种蛋白酶体低分子量抑制剂，它们能够自由进入细胞，并选择性地抑制蛋白酶体复合物的蛋白水解功能。硼替佐米是一种新型的二肽硼酸，是目前国内外第一种已处于临床试验的蛋白酶体抑制剂。目前，硼替佐米已获得美国 FDA 和欧洲药品评估局批准用于治疗多发性骨髓瘤。因此，大部分与临床研究和副作用有关的数据都是从癌症研究中获得的。采用硼替佐米治疗相关的风险包括新出现或恶化的周围神经病变、直立性低血压、胃肠道不良事件和血小板减少。此外，对有心脏病的患者，该药可能加重心力衰竭。患者心血管风险增高可能是心力衰竭终末期蛋白酶体功能受抑制所致。许多基础研究表明，心力衰竭早期蛋白酶体活性增加，使用蛋白酶体抑制剂后动物心肌细胞肥大、心肌纤维化得到改善。针对心力衰竭治疗需评估蛋白酶体活性及掌握蛋白酶体抑制剂使用的时机。蛋白酶抑制剂具有潜在抗炎特性，有学者认为蛋白酶体抑制剂有可能减轻再灌注损伤，并可能与目前心肌梗死再灌注疗法协同作用。蛋白酶体抑制剂的抗炎作用也可能导致移植受者耐受。体外实验证明，蛋白酶体抑制剂能抑制活化 T 细胞增殖，诱导 T 细胞凋亡。这一发现提示，这种抑制剂可作为一种新型的免疫抑制剂来阻断同种异体排斥反应。事实上，在小鼠异位心脏移植排斥反应模型中，蛋白酶体抑制剂二肽硼酸延长了同种异体心脏存活时间。初步研究表明，使用蛋白酶体抑制可能也是减少冠状动脉球囊成形术后再狭窄的有效治疗策略之一。在大鼠颈动脉球囊损伤模型中，局部注射蛋白酶体抑制剂 MG132 可有效减少新生内膜的形成，这与血管平滑肌细胞具有较强的抗增殖和促凋亡作用及巨噬细胞浸润减少有关。尽管这些实验证明蛋白酶体抑制剂可能为心脏病的治疗提供新的方案，但仍需进一步的临床研究证实。

（二）去泛素酶

去泛素化酶修饰或完全去除泛素化蛋白中的泛素链，泛素化过程可以被该酶逆转。去泛素化酶对两种底物及特定泛素链类型都有特异性，它在细胞重要功能的调控中起关键作用。通过逆转泛素化，去泛素化酶影响蛋白质的功能、定位或稳定性。最近有研究发现，泛素特异性蛋白酶 14（USP14）双半胱氨酸酶活性降低导致心肌肥大特异性标志物 β-MHC 的表达水平降低，随后导致 GSK-3β 磷酸化降低，这一发现表明 USP14 可能是治疗心肌肥大的新靶点。另一种去泛素化酶是头帕肿瘤综合征蛋白（CYLD），也和心脏适应性不良重塑和功能障碍有关。CYLD 调节多种生理过程，从细胞周期进程和免疫应答到精子生成和破骨细胞生成，在癌症、肺纤维化和炎症性肠病的发病机制中也起着关键作用。敲除 CYLD 基因可提高存活率，减轻因横断主动脉构建引起的持续压力超负荷引起的小鼠心肌细胞肥大、凋亡、氧化应激、功能障碍和心肌纤维化。这些结果提示 CYLD 可能是心脏保护的潜在治疗靶点。

（三）11S 蛋白酶体靶向治疗

11S 蛋白酶体可由 PA28α 和 PA28β 或由 PA28γ 形成，激活的 11S 蛋白酶体通常被认为以泛素化和非 ATP 依赖的方式介导蛋白质降解。在心脏特异性过表达 PA28α 增强蛋白酶体功能的小鼠模型中发现，UPS 功能的恢复可改善心功能不全。这一新发现提示蛋白酶体功能不足是糖尿病心肌病的发病机制之一。PA28α 过表达可改善糖尿病心脏的 UPS 功能。据报道，PA28α 的过表达通过稳定 PA28β 上调 11S 蛋白酶体的丰度，导致 11S 蛋白酶体与 20S 蛋白酶体的关联增加。20S 蛋白酶体能够以不依赖 ATP 的方式降解变性的非泛素化蛋白质，11S 蛋白酶体通过结合 20Sα-环亚基并促进 20S 蛋白酶体的孔道开放而上调 20S 蛋白水解活性。因此，在糖尿病等病理条件下，细胞可能借助 11S-20S 蛋白酶体大量降解受损蛋白质，11S 蛋白酶体的增加可保护心肌细胞免受糖尿病诱导的蛋白质毒性。有研究表明，11S 蛋白酶体被氧化应激强烈诱导，进而促进氧化蛋白的降解。另有研究表明，糖尿病患者心脏的 PA28α 表达水平在糖尿病诱导的心肌纤维化和细胞凋亡中显著降低，然而，这仍然高于非糖尿病患者的 PA28α 表达水平。此外，这项研究结果表明，改善蛋白酶体功能可以更有效地限制糖尿病心脏损伤。

九、总　　结

UPS 是哺乳动物体内的一种调控系统，可以消除潜在有害的异常蛋白质。蛋白质降解对于维持心脏结构的蛋白内稳态起着至关重要的作用，并在心脏的其他生理功能中起着补充作用。在心脏中，UPS 在细胞内转录调控、细胞凋亡和炎症等过程中发挥重要作用。UPS 在心肌肥大、心肌纤维化、细胞凋亡及新生血管形成等方面具有重要作用。对 UPS 调控心肌重塑的重要信号分子和通路的理解，有助于深入探讨其机制并进行临床转化，有可能进一步降低心血管病死亡率。

（陈章荣　戴翠莲）

第六节　心肌纤维化与心肌重塑

心肌纤维化（myocardial fibrosis）是指心肌缺血坏死、心肌损伤、心肌细胞凋亡等各种原因导致的心肌细胞丢失、心肌组织中胶原纤维过度沉积，主要表现为 ECM 的合成和降解失衡，各类型胶原比例失调，排列发生紊乱，其主要特征是 ECM 分泌增加及过量沉积。心肌纤维化是心肌 ECM 的网状沉积，是心肌重塑的重要机制。临床常见疾病如冠心病、高血压、DCM、肥厚型心肌病及心肌炎等均可引起心肌纤维化，心肌纤维化与心功能不全和心律失常的风险增加直接相关。了解正常心肌间质，以及心肌纤维化机制、检查及治疗，对心力衰竭及心律失常的治疗有重要价值，对进一步降低心血管疾病死亡率有重要意义。

一、正常心肌间质

在成年哺乳动物的心脏中，心室肌细胞排列成紧密耦合的心肌细胞层，相邻层之间由裂缝隔开。心肌的层状结构是一个复杂的 ECM 蛋白网络，主要由纤维胶原组成。根据形态学特征，心脏基质网络可细分为肌外膜、肌周膜和肌内膜 3 个部分。①肌外膜：位于心内膜和心外膜表面，为内皮细胞和间皮细胞提供支持。②肌周膜：包围着肌纤维，肌周束将肌纤维群连接在一起。③肌内膜：起源于肌周，围绕着肌纤维。肌内膜支柱将肌纤维连接在一起，并与营养微血管相连，作为连接心肌细胞骨架蛋白穿过质膜的位点。心肌基质网络作为细胞成分的支架，Ⅰ型胶原主要与具有拉伸强度的厚纤维有关，Ⅲ型胶原通常形成细纤维，并保持基质网络的弹性。除胶原外，心肌 ECM 还含有糖胺聚糖（如透明质酸）、糖蛋白和蛋白聚糖。心脏 ECM 中也存在大量的潜在生长因子和蛋白酶，它们在损伤后的激活可能触发纤维化反应。

心脏间质包含心肌成纤维细胞、血管细胞、肥大细胞和巨噬细胞。心肌成纤维细胞嵌在心肌细胞周围的肌内膜间质基质中，是成年哺乳动物心脏中最丰富的间质细胞。在发育的心脏中，心肌成纤维细胞通过纤维连接蛋白/β1 整合素介导的途径调节心肌细胞增殖。作为心肌中主要的基质生成细胞，成纤维细胞在维持基质网络的完整性方面起着重要作用。心肌成纤维细胞群在新生儿期经历了巨大的变化，随着胎儿循环向新生儿循环的过渡，左心室压力升高会在出生后前两周内引发心肌成纤维细胞群的显著增加。在年轻的成人心脏中，心肌成纤维细胞保持静止，不表现出明显的炎症或增殖活性。血管细胞包括平滑肌细胞、内皮细胞和周细胞，这些细胞大量存在于心脏间质中；相对较少的肥大细胞和巨噬细胞也存在于哺乳动物的心脏中，通常位于血管周围。

二、心肌纤维化组织学特征

心肌纤维化是心肌 ECM 的网状沉积，是心肌重塑的重要机制。病理上表现为胶原沉积增加，排列紊乱，Ⅰ/Ⅲ型胶原比例失调。根据有无心肌细胞坏死、胶原瘢痕形成，心肌纤维化分为替代性纤维化和间质性纤维化。替代性纤维化又称修复性纤维化，其特征是形成的胶原瘢痕组织替代死亡的心肌细胞，这通常在心肌梗死后观察到。相反，间质纤维化通常不涉及大量心肌细胞死亡，其特征是心肌细胞间质中的蛋白积聚，这可能是由压力负荷过重和感染引起的。在这两种形式的心肌纤维化中，都涉及心肌成纤维细胞的激活。另外，血管周围纤维化以血管外膜基质扩张为特征。纤维化心脏表现为间质间隙扩张，伴有胶原和其他基质蛋白沉积。肌成纤维细胞是心肌纤维化的主要效应细胞，巨噬细胞、淋巴细胞、肥大细胞、血管内皮细胞和心肌细胞也参与了这一过程。

三、心肌纤维化的常见病因

心肌梗死是引起心肌纤维化最常见的疾病。急性心肌梗死后，大量心肌细胞突然死亡，引发炎症反应，最终导致死亡心肌被胶原瘢痕替代。其他一些病理生理条件会导致更隐匿的间质和血管周围胶原沉积。衰老与进行性纤维化相关，这可能导致老年患者舒张性心力衰竭。由高血压或主动脉狭窄引起的压力超负荷会导致广泛的心肌纤维化，这种纤维化最初与心肌僵硬度增加和舒张功能障碍有关；持续的压力负荷最终可能导致心室扩张和心力衰竭。瓣膜反流性病变引起的容量过载也可能导致心肌纤维化，其特征是大量的非胶原基质沉积。肥厚型心肌病和病毒感染后 DCM 也常与显著的心肌纤维化有关。此外，各种毒性损伤（如酒精或蒽环类药物毒性）和代谢紊乱（如糖尿病和肥胖症）在患者和实验动物模型中都诱导了心肌纤维化。总之，心血管疾病如高血压、主动脉瓣狭窄、心肌梗死、糖尿病，以及年龄增大等导致 Ang-Ⅱ、TGF-β 及机械刺激增加，使心肌成纤维细胞转化为具有收缩和分泌功能的肌成纤维细胞，Ⅰ型胶原表达增加，从而导致心肌纤维化。心肌成纤维细胞分化为肌成纤维细胞是心肌纤维化的中心环节，心脏的其他细胞也在心肌纤维化过程中起重要作用。

四、心脏细胞在心肌纤维化中的作用

不管是何种病理生理机制导致的纤维化反应，心肌细胞死亡通常是激活心肌纤维化信号的初始事件。有害刺激（如压力超负荷或心肌炎症）可能在没有心肌细胞死亡的情况下激活促纤维化途径。有几种类型的细胞通过直接产生基质蛋白（成纤维细胞）或通过间接分泌纤维介质（巨噬细胞、肥大细胞、淋巴细胞、心肌细胞和血管细胞）参与心肌纤维化重塑。各种类型细胞的相对贡献往往取决于纤维化的根本原因。然而，在所有与心肌纤维化相关的情况下，成纤维细胞转分化为具有分泌和收缩功能的细胞，称为肌成纤维细胞，是驱动纤维化反应的关键细胞事件。

（一）心肌成纤维细胞在心肌纤维化中的作用

1. 成纤维细胞活化及来源　心肌成纤维细胞被定义为产生结缔组织的细胞，占心脏非心肌细胞的大多数。成纤维细胞分为静息成纤维细胞和活化成纤维细胞两大类，静息成纤维细胞存在于未损伤的心脏中，活化成纤维细胞（又称肌成纤维细胞）存在于损伤心脏中。静止的心肌成纤维细胞没有肌动蛋白相关的细胞-细胞和细胞-基质接触，也不分泌大量基质蛋白。肌成纤维细胞聚集在损伤部位，具有平滑肌细胞的超微结构和表型特征，通过收缩应力纤维的形成获得，内质网广泛分布，这是活化成纤维细胞的特征。活化成纤维细胞又称肌成纤维细胞，在表型上介于成纤维细胞和平滑肌细胞之间。肌成纤维细胞主要分泌ECM蛋白，如骨膜蛋白、Ⅰ型和Ⅲ型胶原蛋白、纤维连接蛋白，以及一些调节损伤部位炎症反应的细胞因子。α-SMA的表达可识别损伤组织中分化的肌成纤维细胞，但α-SMA的表达不是肌成纤维细胞表型的必要条件。在修复或纤维化反应的早期，肌成纤维细胞可能缺乏α-SMA表达，但表现出由细胞质肌动蛋白组成的应力纤维。心肌成纤维细胞的活化可能是纤维化心脏中肌成纤维细胞最重要的来源。常驻心肌成纤维细胞、常驻循环成纤维细胞祖细胞（包括纤维细胞）、经历上皮-间充质转化的心外膜上皮细胞、经内皮细胞向间充质细胞转化的内皮细胞是纤维化心脏肌成纤维细胞的来源。

2. 成纤维细胞活化的分子信号　心脏损伤后，基质环境的改变、生长因子和细胞因子的诱导和释放，以及机械应力的增加，导致成纤维细胞转化为肌成纤维细胞，肌成纤维细胞转分化是心肌纤维化反应的标志。损伤心脏中肌成纤维细胞转分化需要几个关键因素。①心肌间质中TGF-β的激活，然后激活Smad-3信号级联信号，促进成纤维细胞中的α-SMA转录。②ECM的组成和力学性质的改变，导致机械应力的反应改变或通过调节生长因子信号转导，促进肌成纤维细胞的转分化。诱导特异性基质蛋白（如ED-A纤维连接蛋白）及非纤维胶原（如Ⅵ型胶原）的沉积增加，心肌基质中基质细胞蛋白（如有效的TGF-β激活剂血小板反应蛋白-1/TSP-1）的掺入与受损心脏中α-SMA阳性肌成纤维细胞的分化有关。ED-A纤维连接蛋白剪接变异体在纤维化过程中的表达显著升高并促进肌成纤维细胞活化，ED-A结构域促进潜在TGF-β结合蛋白-1向成纤维细胞基质的募集。在体内，Ⅵ型胶原破坏可减轻心肌梗死后的纤维化并改善心功能，Ⅵ型胶原在体外也能有效诱导肌成纤维细胞分化。③细胞表面受体如整合素的表达可能对心肌成纤维细胞中生长因子介导的信号转导起重要作用，导致肌成纤维细胞的转分化。机械敏感性或细胞因子诱导的细胞表面整合素上调，可能会增加肌成纤维细胞转分化，促进纤维化心肌重塑的生长因子信号转导，间充质细胞αv整合素调控骨骼肌和心肌纤维化。④机械应力通过Rho/RhoA信号直接刺激成纤维细胞中α-SMA mRNA的合成。由于心脏损伤通常与心肌结构完整性的破坏有关，机械应力的增加可能显著促进成纤维细胞的转分化，激活肌成纤维细胞分泌基质蛋白并形成瘢痕，导致心肌纤维化。

（二）单核巨噬细胞系统在心肌纤维化中的作用

越来越多的证据表明单核细胞和巨噬细胞参与了纤维化反应的调节。单核细胞和巨噬细胞不仅在纤维化反应的启动和进展中发挥重要作用，而且可能介导纤维化的改善。心脏损伤后，环境条件的复杂性可能导致多个具有不同性质的巨噬细胞亚群的产生，这些亚群介导纤维化作用。尽管许多研究表明心肌中 M2 型巨噬细胞的分化与心肌纤维化的发生有关，但纤维化心肌中的"纤维化"巨噬细胞亚群尚未被系统描述，其在纤维化反应中的作用尚未被研究。在短暂的重复性缺血再灌注损伤导致的缺血非梗死性心肌纤维化模型中，趋化因子介导的巨噬细胞募集对间质纤维化的发展至关重要。在高血压纤维化重塑的实验模型中，Ang-Ⅱ和盐皮质激素可能通过激活巨噬细胞，部分参与促纤维化作用。后来的研究也表明，醛固酮信号转导的纤维化效应是通过调节巨噬细胞表型介导的。关于巨噬细胞在组织纤维化中作用的研究大多集中在促纤维化作用上。然而，另外的一些实验则表明，不同的巨噬细胞亚群可能抑制纤维化反应。在肝纤维化模型中，Ly6Clo 巨噬细胞表达高水平的 MMP，在纤维化反应的消退中发挥作用。具有抗炎特性的巨噬细胞亚群可能通过抑制成纤维细胞活化而具有间接抗纤维化作用。此外，吞噬性巨噬细胞可能通过清除凋亡的肌成纤维细胞辅助改善纤维化反应。然而，损伤心肌中抗纤维化巨噬细胞亚群的特征尚未明确，单核细胞和巨噬细胞亚群在负调控和改善心肌纤维化中的作用尚不清楚。

（三）肥大细胞在心肌纤维化中的作用

肥大细胞在颗粒中储存多种促炎症和纤维化介质，心肌纤维化与肥大细胞积聚增加有关。肥大细胞释放的 TNF、IL-1 和 IL-33 在心肌纤维化过程中起重要作用，抑制促炎性细胞因子可以减缓纤维化进展。在高血压大鼠模型中，给予肥大细胞稳定剂可防止心肌巨噬细胞浸润，减轻心室纤维化。在 TNF-α 过度表达导致的纤维化心肌病模型中，肥大细胞-成纤维细胞相互作用是心肌纤维化发展的必要条件。活化的肥大细胞释放多种颗粒储存的生物活性介质、细胞因子和生长因子及组胺，可刺激心肌成纤维细胞增殖和胶原合成，促进心肌纤维化。此外，肥大细胞分泌的酶广泛分布于心肌间质，通过生成 Ang-Ⅱ 或通过激活 TGF-β 诱导的 Smad 依赖性通路发挥纤维化作用。尽管大量证据表明肥大细胞衍生介质促进纤维组织沉积，但在同型半胱氨酸诱导的大鼠心肌纤维化和重塑模型中，肥大细胞具有抗纤维化作用。这些保护作用可能是通过肥大细胞产物对细胞的作用介导的 MMP/TIMP 平衡。与巨噬细胞非常相似，肥大细胞可能通过改变其生长因子和蛋白酶表达谱对微环境改变做出反应，从而使促纤维化表型转变为抗纤维化表型。

（四）淋巴细胞在心肌纤维化中的作用

辅助性 CD4+ T 细胞参与了心肌纤维化过程，活化 T 细胞是缺血性心力衰竭过程中心肌病理重塑的重要驱动因素。辅助性 T 细胞与调节性 T 细胞（Treg 细胞）失衡是纤维化的重要机制。Th17 细胞可促进赖氨酰氧化酶（LOX）表达，使 Ang-Ⅱ 诱导的心肌细胞中 LOX和纤维化相关指标（MMP-2/9、Ⅰ型胶原、Ⅲ型胶原）上调，加重 TAC 诱导的大鼠心肌纤维化；而 Treg 细胞的作用正好相反，这表明 Th17 细胞具有促进心肌纤维化作用，Treg 细胞具有抑制心肌纤维化作用。促炎和抗血管生成的 Treg 细胞在慢性缺血性心力衰竭的发病机制中起重要作用，促进免疫激活和病理性左心室重塑，恢复正常的 Treg 细胞功能可能是治疗性免疫调节的一种可行方法。

（五）内皮细胞在心肌纤维化中的作用

内皮细胞通过促纤维化介质如 ET-1 过表达，在心肌纤维化中起重要作用。来源于血管内皮细胞的 ET-1 与血管紧张素诱导的心肌病模型和糖尿病心肌纤维化的发病机制有关。IL-6/STAT3/ET-1 在心肌纤维化中起重要作用，阿托伐他汀抑制高血压大鼠心肌纤维化就是通过此通路实现的。ET-1 处理的 H9c2 心肌细胞中 miRNA-29a-3p 下调，说明 miRNA-29 具有心肌保护作用，已成为抗心肌纤维化研究的热点。内皮细胞可能释放促炎性细胞因子和趋化因子，并向间充质细胞转化，使成纤维细胞池扩张，导致心肌纤维化。内皮细胞除具有促纤维化作用外，还可能产生抗纤维化介质。在心脏损伤后由内皮细胞产生和分泌的趋化因子 CXCL10 具有抗纤维化作用，配对盒蛋白 6 抑制成纤维细胞分化和 ECM 蛋白合成，其机制部分通过转录激活抗纤维化因子 CXCL10 的表达实现。

（六）心肌细胞在心肌纤维化中的作用

心肌细胞死亡引发炎症反应，最终导致成纤维细胞活化，并用纤维组织替代死亡的心肌细胞。越来越多的证据表明，在应激条件下，存活的心肌细胞可能通过激活间质成纤维细胞促进间质纤维化。然而，导致这些效应的分子级联尚不清楚。通过泛连接蛋白 1 通道释放的 ATP 可能是早期心肌细胞衍生的信号之一，可激活心脏损伤后的成纤维细胞反应。

五、心肌纤维化中的细胞外基质

心肌 ECM 包括纤维胶原、非纤维胶原、纤维蛋白和纤维连接蛋白等。心肌间质胶原纤维堆积增加是心肌纤维化的标志。无论纤维化的病因如何，纤维化重塑的心肌中 I 型和 III 型胶原的合成都显著增加。在高血压性心肌纤维化和心肌梗死动物模型中，I 型胶原比 III 型胶原表现出更强烈和更持久的上调。然而，在缺血性心肌病患者中，I 型胶原与 III 型胶原合成的比例降低，这表明纤维化心脏中各种胶原亚型的表达模式可能取决于环境因素。活化的肌成纤维细胞是纤维化心脏胶原的主要细胞来源。一旦细胞外的前胶原链被加工，就可组装成纤维并交联。胶原交联与纤维化心脏舒张功能障碍的发生有关，但也可能有助于防止心室扩张。在纤维化的心脏中，非纤维胶原（如 VI 型胶原）的沉积可能在成纤维细胞活化中起重要作用。在心肌梗死实验模型中，VI 型胶原的破坏减少了心肌纤维化，减轻了心功能障碍。在纤维化反应的早期，血浆蛋白（如纤维蛋白原和血浆纤维连接蛋白）通过高渗透性血管外渗，形成由纤维蛋白和纤维连接蛋白组成的"一级"临时基质网络。血浆来源的临时基质可被肉芽组织细胞溶解，生成含有细胞纤维连接蛋白和透明质酸的有组织细胞来源的"二级"临时基质。细胞衍生的临时基质不仅为迁移成纤维细胞的管道，还可促进肌成纤维细胞的转分化。在纤维化条件下观察到的心脏 ECM 最重要的变化之一是"基质细胞蛋白"的诱导和分泌进入间质空间。基质细胞蛋白是一类非结构性细胞外大分子，不属于正常组织基质，但在损伤后短暂上调并与结构 ECM 结合。基质细胞蛋白一般不起结构作用，但起着"分子桥梁"的作用，调节纤维化反应和基质重塑。骨桥蛋白（osteopontin，OPN）既作为基质蛋白，又作为调节纤维化的因子调节心肌纤维化过程，半乳糖-3 可能通过控制 OPN 水平而促进梗死心肌的修复性纤维化。基质细胞蛋白 CTGF 或 CCN2 是由受损心肌细胞或活化成纤维细胞产生，CCN2 介导心肌纤维化与活化成纤维细胞有关，而与心肌细胞关系不大。

六、心肌纤维化的分子途径

心肌纤维化的发病机制涉及多种分子途径，其相对重要性取决于纤维化反应的根本原因。炎症信号似乎在修复性和缺血性纤维化中更为重要，这与细胞因子和趋化因子级联的强烈激活有关。另外，血管紧张素/醛固酮轴和纤维化生长因子，如 TGF-β 和 PDGF，似乎与大多数纤维化心脏疾病有关，而与病因无关。

（一）ROS

氧化应激通过直接作用及参与细胞因子和生长因子信号转导，参与了心肌纤维化的发病。锌是人体内一种重要的微量元素，具有抗氧化作用。研究表明，锌缺乏导致小鼠 ROS 增加，心肌组织 I 型、III 型、IV 型胶原和纤维连接蛋白含量增加，出现心肌纤维化。利拉鲁肽可减轻高血压小鼠心肌纤维化，其机制可能部分依赖于抑制 ROS 的产生。ROS 通过调节基质蛋白的表达和代谢，直接调节间质 ECM 的数量和质量。PM2.5 可加重高脂饮食喂养导致的小鼠心肌纤维化，其机制可能是通过激活 ROS/TGF-β1/Smad-3 信号通路实现。ROS 直接激活 TGF-β 可能增强心肌间质中的 ECM 沉积，还使促炎性细胞因子增多而促进心肌纤维化。

（二）细胞因子

在纤维化心脏中，促炎性细胞因子如 TNF-α、IL-1β 和 IL-6 的表达增加，这些因子在心肌纤维化过程中起重要作用。循环 TNF-α 和 IL-6 水平与 DCM 患者胶原标志物相关，表明细胞因子活化与基质纤维化之间存在关联。局部和弥漫性纤维化与肥厚型心肌病患者的 TNF-α 和 IL-6 表达水平呈正相关，改善炎症反应可减轻患者的心肌纤维化。瑞舒伐他汀通过抑制大鼠心肌梗死后 IL-6、TNF-α 等炎症因子表达，降低心肌纤维化程度。IL-6 基因敲除可抑制心肌纤维化的程度，可能与 M2 型巨噬细胞活化和成纤维细胞胶原生成减少有关。IL-1 诱导心肌成纤维细胞合成和产生更多的 MMP，从而促进心肌纤维化，而 IL-33 和 ST2 调节单核细胞在心脏的浸润，防止心肌细胞肥大和心肌纤维化。促炎性细胞因子对心肌成纤维细胞有直接作用，其激活可促进基质降解反应，诱导多种调节纤维化过程介质的表达和释放，促进心肌纤维化。

（三）TGF-β

TGF-β 的主要靶点是成纤维细胞，广泛参与纤维化的发病过程。TGF-β 是心肌纤维化中肌成纤维细胞生物学的关键调节因子，在人类和实验模型的心肌纤维化过程中，TGF-β1的表达水平增高。TGF-β 信号通路参与刺激肌成纤维细胞增殖和分化，从而促进心肌纤维化发生。心脏损伤后，巨噬细胞聚集，TGF-β 是由巨噬细胞产生的介质。另外，在心肌成纤维细胞中，FGF-23 的过度表达通过激活 β-连环蛋白信号促进成纤维细胞增殖，导致 TGF-β 上调。①TGF-β 表达增加通过 Smad 导致心肌纤维化：TGF-β 的增加导致肌成纤维细胞中 Smad-2/3 的核积聚，并降低抑制性 Smad-6 和 Smad-7 水平，从而诱导许多促纤维化基因的激活。从 Smad-3⁻/⁻ 小鼠胚胎分离的成纤维细胞对 ECM 蛋白的 TGF-β1 诱导的抵抗，证实 Smad-3 介导这些 ECM 启动子的 TGF-β 反式激活。最近有研究表明，柚皮苷可通过调节 TGF-β/Smad 通路和炎症因子的表达对抗肾间质纤维化。②TGF-β1 通过调节纤溶酶原激活物抑制物-1 和 TIMP 的水平促进纤维化：在 α-SMA 阳性肌成纤维细胞中，TGF-β1 通过调节纤溶酶原激活物抑制剂-1 和 TIMP 的水平，上调基质蛋白（如 ED-A 纤维连接蛋白），增加胶原（如 Ⅰ 型、Ⅲ 型和 Ⅵ 型胶原）沉积，调节其他促纤维化细胞因子的水平。Ⅵ 型胶原通过增加肌成纤维细胞分化在心肌重塑中发挥作用，而 Ⅰ 型和 Ⅲ 型胶原通过增加 ERK1/2 活性，刺激心肌成纤维细胞增殖。③TGF-β 激活 Wnt/β-catenin 通路：TGF-β 通过激活 PI3K 增加 Akt 磷酸化，使 GSK-3β 失活，从而促进心肌纤维化。GSK-3β 通过与 Smad-3 的直接相互作用，调节典型的 TGF-β1 信号转导，在调节心肌纤维化重塑中发挥了新的中心作用，抑制 GSK-3β 可以诱导成纤维细胞向肌成纤维细胞转化。

（四）趋化因子

趋化因子（chemokine）是一类由细胞分泌的小细胞因子或信号蛋白，具有诱导附近反应细胞定向趋化的能力。趋化因子家族的一些成员参与了纤维化的调节，CC 趋化因子配体 2（CC chemokine ligand 2，CCL2）通过招募和激活表达其受体 CCR2 的单核细胞和巨噬细胞发挥促心肌纤维化作用。CCL2 是被研究得最多的心脏病趋化因子，主要由心脏损伤后的心肌成纤维细胞产生，并将单核细胞吸引到受伤的部位，促使单核细胞分化为巨噬细胞。CCL2 在缺血性和非缺血性心肌纤维化的实验模型中表达显著上调，与其受体 CC 基序趋化因子受体 2（CC motif chemokine receptor 2，CCR2）结合在心肌纤维化中起关键作用。在糖尿病心肌病模型中，敲除 CCR2 基因可减轻小鼠心肌纤维化。CCL2 介导的心肌纤维化主要归因于招募和激活 CCR2⁺单核细胞和巨噬细胞，导致促纤维介质如 TGF-β 和骨桥蛋白的释放，从而激活心肌成纤维细胞。除 CCL2 外，其他趋化因子包括 CCL3、CCL5、CXCL5 等也参与心肌纤维化过程。在致心律失常性心肌病模型中，发现巨噬细胞和 T 细胞持续存在于成熟瘢痕内，并存在于扩张的间质纤维中，CCL2、CCL3、CCL5、CXCL5、CCL12 表达增加，CCL12 是心动过速性心肌病的主要趋化因子。其他单核细胞趋化因子也可能通过招募成纤维巨噬细胞亚群，含有 ELR 基序的可通过募集活化的中性粒细胞发挥促纤维化作用。相反，CXCR3 配体 CXCL10 可减轻心肌纤维化，抑制成纤维细胞迁移。

（五）血小板衍生生长因子

血小板衍生生长因子（PDGF）家族由同源或异源二聚体生长因子（包括 PDGF-AA、BB、AB、CC 和 DD）组成，它们通过两种不同的受体——PDGFR-α 和 PDGFR-β 发出信号。PDGF 亚型和受体表达在纤维化心脏疾病中上调，然而，由于 PDGF 信号的多向效应，其在介导心肌纤维化反应中的作用仍不清楚。在体外，PDGF-AA 能有效刺激心肌成纤维细胞增殖和基质合成；在体内，PDGFR-α 和 PDGFR-β 的中和作用减少了心肌梗死愈合过程中的胶原沉积。然而，PDGFR-β 的抑制也阻止了梗死新生血管抑制血管成熟的壁细胞募集。在慢性同种异体移植排斥模型中，腺病毒介导的 PDGF-A、C 和 D（而不是 PDGF-B）的传递加速了心肌纤维化，增强了 TGF-β 的表达。在压力负荷过大的心脏中，PDGFR-α 的中和作用可减轻心房纤维化并降低心房颤动的发生率。

ROS、TGF-β、细胞因子、趋化因子及 PDGF 在心肌纤维的分子信号中起重要作用，能调节心肌纤维化。此外，ET-1、MST-1 及非编码 mRNA 等在心肌纤维化的分子信号中亦有重要作用。

七、心肌纤维化对心脏的影响

成熟的胶原原纤维非常稳定，半衰期为 80～120 天。正常心脏的胶原循环主要由心肌成纤维细胞调节。心脏 ECM 的稳态调节涉及基质蛋白的持续合成和降解。胶原代谢的合成和降解失衡导致心脏的结构与功能发生显著异常。纤维化破坏了收缩和舒张时心肌兴奋-收缩耦联的协调性，并可能导致收缩和舒张功能的严重损害。肌周间隙间质胶原沉积增加最初与心室运动僵硬和舒张功能障碍有关。然而，心肌间质的主动性纤维化重塑可导致心室扩张和收缩功能衰竭，与基质降解有关。纤维化心肌胶原网络的紊乱可能由几种不同的机制引起收缩功能障碍。首先，纤维胶原的丢失可能会造成从心肌细胞收缩到收缩强度发展的损害，导致心肌细胞束的不协调收缩。其次，肌内膜成分（如层粘连蛋白和胶原）与其受体的相互作用可能在心肌细胞内稳态中起重要作用。层粘连蛋白 α4 链缺陷小鼠表现出微血管异常，导致收缩性心室功能障碍，表明基质网络缺陷与心肌结构完整性相关。最后，纤维化可能导致心肌细胞滑动移位，导致心室壁肌层数量减少，随后左心室扩张。除对心功能的影响极大外，心室纤维化还通过传导受损和易化折返促进心律失常的发生。

八、心肌纤维化检查

大量临床实践证明，心肌纤维化程度与患者的预后有关。一项针对多民族的动脉粥样硬化研究显示，弥漫性纤维化的严重程度与心血管事件呈正相关。早期检查识别心肌纤维化并进行干预，对预防心力衰竭和心律失常、降低心血管事件发生有重要意义。目前评价心肌纤维化的方法主要有 3 种：延迟钆增强心血管磁共振成像（CMR）、超声检查及血清学指标检查。

（一）CMR

评估心肌纤维化的非侵入性技术除需具有描述软组织特征的能力外，还需要良好的时间和空间分辨率。虽然 CT 也被研究过，但它在软组织特征描述方面不如 CMR。一项多中心、随机双盲研究的结果显示，延迟钆增强 CMR 检测急性心肌梗死后心肌纤维化的敏感度高达 99%，检测慢性心肌梗死后心肌纤维化的敏感度高达 94%。用 CMR 检测心肌纤维化是一项成熟的技术，使用钆对比剂，缩短组织的 T_1 像时间，在 T_1 像上提供高强度信号。由于对比剂以不同的速率分布到健康和病变心肌的细胞外间质，且健康组织和纤维化组织的对比剂清除速度不同，纤维化区域（白色）和健康心肌（黑色）之间的信号对比则不同。晚期钆增强（late gadolinium enhancement，LGE）即在注射＞7min 后观察。由于延迟钆增强 CMR 对间质纤维化不敏感，T_1 值测量基质体积方法很好地弥补了这一缺陷，因为 T_1 值可在没有钆对比剂的情况下测量，并反映细胞内和细胞外的组合，提供基质体积的测量方法。延迟钆增强 CMR 与 T_1 值结合对替代性纤维化和间质纤维化都有很好的效果，能较好评估缺血性心肌病、心肌梗死、主动脉瓣狭窄、扩张型心肌病、肥厚型心肌病、心肌炎及结节病等导致的心肌纤维化。

（二）超声检查

虽然 CMR 对心肌纤维化有较高诊断价值，但其费用高昂，且不能进行床旁检查。随着超声诊断技术的提高，应用超声评估心肌纤维化越来越受到重视。心肌背向散射积分值可定量评价纤维化及其程度，但主观性较大，重复率较低，目前临床应用较少。斑点追踪显像技术是超声医学领域近年发展起来的一项新技术。其主要是通过对高帧频追踪来运算重建心肌组织实时运动和变形，定性和定量地显示心肌运动速度、应变、应变率、位移、背向散射积分及心脏的旋转角度和速度。斑点追踪超声心动图应变参数能较好地描述缺血后心肌功能和形态特征，具备间接诊断心肌纤维化的潜力。正常心肌呈线性反射，2 种相位信号会互相消除，故几乎呈无回声现象（即零信号）。由于瘢痕心肌的非线性反射，在纤维化心肌中 2 种相位信号不能相互抵消，因此会有信号反射回来，根据心肌纤维化程度不同而呈现出由低到高的回声现象。根据这一原理，近年采用超声多脉冲方案的瘢痕成像超声心动图技术显示出了较好的应用价值。这种技术即在超声心动图诊断仪器中选用超声造影模式，机械指数调整为 0.40～0.47，增益根据不同患者图像情况置于 70%～77%，该检查与延迟钆增强心血管磁共振成像的检测结果具有很高的一致性。

（三）血清学指标检查

心肌纤维化广泛存在于各种心血管疾病中，在心功能损害中起重要作用。心肌内膜活检作为诊断心肌纤维化的金标准，在临床应用上存在局限性。随着分子生物学的快速发展，血清生物学指标用于评估心肌纤维化成为可能。反映胶原蛋白合成的指标如Ⅰ型前胶原羧基端前肽（PⅠCP）、Ⅰ型前胶原 N 端前肽（PⅠNP）、Ⅲ型前胶原 N 端前肽（PⅢNP），反映胶原分解的指标如 CⅠCP、MMP、TIMP，反映胶原代谢的指标如 CTGF、gal-3 等生物标志物可用于心肌纤维化评估。这些指标检测在心肌胶原重塑中进行详细阐述。

心肌纤维化的发生还涉及松弛素-1、生长激素促分泌受体、miRNA 等因素，这些因素的血清学生物标志正在研究中。值得注意的是，纤维化不仅发生在心脏，也发生在其他器官，因此生物标志物水平的变化可能不仅仅起源于心脏。生物标志物必须经过严格的测试以确定它们是否强烈反映心肌纤维化。目前还没有一种能与心力衰竭的 NT-proBNP 等效的纤维化生物标志物。总的来说，生物标志物的应用有助于心肌纤维化的评估，未来需要更多的前瞻性研究。

九、治 疗

心肌纤维化与心功能不全和心律失常的发生率直接相关，由于其涉及的细胞类型和信号通路的复杂性，目前尚缺乏有效的治疗来抑制或逆转心肌纤维化。正在进行的研究旨在阐明心肌纤维化的机制，并开发针对瘢痕形成的新疗法。主要方法包括防止瘢痕组织的形成和用功能性心肌细胞替代纤维组织。目前以 RAAS 为靶点的治疗方法作为心力衰竭的标准治疗方案，鉴于 TGF-β 信号通路在心肌纤维化中的作用，因此对 TGF-β 的抑制作用越来越受到关注。细胞移植治疗和生物材料工程的重大进展也证明了心肌再生的潜力。细胞直接重编程、非编码 RNA 和表观遗传修饰有望为纤维化的治疗提供新的选择。常用的 RAAS抑制剂如 ACEI、ARB 及醛固酮拮抗剂均对心肌纤维化有一定效果，但心力衰竭患者仍有较高的安全风险，开发新的治疗心肌纤维化方法、了解心肌纤维化治疗靶点对降低心力衰竭的死亡率有重要意义。

（一）TGF-β 抑制剂

TGF-β 在心肌纤维化中起重要作用，TGF-β 抑制剂可望成为改善或逆转心肌纤维化的重要药物。吡非尼酮和曲尼司特是两种临床批准的药物，相关研究已证实这两种药物能抑制 TGF-β 信号转导，在心肌纤维化治疗方面被重视。

吡非尼酮是一种口服抗纤维化药物，2014 年被美国 FDA 批准用于治疗特发性肺纤维化。吡非尼酮可抑制 TGF-β 的转录及其下游效应，使 ECM 蛋白下调。在高血压大鼠和心肌梗死大鼠中应用吡非尼酮治疗后心脏瘢痕减小，表明该药在心脏病中存在抗纤维化作用。在小鼠压力超负荷损伤中也观察到类似的作用，发现吡非尼酮可提高存活率并减轻胶原沉积。相关临床试验正在进行中，以研究吡非尼酮在 HFpEF 患者中的抗纤维化作用。

曲尼司特最初被用作治疗支气管哮喘的抗组胺药，主要作用之一是抑制 TGF-β 的表达和活性。PRESTO 临床试验发现，尽管曲尼司特对冠状动脉再狭窄的影响很小，但在接受曲尼司特治疗的患者中，心肌梗死的发生率降低。大鼠糖尿病和小鼠病毒性心肌炎模型研究也证明曲尼司特具有减轻心肌纤维化的作用。尽管曲尼司特的抗纤维化作用归因于其对TGF-β 信号的调节，但 Kagitani 等报道曲尼司特治疗与单核细胞浸润减少有关，这也可能有助于减轻纤维化。据报道，曲尼司特的抗炎作用与其抑制前列腺素 E_2、血栓素 B_2 或 IL-8的能力有关。此外，曲尼司特给药时间与心肌损伤时间的关系是一个需要深入考虑的因素。大鼠心肌梗死模型中早期给予曲尼司特治疗扩大了梗死面积，这意味着在损伤后早期使用该药有潜在危险。

尽管有证据支持吡非尼酮和曲尼司特的抗纤维化作用，但长期服用这两种药物都可能产生肝毒性，并可能导致肝衰竭。因此，需进行更多的研究探索安全、有效并可靶向抑制TGF-β 信号转导的替代方法，以减少心肌纤维化。

（二）生物材料应用

生物材料是指与生物系统相互作用的天然或工程材料，用于替换或修复身体组织。生物材料除提供控制释放抗纤维化化合物的平台外，还可以为梗死组织提供机械支持，降低升高的心室壁应力，从而改善心功能，在控制心肌纤维化方面有着广泛的应用。

近年来，可注射生物材料在治疗心肌梗死方面的应用显著增多。以海藻酸钠和壳聚糖为基础的水凝胶已被证明可以减轻心肌纤维化和组织炎症。可将注射生物材料与抗纤维化/抗炎化合物或干细胞相结合，这可进一步释放生物材料治疗的潜力。在大鼠慢性心肌炎模型中发现，含有肝细胞生长因子的明胶水凝胶片可改善心功能和心肌纤维化，这是通过抑制 TGF-β（抑制胶原合成）和激活 MMP-1（增加胶原降解）实现的。

心脏贴片通常含有与天然或合成生物材料结合的细胞。将胶原支架与多种细胞类型相结合用于心脏贴片已经得到广泛的研究，纤维蛋白心脏贴片也有助于改善大型动物模型的细胞输送和心功能。经过对心脏 ECM 去细胞化的处理，其主要成分包括胶原、弹性蛋白和纤维连接蛋白。这是一种天然衍生的基质，为细胞提供组织特异性的生化线索，对细胞迁移、分化和组织再生非常重要。经过处理的去细胞化心脏 ECM 作为可注射性水凝胶，有很好的应用前景。值得注意的是，尽管纤维连接蛋白已被证明能将心肌成纤维细胞激活为肌成纤维细胞，但心脏 ECM 中的细胞因子可抵消这种反面作用并可实现总体获益。

最近用于治疗心肌梗死的可注射生物材料和心脏补片已推出并在进行临床试验。虽然在啮齿动物和大型动物模型中已经完成了许多研究，但还需要进一步的研究以更好地了解其效应背后的机制及临床效用。

（三）细胞移植疗法

缺血导致的心脏血流和氧气减少，可导致心肌细胞不可逆的丢失和心肌纤维化瘢痕组织的替代。虽然传统的医学治疗对患者有一定效果，但许多患者最终仍进展为终末期心力衰竭，心脏移植是终末期心力衰竭患者的唯一选择。由于供体心脏的供应有限及慢性免疫抑制治疗的潜在并发症，研究人员已转向旨在通过细胞移植改善心肌功能的治疗方法。细胞治疗有很多策略，常用的有损伤心脏的直接再肌肉化和靶向内源性修复机制两种途径。

1. 损伤心脏的直接再肌肉化　将细胞移植到损伤区域，从而改善心功能。因此，许多研究致力于将多种类型的细胞进行移植，这些细胞包括自体骨骼肌成肌细胞、骨髓来源的 CD34$^+$细胞（内皮祖细胞）、c-kit 表面抗原选择细胞和胚胎/诱导多能性干细胞来源的心肌细胞。然而，细胞移植存在植入方式选择、细胞归巢及分化，以及诱发心律失常等问题，需要进一步研究以优化这一治疗策略，从而提高移植细胞的安全性和长期植入性。

2. 靶向内源性修复机制　主要是通过刺激内源性心血管祖细胞和（或）心肌细胞进行再生治疗。这种方法的机制是通过旁分泌介导的效应，利用细胞或其副产物诱导内源性祖细胞或心肌细胞增殖达到替换损伤心肌中的纤维化组织的目的。然而，还没有研究有明确的证据证明在成人心脏中存在心脏祖细胞。研究表明，某些细胞具有肌源性分化能力或释放副产物如外泌体，可刺激心肌细胞再生。有一些研究使用成人未分化的祖细胞，如骨髓抽吸的单核细胞、骨髓间充质干细胞和常驻成人心脏祖细胞来刺激内源性再生治疗途径。尽管骨髓间质干细胞的疗效尚不确定，但使用骨髓间质干细胞的临床试验仍在进行中。

（四）成纤维细胞的直接重编程

心肌成纤维细胞是瘢痕组织的主要细胞成分，其增殖和活化是导致心肌纤维化的主要因素。考虑到纤维化区域内这种细胞类型的丰富性，它们可能是对产生心肌细胞以替代瘢痕和恢复心功能的靶点进行直接重编程。2010 年，Ieda 等证明了使用 3 种因子（GATA4、Mef2c 和 Tbx5，以下统称为 GMT）转导细胞将出生后的小鼠皮肤和心肌成纤维细胞重新编程为具有心肌细胞样能力的细胞，由此产生的细胞可以表达心肌细胞特异性标志物，如心肌高敏肌钙蛋白 T 和 αα-MHC。Wada 等进一步证明，用 GMT 和中胚层相关蛋白 1 转导可从人成纤维细胞中诱导产生心肌样细胞。这引起了人们对改进和直接将重编程用于潜在治疗方法的热情。直接重编程主要采用逆转录病毒进行介导。研究表明，通过逆转录病毒转导 GMT 成功地将 LAD 结扎后小鼠心脏中的常驻成纤维细胞重编程为诱导的心肌样细胞。逆转录病毒传递涉及随机插入 DNA 到宿主细胞的基因组中，这使得重新编程的机制具有潜在的致病性，因此应用于患者的非整合性重编程方法的安全性和有效性需要进一步验证。最近非整合病毒载体如腺病毒、腺相关病毒和仙台病毒在重编程领域引起了人们的兴趣。此外，一些研究还表明了通过非病毒方法将成纤维细胞直接重编程为心肌细胞的可能性。最近有报道，通过在体外加入小分子，可以将小鼠成纤维细胞重新编程为心肌细胞。另外，另一组已经证明了 miRNA 转染在体内心脏重编程中的能力。这些进展为未来无须病毒转导的体内重编程奠定了基础。

（五）心肌纤维化中的非编码 RNA

非编码 RNA 中 miRNA 和 lncRNA 可能调节纤维变性。miRNA-21 和 miRNA-34 的沉默减少了心肌纤维化，而 miRNA-29 的下调增加了心肌胶原的生成。这些数据表明以上几种 miRNA 分别具有抗纤维化和促纤维化作用。此外，lncRNA 作为另一个调控性非编码 RNA 家族，在心肌纤维化中也引起了人们的关注。由于 miRNA 和 lncRNA 的广泛与非特异性作用，基于它们的靶向治疗仍然具有挑战。以这些非编码 RNA 的分子作为治疗靶点的治疗方法仍需要进行更进一步的研究。

（六）心肌纤维化的表观遗传修饰因子

表观遗传学对心肌纤维化发展的贡献是另一个值得关注的领域。有证据表明，各种细胞类型的表观遗传学特征的改变可能来自不同的刺激和压力，这些改变可以调节免疫细胞和心肌成纤维细胞中促炎症和促纤维化基因的表达。因此，以表观遗传修饰物为靶点的治疗可能有希望逆转心肌纤维化的病理症状。初步研究表明，组蛋白去乙酰化酶抑制剂，如托莫西汀，可以通过靶向活化心肌成纤维细胞逆转心肌纤维化。此外，研究亦证明抑制含溴结构域蛋白4可以减轻心肌梗死小鼠的纤维化。这些发现主要来自临床前研究，未来还需进一步探索心肌纤维化的有价值的治疗方案。

总之，心肌纤维化机制复杂，涉及较多信号分子及通路。深入开展基础研究并进行临床转化，有助于早期发现心肌纤维化生物标志物，开发新的诊断方法及治疗措施。

（刘权仪　刁晓艳）

第七节　长链非编码RNA在心肌重塑中的作用

目前发现，长链非编码RNA（long noncoding RNA，lncRNA）在心血管疾病中有重要作用，参与心肌重塑过程。细胞核富含转录本1、自噬促进因子、心脏自噬抑制因子、心脏凋亡相关lncRNA、肺腺癌转移相关转录本1、Hox转录反义RNA、X染色体失活特异转录本和坏死相关因子、AK139328和AK088388参与缺血后心肌重塑；肌球蛋白重链相关RNA转录本、心脏肥大相关因子、lncRNA调节器、lncRNA-H19、磷脂拼接酶4和心肌梗死相关转录本参与心肌肥大；肺腺癌转移相关转录本1、Wisp2超增强子相关RNA、母体表达基因3和lncRNA-H19参与ECM重塑。在心肌重塑过程中，lncRNA作为内源性海绵向特定miRNA传递信号，是调控靶基因表达的主要形式。了解lncRNA在心肌重塑中的作用，对心肌重塑治疗有重要意义，对进一步降低心力衰竭死亡率有重要价值。

一、长链非编码RNA概述

lncRNA是一种长度超过200个核苷酸的功能性RNA分子，由于其在蛋白质编码过程中的缺陷，一度被认为是基因组转录的"噪声"，其特点是序列保守性和表达水平较低。lncRNA在表观遗传、转录和转录后水平调节各种生物功能，或直接调节蛋白质活性。众所周知，人类基因组中只有1.5%具有蛋白质编码潜力，其余的大部分不具备编码蛋白质能力。lncRNA具有mRNA样结构，长度大于200nt，有些具有poly（A）尾，具有很强的表观遗传调控潜力。随着高通量测序技术的进步，成千上万的真核lncRNA不断被发现，人、小鼠和大鼠分别有102 783个、87 553个和27 793个lncRNA基因。它们的表达谱似乎是细胞类型特异性的，在细胞核或细胞质中的亚细胞定位排列良好。在生物学功能方面，其主要涉及核区隔化、基因组印记、X染色体失活、细胞命运调控和RNA剪接等。分化过程中的选择性剪接导致lncRNA的序列保守性和表达水平低于蛋白质编码基因，但越来越多的证据证实，尽管lncRNA的表达水平有限，但它们在一系列生物过程中仍保持着关键功能。基于它们在基因组中的位置或与编码基因的关系，可分为5个亚类，即正义、反义、双向、基因间和内含子lncRNA。功能分析表明，lncRNA可以在表观遗传、转录和转录后水平调节基因表达，或可以直接调节蛋白质活性。

（一）分子功能

与蛋白质编码 RNA 类似，lncRNA 具有独特的亚细胞分布，主要在细胞核内，部分在细胞质中。细胞核内 lncRNA 主要通过引导染色质修饰物发挥转录调控作用，细胞质中的 lncRNA 被发现有调节 mRNA 翻译或影响蛋白质运输的作用。根据分子功能的原型，lncRNA 可分为四大类：信号 lncRNA、诱饵 lncRNA、引导 lncRNA 和支架 lncRNA（图 4-7-1）。①信号 lncRNA：调节细胞中的基因表达时间和空间的方式，lncRNA 表达可以反映转录因子；②诱饵 lncRNA：可以滴定转录因子远离染色质或滴定 miRNA 远离它们的靶（充当 miRNA 海绵），lncRNA 可以隔离转录因子/蛋白复合物；③引导 lncRNA，作为分子伴侣，将转录因子/蛋白复合物引导到特定的靶点，可以招募染色质修饰酶到靶基因；④支架 lncRNA，作为分子支架，聚集蛋白质形成核糖核蛋白复合物，然后促进组蛋白修饰。

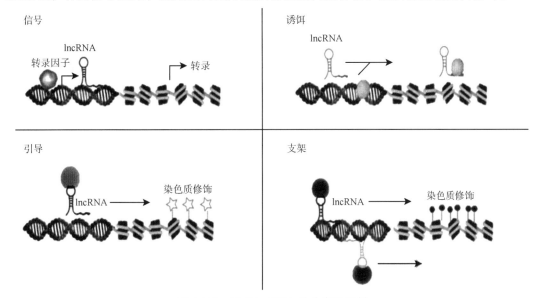

图 4-7-1　基本 lncRNA 的分类及机制

引自：Zhou H，Wang B，Yang YX，et al，2019. Long noncoding RNAs in pathological cardiac remodeling：a review of the update literature. Biomed Res Int，7159592

（二）生物功能

在生物学功能方面，lncRNA 被证明有多层作用。①核区隔化：lncRNA 可能有助于调节亚核结构，如副斑点形成；②染色质修饰：lncRNA 可以通过与表观遗传调控因子相互作用参与染色质修饰并将它们定向到特定的染色质区域；③RNA 剪接：RNA 剪接是将前体 mRNA 转录复合物转化为成熟 mRNA 的过程；④X 染色体失活：lncRNA 也能够调节 X 染色体失活。例如，已知 X-非活性特异转录物（XIST）可以沉默女性体细胞 X 染色体上的数百个基因。

二、lncRNA 在心肌重塑中的作用

心肌重塑包括心脏形态、功能、代谢或电改变，是心肌梗死或各种类型心肌病后心室

重塑中常见的一种适应不良反应。心肌重塑主要表现为心肌细胞凋亡、心肌肥大、代谢异常、自噬缺陷及电重塑等。缺血损伤可促进 ROS 的释放，导致心肌细胞能量代谢紊乱，甚至死亡，心肌细胞的持续丢失可能最终导致心肌重塑。对于心肌肥大，它是对容量或压力超负荷刺激的一种代偿性反应，旨在降低增加的室壁张力并维持心排血量，而持续暴露于增强负荷也会加速心肌细胞丢失、间质纤维化，甚至心力衰竭。通过高通量测序，已经发现许多 lncRNA 参与心肌重塑的调控。

（一）lncRNA 在心肌细胞死亡中的作用

在心肌缺血再灌注损伤中，lncRNA 主要参与心肌自噬（如 Neat1、AK139328、APF、CAIF 和 AK088388）、凋亡（如 CARL、MALAT1、HOTAIR、UCA1 和 XIST）和坏死（如 NRF 和 H19），这些 lncRNA 参与心肌重塑过程。

1. 心肌细胞自噬相关的 lncRNA　主要有自噬促进因子、AK139328、AK088388 和 CAIF。①自噬促进因子（autophagy promoting factor，APF）：是一种新型的自噬调节因子，在心肌细胞自噬调节中起着关键作用，通过向 miRNA-188-3p 信号转导，诱导自噬细胞死亡，从而增大心肌梗死面积。在缺氧/复氧心肌模型中，*APF* 基因的敲除减少了心肌细胞自噬小泡的形成和细胞死亡，通过抑制 miRNA-188-3p 的表达和增加自噬相关蛋白-7 的水平，减少缺血再灌注引起的心功能损伤，由此揭示 APF 在心肌细胞自噬中有助于预防心功能不全。在缺血再灌注损伤模型中，与对照组相比，APF-siRNA 小鼠表现出左心室舒张末期内径减小，但缩短分数增加，表明 APF 可被视为维持心功能的治疗靶点。②AK139328：在缺血再灌注治疗的糖尿病大鼠心肌组织中被证实过表达，上调的 AK139328 可能通过激活心肌细胞自噬而加重缺血再灌注损伤，而抑制其表达可显著减轻损伤。③AK088388：在缺氧/复氧心肌细胞模型中，AK088388 在大肠杆菌中高表达，可与靶向 Beclin-1 和 LC3-Ⅱ 表达的 miRNA-30a 竞争性结合，诱导自噬损伤。④心脏自噬抑制因子（cardiac autophagy inhibitory factor，CAIF）：其强制表达显著减轻了缺血再灌注损伤引起的自噬死亡和梗死面积，其机制是 p53/心肌介导的有害自噬被阻断。

2. 心肌细胞凋亡相关的 lncRNA　主要有 CARL、MALAT1、HOTAIR、UCA1、XIST。①心脏凋亡相关 lncRNA（cardiac apoptosis related lncRNA，CARL）：是一种早期发现的心肌细胞凋亡抑制剂，为 miRNA-539 的功能海绵，通过直接抑制 miRNA-539 表达，随后上调其靶向抗增殖蛋白 2 的水平，抑制缺氧诱导的线粒体分裂和凋亡。②肺腺癌转移相关转录本 1（metastasis-associated lung adenocarcinoma transcript 1，MALAT1）：是缺血再灌注损伤期间心脏组织中另一种高表达的 lncRNA，它可能通过海绵状 miRNA-203 加重心肌细胞炎症和凋亡。③HOTAIR：是一种保护性 lncRNA，减轻缺氧/缺血诱导心肌细胞凋亡，而 *HOTAIR* 基因敲除则严重加速细胞凋亡。HOTAIR 的心脏保护作用部分是基于 HOTAIR-miRNA-125 或 HOTAIR-miRNA-1 的相互作用。④尿路上皮癌相关分子 1（urothelial carcinoma associated molecule 1，UCA1）：其过度表达通过抑制内质网应激和 ROS 诱导的细胞凋亡，发挥显著的心肌保护作用。⑤X 染色体失活特异转录本（X inactive specific transcript，XIST）：心肌梗死后，在心肌细胞中过度表达，高表达的 XIST 可能通过靶向 miRNA-130a-3p 促进心肌细胞凋亡。

3. 心肌细胞坏死相关的 lncRNA　在心肌坏死方面，坏死相关因子（necrosis related factor，NRF）的 lncRNA 在心肌细胞坏死中扮演重要角色，通过充当内源性 RNA 海绵与细胞质中的 miRNA-873 与心肌细胞的坏死性死亡密切相关。在缺血再灌注损伤中，NRF 促进受体相互作用蛋白激酶（receptor-interacting protein kinase，RIPK）诱导的坏死性细胞死亡，敲除 NRF 可有效对抗坏死并给予心脏保护作用。NRF 的沉默增加了 miRNA-873 的表达，降低了 miRNA-873 靶向受体相互作用的 RIPK1 和 RIPK3 水平，这导致心肌坏死显著减少。引人注目的是，NRF 也可以在转录水平上调节，在 NRF 启动子区检测到 p53 结合位点。通过芯片分析，过氧化氢（H_2O_2）处理加剧了 p53 与 NRF 启动子的关联，表明 p53 促进了 NRF 在应激反应中的活性。功能分析表明，经 H_2O_2 处理后，沉默 p53 可减少坏死细胞死亡并抑制 NRF 启动子活性。下调 p53 水平也可诱导 miRNA-873 表达增加和 RIPK1/RIPK3 水平降低，阐明 lncRNA-miRNA-mRNA 轴在心肌细胞坏死过程中的调控关系，有助于探索心功能不全的潜在治疗靶点。lncRNA-H19 含有三个潜在的 miRNA-103/107 结合位点，通过抑制 miRNA-103/107 及其靶 Fas 相关蛋白与死亡结构域的水平预防心肌细胞坏死，以应对 H_2O_2 的损害作用，尽管这些效应被 H19 的沉默所抵消。

（二）lncRNA 在心肌肥大中的作用

心肌肥大是一种适应性的形态变化，在容量或压力超负荷刺激下，早期呈代偿性肥大，但后期可呈病理性变化，lncRNA 在这一病理生理过程中扮演着新的角色。许多其他 lncRNA 如心脏肥大相关因子、lncRNA 生长阻滞特异转录本 5、lncRNA 调节器、lncRNA-H19、肌球蛋白重链相关 RNA 转录本参与心肌肥大。

2014 年，心脏肥大相关因子（cardiac hypertrophy related factor，CHRF）的 lncRNA-AK048451 首次被鉴定为一种内源性 miRNA-489 海绵，能够以序列特异性的方式直接与 miRNA-489 结合并抑制 miRNA-489 的表达；这种能力通过生物信息学程序 RNA 杂交分析被证实。荧光素酶报告基因活性测定显示，CHRF 的强表达促进肥大反应，抑制 CHRF 通过调节 miRNA-489 活性及其靶基因髓样分化蛋白抗原 88（myeloid differentiation protein antigen 88，Myd88）的表达延缓 Ang-Ⅱ治疗引起的心肌肥大效应；这些效应表明 CHRF 在肥大状态下充当 miRNA-489/Myd88 轴的上游负调节因子。

通常 lncRNA 生长阻滞特异转录本 5（growth arrest specific transcript 5，GAS5）被认为是一种肿瘤抑制因子，作为 miRNA-21 海绵，可以抑制各种癌细胞的增殖并促进其凋亡。有趣的是，研究表明 GAS5 含有 miRNA-23a 的结合位点并作为 miRNA-23a 的海绵。GAS5 表达上调通过负向调节 miRNA-23a 及其靶点叉头盒 O3（FoxO3a）抑制心肌细胞肥大，研究证实，心肌梗死相关转录本（myocardial infarction association transcript，MIAT）具有 miRNA-150 的结合位点，可以作为 miRNA-150 海绵调节细胞增殖、凋亡和迁移。研究表明，lncRNA 调节器水平在肥大心肌组织和心肌细胞中增高，*ROR* 基因敲除可通过促进 miRNA-133 的表达，从而有效抑制促肥大反应，进一步降低脑钠肽水平；同时，另一种负性调节因子 lncRNA-H19 被发现通过增加 miRNA-675 水平而减轻去氧肾上腺素刺激导致的心肌细胞肥大，从而发挥保护作用。lncRNA-H19 的过度表达可以降低促肥大基因的水平，缩小细胞体积，而 miRNA-675 的抑制则削减了保护作用。在 TAC 制作的小鼠心力衰竭模型中，lncRNA 磷脂拼接酶 4 的强表达通过吸入 miRNA-214，进一步上调线粒体内稳态的关键调节因子Mfn2的表达以减轻心肌肥大。此外，lncRNA-MIAT 作为 miRNA-150 的 ceRNA 在体外也被证实参与了 Ang-Ⅱ诱导的 H9C2 细胞肥大过程。

肌球蛋白重链相关 RNA 转录本（myosin heavy chain associated RNA transcript，Mhrt）是第一个作为染色质重塑物并抑制病理性心肌肥大的 lncRNA 实例。布拉玛相关基因（Brahma-related gene 1，Brg1）染色质重塑因子在心肌肥大中有重要价值。Mhrt 已被证实与 Brg1 直接相互作用，将 Brg1 从其基因组 DNA 靶点中分离出来，根据细胞分离实验，在 TAC 手术小鼠模型的心肌细胞或主动脉狭窄患者心肌组织中心肌肥大相关转录物特异性上调。它促进肥大的机制涉及含有普列克底物蛋白同源结构域的蛋白质家族 M 成员 1 的负调控，该基因位于其对侧链上，从而阻碍心肌细胞自噬和促进肥大。

越来越多的证据表明，lncRNA 在心肌肥大中起着重要作用，不同的 lncRNA 可以通过相应的机制促进或抑制心肌肥大，lncRNA 的表达调控可以改善心肌肥大。因此，与心肌肥大相关的 lncRNA 可能成为治疗心肌肥大研究的一个新领域。

（三）lncRNA 在心脏细胞外基质重塑中的作用

心肌 ECM 不仅为心肌提供机械支持，还传递重要的分子信号以调节心肌功能。心肌缺血或慢性容量和压力超负荷时 ECM 发生动态变化，最终发展为心力衰竭。心肌成纤维细胞在很大程度上促进了这些病理过程。同时，lncRNA 是心肌成纤维细胞生物学的重要调节因子。到目前为止，一些 lncRNA 已被证实与心肌纤维化和 ECM 重塑有关。Huang 等通过对缺血性心肌病患者心脏样本的 RNA 序列分析发现，5 个 lncRNA（如 n379599、n379519、n380433、n384640 和 n410105）主要依赖 TGF-β 通路调节 ECM 基因表达。Qu 等对小鼠梗死周围组织的 lncRNA 谱进行了生物信息学分析，发现 263 个 lncRNA 表达显著上调，282 个 lncRNA 表达下调。其中，NOMMUT022554 被确定为与基因密切相关的排名最高的 lncRNA-ECM 受体相互作用。除组学研究外，某些 lncRNA 如 MALAT1、Wisper、MEG3、H19 和 GAS5 也参与了纤维化与重塑。Huang 等在心肌梗死小鼠模型体内和新生幼仔心肌成纤维细胞体外研究中发现，MALAT1 在心肌梗死心脏和 Ang-Ⅱ刺激的心肌成纤维细胞中特异性上调；敲除 MALAT1 可通过抑制 TGF-β1 活性减轻心肌梗死后心肌纤维化和 Ang-Ⅱ诱导的成纤维细胞增殖和胶原合成。Wisp2 超增强子相关 RNA（Wisper）是另一种富含心肌成纤维细胞的 lncRNA，可加重损伤后的心肌纤维化。Wisper 主要参与心肌成纤维细胞的增殖、迁移和存活。体内沉默 Wisper 可减轻心肌梗死诱导的纤维化和心功能不全，可能通过调节赖氨酰羟化酶 2 表达和胶原交联实现。母体表达基因 3（maternally expressed gene 3，MEG3）主要由心肌成纤维细胞表达，促进 MMP-2 的产生，从而导致心肌纤维化增加和舒张功能受损，沉默可逆转这种影响。功能验证研究表明，H19 敲除增强了 miRNA-455 的抗纤维化作用，降低了 CTGF 的表达，并进一步抑制了纤维化相关蛋白的合成，从而揭示了 H19/miRNA-455/CTGF 轴在心肌纤维化中的重要作用。此外，抑制性 lncRNA-GAS5 在活化的心肌成纤维细胞中低表达，其过表达可通过负调控靶向磷酸酶和紧张素同源物表达的 miRNA-21 抑制心肌成纤维细胞增殖，其暗示了纤维化的潜在治疗靶点。

最新研究发现，小核仁 RNA 宿主基因 7（small nucleolar RNA host gene 7，*SNHG7*）在心肌纤维化中亦起重要作用。小鼠心肌梗死后，lncRNA-SNHG7 在左心室梗死区和梗死周围高表达，*SNHG7* 基因敲除可降低 I 型胶原和 α-SMA 的表达，抑制 *SNHG7* 可改善小鼠心肌梗死后的心功能。*SNHG7* 与 miRNA-34-5p 共转染可抑制心肌成纤维细胞的增殖和活性。lncRNA-SNHG7 可作为 ceRNA 靶向 miRNA34-5p，促进心肌梗死后心肌纤维化。*SNHG7* 的沉默可减少胶原沉积，改善心功能。miRNA-34-5p 可通过靶向 ROCK1 抑制心肌纤维化，并可抑制 *SNHG7* 诱导的心肌成纤维细胞增殖和成纤维细胞向肌成纤维细胞的转化。此外，lncRNA Safe 在心肌纤维化中发挥关键作用，抑制 lncRNA Safe 可抑制 TGF-β 诱导的成纤维细胞增殖活化、成纤维细胞-肌成纤维细胞转化和胶原分泌，从而抑制心肌梗死后心肌纤维化，改善心功能，成纤维细胞表达的 lncRNA 可作为未来心脏病抗纤维化治疗的新靶点。

（四）lncRNA 在心肌电重塑中的作用

到目前为止，关于 lncRNA 心肌电重塑相关基因的研究还不多。Li 等利用 RNA-seq 技术对兔心房颤动模型进行了研究，并分析了右心房 lncRNA 的表达谱。他们确定了共 99 843 个 lncRNA，其中 TCONS00075467 是重要的参与者。TCONS00075467 在体内外均能充当海绵状 miRNA-32，调控基因 *CACNA1C* 的表达，延长有效不应期及动作电位持续时间。在心律失常大鼠模型心肌细胞中，MALAT1 通过向 miRNA-200c 信号转导调节电活动，并呈现过表达状态。MALAT1 基因敲除可显著增加瞬时外向钾电流和 Kv4.2/Kv4.3 通道蛋白的表达，影响细胞凋亡，导致心律失常。

三、lncRNA 作为诊断及治疗生物标志物

许多 lncRNA 被报道与心肌梗死、心力衰竭和其他心脏疾病相关，因此被认为是某些心血管疾病的生物标志物。lncRNA 可在细胞外泌体液（如血浆或尿液）中检测到，并在疾病发生时显示出动态变化。除此之外，与 RNA 结合蛋白的结合也可以解释循环中 lncRNA 的稳定性增强，这是由于它们抵抗 RNA 酶的快速降解。lncRNA 在易于获得的体液中长期稳定，结合疾病特异性丰度模式，使 lncRNA 成为一类新的非侵袭性预后和诊断生物标志物。

急性心肌梗死的早期诊断是成功治疗并保护心肌细胞和挽救生命的关键。Vausortet 等通过定量 PCR 检测了 5 种 lncRNA 在外周血细胞中的表达：缺氧诱导因子 1A 反义 RNA 2（aHIF）、细胞周期蛋白依赖激酶抑制剂 2B 反义 RNA 1（ANRIL）、钾离子通道蛋白家族重叠转录物 1（KCNQ1OT1）、MALAT1 和 MIAT。心肌梗死患者的 aHIF、KCNQ1OT1 和 MALAT1 水平高于健康志愿者。心肌梗死患者血浆心肌肌钙蛋白 I 水平和 HOTAIR 的表达相关，发现 HOTAIR 的血浆水平可作为人类急性心肌梗死的潜在诊断生物标志物。血浆 UCA1 水平在急性心肌梗死早期降低，在急性心肌梗死后第 3 天升高。急性心肌梗死患者血浆 UCA1 水平与高血压、糖尿病无相关性。UCA1 检测对预测急性心肌梗死具

有显著的敏感性和特异性。然而，对急性心肌梗死的诊断并不优于心肌肌钙蛋白 I 和肌酸激酶同工酶。同样，与健康对照组相比，患者血液中心脏特异性 lncRNA-MHRT 显著升高，它被认为是诊断急性心肌梗死的一种生物标志物。Tan 等阐明，在冠心病患者的血清样本中，MIAT 与 IL-6 和 TNF-α 呈正相关。因此，MIAT 可作为冠心病诊断和预后的潜在指标。

lncRNA 作为潜在生物标志物的一个突出例子，线粒体衍生的 lncRNA 是预测心肌重塑的基因间长链非编码 RNA。在冠心病、糖尿病、心力衰竭患者中，存在左心室重塑的患者血浆中线粒体衍生的 lncRNA 水平明显升高，其血浆水平与心肌梗死后左心室重塑和心力衰竭风险增加相关，是一种新的心肌重塑生物标志物，可预测心力衰竭患者的死亡风险。另外，循环中的两个 lncRNA——MIAT 和 SENCR 与同一研究中的这些患者的左心室重塑有关。此外，Zhang 等报道了冠心病患者，尤其是伴有慢性心力衰竭受试者的血浆线粒体衍生的 lncRNA 水平和 lncRNA-H19 水平升高。近年来，其他研究确定循环中的 lncRNA 非编码 NFAT 抑制物（NRON）和 Mhrt 是心力衰竭的进一步独立预测因子，并将 ANRIL 的血浆水平升高与支架内再狭窄的高风险相关联。

四、lncRNA 在心肌重塑中的靶向治疗作用

心肌重塑是一个慢性进行性过程，包括细胞行为异常、基质成分重塑、器官功能受损。随着对 lncRNA 的深入了解，从表观遗传学的角度重新解释了心肌重塑的发病机制。如上所述，许多研究证实 lncRNA 在心肌重塑中起关键作用，并推测其具有成为治疗靶点的潜力。根据目前的数据，阿托伐他汀的应用已可以通过抑制 lncRNA-MEG3 的表达在体外造成低氧损伤，保护心肌细胞免受损伤，从而为 lncRNA 的相关机制提供线索，该药物对心肌梗死/心力衰竭治疗均有益处。氯沙坦可通过逆转成年大鼠 lncRNA-NR024118 和细胞周期蛋白依赖性激酶(CDK)抑制剂 1C[cyclin-dependent kinase(CDK)-inhibitor 1C,CDKN1C]的下调而减轻 Ang-Ⅱ诱导的心肌纤维化。除此之外，通过基因方法（特别是过度表达或敲除）操纵特定 lncRNA 的表达已在动物模型中大量进行，被证实可调节重塑，如心肌炎症、凋亡和肥大。在不同的疾病环境下，要精确调节 lncRNA 的表达上调下调或下调上调的基因型是非常重要的，但这是一项巨大挑战，现有的研究模式不能完全转变进入临床试验，目前依然存在很多问题。首先，lncRNA 序列保守性差，在不同的阶段和背景下识别详细的单细胞或单分子图谱可能是至关重要的。其次，lncRNA 通常寿命短且易损伤，为了实现靶向递送和长期有效性，体内实验中可能需要一些外源性基因递送载体（如外显体、纳米粒和脂质体）或 CRISPR‐Cas9 基因组编辑技术，接下来是如何确定递送时间、模式、浓度等。到目前为止，还没有进行临床试验。在整个非编码 RNA 领域中，抗 miRNA-122 已经完成了治疗丙型肝炎病毒感染的 Ⅱ 期临床试验，提示非编码 RNA 的潜在治疗作用。今后的工作将侧重于深入了解 lncRNA 调控网络，优化给药技术，研究 lncRNA 与已知有益/有害信号通路的相互作用，以促进 lncRNA 的快速临床转化及其与细胞治疗或心脏再生治疗的关系。

五、总　　结

lncRNA 在心肌重塑的病理过程中显示出很强的调节作用，但其调节过程复杂。对于不同的刺激，相同的 lncRNA 可能通过靶向不同的 mRNA 介导不同的生物过程；相同的 lncRNA 可能在不同疾病中调节不同的生物学功能；lncRNA 和 mRNA 在应激条件下会受到其他分子的影响；因此，特异性地调控 lncRNA 的表达是一种很有前途的治疗方法。未来，随着转录组测序技术和基因转染技术的发展，将发现更多与心肌重塑相关的 lncRNA。此外，通过外显体或其他载体靶向将 lncRNA 导入梗死心肌或罪犯血管可能会促进更有意义的临床转化。

（陈　鑫　陈章荣　杨震坤）

第八节　miRNA 与心肌重塑

miRNA 是一种内源性、保守的单链非编码 RNA，长度为 21～25 个核苷酸。miRNA 在胚胎发生、增殖，血管生成、凋亡，细胞凋亡等多种细胞事件中发挥着重要作用。miRNA 对成千上万个不同的信使 RNA 进行调节，参与了心肌细胞肥大、凋亡和心肌纤维化过程，在心肌重塑中起着不可或缺的作用。许多 miRNA 可作为心肌重塑的预后判断指标，也可用于心肌重塑治疗。了解 miRNA 在心肌重塑中的作用对改善心肌重塑、降低心力衰竭死亡率有重要意义。

一、miRNA 简　介

（一）miRNA 的发展

miRNA 是一类小的非编码 RNA，在几乎所有真核细胞内的信号转导途径中起着重要的调节作用。人体内近 80% 的基因经过转录，但只有 1%～2% 的基因被翻译成蛋白质，从而留下许多非编码 RNA 转录。非编码 RNA 在调控基因表达和应用表观遗传学方面非常重要，miRNA 是研究得最多和最具特征的非编码 RNA。Lin-4 是 1993 年在秀丽隐杆线虫中发现的第一个 miRNA，它是内源性的、保守的、长度为 21～25 个核苷酸的单链非编码 RNA。2002 年发布了一级 miRNA 数据库，当时只有 218 个条目，在随后的几年中不断增加。最新的 miRNA 基础序列数据库包括 28 645 个代表发夹前体 miRNA 的条目。之后，该数据库包括约 204 196 个新发夹序列和 5441 个新成熟 miRNA 的条目。

（二）miRNA 的生成

miRNA 的生物合成包括多个步骤，如转录、加工、拼接、输出到细胞质、成熟和靶结合（图 4-8-1）。第一步，合成 pri-miRNA。初级转录物称为 pri-miRNA，这是由许多 miRNA 的几个序列组成的大结构，由一个独立的 miRNA 基因或通过细胞核中的 RNA 聚合酶Ⅱ编码 RNA 聚合酶Ⅱ转录物的部分蛋白质内含子组成。其长度从几百到几千个碱基不等，带有 5′ 帽子和 3′ poly（A）尾，以及 1 个到数个发夹茎环结构。第二步，切割 pri-miRNA Drosha（RNA 特异性 RNaseⅢ型核酸内切酶）及其辅因子 DGCR8，产生由近 70 个核苷酸组成的前 miRNA（pre-miRNA）。然后，pre-miRNA 被运输到细胞质，并通过输出蛋白-5（exportin-5）和 RanGTP 结合蛋白穿过膜上的核孔。之后，pre-miRNA 被 Dicer（细胞质 RNA 内切酶Ⅲ）进一步切割成双链 miRNA（22 个核苷酸），由细胞质中活性和功能成熟的引导链及非活性的乘客链组成。随后，与靶 mRNA 结合，双链被解开，成熟的链被加载到 RNA 诱导的沉默复合物中，与 3′端非翻译区（3′-UTR）结合，抑制翻译。RNA 诱导的沉默复合物由阿尔戈蛋白和其他调节效应物组成，这些调节效应物组织了这种复合物的抑制作用。第三步，RNA 诱导的沉默复合物通过 miRNA 和靶 mRNA 种子序列之间的互补作用引导活性链与其靶 mRNA 结合。最终，miRNA 显示了它们对人类基因组的影响。

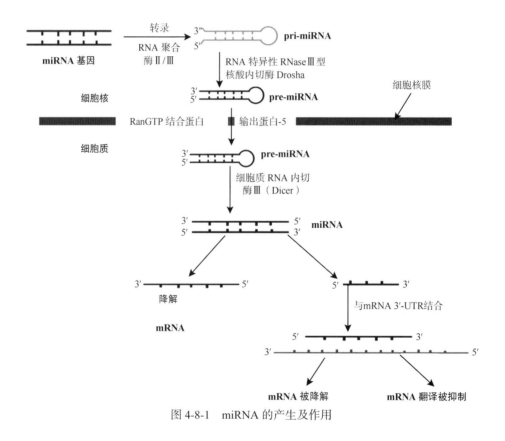

图 4-8-1 miRNA 的产生及作用

经过合成和加工，细胞外 miRNA 分泌到血液循环中，被不同的载体（如外显体、微粒、脂质小泡）包装，与真核翻译起始因子 2C2 或核仁磷蛋白结合，或与高密度脂蛋白或低密度脂蛋白结合以保护其不被消化。在血液中，miRNA 即便在极端 pH 值、高温等环境下均能保持稳定。但是外源性游离合成的 miRNA 很容易被血液中的核糖核酸酶降解。大多数 miRNA 也由血细胞和组织如肝、心、肾和肺产生。

（三）miRNA 的作用

miRNA 在各种细胞事件中起着重要作用，如胚胎发生、增殖，血管生成、凋亡，细胞凋亡、生长和分化、肿瘤发生。miRNA 作为转录后调节因子家族的一员，通过与靶 mRNA 的 3′-UTR 结合，在转录后水平上调各种基因的表达。miRNA 通过 mRNA 转录、翻译抑制或 miRNA 介导的 mRNA 衰变等多种因素调节基因功能，这些因素包括互补程度、靶 mRNA 上结合位点的数量和功能，它们之间呈正相关。另外，miRNA 可以与靶 mRNA 的 5′-UTR 相互作用，引起靶蛋白的刺激和激活或翻译的抑制。此外，各种 miRNA 可以与启动子蛋白结构如阿尔戈蛋白-2 和脆性 X 综合征相关蛋白 1 相互作用，从而间接上调靶基因的翻译。许多实验和临床研究表明，miRNA 在各种心血管疾病中的表达发生了高度变化，其活性和功能的变化与心肌细胞生长、存活和凋亡调节有关。miRNA 被认为是各种心脏疾病发展的中心环节，从而导致心肌重塑和心力衰竭的进展。miRNA 参与心肌肥大、心肌纤维化、心肌细胞损伤和血管生成等心肌重塑过程。

二、miRNA 与心肌肥大

生物力学应力和其他病理刺激可能触发心肌重塑，表现为心肌肥大，而心肌肥大是心脏对生理和病理应激刺激的主要反应之一。心肌肥大表现为心肌细胞大小和肌原纤维体积增加，在功能性损伤前持续增加心排血量。这种适应性机制在短期内是有益的，但长期肥大可引起心室壁厚度增加、心腔扩张和心力衰竭，甚至死亡。心肌肥大相关的分子机制较为复杂，miRNA 在心肌肥大过程中起着重要的调控作用。miRNA 种类繁多，一些肥大信号有正调节作用，另一些则对肥大信号有负调节作用，miRNA 通过对肥大信号调节影响心肌重塑，miRNA 表达的平衡对于控制心肌细胞肥大反应和维持心脏结构与功能是必不可少的。

（一）促进心肌肥大的 miRNA

许多 miRNA 在心脏中起促肥大作用。miRNA-208a 与心肌肥大和纤维化的发展高度相关，刺激肌球蛋白重链介导的 miRNA-208a 表达可促进血管紧张素 1 型受体的表达，引起心肌肥大。在心肌肥大模型中，miRNA-375-3p 表达上调，*miRNA-375-3p* 基因敲除并用 Ang-Ⅱ处理后心肌细胞肥大减轻。体外和体内实验表明，miRNA-214 的过度表达降低了 SIRT3 的表达，导致广泛的线粒体损伤，从而促进心肌细胞肥大的发生，miRNA-214 通过直接抑制 SIRT3 参与 Ang-Ⅱ诱导的心肌肥大。miRNA-185 通过上调钙信号通路中的多个基因（如 *CaMK Ⅱ*、*NFAT*）表达促进心肌肥大，而 miRNA-185 的下调可减轻心肌肥大。一些 miRNA 降低抗肥大因子的表达，间接促进病理性肥大。miRNA-155 作为一种促肥大因子，通过消除心肌细胞特异性增强因子 2A 和组蛋白去甲基化酶 2 的表达促进心肌肥大。miRNA-22 作为促肥大因子通过靶向磷酸酶和紧张素同源物（phosphatase and tensin homolog，PTEN）、组蛋白去乙酰化酶 1 和组蛋白去乙酰化酶 4 导致心肌肥大。在实验性心肌肥大中，

miRNA-195 抑制高迁移率族蛋白 A1，促进肥大反应。miRNA-195-5p 通过靶向线粒体融合基因 2 促进心肌肥大，miRNA-195-5p-FBXW7-NOTCH1 通路可能参与肥大过程。一项系统回顾显示，87 个 miRNA 在肥厚型心肌病患者中存在差异表达，其中大多数表达上调。关于 miRNA-21、miRNA-29a 和 miRNA-133 的报道较多。在六项研究中，对几种 miRNA 与左心室肥厚和纤维化的相关性进行了评估，miRNA-29a 是一个具有预测肥厚型心肌病价值的生物标志物。

（二）抑制心肌肥大的 miRNA

miRNA-1 是心肌组织中最丰富的 miRNA 之一，其表达与心肌肥大的进展呈负相关。在人类和实验动物模型中，miRNA-1 是靶向调节肥大的关键因子之一。miRNA-1 通过抑制 IGF 活性预防心肌肥大。miRNA-1 通过直接靶向抑制包括真核起始因子 4E（eIF4E）、细胞特异性增强因子 2A、GATA4 和组蛋白去乙酰化酶 6 在内的许多信号分子的翻译，保护心脏结构和功能免受心肌肥大反应的影响。miRNA-1 还通过负性调节钙调素减弱钙信号依赖性心肌肥大反应。miRNA-1 抑制了衰老关键蛋白-2 的表达，从而消除了肥大心脏中 TGF 信号的激活和 ECM 重塑。miRNA-133a 则通过调节 Akt 及其下游信号分子，如细胞分裂周期因子 42 和 Rho-A 减轻心肌重塑。miRNA-10a 和 miRNA-497 分别通过阻断 T-框蛋白 2 和人沉默调节蛋白 4 的翻译发挥抗肥大作用。循环 RNA 通过抑制 miRNA-26b-5p 和 miRNA-140-3p 导致 GATA4 水平升高，从而加重心肌肥大。miRNA-27 通过靶向半乳凝素-3 减轻压力超负荷引起的心肌肥大和功能障碍。醛固酮-盐皮质激素受体（Aldo-MR）通路在心肌重塑中起重要作用，miRNA-181a 下调 Aldo-MR 的下游效应分子中性粒细胞明胶酶相关脂质运载蛋白的表达，改善心肌肥大。钙网蛋白和葡萄糖调节蛋白是内质网应激标志物，miRNA-124 通过阻断这两种蛋白的表达能有效抑制 Ang-Ⅱ 诱导的心肌细胞肥大。miRNA-455 是心脏发育过程中重要的 miRNA 之一，其靶向钙网蛋白，以防止压力超负荷诱导的肥大。miRNA-378 抑制许多促生长受体和信号途径的表达与活性，包括胰岛素样生长因子受体 1、生长因子受体结合蛋白 2、Ras 1 激酶抑制剂、Ras 活性、PI3K-Akt 信号通路、MAPK 信号通路和 Raf1-MEK1-ERK1/2 信号通路，减轻心脏组织肥大反应。miRNA-145 通过调节 GATA 结合蛋白 6 的表达在异丙肾上腺素诱导的细胞肥大中显示出负调节作用。miRNA-212/132 家族和 miRNA-23a 靶向 FoxO3 转录因子以减轻心肌细胞中的肥大信号。miRNA-29a-3p 通过直接靶向 T 细胞活化因子 C4 的 3'-UTR 抑制 ET-1 诱导的心肌细胞肥大反应。miRNA-208a 的抗 miRNA 通过上调压力超负荷诱导的大鼠心力衰竭中肌球蛋白重链 7 的表达减轻心肌重塑。

三、miRNA 与心肌纤维化

心肌纤维化是大多数心血管疾病发展到一定程度的病理改变，主要是成纤维细胞积聚、活化、增殖导致 ECM 沉积、胶原纤维异常积聚所致。心肌成纤维细胞是心脏中最丰富的细胞类型，约占心脏细胞总数的 2/3。成纤维细胞的短暂活化和增殖对心脏损伤后修复，以及维持心脏的完整性和功能至关重要。然而，成纤维细胞持续活化向肌成纤维细胞表型转变，导致不良的心肌重塑和心功能不全。许多 miRNA 通过调节心肌组织中纤维化信号分子的表达/活性，对纤维化产生积极或消极的影响。

TGF 是一种多功能细胞因子，在心脏内许多组织的纤维化发生发展过程中起重要作用。TGF 依赖性信号通路的激活和 TGF 信号成分的持续表达在 ECM 成分的表达和纤维化反应加重中起着关键作用，从而导致心室重塑。一些 miRNA 通过直接拮抗心肌成纤维细胞中 TGF 信号成分的表达和（或）活性发挥抗纤维化作用。miRNA-101 通过抑制转化生长因子 Ⅰ 型受体和 c-Fos 阻断基质蛋白的过度产生、活化及成纤维细胞的增殖。

（一）促进心肌纤维化的 miRNA

一些 miRNA 通过上调 TGF 信号分子的表达发挥促纤维化作用。心肌损伤后，心肌成纤维细胞高度表达 miRNA-21，其通过阻断 TGF-β Ⅲ 型受体的表达加速纤维化过程，TGF-β Ⅲ 型受体是 TGF-β1/Smad-3 信号通路的负调控因子。miRNA-21 还通过抑制萌芽同源物 1 的表达而促进成纤维过程，萌芽同源物 1 是一种控制成纤维细胞生长因子分泌和抑制 ERK-MAP 激酶活性所必需的分子。抗 miRNA-21 使巨噬细胞和成纤维细胞数量减少，纤维化程度减轻，有效抑制 miRNA-21 相关的重塑。miRNA-155 通过提高 Smad-2 水平增强 TGF-β1/Smad-2 信号通路，导致心肌纤维化。TGF-β1 诱导 miRNA-22 的表达，其增加 Smad-4 的水平，Smad-4 是 Smad 复合物（Smad-2/3/4）的一个重要组成部分，该复合物有助于易位到细胞核和诱导下游基因表达。结缔组织生长因子促进包括胶原蛋白在内的 ECM 蛋白质的合成，参与纤维化发展，miRNA-133 和 miRNA-30 下调 CTGF 的表达并减轻心肌纤维化。miRNA-499 通过靶向多种细胞内信号转导分子和转录因子如 Akt、MAPK、早期生长反应因子和 Fos 等，在心肌肥大和纤维化的发生发展中起着关键作用。miRNA-135a 参与了纤维化过程，黄芪甲苷 Ⅳ 显著降低 miRNA-135a 作用靶点之一的 TRPM7 的电流、mRNA 和蛋白表达，抑制 TGF-β1/Smad 信号通路激活，并显著降低 α-SMA 和 Ⅰ 型胶原表达。miRNA-1468-3p 通过增强 TGF-β1-p38 信号通路促进心肌纤维化。在大鼠心肌梗死模型中，沙库巴曲缬沙坦通过下调 miRNA-181a 外泌体表达，减轻了心肌纤维化，改善了心功能。miRNA-208 是一种心脏特异性 miRNA，其上调与心肌纤维化的发生发展密切相关。miRNA-208 通过上调内皮糖蛋白的表达诱导心肌纤维化，内皮糖蛋白是 TGF 和 MHC 的共同受体。一项分子研究表明，miRNA-208 特异性地促进了 MHC 和心肌细胞的应激依赖性表达纤维化。miRNA-125b 通过靶向爱帕琳肽（心脏中关键的纤维化抑制因子之一）而促进纤维化。

（二）抑制心肌纤维化的 miRNA

miRNA-101 通过抑制转化生长型受体和 c-Fos，阻断基质蛋白的过度产生和活化成纤维细胞的增殖。在实验模型中，miRNA-101 的过度表达减轻了纤维化导致的心功能恶化。miRNA-122 可以控制 TGF-β1 的表达，但在患者中其表达下调，导致严重的心肌纤维化。弗林蛋白是一种潜在 TGF 激活过程的调节蛋白，miRNA-24 通过抑制弗林蛋白，心肌成纤维细胞的分化和迁移，抑制 TGF-Smad-2/3 信号调节纤维化过程。同样，miRNA-98 和 miRNA-19a-3p/19b-3p 分别通过阻断转化生长因子 Ⅰ 型和 Ⅱ 型受体的表达抑制纤维化，这些受体是 ECM 产生、心肌纤维化和心室增厚的组成部分。miRNA-15 家族是参与纤维化调控的最重要的 miRNA 之一，它编码 6 个 miRNA（15a、15b、16、195、322 和 497）。多个 miRNA-15 家族成员的表达靶向 TGF-β1、p38、SMAD-3、SMAD-7 和内皮糖蛋白以抑制 TGF 通路。然而，miRNA-15 家族对心肌细胞增殖有负面影响。同样，miRNA-378 通过抑制几种促纤维化转录因子如激活蛋白 1、c-Fos 和 c-Jun 在心肌成纤维细胞中的表达而减弱 TGF/Smad/Ras 信号。然而，在纤维化过程中，这种 miRNA 在心脏组织中的表达被一种未知的机制下调。miRNA-223 可能通过下调 TGF-β2 受体基因的表达抑制心肌纤维化相关信号通路的激活。miRNA-29 家族成员（29a、29b 和 29c）的表达与实验性心肌梗死后 ECM 生成和纤维化相关基因的表达呈负相关，miRNA-29 具有心肌保护作用，已成为抗心肌纤维化研究的热点。抑制 miRNA-29a-3p 可上调心肌成纤维细胞中 TGF-β、Ⅲ 型胶原和 Ⅰ 型胶原的水平，并完全逆转益母草对心肌成纤维细胞的抗纤维化作用。miRNA-26a 通过直接靶向 *CTGF* 基因的翻译和 Ⅰ 型胶原的表达减轻纤维化。在心肌梗死中，miRNA-26a 还通过靶向调节突变的毛细血管扩张基因减轻纤维化。最近有研究表明，miRNA-26a 的过表达通过靶向抑制 TGF-β 和 Smad-4 减轻高血压大鼠心肌纤维化，在体外则能够抑制 Ang-Ⅱ 诱导的心肌成纤维细胞活化。

四、miRNA 与心肌细胞死亡

心肌细胞的死亡及其再生能力低下是导致心室功能不全、纤维化和心力衰竭的原因。许多研究表明，慢性心肌重塑与心肌细胞死亡密切相关。心肌细胞的损伤和（或）死亡发生于各种心血管疾病，如心肌梗死、缺血再灌注损伤、心肌病和药物的心脏毒性。在过去的几年中，许多 miRNA 由于其在凋亡、自噬和炎症反应中的作用而被鉴定为心肌细胞损伤调节因子。

（一）miRNA 与心肌细胞凋亡

凋亡是心肌细胞死亡的主要形式之一。在心肌细胞中，凋亡可以通过内源性途径（由线粒体介导）和外源性途径（由质膜死亡受体介导）激活。已知这两种途径都能激活 Casp-8、9、10，最后激活凋亡执行子 Casp-3。许多细胞信号通路包括 PI3K/Akt 通路、p53 通路、STAT 通路、MAPK 通路和 SAPK 通路，参与凋亡通路的激活和调控。miRNA 可以直接抑制促凋亡分子的表达和翻译，也可以通过调控凋亡信号通路的机制间接调控细胞凋亡。

1. 促进心肌细胞凋亡的 miRNA　在心肌梗死、缺血再灌注等病理状况下，许多 miRNA 表达增加，它们触发促凋亡分子的表达/活性增强并引起心肌细胞凋亡。在心肌缺血再灌注损伤中，miRNA-140-5p 靶向促进 Bcl-2 样蛋白 1 降解，从而诱导心肌细胞凋亡。体外实验表明，环状 RNA0068655 调节 miRNA-498 以促进心肌细胞凋亡。敲除 miRNA-665 可通过激活心肌缺血再灌注损伤中 p21 蛋白激活激酶 1/Akt 信号通路，保护缺血再灌注损伤诱导的 ROS 积聚和心肌凋亡。缺氧诱导的 miRNA-200c、miRNA-92a 和 miRNA-27a 表达分别通过靶向调节 Gate-4、Smad-7 和 IL-10 促进心肌细胞死亡。miRNA-29 通过增强 Casp-3 和

Bax 活性，促进心肌细胞凋亡。miRNA-122 通过抑制 Casp-8 的阻滞剂增加 Casp-8 表达，从而促进心肌细胞凋亡。miRNA-1 的过度表达可抑制 PKC 和 Hsp60，并导致缺血再灌注损伤下心肌细胞中 Casp-3 的表达增加。miRNA-195 通过下调 Bcl-2 和沉默调节蛋白 1 水平，导致 ROS 过度产生，从而诱导心肌细胞死亡。miRNA-15 家族的表达抑制了包括检查点激酶 1 在内的许多细胞周期基因，这些基因会导致细胞周期停滞和随后的细胞死亡。miRNA-378 通过抑制胰岛素样生长因子 1 受体的表达，阻断由 Akt 途径激活的存活信号级联，从而促进心肌细胞凋亡。最近有两项研究显示，miRNA-134-5p 在促进心肌细胞凋亡过程中起重要作用。miRNA-134-5p 可通过梗死诱导的心肌细胞 cAMP 反应元件结合蛋白 1 上调引起细胞凋亡。赖氨酸脱甲基酶 2A（KDM2A）受 miRNA-134-5p 的负调控，miRNA-134-5p 的敲除增加了 KDM2A 的表达，从而抑制心肌细胞凋亡和促进心肌血管生成。miRNA-484 靶向作用于 YES 相关蛋白亚型 1（Yap1）的 mRNA，促进 Yap1 与相关蛋白结合，抑制脂多糖处理的 H9c2 细胞的活力，导致细胞凋亡和炎症反应。

2. 抑制心肌细胞凋亡的 miRNA　miRNA-21、miRNA-199a 和 miRNA-30 等 miRNA 作为心肌细胞凋亡的正调控因子，可拮抗心肌细胞凋亡。多项证据表明，miRNA-21 通过抑制 PDCD4 的表达，减弱氧化应激诱导的心肌细胞凋亡。与 miRNA-21 一样，缺氧条件下 miRNA-199a 的过度表达下调缺氧诱导因子 1 和 NAD 依赖的脱乙酰化酶，随后抑制 p53，减少缺氧诱导的心肌细胞凋亡。miRNA-808 通过下调 TGF-β1 的表达，抑制 Casp-3 和 Casp-9 的表达，抑制心肌梗死大鼠心肌细胞凋亡。miRNA-181c 的过度表达通过 PI3K/Akt 通路减少了心肌细胞凋亡。miRNA-132 通过下调 IL-1β 抑制心肌细胞凋亡，从而改善心肌重塑。miRNA-195-5p 通过调节 TGF-β1/Smad-3 信号通路，抑制心力衰竭大鼠心肌细胞凋亡，改善心功能，其可能成为心力衰竭治疗的潜在靶点。miRNA-494 通过靶向调节 SIRT1 蛋白的 PI3K/Akt/mTOR 信号通路抑制缺血再灌注诱导的心肌细胞凋亡和自噬。而 miRNA-425-3p 通过抑制 TGF-β1/Smad 信号通路抑制心肌细胞凋亡，提高心肌细胞存活率。一项关于脓毒血症的研究显示，miRNA-150-5p 使 Casp-3 和 Bax 的表达减少，而 Bcl-2 的表达增加，从而减轻细胞凋亡。miRNA-484 通过抑制心肌细胞凋亡过程中 Casp-3 和 Casp-9 的表达，减轻缺血再灌注诱导的心肌细胞凋亡。miRNA-885 通过抑制 PTEN 和 Bcl-2 样蛋白 11，调节人心肌细胞中 Akt/mTOR 信号转导，减轻缺氧诱导的细胞凋亡。

（二）miRNA 与自噬

自噬是一种细胞循环程序，可以清除受损的细胞内细胞器及受损的细胞。心肌细胞自噬有助于维持心脏的正常代谢和功能。越来越多的证据表明，自噬在心血管疾病的病理过程中起双重作用。在生理条件下，适度自噬通过降解和再循环受损的细胞器与蛋白质维持细胞代谢平衡，促进心肌存活，但过度或不足的自噬可加速疾病进展。许多 miRNA 通过不同机制影响自噬过程相关物质的表达/翻译来影响自噬。基础自噬受到转录和表观遗传因子的严格调控，以维持细胞内稳态。miRNA-207 通过靶溶酶体关联膜蛋白 2 抑制自噬和促进心肌细胞凋亡，参与 2 型糖尿病心肌病的发生。miRNA-204-3p 表达增加可抑制心肌细胞自噬，lncRNA-AK139328 敲除的糖尿病小鼠心肌缺血再灌注损伤部位通过 miRNA-204-3p 表达增加以减轻自噬。miRNA-199a 作为心脏自噬的关键调节因子，雷帕霉素可激活

miRNA-199a 转基因小鼠的心肌自噬，减轻心肌肥大。

在哺乳动物系统中，自噬过程是通过激活自噬激酶 1 或自噬激酶 2 复合物启动的。miRNA-17 家族成员 miRNA-106b 和 miRNA-20a 通过靶向抑制自噬激酶 1 的 3′-UTR 抑制自噬启动蛋白 1 的翻译，从而阻断自噬过程。另外，miRNA-25、miRNA-17-5p、miRNA-4487 和 miRNA-595 可以靶向抑制自噬启动蛋白 1，而 miRNA-885-3p 和 miRNA-26b 可抑制自噬启动蛋白 2 阻断自噬启动。囊泡成核是自噬的关键过程之一，其中 PI3K 依赖的激活及 VPS15、VPS34、VPS30 和 ATG6/ Beclin-1 蛋白复合物的形成在囊泡形成中起着核心作用。多个 miRNA 可调控上述复合物组分的表达，调控囊泡成核过程。miRNA-30a、miRNA-384-5p、miRNA-409-3p 和 miRNA-216a 靶向抑制 Beclin-1 基因的表达以抑制囊泡形成。

囊泡的形成过程受两种泛素样蛋白结合系统调控：ATG5-ATG12-ATG16 蛋白复合接合系统和微管结合蛋白 1 轻链 3（LC3）接合系统。一些 miRNA 通过泛素样蛋白系统调节自噬过程。miRNA-30a/c、miRNA-181a、miRNA-130a、miRNA-374a 和 miRNA-630 通过抑制 ATG5 与 ATG12 的表达抑制自噬进展，而 miRNA-181a、miRNA-30a 和 miRNA-224-3p 仅与 ATG5 相互作用导致其翻译减少。此外，miRNA-30d 直接靶向作用于 ATG16 以阻断 ATG5-ATG12-ATG16 蛋白复合物的形成。miRNA-519A 具有抑制 ATG16 和 ATG10 表达的能力。ATG7 是一种参与 ATG7-ATG10 复合物形成的自噬蛋白，miRNA-375、miRNA-20a、miRNA-137、miRNA-96、miRNA-188-3p 和 miRNA-199a-5p 通过靶向抑制 ATG7 阻断自噬过程。ATG4 家族参与了 LC3 的加工，miRNA-101 及 miRNA-376 家族成员如 miRNA-376a 和 miRNA-376b 抑制 ATG4C 的翻译并减弱自噬过程。Wang 等发现肾系膜细胞内源性 miRNA-382 功能的沉默可以诱导 LC3 相关的自噬。熊果酸通过减弱 miRNA-21/PTEN/Akt/mTOR 信号通路增加 LC3-Ⅱ 的表达以改善自噬，减轻糖尿病系膜细胞损伤。

除此之外，miRNA-130a 和 miRNA-143 通过靶向抑制 ATG2B 和抑制自噬体组装，从而干扰 ATG9-ATG2-ATG18 复合物的形成。miRNA-34a 通过下调 ATG9 基因的表达，从而减弱自噬过程。自噬体-溶酶体融合是由关键的自噬蛋白如 RAB1B、RAB22A、RAB14、RAB27A、LAMP2 和 LAMP3 介导的。许多研究表明，miRNA-502 和 miRNA-451 分别抑制 RAB1B 和 RAB14，LAMP2 可被 miRNA-207 和 miRNA-487-5p 抑制，而 miRNA-205 可阻断 RAB27A 和 LAMP3 并干扰自噬小泡成熟，另外 miRNA-630 和 miRNA-374a 可直接靶向作用于 UVRAG，从而影响自噬体成熟。

（三）细胞焦亡

细胞焦亡是一种促炎的细胞死亡形式，在形态学上类似于细胞的凋亡和细胞坏死。这种细胞死亡模式是由炎症小体的激活触发的，上述过程进而导致炎症细胞因子的释放。Casp-1 是参与这种细胞死亡的主要效应分子。miRNA-30d 通过抑制 FoxO3a 及其下游分子凋亡抑制物与 Casp 招募域的结合，促进糖尿病心肌病患者的心肌细胞焦亡，进而导致 Casp-1 和促炎细胞因子（IL-1 和 IL-18）的表达上调。与此相反，miRNA-9 通过抑制 ELAV 样蛋白 1 的表达抑制炎症细胞因子分泌和 TNF 诱导的程序性细胞死亡，这种抑制同时降低了 NLRP3、Casp-1 和 IL-1 的表达。miRNA-223 负性调节 NLRP3 炎症体活性，从而阻止细胞焦亡的发生。

五、miRNA 与血管生成

新生血管是由血管内皮细胞产生的，新生血管的形成对于恢复损伤后组织血液和营养供应至关重要，血管再生是心肌重塑的重要病理特征之一。当压力负荷过重引起心肌肥大时，血管组织的生长速度小于心肌细胞肥大的速度，这会导致心肌血管密度显著降低，从而相对减少心脏的血液供应，最终影响心功能。miRNA 在维持心脏血管完整性、内皮细胞增殖和迁移、血管形成和发芽等方面起着重要作用。

（一）促进血管生成的 miRNA

在缺氧和血管损伤的情况下，miRNA-126 的上调激活内皮细胞和内皮祖细胞，以促进血管愈合和血管再生；miRNA-126 通过血管内皮生长因子/Spred-1/Raf-1 信号通路促进糖尿病患者心脏血管生成。miRNA-130a 通过抑制内皮细胞中抗血管生成基因促进血管生成。此外，miRNA-130a 通过抑制 PTEN 表达激活 PI3K/Akt 依赖性信号转导，从而减轻心肌梗死后的心肌重塑。miRNA-17～92 簇（编码 miRNA-17、miRNA-18a、miRNA-19a、miRNA-20a、miRNA-19b-1 和 miRNA-92a-1）调节血管生成，在心肌缺血再灌注后的血管生成反应中起关键作用，TSP-1 是 miRNA-18a 和 miRNA-19a 的作用靶点。缺氧诱导的 miRNA-210 上调通过靶向调节受体型酪氨酸蛋白激酶配体和蛋白酪氨酸磷酸酶 1B 促进内皮细胞迁移及毛细血管样结构形成。miRNA-126 还通过靶向作用于 PTEN/Akt 通路中基质信号蛋白 CCN1 促进血管新生。miRNA-146a 通过增加血管内皮生长因子的表达和减少损伤部位的纤维化促进血管生成。

miRNA-378 表达水平的增加刺激内皮细胞血管生成活性。在实验动物模型中，miRNA-132 的内皮表达通过抑制内皮 p120 RasGAP 表达和促进 Ras 活化而显示出血管生成潜能，这是诱导新生血管所必需的。miRNA-23 和 miRNA-27 通过抑制快速发育生长因子同源蛋白 2 和脑信号蛋白 6A 蛋白等两种抗血管生成因子促进血管生成，而 miRNA-27b 的表达通过调节 δ 样配体 4/Notch 轴、PPAR 及其下游效应物的翻译加速血管生成。一些 miRNA 在心肌梗死中起着独特的作用，心肌梗死后，miRNA-24 通过靶向调节 GATA2、p21 活化激酶 PAK4 和 eNOS 增强内皮细胞增殖和血管生成。然而，它对心肌细胞和成纤维细胞却具有促进死亡的作用。

（二）抑制血管生成的 miRNA

一些 miRNA 可抑制内皮细胞的血管生成。X 盒结合蛋白 1（X-box binding protein 1，XBP1）在内皮细胞增殖和管腔形成中起重要作用，miRNA-214 通过降低 X 盒结合蛋白 1 的表达阻止心脏血管生成。miRNA-34a 通过负性靶向 Notch 信号通路，上调炎症细胞因子，促进心脏微血管内皮细胞凋亡，从而加重微血管内皮细胞损伤，抑制血管生成。miRNA-29a 过表达可通过抑制血管内皮生长因子的表达抑制血管生成，缺氧外显子（HPC-exos）通过抑制 miRNA-29a 促进梗死区周围的血管生成。miRNA-15b-5p 的过度表达通过直接靶向调节 Akt-3 抑制小鼠动脉生成和血管生成。miRNA-100 通过阻断内皮细胞和血管平滑肌细胞中的 mTOR 信号发挥抗血管生成作用。miRNA-15a 能够抑制 FGF-2 和血管内皮生长因子的表达，miRNA-16 和 miRNA-424 则可阻断内皮细胞中血管内皮生长因子受体-2 和 FGF 受体 1 的表达。miRNA-320 表达上调抑制心肌微血管内皮细胞中 IGF-1 的活性，从而抑制糖尿病患者的血管生成。CD146 是一种维持内皮细胞完整性所需的内皮黏附分子，miRNA-329 靶向作用于 CD146 抑制血管生成。在心脏缺血条件下，miRNA-92a 靶向调节整合素亚单位 a5（ITGA5），导致血管生成受阻，从而加重缺血损伤，缺血再灌注损伤后使用拮抗剂抑制 miRNA-92a 可促进血管生长，提高受损组织的功能恢复。

六、总结及展望

总之，miRNA 是一种重要的转录后调节因子，参与心肌细胞肥大、心肌纤维化、心肌细胞凋亡、心肌细胞自噬及心肌血管生成等心肌重塑过程，上述每一个病理生理过程都受多个 miRNA 调控。由于心血管疾病引起的心肌重塑涉及复杂的病理生理机制，阐明疾病相关 miRNA 的多效作用将为开发新的治疗靶点提供依据。miRNA 抑制剂/激活剂（如 miRNA 模拟物、拮抗剂和诱饵）的药理学发展使其成为治疗心肌重塑的重要手段。在模拟人类心脏病的实验模型中，外源性给予靶 miRNA 抑制剂或 miRNA 模拟物可以减轻重塑反应，改善或延缓心肌重塑。然而，这些分子的半衰期、作用效率和给药途径是临床转化面临的主要挑战。相信随着基础和临床研究的不断深入，miRNA 有望为心肌重塑相关的心血管疾病提供更精准、更有效的治疗方案。

（陈炳秀　张　宏）

第九节　神经肽在心肌重塑中的作用

心脏含有大量来源于心脏的副交感神经、交感神经或感觉神经的神经肽，它们在生理条件下调节交感神经和副交感神经信号。这些神经肽常见的有降钙素基因相关肽、P 物质、血管活性肠肽、神经肽 Y 等。它们通常与神经递质共同储存和释放。例如，血管活性肠肽被认为是心脏内副交感神经细胞中乙酰胆碱的共同递质，而神经降压素和神经肽 Y 与去甲肾上腺素共同储存在交感神经中，降钙素基因相关肽和 P 物质共同储存于初级感觉传入神经。虽然人们对这些神经肽在心脏生理学中的作用有所了解，但还没有完全认识到它们对心肌重塑和心力衰竭的重要作用。因此，认识神经肽在心肌重塑中的作用有助于进一步寻求心力衰竭治疗的新靶点。

一、神经肽及受体

降钙素基因相关肽（calcitonin gene related peptide，CGRP）是一种含 37 个氨基酸的肽，

有 α 和 β 两种异构体，两种异构体只有三种氨基酸不同，有 90% 以上的同源性和相似的生物活性。αCGRP 主要存在于中枢和外周神经系统，βCGRP 主要存在于肠道神经系统。CGRP 受体由两个不同的亚单位组成，即降钙素受体样亚单位和受体活性修饰蛋白（receptor activity modifying protein，RAMP）。P 物质是神经肽速激肽家族成员，速激肽的生物学作用由神经激肽受体（neurokinin receptor，NK-R）介导，NK-R 是类视紫红质 G 蛋白受体家族的一部分，有 NK-1R、NK-2R 和 NK-3R 三种受体，P 物质优先结合 NK-1R。生长抑素（somatostatin，SS）是一种由 14 个氨基酸组成的环肽，主要以抑制生长激素的作用而闻名，目前已经鉴定出生长抑素的五种受体亚型（SST1～SST5）。血管活性肠肽（vasoactive intestinal peptide，VIP）是于 1970 年发现的、含 28 个氨基酸的神经肽，有 VPAC1 和 VPAC2 两种受体。这两种受体都存在于心脏，并与腺苷酸环化酶偶联。神经降压素（neurotensin，NT）是一种含 13 个氨基酸的肽，有 NTS1、NTS2 和 NTS3 三种受体。NTS1 和 NTS2 是 7 种跨膜 G 蛋白的偶联受体，其中 NTS1 为高亲和力受体，在大鼠心脏组织中表达；NTS2 为低亲和力受体，在大鼠和人中表达，但在小鼠心脏组织中不表达。NTS3 受体是在人、大鼠和小鼠心脏组织中表达的细胞内结合位点，不介导 NT 对心脏的主要作用。神经肽 Y（neuropeptide Y，NPY）是一种含 36 个氨基酸的神经肽，是肽家族的一部分，包括肽 YY 和胰多肽。NPY 通过五种已知的受体（Y1～Y5）发挥作用。NPY 是心脏中最丰富的神经肽，心脏中主要的 NPY 受体是 Y1、Y2 和 Y5，其中 Y5 是心肌细胞中最丰富的 NPY 受体。此外，NPY 也可能以独立的方式激活心脏中的 GTP 酶。抗利尿激素（antidiuretic hormone，ADH）是一种含 9 个氨基酸的肽，ADH 有 3 种受体，即 V1、V2 和 V3 受体，属于视紫红质 G 蛋白受体家族，其中 V1 受体位于血管平滑肌细胞和心肌细胞上。促甲状腺激素（thyroid stimulating hormone，TSH）是腺垂体分泌的一种蛋白类激素，它由 TSHα 和 TSHβ 两个亚单位组成。TSH 与受体结合控制 T_3 释放，而 T_3 与核受体 α1 和 β1 结合，调节包括 MHC 在内的与心功能相关的基因。儿茶素是一种含 21 个氨基酸的肽，通过烟碱乙酰胆碱受体起作用。分泌性神经素（secretogranin）是一种含 33 个氨基酸的神经肽，来源于分泌粒蛋白 Ⅱ。甘丙肽是一种含 30 个氨基酸（在非人类物种中为 29 个氨基酸）的肽，存在于交感神经元中，作用于甘丙肽受体（GalR1、GalR2 和 GalR3），这些受体都存在于心脏。常见神经肽、神经肽受体在心脏中的作用如表 4-9-1 所示。

表 4-9-1　心脏的神经肽及其受体的作用

神经肽	心脏受体	心脏保护/损害
降钙素基因相关肽	RAMP1	保护（强）
P 物质	NK-1R	对急性心脏损伤有保护作用（强）
		对慢性心脏损伤有损害作用（强）
生长抑素	SST1、SST4、SST5	保护（中）
血管活性肠肽	VPAC1、VPAC2	保护（弱）
神经降压素	NTS1、NTS2、NTS3	未知
神经激肽 A	NK-2	未知
神经肽 Y	Y1、Y2、Y5	损害（中）/保护（弱）

神经肽	心脏受体	心脏保护/损害
抗利尿激素	V1（V1a）	损害（中）
促甲状腺激素/三碘甲腺原氨酸	TSH/α1、β1	损害（强）
儿茶素	烟碱乙酰胆碱受体（nAChR）	保护（中）
分泌性神经素	未知	保护（弱）
甘丙肽	GalR1、GalR2、GalR3	损害（弱）

二、神经肽的心脏定位及生理作用

CGRP 主要定位于 C 和 Aδ 感觉神经纤维，也是 P 物质的常见部位。含有 CGRP 的神经纤维存在于心脏，特别是冠状动脉周围、乳头肌和兴奋性区域（如窦房结和房室结）。CGRP 是一种有效的血管扩张剂，对冠状动脉及微血管均有较好效果。外源性 CGRP 介导的低血压反应可反射性引起交感神经系统兴奋，或直接作用于心肌产生正性变力和变时反应。P 物质主要局限于支配冠状动脉系统的 C 纤维感觉神经、内在神经丛、内在神经束和心房的神经节间神经，较少存在于心肌细胞。与其定位一致，P 物质可以扩张冠状动脉，调节心率和心肌收缩力。

在蟾蜍心脏中，SS 定位于心房和心室肌束内的神经纤维，大量存在于心房和房室结。SS 在正常心脏中的作用并不完全清楚，不同物种之间有差异。有研究显示，SS 可能减少了 Ca^{2+} 及 K^+ 内流，具有负性肌力作用。另一项研究则显示，SS 对豚鼠心室肌具有正性肌力作用，也可能是由于 SS 对 Ca^{2+} 内流的影响。然而，输注 SS 类似物 SMS 201-995 后，健康人的左心室功能、心率和血压却没有明显变化。

含 VIP 的神经纤维主要分布于冠状动脉、窦房结、房室结和浦肯野纤维中，在冠状静脉中亦有分布，绝大多数投射于心室到冠状血管的神经纤维中，较少投射于心室肌细胞。VIP 具有扩张冠状动脉、增加心率及心肌收缩力作用。在窦房结中，VIP 诱导的 PKA 激活加速舒张期去极化，从而增加心率。在心室肌细胞中，VIP 通过激活环腺苷酸诱导的蛋白激酶 A 促进肌质网释放 Ca^{2+}，增加心肌收缩力。VIP 诱导的蛋白激酶 A 活化也能增加磷化酶的磷酸化和 Ca^{2+} 的摄取，促进心室舒张。

在大鼠心脏的各个心腔都有 NT 的神经纤维分布，心房分布较心室多。在豚鼠的窦房结和房室结中发现大量含有 NT 的神经纤维。心神经节也含有 NT 神经纤维。在心室内，NT 神经纤维与左右冠状动脉及其下游分支、小动脉和毛细血管有关。心脏对 NT 的生理反应表现出明显的物种差异：NT 诱导灌流大鼠心脏的冠状动脉收缩，增加冠状动脉灌注压；相反，NT 在豚鼠和犬的心脏中诱导冠状动脉舒张。从心功能的角度看，NT 已被证明在豚鼠和大鼠心耳及离体灌流豚鼠心脏中诱导正性变力和变时性反应。在恒定流量条件下，NT 在起搏的离体灌流大鼠心脏中发挥较强的变力反应，与去甲肾上腺素具有同等效应，在促进收缩力增加方面比组胺、血清素和 Ang-Ⅱ 更有效，对心耳的作用甚至比肾上腺素强。然而，在收缩反应方面也存在物种差异，兔的心耳和犬的心脏对 NT 没有反应。

NPY 存在于心内神经节，投射到血管的交感神经、心内膜、固有的副交感神经、心脏神经元及心肌细胞。生理学上，NPY 通过直接作用于血管平滑肌细胞增强冠状动脉收缩。在交感神经激活的情况下，NPY 和去甲肾上腺素在心脏中共同释放，二者具有协同作用，因为 NPY 增加了心肌细胞的收缩力。NPY 还可介导交感神经和迷走神经之间的串扰，这种效应通过支配窦房结胆碱能神经元中 PKC 的 Y2 受体激活阻止迷走神经释放乙酰胆碱。

ADH 在血液渗透压增加、低血容量或低血压时由下丘脑室旁核和视上核产生。ADH 在血管系统中的作用已被证实，但其对心脏的影响尚不清楚。在血管系统中，ADH 的生理作用与维持血液渗透压和血压有关，分别对渗透压感受器和压力感受器做出反应。而对于心脏的效应似乎与不良心肌重塑有关。

TSH 是腺垂体分泌的一种糖蛋白激素，控制甲状腺分泌甲状腺激素 T_3 和 T_4。T_3 维持神经系统的兴奋性，直接作用于心肌，使心肌的收缩力增强、心率加快、心排血量增加。除此之外，T_3 的其他作用还包括抗凋亡，通过 MAPK 激酶和 ERK1/2 等多种信号通路下调 I 型胶原抗纤维化，从而改善心肌肥大，通过增加肌质网钙泵（SERCA-2）改善重塑，还能调节固有免疫发挥抗炎作用。

儿茶素主要存在于肾上腺髓质和肾上腺素能神经元的嗜铬细胞中，也存在于心肌细胞中。在心血管系统中，儿茶素具有抗高血压和舒张血管的特性。分泌性神经素来源于分泌粒蛋白 II，储存在初级传入（C 纤维）神经元中。分泌性神经素通过涉及 NO 和 COX 途径的内皮依赖机制诱导猪冠状动脉舒张。甘丙肽存在于交感神经元中，作用于 GalR1、GalR2 和 GalR3 受体，这些受体都存在于心脏。NKA 是神经肽的速激肽家族的一员，在中枢和外周传入感觉神经元中表达。NKA 可诱发豚鼠心动过缓、心室收缩增加、灌注压降低，其作用比 P 物质强。NKA 也被证明可以诱导冠状动脉血管舒张，NKA 诱导这种效应的效力与 P 物质相比明显降低。此外，NKA 还可以诱导豚鼠冠状动脉阻力血管收缩。

三、神经肽在心肌重塑中的作用

（一）CGRP

CGRP 已被证明在心肌重塑中发挥心脏保护作用。心力衰竭患者输注外源性 CGRP 可改善心肌收缩力，并降低外周阻力。一项 TAC 诱导心力衰竭模型的研究表明，野生型小鼠心肌 CGRP 水平升高，αCGRP$^{-/-}$小鼠左心室肥大、血管周围和间质纤维化及死亡率较野生型小鼠高，说明 CGRP 具有改善心肌重塑作用。吴茱萸次碱是一种从淫羊藿类芸香属植物中提取的化合物，是一种 TRPV1 激动剂，能诱导 CGRP 释放。在异丙肾上腺素诱导大鼠心力衰竭的模型中，吴茱萸次碱诱导 CGRP 释放，并对心肌肥大、胶原沉积和细胞凋亡具有抑制作用。TRPV1 基因敲除，CGRP 释放减少，导致 TAC 术后小鼠炎症过度，心肌肥大加重，心功能恶化。近期有研究表明，通过激活瞬时受体电位 1 增加自分泌 CGRP，抑制 NF-κB 表达和心肌成纤维细胞活化，从而改善小鼠心肌纤维化。通过上调 CGRP，抑制心肌成纤维细胞衰老和衰老相关分泌表型 TGF-β1 表达，从而改善心肌纤维化。传入神经末梢释放 CGRP 增加了心脏对缺血再灌注的抵抗力。CGRP 对心脏的保护作用可能通过抗炎和抗细胞凋亡实现。$CGRP^{-/-}$小鼠更容易受到缺血再灌注损伤的影响，表现为血管细胞损伤的增加和丙二醛水平的增加。$\alpha CGRP^{-/-}$小鼠与野生型小鼠相比凋亡细胞数量增加、心肌细胞明显坏死及血管生成减少。另一项研究表明，CGRP 抑制大鼠心肌细胞凋亡和 ROS 产生，CGRP 受体拮抗剂消除了这种效应。总的来说，CGRP 是一种重要的心脏保护性神经肽。它能改善冠状动脉循环，对抗心肌细胞死亡和肥大，并具有抗纤维化作用。

（二）P 物质

P 物质在急性心肌损伤中具有保护作用。NK-1 受体是 P 物质内源性的受体，在离体小鼠缺血再灌注心脏中，阻断 NK-1 受体可导致 LVEDP 升高和收缩功能降低，外源性 P 物质的加入降低了左心室舒张末期容积（left ventricular end diastolic volume，LVEDV）并改善了心脏收缩功能，表明 P 物质对缺血损伤具有一定程度的保护作用。在猪急性心肌梗死模型中，P 物质可改善心肌梗死早期的 LVEF，并减少梗死面积。体外实验表明，P 物质对缺氧/复氧诱导的凋亡有抑制作用，其机制可能通过 Akt 通路实现。最近有研究表明，P 物质通过调节干细胞动员和早期抑制损伤介导的炎症预防心肌缺血再灌注损伤。P 物质还可增强缺血再灌注损伤右心房 NK-1 受体表达 c-kit⁺心肌祖细胞活化，促进细胞增殖、迁移和增强向心肌细胞分化的潜能。

P 物质在急性心肌损伤中发挥保护作用，然而在非缺血性心肌重塑和心力衰竭中具有损害作用。在动物模型中低镁引起 P 物质水平升高，第 5 周时收缩功能及舒张功能均降低，阻断 NK-1 受体可改善收缩和舒张功能。在心肌炎中，P 物质水平升高了 40～60 倍，缺乏 P 物质的小鼠，死亡率降低，左心室肥厚、炎症和坏死减轻。P 物质由速激肽 1（Tac1）基因编码，Tac1 基因缺失小鼠在慢性容量负荷过重时不发生左心室肥厚和心室扩张。NK-1 受体阻断可预防自发性高血压大鼠心肌纤维化，与血压无关。心肌成纤维细胞表达 NK-1 受体，P 物质上调了关键的 ECM 相关基因及细胞黏附基因，P 物质可能"激发"成纤维细胞对其他刺激的反应。在高血压大鼠心力衰竭模型中，NK-1 受体阻断抑制了心脏中内皮素-1 的增加，表明内皮素-1 可能是 P 物质促进心肌纤维化的间接机制。除 P 物质的促纤维化作用外，NK-1 受体还阻断了自发性高血压模型的心脏中胚胎基因的诱导。此外，P 物质还可能通过激活肥大细胞导致心肌病理性重塑。值得注意的是，P 物质可能在化疗诱导的心脏毒性中具有作用。酪氨酸蛋白激酶抑制剂如厄洛替尼可诱导心脏毒性，出现炎症和氧化应激，伴有 P 物质水平增高。NK-1 受体阻滞剂可降低氧化应激，防止左心室壁变薄，并使心功能恢复正常。蒽环类药物多柔比星也会引起心脏毒性，包括心肌细胞凋亡和心肌纤维化，最终导致 DCM 和心力衰竭。NK-1 受体阻滞剂可减轻多柔比星引起的心肌细胞凋亡，改善心肌纤维化。

总的来说，P 物质和 NK-1 受体在重塑中的作用是复杂的。P 物质对急性缺血再灌注心肌具有保护作用。相反，P 物质促进心脏的慢性不良重塑。NK-1 受体是一个潜在治疗靶点，目前有两种 NK-1 受体阻滞剂，即阿普瑞坦（Emend、MK-869、L-574030）及静脉给药的福萨普瑞坦（MK-0517、L-758298）。这些药物被批准作为癌症患者化疗期间的止吐药，也被用于预防术后恶心和呕吐。

（三）生长抑素

奥曲肽是人工合成的天然生长抑素的八肽衍生物，在原发性肥厚型心肌病患者中注射奥曲肽 4 周后，左心室后壁和室间隔的厚度减少。在一项涉及 15 例梗阻性肥厚型心肌病患者的类似研究中，奥曲肽治疗 6 个月改善了室间隔和左心室壁厚度及主动脉压力梯度。在大鼠心脏中，SS 类似物血管抑肽抑制 IL-1β 诱导内皮细胞与单个核细胞的黏附性。SS 类似物主要在继发于生长激素水平异常的心血管疾病中发挥心脏保护作用，尤其对于肢端肥大症患者，其机制可能是上述物质能够减少促生长激素的分泌。11 例肢端肥大症患者在接受奥曲肽治疗 6 个月后，通过超声心动图测量显示心脏结构和功能均有所改善。同样，心脏磁共振成像显示，在 14 例肢端肥大症患者中，另一种 SS 类似物如兰瑞肽治疗 6 个月后左心室肥厚减轻。22 例肢端肥大症患者经 SS 类似物如奥曲肽治疗 6 个月后，心肌纤维化和收缩功能均有改善。

（四）血管活性肠肽

血管活性肠肽（VIP）为慢性心力衰竭标志物之一，血浆 VIP 与纽约心功能分级呈负相关。VIP 升高与多种疾病有关，主动脉狭窄导致心力衰竭患者的 VIP 略有升高，而在 DCM 患者中 VIP 显著升高。在小鼠缺血再灌注的第 1 周，星状神经节中 VIP mRNA 显著增加。在小鼠自身免疫性心肌炎模型中，腹腔注射 VIP 可显著降低其发病率，改善心肌肥大，减轻心肌炎症浸润，避免随后的心肌纤维化及心肌重塑。研究发现，离体心脏再灌注 60min 后 VIP 水平持续升高，提示再灌注时内源性 VIP 释放。小鼠 VIP 基因缺失导致心肌病，$VIP^{-/-}$ 小鼠出现心脏扩张，左心室壁变薄，右心室和左心室腔增大。

（五）神经降压素

神经降压素（NT）是否在心力衰竭的发展中起作用尚不清楚。在野百合碱诱导的大鼠右侧心室肥大和心力衰竭模型中，观察到 NT 在所有心腔中的含量都降低。相反，一组充血性心力衰竭患者的血浆 NT 水平呈升高趋势，可能是由于患者数量较少，该研究不具有统计学意义。在一项关于慢性 β 肾上腺素能受体激活对 NT 致大鼠心肌损伤影响的研究中发现，使用异丙肾上腺素 0.05mg/d 干预的大鼠离体心脏，在 1 个月后 NT 诱导心脏释放去甲肾上腺素的能力消失，且大鼠心肌收缩力降低。NT 诱导的去甲肾上腺素释放量在病变心脏中的下调可能是避免心脏进一步损伤的重要保护机制，β 肾上腺素能受体可介导心肌凋亡和坏死、ECM 重塑和泵功能障碍。然而，NT 对自发性高血压大鼠心肌去甲肾上腺素释放的影响研究表明，在自发性高血压大鼠模型分离的心脏中，NT 对去甲肾上腺素释放的影响比正常血压对照组大。此外，NT 增加了自发性高血压大鼠的心肌收缩力。NT 与肾上腺素能系统之间的相互作用可能依赖于去甲肾上腺素水平，也依赖于肾上腺素能系统的 β 肾上腺素能受体水平。在大鼠离体心脏中 NT 可诱导肥大细胞活化，这为 NT 促进不良的心肌重塑提供了证据。另外，肥大细胞产生的组胺不是 NT 诱发心动过速的机制，其他产物也不是 NT 诱导冠状动脉收缩的机制。

（六）神经肽 Y

在小鼠缺血再灌注后的第 1 周内，星状神经节中的 NPY mRNA 显著减少。然而，猪心肌梗死后 5 周左右，左、右星状神经节都会出现增大，并且左、右星状神经节中 NPY 阳性神经元的数量显著增加。急性心肌梗死患者的血浆 NPY 水平升高，ST 段抬高心肌梗死（ST-segment elevation myocardial infarction，STEMI）患者的血浆 NPY 水平在再灌注治疗后降低。NPY 在局部组织与全身的生成存在差异，可能由于其对系统与组织的作用不同。在糖尿病患者的心房活检中，Y1 和 Y2 受体水平均升高，Y5 受体显著增加。另一项研究显示，糖尿病患者心房活检样本中 NPY 水平没有变化，Y2 和 Y5 受体水平降低。这两项实验差异原因尚不清楚，但前一项实验中男性占 92%，后一项实验未提供性别比例，是否与性别有关尚不清楚。此外，小鼠 Y1 受体的缺失实际上导致了心肌纤维化。然而，由于蛋白质合成增加和降解减少，分离的成年大鼠心肌细胞在 NPY 的作用下出现肥大。NPY 通过 Y5 受体促进离体成年自发性高血压大鼠心肌细胞肥大。NPY 还以浓度依赖性诱导新生大鼠离体心肌细胞死亡，使用透射电子显微镜检查发现线粒体形态异常，包括嵴塌陷，以及线粒体膜肿胀和破裂，线粒体膜电位下降。这些体外研究表明，NPY 可以促进心肌细胞肥大和死亡。最近有研究表明，NPY 可能通过 miRNA-216b/FoxO4 信号通路介导心肌肥大。虽然大多数数据表明 NPY 具有病理作用，但在猪心肌梗死模型中，外源性给予 NPY 可改善左心室舒张、缺血区灌注、血管生成、细胞凋亡、纤维化和氧化应激，NPY 凸显出保护作用。由于有关 NPY 的报道相互矛盾，很难解释其在心脏疾病中的作用，这些矛盾可能取决于病因或疾病进展的时间点。

（七）抗利尿激素

在心力衰竭的发展阶段，压力感受器感觉到动脉压降低，导致 ADH 释放。ADH 可增加蛋白质的合成，导致心肌细胞肥大，同时，ADH 还能促进心肌成纤维细胞的增殖，上调 ET-1 和 CTGF 的表达，从而促进心室重塑，因此其水平可预测急性心肌梗死患者的左心室重塑和功能障碍。然而，一项研究显示，在大鼠服用 ADH 后，心室壁的总毛细血管密度增加，可以保护心肌细胞免受短暂缺血的损害。ADH 促进心力衰竭的另一个重要机制是刺激醛固酮分泌，醛固酮分泌又导致水钠潴留，加重心脏负荷。ADH 拮抗剂在保存钠的同时能使水分排出，具有潜在的治疗充血性心力衰竭的作用。

（八）TSH

甲状腺功能亢进的心血管并发症包括心律失常、肺动脉高压和心力衰竭。心排血量增加通过甲状腺功能亢进对交感神经系统的作用介导，与心率和心肌收缩力的变化有关。大鼠甲亢模型在无心肌纤维化的情况下引起左心室肥厚，同时，这些大鼠的心脏由于通过 L 型钙通道增加钙的摄取而变得僵硬。甲状腺功能亢进患者外周血管阻力普遍降低，这可能与一氧化氮的过量产生有关，而甲状腺功能亢进最终导致血压升高可能由血容量增加引起。甲状腺功能亢进和甲状腺功能减退均在心房颤动之前引起心房交感神经重塑。所涉及的机制与 NGF 的上调有关，NGF 影响交感神经元的萌发和存活。在甲状腺功能亢进中，血流动力学负荷的增加导致心肌肥大。在心力衰竭患者中，甲状腺功能异常主要与 T_3 水平降低有关，T_3 水平也是这些患者死亡的有力预测因素之一。

（九）儿茶素

临床试验表明，慢性心力衰竭中左心室重塑患者的 BNP 和儿茶素水平较高，血浆儿茶素水平升高与全因死亡及心血管病死亡相关。在急性心肌梗死大鼠模型中，梗死后 24h 开始给予儿茶素 [0.25mg/（kg·12h），IP]，持续 28 天。结果显示儿茶素成功地缩小了左心室腔，改善了收缩功能，并对室性心律失常有一定的预防作用。除对心肌细胞的直接作用外，儿茶素也可能通过间接机制提供心脏保护，因为儿茶素能抵消 ET-1 对心脏的作用。总的来说，心力衰竭时儿茶素水平升高，目前人们认为这种神经肽具有保护作用，然而仍需要更多的研究支持这一结论。

（十）分泌粒蛋白Ⅱ/分泌性神经素

在小鼠心肌梗死后心力衰竭模型中，心肌梗死区域及循环中分泌粒蛋白Ⅱ的 mRNA 和蛋白质水平均增加。另一项研究显示，心力衰竭患者血浆分泌性神经素水平也与 NT-proBNP 和高敏肌钙蛋白 T 相关，但与去甲肾上腺素或射血分数无关，室性心律失常患者血浆分泌性神经素水平更高，分泌性神经素水平与死亡率密切相关。将分泌型神经素输入离体大鼠心脏中，进行 30min 的全缺血和 2h 的再灌注，结果显示经上述处理的心脏梗死面积减小。分泌性神经素过度表达导致心肌梗死后 4 周左心室容积减少，收缩和舒张功能改善，心肌纤维化减轻。在心肌梗死周围分泌粒蛋白Ⅱ表达的区域发现毛细血管数量增加，因此分泌性神经素可能具有促血管生成的心脏保护作用。心力衰竭时分泌粒蛋白Ⅱ/分泌性神经素的水平升高。有证据表明，这是一种保护性反应，然而还需要更多的研究证实这一点。

（十一）甘丙肽

在心肌细胞中，甘丙肽改善了模拟缺血再灌注后乳头肌的收缩功能。然而，在用 GalR 拮抗剂 M40（30nmol/kg，IP，持续 4 周）治疗的大鼠心肌梗死模型中，与心肌梗死对照组相比，M40 治疗组在射血分数和左心室大小方面有轻微改善，心脏重量与体重的比率、心肌纤维化程度也轻微降低，BNP 和 IL-6 小幅度降低，但 TNF-α 没有降低。M40 的最大作用是使 SERCA2 蛋白水平恢复约 50%。有趣的是，在糖尿病大鼠中，因为非选择性 GalR 拮抗剂 M35 进一步降低了糖尿病大鼠 GLUT4 水平。这可能表明，甘丙肽在糖尿病心肌细胞葡萄糖摄取及维持 GLUT4 水平中的作用。然而，值得注意的是，这是 STZ 诱导的糖尿病模型。甘丙肽对心脏 GLUT4 的这种作用似乎是通过 GalR1 实现的，因为脑内注射 GalR1 激动剂 M617 会导致大鼠心脏组织中 GLUT4 的显著增加。此外，M617 还降低了对照组和糖尿病动物的空腹血糖水平，因此心脏 GLUT4 水平改变可能不是甘丙肽的直接作用。

四、总结及展望

神经肽在心肌重塑中的作用未被重视，而研究显示一些神经肽如 CGRP、P 物质、生长抑素、ADH、NPY 和 TSH/T3 参与了心肌重塑。CGRP 具有明显的心脏保护作用；P 物质在急性缺血后具有保护作用，但会促进远期不良重塑；SS 通过减少促生长激素的分泌对抗心肌肥大；ADH、NPY 和 TSH/T3 对血流动力学和心肌肥大有影响；儿茶抑素和分泌素似乎对心脏有保护作用，但还需要更多的研究证实这一点；对于其他神经肽，包括 VIP、甘丙肽和 NKA，在心肌重塑和心力衰竭中的作用尚不清楚。这些神经肽的作用可能因浓度的不同而存在差异，低浓度具有保护作用，高浓度具有不良影响，时间反应亦有一定的影响。尽管每种神经肽的具体作用各不相同，但这些肽整体代表了心力衰竭潜在发病机制中的重要介质，因此值得研究者更加关注，以探寻心力衰竭治疗的新靶点。

（梁代义　李发荣　陈章荣）

第十节　外泌体在心肌重塑中的作用

外泌体是通过胞吐作用从细胞中释放出来的小囊泡，是近端和远端细胞间信号转导的介质。外泌体包含表面蛋白质，其中一些可以作为标志物，以找到其目标细胞。外泌体也包含蛋白质和核酸（RNA 和 DNA）形式的信息，这些信息可以转移到靶细胞。心脏细胞外泌体在基因表达、miRNA 和细胞的蛋白质处理（合成、折叠/伴侣、泛素-蛋白酶体途径降解）等过程中起重要作用，参与心肌重塑调节。心肌细胞具有分泌功能，释放含有热激蛋白和核酸的外泌体可调节心肌重塑过程。

一、外泌体简介

（一）发展简史

1977 年，Broe 等发现人十二指肠液、直肠绒毛状腺瘤分泌液、尿液及增殖表皮癌细胞培养基中均含有质膜碎片，这些膜碎片的释放被描述为活细胞的普遍特征。1981 年，Harding 和 Johnstone 两位先驱有了一项重大发现，与 50nm 小泡相关的转铁蛋白受体通过受体介导的内吞和再循环过程从成熟的血网织红细胞释放到细胞外，提出"外泌体"概念。外泌体被认为是细胞废物处理单元，作用是丢弃不想要的细胞组分。此后，关于外泌体的研究鲜有报道。直到 1996 年，Raposo 发现免疫细胞如 B 细胞也分泌外泌体，且这些外泌体对适应性免疫反应而言必不可少。后来发现，外泌体是 DNA、RNA、蛋白质和脂类等多种分子的载体，其含量直接反映了来源细胞的代谢状态，外泌体与许多疾病有关，因此对其生物学功能的研究才受到重视。

（二）外泌体生成

细胞外小泡根据释放机制和大小分为外泌体（＜150nm）、脱落颗粒（150～1000nm）

和凋亡小体（＞1000nm）。外泌体是细胞外膜囊泡的一个子集，大小为 30～150nm。在多囊体与质膜融合的过程中，细胞核内体通过胞吐作用释放到细胞外环境中，形成外泌体。外泌体形成包括 3 个不同的阶段：首先，质膜的内陷形成内吞小泡；其次，核内体膜的内芽形成多囊体；最后，多囊体与质膜融合并释放囊泡内容物形成外泌体。Ras 相关蛋白如肿瘤易感基因 101（TSG101）、凋亡相关基因 2-相互作用蛋白 X（ALIX）、内质体分拣转运复合体、磷脂、四肽、神经酰胺、鞘磷脂酶等参与外泌体的起源和生物形成过程。外泌体由功能蛋白、mRNA 和 miRNA 组成。它们包含来自内质体、质膜和胞质的蛋白质，以及来自细胞核、线粒体、内质网和高尔基体的一些成分。外泌体转运的物质取决于分泌它们的细胞类型，其中包括各种生物标志物，如 TSG101、带电多囊体蛋白 2A（CHMP2A）、Ras 相关蛋白 Rab-11B（RAB11B）、CD63 和 CD81 等蛋白质，还包括胆固醇、鞘磷脂、神经酰胺和磷脂酰丝氨酸等脂质。外泌体的大分子成分在细胞功能和病理状态中起着重要作用。

（三）外泌体的生物学功能

外泌体可以从多种细胞中释放，包括成纤维细胞、肠上皮细胞、神经元、脂肪细胞和肿瘤细胞。它们存在于多种生物液体中，如滑液、母乳、血液、尿液、唾液、羊水和恶性腹水。外泌体的生物学功能和异质性取决于起源细胞和外泌体产生时起源组织或细胞的状态。研究表明，外泌体可能起到细胞垃圾袋的作用，排出多余的和（或）不起作用的细胞成分。此外，内吞小泡参与细胞表面蛋白质和信号分子的再循环。外泌体在各种生物过程中发挥着重要作用，如血管生成、抗原提呈、凋亡、凝血、细胞内稳态、炎症和细胞间信号转导。这些作用在于它们转移 RNA、蛋白质、酶和脂质的能力，从而影响各种疾病的生理和病理过程，包括癌症、神经退行性疾病、感染和自身免疫性疾病。

二、心脏细胞来源的外泌体

在心血管疾病中，心肌细胞的外泌体促进了分子信号和载体的交换，激活了调节炎症因子的靶分子，最终促进了心肌修复。来源于心肌细胞的外泌体受多种因素的影响。Wang 等研究结果表明，热激蛋白 20 通过与 TSG 101 蛋白（一种主要的外泌体形成介质）相互作用，介导外泌体形成及其从心肌细胞的分泌。在葡萄糖缺乏的情况下，成心肌细胞的外泌体排泄量也增加。Loyer 等证明，心肌梗死触发心肌细胞源性外泌体的释放。TGF-β 和 PDGF 的治疗也会影响培养心肌细胞外泌体的释放。此外，在 Ang-Ⅱ 生成增加、缺氧、炎症等因素诱发心脏病理改变时，心脏细胞起源的外泌体包括成纤维细胞源性外泌体、心肌细胞源性外泌体、内皮细胞源性外泌体、祖细胞源性外泌体、心脏特络细胞源性外泌体、血管平滑肌细胞源性外泌体。这六类外泌体在心肌细胞肥大、心肌纤维化、心脏修复等过程中起重要作用。

三、外泌体与心血管疾病的关系

越来越多的证据表明，外泌体介导的细胞间通信在维持心血管系统的稳态中起着重要作用，因此其可能成为一个潜在的治疗靶点。外泌体与正常的心血管功能依赖于心肌细胞和非心肌细胞之间的协调合作与交流。外泌体被包裹在脂质双层中，是细胞内通信的重要机制。通过包含和运输各种生物活性分子到靶细胞，如微核糖核酸和蛋白质等，细胞外小泡对受体细胞产生有利、中性或有害的影响，如调节基因表达、影响细胞表型、影响分子途径和介导生物行为。外泌体可由心血管系统相关细胞释放，如心肌细胞、内皮细胞、成纤维细胞、血小板、平滑肌细胞、白细胞、单核细胞和巨噬细胞。含有 miRNA 和蛋白质的细胞外小泡调节靶细胞的多种功能，维持心血管平衡和健康或诱发心血管疾病。一方面，在生理条件下，细胞外小泡介导的 miRNA 和蛋白质在维持正常心脏结构和功能方面发挥着生物学作用。另一方面，外泌体在病理条件下改变其 miRNA 和蛋白质的组成，导致心血管疾病。外泌体在预防、诊断和治疗心血管疾病等方面具有巨大的潜力。

（一）外泌体与冠心病

冠状动脉疾病是最常见的心脏病，其主要病因是动脉粥样硬化。动脉粥样硬化的机制复杂，涉及多种因素，其中最重要的是氧化应激、内皮功能障碍和炎症。外泌体作为细胞间信使可能参与动脉粥样硬化的发生和发展。例如，内皮细胞释放的外泌体在激活 CD137 炎症信号后，通过诱导血管平滑肌细胞的增殖和迁移，以及动脉损伤后的内膜增生促进斑块形成。尼古丁刺激产生的巨噬细胞外泌体可通过 PTEN 相关机制诱发动脉粥样硬化和诱导血管平滑肌细胞迁移/增殖。泡沫细胞产生的外泌体将整合素转移到血管平滑肌细胞，促进其迁移并激活下游信号通路。从 ox-LDL 诱导的内皮细胞中获得的外泌体可在该小鼠模型中促进动脉粥样硬化的发展。携带 lncRNA GAS5 的外泌体增强了动脉粥样硬化血管内皮细胞凋亡，在动脉粥样硬化进展中有重要作用。

（二）外泌体与心力衰竭

在导致心力衰竭的因素中，心肌梗死后的不良心肌重塑是最重要的因素之一，外泌体已被证明在这一机制中起作用，意味着其作为心肌梗死后心力衰竭早期生物标志物的潜在用途。外泌体结合的 miRNA 可以预测急性心肌梗死后患者的缺血性心力衰竭，在急性心肌梗死后 18 天内从患者血清中分离出的外泌体中，miRNA-192、miRNA-194 和 miRNA-34a 的水平在急性心肌梗死发病后 1 年内经历过心力衰竭的患者中显著升高。此外，外泌体中 miRNA-194 和 miRNA-34a 的水平与急性心肌梗死发病后 1 年左右测得的左心室舒张功能和 LVEF 呈正相关。这一发现表明，外泌体相关的 p53 反应性 miRNA 可以预测急性心肌梗死恢复期的左心室重塑。同样，肥厚型心肌病组与健康对照组相比，心力衰竭患者血清外泌体中 miRNA-92、miRNA-21 水平更高，miRNA-425 和 miRNA-744 水平较低。这些 miRNA 通常与纤维化有关，这表明在肥厚型心肌病的诊断中有潜在的生物标志物的价值。

（三）外泌体与高血压

外泌体是细胞外最小的囊泡，含有多种分子，介导细胞间的信号传递。大量研究表明，外泌体参与了重要的生理和病理过程。miRNA 通过抑制某些翻译过程调节高血压的发展。

为了证实包括 miRNA 在内的各种分子的外泌体在原发性高血压发病中的作用，Otani 等用超速离心法分离细胞外泌体，给正常血压 Wistar-Kyoto 大鼠和自发性高血压大鼠每周腹腔注射野生型大鼠或自发性高血压大鼠血浆中的外泌体，共 6 周。自发性高血压大鼠来源的外泌体显著增加血压正常大鼠的收缩压，诱导胸主动脉的适度结构改变，如血管壁增厚和胶原减少，显著增加血压正常大鼠左心室重量和血管周围纤维化。血压正常大鼠来源的外泌体降低自发性高血压大鼠的收缩压，逆转自发性高血压大鼠胸主动脉的变化，显著抑制前列腺素 $F_{2\alpha}$ 诱导的自发性高血压大鼠肠系膜动脉平滑肌收缩，显著降低自发性高血压引起的左心室纤维化。研究证实，血浆外泌体可以调节血压正常和高血压大鼠的全身血压及心血管组织的结构和功能。血管平滑肌细胞的迁移是高血压血管重塑的关键，血管外膜成纤维细胞在血管结构的动态平衡中起着重要作用。Tong 等研究证明，自发性高血压外膜成纤维细胞来源的外泌体将 Ang 转移到血管平滑肌细胞中，从而增加 Ang-Ⅱ水平，激活 AT1R，从而促进血管平滑肌细胞迁移。此外，外泌体与动脉粥样硬化密切相关，外泌体通过其蛋白质组分和非编码 RNA 可诱导内皮功能障碍、血管炎症、凝血、血栓形成和钙化，从而促进动脉粥样硬化。

（四）外泌体与其他心血管病疾病

对于其他心血管疾病，如心律失常、瓣膜疾病、心肌病，外泌体所起的作用尚不清楚。然而，最近有体外和动物研究表明，外泌体在上述疾病的病理生理学中具有潜在的作用。从冠心病患者或缺血大鼠模型中提取/分离的心肌细胞释放富含 miRNA-1 和 miRNA-133 的外泌体，这两个 miRNA 可通过 Ca^{2+}/钙调蛋白依赖性蛋白激酶Ⅱ信号调节动作电位和心脏传导诱发心律失常。其他证据表明，外泌体也可能参与糖尿病心肌病的病理生理过程。糖尿病性心肌病是糖尿病患者的严重并发症，伴有左心室收缩或舒张功能受损、心室肥大、间质纤维化和心肌微血管障碍。2 型糖尿病大鼠心肌细胞释放的外泌体含有大量 miRNA-320，能够减少一氧化氮的产生并抑制冠状动脉内皮细胞的血管生成。此外，最近有学者获得了从休克患者血浆分离的外泌体诱导血管凋亡和心肌功能障碍的证据，提出了外泌体与败血症性心肌病之间的潜在联系。抑制外泌体释放可减少体外促炎性细胞因子的产生，并在脓毒症小鼠模型中阻止炎症反应，改善心功能，提高存活率。此外，外泌体中的 iNOS 可维持一氧化氮的产生，这与败血症时的心肌功能障碍有关。心房颤动发生与心房肌纤维化密切相关，心肌成纤维细胞来源外泌体介导的肌成纤维细胞和心肌细胞之间的互相影响，通过降低心肌细胞中 L 型钙通道蛋白的表达增加了心房颤动的易感性。

四、外泌体在心肌重塑中的作用

成纤维细胞源性外泌体、心肌细胞源性外泌体、内皮细胞源性外泌体、祖细胞源性外泌体、心脏特络细胞源性外泌体、血管平滑肌细胞源性外泌体均参与心肌重塑的调节。

（一）心肌细胞肥大

缺血、压力和容量过载通过外泌体介导成纤维细胞、心肌细胞、内皮细胞和炎症细胞之间的相互作用诱导肥大细胞反应。Bang 等研究表明，心肌成纤维细胞源性外泌体的miRNA-21-3p 通过内吞作用或受体介导的机制迁移到心肌细胞，最终导致心肌肥大。Ang-Ⅱ刺激心肌成纤维细胞可增加成纤维细胞来源的外泌体分泌 miRNA-21-3p，导致心肌细胞肥大，而用 miRNA-21-3p 抑制剂使 Ang-Ⅱ诱导的心肌细胞肥大减轻。许多研究已证实，心肌细胞来源的外泌体含有大量的 miRNA，可以用来评估心肌损伤或恢复的程度，并有可能成为新的诊断和预后生物标志物。心肌细胞源性外泌体依赖性调节心肌细胞的增殖、发育和肥大，miRNA 作为心肌细胞源性外泌体的载体在心肌肥大中起重要作用。因此，将这些miRNA 作为信号生物标志物，可能具有抑制心肌肥大和心力衰竭的临床潜力。Liu 等发现，在小鼠模型中，内皮细胞源性外泌体通过降低肥大相关蛋白的表达水平，显著减少了缺血再灌注诱导的 ROS 产生。

（二）心肌纤维化

心肌成纤维细胞可产生保护心肌细胞的 ECM，通过调节心肌细胞的增殖和迁移参与损伤后的修复，然而成纤维细胞的过度增殖和分化会导致纤维化和心力衰竭。对新生大鼠成纤维细胞的蛋白质组学分析表明，与正常相比，在缺氧条件下，心肌成纤维细胞源性外泌体选择性地上调与 ECM 相关的信号转导活性和蛋白质表达水平，这表明心肌成纤维细胞源性外泌体参与了许多功能途径。外泌体可以通过调节成纤维细胞功能，从而改变心脏修复和纤维化的命运。来自心脏祖细胞的外泌体有可能激活原始成纤维细胞，从而启动心肌修复的伤口愈合过程。在心脏损伤期间，活化的巨噬细胞利用富含 miRNA-155 的外泌体调节成纤维细胞向肌成纤维细胞分化，从而促进纤维化。心肌成纤维细胞源性外泌体通过miRNA-423-3p/Ras 相关蛋白 2C 途径在心肌梗死急性期对心肌细胞具有保护作用。这些研究无疑为成纤维细胞外泌体治疗缺血性心肌病提供了重要的参考价值。最近，Yang 等发现心肌细胞源性外泌体通过心肌成纤维细胞串扰促进心肌纤维化。受损的上皮细胞分泌富含促纤维化因子的外泌体，这可能导致纤维化。富集 miRNA 的外泌体在心肌纤维化中起重要作用。miRNA-125b 可激活成纤维细胞，miRNA-208a 通过靶向双底物特异性酪氨酸磷酸化调节激酶 2 增强 NFAT 磷酸化，从而引发纤维化。miRNA-29b 和 miRNA-455 的外泌体可以通过下调糖尿病小鼠的 MMP-9 水平抑制心肌纤维化。心肌细胞也可以通过外泌体互换 miRNA 改变受体细胞的生物学功能。

（三）血管生成

来自内皮细胞、祖细胞、心脏特络细胞的外泌体与损伤后血管生成密切相关。内皮细胞源性外泌体中的 miRNA-214 通过沉默相邻靶细胞的突变和引起毛细血管扩张失调，从而调节细胞迁移及血管生成。内皮细胞源性外泌体中的 miRNA 通过促进血管生成和细胞迁移，延缓围生期心肌病的心功能恶化。祖细胞源性外泌体可以增强梗死区域内的血管密度，而在缺血再灌注模型中增加左心室射血分数。另一项研究显示，特络细胞外泌体参与大鼠心肌梗死后 30 天血管生成。特络细胞外泌体运载了许多促血管生成的 miRNA，它们通过旁分泌介导的机制调节邻近内皮细胞的活动，以促进血管生成和梗死心肌修复。此外，miRNA-21 通过 PTEN-Akt/ERK1/2/HIF-1α/VEGF 通路介导血管生成，这可能类似于特络细胞外泌体对心肌梗死后新血管生成的作用。

五、外泌体在心肌重塑中的作用机制

一方面，外泌体参与的相关心血管疾病可引起心肌重塑；另一方面，外泌体还与细胞信号转导有关，通过调节炎症、细胞凋亡、血管生长等调节心肌重塑过程。外泌体含有许多 miRNA，miRNA 在心肌重塑过程中起重要作用。心肌成纤维细胞源性外泌体的 miRNA-21-3p 调节含 SH3 结构域的蛋白 2 和 PDLIM5 的表达，同样来源的外泌体中 miRNA-217 通过 PTEN-Akt 通路促进心肌肥大。miRNA-27b 通过 TGF-β1-PPARγ 通路参与心肌肥大，miRNA-155 通过 Jarid2 信号转导具有相同的作用。成纤维细胞和心肌细胞的外泌体含有相对较高水平的 miRNA-27a、miRNA-28-3p 和 miRNA-34a，这些 miRNA 抑制 NRF2 的翻译。内皮细胞外泌体中的 miRNA-214 通过沉默相邻靶细胞的突变和引起毛细血管扩张失调来调节细胞迁移和血管生成。miRNA，如 miRNA-17、miRNA-210、miRNA-292 和 miRNA-133a，作为心肌祖细胞源性外泌体的旁分泌因子，都通过延缓纤维化发挥心脏保护作用。Ye 等从慢性心力衰竭患者血浆中分离出外泌体，发现外泌体包含线粒体 DNA，通过 TLR9/IL-6/IκBα/NF-κB 通路触发炎症反应。心肌成纤维细胞源性外泌体-热激蛋白 90 参与 p53 和成纤维细胞中的 STAT-3 通路发挥促炎作用，miRNA-21 通过 PTEN-Akt/ ERK1/2/HIF-1α/VEGF 通路介导血管生成。心肌梗死中心肌成纤维细胞可能通过 VEGF 和（或）NO 的分泌促进或调节血管生成。在小鼠模型中，脂肪干细胞外泌体通过降低与凋亡（p53、PUMA）和肥大相关的蛋白的表达水平，显著减少缺血再灌注诱导的 ROS 产生。

六、总结及展望

尽管几乎所有的外泌体都能积极调节心肌组织的凋亡和血管生成，但只有心肌成纤维细胞来源外泌体、内皮细胞来源外泌体和脂肪来源间充质干细胞外泌体通过 Toll 样受体家族在心肌梗死的免疫和炎症过程中发挥作用，还能抑制心肌纤维化。此外，心肌细胞来源外泌体被证实通过 Ang-Ⅱ 和热激蛋白相关机制减轻心肌肥大。内皮细胞和血管平滑肌细胞来源外泌体具有促动脉粥样硬化的功能，因此其被认为是心血管疾病的危险因素。正常内皮细胞外泌体促进血管生成，围生期心肌病患者内皮细胞外泌体能够抑制血管生成，提示内皮细胞外泌体在心脏修复和心肌病的调节中具有较强的适应能力及自我调节功能。心脏祖细胞来源外泌体的疗效优于间充质干细胞外泌体和心肌成纤维细胞来源外泌体，可能缘于心脏祖细胞来源外泌体载体中含有特异的 miRNA 和细胞因子。缺氧条件下间充质干细胞外泌体能提高急性心肌梗死的疗效，提示该外泌体或类似物可作为缺血性疾病的替代治疗和再生药物。不同来源的平滑肌细胞及其外泌体（即血管平滑肌细胞外泌体、主动脉平滑肌细胞外泌体）含有参与病理过程的各种 miRNA。

与细胞移植相比，外泌体移植是治疗心血管疾病的一种有效方法，据基础和临床研究证实，外泌体移植可以减少免疫排斥反应，提高存活率。心肌细胞外泌体释放的 miRNA 和蛋白质通过调节靶基因表达与细胞功能，在减轻心肌肥大、改善功能障碍、延缓纤维化、促进血管生成、促进梗死后心肌修复和抗动脉粥样硬化进展方面也发挥着重要作用。

心肌细胞外泌体和 miRNA 可成为心血管疾病诊断与预后的生物标志物。miRNA 对靶向治疗慢性心力衰竭、缺血和心肌病提供了新的方向，但仍需进一步研究证实外泌体在靶向介入医学中的作用。

（牛　力　光雪峰）

第十一节　细胞因子在心肌重塑中的作用

细胞因子可调节所有心肌细胞的表型和功能，抑制心肌细胞的收缩功能，诱导巨噬细胞的炎症激活，诱导成纤维细胞的基质降解表型，促进微血管炎症和功能障碍。此外，细胞因子诱导的生长因子合成可能在心肌慢性纤维化方面发挥作用。趋化因子如 CCL2 在心力衰竭中上调，可能刺激促炎性细胞因子的募集，促进心肌损伤、纤维化重塑和功能障碍。然而，一些炎症细胞因子也可能在应激条件下对心肌细胞发挥保护作用。

一、细胞因子概述

细胞因子是一组参与炎症反应的多肽类细胞调节物质的总称。根据细胞因子的结构，将其分为白细胞介素、趋化因子、肿瘤坏死因子、干扰素、转化因子和其他生长因子。有时，基于来源的分类可能是有用的，因此出现了脂肪因子、骨因子和肌因子等术语。细胞因子主要由外周的免疫细胞合成（如巨噬细胞、淋巴细胞、成纤维细胞），但其他类型的细胞（如神经细胞、神经胶质细胞）也可产生某些细胞因子。在心肌重塑过程中起主要作用的是肿瘤坏死因子（TNF）家族、白细胞介素（IL）家族、转化生长因子和趋化因子。

（一）肿瘤坏死因子

TNF 是一种能够直接杀伤肿瘤细胞而对正常细胞无明显毒性的细胞因子，是迄今为止发现的杀伤肿瘤作用最强的生物活性因子之一。TNF-α 是一种主要由激活的巨噬细胞产生的能抑制成骨细胞和刺激破骨细胞的细胞因子，是活化的巨噬细胞对氧化低密度脂蛋白增加、细菌感染等刺激的反应，它也可以从受损的 ECM 中释放。在血管系统中 TNF-α 的其他来源包括免疫细胞（T 细胞、B 细胞、NK 细胞）和血管平滑肌细胞。TNF-α 是炎症反应过程中出现最早、最重要的炎性介质，能激活中性粒细胞和淋巴细胞，使血管内皮细胞通透性增加，调节其他组织代谢活性并促使其他细胞因子合成和释放。

（二）白细胞介素

IL-6 是一种多功能细胞因子，由 T 细胞、巨噬细胞、血管平滑肌细胞等分泌，能诱导 B 细胞分化和产生抗体，并诱导 T 细胞活化、增殖和分化，参与机体的免疫应答，调节免疫反应和促进炎症反应，是炎症反应的促发剂。IL-1 是由单核细胞、内皮细胞、成纤维细胞和其他类型细胞在应答感染时产生的细胞因子。IL-1 的存在形式有 IL-1α 和 IL-1β 两种，都与免疫球蛋白超家族的同一受体结合，能刺激集落刺激因子、血小板衍生生长因子等细胞因子的产生和使 T 细胞产生 IL-2，在免疫应答和组织修复中起作用。IL-8 能刺激中性粒细胞、T 细胞和嗜酸性粒细胞趋化，促进中性粒细胞脱颗粒，释放弹性蛋白酶，损伤内皮细胞，使微循环血流淤滞，组织坏死，造成器官功能损伤。IL-10 能抑制促炎性细胞因子分泌，调节 ROS 释放。

（三）转化生长因子

TGF-β 是一个进化上保守的分泌多肽因子的家族成员，生理上可调节胚胎发生和成体组织稳态，病理上参与许多疾病的发生和发展。该家族包含许多因子，表现出细胞类型特异性和发育阶段依赖性的生物学行为，而它们的作用都依赖于传统的信号通路。TGF-β 家族的信号机制在细胞外水平受到控制，其中配体分泌、沉积到 ECM，对信号激活起着重要作用。在质膜水平，TGF-β 与受体激酶相关，受体激酶介导下游介质（主要是 Smad 蛋白）的磷酸化依赖性信号，并介导泛素连接酶和细胞内蛋白激酶的寡聚依赖性信号。Smad 与其他信号蛋白之间的相互作用介导调控信号，这些信号控制靶基因的表达、RNA 处理、mRNA 翻译及细胞核或细胞质蛋白调控。TGF-β 靶向作用于与心血管高度相关的单核细胞/巨噬细胞、中性粒细胞、淋巴细胞、成纤维细胞、内皮细胞和心肌细胞，参与调控心肌纤维化。

（四）趋化因子

趋化因子（chemokine）是一类由细胞分泌的小细胞因子或信号蛋白，在发育、稳态和炎症过程中调节血细胞迁移和定位到靶组织。由于它们具有诱导附近反应细胞定向趋化的能力，因此被命名为趋化因子。在结构上，趋化因子可分为 XC、CC、CXC 和 CX3C 四个亚家族，其中 CC 和 CXC 在心血管疾病中具有重要作用。趋化因子在不同的分子途径有不同的影响，部分原因是它们可以识别不同的配体。例如，CC 基序趋化因子受体（CCR）5 不仅可识别 CC 基序趋化因子配体 5（CCL5），还能识别其他趋化因子配体。炎性 CCL2/MCP-1 与心力衰竭的相关性较强，有可能作为心肌损伤和不良重塑相关疾病的治疗靶点。

二、细胞因子在心肌重塑中的研究

大量的实验和临床研究证据支持炎症细胞因子和趋化因子在心肌功能障碍及不良心肌重塑的发病机制中发挥重要作用。在心肌缺血和梗死、压力或容量负荷过重、代谢失调及病毒感染等病理因素刺激下，心肌细胞发生基因表达异常、心肌细胞肥大或死亡，ECM 改变，从而出现心肌重塑，导致心力衰竭。研究表明，无论潜在病因如何，心力衰竭都与局部和全身炎症信号级联激活有关。在心肌炎或炎性心肌病患者中，炎症是心力衰竭的主要原因。急性应激性心肌病主要与情绪和应激有关，细胞因子介导的炎症在发病中起重要作用。在新型冠状病毒感染心肌损伤患者中发现，炎症反应是导致心肌损伤的原因。在大多数其他情况下，炎症程序的激活是对其他主要组织器官损伤的修复性或保护性反应。无论潜在病因如何，过度、不受限制或失调的炎症都可能加剧心肌损伤，从而导致心力衰竭进展。心力衰竭的心脏炎症反应以诱导和激活多种多效性细胞因子与趋化因子为特征，后者可调节心肌细胞的表型和功能。

（一）TNF-α

20 世纪 90 年代初，Levine 等研究发现，严重慢性心力衰竭患者循环中 TNF-α 水平显著升高，这与终末期心脏病患者肾素-血管紧张素系统的显著激活有关。该研究使 TNF-α 在心肌重塑中的作用受到重视。在 DCM 和缺血性心肌病终末期患者研究中发现，循环 TNF-α 水平显著升高，且在进行心脏移植的患者中发现心肌 TNF-α 表达增加。压力负荷过重是心肌重塑重要的刺激因子，在压力负荷过重心脏的心肌细胞和非心肌细胞中观察到 TNF-α 的 mRNA 和蛋白质的生物合成，而在正常灌注压力下的心脏中未检测到 TNF-α 的 mRNA 和蛋白。动物实验表明，心脏过度表达 TNF-α 的小鼠出现心肌细胞肥大和 ECM 重塑，左心室扩大，导致心力衰竭和死亡率增加，且外源性输注重组 TNF-α（100μg/kg）7～10 天后出现左心室收缩和舒张功能障碍。TNF 缺失可减轻压力负荷过重模型中的左心室功能障碍，而 TNF-α 拮抗剂可减少容量负荷过重和梗死后心力衰竭模型中的不良重塑并改善血流动力学。

（二）白细胞介素

大量实验表明，白细胞介素在心肌重塑和心力衰竭中起重要作用。IL-1 家族成员参与梗死心肌的损伤、修复和重塑，IL-1β 在梗死心肌中显著上调，IL-1 介导梗死后扩张性重塑，可能在梗死后心力衰竭的发病机制中发挥作用。笔者团队制作的心肌梗死模型发现，非梗死区心肌组织 IL-1β 表达增加，与心肌梗死组织学重塑有关。此外，在压力负荷过重的心力衰竭模型和糖尿病心肌病模型中也发现 IL-1β 表达增加。IL-1 参与心肌重塑过程，抗 IL-1 治疗可能改善心肌重塑。在梗死后和非缺血性心力衰竭的啮齿动物模型中，给予重组 IL-1 受体拮抗剂阿那白滞素可避免心脏的不良重塑。在梗死后心力衰竭的糖尿病和非糖尿病大鼠中，服用抗 IL-1β 抗体吉伏珠单抗（gevokizumab）可减轻扩张性重塑，改善心室功能，减少心肌肥厚和纤维化。IL-33 属于 IL-1 家族新成员，心肌受到拉伸导致肌成纤维细胞释放 IL-33，其与心肌细胞膜上的 ST2 受体（ST2L）结合，促进细胞存活和保持完整性。但在慢性疾病中，局部和邻近细胞可增加 IL-33 诱饵 sST2 的释放，后者可阻断 IL-33 与 ST2L 结合，促进组织纤维化。

在心脏损伤和心力衰竭的实验模型中，心肌细胞、浸润性单核细胞和成纤维细胞表达的 IL-6 持续上调。此外，在压力负荷过重的心脏中，IL-6 诱导伴随着 IL-6 受体（IL-6R）的上调。输注 IL-6 导向心性肥大和心肌纤维化，心肌僵硬度增加。通过服用抗 IL-6 受体抗体对 IL-6 进行药物阻断，可在梗死后心力衰竭模型中减弱心脏扩张并改善心功能。与非衰竭心肌相比，心力衰竭的心肌增加了心肌 IL-6 的表达。但其他研究未能显示心力衰竭时 IL-6 合成增加，而是 IL-6 信号级联下游成分如 gp130 的增加。相互矛盾的发现或与疾病不同阶段的取样、心力衰竭的不同亚群有关。

IL-10 作为抗炎细胞因子，可促进心肌梗死的修复，改善心肌重塑。心肌梗死后 30 天，IL-10 水平与左心室舒张末期内径和左心房容积呈负相关。Jung 等对心肌梗死小鼠输注外源性 IL-10[50μg/（kg·d）]治疗可减小左心室收缩和舒张末期容积，改善心肌重塑和心功能。*IL-10* 基因敲除小鼠使用异丙肾上腺素诱导的左心室肥厚、心肌纤维化较野生型小鼠严重，全身注射重组小鼠 IL-10 可抑制和逆转异丙肾上腺素诱导的心肌重塑，改善左心功能。在 Ang-II 诱导的小鼠心肌重塑模型中，IL-10 缺乏导致小鼠左心室进一步扩大，心功能恶化，表明 IL-10 对 Ang-II 诱导的心肌重塑起保护作用。

此外，IL-4、IL-8、IL-17 和 IL-27 等白细胞介素家族成员亦参与心肌重塑过程。研究表明，IL-4 水平升高与 Ang-II 诱导的高血压和心力衰竭的心肌纤维化相关。一项关于 IL-8 与 ST 段抬高心肌梗死的研究表明，在经皮冠脉介入术（percutaneous coronary intervention，PCI）即刻和术后第 1 天，与 IL-8 低于中位数的患者相比，IL-8 水平高于中位数的患者的梗死面积较大，LVEF 较低，左心室舒张末期容积较大，微血管阻塞发生率较高。IL-17A 可促进心肌梗死后心室重塑，可能成为预防心肌梗死后心力衰竭的重要靶点。IL-27 是一种属于 IL-6/IL-12 家族的免疫调节细胞因子，急性冠脉综合征患者 IL-27 升高与不良的心室重塑、复发性心肌梗死和心血管死亡风险呈正相关。

（三）转化生长因子

TGF-β 是一种多效性细胞因子，参与多种细胞功能的调节，在炎症、ECM 沉积，以及细胞增殖、分化和生长中发挥作用。TGF-β 与心肌重塑有关。在心力衰竭动物模型中，心肌 TGF-β 合成显著且持续上调，与心肌肥大和纤维化有关。ADAMTS16 通过激活 LAP-TGF-β 信号，促进心肌成纤维细胞活化，从而促进心肌纤维化、心肌肥大和心力衰竭。在心肌梗死的实验模型中，TGF-β 亚型表现出不同的调节模式：TGF-β1 和 TGF-β2 在早期上调，而 TGF-β3 表现出延迟上调。在压力负荷过重的心肌中，TGF-β1 水平在肥厚过程中显著增加。Ang-II 信号可能在介导梗死后心肌重塑中 TGF-β 上调方面发挥着重要作用。

（四）趋化因子

CCL2 存在于内皮细胞、血管平滑肌细胞、单核细胞和心肌细胞中，在心肌梗死和心力衰竭实验模型中显著且持续上调。临床研究已证明心力衰竭患者 CCL2 上调。CCL2 在缺血性心肌病、扩张型心肌病或肥厚型心肌病患者的心肌样本中过度表达。大量实验证据表明，CCL2 可导致心肌纤维化、心肌重塑和心功能障碍。在心肌梗死模型中，CCL2 缺失和抗 *CCL2* 基因治疗可改善不良重塑。

三、细胞因子在心肌重塑中的作用机制

细胞因子和趋化因子可促进心功能障碍和不良重塑，其机制可能如下：①炎症细胞因子可能促进心肌细胞凋亡；②促炎性细胞因子可能激活基质降解程序，诱导 MMP，触发 ECM 降解，从而使心肌细胞失去维持体内平衡功能的关键基质驱动信号；③慢性促炎性细胞因子激活可能刺激纤维化程序，导致纤维化生长因子的诱导、活化，成纤维细胞的扩增，以及随后 ECM 蛋白在心脏间质中的沉积。炎症介导的间质纤维化可能增加心肌僵硬度，促进 HFpEF 的发生。这些有害作用在程度上是否超过炎症介质的保护作用取决于病理生理背景和炎症激活的细胞因子特异性。

（一）TNF-α

TNF-α 介导的不良重塑和心力衰竭进展可能涉及对心肌细胞、巨噬细胞和 ECM 的作用。在心肌细胞中，持续的 TNF 信号激活导致内在细胞死亡途径的激活，从而促进心肌细胞凋亡，这种程序性心肌细胞死亡是不良心肌重塑的关键决定因素。TNF-α 导致心肌细胞凋亡主要通过死亡受体途径。TNF-α 与 TNF 受体 1（TNF-R1）结合，其死亡域募集一种接头分子 TRADD，导致 TNF-R1 三聚化，TRADD 募集接头蛋白 FADD，FADD 死亡效应域能与 Casp-8 前体中的死亡效应域相互作用，从而募集凋亡 Casp-8 前体，富集在一起的 Casp-8 前体自我激活，激活下游 Casp-3 切割底物，导致心肌细胞凋亡。TNF-α 还可通过线粒体途径、内质网应激凋亡途径导致心肌细胞凋亡。在巨噬细胞中，TNF-α 可能刺激具有促凋亡、负性肌力和基质降解特性的其他促炎性细胞因子的合成，并上调诱导型一氧化氮合酶的表达。在成纤维细胞中，TNF-α 可能诱导 MMP 合成，破坏 MMP 及其抑制剂之间的平衡，导致 ECM 降解。

（二）白细胞介素

作为典型的多效性促炎性细胞因子，IL-1 作用于许多不同类型的细胞。虽然 IL-1 驱动心肌重塑和功能障碍的细胞基础尚无系统的定论，但相关数据和体外实验发现了几种潜在的机制：①IL-1 对心肌细胞发挥促凋亡作用；②IL-1 诱导白细胞动员和激活，从而激活下游炎症反应；③IL-1 可能刺激内皮细胞中的黏附分子表达，促进循环白细胞的相互黏附作用，增加心肌中炎症细胞的募集；④IL-1 促进成纤维细胞中基质降解，破坏细胞存活所需的关键基质；⑤IL-1 驱动的基质降解可能最终激活成纤维细胞介导的基质蛋白合成，通过增加成纤维生长因子的表达导致纤维化加重；⑥在自身免疫性心肌炎相关的心力衰竭中，IL-1 的作用可能涉及树突状细胞激活，树突状细胞激活后又反过来诱导自身反应性 CD4$^+$ T 细胞和自身免疫反应。

IL-6 属于 gp130 家族成员，主要起促炎作用。IL-6 增高可能通过 gp130/STAT3 信号通路导致心肌梗死后炎症增强，加重心肌重塑和心功能恶化。IL-6 在压力负荷过重引起的左心室肥厚发病机制中起关键作用，IL-6 的基因缺失使心肌肥大减轻和心功能改善，其机制可能是它消除了心肌细胞的 CaMK Ⅱ 依赖性效应。近期研究表明，抑制 IL-6 基因表达可显著改善心肌梗死诱导的心肌重塑，可能与 M2 型巨噬细胞的激活和成纤维细胞胶原生成减少有关。抑制 IL-6 基因可改善柯萨奇病毒 B3 所致的 DCM 心肌重塑，其机制可能是通过降低 STAT3 磷酸化水平减少心肌细胞凋亡。缺氧刺激心肌成纤维细胞产生 IL-6，还通过 TGF-β1 信号通路促进心肌纤维化。

IL-10 通过刺激 M2 型巨噬细胞极化和成纤维细胞活化改善心肌梗死后心肌重塑。在压力负荷过重的心肌重塑模型中，IL-10 改善心肌重塑可能是通过信号转导和 STAT3 依赖性抑制 NF-κB 实现的。最近研究表明，重组 IL-10 可改善 Ang-Ⅱ 诱导小鼠的高血压、心功能恶化和不良心肌重塑，其心脏保护作用可能与 STAT3 激活、TGF-β1 和 NF-κB 途径抑制有关。此外，IL-10 可能还通过抑制 Akt 和 P38 磷酸化，降低 MMP-2/9 的表达以改善心肌重塑。

IL-4 上调小鼠心肌成纤维细胞的前胶原基因并刺激胶原生成，从而导致心肌纤维化。IL-17A 在重塑后期通过促进中性粒细胞和巨噬细胞的持续浸润，刺激巨噬细胞产生促炎性细胞因子，促进成纤维细胞增殖和促纤维化基因表达。此外，IL-17A 通过 p38 MAPK-p53-Bax 信号通路诱导小鼠心肌细胞凋亡。

（三）TGF-β

TGF-β 通过对心肌细胞、间充质细胞和免疫细胞的作用，在心肌重塑和纤维化中发挥重要作用。TGF-β 在小鼠心脏中的过度表达与纤维化和肥大相关。内源性 TGF-β 在心肌纤维化和肥厚重塑的发病机制中起重要作用，并调节压力负荷下心脏的基质代谢。在梗死心脏中，TGF-β 通过使炎性巨噬细胞失活从而抑制炎症细胞因子和趋化因子的表达，同时通过 Smad-3 依赖性途径促进肌成纤维细胞转分化和基质合成。TGF-β 的促纤维化作用是通过 Smad-3 信号介导的。Smad-3 与肌成纤维细胞转分化密切相关，并介导 TGF-β 诱导的 ECM 合成和 TIMP 上调，Smad-3 缺失的心肌成纤维细胞增生，但基质合成能力降低，心脏收缩功能受损。

（四）趋化因子

CCL2 可能通过促进心肌纤维化和心肌细胞凋亡参与心肌重塑过程。CCL2 介导的纤维化主要归因于单核细胞和巨噬细胞的募集与激活，导致纤维化介质如 TGF-β 和骨桥蛋白合成增加。CCL2 也可能通过募集成纤维细胞祖细胞发挥成纤维作用。然而，心力衰竭心脏中大多数活化的成纤维细胞来源于常驻成纤维细胞群，而不是成纤维细胞祖细胞。因此，CCL2 介导的成纤维细胞祖细胞募集在心肌纤维化中的潜在作用尚不明确。也有学者认为 CCL2 可能直接促进心肌细胞死亡，导致心功能障碍。研究表明，CCL2 可能通过诱导核糖核酸酶-单核细胞趋化蛋白-1 诱导蛋白（MCPIP）促进心肌细胞凋亡。尽管大部分实验证据表明 CCL2 促进不良心肌重塑，但也有研究表明，CCL2 过度表达在缺血再灌注中具有心脏保护作用，该作用体现在它对心脏微环境的改变，而不是对心肌细胞的直接保护作用，其机制可能是 CCL2 过度表达介导了氧化应激反应的减轻。

四、临 床 转 化

（一）靶向 TNF-α 治疗

鉴于 TNF-α 在心肌重塑中的作用，研究者在 20 世纪 90 年代末就对 TNF-α 拮抗剂治疗心力衰竭进行了探索。早期临床研究结果表明，接受 TNF-α 拮抗剂依那西普治疗的患者，其 TNF 生物活性降低，生活质量评分、6min 步行距离和射血分数显著增加，心功能得到改善。随后进行的依那西普全球随机评估（RENEWAL）研究表明，依那西普对 HFrEF 患者死亡或心力衰竭住院的主要终点没有影响。英夫利昔单抗是一种抗 TNF-α 的嵌合单克隆抗体，为检测其在 HFrEF 患者中的作用进行了 ATTACH 实验，结果显示英夫利昔单抗的 TNF-α 拮抗作用具有副作用，增加了全因死亡率和心力衰竭住院率。最近进行了两项关于使用依那西普拮抗 TNF-α 对心力衰竭作用的平行研究(RENAISSANCE 和 RECOVER)，但是因为没有发现该药对心力衰竭发病率和死亡率有任何作用而终止了试验。以上对于 HFrEF 患者 TNF-α 拮抗剂疗效的大型临床研究结果均未达到预期，动物模型研究和临床研究之间的相互矛盾可能缘于心力衰竭的异质性和细胞因子的多效性：首先，人类的 TNF-α 对心肌细胞的保护作用可能比其他物种更为显著；其次，人类心力衰竭人群在病理生理上具有异质性，TNF-α 拮抗剂可能仅对一部分细胞因子介导的损伤有效；最后，细胞因子的剂量依赖效应可能使个体化治疗方案的设计变得复杂。

（二）靶向白细胞介素治疗

急性心肌梗死引起的炎症反应中 IL-1 起到了核心作用。一项关于阻断 IL-1 对急性 ST 段抬高心肌梗死后心肌重塑影响的临床试验表明，用阿纳金拉阻断 IL-1 是安全的，并且能够改善左心室重塑。在更大型的 CANTOS 试验中，对既往心肌梗死患者和有活动性炎症证据患者使用抗 IL-1β 单克隆抗体卡那单抗进行治疗，结果表明复合终点（非致命性心肌梗死、非致命性卒中或死亡）的风险降低 15%，该研究证实了 IL-1β 对动脉粥样硬化血栓性疾病的保护作用。对 CANTOS 数据的探索性分析表明，IL-1β 抑制剂以剂量依赖性方式降低心力衰竭住院率或心力衰竭相关死亡率。尽管 CANTOS 试验的目的不是检测 IL-1β 靶向治疗心力衰竭的有效性，但研究结果与动物模型实验一致，表明卡那单抗可能对心力衰竭亚群患者有治疗作用。在心力衰竭动物模型中使用另一种抗 IL-1β 抗体吉伏珠单抗也减轻了大鼠左心室舒张末期内径，改善了心肌重塑和心功能。在对 HFrEF 患者的两项小型临床研究中，阿纳金拉治疗改善了心脏收缩功能指标。在一小部分 HFpEF 患者和高敏 C 反应蛋白升高的患者中，阿纳金拉治疗降低了 NT-proBNP，但未能改善心肺健康的相关指标。因此，IL-1 可能成为炎症活动性心力衰竭患者亚群的治疗新靶点。

IL-6 被认为是许多炎症相关疾病的一个潜在治疗靶点，IL-6 受体中和抗体托珠单抗已被批准为中重度类风湿关节炎的治疗药物。实验证据表明，托珠单抗可能通过抑制 IL-6 信号通路治疗心力衰竭，然而相关研究仍停留在动物研究水平，缺乏临床研究。在没有心血管疾病的类风湿关节炎患者中，托珠单抗降低了循环中 NT-proBNP 的水平。一项 II 期临床试验测试了托昔单抗在减少 ACS 缺血性心肌损伤方面的有效性。在非 ST 段抬高心肌梗死（non-ST segment elevation myocardial infarction，NSTEMI）患者中，冠状动脉造影前服用单剂量的托珠单抗是安全的，并且可以减轻高敏肌钙蛋白 T 的释放和全身炎症反应。虽然 IL-6 的阻断降低了血清 C 反应蛋白，但趋化因子 CXCL10 和 CCL4 的水平升高，突出了 IL-6 的作用在炎症级联反应中的复杂性。另外，抗 IL-6 受体抗体阻断 IL-6 信号的所有模式，而可溶性 gp130 通过结合 IL-6-sIL-6 受体复合物选择性地抑制 IL-6 信号，显示出细胞因子信号作用的复杂性。各种 IL-6 靶向治疗策略对心力衰竭的影响尚未得出系统研究结论。

虽然许多基础实验已证明 IL-4、IL-8、IL-10、IL-17 和 IL-27 等白细胞介素家族成员参与心肌重塑过程，但目前尚未见到关于这些细胞因子相关的临床试验。

（三）靶向 TGF-β 治疗

吡非尼酮和曲尼司特是两种临床批准的药物，这两种药物能够抑制 TGF-β 信号转导。动物实验结果表明，吡非尼酮可改善高血压和心肌梗死所致的心肌重塑。一项关于吡非尼酮治疗 HFpEF 患者对心肌纤维化影响的临床试验正在进行中。在大鼠实验性糖尿病和小鼠病毒性心肌炎动物模型中，曲尼司特可减轻心肌纤维化。虽然有证据支持吡非尼酮和曲尼司特的抗纤维化作用，但长期服用这两种药物中的任何一种都可能产生肝毒性，甚至导致肝衰竭。因此，有必要进行更多的研究以探索更加安全有效、靶向抑制 TGF-β 信号转导，以及减少心肌纤维化的替代治疗方法。

（四）靶向趋化因子治疗

大量证据证实 CCL2 具有促心肌重塑和心功能障碍的作用，CCL2/CCR2 轴的拮抗有望成为心力衰竭治疗的一种手段。其他 CC 趋化因子也可能参与促炎症白细胞的募集。因此，多个 CC 趋化因子受体的联合靶向治疗可能提高该治疗方法的有效性。虽然在趋化因子生物学效应方面进行了数十年的实验研究，但在炎症条件下实施趋化因子靶向疗法仍处于早期研究阶段。塞尼科里维罗克（cenicriviroc）是一种双重 CCR2/CCR5 抑制剂，在非酒精性脂肪性肝炎中使用的 II 期临床试验表明，塞尼科里维罗克使炎症驱动的纤维化减轻。CC 趋化因子靶向治疗心力衰竭的有效性尚未得到验证。虽然 CCL2/CCR2 轴在心肌重塑中的作用已经确立，但人们对于 CC 趋化因子抑制的潜在作用仍存在一些疑虑。首先，巨噬细胞不仅有促炎症作用，还有抗炎和刺激血管生成的作用。靶向抑制 CCR2 可能不会选择性地抑制促炎症巨噬细胞的募集，而可能会在重塑心肌中募集保护性白细胞亚群，干扰下游炎症反应。其次，使用双 CC 趋化因子抑制剂靶向抑制心力衰竭中的炎症也可能减少淋巴细胞亚群（如调节性 T 细胞）的募集，削弱淋巴细胞亚群的抗炎作用。

五、总结及展望

在过去的 30 年里，动物实验和临床研究极大地加深了人们对细胞因子在心肌重塑中作用的理解。与动物实验相比，靶向促炎性趋化因子和细胞因子对心力衰竭的治疗在临床上未能取得良好疗效，导致基础研究难以实现临床转化。究其原因可能有以下 3 个方面：首先，了解心力衰竭人群对药物的临床获益需要完整可行的试验方案、高昂的费用及长期的随访，使药物应用不可能在短期内获得疗效评价。其次，动物模型本质上是预测治疗效果的次优工具，没有一种动物模型能够复制人类心力衰竭的病理生理异质性。因此，临床心力衰竭研究需优先考虑对患者群体进行病理生理分层，并确定炎症反应的患者亚群，这样才有助于识别可能从靶向细胞因子疗法获益的患者。最后，受试者需要长期服用细胞因子或趋化因子抑制剂延缓心力衰竭的进展，这也给药物临床试验的开展带来了问题。促炎信号在抵抗感染、对损伤的修复反应和控制肿瘤方面起着重要作用。此外，一些细胞因子家族的成员在应激状态下对心肌细胞具有重要的保护作用。因此，长期服用抗细胞因子疗法具有一定的危险性，最好将其用于急性炎症反应驱动心肌重塑的相关临床患者，如梗死后心力衰竭或急性心肌炎患者。在这些情况下，短暂地抑制靶细胞因子可能会抑制远期心肌重塑，防止心力衰竭的发生和进展。

虽然早期的临床试验令人失望，但以炎症介质为治疗靶点仍然是心力衰竭治疗的一个潜在研究方向。在心力衰竭患者中成功实施细胞因子靶向疗法需要深入了解特定的促炎通路，区分处于炎症不同阶段的患者亚群，这样才可能使患者从靶向细胞因子或趋化因子抑制中获得最大益处。

（孙　勇　陈章荣）

第十二节　基质金属蛋白酶在心肌重塑中的作用

MMP 是一类锌依赖性内肽酶，参与 ECM 中多种蛋白质的降解，通过 ECM 的转换和炎症信号转导调节重塑过程，其升高与左心室功能不全相关。由于 MMP 在心肌重塑过程中起着重要作用，因此需要更好地了解 MMP 及 MMP 蛋白下游水解产物的病理生理机制及生物学功能，为心肌重塑的治疗开发新的治疗靶点。

一、基质金属蛋白酶概述

MMP 参与 ECM 中多种蛋白质的降解，在心肌组织重塑中起着重要作用。MMP 促进细胞增殖、迁移和分化，在细胞凋亡、血管生成、组织修复和免疫应答中发挥作用。MMP 还可能影响细胞表面的生物活性分子，调节多种细胞和信号通路。MMP 与心力衰竭、高血压、动脉粥样硬化、动脉瘤等密切相关，在心肌重塑过程中发挥作用。

（一）MMP 结构

在 20 世纪 60 年代早期，MMP 首先被发现具有胶原蛋白水解活性，其在蝌蚪尾的再吸收过程中引起 ECM 蛋白的降解。MMP 是一种高度同源、多结构域、含锌（Zn^{2+}）的金属蛋白酶，可降解 ECM 的各种蛋白质成分。MMP 家族有一个共同的核心结构，通常由约 80 个氨基酸的前肽、约 170 个氨基酸的催化金属蛋白酶结构域、可变长度的连接肽（铰链区）和约 200 个氨基酸的血红素结构域组成。

大多数 MMP 有三个重要特征。首先，MMP 具有连接肽和血红素结构域，但 MMP-7、MMP-23 和 MMP-26 除外。MMP-23 具有独特的 C 端富含半胱氨酸的结构域和紧跟在催化结构域 C 端之后的免疫球蛋白样结构域。其次，MMP 含有半胱氨酸开关基序 PRCGXPD，其中的半胱氨酸巯基螯合活性位点 Zn^{2+} 使 MMP 保持非活性 proMMP 酶原形式。最后，MMP 的催化结构域含有一个 Zn^{2+} 结合基序，其中 Zn^{2+} 在谷氨酸盐的帮助下被保守序列 HEXXHXGXXH 中的三个组氨酸结合，而保守的蛋氨酸序列 XBMX 是位于 Zn^{2+} 结合基序的 8 个残基，该基序支持细胞周围的结构催化 Zn^{2+}。在脊椎动物中，MMP 家族由 28 个成员组成，其中至少有 23 个在人体组织中表达，后者中有 14 个在脉管系统中表达。不同种类的 MMP 具有不同于原型 MMP 的特殊结构特征（图 4-12-1）。MMP 的拓扑结构是非常保守的，MMP 之间的主要区别在于 S1′ 亚位点，即一个疏水囊，它对于特定的 MMP 与底物之间的相互作用至关重要。

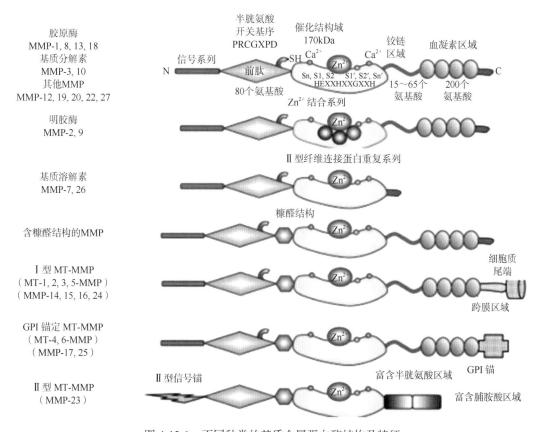

图 4-12-1　不同种类的基质金属蛋白酶结构及特征

引自：Cui N，Hu M，Khalil RA，et al，2017. Biochemical and biological attributes of matrix metalloproteinases. Prog Mol Biol Transl Sci，147：1-73

（二）MMP 来源和组织分布

分泌 MMP 的细胞包括成纤维细胞、成骨细胞、内皮细胞、血管平滑肌细胞、巨噬细胞、中性粒细胞、淋巴细胞和细胞滋养层细胞。由于 MMP 在 ECM 重塑中起主要作用，因此它们大量分布于大多数结缔组织中。此外，MMP 也定位于多种类型的细胞中，提示 MMP 有其他生物学作用。例如，MMP-2 在心肌细胞、内皮细胞、血管平滑肌细胞、巨噬细胞和成纤维细胞中表达；MMP-7 在内皮细胞、心肌细胞和巨噬细胞中表达；MMP-9 在心肌细胞、内皮细胞、中性粒细胞、巨噬细胞和成纤维细胞中表达。

（三）MMP 激活

MMP 最初被翻译为 pre-proMMP，在翻译过程中信号肽被去除以生成 proMMP。在这些酶原形式的 proMMP 中，来自前肽"半胱氨酸开关"基序的半胱氨酸与 Zn^{2+} 协调，以保持 proMMP 处于潜在的非活性形式。前肽结构域通常被其他蛋白水解酶（如丝氨酸蛋白酶、内肽酶、纤溶酶或其他 MMP）切割，去除半胱氨酸开关，从而激活 proMMP。例如，MMP-11、MMP-21、MMP-28 和 MT-MMP 等含有糠醛结构的 MMP，在前肽的 C 端具有糠醛结构样的前蛋白转化酶识别序列并在细胞内被激活。MT-MMP 首先在胞内受到内肽酶的激活，然后进入细胞表面，切割并激活其他 proMMP。

（四）MMP 调控

MMP 在多个水平上受到调控，包括 mRNA 表达、酶原激活及内源性 TIMP 的拮抗作用。MMP 的表达/活性也会受到激素、生长因子和细胞因子的影响。研究表明，SNU-5 细胞中 VEGFA 的过度表达增加 MMP-2 的表达，而 VEGFA 的下调降低 MMP-2 的表达。在颈动脉斑块中，EGF 上调血管平滑肌细胞中的 MMP-1 和 MMP-9 mRNA 转录物并增加 MMP-9 活性。相反，TGF-β1 可能通过 MMP 启动子中的 TGF-β1 抑制元件下调 MMP。MMP 的表达/活性在炎症过程中也增加，促炎性细胞因子可促进其分泌。MMP 活性也受内源性 TIMP 调控，MMP 表达/活性增加或 TIMP 减少可导致 MMP/TIMP 失衡。心肌重塑过程与炎症、VEGF、TGF-β1 及 MMP/TIMP 失衡密切相关。

（五）MMP 在细胞外基质降解和组织重塑中的作用

MMP 通过促进胶原蛋白、弹性蛋白、明胶等多种 ECM 蛋白的转化，在组织重塑中发挥重要作用。胶原蛋白和弹性蛋白对血管壁的结构完整性至关重要，是重要的 MMP 底物。MMP 以不同的功效分解 I、II、III、IV、V、VI、VII、IX 和 X 型胶原蛋白，还可降解其他 ECM 蛋白底物，如聚集蛋白聚糖、内凝蛋白、纤维连接蛋白、纤丝蛋白、层粘连蛋白、髓鞘碱性蛋白和卵黄连蛋白。

MMP 在许多生物学过程中都很重要，包括细胞增殖、迁移和分化，ECM 重塑，组织侵袭和血管形成。正常发育和器官形成中伴随着这些生物学过程，任何生理过程一旦失衡就可能导致病理状况，如肿瘤进展和组织侵袭。MMP 可通过多种机制参与这些过程，包括生长因子的蛋白水解、ECM 的降解、细胞受体的裂解等。

二、基质金属蛋白酶与心血管疾病

MMP 与高血压、动脉粥样硬化、心肌梗死、动脉瘤等密切相关，其中许多心血管疾病会导致心肌重塑。在已鉴定的 MMP 中，MMP-1、MMP-2、MMP-3、MMP-9 和 MMP-14 与心血管疾病的关系引起了广泛的关注。

（一）高血压

MMP 在高血压的发生、发展中起重要作用。高血压早期 MMP-9 的活性增加，导致胶原降解和动脉弹性减弱，随后 MMP 的活性持续增加，导致血管壁胶原持续降解，平滑肌细胞迁移和增殖，单核细胞浸润，从而参与血管壁重塑。高血压患者 MMP-9 和 TIMP-1 水平升高与动脉僵硬度增加有关。MMP-9 在早期动脉重塑中通过改变血管扩张性引起血压升高，而后心脏组织参与代偿性重塑，最终可导致心力衰竭和其他心血管事件。

（二）动脉粥样硬化

动脉粥样硬化是一种炎症性疾病，脂质和炎症细胞在大动脉内膜内逐渐积聚，导致内皮功能障碍。MMP 使 ECM 过度沉积，可导致血管阻塞和组织缺血。MMP 还可导致 ECM 主要成分的破坏，从而导致斑块破裂。动脉粥样硬化斑块的破裂主要与 MMP-9 的活性有关，巨噬细胞是 MMP-9 的主要来源，MMP-9 参与斑块纤维帽的降解，增加动脉粥样硬化斑块的不稳定性。此外，MMP-1、MMP-3 和 MMP-12 的表达水平升高与斑块不稳定性和心血管疾病进展的相关性已被证明，MMP-9 和 MMP-14 的表达水平升高也有助于斑块不稳定性增加。

（三）心肌梗死

大部分心肌梗死的特点是斑块破裂伴血栓形成，心肌血液供应急剧降低或中断，导致心肌坏死。研究表明，中性粒细胞是 MMP-9 的来源之一，心肌梗死发生后，炎症细胞（主要是中性粒细胞）浸润，炎症介质释放增多，MMP-9 表达增加，MMP-9 结合 CD44 可释放储存的 TGF-β1，另外，MMP-9 可通过释放血管内皮生长因子（VEGF）参与血管生成，以及心肌梗死后心肌重塑。心肌梗死后，由于心肌细胞和心肌成纤维细胞的刺激，血浆和梗死区内的 MMP-2 水平均升高。在心肌梗死动物模型中，心肌梗死后 7 天 MMP-7 水平在梗死区提高了 3 倍。在心肌梗死后再灌注患者的血清中，MMP-1 于入院后第 4 天升高，在第 14 天左右达到峰值，第 28 天 MMP-1 水平比第 14 天降低了 50%。MMP 对心肌的影响取决于 MMP 和 TIMP 之间的平衡，MMP/TIMP 失衡造成的 ECM 成分改变可能导致心肌结构的改变。

（四）心力衰竭

MMP 参与心力衰竭的发生与发展。血清 MMP-1 水平与左心室收缩末期容积指数呈负相关，与 LVEF 呈正相关。一项针对 HFrEF 的研究表明，MMP-1 和 MMP-7 蛋白的高表达被作为预测心力衰竭患者早期死亡的潜在指标。MMP-2 及 MMP-9 在心肌细胞中表达，可作为心力衰竭治疗效果的评价指标。对 DCM、肥厚型心肌病及风湿性心脏病终末期进行心脏移植的患者进行研究，结果表明 MMP-2 的表达比对照组增加了 4 倍，骨膜素增加了衰竭心脏中胶原纤维的生成，并与 MMP-2 水平升高有关。一项针对非洲和巴西患者的研究表明，与健康对照组相比，表达–1575 A/G、–1059 A/G 和–790T/G MMP-2 多态性的人群心力衰竭风险增加了 2.5 倍，这三种 MMP-2 多态性也与白种人的心力衰竭相关死亡率有关。把 MMP-9 –1562 C/T 多态性作为心力衰竭评价指标的结果相互矛盾。一项对巴西患者进行的研究中，MMP-9 多态性与心力衰竭易感性或心力衰竭生存率无关。而在法国的另一项研究中，MMP-9 多态性的 T 等位基因增加与射血分数降低或心室舒张末期直径增加无关，但是可作为心力衰竭死亡率的独立预测因子。两项研究均排除了射血分数高于 45% 的患者，结论的差异很可能由遗传差异造成，因此 MMP-9 –1562 C/T 多态性不适宜成为多个群体的统一生物标志物。一项荟萃分析结果表明，MMP-15 和 MMP-9 蛋白在 HFpEF 患者中的表达增加。鉴于 MMP 的多态性和复杂性，单个 MMP 不太可能成为诊断甚至治疗心血管疾病的靶点。

三、基质金属蛋白酶在心肌重塑中的研究

（一）明胶酶

明胶酶包括明胶酶 A（MMP-2）和明胶酶 B（MMP-9）。MMP-2 和 MMP-9 在结构上与 MMP 家族中的其他蛋白酶相似，不同之处在于它们有一个独特的胶原结合域，由催化 N 端的 3 个纤维连接蛋白 II 型串联重复序列组成，这是明胶结合所必需的，MMP-2 和 MMP-9 被认为是 ECM 蛋白降解的主要因素。MMP-2 和 MMP-9 被认为在许多疾病的心肌重塑中起着关键作用，包括心肌梗死和缺血性及特发性 DCM。心肌复合体 MMP-9、MMP-2、金属蛋白酶 1 型组织抑制剂（TIMP-1）和中性粒细胞明胶酶相关脂蛋白在心肌重塑中起重要作用，是蛋白水解活性 MMP-9 和 MMP-2 的重要来源。急性心肌梗死后血浆 MMP-2、MMP-9 和 TIMP-1 水平及其与左心室功能关系的研究显示，下壁心肌梗死后 MMP-2 水平升高，入院前后血浆 MMP-2 与左心室容积呈较强的负相关。心肌梗死后血浆 MMP-9 水平与左心室功能不全相关，循环的 MMP 水平可能影响左心室重塑。笔者团队制造的大鼠心肌梗死动物模型显示，心肌梗死后胶原重塑，MMP-2 与 MMP-9 mRNA 表达增加，提示胶原重塑与 MMP-2 和 MMP-9 有关，使用蛋白酶体抑制剂 MG-132 干预后心肌胶原重塑减轻，大鼠心室扩大改善。MMP-9 还可以独立于炎症标志物预测心血管结局。

（二）胶原酶

心肌梗死后再灌注患者的血清 MMP-1 在入院后第 4 天升高，在第 14 天左右达到峰值，然后逐渐下降。MMP-1 表达上调可导致病理性心脏胶原降解亢进，是心肌梗死后心室扩大、室壁瘤形成及心脏破裂的重要病理机制。TIMP-1 的抑制作用增强可促进非梗死区胶原过度沉积，导致心脏僵硬度增加。MMP/TIMP 的表达和功能失调是心脏胶原重塑的重要调节因素之一，与心功能改变和预后关系密切。研究显示，DCM 患者心肌组织中 MMP-1 表达增加，MMP-1/TIMP-1 比值增大，胶原蛋白水平增加，左心室舒张末期内径增加，表明在替代纤维化积累的同时，胶原溶解系统被激活。MMP-8 又称为胶原酶-2 或中性粒细胞胶原酶，由中性粒细胞和巨噬细胞表达，MMP-8 在炎症反应中起主要作用，其在心肌梗死后 6h 内增加 6 倍，梗死后 12h 由于中性粒细胞浸润而达到峰值；心肌梗死后第 3 天，MMP-8 再次出现峰值，这很可能由心肌梗死后期巨噬细胞表达增加造成。

MMP-8 水平与左心室舒张容积相关，是心肌梗死后左心室重塑、心脏破裂和心力衰竭进展的重要预测因子。

（三）基质分解素

MMP-3 由心肌成纤维细胞和巨噬细胞分泌，其与急性心肌梗死后左心室功能不全、左心室重塑不良及预后相关。对急性心肌梗死循环中 MMP-3 与心肌重塑及预后的关系进行研究，结果发现，循环中 MMP-3 浓度在入院和出院之间逐渐升高，心肌梗死后 3 个月高于心肌梗死后 48h，心肌梗死后 72～96h 的 MMP-3 水平与左心室功能不全、左心室重塑不良相关。MMP-3 分解多种 ECM 成分，包括胶原蛋白、纤维连接蛋白、层粘连蛋白、蛋白聚糖和卵黄连蛋白等，MMP-3 水平与心力衰竭及心肌重塑有关。MMP-3 还可激活其他 MMP-1、MMP-7、MMP-9 等，被认为是上游 MMP 激活剂，它对 proMMP-1 的蛋白水解作用是产生活性 MMP-1 的关键。

（四）基质溶解素

MMP-7 水平升高与左心室肥厚有关，并参与心肌重塑过程。MMP-7 活性与主要心脏不良事件（心肌梗死后死亡率和充血性心力衰竭住院率）的风险增加有关。MMP-7 具有广泛的底物组合，包括 I、II、IV 和 V 型胶原，以及蛋白聚糖、酪蛋白、连接蛋白-43、纤维连接蛋白、层粘连蛋白、过氧化物酶原和 TNF-α 等。MMP-7 还可以切割和活化其他 MMP，包括 MMP-1、MMP-2 和 MMP-9，因此 MMP-7 是左心室重塑的直接和间接调节因子。

（五）其他

小鼠心肌梗死后 MMP-12 蛋白水平升高，中性粒细胞是 MMP-12 的早期来源，抑制小鼠心肌梗死后 MMP-12 表达导致心功能受损，表明 MMP-12 在心肌梗死后具有保护作用。MMP-12 常见的底物包括 IV 型胶原、纤维连接蛋白、硫酸乙酰肝素、层粘连蛋白和玻连蛋白。MMP-12 可切割 IV 型胶原破坏基底膜，使成纤维细胞和巨噬细胞进入损伤部位。MMP-14 在心肌细胞、巨噬细胞和成纤维细胞中表达。MMP-14 水平在心肌梗死后 3 天较基线水平升高 20 倍，在心肌梗死后 16 周的非梗死左心室区域，其表达达到峰值，表明它在心肌梗死后早期和晚期重塑事件及梗死远端区域中发挥作用。心肌梗死后血浆和左心室梗死部位中 MMP-14 水平升高与左心室心肌纤维化、左心功能降低和生存率降低有关。

四、基质金属蛋白酶在心肌重塑中的作用机制

（一）降解胶原

MMP 是负责降解 ECM 蛋白质的主要蛋白酶。胶原酶 MMP-1 和 MMP-8 首先释放三螺旋胶原，并将 I、II 和 III 型原纤维胶原的肽键水解成 3/4 和 1/4 片段，由此产生的单 α 链明胶酶被明胶酶 MMP-2 和 MMP-9 进一步降解为更小的寡肽。MMP-9 通过直接降解 ECM 并激活细胞因子和趋化因子调节组织重塑。MMP-9 对心肌梗死后损伤的修复具有双重作

用。MMP-9 介导的心肌梗死后 CD36 降解，降低巨噬细胞吞噬功能，导致心肌梗死后左心室增大。相反，MMP-9 对骨桥蛋白的切割可产生两种生物活性肽，增加心肌成纤维细胞的迁移率，从而促进梗死后损伤的修复。因此，靶向调控 MMP-9 下游底物可作为预防心肌梗死后左心室功能障碍的可行性方案。在 DCM 的发展过程中，MMP 的诱导和活化会导致胶原降解和胶原结构及功能的异常。此外，MMP-7、MMP-12、MMP-14 也具有降解胶原作用。

（二）促纤维化

心肌成纤维细胞是 ECM 的主要来源，可生成 MMP、TIMP，MMP 反过来也可以影响心肌成纤维细胞的功能。MMP-1 切割纤连蛋白、层粘连蛋白 1 和纤维型胶原蛋白-1 等 ECM 蛋白，激活 TGF-β，通过 Smad 通路触发胶原生成。MMP-2 和 MMP-9 能够释放 TGF-β，诱导胶原的合成，而抑制 MMP-2 和 MMP-9 能减少 TGF-β 的释放。膜结合 MMP，特别是膜型 MMP-1，可激活促纤维化信号。此外，miRNA-133、MMP-9、表观遗传修饰的相互作用与心肌纤维化密切相关。膜型 MMP-1 在细胞内活化并且具有蛋白水解能力，当它与细胞膜结合时，能够处理与心肌细胞 ECM 结构相关的生物蛋白。MMP-1 能够切割组织内 TGF-β 结合蛋白 1，释放 TGF-β，激活促纤维化的 TGF-β 信号转导通路。MMP-14 也可以促进 TGF-β 和骨膜素等促纤维化信号分子表达，导致纤维胶原合成和积聚增加。

（三）血管生成

在病理性重塑过程中，血管生成减少，提示心脏大小和功能均依赖于血管生成。心肌肥大和血管生成失衡在心力衰竭的发病机制中起着至关重要的作用。MMP 通过改变血管生成因子和抗血管生成因子之间的平衡，在调节血管生成中发挥关键作用。在肥大性重塑和血管生成过程中，MMP-2 表达增加发挥促血管生成作用，从而增加心脏血管密度。MMP-9 在衰竭的心脏中诱导抗血管生成因子、内皮抑素和血管抑素表达，*MMP-9* 基因敲除后小鼠血管密度增加，因此 MMP-9 有抗血管生成作用。抑制 MMP-9 可减轻心肌梗死后心肌肥大和心肌胶原积聚，MMP-9 通过内皮-间充质转化与上皮-间充质转化合成新的成纤维细胞，导致心内膜和微血管内皮纤维化沉积增加，进一步显示出 MMP-9 的促心肌和血管重塑作用。这些发现提示 MMP-9 在心脏和血管内皮中作为转化诱导剂促进心肌纤维化。

五、临 床 转 化

（一）作为心力衰竭监测指标

MMP 是一个完整的内蛋白家族，在心血管病理生理学中发挥着多种作用，参与组织重塑和 ECM 降解。MMP 可作为临床疗效及预后判断的指标。活动性心肌重塑的状态伴随 MMP-2 和 MMP-9 激活的增强或循环浓度的升高。MMP-2 和 MMP-9 有望被用于识别患者发生心力衰竭和不良预后的风险，或者作为多标志物的一个组成部分。同时，MMP-2 和 MMP-9 的循环水平可以作为评估心力衰竭患者治疗有效性的指标，也可以成为识别患者是否能从 MMP 干预中获益的指标。慢性心力衰竭患者循环中 MMP-2、MMP-9 和 TIMP-1 水平升高,但只有 MMP-2 和 NT-proBNP 水平与心功能分级显著相关。与 MMP-2 低于 352ng/ml 的患者相比,循环中 MMP-2 高于 352ng/ml 的患者死亡风险增加 4.2 倍,心力衰竭住院风险增加 2.2 倍,出现两个终点的风险增加 2.3 倍。MMP-2 和 NT-proBNP 是 24 个月随访期间死亡率的独立预测因子。另外,MMP-1 和 MMP-7 的表达水平成为心力衰竭患者早期死亡预测的潜在候选指标。

(二)金属蛋白酶组织抑制剂开发

MMP 可以处理多种底物,而同一种底物也可以由多种 MMP 处理,因此 MMP 在心肌重塑中的作用尚未完全被揭示,对于 TIMP 的临床应用效果仍在研究中。TIMP 有直接抑制剂和间接抑制剂,直接抑制剂又分为非选择性直接抑制剂和选择性直接抑制剂两种。

1. 非选择性直接抑制剂 作为预防心肌梗死后心力衰竭的一种尝试,广谱 TIMP 已用于临床试验。迄今为止,已有超过 25 种 TIMP 在心肌梗死后临床试验中被应用。然而,迄今为止,大多数 TIMP 都没有证据证明其有效性。MMP 抑制剂治疗的副作用包括关节疼痛、僵硬、水肿,皮肤变色和活动能力降低。然而,停止服用药物后,这种肌肉骨骼综合征是可逆的。对 MMP 复杂的生物学作用认识不足是导致临床治疗失败的主要原因。

(1)基础实验:用 CP-471474 治疗的动物舒张末期和收缩末期心脏容积减小,心肌梗死后血管数量增加。在猪的心肌梗死模型中,心肌梗死前或后 3 天口服 PGE-530742 治疗,结果显示通过抑制 MMP-2、MMP-3、MMP-8、MMP-9 和 MMP-13 减弱了梗死区的纤维胶原含量。多西环素作为一种广谱 MMP 抑制剂,减少大鼠心肌梗死后 MMP-8、MMP-13、TIMP-1、TIMP-2 和 I 型胶原的 mRNA 转录及蛋白质表达,I 型胶原合成减少。

(2)临床试验:PG-116800 是羟肟酸类口服 TIMP,对 MMP-2、MMP-3、MMP-8、MMP-9、MMP-13 和 MMP-14 具有高亲和力,对 MMP-1、MMP-7 具有低亲和力。在一项 II 期双盲、多中心 RCT PREMIER(预防心肌梗死早期重塑)试验中,心肌梗死后患者在接受 PG-116800 治疗 90 天后,超声心动图参数或临床结果没有改善。II 期 TIPTOP 试验是一项随机、双盲临床试验,主要目的是了解急性心肌梗死早期短期应用多西环素治疗是否能改善心肌梗死后心肌重塑。在直接经皮冠状动脉介入治疗后,ST 段抬高心肌梗死且 LVEF<40% 的患者随机分为标准治疗组和多西环素组,多西环素组在标准治疗基础上加用多西环素每次 100mg,每天 2 次,连续 7 天。在基线检查和 6 个月时测定左心室舒张末期容积指数,利用 ^{99m}Tc-甲氧基异丁基异腈 SPECT 在 6 个月时评估梗死范围和严重程度。结果表明,与仅接受标准治疗的患者相比,使用多西环素治疗可降低舒张末期容积指数、梗死面积和梗死严重程度。

2. 选择性直接抑制剂 第一代 MMP 抑制剂作用于广泛的 MMP,因此缺乏特异性和选择性,导致使用效果较差且结果不确定。Fields 实验室开发了一种有效且高选择性的 MMP-9 抑制剂。最近在小鼠中进行的一项研究表明,早期抑制 MMP-9 对梗死面积或生存率没有影响。心肌梗死后第 7 天,MMP-9 抑制剂加重梗死壁变薄及心功能不全,这与使用 MMP-9 缺失小鼠的研究相反。这是由于 MMP-9 抑制剂治疗增加了 MMP-8、MMP-12 和

MMP-14 的表达，减少了胶原沉积。MMP-9 抑制剂治疗还增加了心肌梗死后第 1 天的中性粒细胞数量和心肌梗死后第 7 天的巨噬细胞浸润。MMP 对机体的作用具有两面性，受损伤刺激、底物和疾病进程等影响，TIMP 使用仍有待进一步研究。

3. 间接抑制剂 目前用于心肌梗死和心力衰竭的大多数药物（如 ACEI、ARB、β 受体阻滞剂和他汀类药物）都是 MMP 间接抑制剂。血管紧张素转换酶的催化结构域与 MMP 类似，因此 ACEI 同时对 MMP 具有抑制作用。ACEI 与 MMP-9 的 S1 和 S1′亚基结合，形成一个疏水囊，类似于 ACE 活性部位的疏水部分。与 ACEI 类似，Ang-Ⅱ 受体阻滞剂可抑制心肌梗死后 MMP 水平，改善心肌细胞重塑。螺内酯预处理可消除醛固酮诱导的心肌梗死后 MMP 活性增加，减少胶原沉积。β 受体阻滞剂、阿司匹林、他汀类药物等也有非选择性直接抑制剂作用。

多项临床研究表明，MMP 直接和间接抑制剂在终末期心力衰竭和左心室重塑的发展过程中发挥作用。然而，使用非选择性直接抑制剂的临床疗效尚无定论。此外，直接使用 MMP 抑制剂的动物研究也给出了不同的结果。因此，还需要更多的研究来了解 MMP 的多效复合作用，明确 MMP 的信号通路可以为心肌梗死后患者提供更精准的治疗策略。

六、总结及展望

MMP 在心肌重塑过程中作用复杂，需要确定 MMP 的时空分布模式，此外，每种 MMP 都有广泛的底物，包括趋化因子、细胞因子、黏附分子、生长因子及 ECM 成分，如胶原和纤维连接蛋白，因此可以使用 MMP 降解产物对心力衰竭进行诊断和治疗。MMP 对血管生成的作用是心血管疾病治疗的一个潜在方向。多种因素的相互作用维持着心脏基质成分的动态平衡，在心肌再生、病理性心肌重塑及心力衰竭的代偿期和失代偿期，人们对影响心脏基质稳态的因素及其行为方式知之甚少。详细了解心力衰竭中心肌细胞凋亡、自噬、表观遗传修饰和血管生成的信号级联，以及 miRNA、MMP 和 TIMP 对其的调控，将为心力衰竭的治疗提供新的思路。

（罗语思　梁金峰　陈章荣）

第十三节　心肌重塑的基因表达

心肌重塑时发生改变的基因主要分为两大类。一类为初级应答基因，如 *c-fos*、*c-myc*、*ras*、*myb* 等，这类基因在细胞受到刺激后短时间内便可被激活，其基因产物对细胞增殖起调节作用；另一类为次级应答基因，如 *ANF*、*MHC*、轻链肌球蛋白 2、肌动蛋白等。这类基因一般仅在胚胎期表达，细胞成熟后表达停止。当心肌肥大时其表达又增强，但反应较慢，常在细胞受到外界压力或者刺激数小时或更长时间才可被激活。基因产物常是细胞的功能或结构蛋白，影响心肌肥大重塑时细胞表型改变。

一、心肌重塑初级应答基因

初级应答基因又称为初始应答基因。当刺激信号传递到细胞核后，这类基因对刺激信号最先做出应答反应，是细胞内编码关键性调控蛋白的基因。由于受到自身表达产物的负反馈调控，因此初始基因的表达出现早、持续时间短暂。当初级应答基因编码的蛋白为生长因子、生长因子受体、细胞内信息传递器及核转录因子时，细胞内生长、增殖、分化生物学效应即会发生。目前研究发现，心肌肥大常伴有原癌基因的早期表达，提示原癌基因的激活与表达增强是心肌肥大发生的重要途径。c-fos 通常以转录调节因子的方式发挥作用，调节心肌肥大增殖相关的结构基因。心房与心室中原癌基因 c-myc 表达水平的不同反映了在运动性心肌重塑过程中心脏部位、功能结构、发展结果不同，发生的机制也不同。免疫组化结果提示，c-myc 主要集中于非肌性细胞的细胞核内，因而运动导致的心肌细胞肥大在很大程度上是由于成纤维细胞的增殖而非心肌细胞的增殖所致。有研究表明，初级应答基因在心脏中的表达及其表达程度的差异与刺激因素有关。研究表明，压力负荷可先后增加 c-fos 和 c-myc 的表达，但抑制 H-ras 的表达，内皮素可刺激 Egr-1 的表达，但对 c-fos 和 c-myc 的表达没有显著影响。C-Abl 可直接反式激活 c-myc 在转录水平的表达，并对其表达进行调控。诸多导致心肌肥大的刺激因素，如心脏压力负荷过重、牵拉培养心肌细胞、使用肾上腺素能受体激动剂及 ET-1 等，都可诱导原癌基因 c-fos 的表达，其表达产物 FOS 蛋白与 jun 基因的表达产物 JUN 形成二聚体，又可作为次级结构基因转录的调节因子，进而调控结构基因表达。在心肌重塑过程中，容量负荷过重的大鼠左心室舒张末压增加，首先可诱导 c-fos、c-jun、Egr-1 基因表达，c-myc 表达相对较晚，但表达持续时间相对较长，反映出心肌原癌基因的表达有时间变化规律；当心室壁受到一定程度和时间的牵拉负荷后心肌原癌基因即开始表达。

可见各类心血管调节肽及心肌早期应答基因的表达不仅与应激类型有关，而且相互之间存在着复杂的调节机制。但相关研究到目前为止甚少，仍需进一步研究和探讨。

二、心肌重塑次级应答基因

次级应答基因是一类可直接引起心肌蛋白合成、细胞体积增加、自身激素合成、心肌间质细胞增殖、胶原合成增加的基因，继发于初级应答基因的改变，并受初级应答基因产物编码与调控，是一系列与心肌肥大发生直接相关的心肌结构基因。一旦心肌结构基因被启动，心肌组织就会有新的结构蛋白合成，继而发生心肌肥大。目前研究较多的次级应答基因有心肌收缩蛋白和骨架蛋白，如肌球蛋白、肌动蛋白、肌钙蛋白等基因。心肌肌钙蛋白（cardiac troponin，cTn）是心肌特有的一种收缩调节蛋白，在心肌收缩和舒张过程中起主要调节作用，它存在于心肌肌原纤维细肌丝中，主要调节心肌粗、细肌丝之间的滑行，当心肌收缩时可活化细肌丝。cTn 包括 cTnC、cTnI 和高敏肌钙蛋白 T 三个亚基。目前能检测到的主要是 cTnI 和高敏肌钙蛋白 T 两种亚基。在心功能异常时，高敏肌钙蛋白 T 表达量增加。肌球蛋白（myosin）是心肌肌原纤维的主要收缩成分，由重链和轻链构成。MHC 分

为 α-MHC 和 β-MHC 两种，共同组成 V1（αα）、V2（αβ）、V3（ββ）3 种表型；心肌轻链肌球蛋白 2 基因的 250bp 的侧翼区含有重要的调控元件 HF-1、HF-2 和 HF-3，在调控心肌重塑过程中收缩蛋白基因的表达发挥作用。肌动蛋白（actin）参与细胞极性、内吞、外泌、细胞分裂和移动、粘连、信号传递及离子通道活性等多种生理过程的调节，而且构成肌肉细胞中重要的收缩成分和细胞骨架；在哺乳类动物中存在 6 种肌动蛋白异构体，即 α 骨骼肌型、α 心肌型、α 平滑肌型、γ 平滑肌型、β 非肌肉组织型和 γ 非肌肉组织型。在胚胎期，收缩蛋白中以 β-MHC、MLC、β-TM 和 α 骨骼肌型的表达占优势，这一阶段，心肌各类收缩蛋白表达量较高，心肌细胞处于"合成表型"，但心肌收缩功能不强。出生后，心肌收缩蛋白则以 α-MHC、α-TM、α 心肌型基因的表达为主，心肌收缩蛋白表达量明显减少，但心肌收缩功能逐渐完善。目前研究认为，心肌肥大发生的实质就是心肌细胞表型的转化与心肌收缩结构蛋白的重塑过程。

三、参与心肌重塑的调节基因

心脏是体内重要的内分泌器官，可以分泌多种心源性激素和生物活性物质，起到局部和循环内分泌作用，对心血管的功能代谢与生长发育起重要的自身调节作用。在运动性心肌重塑发生过程中，一系列心血管调节肽，如心房利尿钠肽、内皮素、血管紧张素、降钙素基因相关肽、生长因子等经过信息传递系统，诱发心肌初级应答基因和次级应答基因的表达，最终产生心脏结构与功能的重塑。心房利尿钠肽是心肌细胞产生与分泌的一种循环激素，具有强大的利钠、利尿、舒张血管及抑制肾素-血管紧张素系统的作用。大量研究表明，不论何种因素引起的心肌肥大均可出现心室肌 ANF 基因表达增加，并随心肌肥大程度的增加而增加。胰岛素生长因子（IGF）为单链多肽，结构与胰岛素前体有部分同源，主要分为两类：IGF-1 和 IGF-2，其不仅在细胞的增殖和分化中发挥调节作用，还有胰岛素样代谢和营养调节功能。与胰岛素不同的是，IGF 可由体内大多数组织产生，并且在循环系统中含量较高，它既可以通过内分泌机制起作用，又可以通过自分泌、旁分泌机制起作用。降钙素基因相关肽（CGRP）是 Rosemfeld 等于 1983 年发现的又一种生物活性多肽，含 37 个氨基酸。人类、大鼠、小鼠、兔等脊椎类动物体内均有 CGRP。人类 CGRP 有 α、β 两种分子形式，其生理功能基本相同，CGRP 由降钙素（CT）基因编码。在血管中，CGRP 主要存在于动脉、静脉的外膜层，在大动脉和静脉中含量最高。人类 CGRP 基因定位于 11 号染色体，约 7.8kb，编码区 5.8kb，含有 6 个外显子和 5 个内含子。CGRP 基因 5′ 端调节序列为 1.8kb，含有基本转录增强子和协同转录增强子，CGRP 由降钙素基因编码。CGRP 基因转录受激素、第二信使和一些大分子调控。在转录过程中，外显子 1、2、3 为 CT 和 CGRP 的 mRNA 所共用，外显子 4 仅含有降钙素基因的编码，外显子 5 仅含有 CGRP 的编码。外显子 1 和 6 仅转录而不翻译成多肽链，分别称为 5′端和 3′端非翻译外显子，CT/CGRP 基因起始密码子 ATG 位于外显子 2 序列中，其 5′端为外显子非翻译区。CT 和 CGRP 的终止密码 TAA 与 TGA 分别位于外显子 4 和 5 序列中，故外显子 4 和 5 的 3′端也含有非翻译区。CGRP 作为一种血管舒张调节肽，对心脏具有正性肌力作用，可使心肌收缩力增强、心排血量增加，对运动性心功能增强有重要作用。内皮素（ET）由 21 个氨基酸组成，其家族成员有三种异构体：ET-1、ET-2 和 ET-3，各种异构体之间仅有 2～6 个氨基酸的差异。人类 *ET-1* 基因的 cDNA 全长 12 464bp，结构基因由 5 个外显子和 3 个内含子组成，其 5′端和 3′端分别有一个 250bp 和 1127bp 的非翻译区，中间 636bp 组成开放性阅读框，即前内皮素原基因，编码 203 个氨基酸。在体内合成过程中，ET-1 首先由 *ET-1* 基因转录成核内不均一 mRNA，经剪切修饰后形成 ET-1 前体原 mRNA，最后翻译成前内皮素原，经内肽酶作用生成 ET-1 原，最后经 ET-1 转换酶水解为具有生物活性的 ET-1。*ET-1*基因的表达受基因中可识别的特异序列的转录调节因子调节。已有研究证实，大鼠心肌细胞膜上有 ET-1 受体，ET-1 可诱导新生大鼠心肌细胞肥大。综上所述，心血管调节肽参与调控运动性心脏的结构与功能重塑。但其具体机制和调控途径目前研究较少，还需进行更深入的研究。

四、参与心肌重塑的基因

（一）参与心肌代谢重塑的基因

代谢介导的基因表达、代谢物信号转导和葡萄糖衍生碳向合成代谢途径的改变对心肌生理性重塑至关重要，而代谢效率低下和协同合成代谢活性的丧失是心肌病理性重塑的重要原因。心肌代谢重塑过程中脂肪酸、葡萄糖、酮体及线粒体功能发生变化。在病理重塑过程中，心脏转换到胎儿基因程序，底物由脂肪酸为主改为以葡萄糖为主，偏向于葡萄糖途径提供能量。一般认为心力衰竭时心脏脂肪酸氧化减少，这是由于参与脂肪酸氧化的许多酶的转录减少所致。游离脂肪酸是反映脂肪酸代谢的重要指标。游离脂肪酸水平的增加是心脏脂肪酸氧化率的一个重要决定因素，失代偿性心力衰竭患者的循环游离脂肪酸水平升高，同时伴有心肌脂肪酸摄取和脂肪酸氧化的增强。心脏酮体氧化速度的一个主要决定因素是循环酮体的水平。早期研究表明，充血性心力衰竭（射血分数降低）患者的血酮体水平升高与心功能不全的严重程度成正比。心力衰竭患者循环酮体水平的差异可能是由多种原因造成的，包括心力衰竭严重程度、持续时间和类型的差异。在严重心力衰竭的情况下，胰岛素抵抗引起的肝酮体生成增加可能导致循环酮体的增加。在病理性心肌重塑中，除了脂肪酸代谢、葡萄糖代谢及酮体代谢发生改变外，支链氨基酸代谢也发生变化。高水平的细胞外和细胞内支链氨基酸可损害心功能。过量的支链氨基酸及其分解代谢物会抑制 α-酮戊二酸和丙酮酸脱氢酶的活性及线粒体呼吸。通过给予支链 α-酮酸脱氢酶激酶抑制剂可促进支链氨基酸分解代谢，改善心功能。研究证实，β3-AR 阻滞剂可以增强心房收缩功能，显著改善心房电结构和功能重塑。Liu 等在兔心房颤动模型中也有同样的发现，证实肉碱棕榈酰转移酶及 ATP 在心房颤动组表达下降，GLUT-4 表达增加；给予 β3 受体激动剂 BRL-37344 后，肉碱棕榈酰转移酶及 ATP 的表达较心房颤动组明显降低；给予 β3-AR 抑制剂后上述症状改善。研究已经证实，β3-AR 可激活 ERK-MAPK 通路，导致 PPAR 磷酸化，使其表达减少且活性下降，脂肪酸氧化随之下降，影响能量代谢。同时，β3-AR 激活导致脂肪分解增加，产生过多的脂肪酸和三酰甘油，脂质堆积，导致心肌受损和脂性凋亡，促进心功能障碍。

PPAR/PGC-1 是心脏代谢调节的关键因子，在心力衰竭时的心肌代谢重塑中起重要作用。PPAR 是一种核转录因子，目前已知有 3 种亚型：PPARα、PPARβ 和 PPARγ，且这 3 种亚型在心脏内均有表达。PPAR 可直接或间接参与心脏糖脂代谢。心脏消耗 ATP 以维持收缩功能，而脂肪酸是能量的主要来源。心脏使用的 ATP 约 70% 来自脂肪酸氧化。大多数蛋白受 PPARα 转录调控。PPARβ/δ 在心肌中调控葡萄糖和脂质代谢，并促进胰岛素敏感性。心脏 PPAR 活性受 PGC-1α 调控，PGC-1α 负责线粒体生物的发生和代谢。PGC-1α 是心脏高表达基因，其与 PPARα、PPARγ、雌激素受体、类维生素 X 受体和核呼吸因子相互作用，共同激活转录因子。G 蛋白偶联受体激酶相互作用蛋白-1 是一种心脏线粒体生物发生的调节剂，有助于 PGC-1α 调控基因的表达。在轻度应激条件下（如运动），由于棕榈酸盐的氧化，氧化脂肪酸的水平增加。氧化脂肪酸产生的 ATP 比葡萄糖氧化产生的 ATP 多，因为葡萄糖氧化需要氧气，因此使其成为一种有效的心脏能量产生方式。PPARα 通过激活脂肪酸代谢途径（如脂肪酸摄取和 β 氧化）中的基因调节心脏的脂肪酸氧化，而不是通过 TCA 循环。PGC-1α 和雌激素受体调控的线粒体氧化磷酸化基因被 PPARα 的激活抑制，因此 PPARα 通过诱导细胞摄取脂肪酸和进行 β 氧化减少葡萄糖输入和糖酵解。此外，PPARα 敲除后脂肪酸吸收和 β 氧化降低，证实了 PPARα 在调控脂肪酸氧化中的重要性。此外，过表达 PPARβ/δ 通过上调线粒体脂肪酸转运和 β 氧化基因诱导脂肪酸氧化。然而，PPARβ/δ 过表达不会引起脂质积聚和心功能障碍。这可能是由于葡萄糖的高利用率。PPARβ/δ 缺失可导致脂肪酸氧化基因下调，通过脂质积累引起心肌肥大。代谢综合征和主动脉瓣狭窄患者心脏 PPARγ 表达水平高，与心脏脂质积累和心功能差密切相关。在一定的病理条件下，当 PPARγ 水平较高时，可引起心肌病。β3-AR 能磷酸化激活细胞外信号以调节 MAPK，同时 MAPK 能磷酸化 PPAR，使其表达减少并且活性下降，脂肪酸氧化随之下降，出现代谢重塑。

（二）参与心肌胶原重塑的基因

心肌重塑是心力衰竭的重要机制，包括心肌实质重塑和间质重塑。实质重塑主要表现为心肌细胞变化，间质重塑主要指心肌 ECM 的改变。心肌胶原是心肌间质最主要的组成成分，心肌间质改变以心肌胶原异常为主。心肌胶原重塑是指在各种病理因素如心肌缺血、压力或容量负荷过重、炎症及代谢异常等刺激下，心肌胶原的种类、数量及排列发生改变的病理过程。心肌胶原重塑时心肌间质中的胶原纤维发生变化，表现为胶原总量增加，Ⅰ/Ⅲ型胶原比例升高。胶原重塑主要由胶原过量沉积引起，这几乎与所有类型的心脏病有关，包括缺血性心肌病、高血压性心脏病、糖尿病心肌病和瓣膜病等。心肌细胞外间质由一个复杂的晶格状网络组成，由蛋白质、分子和非心肌细胞组成，嵌入糖胺聚糖和蛋白聚糖水凝胶。心肌胶原是 ECM 最主要的成分。与心肌纤维化相似，胶原沉积可分为修复性沉积（替代性沉积）和反应性沉积。修复性沉积主要是胶原沉积取代受损的心肌，伴有心肌细胞死亡，最常见于心肌梗死后的瘢痕修复。反应性沉积是指胶原弥漫性沉积于心肌间质或血管周围，无心肌细胞受损。心肌胶原是心肌间质最主要的组成成分，胶原重塑与心肌纤维化密切相关。胶原重塑过程中胶原纤维过度沉积，胶原类型不均衡（Ⅰ/Ⅲ型胶原比例增加）和胶原排列紊乱导致心肌纤维化。除对心功能的影响外，胶原重塑所致纤维化产生心肌瘢痕，导致电传导改变，容易形成折返而促进心律失常的发生。同样，根据有无明显心肌细胞死亡，可把心肌胶原重塑分为修复性胶原重塑和反应性胶原重塑。修复性胶原重塑主要由于心肌细胞大量死亡所致，心肌梗死是修复性胶原重塑最常见的原因，心肌梗死导致心脏某一区域心肌细胞永久性死亡，因心肌细胞再生能力弱，在接下来的几天和几周，死亡的心肌细胞逐渐被胶原瘢痕所取代。反应性胶原重塑主要见于高血压等疾病。高血压、主动脉狭窄、糖尿病及肥胖等可导致心肌间质纤维化，最主要的改变是心肌胶原的异常沉积。大量实验证实压力负荷过重可引起反应性胶原重塑，最终导致心肌纤维化。临床上，高血压或主动脉狭窄患者由于间质纤维化，容易导致左心室僵硬度增加。组织学检查难以在患者身上进行，临床上可通过测定 P I NP、P Ⅲ NP、C I TP、MMP 及 TIMP 等指标间接反映胶原情况。一项研究表明，P Ⅲ NP 水平与高血压患者的舒张功能呈负相关。另一项心力衰竭患者病例对照研究表明，心力衰竭患者的血清基线 P I NP 水平显著高于对照组。

在生理条件下，成纤维细胞分泌细胞外前胶原链进入间质，这些前胶原链聚集成纤维，并被赖氨酰氧化酶交联。在病理条件下，基质环境的改变、生长因子和细胞因子，以及机械应力的增加动态调节成纤维细胞向肌成纤维细胞转分化，成纤维细胞活化后导致胶原合成及分解异常，导致心肌胶原重塑。另外，其他细胞如巨噬细胞、肥大细胞、淋巴细胞、心肌细胞和血管细胞等通过促进成纤维细胞产生基质蛋白，或间接通过分泌纤维化介质促进心肌胶原重塑。

MMP 是降解 ECM 成分的最主要蛋白水解系统，与心肌间质胶原重塑有密切关系。研究表明，MMP 在心肌梗死发生后即开始激活，并且重塑期间，MMP-2 活性和表达均显著增加。陈昭喆等研究也表明，心肌梗死后 MMP-2 的表达增加，并与胶原重塑密切相关。

（三）参与心肌电重塑的基因

电刺激启动过程可协调有效的心脏收缩，电刺激过程序列的紊乱可导致心律失常。心脏的电重塑是对功能性（如电激活改变）和结构性（如心力衰竭、心肌梗死等）应激的反应。心肌电重塑主要是离子通道的重塑，在生理或病理因素的刺激下，心脏电生理特性的持续改变是导致电激活序列改变的病理生理过程。电重塑可分为初级重塑和次级重塑。原发性电重塑又称为初级重塑，是指电重塑主要发生在对功能性损伤的反应中，如电激活序列的改变。一般来说，这种类型的电重塑发生在心肌没有原发性结构损伤的情况下。除起搏导致原发性电重塑外，传导系统功能障碍也是引起原发性电重塑的重要原因。原发性电重塑的电生理改变为动作电位时程延长，离子通道 I_{to}、I_{Ca-L} 及 Cx43 降低。与此相反，继发性电重塑是由结构改变引起的，如心力衰竭、心肌肥大或心肌梗死。其电生理改变除动作电位时程延长外，还存在电传导减慢及偶联改变。离子通道 I_{to} 及 Cx43 降低，I_{Ca-L} 可能降低或不变，I_{Kr} 降低，而 I_{Na-L} 和 I_{NCX} 增高，肌质网 Ca^{2+}ATP 酶活性及雷诺丁受体降低。

（四）参与细胞外基质重塑的基因

ECM 网络在心脏内稳态中起着关键作用，其可提供细胞外基质的结构支持，而且可以促进力的传递，将关键信号传递给心肌细胞、血管细胞和间质细胞。ECM 的稳定在维持心脏正常结构和功能上起重要作用。在应激条件下，ECM 网络可通过协调细胞反应避免细胞受有害刺激，也是组织修复的关键组成部分。在缺血、容量和压力负荷过重、衰老及代谢失调等病理因素刺激下，心脏 ECM 网络的扩张或基质蛋白的生化组成改变过程称为 ECM 重塑。ECM 重塑通过直接干扰正常器官的结构和功能，或通过向细胞传递适应不良的信号而导致疾病。压力超负荷触发心肌成纤维细胞中基质合成程序的早期激活，诱导肌成纤维细胞转化，并刺激结构和基质细胞 ECM 蛋白的合成。心脏 ECM 的扩张可能增加心肌僵硬度，导致舒张功能障碍。心肌细胞、血管细胞和免疫细胞通过机械敏感性途径或神经体液介质激活，通过分泌细胞因子和生长因子在成纤维细胞激活中发挥重要作用。持续的压力负荷过重导致扩张性重塑和收缩功能障碍，这可能是由间质蛋白酶/抗蛋白酶平衡的变化介导的。缺血性损伤引起心脏 ECM 的动态变化，有助于炎症和修复的调节，并可能介导不良的心肌重塑。在其他病理生理条件下，如容量负荷过重、糖尿病和肥胖也可能介导 ECM 重塑。

ECM 重塑主要包括 ECM 网络的扩张或基质蛋白生化组成的改变。ECM 主要由纤维胶原蛋白、纤维胶原蛋白、基质细胞蛋白及蛋白聚糖等组成。在病理状况下，心脏特殊 ECM 蛋白的分泌和沉积与 ECM 重塑密切相关。这些蛋白不是正常成人心脏基质的一部分，不起主要结构作用，而是在应激条件下诱导的，并在心肌细胞和间质细胞中传递分子信号，调节重要的细胞反应。在心力衰竭动物模型及心力衰竭患者中，细胞纤维连接蛋白、基质细胞蛋白和细胞外蛋白聚糖胚胎亚型的表达增加。ECM 富含多种大分子，调节生长因子和蛋白酶活性，或与细胞表面受体结合，调节细胞存活、增殖和基因表达。机械力转导信号、TGF-β 和神经体液介质（如 Ang-Ⅱ）是压力负荷过重心脏中特异 ECM 蛋白的有效诱导物。

（五）参与心肌结构和组织学重塑的基因

心脏结构改变和功能丧失引起的病理变化仍然是导致患者死亡的主要原因。临床常见的高血压、冠心病、糖尿病、先天性心脏病等疾病可引起心肌重塑，导致心脏结构改变。心脏结构改变前组织学已发生变化，如心肌细胞及 ECM 的改变。心脏组织学重塑和结构重塑导致心脏运动异常、心肌力学改变，进一步影响心功能。在各种生理及病理因素的刺激下，心脏可以发生组织学改变，这个过程称为组织学重塑。引起组织学改变的病因未能去除，进而引起心肌结构的改变，引起心脏力学变化，此过程称为结构重塑。两者密不可分，关系密切。

研究表明，跑步等引起心排血量持续增加的运动会导致偏心性心肌重塑，而举重等增加全身动脉压的运动通常会促进向心性肥大。妊娠会促进可逆性心肌肥大，导致心脏质量的可逆性增加，被称为妊娠诱导的心肌重塑。根据组织学有无心腔明显扩大，将心肌重塑分为向心性重塑和偏心性重塑。向心性重塑是指在压力负荷过重情况下，收缩期心肌室壁张力增加，导致心肌肌节呈并联增生，心肌纤维增粗，室壁增厚，不伴有明显心腔扩大。在向心性重塑中，心肌细胞主要增加短轴直径。向心性重塑被认为是从无症状心脏病发展为有症状心力衰竭的重要步骤，是对慢性压力负荷过重的反应。偏心性重塑与慢性容量负荷过重相关，以心肌肌节串联增生为主，其特征是心肌细胞长度增加，最终导致心室壁变薄的扩张。细胞介导的机械力转导反应是适应性和非适应性心肌细胞及基质重塑的重要调节因子。机械负荷还可诱导 Ang-Ⅱ、ET-1、TGF-β 和 IGF 等因子的释放，这些因子是心肌细胞肥大和基质重塑的有效激活因子。近年研究发现，IGF 因具有短期胰岛素样效应和长期促细胞增殖与分化效应，可调控正常心血管的生理反应，参与生理和病理性心肌重塑的发生和发展过程。在心肌肥大的发生中起着关键作用。已有研究表明，IGF 能直接促进心肌细胞肥大的发生。在高血压性左心室肥厚时，肥厚的心肌组织中 IGF-1、IGF-2 的基因表达增加，血浆中 IGF-1 水平也显著增高。IGF-1 还能诱导心肌细胞轻链肌球蛋白 2、肌钙蛋白 I 和 α-平滑肌肌动蛋白 mRNA 的表达，通过诱导和调控心肌结构基因的表达引起心肌蛋白合成增加，在运动性心肌重塑过程中，IGF-1 在转录水平的表达先于原癌基因 *c-fos*、*c-myc* 及结构基因 *MHC*、轻链肌球蛋白 2 的表达。因此，目前认为 IGF-1 mRNA 的表达可作为一种信息传递到细胞核，从而使一些基因（如 *c-myc*、*c-fos* 等初始应答基因和结构基因 *MHC*、轻链肌球蛋白 2）在转录水平的表达增加，继而编码调控心肌结构蛋白的合成，引起运动性心脏结构与功能的重塑。细胞的机械感受器、信号通路、时间尺度和功能反应在心肌细胞和成纤维细胞中具有相似性。机械刺激的特性可以诱导不同的信号机制和基因表达谱。机械信号可调节基因程序，如胎儿基因程序的再表达、编码 ECM 和细胞骨架蛋白基因的诱导，表明这些基因可能是心脏在机械条件改变后发生心肌重塑的关键。机械信号作用于细胞膜、ECM、细胞骨架和细胞核，启动复杂的分子信号级联，导致基因表达和蛋白质合成的变化，机械信号变化的最终结果是组织重塑。

　　涉及心肌重塑的基因复杂多样，调节机制多变，目前针对通过调控基因表达而纠正心肌重塑的治疗尚处于探索阶段。随着基础及临床研究的不断深入，有望为心肌重塑患者提供更有效的治疗策略。

（林慕之　周海燕）

第十四节　TGF-β 在心肌重塑中的作用

　　心肌重塑是指在神经体液因子的作用下，心肌细胞出现分子生物学和基因改变导致的结构和功能障碍。当心肌后负荷增加时，常以心肌肥大为主要代偿机制，此时心肌细胞数目并不增多，以心肌纤维增多为主，细胞核及作为能源供给主要场所的线粒体也增大增多，心肌能源不足，继续发展则最终导致心肌细胞死亡。心肌受损时，外部的机械信号和化学信号被传入细胞内，促使细胞基因表达、合成新的蛋白质，使原有的生物结构发生质与量的变化。心肌纤维化是心肌重塑的主要表现之一，其可通过心脏结构和功能发生改变而导致恶性心律失常、心力衰竭，甚至猝死。缺氧、血流动力学超负荷可刺激心肌细胞分泌多种生长因子，进而通过自分泌及旁分泌作用诱导心肌细胞肥大和心肌胶原纤维增生，进一步促进心肌重塑。其中 TGF-β 在心肌重塑的发生、发展过程中具有促进肌成纤维细胞转化、促进胶原基因表达和 ECM 合成与沉积等作用，是最重要的促心肌纤维化细胞因子。TGF-β 超家族由 33 个成员组成，包括 TGF-β、骨形态发生蛋白（bone morphogenetic protein，BMP）

和生长分化因子、激活素、抑制素、结蛋白和抗米勒管激素。TGF-β 超家族成员在细胞生存、分化、增殖和功能中发挥重要作用，并参与调节炎症反应和修复反应。心肌梗死后，内源性 TGF-β 信号通路的诱导和激活被认为可以调节损伤、炎症和协调修复。本节主要介绍 TGF-β 的细胞效应、信号转导过程及 TGF-β 超家族在心肌重塑中的作用，以及 TGF-β 超家族在梗死心脏的损伤、修复和重塑中的角色与作用。

一、TGF-β 的细胞效应

TGF-β 超家族是调节细胞分化、表型和功能的重要因子，并与许多疾病的发病机制有关。TGF-β 是一个具有多能性的肽，对不同类型的细胞均可发挥不同的生物学效应，同时参与各种各样的生物学过程，如胚胎发育、细胞生长、细胞增殖和分化、纤维化、免疫调节和炎症反应等。TGF-β 对不同细胞类型的作用受细胞分化状态和细胞因子环境的影响。除了能调节自身平衡外，还能参与调节组织损伤、修复和重塑损伤过程中细胞的表型与功能，根据细胞因子环境及细胞分化情况，表现为激活或抑制作用。例如，TGF-β 对外周血单核细胞主要表现为激活作用，而对成熟巨噬细胞则主要发挥抑制作用，从而导致细胞因子和趋化因子合成显著降低，ROS 生成减少。TGF-β 也能调节成纤维细胞的表型和功能，刺激诱导肌成纤维细胞分化，促进 ECM 蛋白合成。此外，TGF-β 通过抑制 MMP 的活性，诱导蛋白酶抑制剂如纤溶酶原激活物抑制物-1 和 TIMP 的合成，发挥基质保护作用。TGF-β 也是 CTGF 的强效诱导剂，CTGF 是一种纤维生成介质，其与 TGF-β 有协同作用，可促进持续纤维化。相比之下，TGF-β 对内皮细胞的作用更为复杂且与细胞环境的关系更为紧密。TGF-β 可作为血管生成或血管抑制因子，可通过调节内皮细胞和血管周细胞的功能参与血管发育。TGF-β 也可调节心肌细胞表型。TGF-β1 刺激诱导心肌细胞肥大，促进胚胎收缩蛋白的合成。TGF-β1 是心血管系统最重要的异构体，多表达于内皮细胞、造血细胞和结缔组织，并在心肌细胞中高表达，与心肌纤维化的关系最为密切，TGF-β2 在上皮细胞和神经细胞表达，TGF-β3 主要在间充质细胞表达。ECM 是导致心肌重塑的重要因素之一，研究发现 TGF-β1 是调节 ECM 代谢的主要因子，心肌细胞和心肌成纤维细胞均有 TGF-β1 表达。TGF-β1 刺激各种 ECM 合成增加，包括 I 型、III 型胶原纤维等，同时诱导蛋白水解酶抑制物的合成、减少 ECM 降解，最终使 ECM 在细胞间质沉积，TGF-β1 可能是 ECM 重塑的最终通路。TGF-β1 促纤维化主要通过诱导 CTGF 表达完成，从而也成为治疗纤维化病变的靶点之一。

二、TGF-β 信号级联反应过程

TGF-β 在心脏有一定量的储存，在心脏受到损伤刺激后，TGF-β 与蛋白酶复合物的相互作用迅速被激活。另外，在许多纤维化相关的心肌疾病中，血小板浸润能够释放大量的 TGF-β。同时，在心肌细胞、成纤维细胞、免疫细胞和血管细胞中重新合成的 TGF-β 亚型进一步增加了损伤部位 TGF-β 的可激活数量。TGF-β 家族的其他成员也在心肌受损和重塑中上调表达，包括激活素、BMP 和 GDF。

TGF-β 超家族所有成员都可通过结合 I 型和 II 型 TGF-β 受体（TGF-β receptor，TGF-βR）进行信号转导。人类有 7 种 I 型 TGF-βR[也称为激活素样受体激酶（ALK）1～7]和 5 种 II 型 TGF-βR（TGF-βR II、ActR II、ActR II B、AMHR II 和 BMPR II）。TGF-β 超家族成员与其受体结合可触发异四聚体复合物形成，该复合物由两个 I 型和两个 II 型受体分子组成（图 4-14-1）。随后，磷酸化的 I 型受体与 R-Smad 家族成员在羧基端 Ser-Ser-X-Ser（SSXS）基序相互作用并磷酸化，激活 Smad-依赖的信号级联（经典途径）。I 型受体 ALK5、ALK4 和 ALK7 磷酸化 Smad-2 及 Smad-3，而 ALK1、ALK2、ALK3 和 ALK6 磷酸化 Smad-1、Smad-5 及 Smad-8。在被 I 型受体磷酸化后，R-Smad 与受体解离，与 Smad、Smad-4 形成三聚体复合物。这些复合物可以是同聚体或异聚体：一个 Smad-4 分子可以与两个 R-Smad 结合，或者可以形成由两个不同的 R-Smad（Smad-2 和 Smad-3，甚至 Smad-1 和 Smad-3）组成的复合物。随后，R-Smad/ Smad-4 复合物易位到细胞核，在细胞核与 Smad 结合元件或靶基因启动子区富含 GC 的序列结合，调控基因转录过程。TGF-β 除了激活 Smad 信号级联外，还激活非典型信号通路，如 MAPK、TAK1、Rho GTPase、磷脂酸肌醇 3-激酶/Akt 和 FAK。这些非典型途径与 Smad 介导的级联反应广泛相互作用，同时也参与多种下游效应通路，使 TGF 生物学效应更加复杂。

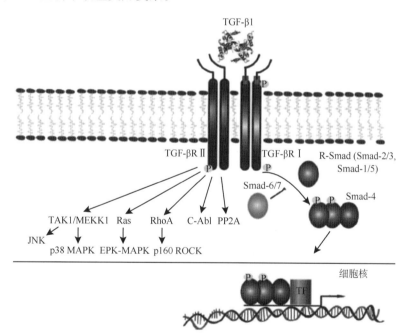

图 4-14-1　TGF-β 信号通路作用机制

ECM 重塑是心室重塑重要的分子机制之一，MMP 是降解 ECM 的重要蛋白水解酶系统，TIMP 是 MMP 内源性特异性抑制因子，参与调节组织局部 MMP 的活性，其不仅可以直接抑制破坏性 MMP，并且还与细胞的形态、功能调节等有关。TIMP 在心肌细胞外间质的表达可以调节和保持间质内环境的稳定，MMP 是锌离子依赖性内源酶家族，胶原代谢主要受 MMP、TIMP 和 TGF-β 调控。MMP 是胶原降解的蛋白水解酶，心肌可表达多种 MMP，其中 MMP-1 主要负责降解 I 型和 III 型胶原。TIMP-1 是 MMP-1 的内源性抑制物，与 MMP-1

结合后使其失活。MMP-1 和 TIMP-1 之间呈现动态平衡，调节胶原蛋白的合成、代谢与更新。研究发现，TGF-β 是 TIMP-1 上游信号分子，TGF-β 通过上调 TIMP-1 表达参与心肌重塑，降低 TGF-β 表达则可减轻心肌胶原堆积。一般认为，心力衰竭时 TGF-β 和 TIMP-1 表达有所上调。缺血再灌注损伤时 MMP-1 表达上调，MMP-1 过度分解胶原蛋白引起心肌细胞间质退化，导致心肌排列紊乱、心肌扩张并发展为心室腔扩大，最终发生心肌重塑。MMP-1 表达上调可能是一种代偿反应，胶原代谢平衡最终由 MMP-1/TIMP-1 比值决定，TGF-β/TIMP-1/MMP-1 信号通路参与了心肌重塑。TGF-β 通过 Smad 依赖的经典途径和非经典途径进行信号转导。TGF-β 信号通路作用机制如图 4-14-1 所示。

三、TGF-β 超家族在心肌重塑中的作用

在胚胎期和成年哺乳动物心肌细胞中 TGF-β 都有较高的表达，主要储存于心肌细胞或与 ECM 结合。大量动物模型数据表明，TGF-β 在心脏发育中发挥重要作用，TGF-β 的快速激活及下游 Smad 的依赖信号级联反应与心肌梗死密切相关。TGF-β1、TGF-β2 和 TGF-β3 在梗死心肌中被激活，参与调节心脏损伤和修复的所有细胞类型的表型与功能，但对其在梗死心脏中的特异性作用机制尚不明确。TGF-β 三种亚型可通过相同的细胞表面受体传导信号作用于相同的靶细胞，但是三者的表达却截然不同。TGF-β1 是心血管系统中最主要的亚型，目前对心肌纤维化的研究主要针对该型进行。TGF-β1 在正常心脏以复合物前体形式存在，不能与受体结合，当心肌损伤后，细胞外 TGF-β1 将由前体转化为活性形式，极少量活化的 TGF-β1 已足够诱导最大程度的细胞反应。MMP-2 和 MMP-9 能够激活 TGF-β1，将基质降解与分子的活化联系起来，使基质保持完整性和稳定性。此外，ECM 和 ROS 也是 TGF-β1 激活物。TGF-β1 活化信号转导还与心脏损伤的类型和强度有关。

在体外研究实验中，TGF-β 可根据细胞的表型、分化状态及其他介质存在与否发挥促炎或抗炎作用。在炎症白细胞募集的过程中，TGF-β 可作为一种有效的中性粒细胞和单核细胞趋化剂发挥作用。在单核细胞中，微摩尔浓度的 TGF-β 即可刺激促炎性细胞因子和趋化因子的合成。与单核细胞的促炎作用不同，TGF-β 可使巨噬细胞失活，抑制 MCP-1/CCL2 和细胞因子（包括 IL-1β 和 TNF-α）的表达。正常组织中 TGF-β 的抗炎作用可能通过抑制 T 细胞在炎症中的活性发挥作用。在心肌梗死愈合过程中，炎症白细胞募集和巨噬细胞激活在修复中发挥了关键作用，但这也可能介导纤维化反应，促进不良心肌重塑发生。TGF-β 对成纤维细胞表型和功能也产生了较大影响。在梗死心脏的修复期，心肌成纤维细胞被激活转化，分泌大量的 ECM 蛋白、细胞因子、生长因子，并通过分泌 MMP 参与基质代谢。TGF-β 可诱导肌成纤维细胞增殖，刺激 ECM 蛋白表达。TGF-β 可诱导心脏成纤维细胞中 α-SMA 表达。此外，TGF-β 持续不断地刺激 ECM 蛋白（如 I 型胶原、III 型胶原和纤维连接蛋白）的合成和分泌，并通过抑制胶原酶的表达和增强 TIMP 合成维持细胞外基质表型。在炎症晚期心肌修复过程中，抑制 TGF-β 可减少梗死区域纤维组织的积累。在心肌梗死愈合的炎症阶段，内皮细胞被激活，产生大量的趋化因子，并表达黏附分子。在心肌梗死愈合过程中，受刺激的内皮细胞与活化的循环白细胞相互作用，促进白细胞募集。在增殖期，内皮细胞的血管生成激活对新生血管的产生有重要作用，并为愈合组织提供氧气和营养。

最后，在成熟阶段，内皮细胞可能通过产生血小板衍生生长因子募集壁细胞而抑制血管生成，抑制炎症并促进成熟瘢痕的形成。虽然内皮细胞和周细胞都对 TGF-β 高度敏感，但 TGF-β 介导的作用对梗死微血管的作用仍不清楚。有研究表明，TGF-β 对内皮细胞趋化因子合成的抑制作用可抑制梗死后炎症反应。TGF-β 也可能参与心肌梗死血管生成，并可能通过调节内皮细胞和壁细胞之间的相互作用促进血管成熟。TGF-β 对内皮细胞的作用可能是血管生成作用，也可能是血管抑制作用，这取决于环境因素的影响。

四、心　肌　再　生

成年哺乳动物心肌细胞的再生能力极其有限，心肌梗死后大量心肌细胞死亡。因此，增强心肌细胞的再生能力以使梗死心肌再生是心血管研究的一个重要课题。实验证据表明，TGF-β 在心肌再生中发挥着关键作用。TGF-β 可在体外调节心肌细胞分化，参与心肌损伤再生模型的内源性再生，并可能调节心肌梗死后细胞治疗的再生反应。体外研究表明，TGF-β 刺激增加了胚胎干细胞中心脏转录因子的表达，促进心肌细胞分化。一种 TGF-β I 型受体抑制剂可增强 Nkx2.5[+] 心肌母细胞的增殖，并改善小鼠内源性心肌母细胞介导的再生。TGF-β 也可参与调节细胞治疗的效果。在小鼠心肌梗死模型中，心肌内植入 TGF-β 预编程 CD117[+] 干细胞可促进再生和刺激血管生成。目前，诸多关于 TGF-β 不同研究的结果存在不同程度的差异性，这也反映了 TGF-β 的生物学作用存在极大的环境依赖性，环境依赖性又通常取决于靶细胞的分化状态。研究显示，高水平的 TGF-β 并没有使心肌表现出明显的再生活性，因此刺激 TGF-β 级联反应可能无法促进心肌损伤后的再生。然而，TGF-β 对多种细胞类型的分化具有明显的调节作用，其在心肌再生研究中仍是一个重要的研究对象。

五、总结及展望

TGF-β 信号转导在心肌纤维化反应中发挥着关键作用，然而，目前对其生物学作用的掌握还不足以设计治疗及干预措施。如前所述，TGF-β 发挥的生物学效应极大地受到靶细胞分化状态及细胞所处环境的影响，因此对 TGF-β 体内作用机制的研究尤为重要。此外，Smad 激活的模式和机制，以及 TGF-β 家族成员在调节心肌重塑细胞表型和功能方面的作用还需要大量的实验研究及临床研究来阐明，以便制定针对性的治疗干预措施。

（罗振华　成　荣　张国宁）

参 考 文 献

陈章荣，罗开良，殷跃辉，等，2008. 蛋白酶体抑制剂 MG-132 改善大鼠心肌梗死后心肌结构重塑. 第三军医大学学报，30（8）：750-753.

陈章荣，吴新华，罗开良，等，2012. 蛋白酶体抑制剂 MG-132 改善大鼠心肌梗死后心肌肥厚. 基础医学与临床，32（11）：1326-1331.

郝潇，李树仁，2015. 血管紧张素-（1-9）心脏保护性作用研究进展. 中国循环杂志，30（12）：1247-1249.

李明，漆宜华，张霞，等，2020. 经皮肾交感神经消融术治疗慢性心力衰竭的研究与探索. 人民军医，63（5）：467-469.

李舒，刘凤岐，马丹，等，2015. 心区交感神经阻滞对慢性心力衰竭患者左心室重塑及心功能的影响. 中国超声医学杂志，31（7）：596-598.

王沛泽，闻松男，白融，2019. 心脏局部肾素-血管紧张素-醛固酮系统的研究进展. 中华心血管病杂志，47（7）：585-589.

王庭槐，许研，刘海梅，等，2010. 睾酮诱导大鼠心肌细胞肥大反应并上调 ERK1/2 蛋白表达. 基础医学与临床，30（5）：449-453.

Adamo L，Rocha-Resende C，Prabhu SD，et al，2020. Reappraising the role of inflammation in heart failure. Nat Rev Cardiol，17（5）：269-285.

Ajijola OA，Chatterjee NA，Gonzales MJ，et al，2020. Coronary sinus neuropeptide Y levels and adverse outcomes in patients with stable chronic heart failure. JAMA Cardiol，5（3）：318-325.

Ajijola OA，Yagishita D，Reddy NK，et al，2015. Remodeling of stellate ganglion neurons after spatially targeted myocardial infarction：neuropeptide and morphologic changes. Heart Rhythm，12（5）：1027-1035.

Alex L，Frangogiannis NG，2018. The cellular origin of activated fibroblasts in the infarcted and remodeling myocardium. Circ Res，122（4）：540-542.

Ali DC，Naveed M，Gordon A，et al，2020. β-adrenergic receptor，an essential target in cardiovascular diseases. Heart Fail Rev，25（2）：343-354.

Ambale-Venkatesh B，Liu CY，Liu YC，et al，2019. Association of myocardial fibrosis and cardiovascular events：themulti-ethnic study of atherosclerosis. Eur Heart J Cardiovasc Imaging，20（2）：168-176.

Anger M，Scheufele F，Ramanujam D，et al，2020. Genetic ablation of cullin-RING E3 ubiquitin ligase 7 restrains pressure overload-induced myocardial fibrosis. PLoS One，15（12）：0244096.

Antonopoulos AS，Goliopoulou A，Oikonomou E，et al，2019. Redox state in atrial fibrillation pathogenesis and relevant therapeutic approaches. Curr Med Chem，26（5）：765-779.

Ardell JL，Nier H，Hammer M，et al，2017. Defining the neural fulcrum for chronic vagus nerve stimulation：implications for integrated cardiac control. J Physiol，595（22）：6887-6903.

Armstrong PW，Pieske B，Anstrom KJ，et al，2020. Vericiguat in patients with heart failure and reduced ejection fraction. N Engl J Med，382（20）：1883-1893.

Avula U，Hernandez JJ，Yamazaki M，et al，2018. Atrial infarction-induced spontaneous focal discharges and atrial fibrillation in sheep：role of dantrolene-sensitive aberrant ryanodine receptor calcium release. Circ Arrhythm Electrophysiol，11（3）：e005659.

Ba L，Gao J，Chen Y，et al，2019. Allicin attenuates pathological cardiac hypertrophy by inhibiting autophagy via activation of PI3K/Akt/mTOR and MAPK/ERK/mTOR signaling pathways. Phytomedicine，58：152765.

Baci D，Bosi A，Parisi L，et al，2020. Innate immunity effector cells as inflammatory drivers of cardiac fibrosis. Int J Mol Sci，21（19）：7165.

Bageghni SA，Hemmings KE，Yuldasheva NY，et al，2019. Fibroblast-specific deletion of IL-1 receptor-1 reduces adverse cardiac remodeling following myocardial infarction. JCI Insight，5（17）：e125074. .

Bai W，Ren M，Cheng W，et al，2021. Qindan capsule attenuates myocardial hypertrophy and fibrosis in pressure overload-induced mice involving mTOR and TGF-β1/Smad signaling pathway inhibition. Evid Based Complement Alternat Med，5577875

Bang C，Batkai S，Dangwal S，et al，2014. Cardiac fibroblast-derived microRNA passenger strand-enriched exosomes mediate cardiomyocyte hypertrophy. J Clin Invest，124（5）：2136-2146.

Bansal SS，Ismahil MA，Goel M，et al，2019. Dysfunctional and proinflammatory regulatory T-lymphocytes are essential for adverse cardiac remodeling in ischemic cardiomyopathy. Circulation，139（2）：206-221.

Bao JW，Sun B，Ma PP，et al，2018. Rosuvastatin inhibits inflammatory response and resists fibrosis after myocardial infarction. Eur Rev Med Pharmacol Sci，22（1）：238-245.

Bian Z，Dai J，Hiroyasu N，et al，2014. Disruption of tumor necrosis factor receptor associated factor 5 exacerbates pressure overload cardiac hypertrophy and fibrosis. J Cell Biochem，115（2）：349-358.

Bing R，Dweck MR，2019. Myocardial fibrosis：why image，how to image and clinical implications. Heart，105（23）：1832-1840.

Bjerre HL，Christensen JB，Buus NH，et al，2019. The role of aliskiren in the management of hypertension and major cardiovascular outcomes：a systematic review and meta-analysis. J Hum Hypertens，33（11）：795-806.

Bokuda K，Morimoto S，Seki Y，et al，2018. Greater reductions in plasma aldosterone with aliskiren in hypertensive patients with higher soluble（Pro）renin receptor level. Hypertens Res，41（6）：435-443.

Borovac JA，D'Amario D，Bozic J，et al，2020. Sympathetic nervous system activation and heart failure：current state of evidence and the pathophysiology in the light of novel biomarkers. World J Cardiol，12（8）：373-408.

Buckley LF，Carbone S，Trankle CR，et al，2018. Effect of interleukin-1 blockade on left ventricular systolic performance and work：a post hoc pooled analysis of 2 clinical trials. J Cardiovasc Pharmacol，72（1）：68-70.

Cao JW，Duan SY，Zhang HX，et al，2020. Zinc deficiency promoted fibrosis via ROS and TIMP/MMP in the myocardium of mice. Biol Trace Elem Res，196（1）：145-152.

Cao M，Mao Z，Peng M，et al，2020. Extracellular cyclophilin A induces cardiac hypertrophy via the ERK/p47 phox pathway. Mol Cell Endocrinol，518：110990.

Cao X，Yu S，Wang Y，et al，2019. Effects of the（Pro）renin receptor on cardiac remodeling and function in a rat alcoholic cardiomyopathy model via the PRR-ERK1/2-NOX4 pathway. Oxid Med Cell Longev，2019：4546975.

CayrolC，Girard JP，2018. Interleukin-33（IL-33）：A nuclear cytokine from the IL-1 family. Immunol Rev. 281（1）：154-168.

Cha YM，Chareonthaitawee P，Dong YX，et al，2011. Cardiac sympathetic reserve and response to cardiac resynchronization therapy. Circ Heart Fail，4（3）：339-344.

Chai Q，Zheng M，Wang L，et al，2020. Circ_0068655 promotes cardiomyocyte apoptosis via miR-498/PAWR axis. Tissue Eng Regen Med. 17（5）：659-670.

Chen J，Hu Q，Zhang BF，et al，2019. Long noncoding RNA UCA1 inhibits ischaemia/reperfusion injury induced cardiomyocytes apoptosis via suppression of endoplasmic reticulum stress. Genes Genomics，41（7）：803-810.

Chen L，Wang J，Wang B，et al，2016. MiR-126 inhibits vascular endothelial cell apoptosis through targeting PI3K/Akt signaling. Ann Hematol，95（3）：365-374.

Chen P，Yang F，Wang W，et al，2021. Liraglutide attenuates myocardial fibrosis via inhibition of AT1R-mediated ROS production in hypertensive mice. J Cardiovasc Pharmacol Ther，26（2）：179-188.

Chen TH，Chen MR，Chen TY，et al，2016. Cardiac fibrosis in mouse expressing DsRed tetramers involves chronic autophagy and proteasome degradation insufficiency. Oncotarget，7（34）：54274-54289.

Chen YT，Yuan HX，Ou ZJ，et al，2020. Microparticles（exosomes）and atherosclerosis. Curr Atheroscler Rep. 22（6）：23.

Chiang M，Liang C，Lin L，et al，2020. miR-26a attenuates cardiac apoptosis and fibrosis by targeting ataxia–telangiectasia mutated in myocardial infarction. J Cell Physiol，235（9）：6085-6102.

Chiba T，Cerqueira DM，Li Y，et al，2021. Endothelial-derived miR-1792 promotes angiogenesis to protect against renal ischemia-reperfusion injury. J Am Soc Nephrol，32（3）：553-562.

Chou CH，Hung CS，Liao CW，et al，2018. IL-6 trans-signalling contributes to aldosterone-induced cardiac fibrosis. Cardiovasc Res，114（5）：690-702.

Christensen G，Herum K，Lunde IG，2019. Sweet, yet underappreciated: proteoglycans and extracellular matrix remodeling in heart disease. Matrix Biol，75-76：286-299.

Colliva A，Braga L，Giacca M，et al，2020. Endothelial cell-cardiomyocyte crosstalk in heart development and disease. J Physiol，598（14）：2923-2939.

Cowling RT，Kupsky D，Kahn AM，et al，2019. Mechanisms of cardiac collagen deposition in experimental models and human disease. Transl Res，209：138-155.

Cui N，Hu M，Khalil RA，2017. Biochemical and biological attributes of matrix metalloproteinases. Prog Mol Biol Transl Sci，147：1-73.

Davies JE，Manisty CH，Petraco R，et al，2013. First-in-man safety evaluation of renal denervation for chronic systolic heart failure: primary outcome from REACH-Pilot study. Int J Cardiol，162（3）：189-192.

Dong B，Chen DF，Bu XH，et al，2020. Effect of imatinib on DOCA-induced myocardial fibrosis in rats through P38 MAPK signaling pathway. Eur Rev Med Pharmacol Sci，24（4）：2028-2036.

Dorn LE，Petrosino JM，Wright P，et al，2018. CTGF/CCN2 is an autocrine regulator of cardiac fibrosis. J Mol Cell Cardiol，121：205-211.

Dziamaek-Macioszczyk P，Harazny JM，Kwella N，et al，2020. Relationship between ubiquitin-specific peptidase 18 and hypertension in polish adult male subjects: a cross-sectional pilot study. Med Sci Monit，26：e921919.

Everett BM，Cornel JH，Lainscak M，et al，2019. Anti-inflammatory therapy with canakinumab for the prevention of hospitalization for heart failure. Circulation，139（10）：1289-1299.

Fang J，Luan J，Zhu G，et al，2017. Intermedin 1-53 inhibits myocardial fibrosis in rats by down-regulating transforming growth factor-β. Med Sci Monit，23：121-128.

Fang T，Guo B，Xue L，et al，2019. Atorvastatin prevents myocardial fibrosis in spontaneous hypertension via interleukin-6（IL-6）/signal transducer and activator of transcription 3（STAT3）/endothelin-1（ET-1）pathway. Med Sci Monit，25：318-323.

Felisbino MB，McKinsey TA，2018. Epigenetics in cardiac fibrosis: emphasis on inflammation and fibroblast activation. JACC Basic Transl Sci，3（5）：704-715.

Feng H，Wu J，Chen P，et al，2019. MicroRNA-375-3p inhibitor suppresses angiotensin Ⅱ-induced cardiomyocyte hypertrophy by promoting lactate dehydrogenase B expression. J Cell Physiol，234（8）：14198-14209.

Frangogiannis N，2020. Transforming growth factor-β in tissue fibrosis. J Exp Med，217（3）：e20190103.

Frangogiannis NG，2019. Cardiac fibrosis: cell biological mechanisms, molecular pathways and therapeutic opportunities. Mol Aspects Med，65：70-99.

Frangogiannis NG，2019. The extracellular matrix in ischemic and nonischemic heart failure. Circ Res，125（1）：117-146.

Gallo S，Vitacolonna A，Bonzano A，et al，2019. ERK：a key player in the pathophysiology of cardiac hypertrophy. Int J Mol Sci，20（9）：2164.

Garg A，Foinquinos A，Jung M，et al，2020. MiRNA-181a is a novel regulator of aldosterone-mineralocorticoid receptor-mediated cardiac remodelling. Eur J Heart Fail，22（8）：1366-1377.

Gorbunov AS，Maslov LN，Jaggi AS，et al，2019. Physiological and pathological role of TRPV1，TRPV2 and TRPV4 channels in heart. Curr Cardiol Rev，15（4）：244-251.

Grassi G，D'Arrigo G，Pisano A，et al，2019. Sympathetic neural overdrive in congestive heart failure and its correlates：systematic reviews and meta-analysis. J Hypertens，37（9）：1746-1756.

Gregori M，Tocci G，Giammarioli B，et al，2014. Abnormal regulation of renin angiotensin aldosterone system is associated with right ventricular dysfunction in hypertension. Can J Cardiol. 30（2）：188-194.

Grufman H，Yndigegn T，Gonçalves I，et al，2019. Elevated IL-27 in patients with acute coronary syndrome is associated with adverse ventricular remodeling and increased risk of recurrent myocardial infarction and cardiovascular death. Cytokine，122：154208.

Gu J，Wang S，Guo H，et al，2018. Inhibition of p53 prevents diabetic cardiomyopathy by preventing early-stage apoptosis and cell senescence，reduced glycolysis，and impaired angiogenesis. Cell Death Dis，9（2）：82.

Guo W，Liu X，Li J，et al，2018. Prdx1 alleviates cardiomyocyte apoptosis through ROS-activated MAPK pathway during myocardial ischemia/reperfusion injury. Int J Biol Macromol，112：608-615.

Gupta I，Varshney NK，Khan S，2018. Emergence of members of TRAF and DUB of ubiquitin proteasome system in the regulation of hypertrophic cardiomyopathy. Front Genet，9：336.

Hairuo L，Yang L，Hailin Z，et al，2020. Lansoprazole alleviates pressure overload-induced cardiac hypertrophy and heart failure in mice by blocking the activation of β-catenin. Cardiovasc Res，116（1）：101-113.

Harouki N，Nicol L，Remy-Jouet I，et al，2017. The IL-1β antibody gevokizumab limits cardiac remodeling and coronary dysfunction in rats with heart failure. JACC Basic Transl Sci，2（4）：418-430.

Hayano J，Yuda E，2019. Pitfalls of assessment of autonomic function by heart rate variability. J Physiol Anthropol，38（1）：3.

He B，Zhao YC，Gao LC，et al，2016. Ubiquitin-specific protease 4 is an endogenous negative regulator of pathological cardiac hypertrophy. Hypertension，67（6）：1237-1248.

Hinkel R，Ramanujam D，Kaczmarek V，et al，2020. AntimiR-21 prevents myocardial dysfunction in a pig model of ischemia/reperfusion injury. J Am Coll Cardiol，75（15）：1788-1800.

Hobuß L，Bär C，Thum T，2019. Long non-coding RNAs：at the heart of cardiac dysfunction？Front Physiol，10：30.

Hong HS，Kim S，Lee S，et al，2019. Substance-P prevents cardiac ischemia-reperfusion injury by modulating stem cell mobilization and causing early suppression of injury-mediated inflammation. Cell Physiol Biochem，52（1）：40-56.

Hong L，Lai HL，Fang Y，et al，2018. Silencing CTGF/CCN2 inactivates the MAPK signaling pathway to alleviate myocardial fibrosis and left ventricular hypertrophy in rats with dilated cardiomyopathy. J Cell Biochem，119（11）：9519-9531.

Hu G，Niu F，Humburg BA，et al，2018. Molecular mechanisms of long noncoding RNAs and their role in disease pathogenesis. Oncotarget，9（26）：18648-18663.

Hu J，Lu X，Zhang X，et al，2020. Exogenous spermine attenuates myocardial fibrosis in diabetic cardiomyopathy by inhibiting endoplasmic reticulum stress and the canonical Wnt signaling pathway. Cell Biol Int，44（8）：1660-1670.

Huang J，Jiang R，Chu X，et al，2020. Overexpression of microRNA-23a-5p induces myocardial infarction by promoting cardiomyocyte apoptosis through inhibited of PI3K/Akt signalling pathway. Cell Biochem Funct，38

（8）：1047-1055.

Huang S，Zhang L，Song J，et al，2019. Long noncoding RNA MALAT1 mediates cardiac fibrosis in experimental postinfarct myocardium mice model. J Cell Physiol，234（3）：2997-3006.

Huang ZP，Ding Y，Chen J，et al，2016. Long non-coding RNAs link extracellular matrix gene expression to ischemic cardiomyopathy. Cardiovasc Res，112（2）：543-554.

Hulsmans M，Sager HB，Roh JD，et al，2018. Cardiac macrophages promote diastolic dysfunction. J Exp Med，215（2）：423-440.

Ieda M，Tsuchihashi T，Ivey KN，et al，2009. Cardiac fibroblasts regulate myocardial proliferation through β1 integrin signaling. Dev Cell，16（2）：233-244.

Ivey MJ，Kuwabara JT，Pai JT，et al，2018. Resident fibroblast expansion during cardiac growth and remodeling. J Mol Cell Cardiol，114：161-174.

Ivey MJ，Tallquist MD，2016. Defining the cardiac fibroblast. Circ J，80（11）：2269-2276.

Jeong YM，Cheng XW，Lee KH，et al，2020. Substance P enhances the local activation of NK1R-expressing c-kit$^+$ cardiac progenitor cells in right atrium of ischemia/reperfusion-injured heart. BMC Mol Cell Biol，21（1）：41.

Jiang J，Lan C，Li L，et al，2018. A novel porcupine inhibitor blocks WNT pathways and attenuates cardiac hypertrophy. Biochim Biophys Acta Mol Basis Dis，1864（10）：3459-3467.

Jiang J，Li Y，Liang S，et al，2020. Combined exposure of fine particulate matter and high-fat diet aggravate the cardiac fibrosis in C57BL/6J mice. J Hazard Mater，391：122203.

Jing R，Long TY，Pan W，et al，2019. IL-6 knockout ameliorates myocardial remodeling after myocardial infarction by regulating activation of M2 macrophages and fibroblast cells. Eur Rev Med Pharmacol Sci，23（14）：6283-6291.

Jing R，Long TY，Pan W，et al，2019. IL-6 knockout ameliorates myocardial remodeling after myocardial infarction by regulating activation of M2 macrophages and fibroblast cells. Eur Rev Med Pharmacol Sci，23（14）：6283-6291.

Jung M，Ma Y，Iyer RP，et al，2017. IL-10 improves cardiac remodeling after myocardial infarction by stimulating M2 macrophage polarization and fibroblast activation. Basic Res Cardiol，112（3）：33.

Kagitani S，Ueno H，Hirade S，et al，2004. Tranilast attenuates myocardial fibrosis in association with suppression of monocyte/macrophage infiltration in DOCA/salt hypertensive rats. J Hypertens，22（5）：1007-1015.

Kirk B，Feehan J，Lombardi G，et al，2020. Muscle，bone，and fat crosstalk：the biological role of myokines，osteokines，and adipokines. Curr Osteoporos Rep，18（4）：388-400.

Klingberg F，Chau G，Walraven M，et al，2018. The fibronectin ED-A domain enhances recruitment of latent TGF-β-binding protein-1 to the fibroblast matrix. J Cell Sci，131（5）：jcs201293.

Lal H，Ahmad F，Zhou J，et al，2014. Cardiac fibroblast glycogen synthase kinase-3β regulates ventricular remodeling and dysfunction in ischemic heart. Circulation，130（5）：419-430.

Lam PH，Dooley DJ，Fonarow GC，et al，2018. Similar clinical benefits from below-target and target dose enalapril in patients with heart failure in the SOLVD treatment trial. Eur J Heart Fail，20（2）：359-369.

Lee ML，Sulistyowati E，Hsu JH，et al，2019. KMUP-1 ameliorates ischemia-induced cardiomyocyte apoptosis through the NO-cGMP-MAPK signaling pathways. Molecules，24（7）：1376.

Lee RC，Feinbaum RL，Ambros V，1993. The C. elegans heterochronic gene lin-4 encodes small RNAs with antisense complementarity to lin-14. Cell，75（5）：843-854.

Lei Q, Yi T, Li H, et al, 2020. Ubiquitin C-terminal hydrolase L1（UCHL1）regulates post-myocardial infarction cardiac fibrosis through glucose-regulated protein of 78 kDa（GRP78）. Sci Rep, 10（1）: 10604.

Levick SP, Brower GL, Janicki JS, 2019. Substance P-mediated cardiac mast cell activation: an *in vitro* study. Neuropeptides, 74: 52-59.

Levine B, Kalman J, Mayer L, et al, 1990. Elevated circulating levels of tumor necrosis factor in severe chronic heart failure. N Engl J Med, 323（4）: 236-241.

Li H, Xu JD, Fang XH, 2020. Circular RNA circRNA_000203 aggravates cardiac hypertrophy via suppressing miR-26b-5p and miR-140-3p binding to Gata4. Cardiovasc Res, 116（7）: 1323-1334.

Li J, Huang J, Lu J, et al, 2019. Sirtuin 1 represses PKC-ζ activity through regulating interplay of acetylation and phosphorylation in cardiac hypertrophy. Br J Pharmacol, 176（3）: 416-435.

Li J, Levick SP, Dipette DJ, et al, 2013. Alpha-calcitonin gene-related peptide is protective against pressure overload-induced heart failure. Regul Pept, 185: 20-28.

Li J, Tu J, Gao H, et al, 2021. MicroRNA-425-3p inhibits myocardial inflammation and cardiomyocyte apoptosis in mice with viral myocarditis through targeting TGF-β1. Inflamm Dis, 9（1）: 288-298.

Li L, Zhang M, Chen W, et al, 2018. LncRNA-HOTAIR inhibition aggravates oxidative stress-induced H9c2 cells injury through suppression of MMP-2 by miR-125. Acta Biochim Biophys Sin（Shanghai）, 50（10）: 996-1006.

Li P, Hu F, Cao X, et al, 2020. Melatonin receptor protects cardiomyocyte against oxidative stress-induced apoptosis through the MAPK-ERK signaling pathway. J Recept Signal Transduct Res, 40（2）: 117-125.

Li Q, Ye WX, Huang ZJ, et al, 2019. Effect of IL-6-mediated STAT3 signaling pathway on myocardial apoptosis in mice with dilated cardiomyopathy. Eur Rev Med Pharmacol Sci, 23（7）: 3042-3050.

Li T, Weng X, Cheng S, et al, 2021. Wnt3a upregulation is involved in TGF-β1-induced cardiac hypertrophy. Cytokine, 138: 155376.

Li W, Zhang Z, Li X, et al, 2019. CGRP derived from cardiac fibroblasts is an endogenous suppressor of cardiac fibrosis. Cardiovasc Res, 116（7）: 1335-1348.

Li WQ, Tan SL, Li XH, et al, 2018. Calcitonin gene-related peptide inhibits the cardiac fibroblasts senescence in cardiac fibrosis via up-regulating klotho expression. Eur J Pharmacol, 843: 96-103.

Li X, Wei C, Zhang Z, et al, 2020. MiR-134-5p regulates myocardial apoptosis and angiogenesis by directly targeting KDM2A after myocardial infarction. Int Heart J, 61（4）: 815-821.

Li X, Zhong J, Zeng Z, et al, 2020. MiR-181c protects cardiomyocyte injury by preventing cell apoptosis through PI3K/Akt signaling pathway. Cardiovasc Diagn Ther, 10（4）: 849-858.

Li Y, Xia J, Jiang N, et al, 2018. Corin protects H2O2-induced apoptosis through PI3K/Akt and NF-κB pathway in cardiomyocytes. Biomed Pharmacother, 97: 594-599.

Lin R, Rahtu-Korpela L, Magga J, et al, 2020. miR-1468-3p promotes aging-related cardiac fibrosis. Mol Ther Nucleic Acids, 20: 589-605.

Liu C, Tang M, Zhang X, et al, 2020. Knockdown of miR-665 protects against cardiomyocyte ischemia/reperfusion injury-induced ROS accumulation and apoptosis through the activation of Pak1/Akt signaling in myocardial infarction. Int Heart J, 61（2）: 347-354.

Liu CY, Zhang YH, Li RB, et al, 2018. LncRNA CAIF inhibits autophagy and attenuates myocardial infarction by blocking p53-mediated myocardin transcription. Nat Commun, 9（1）: 29.

Liu H, Li S, Jiang W, et al, 2020. MiR-484 protects rat myocardial cells from ischemia-reperfusion injury by inhibiting Caspase-3 and Caspase-9 during apoptosis. Korean Circ J，50（3）：250-263.

Liu M，Feng J，Du Q，et al，2020. Paeoniflorin attenuates myocardial fibrosis in isoprenaline-induced chronic heart failure rats via inhibiting P38 MAPK pathway. Curr Med Sci，40（2）：307-312.

Liu WY，Sun HH，Sun PF，2019. MicroRNA-378 attenuates myocardial fibrosis by inhibiting MAPK/ERK pathway. Eur Rev Med Pharmacol Sci，23（10）：4398-4405.

Loyer X，Zlatanova I，Devue C，et al，2018. Intra-cardiac release of extracellular vesicles shapes inflammation following myocardial infarction. Circ Res，123（1）：100-106.

Lu M，Qin X，Yao J，et al，2020. Th17/Treg imbalance modulates rat myocardial fibrosis and heart failure by regulating LOX expression. Acta Physiol（Oxf），230（3）：e13537.

Lubos N，van der Gaag S，Gerçek M，et al，2020. Inflammation shapes pathogenesis of murine arrhythmogenic cardiomyopathy. Basic Res Cardiol，115（4）：42.

Luo C，Quan Z，Zhong B，et al，2020. lncRNA XIST promotes glioma proliferation and metastasis through miR-133a/SOX4. Exp Ther Med. 19（3）：1641-1648.

Luo M，Chen PP，Yang L，et al，2019. Sodium ferulate inhibits myocardial hypertrophy induced by abdominal coarctation in rats：Involvement of cardiac PKC and MAPK signaling pathways. Biomed Pharmacother，112：108735.

Luo Y，Chen Q，2019. Efficacy of aliskiren supplementation for heart failure：a meta-analysis of randomized controlled trials. Herz，44（5）：398-404.

Lv X，Zhang Y，Niu Y，et al，2018. Comparison of angiotensin-converting enzyme inhibitors and angiotensin Ⅱ receptor blockers on cardiovascular outcomes in hypertensive patients with type 2 diabetes mellitus：a PRISMA-compliant systematic review and meta-analysis. Medicine（Baltimore），97（15）：e0256.

Ma M，Hui J，Zhang QY，et al，2018. Long non-coding RNA nuclear-enriched abundant transcript 1 inhibition blunts myocardial ischemia reperfusion injury via autophagic flux arrest and apoptosis in streptozotocin-induced diabetic rats. Atherosclerosis，277：113-122.

Ma Q，Liu Y，Chen L，2018. JIP3 deficiency attenuates cardiac hypertrophy by suppression of JNK pathway. Biochem Biophys Res Commun，503（1）：1-7.

Ma ZG，Dai J，Wei WY，et al，2016. Asiatic acid protects against cardiac hypertrophy through activating AMPKα signalling pathway. Int J Biol Sci，12（7）：861-871.

Ma ZG，Yuan YP，Zhang X，et al，2017. Piperine attenuates pathological cardiac fibrosis via PPAR-γ/Akt pathways. EBioMedicine，18：179-187.

Mahmud H，Silljé HH，Cannon MV，et al，2012. Regulation of the（pro）renin-renin receptor in cardiac remodelling. J Cell Mol Med，16（4）：722-729.

Mancia G，Schumacher H，Bohm M，et al，2017. Relative and combined prognostic importance of on-treatment mean and visit-to-visit blood pressure variability in ONTARGET and TRANSCEND patients. Hypertension，70（5）：938-948.

McClean G，Riding NR，Ardern CL，et al，2018. Electrical and structural adaptations of the paediatric athlete's heart：a systematic review with meta-analysis. Br J Sports Med，52（4）：230.

Mclendon PM，Robbins J，2015. Proteotoxicity and cardiac dysfunction. Circ Res，116（11）：1863-1882.

Medzikovic L，van Roomen C，Baartscheer A，et al，2018. Nur77 protects against adverse cardiac remodelling by limiting neuropeptide Y signalling in the sympathoadrenal-cardiac axis. Cardiovasc Res，114（12）：1617-1628.

Meng X，Mei L，Zhao C，et al，2020. miR-885 mediated cardioprotection against hypoxia/reoxygenation-induced apoptosis in human cardiomyocytes via inhibition of PTEN and BCL2L11 and modulation of Akt/mTOR signaling. J Cell Physiol，235（11）：8048-8057.

Mirkovic S，Seymour AM，Fenning A，et al，2010. Attenuation of cardiac fibrosis by pirfenidone and amiloride in DOCA-salt hypertensive rats. Br J Pharmacol，135（4）：961-968.

Mogensen UM，Gong J，Jhund PS，et al，2018. Effect of sacubitril/valsartan on recurrent events in the prospective comparison of ARNI with ACEI to determine impact on global mortality and morbidity in heart failure trial （PARADIGM-HF）. Eur J Heart Fail，20（4）：760-768.

Nadir MA，2018. Aortic stenosis，left ventricular remodelingand renin-angiotensin system blockade. J Am Coll Cardiol，71（25）：2984.

Nguyen DT，Ding C，Wilson E，et al，2010. Pirfenidone mitigates left ventricular fibrosis and dysfunction after myocardial infarction and reduces arrhythmias. Heart Rhythm，7（10）：1438-1445.

Nie X，Fan J，Li H，et al，2018. miR-217 promotes cardiac hypertrophy and dysfunction by targeting PTEN. Mol Ther Nucleic Acids，12：254-266.

Ning S，Li Z，Ji Z，et al，2020. MicroRNA-494 suppresses hypoxia/reoxygenation-induced cardiomyocyte apoptosis and autophagy via the PI3K/Akt/mTOR signaling pathway by targeting SIRT1. Mol Med Rep，22（6）：5231-5242.

Ocaranza MP，Michea L，Chiong M，et al，2014. Recent insights and therapeutic perspectives of angiotensin-（1-9）in the cardiovascular system. Clin Sci（Lond），127（9）：549-557.

Oliva J，2017. Proteasome and organs ischemia-reperfusion injury. Int J Mol Sci，19（1）：106.

Otani K，Yokoya M，Kodama T，et al，2018. Plasma exosomes regulate systemic blood pressure in rats. Biochem Biophys Res Commun，503（2）：776-783.

Pan Y，Zhou Z，Zhang H，et al，2019. The ATRQβ-001 vaccine improves cardiac function and prevents postinfarction cardiac remodeling in mice. Hypertens Res，42（3）：329-340.

Park S，Nguyen NB，Pezhouman A，et al，2019. Cardiac fibrosis：potential therapeutic targets. Transl Res，209：121-137.

Patel B，Bansal SS，Ismahil MA，et al，2018. CCR2+ monocyte-derived infiltrating macrophages are required for adverse cardiac remodeling during pressure overload. JACC Basic Transl Sci，3（2）：230-244.

Perbellini F，Watson SA，Bardi I，et al，2018. Heterocellularity and cellular cross-talk in the cardiovascular system. Front Cardiovasc Med，5：143.

Pitt B，Filippatos G，Gheorghiade M，et al，2012. Rationale and design of ARTS：a randomized，double-blind study of BAY 94-8862 in patients with chronic heart failure and mild or moderate chronic kidney disease. Eur J Heart Fail，14（6）：668-675.

Qi L，Zang H，Wu W，et al，2020. CYLD exaggerates pressure overload-induced cardiomyopathy via suppressing autolysosome efflux in cardiomyocytes. J Mol Cell Cardiol，145：59-73.

Qu X，Song X，Yuan W，et al，2016. Expression signature of lncRNAs and their potential roles in cardiac fibrosis of post-infarct mice. Biosci Rep，36（3）：e00337.

Ratziu V，Sanyal A，Harrison SA，et al，2020. Cenicriviroc treatment for adults with nonalcoholic steatohepatitis and fibrosis：final analysis of the Phase 2b CENTAUR Study. Hepatology，72（3）：892-905.

Ren BC，Zhang YE，Liu SS，et al，2020. Curcumin alleviates oxidative stress and inhibits apoptosis in diabetic cardiomyopathy via Sirt1-Foxo1 and PI3K-Akt signalling pathways. J Cell Mol Med，24（21）：12355-12367.

Renaud L，Picher-Martel V，Codron P，et al，2019. Key role of UBQLN2 in pathogenesis of amyotrophic lateral sclerosis and frontotemporal dementia. Acta Neuropathol Commun，7（1）：103.

Saavedra MJ，Romero F，Roa J，et al，2018. Exercise training to reduce sympathetic nerve activity in heart failure patients. A systematic review and meta-analysis. Braz J Phys Ther，22（2）：97-104.

Sabzevari RR，Shirvani H，Mahmoodzadeh HH，et al，2020. Micro RNA-126 promoting angiogenesis in diabetic heart by VEGF/Spred-1/Raf-1 pathway：effects of high-intensity interval training. J Diabetes Metab Disord，19（2）：1089-1096.

Salavatian S，Yamaguchi N，Hoang J，et al，2019. Premature ventricular contractions activate vagal afferents and alter autonomic tone：implications for premature ventricular contraction-induced cardiomyopathy. Am J Physiol Heart Circ Physiol，317（3）：607-616.

Saucerman JJ，Tan PM，Buchholz KS，et al，2019. Mechanical regulation of gene expression in cardiac myocytes and fibroblasts. Nat Rev Cardiol，16（6）：361-378.

Schulte C，Barwari T，Joshi A，et al，2019. Comparative analysis of circulating noncoding RNAs versus protein biomarkers in the detection of myocardial injury. Circ Res，125（3）：328-340.

Schumacher SM，Gao E，Cohen M，et al，2016. A peptide of the RGS domain of GRK2 binds and inhibits Gαq to suppress pathological cardiac hypertrophy and dysfunction. Sci Signal，9（420）：30.

Scolari FL，Faganello LS，Garbin HI，et al，2020. A systematic review of microRNAs in patients with hypertrophic cardiomyopathy. Int J Cardiol，327：146-154.

Seo M，Yamada T，Tamaki S，et al，2021. Prognostic significance of cardiac I-123-metaiodobenzylguanidine imaging in patients with reduced, mid-range, and preserved left ventricular ejection fraction admitted for acute decompensated heart failure：a prospective study in Osaka Prefectural Acute Heart Failure Registry（OPAR）. Eur Heart J Cardiovasc Imaging，22（1）：58-66.

Shetelig C，Limalanathan S，Hoffmann P，et al，2018. Association of IL-8 with infarct size and clinical outcomes in patients with STEMI. J Am Coll Cardiol，72（2）：187-198.

Shi K，Sun H，Zhang H，et al，2019. miR-34a-5p aggravates hypoxia-induced apoptosis by targeting ZEB1 in cardiomyocytes. Biol Chem，400（2）：227-236.

Shirakawa K，Endo J，Kataoka M，et al，2018. IL（interleukin）-10-STAT3-galectin-3 axis is essential for osteopontin-producing reparative macrophage polarization after myocardial infarction. Circulation，138（18）：2021-2035.

Shukla SK，Rafiq K，2019. Proteasome biology and therapeutics in cardiac diseases. Transl Res，205：64-76.

Sim DS，Kim W，Lee KH，et al，2018. Cardioprotective effect of substance P in a porcine model of acute myocardial infarction. Int J Cardiol，271：228-232.

Spänig S，Kellermann K，Dieterlen MT，et al，2019. The ubiquitin proteasome system in ischemic and dilated cardiomyopathy. Int J Mol Sci，20（24）：6354.

Sun J，Wang C，2020. Long non-coding RNAs in cardiac hypertrophy. Heart Fail Rev，25（6）：1037-1045.

Sun MY，Li LP，2021. MiR-140-5p targets BCL2L1 to promote cardiomyocyte apoptosis. Eur Rev Med Pharmacol Sci，25（1）：1.

Tan CMJ，Green P，Tapoulal N，et al，2018. The role of neuropeptide Y in cardiovascular health and disease. Front Physiol，9：1281.

Tan J，Liu S，Jiang Q，et al，2019. LncRNA-MIAT increased in patients with coronary atherosclerotic heart disease. Cardiol Res Pract，2019：6280194.

Tan X，Hu L，Shu Z，et al，2019. Role of CCR2 in the development of streptozotocin-treated diabetic cardiomyopathy. Diabetes，68（11）：2063-2073.

Tassell BW，Trankle CR，Canada JM，et al，2018. IL-1 blockade in patients with heart failure with preserved ejection fraction. Circ Heart Fail，11（8）：e005036.

Tian X，Sun C，Wang X，et al，2020. ANO1 regulates cardiac fibrosis via ATI-mediated MAPK pathway. Cell Calcium，92：102306.

Tong Y，Ye C，Ren XS，et al，2018. Exosome-mediated transfer of ACE（angiotensin-converting enzyme）from adventitial fibroblasts of spontaneously hypertensive rats promotes vascular smooth muscle cell migration. Hypertension，72（4）：881-888.

Treibel TA，Kozor R，Schofield R，et al，2018. Reverse myocardial remodeling following valve replacement in patients with aortic stenosis. J Am Coll Cardiol，71（8）：860-871.

Vaskova E，Ikeda G，Tada Y，et al，2020. Sacubitril/Valsartan improves cardiac function and decreases myocardial fibrosis via downregulation of exosomal miR-181a in a rodent chronic myocardial infarction model. J Am Heart Assoc，9（13）：e015640.

Vausort M，Wagner DR，Devaux Y，2014. Long noncoding RNAs in patients with acute myocardial infarction. Circ Res，115（7）：668-677.

Verschure DO，Poel E，De Vincentis G，et al，2021. The relation between cardiac ^{123}I-m IBG scintigraphy and functional response 1 year after CRT implantation. Eur Heart J Cardiovasc Imaging，22（1）：49-57.

Vianello E，Dozio E，Tacchini L，et al，2019. ST2/IL-33 signaling in cardiac fibrosis. Int J Biochem Cell Biol，116：105619.

Viereck J，Kumarswamy R，Foinquinos A，et al，2016. Long noncoding RNA Chast promotes cardiac remodeling. Sci Transl Med，8（326）：326ra22.

Wada R，Muraoka N，Inagawa K，et al，2013. Induction of human cardiomyocyte-like cells from fibroblasts by defined factors. Proc Natl Acad Sci USA.，110（31）：12667-12672.

Wang B，Zhou R，Wang Y，et al，2020. Effect of high-intensity interval training on cardiac structure and function in rats with acute myocardial infarct. Biomed Pharmacother，131：110690.

Wang DM，Jin JJ，Tian LM，et al，2020. MiR-195 promotes myocardial fibrosis in MI rats via targeting TGF-β1/Smad. J Biol Regul Homeost Agents，34（4）：1325-1332.

Wang G，Zhao T，Wang L，et al，2015. Studying different binding and intracellular delivery efficiency of ssDNA single-walled carbon nanotubes and their effects on LC3-related autophagy in renal mesangial cells via miRNA-382. ACS Appl Mater Interfaces，7（46）：25733-25740.

Wang HJ，Wang W，Cornish KG，et al，2014. Cardiac sympathetic afferent denervation attenuates cardiac remodeling and improves cardiovascular dysfunction in rats with heart failure. Hypertension，64（4）：745-755.

Wang J，Feng Q，Liang D，et al，2021. MiRNA-26a inhibits myocardial infarction-induced apoptosis by targeting PTEN via JAK/STAT pathways. Cells Dev，165：203661.

Wang J，Zhang S，Li X，et al，2020. LncRNA SNHG7 promotes cardiac remodeling by upregulating ROCK1 via sponging miR-34-5p. Aging（Albany NY），12（11）：10441-10456.

Wang JJ，Bie ZD，Sun CF. 2019. Long noncoding RNA AK088388 regulates autophagy through miR-30a to affect cardiomyocyte injury. J Cell Biochem，120（6）：10155-10163.

Wang K，Liu CY，Zhou LY，et al，2015. APF lncRNA regulates autophagy and myocardial infarction by targeting miR-188-3p. Nat Commun，6：6779.

Wang K，Long B，Zhou LY，et al，2014. CARL lncRNA inhibits anoxia-induced mitochondrial fission and apoptosis in cardiomyocytes by impairing miR-539-dependent PHB2 downregulation. Nat Commun，5：3596.

Wang L，Qin D，Shi H，et al，2019. MiR-195-5p promotes cardiomyocyte hypertrophy by targeting MFN2 and FBXW7. Biomed Res Int，2019：1580982.

Wang L，Yu P，Zhou B，et al，2020. Single-cell reconstruction of the adult human heart during heart failure and recovery reveals the cellular landscape underlying cardiac function. Nat Cell Biol，22（1）：108-119.

Wang M，Lv Q，Zhao L，et al，2019. Metoprolol and bisoprolol ameliorate hypertrophy of neonatal rat cardiomyocytes induced by high glucose via the PKC/NF-κB/c-fos signaling pathway. Exp Ther Med，19（2）：871-882.

Wang R，Peng L，Lv D，et al，2021. Leonurine attenuates myocardial fibrosis through upregulation of miR-29a-3p in mice post-myocardial infarction. J Cardiovasc Pharmacol，77（2）：189-199.

Wang R，Wu G，Dai T，et al，2021. Naringin attenuates renal interstitial fibrosis by regulating the TGF-β/Smad signaling pathway and inflammation. Exp Ther Med，21（1）：66.

Wang S，Yu W，Chen J，et al，2018. LncRNA MALAT1 sponges miR-203 to promote inflammation in myocardial ischemia-reperfusion injury. Int J Cardiol，268：245.

Wang X，Gu H，Hang W，et al，2016. Hsp20-mediated activation of exosome biogenesis in cardiomyocytes improves cardiac function and angiogenesis in diabetic mice. Diabetes，65（10）：3111-3128.

Wang Y，Keskanokwong T，Cheng J，2019. Kv4. 3 expression abrogates and reverses norepinephrine-induced myocyte hypertrophy by CaMKII inhibition. J Mol Cell Cardiol，126：77-85.

Wang Y，Zhao R，Shen C，et al，2020. Exosomal CircHIPK3 released from hypoxia-induced cardiomyocytes regulates cardiac angiogenesis after myocardial infarction. Oxid Med Cell Longev，2020：8418407.

Wang J，Hao D，Zeng L，et al，2021. Neuropeptide Y mediates cardiac hypertrophy through microRNA-216b/FoxO4 signaling pathway. Int J Med Sci，18（1）：18-28.

Wei L，Zhang Y，Qi X，et al，2019. Ubiquitin-proteasomes are the dominant mediators of the regulatory effect of microRNA-1 on cardiac remodeling after myocardial infarction. Int J Mol Med，44（5）：1899-1907.

Wei Y，Wu Y，Feng K，et al，2020. Astragaloside Ⅳ inhibits cardiac fibrosis via miR-135a-TRPM7-TGF-β/Smads pathway. J Ethnopharmacol，249：112404.

Widiapradja A，Chunduri P，Levick SP，2017. The role of neuropeptides in adverse myocardial remodeling and heart failure. Cell Mol Life Sci，74（11）：2019-2038.

William A L，Yuchuan D，2017. Cardiac preconditioning and cardiovascular diseases. Heart and mind，1（1）：17-21.

Wu X，Chen Z，Yang W，et al，2018. Influence of proteasome inhibitor MG-132 on the expression of Hsp70 and myocardial apoptosis after myocardial infarction. Int J Clin Exp Med，11（4）：3569-3577.

Wu X，Chen Z，Yang Y，et al，2018. Impact of proteasome inhibitor MG-132 on expression of NF-κB，IL-1β and histological remodeling after myocardial infarction. Exp Ther Med，16（2）：1365-1372.

Xiao PL，Cai C，Zhang P，et al，2020. Cardiac resynchronization therapy modulates peripheral sympathetic activity. Heart Rhythm，17（7）：1139-1146.

Xiao Y，Hill MC，Li L，et al，2019. Hippo pathway deletion in adult resting cardiac fibroblasts initiates a cell state transition with spontaneous and self-sustaining fibrosis. Genes Dev，33（21-22）：1491-1505.

Xiao Z，Kong B，Yang H，et al，2020. Key player in cardiac hypertrophy，emphasizing the role of Toll-like receptor 4. Front Cardiovasc Med，7：579036.

Xie Y，Gao Y，Gao R，et al，2020. The proteasome activator REGγ accelerates cardiac hypertrophy by declining PP2Acα-SOD2 pathway. Cell Death Differ，27（10）：2952-2972.

Xing R，Liu D，Cheng X，et al，2019. MiR-207 inhibits autophagy and promotes apoptosis of cardiomyocytes by directly targeting LAMP2 in type 2 diabetic cardiomyopathy. Biochem Biophys Res Commun，520（1）：27-34.

Xu M，Li XY，Song L，et al，2021. miR-484 targeting of Yap1-induced LPS-inhibited proliferation，and promoted apoptosis and inflammation in cardiomyocyte. Biosci Biotechnol Biochem，85（2）：378-385.

Xu Y，Gu Q，Tang J，et al，2018. Substance P attenuates hypoxia/reoxygenation-induced apoptosis via the Akt signalling pathway and the NK1-receptor in H9C2cells. Heart Lung Circ，27（12）：1498-1506.

Xu Y，Luo Y，Liang C，et al，2020. LncRNA-Mhrt regulates cardiac hypertrophy by modulating the miR-145a-5p/KLF4/myocardin axis. J Mol Cell Cardiol，139：47-61.

Xuan T，Wang D，Lv J，et al，2020. Downregulation of Cypher induces apoptosis in cardiomyocytes via Akt/p38 MAPK signaling pathway. Int J Med Sci，17（15）：2328-2337.

Yang J，Liu S，Wang H，et al，2020. miR-134-5p inhibition reduces infarct-induced cardiomyocyte apoptosis via Creb1 upregulation. J Stroke Cerebrovasc Dis，，29（8）：104850.

Yang J，Yu X，Xue F，et al，2018. Exosomes derived from cardiomyocytes promote cardiac fibrosis via myocyte-fibroblast cross-talk. Am J Transl Res，10（12）：4350-4366.

Yang MH，Wang H，Han SN，et al，2020. Circular RNA expression in isoproterenol hydrochloride-induced cardiac hypertrophy. Aging，12（3）：2530-2544.

Yang R，Jia Q，Ma SF，et al，2019. Exogenous H2S mitigates myocardial fibrosis in diabetic rats through suppression of the canonical Wnt pathway. Int J Mol Med，44（2）：549-558.

Yang X，Li X，Lin Q，et al，2019. Up-regulation of microRNA-203 inhibits myocardial fibrosis and oxidative stress in mice with diabetic cardiomyopathy through the inhibition of PI3K/Akt signaling pathway via PIK3CA. Gene，715：143995.

Yang X，Tao L，Zhu J，et al，2019. Long noncoding RNA FTX reduces hypertrophy of neonatal mouse cardiac myocytes and regulates the PTEN/PI3K/Akt signaling pathway by sponging MicroRNA-22. Med Sci Monit，25：9609-9617.

Yanping R，Lijun Z，Wanlin W，et al，2017. Detecting serotonin system in rats with myocardial infarction and/or depression after selective serotonin reuptake inhibitor therapy. Heart and mind，1（2）：84-90.

Yao Y，Hu C，Song Q，et al，2020. ADAMTS16 activates latent TGF-beta，accentuating fibrosis and dysfunction of the pressure-overloaded heart. Cardiovasc Res，116（5）：956-969.

Ye W，Tang X，Yang Z，et al，2017. Plasma-derived exosomes contribute to inflammation via the TLR9-NF-κB pathway in chronic heart failure patients. Mol Immunol，87：114-121.

Yu P，Ma S，Dai X，et al，2020. Elabela alleviates myocardial ischemia reperfusion-induced apoptosis，fibrosis and mitochondrial dysfunction through PI3K/Akt signaling. Am J Transl Res，12（8）：4467-4477.

Yu SY，Dong B，Fang ZF，et al，2018. Knockdown of lncRNA AK139328 alleviates myocardial ischaemia/reperfusion injury in diabetic mice via modulating miR-204-3p and inhibiting autophagy. J Cell Mol Med，22（10）：4886-4898.

Yuan H，Xu J，Zhu Y，et al，2020. Activation of calcium-sensing receptor-mediated autophagy in high glucose-induced cardiac fibrosis in vitro. Mol Med Rep，22（3）：2021-2031.

Zhang B，Zhang P，Tan Y，et al，2019. C1q-TNF-related protein-3 attenuates pressure overload-induced cardiac hypertrophy by suppressing the p38/CREB pathway and p38-induced ER stress. Cell Death Dis, 10（7）: 520.

Zhang J, Wei X, Zhang W, et al, 2020. MiR-326 targets MDK to regulate the progression of cardiac hypertrophy through blocking JAK/STAT and MAPK signaling pathways. Eur J Pharmacol, 872（9）: 172941.

Zhang JW, Long TY, Pan W, et al, 2020. MiR-808 inhibits cardiomyocyte apoptosis and expressions of caspase-3 and caspase-9 in rats with myocardial infarction by regulating TGF-β1 signaling pathway. Eur Rev Med Pharmacol Sci, 24（12）: 6955-6960.

Zhang M, Cheng K, Chen H, et al, 2020. MicroRNA-27 attenuates pressure overload-Induced cardiac hypertrophy and dysfunction by targeting galectin-3. Arch Biochem Biophys, 689（15）: 108405.

Zhang M, Li YC, Wang YQ, et al, 2019. Quercetin inhibition of myocardial fibrosis through regulating MAPK signaling pathway via ROS. Pak J Pharm Sci, 32（3 Special）: 1355-1359.

Zhang W, Wang Q, Feng Y, et al, 2020. MicroRNA-26a protects the heart against hypertension-induced myocardial fibrosis. J Am Heart Assoc, 9（18）: e017970.

Zhang W, Zhu T, Chen L, et al, 2020. MCP-1 mediates ischemia-reperfusion-induced cardiomyocyte apoptosis via MCPIP1 and CaSR. Am J Physiol Heart Circ Physiol, 318（1）: H59-H71.

Zhang Y, Qian H, Wu B, et al, 2020. E3 Ubiquitin ligase NEDD4 family regulatory network in cardiovascular disease. Int J Biol Sci, 16（14）: 2727-2740.

Zhang Z, Gao W, Long QQ, et al, 2017. Increased plasma levels of lncRNA H19 and LIPCAR are associated with increased risk of coronary artery disease in a Chinese population. Sci Rep, 7（1）: 7491.

Zhao D, Wang W, Wang H, et al, 2017. PKD knockdown inhibits pressure overload-induced cardiac hypertrophy by promoting autophagy via Akt/mTOR pathway. Int J Biol Sci, 13（3）: 276-285.

Zhen C, Ding HS, Guo X, et al, 2018. MiR-33 promotes myocardial fibrosis by inhibiting MMP-16 and stimulating p38 MAPK signaling. Oncotarget, 9（31）: 22047-22057.

Zhong B, Rubinstein J, Ma S, et al, 2018. Genetic ablation of TRPV1 exacerbates pressure overload-induced cardiac hypertrophy. Biomed Pharmacother, 99: 261-270.

Zhou H, Wang B, Yang YX, et al, 2019. Long noncoding RNAs in pathological cardiac remodeling: a review of the update literature. Biomed Res Int, 2019: 7159592.

Zhou Y, Zhao X, Hua Y, et al, 2015. Aldehyde dehydrogenase-2 protects against myocardial infarction-related cardiac fibrosis through modulation of the Wnt/β-catenin signaling pathway. Ther Clin Risk Manag, 11: 1371-1381.

Zhu D, Xie H, Wang X, et al, 2017. Catestatin—a novel predictor of left ventricular remodeling after acute myocardial infarction. Sci Rep, 7: 44168.

Zhu P, Yang M, Ren H, et al, 2018. Long noncoding RNA MALAT1 downregulates cardiac transient outward potassium current by regulating miR-200c/HMGB1 pathway. J Cell Biochem, 119（12）: 10239-10249.

Zhu XH, Yuan YX, Rao SL, et al, 2016. LncRNA MIAT enhances cardiac hypertrophy partly through sponging miR-150. Eur Rev Med Pharmacol Sci, 20（17）: 3653-3660.

Zile MR, Lindenfeld JA, Weaver FA, et al, 2020. Baroreflex activation therapy in patients with heart failure with reduced ejection fraction. J Am Coll Cardiol, 76（1）: 1-13.

第五章　心肌重塑相关临床问题

第一节　高血压与心肌重塑

随着生活方式的改变，我国高血压患者数量逐年增加，目前我国成人高血压患病率已达 30%。长期高血压所带来的并发症直接威胁着人类健康，增加社会负担，由高血压所引起的心肌重塑是心脏疾病发生和死亡的危险因素，极大地增加了心血管疾病的发病率和死亡率。我国部分地区 42 家医院对 10 714 例心力衰竭住院病例回顾性分析发现，1980～2000 年心力衰竭病因中高血压占比从 8.0% 升至 12.9%，2004～2010 年我国心血管疾病死亡分析显示，高血压性心脏病（hypertensive heart disease，HHD）是继缺血性心脏病、脑血管疾病之后的第三大死因，并呈逐年上升趋势，每年上升幅度为 2.08%，高血压所致的心肌重塑是高血压引起心力衰竭的基础，同时可能出现与之相关的冠心病、心房颤动等心脏综合征。本节就高血压心肌重塑的定义、分类、病理改变、发病机制、诊断、治疗及预后进行讨论。

一、高血压心肌重塑的定义

高血压心肌重塑即高血压引起的心脏结构和功能变化，是高血压致人体靶器官损害的表现形式之一，有学者称为 HHD，包括左心室肥厚（left ventricular hypertrophy，LVH）、左心房增大、心脏舒张和收缩功能障碍，临床表现为症状性心力衰竭和心律失常。虽然目前不论是教科书，还是《中国高血压防治指南》（2018 年修订版）及《2018 年欧洲高血压指南》等国内外指南均未提到"HHD"这一疾病名称，国内外指南亦对此无明确定义，但目前该名称已成为全球范围内普遍习用的一个重要临床概念。

（一）左心室肥厚及左心房增大

LVH 被定义为左心室质量（1eft ventricular mass，LVM）增加，大体解剖上表现为心脏室壁肥厚、心室腔扩大。LVH 是一种心肌对血压升高的代偿性改变，心肌收缩力增强以维持足够的心排血量，但随时间推移可引起心肌细胞肥大、肌纤维增粗、退行性变、毛细血管相对密度下降等改变，出现早期心肌重塑现象，即向心性重塑，表现为心肌细胞肥大，但数量并不增加，心肌细胞排列改变，胶原纤维增多，胶原逐步累积超过 20%后可出现纤维化，以取代失去功能的细胞，从而发生向心性肥厚，最后容量负荷增加引起偏心性肥厚。目前广泛用于评估 LVH 的 LVM 指数阈值为 95g/m²（女性）、115g/m²（男性），根据超声心动图测得的左心室后壁厚度×2 与舒张末期心室腔直径之比，即相对室壁厚度（relative wall thickness，RWT），其亦可以作为评估 LVH 的指标之一。LVH 大致分为向心性肥厚、偏心性肥厚，这些肥厚具体变化详见本章第四节。既往认为室壁增厚是由压力负荷过重引起的，而容量负荷过重时多发生心室腔扩张。但越来越多的研究表明，除血流动力学负荷外，神经激素水平、种族、性别、年龄、ECM 改变、临床合并症、遗传等因素都可影响高血压患者心脏几何构型的变化。例如，随着年龄的增长，心室重塑多表现为向心性肥厚。偏心性肥厚的高血压患者血浆肾素活性更低，非洲裔比白种人更易发生向心性肥厚，女性更偏向于发生向心性肥厚，而男性多发展为偏心性肥厚、冠状动脉粥样硬化性心脏病等。诸多研究发现，长期血流动力学负荷过重不是形成 LVH 的唯一因素，对多种族大规模人群的 MESA 研究表明，LVH 可以早于高血压出现，以及许多降压药物虽然能够降低血压，但不一定改善 LVH，该研究揭示 LVH 的形成还有其他危险因素，其发病机制是多方面的。左心房增大是早期高血压心肌重塑的常见表现，可独立于左心室改变而存在，并且可作为高血压患者心肌重塑唯一的超声心动图表现，甚至比左心室增大出现得更早、发生率更高。目前被广泛运用于评估左心房增大的左心房体积指数阈值为 $29ml/m^2$。

（二）舒张功能减退

舒张功能减退及舒张性心力衰竭的特征是左心室容积减少和舒张末压升高，LVEF 正常或轻度减低，这主要是由于心室收缩功能正常而心室肌松弛性和顺应性减低，心室充盈减少，为增加心室充盈，左心室须提高充盈压而获得正常的心室充盈和心搏量。此外，LVH 的心肌细胞肥大，尤其发生心肌纤维化后，心肌舒张期压力-容量关系进一步发生变化，也使心腔内舒张压升高，因此 LVH 可引起舒张功能减退，高血压早期心脏结构功能发生改变，舒张功能减退约占 11%。目前，关于舒张功能减退及舒张性心力衰竭的发生、发展的多种病理生理机制尚未完全明确，研究者提出了许多假设。目前认为下列几种病理生理改变在其发生、发展中可能具有重要作用：左心室肥厚和纤维化，导致左心室顺应性降低；心肌舒张松弛功能受损，致左心室充盈压升高；轻微的左心室收缩功能障碍；心室-血管耦合异常；心肌细胞僵硬度增加；全身炎症性反应等。利尿钠肽系统和肾素-血管紧张素-醛固酮系统等神经内分泌系统的激活始终贯穿整个舒张功能减退的过程，内皮功能紊乱、微循环舒张功能障碍、横桥解离延缓或不全、细胞骨架异常、细胞外基质异常等分子学机制也逐渐成为近年来国内外研究的热点，在舒张功能减退及射血分数保留的心力衰竭发病机制中的作用也得到越来越多证据的证实。同时，射血分数保留的心力衰竭患者在心肌水平上表现出与促生长轴调节、钙处理和肾上腺素能紊乱有关的独特分子环境。除此以外，动脉粥样硬化在射血分数降低的心力衰竭的病理生理过程中也起着至关重要的作用。尽管如此，关于舒张功能减退及射血分数降低的心力衰竭的发病机制仍尚未完全明确，有待进一步研究探索。

（三）收缩功能减退

已知合并 LVH 者比无 LVH 者的心力衰竭患病率高 10 倍，这是由于长期压力升高引起后负荷过度增高，引起血管壁厚度及心脏向心性肥厚及舒张期松弛性受损，最终出现心肌收缩力下降，心腔扩大，心室舒张期容量增大，心室充盈压和心房压力均增高，肺静脉回流受阻，发生急性或慢性左心衰竭。

二、病 理 改 变

（一）心肌肥厚

20 世纪 90 年代末，Rossil 通过尸检发现，高血压患者存在心肌细胞肥大和心肌纤维化病变。至今已有大量研究致力于探索高血压致心肌肥厚的机制，如二酰甘油类似物、儿茶酚胺等因素，可通过细胞膜上瞬时受体电位通道激活钙调磷酸酶-NFAT 信号转导效应，参与心肌肥厚的进展。从细胞角度看，高血压引起心肌代偿性肥厚的变化包括心肌细胞适度肥大、心肌细胞收缩功能增加、心肌细胞自噬度增加，同时心肌成纤维细胞增殖及心肌微血管数量增加。心肌细胞肥大和心肌成纤维细胞增殖是心肌肥厚形成的主要细胞机制，两者的分子机制不同，但存在关联。

（二）心肌纤维化

MMP 参与胶原纤维蛋白和 ECM 的降解，高血压患者心肌中的 MMP 与其抑制剂之间的平衡被打破，间质内正常胶原蛋白过度降解，被纤维组织取代，促使心肌发生纤维化。此外，研究还发现，高血压致心肌纤维化改变从心内膜层逐渐进展至心外膜层。

（三）心肌凋亡

高血压大鼠模型实验显示，心肌凋亡细胞增多出现在心室重塑早期并贯穿整个过程，直至心力衰竭。一项取人心内膜心肌组织活检的试验也已证实高血压患者的心肌凋亡被异常激活。

（四）微循环改变

高血压可引起心脏的小动脉收缩、阻力血管重塑致管腔直径缩小，以及参与微循环的各血管分布稀疏即空间密度降低。

三、发 病 机 制

血压升高所致的机械牵张力、Ang-Ⅱ、ET-1 等增加，这些细胞外信号作用于细胞膜上的受体，促发 NFAT 及 MAPK 等细胞内信号通路，引起各原癌基因激活和表达增加，致纤维蛋白产物生成增多、心肌肥厚。心肌重塑不仅发生于长期高血压或血压控制不佳者，也可发生于高血压早期甚至高血压出现之前，这与高血压引起心肌重塑的病理生理机制有关，表现为心肌与心肌外组织的病理改变。高血压心肌重塑的发病机制不只是高血压致左心室后负荷增加，还包括神经内分泌激素系统如肾素-血管紧张素-醛固酮系统的激活，以及生长因子、细胞因子等共同因素作用。

（一）胞外刺激因素

1. 血流动力负荷包括压力负荷和容量负荷 当压力负荷过重即后负荷增加时，通过机械拉伸的直接作用，刺激心肌纤维蛋白合成，促进肌节呈并联性增生，以致心肌细胞体积变大且伴有细胞间质增生，形成室壁增厚而心室容量正常的心肌向心性肥厚。此外，压力负荷过重时，还可作用于牵张受体，致使细胞内信号发生变化，刺激心肌组织产生各种神经体液因子，如内皮素、血管紧张素、儿茶酚胺等，促使 LVH 发生。然而，当容量负荷过重即前负荷增加时，心室容积变大，室壁变薄，肌小节呈串联式增生，心肌细胞变长，胚胎蛋白表达增多，出现室壁增厚伴心室扩张，呈偏心性心室肥厚表现。大量研究表明，舒张压水平与 LVH 密切相关。

2. 神经体液因素 包括肾素-血管紧张素-醛固酮系统、交感神经-肾上腺素系统、内皮素、氧化应激等。

（1）肾素-血管紧张素-醛固酮系统：是高血压 LVH 发生、发展的重要因素之一。研究表明，循环系统与心脏局部 RAAS 共同参与心肌纤维化这一过程。主要机制如下：①Ang-Ⅱ作为 RAAS 的启动因子，具有强大的正性变力和缩血管作用，促进细胞蛋白合成，参与 LVH 早期信号转导。而且，Ang-Ⅱ能通过 AT1 受体促进心肌细胞 *c-myc*、*c-fos* 等原癌基因表达，促进细胞增殖和胶原合成，导致心肌细胞肥大的发生、发展。②较高浓度的 Ang-Ⅱ可致内皮细胞收缩、合成内皮素，内皮素进一步刺激 MMP 释放，从而降解基底膜上的Ⅳ型胶原，以及激活 CTGF 等多种生长因子，而 CTGF 可诱导胶原蛋白的合成，以致加速血管周围和细胞间质纤维化。③醛固酮是人体最重要也是作用最强的盐皮质类激素，研究表明，高血压患者的醛固酮受体数量和 LVMI 呈正相关，表明其受体数量上调与高血压 LVH 的形成相关。

（2）交感神经-肾上腺素系统：交感神经系统亢进在高血压 LVH 的形成中极其重要，神经内分泌系统的激活可诱发心室重塑。在高血压患者中，存在 LVH 患者的交感神经系统活性高于无 LVH 的患者。高血压患者交感神经活性增强，可通过上调肾上腺素 α 和 β 受体促进心肌肥厚和纤维化形成。

（3）内皮素（ET）：不仅存在于血管内皮，也广泛存在于各种组织和细胞中，是具有强大收缩血管作用的活性多肽，对维持基础血管张力与心血管系统稳态具有重要作用，是调节心血管功能的重要因子。多项研究表明，心肌组织中高浓度的 ET 与 LVH 密切相关。ET-1 另有两个同源异构体家族，即 ET-2 和 ET-3，其差别在于个别氨基酸的残基不同，其中生物活性最强且对心血管起主要作用的是 ET-1，也是目前被发现的作用最强的血管收缩剂。研究发现，ET-1 可通过激活 PKC、PLC、MAPK 等信号通路激活心肌 NADPH 氧化酶，从而增强氧化应激，导致心肌肥厚。

（4）氧化应激：研究发现，各种病理状态下，如 Ang-Ⅱ升高、高胰岛素血症、心脏的机械刺激及炎症等胞外刺激信号，均可发生氧化应激，促使心肌细胞 NADPH 氧化酶产生大量活性氧，进而激活 MAPK 信号通路而导致心肌肥厚。此外，在心血管系统中，氧自由基的失衡可降低一氧化氮的生物效应，打破肥厚因素和抗肥厚因素之间的平衡，最终将诱导心肌细胞肥大和心肌纤维化。

3. 细胞因子　是一类分子量低且可溶的蛋白质，具有调节细胞生成、细胞生长及损伤组织修复等多种功能。众多细胞因子在体内可通过旁分泌、自分泌或内分泌等方式发挥效应，在调节细胞增殖和分化、代谢活动中发挥着重要作用。正常情况下，细胞因子处于平衡状态。在高血压、应激等情况下，平衡被打破，调控细胞肥大和心肌纤维化的因子增加，而降解心肌肥厚的调节因子减少，进而导致心肌肥厚。

（1）生长因子：是调控细胞生长与其他细胞功能等多效应的多肽类激素，如 TGF-β、CTGF、血小板衍生生长因子、胰岛素样生长因子、表皮生长因子等均与 LVH 的形成有关。其中，TGF-β 被认为是最有效的调控 LVH 和促纤维生成的细胞因子，给予超负荷压力后，TGF-β 的激活可致收缩蛋白和基因过度表达，导致 ECM 增生及心肌肥厚。

（2）炎症细胞因子：是与炎症相关的一类因子，由免疫细胞和一些非免疫细胞分泌，包括 TNF-α 和 IL-1、IL-6 等，是可调节细胞分化、增殖及诱导细胞发挥功能的多肽或糖蛋白，具有细胞免疫调节效应。炎症细胞因子可分为促炎症因子（如 IL-1、IL-6 和 TNF-α）和抗炎症因子（如 IL-4 和 IL-10 等）。一些巨噬细胞的活化可刺激多种炎症因子产生，由于炎症因子互相作用，可使免疫调节系统参与心肌肥厚的发生、发展过程。心肌营养因子-1（cardiotrophin-1，CT-1）是新发现的一种具有促心肌肥大作用的活性物质，为 IL-6 促炎症因子家族的新成员。CT-1 与 gp130 受体结合，经 JAK-STAT 通路促使未成熟心肌细胞发生分化和增殖，并刺激心肌细胞肥大。TNF-α 是与心肌肥厚相关的重要炎症因子之一。实验证明，TNF-α 可通过 p38 MAPK 和 NF-κB 通路阻断过氧化物酶体增殖剂激活受体共活化物-1α，进而增加葡萄糖氧化，下调酮酸脱氢酶激酶 4 的表达，降低过氧化物酶体增殖剂激活受体及甾醇相关受体 α 的转录因子 DNA 的结合活性，进而诱导心肌重塑。

（二）胞内信号转导

肥厚心肌中存在三种达到信号开关作用的跨膜受体：一是 G 蛋白偶联受体，如 ETA 受体和 AT1 受体等；二是具有酪氨酸蛋白激酶活性的生长因子受体，如 HBF、FGF、PDGF等；三是可利用胞质非受体型酪氨酸蛋白激酶的细胞因子受体。细胞内信号转导途径错综复杂且各通路之间又有着密切的联系。

1. MAPK 信号转导通路　是真核细胞中重要的信号转导通路之一，胞外产生的刺激信号通过胞膜的 G 蛋白偶联受体或酪氨酸蛋白激酶受体等激活 MAPK 信号通路，再经过调控核内转录因子影响细胞分化、增殖及肥大的发生、发展。MAPK 家族包含 4 个亚族：ERK、p38、JNK 和 ERK5。MAPK 信号通路是诸多胞外信号引起细胞肥大的胞内信息传递的共同途径。研究表明，通过中药抑制自发性高血压大鼠心肌中 ERK 的表达可达到减轻高血压大鼠的左心室肥厚的作用，说明 EKR 在高血压左心室肥厚中起着重要作用。除 ERK 信号外，研究表明，p38、JNK、SAPK 的激活也参与影响心肌细胞肥大的形成。

2. PKC 信号转导通路　PKC 是生长因子信号转导通路中一个重要的蛋白激酶。哺乳动物体内已发现 12 种 PKC 异构体，根据细胞定位、底物和活化方法分为三类：①新型 PKC，包括 PKCζ、PKCθ、PKCε、PKCη 和 PKCμ 等亚型，分子量为 77～83kDa，受二酰甘油（diacylglycerol，DAG）作用即可被活化，不受 Ca^{2+} 激活；②传统 PKC，包括 PKCα、PKCβⅠ、

PKCβⅡ和 PKCγ 亚型，分子量为 76～78kDa，需要 Ca^{2+} 和 DAG 共同作用才能被激活；③非典型 PKC，包括 PKCλ、PKCNc 等亚型，分子量为 67kDa，不依赖于 DAG 和 Ca^{2+} 活化，可被三磷酸肌醇与 Ang-Ⅱ激活。PKC 可存在于心肌细胞、血管平滑肌细胞、内皮细胞及成纤维细胞等多种细胞的细胞质中，同时可被细胞因子、机械牵张和 G 蛋白偶联受体激动剂等信号刺激激活。PKC 的过度表达可导致明显的心肌肥厚。在去氧肾上腺素诱导的新生大鼠心肌细胞肥厚模型中，磷酸化 PKCζ 和磷酸化 STAT3 表达亦明显升高。众多研究认为，PKC 是生长因子信号转导通路中一种重要的蛋白激酶，它可通过不同机制刺激基因表达，促进细胞分化、增殖，是细胞肥大信号转导通路中的共同途径之一，在影响细胞肥大的效应中发挥着重要角色。

3. PI3K 信号转导通路　PI3K 是一种细胞内磷脂酰肌醇激酶，功能上是 Akt（也称 PKB）活化的首要调节者，可以特异性地磷酸化肌醇环上的 3 位羟基。其产物 3，4，5-三磷酸磷脂酰肌醇是下游底物分子磷脂酰肌醇依赖性激酶的变构激活剂。PI3K 并不能直接激活 Akt/PKB，但可使 Akt/PKB 聚集到细胞膜而发生构象变化，进而被磷脂酰肌醇依赖性激酶-1 磷酸化，该酶磷酸化后再催化 Akt/PKB 的 Ser473 和 Thr308 磷酸化，使 Akt/PKB 完全被激活，随后从细胞膜上释放，得以进入细胞质内并引发信号转导通路的连锁反应。目前普遍认为，PI3K 蛋白家族参与细胞增殖、分化、凋亡和葡萄糖转运等多种细胞功能的调节，PI3K 活性的增加常与细胞肥大相关。

4. JAK-STAT 信号转导通路　此信号通路主要由受体、JAK 激酶与 STAT 三部分组成。STAT 作为 JAK 激酶的靶向目标蛋白，是细胞质中的转录因子家族。众多细胞因子、白细胞介素及非免疫性生物化学介质等通过刺激相应受体，从而激活 JAK-STAT 信号通路，如 IL-6、白血病抑制因子（LIF）、CT-1 等。STAT3 在心脏中的作用研究较多，体内外实验均证实，STAT3 可在心肌肥大中起正性调节作用。Gp130 激活后使 STAT3 发生核移位，启动心肌肥大相关基因的表达。过表达 STAT3 在体内外均可诱导心肌肥大。

5. β2M 蛋白及 miRNA 在调控心肌纤维化中的作用　β2M 蛋白是由淋巴细胞、血小板、多形核白细胞产生的一种小分子球蛋白。邹云增教授团队的研究发现，β2M 蛋白在主动脉弓缩窄术造成的高血压心力衰竭小鼠模型的心脏中表达升高，抑制 β2M 蛋白可明显改善心功能及心肌纤维化。在体外实验中，通过机械牵张同样能诱导心肌细胞分泌 β2M 蛋白。研究进一步发现，压力负荷过重时 β2M 蛋白参与心肌纤维化的机制与 Smad-2/3、p38MARK、EGFR 信号通路激活相关。结合临床，β2M 蛋白在高血压伴有心肌肥厚或高血压伴有心力衰竭患者中表达升高，也从另一角度证实了其在心肌纤维化及心肌重塑中的作用。既往研究表明，miRNA 和分泌蛋白对心肌细胞及心肌成纤维细胞具有重要的调控作用。近期我国邹云增教授证实了 miRNA-378 在心肌纤维化和心肌肥厚中的作用。在细胞实验中，该团队进一步研究发现 miRNA-378 主要由心肌细胞表达，而非心肌成纤维细胞。在压力超负荷下，通过 miRNA 激动剂使心肌 miRNA-378 过表达，能够抑制压力负荷过重导致的心肌肥厚；而通过拮抗剂抑制 miRNA-378 能够使压力负荷过重下心肌纤维化水平加重。因此，miRNA-378 具有抑制心肌纤维化、拮抗心肌重塑的作用，通过靶向调控 miRNA-378 有望为早期有效干预高血压心肌重塑的发生、发展提供新的思路。

（三）基因转录和遗传因素

在心肌细胞中都有原癌基因的表达，正常情况下，其处于低表达或不表达状态。但在某些特定条件下，心肌细胞中的原癌基因被异常激活，过度表达则会诱导 LVH 的发生。已证实，*GN63-825T*、*GNT-63* 等位基因与 LVH 显著相关。无论是血流动力学因素或神经体液因素，还是细胞因子所导致的 LVH，都要经过细胞内外信号转导通路发生作用，以促进原癌基因和胚胎基因过度表达。它们编码的产物大多是一些重要的转录调节因子，能作用于下一级基因，促使心肌细胞蛋白、间质胶原合成增加，以及细胞体积增大，从而导致心肌肥厚。高血压左心室肥厚患者存在一定的遗传倾向，除血压等因素外，LVH 的个体差异中 60% 由遗传因素引起，某些遗传易感的患者血压轻度增高就会出现 LVH。对遗传因素的研究仍处于早期阶段，现已进行不同人群的全基因组连锁和关联研究，目的是确定影响左心室质量的基因。

四、诊　　断

（一）临床表现

1. 早期临床表现　一般不典型，患者可无明显自觉症状或仅有轻度不适，如头痛、胸闷等，这些症状主要是高血压的一般症状，无特异性。

2. 进展期临床表现　高血压期由于动脉血管压力过高，心脏泵血阻力增加，心脏前后负荷增加导致心肌肥厚及心室僵硬度增加，导致肺静脉血回流受阻，形成肺淤血，心肌肥厚时需氧量增加，氧供需失常导致心力衰竭。舒张性心力衰竭和收缩性心力衰竭的临床表现相似，临床不易鉴别。由高血压引发的心力衰竭有如下临床特点：①由于左心室舒张/收缩功能异常，可导致肺淤血，主要表现为劳力性呼吸困难；②平卧时出现气急，坐起后好转；③活动量不大即可出现呼吸困难，可表现为夜间阵发性呼吸困难；④严重时出现端坐呼吸、咳嗽、咳粉红色泡沫痰。

（二）体格检查

体格检查发现心尖搏动增强、呈抬举样，心界向左下扩大，主动脉瓣听诊区第二心音亢进，可呈金属音，肺动脉瓣听诊区可因肺动脉高压而出现第二心音亢进，心尖区和（或）主动脉瓣区可闻及 II～III/IV 级收缩期吹风样杂音，左心衰竭时心尖部可闻及舒张期奔马律。全心衰竭时可出现皮肤黏膜重度发绀、颈静脉怒张、肝大、水肿、胸腔积液、腹水等。

（三）心电图及影像学检查

1. 心电图　心电图检查 LVH 的指标有 Sokolow-Lyon 指数（$Sv_1+Rv_5>3.5mV$）及 Cornell 电压 QRS 间期乘积（$>244mV \cdot ms$）等。心电图尤其是动态心电图对高血压心肌重塑伴发的心律失常、传导异常、缺血发作有诊断价值。

2. 胸部 X 线　常规的胸部 X 线检查主要包含左前斜位、后前正位、右前斜位及左侧位摄片。正位胸部 X 线检查可显示出心脏大血管的轮廓、大小、位置及形态，常被用于心脏径线的测量。左前斜位胸部 X 线检查可显示左心室、右心室、右心房和主动脉的全貌。右前斜位胸部 X 线检查可用于观察肺动脉突出、左心房和右心室漏斗部的增大。行胸部 X 线检查是诊断 HHD 的一项重要而又简单的影像学手段，具有经济、方便、可重复操作等优点，且对心脏疾病的诊断具有较高的敏感性、特异性。胸部 X 线片所示的左心增大、肺淤血、肺血管纹理改变、Kerley 线等表现，对高血压心肌重塑具有较高的诊断意义，临床上建议对高血压患者应常规进行胸部 X 线检查。

3. 超声心动图　M 型心脏超声心动图及二维超声心动图可间接测出心脏室壁厚度、各腔室大小，并在假设左心室呈椭圆形的前提下，根据公式计算出 LVM 及 RWT，对 LVH 的诊断较心电图敏感。超声心动图用于评估心脏舒张功能的指标：左心房体积与心室等容舒张时间，通过多普勒超声于心室快速充盈期测得 E 值与缓慢充盈期测得 A 值之比（E/A），以及在组织多普勒成像上测定舒张期二尖瓣环脉冲流速等。临床上多用射血分数值下降反映心脏收缩功能障碍。斑点追踪超声心动图能够量化心室的周向、纵向、轴向心肌应力，其可在早期即发现心肌局部区域功能异常，可用于检测高血压患者的亚临床心功能障碍。同样，超声心动图检测计算出的左心房内径、左心房搏出量、左心房射血分数、左心房功能指数等指标可有效评估左心房功能。

4. 磁共振成像　心脏磁共振成像及三维超声心动图不依赖于对心脏几何形态的假设，能更精确地测量 LVM、心脏各腔室大小及壁的厚度。磁共振成像能在心脏收缩功能障碍出现之前，检测出高血压患者心脏各区域的局部运动（包括舒张和收缩）功能减低与不协调。磁共振成像在鉴别心脏组织成分方面起到重要的作用，磁共振成像后期钆增强技术及 T_1 成像技术可检测出心肌纤维化病灶，量化的病灶范围与心脏舒张功能障碍的严重程度呈正相关。

（四）鉴别诊断

HHD 常须与肥厚型心肌病相鉴别。肥厚型心肌病的病因目前尚不完全明确，其特征为心室壁呈不对称性肥厚，常侵及室间隔，心室腔变小，左心室血液充盈受阻，左心室舒张期顺应性下降。根据左心室流出道有无梗阻分为梗阻性心肌病及非梗阻性心肌病，可能与遗传相关。临床同样表现为左心衰竭症状，体格检查可发现心尖搏动增强，心电图有左心室劳损表现，但心脏彩超检查可明确其不对称肥厚，且起病年龄一般较早，无高血压史等。

五、治　疗

（一）尽早控制血压，逆转左心室重塑

对已发生高血压心肌重塑的患者，首要治疗是控制血压，血压早期达标是治疗 HHD 的重要任务，应考虑收缩压目标值<140mmHg，积极降压能减轻心脏肥厚，部分甚至可恢复正常形态，改善左心室收缩功能。Klingbeil 等对多个随机双盲对照试验进行荟萃分析，

在校正时间等因素后结果显示，经 ACEI、ARB、钙通道阻滞剂（calcium channel blocker，CCB）、利尿剂、β 受体阻滞剂治疗后，LVM 分别下降 10%、13%、11%、8%、6%。另一项纳入 6001 例患者的前瞻性随机对照研究荟萃分析结果显示，5 种降压药治疗后 LVM 均下降，但 β 受体阻滞剂治疗后的 LVM（9.8%）显著低于 ARB（12.5%），其余药物之间的差异无统计学意义。体重指数增高、肾功能受损与 LVH 减轻的疗效差相关。近期研究表明，颈动脉压力感受器刺激治疗能显著降低 LVM；去肾交感神经治疗能在 3~6 个月使 LVM 降低 13%~17%，并改善心脏舒张功能。降压治疗后左心房内径减少可降低新发房颤率。逆转心室重塑包括非药物治疗：改善生活方式，如低盐饮食、限酒、运动可改善神经内分泌功能。在药物治疗方面，降压药物中 ACEI、ARB 能预防 LVH 及心肌纤维化，动物实验和人体研究也证实，CCB 能逆转 LVH。不少研究显示药物治疗后 LVM 的下降能降低心血管风险。LIFE 研究发现，LVM 下降与心血管事件（心血管死亡、心肌梗死、脑卒中）发生率的减少显著相关。一项共纳入了 3154 例患者的荟萃分析发现，LVH 的减轻可使心血管事件减少 54%。但最近一项纳入 14 个随机对照试验共计 12 809 例高血压患者的荟萃分析未能证明单纯的 LVH 改变与临床事件（全因死亡、心肌梗死、脑卒中、新发心力衰竭）之间持续相关，改善高血压患者 LVH 与最终临床预后间的关系需要更多的临床证据。动物实验证明，高密度脂蛋白可以通过下调血管紧张素 II 受体表达而抑制心肌肥大。Heymans 等研究显示，通过抑制巨噬细胞中 miRNA-155 的表达可预防炎症信号引起的心肌肥大和心力衰竭。TRPC 通道阻滞剂如吡唑化合物能在一定程度上阻止压力负荷过重导致的心室肥厚。参与心肌重塑的信号因子及通路复杂多样，诸如以上的研究还会不断涌现，对高血压心肌重塑的治疗靶点充满希望。

（二）心力衰竭治疗

心力衰竭一旦出现临床症状，死亡率将明显增加，因此加强对早期无症状心力衰竭（收缩期或舒张期心功能减退）的防治显得尤为重要。对于 HFrEF 患者，建议使用 ACEI、β 受体阻滞剂、利尿剂、ARB 和（或）醛固酮受体拮抗剂，以减少住院率及死亡率。对于 HFpEF 患者，至今尚无证据证实降压治疗或者任何降压药物是有益的。然而，无论对于 HFrEF 还是 HFpEF 高血压患者，都应考虑将收缩压降至 140mmHg 以下。

六、预　　后

高血压心肌重塑患者早期多表现为舒张性心功能不全，即射血分数保留的心力衰竭。短时间内由 LVH 进展为 HFrEF 并不常见，多合并冠心病。心血管健康研究对 3042 例射血分数正常的 LVH 患者平均随访约 5 年后仅 8.7% 出现左心室射血分数值下降，其中偏心性肥厚患者发生率最高（16.5%），向心性肥厚仅 3.8%。Rame 等对 159 例左心室射血分数正常的向心性肥厚患者的回顾性研究显示，在中位随访 4 年后，18% 的患者出现了左心室射血分数值减低，其中 41% 发生在心肌梗死后，随后又再次对该医院 220 例左心室射血分数正常的左心室向心性肥厚患者进行更长时间的回顾性研究，中位随访 7.5 年后，20% 的患者进展至左心室射血分数减低，其中 20% 的患者合并心肌梗死。心肌重塑可使心肌稳定性受影响，使电活动的传导与兴奋异常，易形成折返和异位兴奋灶，发生心律失常，已有高血压相关心脏结构改变的患者，各种心律失常的发生率明显增高，LVH 是恶性心律失常或心源性猝死的潜在危险因素。

七、小　　结

高血压心肌重塑是指在血压增高的机械牵张及神经内分泌激素、生长因子和细胞因子等作用下发生心脏结构与功能的改变。积极治疗可有效干预高血压心肌重塑的进程，甚至逆转心肌重塑，降低心血管事件风险。目前，高血压心肌重塑的形成机制研究已涉及分子遗传学领域，对诸多因素之间关系的研究也越来越多，应结合临床实际加以探索，进一步认清其可能的分子遗传学机制，为研发临床新药及未来的基因治疗提供理论支撑，进而预防心血管恶性事件的发生。

（王　玉　陈　明）

第二节　冠心病与心肌重塑

冠心病已成为严重威胁人类健康的常见心血管疾病。《中国心血管病报告 2018》数据显示，患有心血管疾病的人数已达到 2.9 亿，其中 1100 万人患有冠心病，250 万人患有心肌梗死。随着早期再灌注和药物治疗，尤其是经皮冠状动脉介入治疗在临床上的广泛应用，急性心肌梗死的短期死亡率显著降低。尽管冠心病的死亡率有所下降，但心力衰竭的发病率却逐年上升。心力衰竭发生的基本机制是心肌重塑，心肌重塑是心力衰竭发生、发展的核心环节，是预测慢性心力衰竭病情进展及预后的重要指标。心肌重塑是心脏在病理环境中的一种适应性改变，包括心肌重塑、血管重塑、能量代谢重塑和电重塑等。其微观变化为心肌细胞的坏死与凋亡、心肌细胞胚胎基因的再表达导致心肌细胞适应不良性肥大，心肌细胞长/宽比例增加，心肌细胞外间质胶原蛋白沉积和纤维化，是一种自身不断发展的过程。冠心病人群数量巨大，冠心病又是引起心肌重塑的常见原因之一。因此深入了解冠心病与心肌重塑的关系对降低心力衰竭的发病率及死亡率有重要意义。

一、冠心病的临床分型

大量的病理和临床研究显示，冠心病是一种从无症状性冠状动脉粥样硬化病变到心源性猝死的表型复杂的"广谱性"疾病。以往对冠心病分型的研究主要集中在急性冠脉综合征（acute coronary syndrome，ACS），而很少对稳定型冠心病进行相关探讨，甚至导致诊断术语的不统一。2013 年 ESC 指南采用"稳定型冠状动脉疾病"（stable coronary artery disease，SCAD）一词，2014 年 ACC/AHA 指南则沿用这一名称。长期以来认为，阻塞性冠状动脉病变是导致稳定型冠心病的主要甚至唯一的原因，但近年来越来越多的证据表明，一部分心绞痛患者虽有心肌缺血的症状和体征，但无阻塞性冠状动脉疾病，学者们将这一综合征称为冠状动脉非阻塞性心肌缺血，其特点为发病率高、女性患病率高于男性、预后不良、机制尚不明确。其诊断标准为伴或不伴典型的慢性、稳定性心肌缺血的症状；静息状态下或负荷状态下心电图/影像学检查提示心肌缺血；冠状动脉造影或 CTA 显示为血流限制性冠状动脉病变（心外膜冠状动脉内径狭窄超过 50%或血流储备分数低于 0.8）。

虽然早期的冠状动脉造影研究显示，急性心肌梗死的罪犯血管几乎均为严重阻塞性病变，但随着冠状动脉造影检查的广泛开展，人们发现，在约 10%的急性心肌梗死患者中，冠状动脉造影未见阻塞性疾病（定义为梗死相关动脉内径狭窄≥50%），学者们将这一综合征称为冠状动脉非阻塞性心肌梗死（myocardial infarction with non-obstructive coronary artery，MINOCA），其特点为假阳性 STEMI，由于大多数 MINOCA 患者具有 STEMI 的典型临床和心电图表现，故常在肌钙蛋白水平升高之前即被送入导管室进行急诊介入治疗，一旦冠状动脉造影结果阴性，极易被诊断为假阳性 STEMI 而放弃积极治疗，从而导致危险后果。梗死类型：MINOCA 可见于 1 型和 2 型心肌梗死，前者多为 STEMI，后者多为 NSTEMI，男女发病率相似，预后不良。MINOCA 患者的 1 年心血管事件发生率与 1~2 支冠状动脉阻塞性心肌梗死的患者相似。MINOCA 的发生机制主要涉及 5 个方面：斑块破裂和血栓形成后血栓自溶、斑块破裂合并冠状动脉痉挛、单纯冠状动脉痉挛、冠状动脉血栓形成或栓塞及冠状动脉夹层。2016 年，ESC 专家组提出 MINOCA 的诊断标准，心肌梗死的诊断应符合心肌梗死的全球定义，冠状动脉造影排除任一可能的梗死相关动脉的阻塞性病变（定义为动脉内径狭窄≥50%），临床上不存在可解释急性期症状的其他疾病。

综合上述相关最新研究进展，冠心病临床分型为 SCAD 和 ACS 两大类，SCAD 可再分为阻塞性冠状动脉疾病和冠状动脉非阻塞性心肌缺血两类，而 ACS 可再分为 MINOCA、不稳定型心绞痛、NSTEMI 和 STEMI。

二、冠心病与心肌重塑研究

心肌重塑最初用于描述大鼠心肌梗死后梗死区域的心肌变薄和心腔扩张，心室容积增加。之后才发现心肌重塑不仅在心肌梗死中存在，在高血压、心肌病、瓣膜疾病中也广泛存在。尽管如此，大多数研究心肌重塑机制的动物模型及细胞模型都是模拟冠心病缺氧/缺血实现的。坏死的心肌成为一个机械薄弱区域，需要瘢痕沉积以防止心肌细胞破裂并限制心功能恶化，这种适应性重塑对预防急性心肌梗死后的早期死亡是必要的。然而，梗死区域和远端心肌过度进行性（适应不良）重塑改变了心室的大小和功能，最终导致心力衰竭。适应性和适应不良心肌重塑之间的平衡是一个新的研究方向，有可能成为预防心肌梗死后心力衰竭的新靶点。心肌梗死后梗死区心肌细胞变化以坏死为主，心肌细胞坏死的数量与心功能有关。急性心肌梗死修复愈合分为炎症、纤维增殖及瘢痕成熟几个时期。在炎症阶段，细胞外基质的早期降解会产生基质蛋白，这可能会导致炎症和修复程序激活。炎症坏死期由坏死心肌细胞和炎症细胞释放 MMP，降解细胞和基质，帮助吞噬巨噬细胞吸收坏死组织。渗出的纤维蛋白原和血浆纤维连接蛋白组成的临时基质网络为炎症细胞浸润提供条件。当巨噬细胞清除坏死细胞和基质碎片时，抗炎介质诱导抑制炎症，标志着向增殖阶段的转变。在纤维增殖阶段，活化的肌成纤维细胞、结构蛋白和 ECM 蛋白沉积，保持心室的结构完整性。最后，在成熟阶段，细胞外胶原基质交联，成纤维细胞静止，并可能发生凋亡，形成瘢痕。瘢痕的特征和生化成分是心肌梗死后心肌重塑的主要决定因素，并且梗死愈合过程中 ECM 依赖性反应的失调可能导致梗死后心力衰竭。梗死瘢痕形成的最后阶段通常被称为重塑期或成熟期，在人类中持续数周。在非梗死区，心肌细胞凋亡、肥大，同时出现进行性间质纤维化。笔者团队制作的大鼠心肌梗死模型显示，梗死区域瘢痕形成，天狼星红染色可见梗死区纤维化明显，偏光镜下可见 I 型胶原大量增生。瘢痕组织不具备主动收缩能力，梗死区容易伸展和变薄，从而增加心室壁应力，并可能导致心肌重塑、心室功能障碍，且瘢痕导致残存的心肌细胞之间形成"孤立小岛"，形成缓慢传导区，容易产生折返，这与心律失常的发生机制有关。普遍认为 ECM 的过度降解导致心室扩大，但非梗死节段 ECM 的慢性重塑对梗死后心力衰竭发展的影响目前尚无直接证据。心肌梗死后心肌重塑影响左心室结构与功能，导致心绞痛、心力衰竭、瓣膜功能异常及心律失常等。

在无心肌梗死的情况下，心肌细胞死亡方式主要是凋亡。此外，冠状动脉狭窄所致缺血缺氧引起心肌细胞冬眠，造成心功能障碍。慢性缺血性心肌病也存在 ECM 网络重塑。冠状动脉血流减少到基线的 50%，持续 90min 即可激活 MMP-9，而不影响胶原酶水平，可对心肌 ECM 的结构产生影响。这些结果提示，持续时间短或强度较低的缺血事件可能触发心肌细胞重塑，而不会造成致命的心肌细胞损伤。MMP 可降解 ECM，缺血性心肌病患者心肌 MMP-9 表达和活性增加，MMP-14 水平较高。通过植入左心室辅助装置，心脏负荷改善后 MMP 表达降低。长期缺血导致 ECM 重塑是心力衰竭的重要原因，改善心肌缺血可能改善 ECM 重塑。

三、冠心病与心肌重塑的相关机制

随着现代医学对心脏疾病研究的不断深入，国内外临床医生及研究者越来越重视各种病变引起的房室结构改变，关于心肌重塑的机制及治疗的研究成为心血管领域的热点，目前学术界公认炎症细胞激活是心肌重塑过程中的一个重要发病机制，炎症细胞活化引起的多种炎症细胞因子释放、促炎性细胞因子间的相互作用及免疫调控网络参与了心肌重塑过程。随着对冠心病机制的深入研究，发现与冠心病伴随的血管慢性炎症、氧化应激、内皮功能障碍、心肌微循环缺血、急性心肌梗死所导致的心肌细胞坏死和凋亡等，均会引发心脏慢性病理生理改变，这种改变呈渐进性，最终导致心室结构和功能等发生改变。

（一）动脉粥样硬化相关的慢性炎症

动脉粥样硬化是一种慢性血管炎症性疾病，在世界范围内与其相关的心脑血管疾病发病率高居首位，其引起的心肌梗死及脑卒中是引起死亡的首要疾病。近年来，关于动脉粥样硬化及其相关疾病的预防和治疗虽然取得了长足的进步，但是由于其发病机制的复杂性，目前仍是现代医学的一个严峻挑战。除了血脂在易损血管壁内的堆积，炎症影响和炎症与致动脉粥样硬化性脂蛋白的交互作用加速了动脉粥样硬化血栓形成。动脉粥样硬化早期形成的脂质条纹机制包括内皮细胞导致的特异性黏附分子表达引起白细胞趋化，趋化的单核细胞或巨噬细胞产生 IL-1、TNF-α 和 IL-6 等炎症因子；炎症细胞（单核细胞、淋巴细胞、中性粒细胞等）迁移到内皮下引起上述细胞因子释放，刺激平滑肌细胞增殖，导致斑块进展；起源于单核细胞或巨噬细胞的多种细胞因子，如异常的炎症趋化因子、炎症细胞因子和源于血管壁或脂肪组织的黏附分子参与动脉粥样硬化过程。

单核巨噬细胞是该疾病过程中最为重要和丰富的免疫炎症细胞。从动脉粥样硬化损害开始至斑块破裂的各个环节，巨噬细胞都发挥着重要作用。在病变中，粒细胞-巨噬细胞集落刺激因子调控巨噬细胞的存活、增殖及各种功能。斑块微环境含有大量的促炎因子和抗炎因子，可影响巨噬细胞表型。细胞因子，如 IL-1β、TNF-α 或 γ 干扰素使巨噬细胞向促动脉粥样硬化表型转化并增加促炎性细胞因子的表达。除此之外，趋化因子、蛋白酶还可影响巨噬细胞的脂质代谢。β 干扰素既可增加胆固醇的摄取，又可减少胆固醇从巨噬细胞中的流出。与之相反，IL-10 通过减少炎症因子和蛋白酶的表达及调节脂质代谢使巨噬细胞实现抗动脉粥样硬化的作用。与此同时，在各种细胞因子的影响下，免疫炎症细胞同样可影响巨噬细胞在动脉粥样硬化中的表型。与活化的 CD8+ T 细胞共同培养可促使巨噬细胞分泌 CCL2 和 CXCL1，去除活化的 CD8+ T 细胞后，CCL2 和 CXCL1 mRNA 表达水平下降，并且小鼠主动脉硬化程度减轻。

参与冠心病发生及发展的淋巴细胞主要涉及调节性 T 细胞（Treg 细胞）、辅助性 T 细胞（Th 细胞）。Treg 细胞可抑制病变部位炎症细胞，如中性粒细胞、单核巨噬细胞的浸润，以及炎症因子如 IL-1β、TNF-α 的表达。研究证明，Treg 细胞可使心肌成纤维细胞的 α-SMA 和 MMP-3 的表达降低，进一步减轻成纤维细胞在心肌重塑中的作用。免疫细胞的激活及其介导的炎症反应也参与了心肌重塑的发生与发展。心肌成纤维细胞激活、分化成具有分泌和收缩功能的细纤维细胞，它是产生 ECM 和心肌纤维化的关键。巨噬细胞通过发挥吞噬作用，以及分泌细胞因子、趋化因子和生长因子等机制，改变 MMP 和 TIMP 之间的平衡，进一步破坏心肌细胞的正常结构。髓系细胞触发受体-1（TREM-1）由成熟的单核细胞和中性粒细胞表达，具有放大固有免疫的作用。研究显示，在动脉粥样硬化心肌梗死的小鼠中，TREM-1 表达上调，而使用相应拮抗剂 LR12 可以减轻心肌梗死导致的心肌炎症反应，同时，可抑制单核细胞和中性粒细胞浸润，阻止心肌重塑。

成纤维细胞是心脏中最普遍的细胞类型，是心肌重塑过程中产生基质的主要细胞。研究显示，成纤维细胞和心肌细胞相互作用能够影响心肌肥厚及纤维化反应，但由于各种不同细胞类型信号机制的重叠，这些作用在体内很难证实。对肥厚型心肌病鼠模型的研究发现，纤维化基因的显著诱导作用在心肌细胞肥大和功能障碍形成以前就已经产生。转录分析也发现，大量的纤维化基因在心肌肥厚小鼠的非心肌细胞内上调。因此，纤维化信号的产生早于最初的预计时间，并未导致肥厚的继发性改变。这说明肌节蛋白的特异性突变可以引起早期细胞间信号传递，这种信号传递可以触发纤维化信号产生的机制，并继而影响心肌肥厚和重塑。此外，成纤维细胞能够分泌大量的 miRNA 并与邻近心肌细胞相联系，直接促进心肌肥厚。肿瘤抑制因子 Kruppel 样因子 5 是一个重要的调节剂，通过调节成纤维细胞的功能，进而改善压力负荷引起的心肌重塑。Kruppel 样因子 5 的耗竭明显减轻心肌肥厚和纤维化。虽然心肌肥厚和纤维化在重度主动脉狭窄和压力负荷过重的小鼠中有所改善，但易于发展为心力衰竭并增加死亡率，这说明在压力负荷过重时，Kruppel 样因子 5 在适应性重塑过程中产生作用，为成纤维细胞直接调节心肌肥厚和重塑的作用提供了证据。

（二）内皮功能紊乱

内皮功能紊乱贯穿动脉粥样硬化的各个阶段，临床研究显示，冠状动脉急性缺血发作与冠状动脉狭窄程度的相关性低，与冠状动脉内皮功能紊乱关系密切。血管内皮功能主要包括调节血管运动张力和局部血流、抑制血小板聚集、保持凝血及纤溶平衡、调节炎症细胞在血管壁的聚集与分布等。当血管内皮功能紊乱时，出现血管痉挛、血栓形成及血管增生，主要是因为内皮一氧化氮和其他内皮依赖性舒张因子分泌减少、内皮依赖性收缩因子释放增多和（或）血管平滑肌对内皮细胞舒血管因子的抵抗，这是形成动脉粥样硬化的病理基础，也是冠心病形成、发展到发生临床症状的各个阶段的病理生理基础。尸检证明，ACS 的发生并非与粥样斑块的大小成正比，而与斑块的不稳定性呈正相关，斑块的不稳定性与血管内皮细胞释放的血管活性物质失衡相关。研究也证实，内皮功能紊乱导致冠心病的发生除了与一氧化氮生成减少、生物利用度降低有关外，还与内皮细胞氧自由基产生过多、黏附分子表达增加、炎症反应明显相关。

冠状动脉内皮通过多种血管活性物质起作用，称为内皮衍生超极化因子（endothelium-derived hyperpolarizing factor，EDHF）。EDHF 代表一类血管扩张剂，通过抑制电压门控 Ca^{2+} 产生超极化，舒张血管平滑肌。在冠状动脉微循环中，内皮可决定血管舒张，这主要由一氧化氮和 NOS 形成介导，响应乙酰胆碱和剪切应力或切向应力，导致血管平滑肌细胞扩张。在动脉粥样硬化性心脏病发展过程中，内皮细胞功能受损，导致内皮依赖性血管舒张功能减弱。

（三）心肌微循环缺血

冠状动脉微循环系统由前小动脉、小动脉、小静脉和毛细血管等构成。心肌缺血是由心脏代谢与血流之间的平衡受到破坏所致。心肌血流对不同代谢条件的适应对正常的心肌功能至关重要。心肌血流调节涉及多种机制，包括代谢和神经体液因素及物理影响，如腔内压力的变化或由血管壁上的剪切应力造成的影响。

从生理学的角度来看，心肌组织在静息状态下的耗氧量为 75%～80%。在心肌代谢需求增加时，主要的补偿机制为冠状动脉血流储备。此外，仅血流量的增加可能无法完全补偿所需的增加，因此进一步增加氧气摄取是必要的。调节冠状动脉血管阻力的神经机制取决于交感神经和副交感神经系统。前者通过激活存在于心外膜血管上的 α 受体导致血管收缩，通过存在于心肌内血管的 β 受体导致血管舒张。副交感神经系统通过乙酰胆碱起作用，乙酰胆碱通过 eNOS 产生一氧化氮，使血管舒张。冠状动脉血流的变化对小动脉的影响更大，而血管活性代谢物的释放主要影响小动脉和毛细血管。氧供需失衡通过 K^+-ATP 通道导致腺苷诱导的血管舒张。在正常情况下，肌酸激酶会抑制腺苷酸激酶，通过抑制 ATP，K^+-ATP 通道大多处于"关闭"状态。而缺氧会降低肌酸激酶的活性并增加腺苷酸激酶的活性，导致 AMP 的产生、K^+-ATP 通道的超极化和冠状血管舒张。

微血管性心绞痛用以解释冠状动脉造影正常的心绞痛，认为冠状动脉微循环障碍（coronary microvascular dysfunction，CMD）可能是引发冠状动脉非阻塞性急性心肌梗死的原因。在过去的 30 多年里，大量可用于评估冠状动脉功能状态的侵入性和非侵入性技术手段使得探究 CMD 成为可能。Camici 将 CMD 分为 4 类：单纯性 CMD、CMD 伴心肌病、CMD 伴阻塞性冠心病和医源性 CMD。除导致心肌缺血的经典机制即动脉粥样硬化性疾病和冠状动脉大血管痉挛外，CMD 已成为心肌缺血的第 3 种潜在机制。治疗上可通过改善内皮细胞功能紊乱、管理心血管疾病的危险因素及患者生活方式改善 CMD 症状。目前评估 CMD 的手段分为侵入性（冠状动脉血流储备、微循环阻力指数等）和非侵入性（如 MRI、PET/CT、心脏超声等），但是该病评估难度大、准确性不尽如人意。由于缺乏理想的 CMD 动物模型，因此探究该病的发病机制及筛选有效药物较为困难。为了更好地管理 CMD，要做到以下两点：一方面，CMD 大多隐匿起病、症状轻，但危害大、病程不可逆，患者和医务工作者应予以高度重视；另一方面，新技术、新手段和新设备的诞生可为科研工作者探索和研究 CMD 提供助力，需不断促进医疗辅助学科的发展。

（四）miRNA

miRNA 对心肌梗死后心肌重塑相关基因的调控起着重要作用。它可以调节心肌细胞、成纤维细胞、内皮细胞相关基因的表达。miRNA 可用作各种心血管疾病（如心房颤动、心肌梗死、心力衰竭和心脏肥大）临床可检测的病变指标，也是今后可开发的治疗新靶点。有研究显示，急性心肌梗死患者外周血浆中 miRNA-21、miRNA-24、miRNA-133 的高表达可以改善患者的生存率，同时，外周血浆中 miRNA-21 的升高对于急性心肌梗死具有诊断价值。心肌细胞 miRNA-21、miRNA-24 的升高可增加 Bcl-2、Bcl-2/Bax 水平，降低 Casp-3 水平，从而减少心肌细胞凋亡，减小心肌梗死面积，改善心功能。miRNA-21 在巨噬细胞中表达丰富，当 miRNA-21 表达缺乏时，会增加 KBTBD7 蛋白的表达，KBTBD7 与丝裂原激活蛋白激酶 3/6 相互作用并进一步促进其激活，从而增强 MAPK 和 NF-κB 信号通路的激活，促进损伤相关分子表达，介导巨噬细胞炎症因子的产生，使心肌梗死面积增加、瘢痕增大，导致心功能进一步降低。动物实验证明，使用 miRNA-21 抑制剂可使心肌细胞的抗氧化应激能力降低，加重急性心肌梗死后心肌损伤和炎症细胞浸润。

（五）神经内分泌激活

参与心肌重塑的两个主要系统是交感神经系统和 RAAS。两个系统的激活可激活细胞内信号通路，刺激心肌细胞和成纤维细胞合成蛋白质，导致心肌细胞肥大和心肌纤维化。RAAS 具有直接导致血压升高作用，该作用易诱发心肌肥厚和重塑。ACEI、ARB 和盐皮质激素受体拮抗剂对 RAAS 的抑制可阻断这一作用。RAAS 抑制剂被广泛用于心力衰竭的治疗并明显降低其发病率和死亡率，而这些保护作用不仅仅是简单地降低血压的结果。Ang-Ⅱ 和醛固酮促进血管和心肌的纤维化及压力负荷过重导致的心肌肥厚。交感神经系统激活释放的儿茶酚胺类物质（如肾上腺素、去甲肾上腺素等）在心肌细胞肥大、心肌细胞凋亡等心肌重塑过程中起重要作用。

四、冠心病心肌重塑的诊断

（一）血清学标志物

可溶性生长刺激表达基因 2（soluble growth stimulation expressed gene 2，sST2）蛋白是心室受到机械应力而分泌的一种新型标志物，为 IL-1 受体家族成员，已有研究发现严重慢性心力衰竭患者 sST2 水平升高，为 1 年内死亡的独立预测因子。2013 年，ACC/AHA 心力衰竭指南推荐，反映心肌纤维化的 sST2 等指标在慢性及急性心力衰竭的危险分层中可提供额外的信息（Ⅱa，B）。sST2 在体内的生物代谢过程及半衰期尚不清楚，且特异性较差（因其同时可在多种系统性炎症或免疫性疾病中表达），使得 sST2 在独立诊断急性心力衰竭方面受到一定限制。研究表明，sST2、NT-proBNP、高敏肌钙蛋白 T 的联合检测作为心力衰竭患者不良预后的辅助预测因子预测价值较高。

半乳糖凝集素-3（gal-3）与心肌纤维化和心肌重塑直接相关，研究发现 gal-3 加速心肌重塑的发生、发展，是心力衰竭有力的预测指标，尤其是 LVEF 正常的急性心力衰竭患者。美国 FDA 已批准 gal-3 作为一个新标志物以协助诊断慢性心力衰竭患者是否处于重塑阶段。研究表明，gal-3 可提供不同于 BNP 的信息，进一步说明与 BNP 的诊断特性相比，gal-3 的预后价值高于诊断价值，且联合 NT-proBNP 分析预后时，优于两者单独使用。

（二）影像学检查

随着影像学技术的快速发展，超声心动图、核素显像、左心室造影、多层螺旋 CT 和 MRI 等影像学检查能够敏感识别心脏形态学改变，客观定量评价心功能状态，因而已成为评估心肌重塑的主要临床手段。

1. 超声心动图　能够针对心脏解剖形态的改变、功能参数的测定、局部心肌活力的判断、微血管结构的完整性等对心室重塑进行诊断。因检查简便、快捷、费用低，临床应用最广泛，但是受操作者及声窗的影响较大。

2. 核素显像　现逐渐被应用于临床，其门控 SPECT 显像法可直观反映心肌血流灌注、能量代谢、存活力、室壁运动状况，并可进行局部及整体功能参数测定，可对心脏形态学改变进行分析，但此技术需使用放射性示踪剂，存在电离辐射损伤，且分辨率有限，心内膜轮廓的恰当描绘往往受到限制，应用尚不普及。左心室造影通过心室功能性参数的评估、局部室壁运动的分析、心室内压力的测定等方法，最早应用于心肌重塑的检测，但其为有创检查，且费用高，不宜重复检查。

3. 多层螺旋 CT　对评价合并冠状动脉病变的心室重塑患者比较有优势，成像速度快、检查时间短，采用左心功能分析软件可以获得舒张末期容积指数、收缩末期容积指数、每搏输出量指数、心脏指数、射血分数值、舒张末期质量指数和收缩末期质量指数等，心脏泵血功能常用指标可为评估心功能提供有价值的信息，但辐射剂量较大，同样限制了其在临床的应用。

4. 心脏 MRI　随着心脏 MRI 技术的发展成熟，综合运用各种功能 MRI 序列对心肌梗死后心室重塑的形态学和功能学改变进行评估的相关性研究成为近年来的热点。对于心脏的形态和功能评估，可运用电影序列对心脏进行多方位扫描，对心肌梗死后不同区域心室壁的厚度、心腔容积和形态的变化、整个心室的收缩和舒张功能进行大致的评估。而心脏标记电影序列基于网格或条带的扭曲或形变，可以对心肌任意区域的收缩应变、应力峰值和达峰时间等进行更精确的评估，尤其是心室整体功能尚在代偿范围内者。对于心肌梗死后整个心室重塑而言，形态学上表现为心室腔不规则扩大和结构变形，表现为收缩末期容积（ESV）及舒张末期容积（EDV）增加，EDV 增加超过 20% 被认为左心室重塑。要认识到心室重塑是涉及整个心室的，还要认识到不同区域重塑的异质性，既要分析整个心室，也要分别对不同区域异质性重塑评估，不能一概而论。

（三）组织病理活检

正常心肌组织包括心肌细胞和间质两个部分，其中心肌细胞占心脏总体积的 75%，间质占 25%。心肌重塑一方面表现为心肌细胞的重塑，包括心肌细胞体积增大、变厚、数量增多。另一方面表现为 ECM 的重塑，包括 ECM 含量增加和结构、成分的变化，主要包括心肌内血管重塑、纤维细胞的增殖及胶原组织增生等。

五、预防及治疗

对不同临床分型的冠心病患者采取不同的措施是治疗的关键。对于稳定型冠状动脉综合征患者而言，积极控制危险因素，如干预生活方式，戒烟，控制血压、血脂等均可延缓心力衰竭发生并延长生存时间。他汀类药物可明显降低冠心病患者的死亡率且能预防或延缓心力衰竭发生。对于强化药物治疗下仍有缺血症状，同时存在较大范围心肌缺血证据，且预判选择 PCI 或冠状动脉旁路移植术（coronary artery bypass graft，CABG）治疗潜在获益大于风险的 SCAD 患者，可根据病变特点选择相应的治疗策略。对于 ACS 患者，结合现有指南，治疗建议如下：

（一）非 ST 段抬高急性冠脉综合征

非 ST 段抬高急性冠脉综合征（NSTE-ACS）在无 ST 段抬高的前提下，推荐用高敏肌钙蛋白 T 检测作为早期诊断工具之一，并在 20min 内获取检测结果（Ⅰ，A），根据即刻和1h 高敏肌钙蛋白 T 水平快速诊断或排除 NSTEMI。建议根据患者的病史、症状、体征、心电图和肌钙蛋白作为风险分层的工具（Ⅰ，A）。采用 GRACE 评分进行缺血危险分层，分为紧急（2h 以内）、早期（24h 以内）和延迟（72h 以内）3 种血运重建策略（包括 PCI 和CABG）。对于首诊于非 PCI 中心的患者，极高危者，建议立即转运至 PCI 中心行紧急 PCI；高危者，建议发病 24h 内转运至 PCI 中心行早期 PCI；中危者，建议转运至 PCI 中心，发病 72h 内行延迟 PCI；低危者，可考虑转运至 PCI 中心行 PCI 或药物保守治疗。

（二）急性 ST 段抬高心肌梗死

发病时间是 STEMI 实施再灌注治疗的关键，应尽量缩短首次医疗接触（first medical

contact，FMC）至 PCI 的时间和 FMC 至医院转出时间，从而降低院内死亡风险。对于首诊可开展急诊 PCI 的医院，要求 FMC 至 PCI 时间<90min（Ⅰ，A）。对于首诊不能开展急诊 PCI 的医院，当预计 FMC 至 PCI 的时间延迟<120min 时，应尽可能将患者转运至有直接 PCI 条件的医院（Ⅰ，B）。根据我国国情，可请有资质的医生到有 PCI 设备的医院行直接 PCI，但要求 FMC 至 PCI 时间<120min（Ⅱb，B）。如预计 FMC 至 PCI 的时间延迟>120min，对有适应证的患者，应于 30min 内尽早启动溶栓治疗（Ⅰ，A）。早期荟萃分析、近期 FAST-MI 注册研究、FAST-PCI 研究、STREAM 研究及 2 项基于中国人群的研究均显示，溶栓后早期实施 PCI 的患者 30 天死亡率与直接 PCI 的患者无差异。因此，对 STEMI 患者尽早溶栓并进行早期 PCI 治疗是可行的，尤其适用于无直接 PCI 治疗条件的患者。溶栓后早期实施冠状动脉造影的时间宜在 3～24h（Ⅱa，A），其最佳时间窗尚需进一步研究。对合并多支病变的 STEMI 患者，美国 2013 年及中国 2015 年 STEMI 指南均建议仅对梗死相关动脉进行干预，除非合并心源性休克或梗死相关动脉行 PCI 后仍有持续性缺血征象，不应对非相关动脉行急诊 PCI。部分研究显示，对部分 STEMI 合并多支血管病变的患者行急诊 PCI 或择期 PCI 时，干预非梗死相关动脉可能获益且安全。对于合并心源性休克和严重心力衰竭的 STEMI 患者，应由经验丰富的医生完成 PCI。及早开通梗死相关冠状动脉可挽救濒死心肌，缩小梗死面积，对预防或减轻心力衰竭的发生有重要作用。有条件的医院应有专用绿色通道以利于患者在时间窗内行 PCI，无急诊 PCI 条件的医院且预计转运时间大于 90min，需考虑溶栓后转运至有条件的医院行 PCI。如急性心肌梗死病情危重且介入治疗风险较大，可予以主动脉球囊反搏（intra-aortic balloon pump，IABP）或体外膜氧合（extra corporeal membrane oxygenation，ECMO）支持。

上述治疗手段的核心是确保有效时间窗内开通梗死相关罪犯血管，达到心肌再灌注治疗的目的。然而，诸多研究证实，缺血再灌注损伤也是加重心肌损伤及导致心肌重塑的原因之一。减少缺血再灌注损伤对改善再灌注治疗效果有重要意义。尽管目前已有大量心肌缺血再灌注损伤相关临床及基础研究，但缺血再灌注损伤的分子机制仍未完全阐明，有研究表明参与介导炎症反应的组胺和 NF-κB 的转录可能是其重要环节，有望成为心肌缺血再灌注损伤的干预靶点。远端缺血预适应作为冠心病辅助治疗方法，可能通过神经、体液等机制减少再灌注损伤，改善再灌注效果及患者预后效果。但远端缺血预适应的循环时间、循环次数及部位不同所产生的保护作用尚无定论，最有效的循环次数、预适应时间及部位等需进一步研究证实。

六、总结及展望

总之，冠心病是造成心肌重塑，导致心力衰竭的最常见原因。随着胸痛中心的推进，急性心肌梗死的救治率得到了很大提高，但心力衰竭的发病率仍然居高不下，加强心肌重塑的基础研究对降低心力衰竭的发生率及病死率有重要意义。尽早开通病变血管可以改善心肌缺血，规范化药物治疗是根本，但非药物治疗对晚期重症心力衰竭、心肌结构和组织学重塑较明显患者的作用也不容忽视。外科治疗包括左心室几何成形术（包括左心室成形术和左心室减容术）、动力心肌成形术（包括背阔肌心肌成形术、骨骼肌泵和心肌夹板术）、机械心室复形术。对缺血性心肌病合并室壁瘤的患者，单纯行冠状动脉血运重建并不能改善心功能，需要处理室壁瘤。胶原蛋白、纤维蛋白、猪源性脱落细胞 ECM、海藻酸钠等无细胞生物材料本质上起到了瘢痕填充物的作用，可改善心室壁厚度和心功能。同时，三维工程打印技术与干细胞移植技术等也有望成为改善心肌重塑的一个重要手段。

（段宗刚　李　伟）

第三节　心房颤动的心肌重塑

心房颤动（atrial fibrillation，AF）的发病率逐年上升，是心源性卒中的主要病因。尽管经历了 100 多年的基础和临床研究，仍然没有充分了解其发病机制。阵发性 AF 的发作时间小于 7 天并且大多可以自行转复为窦性心律，但其很大比例将进展到持续性 AF。当 AF 持续超过 7 天时，定义为持续性 AF。持续 1 年以上的 AF 被称为"长程持续性 AF"。持续性 AF 和长程持续性 AF 导致电重塑和心房纤维化，对其机制仍然知之甚少。AF 的发病机制复杂，氧化应激、钙超载、炎症和成纤维细胞激活都被认为参与了 AF 诱导的电重塑及结构重塑。然而，目前尚不清楚上述因素参与心房重塑的程度及时间。AF 持续进展是不同因素相互作用的结果，部分影响因素较快发挥作用（如氧化应激介导的不应期缩短）；另一些则较缓慢（如通过炎症和成纤维细胞激活介导的心肌细胞离子通道蛋白表达的转录变化）。充分理解这些机制之间的关系，有助于为 AF 治疗和预防寻找新的、真正有效的靶点。

一、心房颤动与心肌重塑

一旦 AF 被触发，无论是肺静脉异常电活动还是心房的快速电刺激，持续的高频刺激都将激发氧化应激。NADPH 氧化酶 NOX2/NOX4 释放的 ROS 将导致快速的（即在几小时或几天内）L 型 Ca^{2+} 电流降低和 I_{K1} 增加，导致心房动作电位和不应期缩短，促进转子的形成和稳定。之后发生变化的是细胞内 Ca^{2+} 超载，促进触发活动和凋亡。然而，在持续 AF 过程中，由持续转子产生的极高频率电活动导致肌质网雷诺丁受体的关闭及钙调控蛋白表达的下降，从而降低触发活动。Ca^{2+} 超载、心房扩张、线粒体 ROS、炎症和促纤维化途径的激活逐渐改变基因表达，上述变化的结果将是心肌细胞肥大、间质纤维化和离子通道重塑，所有这些都会发生相对缓慢的改变，但当 AF 约 2 个月时，这些变化将达到临界水平。随着时间的推移和重塑的继续发生，持久转录介导的离子通道表达和心房结构的变化持续地共同起作用，以保持持续的高频触发活动，进一步促进转子稳定、纤维化和 AF 永久化的恶性循环。

二、心房颤动的心肌重塑机制

（一）氧化应激

ROS 在 AF 时心房离子通道重塑变化中的作用尚不清楚。在 AF 中 ROS 来源的研究发现，NADPH 氧化酶（NOX2/NOX4）活性在心房纤维化中起重要作用。AF 时线粒体功能障碍和肿胀，线粒体 ROS 可能是 AF 中氧化应激的一个重要来源。2 周心房快速起搏后的山羊和术后 AF 患者心房中 NOX 活性均增加。相反，对于人类持续性 AF，以及房性心动过速 6 个月的动物，ROS 的主要来源是线粒体氧化酶和非偶联 NOS 活性。在持续快速起搏后 1 天，NOX 衍生的 ROS 可能与心肌细胞中的电重塑有关。在向持续性 AF 过渡期间，从持续性 AF 动物的心房肌细胞中观察到的 ROS 升高可能与 NOS 减少、黄嘌呤氧化酶升高和（或）线粒体功能障碍有关。因此，这些 ROS 的时间依赖性变化也是心房重塑（AF 主导频率增加、心房扩张和纤维化）时间变化的基础。然而，心房氧化应激是否直接影响心房动作电位时程和不应期，从而有助于转子的加速和稳定性，目前仍未知。在动物模型上细胞膜离子流已被证明是由 ROS 直接或间接调控的，但在人体尚未得到证实。

无论是自发还是起搏诱导的持续性 AF，都可能导致与心血管疾病和组织损伤相关的促炎性细胞因子及激素的释放，包括 Ang-Ⅱ、TNF-α、IL-6 和 IL-8。损伤和机械应力都会促进白细胞激活释放炎症因子，如 NOX 衍生的 ROS、生长因子和其他激素。多项研究已证明 NOX 在 Ang-Ⅱ 发挥功能中的作用。然而，需要更多的研究确定 Ang-Ⅱ 刺激后 ROS 信号靶点的精确分子修饰。了解哪些 NOX 在心房中被 Ang-Ⅱ 激活，这将有助于更好地制定干预措施，以防 Ang-Ⅱ 激活的促纤维效应，这是成纤维细胞分化为肌成纤维细胞的触发因素，是纤维化发展的关键因素。炎症级联也导致离子通道功能障碍，伴随着心房肌细胞凋亡和基质产生，可能有助于电重塑和结构重塑，并维持 AF 的发生。

（二）钙超载

自发钙释放促进触发活动可能是 AF 起始的重要机制。然而，雷诺丁受体介导的钙渗漏是否有助于 AF 的持续目前仍有争议。AF 的启动和维持可能与 PKA 和（或）CaMKⅡ的活性增加有关，过度磷酸化的雷诺丁受体介导舒张期 Ca^{2+} 从肌质网释放，激活 Na^+-Ca^{2+} 蛋白（NCX），从而泵出 Ca^{2+} 并产生致心律失常的去极化电流，导致收缩功能障碍和触发活动。兔心房肌细胞在长达 5 天的心动过速刺激后，表现出对钙信号的沉默，这可能是在持续性 AF 中对钙超载的一种自我保护。在窦性心律的心房肌细胞中，虽然 CaMKⅡ促进儿茶酚胺诱发心动过速，但其并不能在慢性 AF 患者心房肌中诱发心律失常，这可能与心房重塑有关。

尽管在持续性 AF 中钠钙交换蛋白增加，但是总雷诺丁受体和磷酸化的雷诺丁受体降低，雷诺丁受体磷酸化比值没有明显变化。因此，在阵发性 AF 向持续性 AF 转变的过程中，似乎并没有依赖钙渗漏和晚期后去极化。上述研究挑战了雷诺丁受体功能障碍在 AF 维持机制中的作用，并且得出钙渗漏和晚期后去极化并不参与长期持续性 AF 的维持或者 AF 的稳定状态。对于病理生理的适应及钙沉默，CaMKⅡ抑制剂可能并不能影响持续性 AF。

（三）心肌成纤维细胞

心肌成纤维细胞是一种细长型细胞，其周围有分支的细胞质和椭圆形的核，有一个巨大的高尔基体，没有基底膜。它们可以在体外形成单层膜，并通过缝隙连接相互结合，主要包括 Cx43 和 Cx45。波形蛋白和胶原受体盘蛋白结构域受体 2 是成纤维细胞的特异性蛋白，波形蛋白存在于成纤维细胞的中间丝。盘蛋白结构域受体不存在于心肌细胞或内皮细胞，但在白细胞和肿瘤中也有发现。最近的研究表明，骨膜蛋白可能是成纤维细胞的选择性标志物。不管是在正常或受损心脏，骨膜蛋白在心脏的表达局限于成纤维细胞，在心肌细胞、内皮细胞或血管平滑肌细胞中不表达。在健康的成人心脏中骨膜蛋白表达极低或无表达，但是在损伤后其特异性在肌成纤维细胞表达中显著增加。强烈支持骨膜蛋白可能是一种有用的特异性标志物的观点。在健康的心脏中，成纤维细胞不表达 α-SMA，α-SMA 的表达被认为与成纤维细胞激活分化为肌成纤维细胞相关。

心肌成纤维细胞虽然在体外与新生心肌细胞培养时可以通过缝隙连接蛋白成为被动导体，但其不能产生电兴奋，也不能维持动作电位。然而，它们确实具备电学性能，包括静息膜电位为 $-37 \sim -30 \text{mV}$。它们也表达几种类型的钾通道（KCa1.1、Kv1.5、Kv1.6、Kv4.2、Kv4.3、Kir2.1 和 Kir2.3）蛋白，钠通道（Nav1.2、Nav1.3、Nav1.5 和 Nav1.7）蛋白。最近，成纤维细胞被证明含有瞬时受体电位（TRP）通道，其与肌成纤维细胞的激活和分化相关。

（四）成纤维细胞到肌成纤维细胞

在 AF 和其他心脏疾病的开始和发展过程中，多种促纤维化信号通路发生改变。这些信号通路可以影响心肌成纤维细胞的增殖和分化，从而通过影响肌成纤维细胞引起病理生理改变。应激相关细胞因子，如 IL-1 和 TNF-α 能激活 MAPK 及其下游通路（如 STAT1），进而导致心肌细胞肥大和（或）凋亡。培养人心肌成纤维细胞有大量的 MAPK 表达，包括 P38-α 和 P38-γ 及较低水平的 P38-δ。心肌成纤维细胞经 TNF-α 或 IL-1 培养，增加 P38 磷酸化。诱导 IL-1α 活化和 P38 磷酸化可以激活 IL-6 与 MMP-3 的 mRNA 及蛋白质表达。激活 P38 会加剧 IL-6 等促炎性细胞因子的释放，并激活心肌成纤维细胞而促进心肌纤维化。类似于 MAPK 通路，激活 Akt/GSK-3β 通路也可作用于成纤维细胞。Akt/GSK-3β 通路由 TGF-β 等多种信号分子激活。TGF-β 或 Ang-Ⅱ 激活 Akt 可抑制 GSK-3β 磷酸化，导致心肌细胞肥大和（或）心肌纤维化。成纤维细胞特异性缺失 GSK-3β 可导致小鼠心肌肥厚和心肌梗死后心功能恶化，GSK-3β 磷酸化水平升高导致 α-SMA 表达和成纤维细胞向肌成纤维细胞转化增加。

无论成纤维细胞通过什么途径激活，它们与正常心肌功能的参与者和 ECM 重塑密切相关。目前普遍认为，ECM 重塑与 AF 的维持密切相关。心肌成纤维细胞增殖和伴随的胶原基质累积（纤维化）与心律失常的发生与维持有关。纤维化通过减少区域耦合、纤维束的大小和微小折返，通过缓慢、不连续的"之"字形传导影响电传导。持续快速心房活动可通过直接改变成纤维细胞功能上调 ECM 表达，进一步影响心房结构重塑。

（五）TRP 通道

多种刺激信号通过成纤维细胞膜上的 TRP 通道导致细胞内钙离子增高，可导致多种信号通路的激活。因此，TRP 通道已被确认为肌成纤维细胞分化的重要激活物。TRP 超家族至少有 7 个成员：TRPC、TRPM、TRPV、TRPP、TRPA、TRPML 和 TRPN。大多数 TRP 通道被配体和机械拉伸激活，并允许 Ca^{2+} 和 Na^+ 进入胞内。

TRPC3 在心肌成纤维细胞中高表达，且促进 ERK 激活，并有助于增加纤维化。AF 患者和快速起搏诱发的 AF 山羊的心房样本显示 TRPC3 的 mRNA 表达增加。体外培养的持续性 AF 犬的左心房成纤维细胞中 TRPC3、ERK 磷酸化和 ECM 表达增加。

抑制 TRPC3 通道可抑制 AF 犬心房成纤维细胞的分化比例、α-SMA 表达、ERK 磷酸化，提示通过 TRPC3 通道增加 Ca^{2+} 内流在 AF 相关心房纤维化中的作用。慢性 AF 患者的心房成纤维细胞 TRPM7 电流和钙内流增加。在心房成纤维细胞中沉默 TRPM7 可以降低 TRPM7 电流和减少钙内流，抑制成纤维细胞向肌成纤维细胞分化和 TGF-β 介导的纤维化。另外，TGF-β 处理增加了心房细胞 TRPM7 的表达。TGF-β 参与 TRPV4 相关的心房纤维化，增加 TRPV4 的表达及钙内流。

（六）肌成纤维细胞与心肌细胞的相互作用

通过心肌细胞和成纤维细胞共培养，有助于研究成纤维细胞在心肌细胞功能调节中的作用。例如，在缺血再灌注细胞模型中，心肌成纤维细胞和心肌细胞共培养，成纤维细胞可降低肌钙蛋白 I 表达及增加心肌存活率。心肌存活率增加与 ERK 通路相关，与 PI3K/Akt 通路无关。分析成纤维细胞的分泌物提示心肌存活性增加与 ERK 激活组织 TIMP-1 相关。

除了旁分泌作用，成纤维细胞和肌细胞之间的机械偶联也会影响其相互作用。成纤维细胞与心肌细胞共培养可加速心肌细胞形态学重塑。图 5-3-1 显示了心肌细胞与肌成纤维细胞共培养导致心肌细胞形态学改变。心肌细胞与成纤维细胞接触后，其形态迅速发生变化，表现为去分化的心肌细胞表型。延时镜检显示肌细胞结构适应开始于肌纤维末端，通过分解闰盘及胞质重组，蔓延整个质膜，改变了肌细胞的超微结构。心肌细胞从圆柱形变成扁平圆形，并且包含了大量的肌原纤维和线粒体重排。

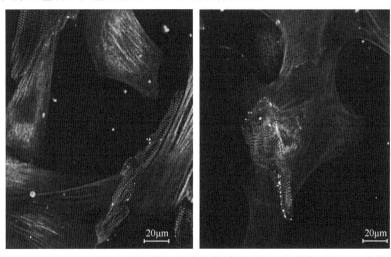

图 5-3-1　心肌细胞与肌成纤维细胞共培养诱导心肌细胞形态适应和去分化

引自：Driesen RB，Verheyen FK，Dispersyn GD，et al. 2006. Structural adaptation in adult rabbit ventricular myocytes：influence of dynamic physical interaction with fibroblasts. Cell Biochem Biophys，44（1）：119-128

心肌成纤维细胞通过膜表面蛋白 α 整合素和钙黏蛋白家族与心肌细胞接触。在与乳鼠心肌细胞共培养中，OB-钙黏蛋白表达在肌成纤维细胞连接处，但未表达在成纤维细胞-肌细胞连接处；另外，N-钙黏蛋白在肌细胞和成纤维细胞连接处表达显著。使用 N-钙黏蛋白基因修饰表达的肌成纤维细胞，在共培养模型中，N-钙黏蛋白介导的机械偶联是传导减慢的原因。沉默 N-钙黏蛋白可以抑制肌成纤维细胞依赖的心肌传导减慢。

20 世纪 70 年代初首次证实了心肌细胞与非心肌细胞的电连接。之后发现新生大鼠心肌成纤维细胞与其他成纤维细胞和肌细胞有电连接，单通道电连接电导值分别为 21pS 和 32pS，表明新生大鼠心肌细胞中有两类缝隙连接蛋白，即 Cx43 和另一种当时没有被确认的缝隙连接蛋白。Gaudesius 等证明成纤维细胞和心肌细胞连接处有 Cx43 与 Cx45 表达。当成纤维细胞被插入心肌中间时，可以记录到双向电传导。同样，当成纤维细胞置于心肌细胞上时，传导速度和去极化速度与成纤维细胞/心肌细胞比值相关，成纤维细胞含量越高，传导速度越慢。此外，光学标测研究提示新生乳鼠心肌细胞和成纤维细胞之间的异质性偶联改变传导速度、折返稳定性和波传播的复杂性。

然而，虽然有越来越多的证据表明体外心肌细胞和成纤维细胞的电偶联，但是在正常的心房及心室，心房肌或心室肌细胞和成纤维细胞之间的电偶联尚未被发现。成纤维细胞-心肌细胞偶联发生在窦房结区域，该区域 10% 的 Cx45 位于肌细胞和成纤维细胞的膜连接处。推测在心脏损伤或持续性 AF 中，电偶联是继发于成纤维细胞表型转换发生的。成纤维细胞分化为肌成纤维细胞，肌成纤维细胞可收缩、表达黏附蛋白和细胞因子并附着在邻近的心肌细胞上，迫使自身分化。

AF 发病率逐年上升，AF 通常从阵发性发作开始，大多数发展到持续性和永久性 AF。这反映了心房进展性的电重塑和结构重塑，使心律失常更加稳定、持久。然而，具体的机制尚未明确。氧化应激、心房扩张、钙超载、炎症、TRPC 通道介导的肌成纤维细胞活化、表观遗传因子等都被认为参与了 AF 诱导的心房重塑。然而，目前还不清楚这种改变在多大程度上、在什么时间点影响 AF 重塑过程。未来应该继续利用与蛋白质组学和代谢组学相关的临床及基础研究，在疾病相关的动物模型及患者治疗方面进一步提高对 AF 的认识，预防 AF 的持续发展。

（谌晶晶　王　龙　周　纬）

第四节　糖尿病与心肌重塑

随着人口老龄化及生活方式的改变，糖尿病已经发展为流行病。根据 WHO 诊断标准，我国 2 型糖尿病患病率上升至 11.2%，且仍在持续增长。糖尿病可发展为糖尿病心肌病，这是糖尿病患者的主要死因，占糖尿病患者死亡人数的 50%～80%。糖尿病心肌损害以微血管病变和心肌代谢紊乱为特征，心肌损害导致心肌纤维化，发展为糖尿病心肌病，进而心室扩大，导致心力衰竭。心肌重塑是糖尿病心肌病最具特征性的结构改变，也是多种心脏疾病发展到一定阶段的共同病理改变。本节主要从糖尿病心肌结构改变、组织特征改变、心肌重塑机制、心肌重塑治疗等方面进行探讨。

一、心肌结构改变

糖尿病患者的代谢功能障碍、氧化应激、高胰岛素血症、炎症导致左心室室壁增厚和左心室质量增加。左心室室壁增厚、纤维化、心肌舒张障碍等导致早期亚临床结构和功能变化。左心室室壁增厚引起左心室顺应性下降，舒张期充盈压降低，造成舒张功能障碍。糖尿病患者中舒张功能障碍约占 52%～60%。小部分患者进展为收缩性功能障碍。临床早期患者通常无任何症状，逐渐发展为 HFpEF，最终又有小部分患者发展为 HFrEF。

二、心肌组织特征改变

糖尿病心肌病的病理学改变包括心肌细小动脉改变、心肌细胞死亡、心肌间质纤维化。糖尿病心肌病的组织病理改变包括 3 个方面。①微血管病变：是糖尿病心肌组织特征改变之一，研究表明，病变主要累及心肌内小血管，病理显示为增殖性改变，表现为血管壁基底膜增厚，周围纤维组织增生，可见明显的纤维化。微血管出现狭窄、闭塞及微小动脉瘤等，导致心肌缺血、缺氧。②心肌细胞死亡：以心肌细胞凋亡为主，是糖尿病心肌组织改变的重要特征。早期糖尿病患者心肌组织中可见心肌细胞核肿大、溶解、消失，心肌细胞表现为肥大、凝固性坏死。超微结构下可观察到基质空泡和线粒体肿大等改变。③心肌间质纤维化：也是一个特征性的病理改变。糖尿病患者心肌成纤维细胞增生、纤维化。心肌间质及血管周围可见大量胶原纤维、纤维连接蛋白等。部分心肌细胞消失，被纤维组织替代，构成一个心肌纤维网。

三、糖尿病心肌重塑机制

糖尿病心肌重塑的机制较为复杂，尚未完全明了。目前主要认为是糖代谢异常与胰岛素抵抗、脂代谢异常、心肌纤维化、肾素-血管紧张素系统激活、氧化应激、炎症反应、钙调节受损、晚期糖基化终产物增加、微血管障碍、自噬等多种因素相互协同，影响心肌细胞能量代谢和微循环，从而导致心肌重塑、心脏结构和功能的改变。

（一）糖代谢异常与胰岛素抵抗

糖尿病患者在胰岛素抵抗和高血糖状态下，胰岛素受体底物/磷脂酰肌醇 3-激酶/丝氨酸/苏氨酸激酶通路明显受损。葡萄糖转运蛋白 4 表达下降，向肌纤维募集减少，降低心肌细胞对葡萄糖的利用。高血糖直接影响心肌细胞线粒体功能，诱发心肌细胞凋亡。高血糖的长期存在加重组织非糖酶化，化学修饰形成晚期糖基化终末产物。

（二）脂代谢异常

高血糖和胰岛素抵抗时，心肌利用葡萄糖供能降低，而转向游离脂肪酸的摄取和供能增加。且心肌脂肪酸的摄取超过心肌消耗利用。通过脂肪酸 β 氧化为心肌细胞提供能量，产生大量的有害脂类聚集于心肌细胞内，其中间产物如二酰甘油等引起心肌脂肪变性，导致心肌细胞结构、功能改变，进一步导致心肌细胞凋亡。血游离脂肪酸增加，促进胰岛素抵抗，从而进一步加剧脂肪酸 β 氧化，形成恶性循环。

（三）心肌纤维化

心肌纤维化是糖尿病患者心肌的重要病理生理改变。研究已经证实 TGF-β1 /Smad 通路在心肌纤维化中的重要作用。TGF-β 是多种细胞分泌的生长因子，包括 TGF-β1、TGF-β2、TGF-β3 三种亚型，其中 TGF-β1 是最强的致纤维化细胞因子，在细胞生理和病理过程中都起到重要的作用。Smad 蛋白存在于细胞质中，它介导 TGF-β1 的胞内信号转导，将 TGF-β1 信号传递到细胞内，进一步传递到细胞核，调控细胞的增殖、转化、合成、分泌。

TGF-β1 还可作用于心肌上多种细胞。TGF-β1 诱导成纤维细胞分泌，将心肌成纤维细胞转变为成纤维细胞，使胶原蛋白分泌增加等。TGF-β1 还刺激巨噬细胞产生黏附因子，激活信号通路，刺激成纤维细胞增多，分泌胶原，进一步促进心肌纤维化。在糖尿病患者中，研究认为高血糖状态导致 TGF-β1 转录增加，基因表达上调。TGF-β1 通路被激活，导致促纤维化和抑制纤维化平衡被打破，ECM 基因广泛表达，成纤维细胞增多，胶原蛋白和 ECM 大量分泌，过度聚集在心肌间质中，促进心肌纤维化。

（四）肾素-血管紧张素系统激活

对于糖尿病患者，心肌局部交感神经活性增加，肾素-血管紧张素系统激活，心肌局部组织的血管紧张素原被激活为 Ang-Ⅱ。通过信号转导，Ang-Ⅱ引起心肌细胞肥大、凋亡。Ang-Ⅱ还作用于心肌成纤维细胞，使胶原合成增多、分解减少，最终引起心肌肥厚和间质纤维化。

（五）氧化应激

高血糖可以改变心肌细胞中的多种信号通路。高血糖直接影响线粒体的功能，主要影响电子传递链，解偶联使线粒体内膜超极化，导致电子聚集到泛半醌，生成 ROS。在葡萄糖向脂肪酸的能量底物转变过程中，心肌也伴随着 ROS 增加。在高糖诱导下，心肌细胞还原型辅酶Ⅱ活性增加，与自由基的增加有关。总体上，机体的 ROS 合成增多，超过机体抗氧化能力，且机体抗氧化能力降低，多元醇途径激活，从而发生氧化应激。线粒体同时也是 ROS 作用的靶点。ROS 增多导致线粒体 DNA 和膜受损，进一步干扰电子传递链，形成恶性循环。心肌组织的 ROS 增多，使晚期糖基化终末产物合成增多，可导致细胞色素 C 大量释放，激活含半胱氨酸的 Casp-3/9，触发细胞凋亡。

（六）炎症反应

糖尿病患者的内脏脂肪细胞功能失调，分泌炎症细胞因子和趋化因子，导致系统性慢性炎症。高血糖和游离脂肪酸代谢增加致 IL-6、TNF-α、单核细胞趋化蛋白-1 和 NF-κB 等促炎性细胞因子生成增多。促炎性细胞因子增多引起炎症反应加剧，促进 ROS 增加和氧化应激，引起心肌损伤。其还促进 TGF-β1 的 mRNA 水平升高，导致心肌纤维化。

（七）钙调节受损

细胞内 Ca^{2+} 调节心肌细胞代谢、收缩和信号转导。肌质网钙泵蛋白是心肌舒张和收缩调节的主要因素。舒张早期，心肌细胞内的 Ca^{2+} 通过肌质网钙泵蛋白输送回肌质网。收缩期，肌质网中的 Ca^{2+} 通过肌质网钙泵蛋白输送到细胞质中。糖尿病患者的高血糖状态和胰岛素抵抗通过以下 3 个途径影响心肌细胞内 Ca^{2+} 稳态。①导致晚期糖基化终末产物和线粒体上晚期糖基化终末产物受体形成，影响肌质网钙泵蛋白修饰调节；②导致氧化应激和炎症因子，抑制肌质网钙泵蛋白的表达和活性，损害肌质网钙泵蛋白功能；③冠状动脉内皮-氧化氮合成酶和一氧化氮产生减少，从而导致心肌细胞肌质网对 Ca^{2+} 的回收减少。心肌细胞肌质网对心肌细胞细胞质中的 Ca^{2+} 回收减少，导致心肌细胞细胞质中 Ca^{2+} 超载，降低心肌顺应性，心肌舒张功能受损，最终引起收缩功能受损。

（八）晚期糖基化终产物增加

慢性高血糖诱导脂质、蛋白的非酶糖基化，增加晚期糖基化终产物的积累。晚期糖基化终产物通过直接或者受体依赖途径导致心肌损伤。肌质网钙泵蛋白上晚期糖基化终产物的形成影响 Ca^{2+} 稳态。晚期糖基化终产物与受体结合，激活异常的信号通路，如 MAPK 通路，释放细胞和组织因子，且增加氧自由基的合成，加重心肌炎症反应和氧化应激反应。此外，晚期糖基化终产物的增加还可激活 TGF-β1/Smad 通路，进一步加重心肌纤维化。

（九）微血管障碍

糖脂代谢异常、氧化应激和炎症反应等都可能造成血管内皮细胞受损和功能紊乱。高血糖诱导晚期糖基化终产物的合成和降低冠状动脉内皮细胞一氧化氮生成，引起内皮生长因子上调，进而导致毛细血管增殖和纤维化，减少冠状动脉血流储备，最终导致心肌功能改变。

（十）自噬

自噬是将自身的细胞器及蛋白质吞噬入囊泡，并在溶酶体的作用下将其降解的过程。高糖情况下，大量细胞器受损，特别是线粒体。而且，糖脂代谢异常、氧化应激和晚期糖基化终产物增加都可导致自噬活性下降，细胞不能及时自噬线粒体，从而释放大量的氧化自由基和炎症趋化因子，进一步引起氧化应激反应和炎症反应，加重心肌损伤，引起心肌重塑。

四、糖尿病心肌重塑治疗

（一）传统治疗

1. 非药物治疗 糖尿病是一种代谢性疾病，与生活方式相关。因此，糖尿病患者应改善生活方式，主要是饮食治疗和运动治疗这两种方式。饮食治疗是糖尿病治疗的基础，控制饮食以减轻胰岛 B 细胞的负担，从而使细胞功能得到恢复。控制饮食、减轻体重可增加组织细胞对胰岛素的敏感性，减轻胰岛素抵抗。增加运动量，增加机体对摄入热量的消耗，减少热量在机体的储蓄，达到减轻体重的目的，减轻胰岛素抵抗。

2. 降糖治疗 糖尿病患者长期处于高血糖状态，引起一系列的结构和功能改变。降糖药物的使用也是治疗的关键。降低血糖浓度可有效控制微血管并发症。除了胰岛素，常用的几种降糖药物还可以改善心脏代谢，减少心血管不良事件的发生。

（1）钠-葡萄糖协同转运蛋白 2（SGLT-2）抑制剂：是一种新的糖尿病治疗药物，其作用不依赖于胰岛素，而是通过抑制近曲肾小管葡萄糖的重吸收而使葡萄糖从尿液排出，从而降低血糖水平。最近，SGLT-2 抑制剂被认为是控制心力衰竭患者血糖的一线方案药物。研究表明，相对于其他药物，SGLT-2 抑制剂可有效降低糖尿病患者心力衰竭相关的入院率和降低心血管病的死亡率。EMPA-RAG OUTCOME 试验是一项关于恩格列净用于 2 型糖尿病伴心血管高风险患者的治疗研究。该研究共纳入 7020 例患者，随机分为安慰剂组和恩格列净组，平均随访了 3.1 年，结果显示，恩格列净组有 10.5%的患者发生重大心血管事件（MACE，包括心源性死亡、非致命性心肌梗死或非致命性卒中），而安慰剂组有 12.1%的患者发生 MACE，恩格列净减少了 MACE 的发生，且用药 3 个月时已经显现出这种获益。这项研究还提示，在一定程度上恩格列净存在预防糖尿病患者发生心力衰竭的作用。DECLARE-TIMI58 试验评估了达格列净对 2 型糖尿病合并心血管疾病或有相关高危因素患者的治疗效果。该试验共纳入 17 160 例患者，中位随访 4.2 年后，达格列净组 8.8%的患者发生 MACE，安慰剂组 9.4%的患者发生 MACE。结果显示，此类患者予以达格列净治疗后获益。CANVAS 和 CREDENCE 研究是两项评估坎格列净对 2 型糖尿病患者在心血管方面治疗效果的研究。结果进一步表明，坎格列净能够在 2 型糖尿病合并心血管疾病或者心血管高危因素或者肾病患者中获益。

SGLT-2 抑制剂在糖尿病患者中获益的具体机制尚未完全清楚。目前研究认为，SGLT-2 抑制剂在心血管保护作用中除了降低血糖，还存在 7 个方面的机制。①通过利钠和利尿作用，减轻心脏容量负荷。②促进肾脏分泌红细胞生成素，增加红细胞总数和携带氧的能力。③降低交感神经兴奋性，降低收缩压和舒张压，压力负荷减轻且不影响心率。④直接抑制心肌的钠氢交换蛋白 1，使细胞质钠离子和钙离子达到稳态，减轻氧化反应。⑤通过改善心脏能量代谢和底物，增强心功能；SGLT-2 抑制剂可增加酮体 β-羟丁酸，而 β-羟丁酸可被心肌优先利用，产生 ATP 供能，从而减轻糖尿病患者高血糖状态过度依赖游离脂肪酸导致脂质蓄积造成的心肌损害。⑥直接参与调节心肌成纤维细胞的功能。研究发现，恩格列净可明显减少 TGF-β1 途径的激活，抑制成纤维细胞的分化和胶原合成。⑦SGLT-2 抑制剂诱导自噬而清除功能障碍的线粒体。有研究认为，SGLT-2 抑制剂促进心肌优先利用 β-羟丁酸产生酮体，激活 AMPK、SIRT、HIF-1α 等通路，从而激活自噬系统，发挥抗炎作用。

（2）基于肠促胰岛素治疗：主要包括胰高血糖素样肽-1（glucagon-like peptide-1，GLP-1）受体激动剂和二肽基肽酶 4 抑制剂。GLP-1 是回肠内分泌细胞分泌的一种脑肠肽，可刺激胰岛 B 细胞增生，促进胰岛素分泌，抑制胰高血糖素释放。二肽基肽酶 4 抑制剂通过抑制体内 GLP-1 分解代谢而起作用。它们最终的作用是促使胰岛素水平升高，胰高血糖素水平降低，同时降低循环游离脂肪酸水平，增强心肌细胞的葡萄糖摄取，同时降低脂肪酸的利用，阻断心肌异常的代谢通路。同时，通过减少心肌细胞中的炎症通路，减少心肌炎症损伤。然而，目前 GLP-1 受体激动剂和二肽基肽酶 4 抑制剂的临床试验在心血管保护作用方面尚无定论。LEADER 试验评估了利拉鲁肽对 2 型糖尿病合并心血管高危因素患者的治疗效果。该试验共纳入 267 例患者，随机分为两组，随访 3.5～5 年。同安慰剂相比，利拉鲁肽显著降低了糖尿病患者发生低血糖和心血管事件的风险。ELIXA 试验也证实了利司那肽在糖尿病患者中的心血管保护作用。然而，也存在许多得出相反研究结果的临床试验。患者接受 GLP-1 受体激动剂治疗后并没有改善心肌收缩功能和 BNP 水平。在糖尿病患者中，无论是否合并心血管疾病，GLP-1 受体激动剂可有效减少 MACE、心力衰竭的发生，存在减少心肌梗死发生的趋势。关于二肽基肽酶 4 抑制剂，TECOS 研究、EXAMINE 研究和 SAVOR 研究表明，二肽基肽酶 4 抑制剂具有良好的心血管安全性，但未明显降低糖尿病相关心血管疾病住院率。

（3）其他降糖药物：包括二甲双胍、噻唑烷二酮类、磺酰脲类。动物实验显示，二甲双胍可增加内皮细胞一氧化氮的活性和激活 AMPK 蛋白激酶通路，降低 TNF-α 和 FGF 的活性，从而减少左心室容积和减轻心室重塑，改善舒张和收缩功能。临床证据显示，二甲双胍可改善胰岛素抵抗，降低糖尿病患者的心力衰竭和死亡风险。噻唑烷二酮类存在水肿和增加体重的风险，同样，磺酰脲类对体重存在显著影响，而肥胖会增加心力衰竭的风险。因此，这些药物在临床实践中的应用是有限的。

（4）SGLT-2 抑制剂和 GLP-1 受体激动剂联合治疗：SGLT-2 抑制剂和 GLP-1 受体激动剂都可使糖尿病患者在心血管病方面获益。荟萃分析显示，AMPLITUE-O 是评估 SGLT-2 抑制剂和 GLP-1 受体激动剂如艾匹那肽联合治疗糖尿病患者的试验。该试验随机纳入 4076 例患者，中位随访 1.8 年后，不论基线时是否使用 SGLT-2 抑制剂，艾匹那肽可降低糖尿病患者 MACE（无 SGLT-2 抑制剂组 HR=0.74，有 SGLT-2 抑制剂组 HR=0.70），并不因基线 SGLT-2 抑制剂的使用情况而有所不同（$P > 0.2$）。研究结果表明，SGLT-2 抑制剂和 GLP-1 受体激动剂对心血管获益及风险存在独立影响，可考虑联合使用，进一步降低心血管事件。

（二）心脏药物治疗

1. ACEI/ARB/ARNI/醛固酮受体拮抗剂　研究表明，ACEI 和 ARB 可通过减少胶原蛋白合成和增加 MMP 活性，逆转异常细胞外间质沉积和降低成纤维细胞活性。多项临床研究已经证实，ACEI 可以降低明显心力衰竭或者无症状左心室功能障碍糖尿病患者的全因和心血管死亡率。ARNI 是血管紧张素受体抑制剂和脑啡肽酶抑制剂的结合。动物实验证实该药可改善心肌重塑和心肌纤维化。ARNI 治疗组的 TGF-β 显著降低。机制可能是该药抑制了 Ang-Ⅱ 依赖和 TGF 依赖的纤维化过程，从而改善心肌重塑。醛固酮是心肌纤维化的一个诱因。研究表明，螺内酯可降低血清胶原肽水平，减少心肌胶原转化，改善心肌纤维化，还可改善线粒体功能障碍、氧化应激和炎症。但是目前尚无大型研究证实螺内酯在糖尿病心肌病患者中获益。非奈利酮是新一代非甾体类盐皮质激素受体拮抗剂，可有效抗炎和抗纤维化。FIDELIO-DKD 研究随机纳入 5734 例糖尿病合并 CKD 的患者，随机分为安慰剂组和非奈利酮组。中位随访 2.6 年后，非奈利酮发生心血管复合事件较安慰剂组降低

（13.0% vs 14.8%，*P*=0.03）。研究结果证实，非奈利酮在糖尿病合并 CKD 患者中具有心血管保护作用。

2. β 受体阻滞剂 存在抗肾上腺素能作用和降低交感神经活性，减轻儿茶酚胺的毒性作用。此外，还存在抗氧化和抗内皮素的作用，可改善左心室功能障碍。长期使用 β 受体阻滞剂治疗，可提高 LVEF。

3. 调节氧化应激 高血糖诱导的氧化应激是糖尿病患者心肌重塑的重要机制之一。许多研究都评估了抗氧化剂在糖尿病动物模型中的疗效，包括维生素 E、金属硫蛋白等多种抗氧化方法，但尚无定论。有研究显示，糖尿病早期补充维生素 E 可改善心肌重塑和预防心力衰竭的发生。但也存在大量的研究未能得出维生素 E 在糖尿病心肌方面的保护作用。在动物实验中，辅酶 Q10 被证明可以减轻氧化应激，减轻糖尿病小鼠的心肌纤维化和重塑。辅酶 Q10 也被证实可以减少心力衰竭患者发生主要不良心血管事件和改善症状。荟萃分析证实了辅酶 Q10 的安全性，其能帮助控制血糖，但尚无大型研究证实糖尿病患者获益。

4. 其他治疗 miRNA 是非编码 RNA，通过调节 mRNA 的稳定性或者翻译调控基因表达。miRNA 可能参与了糖尿病心肌病的发病机制，调节 miRNA 的表达可逆转心肌病患者的组织和功能改变。心脏干细胞是具有分化能力的细胞，可分化为心肌细胞、内皮细胞等，干细胞移植可能促进新的血运和改善心肌重塑。目前这些研究都还只是处于动物实验阶段，尚需要进一步的研究证实基因和干细胞治疗在糖尿病患者中的作用。

五、总结和展望

糖尿病心肌重塑是缓慢改变的过程，其机制较为复杂，主要包括糖代谢异常与胰岛素抵抗、脂代谢异常、心肌纤维化、肾素-血管紧张素系统激活、氧化应激、炎症反应、钙调节受损等。心肌重塑后引起心脏舒张功能和收缩功能障碍，最终发展为心力衰竭，影响患者预后。目前 SGLT-2 抑制剂、GLP-1 受体激动剂和非奈利酮已经被证实可以使糖尿病患者获益。希望未来有更多的研究深入探讨糖尿病心肌重塑机制，从多方面改善糖尿病患者的心功能，使糖尿病患者从预防心血管事件的发生中获益。

（杨富尧 沈 正 李 屏）

第五节 病毒性心肌炎与心肌重塑

心肌炎指与心功能不全和心肌重塑相关的炎症性心肌病，以心肌细胞变性、坏死和凋亡为特征，同时表现为炎症细胞浸润和心肌间质重塑，与心功能不全及心律失常有关。心肌炎主要由病毒感染介导，但也可由细菌、原生动物或真菌感染及多种有毒物质和药物与全身免疫介导的疾病引起。关于病毒性心肌炎，目前还有诸如心肌炎的发病机制、病毒感染的作用、免疫系统、宿主遗传背景、环境对疾病进展和预后的影响等许多问题尚待解决。

心肌炎的自然病史因病例而异，部分患者出现心肌重塑，进而发展为 DCM，出现心力衰竭。6%～30%的患者可能发展为 DCM，伴有或不伴有短暂缓解期的心功能恶化，9%～50%的 DCM 患者有心肌炎症的证据。由于病毒感染介导的心肌病占大多数，下文对此进行重点讨论，其他原因导致的心肌炎不进行介绍。

一、常 见 病 毒

许多病毒可导致心肌炎，与炎症性心肌病相关的最常见病毒包括腺病毒、肠病毒、ECHO 病毒、流感病毒、肝炎病毒及冠状病毒等。不同病毒引起的心肌炎的机制和病程等有很大差异。腺病毒和肠病毒（柯萨奇 A 病毒或柯萨奇 B 病毒）属于原发性嗜心肌病毒，可从心脏清除。人类免疫缺陷病毒（HIV）、丙型肝炎病毒（HCV）、甲型流感病毒和乙型流感病毒通过激活免疫系统间接触发心肌炎。来自冠状病毒科的病毒，如 MERS-CoV、SARS-CoV 和 SARS-CoV-2，具有 ACE2 的趋化性，可能介导直接的心脏损伤。这些冠状病毒也被认为通过细胞因子介导的心脏毒性或通过触发针对心脏成分的自身免疫反应间接触发心肌炎。对于病毒性心肌炎患者，应明确病毒分类，以区分直接（嗜心肌病毒和嗜血管病毒）或间接（嗜淋巴病毒）渗入心脏的病毒，病毒不一定会感染心肌细胞，但通过触发细胞因子风暴或通过分子模拟的细胞免疫反应间接诱导心脏损伤和负性肌力作用。

二、病毒性心肌炎与心肌重塑的研究

心肌梗死后心肌重塑是指在数周或数月后，由于梗死区变薄，心室容积逐渐增加。在心肌炎的消退和愈合阶段，可能会诱发类似的病理条件，导致"心肌炎后重塑"。急性炎症是对损伤或感染的保护性反应，它通常是自限性的，并且在破坏因子消除后，组织恢复到稳态。然而，持续的主动免疫反应导致慢性炎症，其特征是炎症持续时间延长，组织破坏和修复同时发生。因此，不能清除心脏病毒或免疫调节系统异常可能导致慢性心肌炎。

在 20 世纪 70 年代，Woodruff 等研究了小鼠柯萨奇病毒 B3 型（Coxsackie virus type B3，CVB3）心肌炎模型，并深入了解了适应性免疫系统在心肌炎进展中的作用。CVB3 感染后 2 天或 3 天，在没有炎症细胞浸润的情况下，接种这些嗜心肌病毒可导致心肌细胞局灶性坏死。固有免疫导致病毒复制在第 1 周内停止，随后主要是 B 细胞反应和 T 细胞反应。炎症在接种病毒后约 9 天达到高峰，然后在几乎所有小鼠中消退。然而，一些易感种系的小鼠会出现炎症细胞浸润和自身抗体。接种后第 15 天左右，病毒被从心脏中清除后，心肌损伤持续存在。T 细胞引起的宿主自身免疫可能是病毒清除后的炎症机制，并导致心功能不全，以及早期病毒感染引起的直接损伤。在后期，与对照组小鼠相比，病毒性心肌炎后存活 90 天的 DBA/2 小鼠显示左心室腔扩大，心脏重量和心脏重量/体重比值增加。心肌纤维化明显，但不再有炎症细胞浸润。这种组织形态学改变与人类 DCM 的心脏病变相似。由于在此阶段缺乏可培养的病毒和病毒衣壳蛋白，因此有学者认为病毒感染引发的由细胞介导的自身免疫发病机制可能在病毒性心肌炎向扩张型心肌炎的转变中发挥作用。然而，也有学者提出，在心肌炎的慢性阶段，低水平的病毒复制可能会导致心肌细胞损伤，即使在没有产生完全成熟和感染性的病毒颗粒的情况下也会导致 DCM。基于细胞介导的自身免疫发病机制的概念，大量研究描述了不同小鼠自身免疫性心肌炎模型的免疫反应。其中，α-MHC是人类和小鼠心肌炎相关的主要自身抗原，用 α-MHC 诱导小鼠自身免疫性心肌炎是最常被研究的人类疾病模型。在 α-MHC 诱导的模型中，首次免疫后 5～6 天，心肌中出现小簇浸润性炎症细胞，组织炎症通常在 2～3 周达到高峰。在免疫后 25 天左右，炎症逐渐消退和消失，许多小鼠在晚期出现心室扩张和心力衰竭，并伴有心肌纤维化。

病理组织学上，心肌炎定义为单核细胞浸润，邻近心肌细胞受损，并根据浸润细胞的主要类型进行分类，如淋巴细胞性、嗜酸性、巨细胞性或肉芽肿性心肌炎。淋巴细胞性心肌炎是心肌炎最常见的病理类型，其特征是 $CD4^-$ 和 $CD8^+$ T 细胞主要浸润，与 $CD68^+$ 巨噬细胞相关，但 B 细胞稀少。

在嗜酸性心肌炎中，心肌中嗜酸性粒细胞的显著浸润和脱颗粒是特征性表现。巨细胞性心肌炎存在特征性巨细胞，这种类型细胞攻击性强，被认为是自身免疫的结果。巨细胞也见于心脏结节病心肌病变中，非坏死性上皮样肉芽肿是结节病的标志，有时很难区分巨细胞性心肌炎与结节病。心肌炎恢复期的组织学特征被描述为"心肌炎后变化"，心肌细胞体积增大，排列紊乱。细胞核表现为扩大、出现双核，也可出现核固缩。间质血管周围纤维化，新生血管形成。这些表现是损伤后残留心肌细胞和心肌间质细胞的反应。

三、病毒性心肌炎心肌重塑的发病机制

柯萨奇 B 病毒和一些腺病毒通过与共同的跨膜受体（柯萨奇病毒和腺病毒受体）结合感染心肌细胞，在宿主细胞内复制，直接诱导心肌损伤，溶解细胞，释放病毒，导致细胞骨架破坏，从而引发心肌炎。B19V 可以进入内皮细胞并触发由有毒的非结构性病毒蛋白NS1 介导的促炎性细胞因子的释放，诱导心肌细胞凋亡，严重感染导致心肌细胞坏死。EB病毒可诱导心肌 $CD8^+$ T 细胞严重慢性活动性感染，人疱疹病毒 6 型（human herpes virus type 6, HHV6）基因组可以整合到体细胞或生殖系细胞的 DNA 中，感染 T 细胞。HIV45、HCV46或流感病毒感染相关的心肌炎被认为是免疫介导的结果，HCV 感染的持续性和 DCM 的发生与患者的遗传背景有关。MERS-CoV、SARS-CoV 和 SARS-CoV-2 可从动物传播到人类，从而导致严重的呼吸系统疾病。COVID-19 患者心肌损伤的机制包括由辅助性 T 细胞 1（Th1）和 Th2 的不平衡反应引发的细胞因子风暴所导致的心肌损伤。SARS-CoV 阳性患者的尸检心脏标本中 ACE2 和 Ang_{1-7} 水平已降低，推测 COVID-19 引起的心肌损伤可能与ACE2-Ang_{1-7} 轴活性降低有一定关系。此外，ACE2 是冠状病毒进入宿主细胞的受体。SARS-CoV-2 进入宿主细胞需要病毒穗蛋白与 ACE2 结合，并由宿主细胞跨膜丝氨酸蛋白酶 2、组织蛋白酶 B 和组织蛋白酶 L 介导的穗蛋白启动。跨膜丝氨酸蛋白酶 2 存在于表达ACE2 的肺细胞上，已证明对病毒入口至关重要。心力衰竭患者的心肌细胞、周细胞、成纤维细胞、内皮细胞和白细胞表达 ACE2。在心肌组织巨噬细胞中也检测到 SARS-CoV-2，提示 SARS-CoV-2 在短暂病毒血症期间或通过感染巨噬细胞渗入心肌时可到达心脏。

病毒性心肌病的发病过程在概念上可分为 3 个阶段。①急性期：又称为固有免疫激活期，可持续 1～7 天；②亚急性期：激活适应性免疫反应，可持续 1～4 周；③慢性期：可持续数月至数年，病毒清除延迟或无效，以及慢性炎症和心肌重塑可导致 DCM。一旦感染病毒，固有免疫反应被激活。固有免疫细胞及心肌细胞通过模式识别受体如 TLR、核苷酸结合寡聚结构域样受体被激活。活化的固有免疫细胞和心肌细胞释放细胞因子、趋化因子及干扰素等，导致固有免疫细胞如肥大细胞、中性粒细胞、树突状细胞、单核细胞和巨噬细胞进一步活化并归巢至心脏。单核细胞和巨噬细胞是人体和实验性心肌炎中发现的主要炎症细胞亚群。单核细胞是心肌组织中的重要效应细胞，主要由心肌浸润细胞组成。浸润的单核细胞分化为炎性巨噬细胞，分泌促炎性细胞因子，如 TNF 和 IL-6，并促进组织降解和 T 细胞活化。活化 T 细胞的存在对病毒性心肌炎心肌损伤至关重要，T 细胞系统的激活被认为是自身免疫性心肌炎和自身免疫性炎症性心肌病的主要病理生理机制。在 CVB3 诱导的心肌炎小鼠中，缺乏 CD8 受体的小鼠病情加重，缺乏 CD4 受体的小鼠与野生型小鼠相比，病情严重程度有所减轻，说明不同 T 细胞亚群在病毒性心肌炎中具有不同的功能。B 细胞是固有免疫系统和适应性免疫系统之间的重要环节，关于 B 细胞在心肌炎向 DCM 进展中的作用资料有限，关于 B 细胞在炎症性心肌病中的作用的信息大多来源于 DCM 中所含自身抗体如抗 β1 肾上腺素能受体、心肌 MHC 亚型及肌钙蛋白等的鉴定。此外，病毒感染导致肥大细胞、自然杀伤细胞和树突状细胞的募集，阻止心肌炎发生。尽管心脏固有免疫反应的激活由于其抗病毒作用而对宿主有益，但固有免疫系统的过度或持续激活可导致过度和（或）慢性炎症过程，从而触发心肌破坏和重塑，最终导致心功能障碍。

四、诊　　断

急性心肌炎患者的典型症状和体征包括胸痛、呼吸困难、疲劳、心悸、晕厥和心源性休克。急性心肌炎也可表现为心源性猝死，约占 35 岁以下年轻心源性猝死患者的 10%。80% 的急性心肌炎患者出现急性期症状之前数周有前驱期症状，这些症状包括发热、胃肠功能紊乱和流感样症状。炎症性心肌病可能是心力衰竭症状患者的首次表现，也可能是急性心肌炎延迟诊断的结果。因此，确定心脏症状的发作时间至关重要。血浆肌钙蛋白水平轻度升高，与 LVEF 损害的严重程度不相称，并伴有左心室扩张，提示炎症性心肌病而非急性心肌炎。炎症性心肌病患者由于左心室收缩功能障碍和重塑的逐渐减弱未被认识到，其血流动力学通常是稳定的。ESC 指南要求进行病毒诊断，包括通过定量 PCR 对心内膜心肌活检样本进行病毒基因组分析，以确定炎症性心肌病的潜在病因。相比之下，AHA 不推荐常规病毒基因组分析用于病毒性心肌病的诊断。需要进一步前瞻性研究以确定和验证心脏病毒基因组检测在炎症性心肌病诊断和治疗中的作用。心脏磁共振成像、心内膜心肌活检及心肌生物标志物常用于诊断病毒性心肌炎。

（一）心脏磁共振成像

诊断心肌炎的无创金标准方法是心血管磁共振（cardiovascular magnetic resonance，

CMR）成像，钆增强 CMR 除可评估心脏的形态与功能外，还可以观察心肌组织水平的病理学特点，如心肌水肿和纤维化。Lake Louise 标准中 CMR 满足下列条件中至少两条可诊断心肌炎：①心肌水肿；②瘢痕或急性炎症；③心肌充血。由于 T$_2$ 加权成像对心肌水肿诊断较为敏感，2018 年 *JACC* 专家组为疑似急性或活动性心肌炎症患者的 CMR 心肌炎症的 Lake Louise 标准的更新提供了一致建议，将 T$_2$ 加权成像添加到现有的 Lake Louise 标准中，用于诊断心肌炎。心肌应变是评价心肌功能的定量参数，CMR 成像还可以客观评估心肌应变。即使在急性心肌炎症后数年，患者临床上也可能出现呼吸困难，通过应变分析，可以通过 CMR 对心脏进行更全面的评估检测舒张功能受损。此外，对于来自不同供应商的 MRI 扫描仪，在进行急性或慢性心肌炎的 CMR 成像时需要对不同的磁场强度（1.5 T 和 3.0 T）进行验证，在大型多中心试验中证明这些方案的预后价值是必要的，为指南建议提供基础。CMR 对梗死样表现的心肌炎诊断敏感性高，对心肌病样表现的心肌炎诊断敏感性低，对心律失常为主要表现的心肌炎诊断敏感性非常低。心肌炎的类型（即特异性免疫细胞浸润和潜在病因）不能通过 CMR 成像确定。

（二）心内膜心肌活检

心内膜心肌活检是诊断急、慢性炎症性心脏病的金标准，因为活检通常是唯一能够确定心源性炎症潜在病因的方法。使用免疫组织化学和病毒基因组分析及定量 PCR 可对心肌炎进行定性诊断和选择治疗方案。与组织学诊断相比，免疫组织化学更为敏感，建议使用一组单克隆和多克隆抗体（包括抗 CD3、抗 CD68 和抗 HLA-DR 抗体）进行免疫组织化学分析以表征炎症浸润。鉴于心脏炎症通常呈斑片状分布，建议至少分析 5~6 个组织样本以减少心内膜心肌活检取样错误。此外，鉴于许多病毒感染的局灶性，还建议使用 2~3 个心内膜心肌活检样本检测病毒核酸，以避免假阴性结果。但是，由于担心所取组织过多导致心肌穿孔的风险，临床医生难以接受需要取 4 个以上的心内膜心肌活检样本。心内膜心肌活检与电解剖标测相结合的策略有助于解决这个问题。三维标测常用于心律失常诊治，能很好识别心肌瘢痕区，用三维电解剖电压标测鉴别心肌瘢痕区域，电压标测指导进行心内膜心肌活检，可减少并发症发生。此外，实时 CMR 图像引导下的靶向活检可能会减少采样误差问题。除了经典的（免疫）组织学和病毒学分析外，基因表达谱被认为有助于特发性巨细胞性心肌炎和心脏结节病的鉴别诊断。为了研究基因组学、表观基因组学、蛋白质组学和代谢组学等组学技术在诊断和药物发现中的作用，需要对炎症心肌进行靶向活检，这些技术必须与组织学、免疫组织化学和分子病毒学等最新方法相结合。一项利用全球蛋白质组分析的研究表明，炎症性心肌病与 ECM 重塑和参与糖类代谢、TCA 循环和氧化磷酸化的蛋白质水平降低有关。心内膜心肌活检样本的质谱分析允许对蛋白质图谱进行区域特异性评估，允许患者聚类以区分有无心肌炎症。

（三）生物标志物

迄今为止，尚未发现能确诊心肌炎及确定炎症活动的心肌标志物。初步证据表明，主要由单核细胞和中性粒细胞释放的 S100A8/S100A9 异二聚体的血浆水平准确反映了新近发病心肌炎患者心脏组织样本中的病灶活动，可作为疑似急性心肌炎患者诊断和治疗时所监测的生物标志物。Treg 细胞和 Th17 细胞与自身免疫性疾病有关，自身免疫性心肌炎或特发性 DCM 患者的循环 Treg 细胞数量较少，循环 Th17 细胞的反应性更强。因此，考虑到增加 Treg 细胞与 Th17 细胞比率的治疗方法的可用性，测量这些患者血中 Treg 细胞和 Th17 细胞数量可能有助于指导治疗决定和治疗随访。炎症性心肌病已被证明至少部分由来自肠共生细菌类杆菌的肌球蛋白肽模拟物诱导的心脏特异性 CD4+ T 细胞激活所驱动。这一发现表明，分析这种肠道细菌的特异性 IgG 抗体可能有助于指导抗生素治疗决策。腱蛋白 C（tenascin-C）是一种基质细胞蛋白，在正常成人心脏中不表达，但在炎症相关部位特异性上调，且分布范围略大于淋巴细胞浸润范围。通过测量血清水平和分子成像，腱蛋白 C 也可作为生物标志物用于评估 DCM 患者心脏的炎症活动。在 DCM 患者左心室成形术期间获得的约 50% 的心肌样本显示腱蛋白 C 免疫染色阳性，这表明严重心力衰竭患者的心肌正在发生活动性炎症。此外，高敏 C 反应蛋白、NT-proBNP、高敏肌钙蛋白 T 和 sST2 在心肌炎和炎症性心肌病中的作用也可作为病情判断的指标。

五、治　疗

病毒性心肌炎无特异性治疗方案，主要方法有抗病毒治疗、抗体治疗、免疫调节治疗及细胞疗法等。抗病毒治疗主要针对病毒阳性的炎症性心肌病，且需区分病毒诱导的活动性心肌炎和病毒相关心肌炎。抗体治疗主要应用可溶性柯萨奇病毒腺病毒抗体、抗 IL-1β 抗体及抗 IL-17 单克隆抗体。免疫调节治疗包括使用激素、免疫抑制剂及免疫吸附等方法。细胞疗法主要是增加 Treg 细胞，可应用 IL-2 激动剂和间充质细胞，但这些方法尚处于实验阶段。

（一）抗病毒治疗

对于腺病毒或肠道病毒引起的活动性心肌炎，能明确病毒参与心肌炎症反应，而疱疹病毒或 B19 病毒潜在感染引起的心肌炎不能明确病毒是否参与心肌炎症反应（尽管心肌活检检查到病毒的基因组，但病毒可能是"旁观者"）。针对病毒阳性炎症性心肌病，区分病毒诱导的活动性心肌炎和病毒相关心肌炎有重要意义。肠病毒阳性心肌炎或腺病毒阳性心肌炎（经心内膜心肌活检评估）的试验参与者在使用 β 干扰素治疗后显示病毒清除，但在 B19 病毒阳性的心肌炎患者中，β 干扰素治疗与病毒 DNA 清除无关。抗病毒药物波卡帕韦和普列康奈利及静脉注射免疫球蛋白（IVIG）治疗对患有肠病毒性心肌炎的新生儿有效。对于 EB 病毒、巨细胞病毒或 HHV6 潜伏感染者，使用抗疱疹病毒药物是减少病毒拷贝数的一种选择。病毒阳性炎症性心肌病患者是否可以选择抗病毒药物和免疫抑制药物联合治疗取决于疾病阶段，尚需研究。核苷酸类似物西多福韦和布林西多福韦、类黄酮分子和羟基脲等针对 B19 病毒感染的新抗病毒策略正在研究中。然而，迄今为止，B19 病毒相关炎症性心肌病尚无治疗方案。共识表明，如果在没有心脏炎症的情况下，在心脏组织样本中检测到低 B19 病毒拷贝数则无须治疗。值得注意的是，无论心内膜心肌活检样本中是否存在 B19 病毒或 HHV6，发现免疫吸附-IVIG 在改善病毒阳性炎症性心肌病患者的临床症状方面是安全有效的。相比之下，在一项没有评估心脏病毒持续性的研究中，IVIG 对 DCM 患者未显示出任何有益作用。IVIG 与心脏炎症减轻相关，通常用于严重 B19 病毒血症和临床并发症的患者。HIV 相关、HCV 相关或流感病毒相关心肌炎或炎症性心肌病患者可使用已确定的抗病毒药物进行治疗，包括针对 HIV 相关心肌炎患者的抗逆转录病毒治疗，利托那韦和达沙布韦治疗 HCV 相关性心肌炎，神经氨酸酶抑制剂（帕拉米韦和扎那米韦）治疗流感病毒相关心肌炎。对于 COVID-19 患者，抗病毒方案包括防止病毒进入宿主细胞的策略（如使用氯喹、羟基氯喹、甲磺酸卡莫司他和乌米非诺韦），使用蛋白酶抑制剂（洛匹那韦、利托那韦和达鲁那韦）、RNA 聚合酶抑制剂（雷米西韦）和抗细胞因子药物（如 IL-6 受体拮抗剂和 IL-1β 抑制剂）等。

（二）抗体治疗

用可溶性柯萨奇病毒腺病毒抗体早期治疗柯萨奇病毒 B3 感染的动物，可抑制慢性柯萨奇病毒 B3 心肌病的发展。这种方法的潜力还需要在人类进行评估。病毒性心肌炎和自身免疫性心肌炎动物模型的研究结果支持 IL-1β 在心肌炎发病机制中的中心作用，在肠道病毒感染的不同阶段使用抗小鼠 IL-1β 抗体治疗，通过减轻小鼠的炎症、间质纤维化和不良心肌重塑，从而预防慢性病毒性心肌炎的发生。在人类心肌炎和心力衰竭患者中，心肌肌球蛋白 TLR 配体刺激单核细胞产生 Th17，促进细胞因子释放，为靶向 IL-17A 作为一种治疗选择提供了依据。关于抗 IL-17 单克隆抗体塞库单抗治疗病毒性心肌炎的临床试验正在进行中。

（三）免疫调节治疗

对病毒阴性慢性炎症性心肌病患者的心内膜活检标本进行研究，结果表明，使用泼尼松和硫唑嘌呤的免疫抑制疗法可以改善心功能。这些发现与早期未评估病毒病原体的急性心肌病患者研究结果形成对比。对于病毒阴性和 CD20+ B 细胞阳性的心肌病患者，使用利妥昔单抗治疗改善了心功能，缓解了基线的心力衰竭体征和症状，表明利妥昔单抗治疗对该患者群体具有有益的作用，53% 的炎症性心肌病患者对类固醇治疗无反应。病毒阴性或自身免疫性炎症性心肌病患者的替代治疗方案包括基于类固醇的治疗联合霉酚酸酯，或免疫吸附联合 IVIG 治疗。免疫吸附的另一种替代方法是静脉注射可溶性小分子（如肽或适配子），这些小分子特异性靶向中和针对 β1 肾上腺素能受体的自身抗体。值得注意的是，抗体靶向方法的使用并不取决于心脏炎症的存在。

（四）细胞疗法

CD4+Foxp3+调节性 T 细胞（Treg 细胞）对维持免疫稳态至关重要，大多数 Treg 细胞表达高水平的 CD25，即 IL-2 受体（IL-2R）的 α 亚单位。持续的 IL-2 信号转导是 Treg 细胞存活、抑制功能和谱系维持所必需的。应用 IL-2 激动剂促进 Treg 细胞产生并增加成熟 Treg 细胞存活，提高 Treg 细胞/Th17 细胞比率，调节免疫功能。另一种潜在的细胞疗法是使用间充质基质细胞，已证明其可增加 Treg 细胞的数量，并在小鼠心肌炎模型中具有免疫调节和心脏保护作用。在 POSEIDON-DCM 试验中，异基因间充质基质细胞治疗非缺血性 DCM 也被证明是安全有效的，这种反应与循环中 TNF 水平的显著降低有关，提示免疫调节有治疗作用。自体间充质基质细胞治疗仅对未携带 DCM 相关致病基因变体患者的 LVEF

有改善，这表明非缺血性 DCM 患者的遗传特征与间充质基质细胞治疗的反应性有关。综上所述，这些发现表明基于细胞的治疗在炎症性心肌病患者的治疗中具有潜在作用。

（五）其他

有证据表明，依普利酮对盐皮质激素受体的早期阻断（从 CVB3 感染的急性期开始）具有多效性，包括免疫调节、抗氧化和抗凋亡作用，在持续性病毒性心肌炎小鼠模型中，在不影响心脏病毒载量的情况下防止不利的心肌重塑和功能障碍。肠道微生物群衍生的肌球蛋白模拟肽与炎症性心肌病有关，调节微生物组及其衍生的代谢物是预防和治疗炎症性心肌病的潜在策略。对心力衰竭、心律失常等进行对症处理；对暴发性心肌炎引起的心源性休克患者，通常需要静脉注射正性肌力药物及 IABP、ECMO 和 LVAD 等，作为恢复或移植的桥梁；对终末期心力衰竭患者进行心脏移植。

（胡　茜　陈章荣　吴立荣）

第六节　免疫系统疾病与心肌重塑

心肌重塑是心力衰竭发生、发展的分子基础。实验和临床研究表明，免疫炎症在心力衰竭的发病机制中发挥作用，是心力衰竭的主要病理生理机制，而与心力衰竭的病因无关。自身免疫性疾病是一种慢性和临床异质性疾病，全世界约 5% 的人口患有自身免疫性疾病，临床表现多样。免疫系统对自身抗原做出反应，导致组织损伤或功能障碍。通常情况下包括以下四大类：弥漫性结缔组织病、脊柱关节炎、骨关节炎和痛风性关节炎。常见的累及心脏的免疫系统疾病包括类风湿关节炎、系统性红斑狼疮、系统性硬化、多发性肌炎、皮肌炎、系统性血管炎、强直性脊柱炎、结节病等。临床观察和研究报道证实，免疫系统疾病与心肌重塑有着非常密切的关系，在系统性自身免疫性疾病患者中，心脏受累早期往往无症状，这在很大程度上低估了心脏受累比例，与普通人群相比，由于炎症和自身免疫及较高的传统心血管病危险因素，自身免疫性疾病患者的心血管事件更为频繁，而且免疫系统疾病伴有心肌受损和重塑时预后不佳。尸检研究表明，心脏受累的概率比以往文献中的临床病例报道高得多。因此，重视免疫系统疾病影响心肌重塑尤为重要。

一、免疫系统疾病引起的心肌损伤及病理重塑

自身免疫性疾病导致心肌损害的病理生理机制主要涉及微血管损伤、血管内皮损伤、血管炎性改变、心肌炎症、氧化应激、促血栓形成等，最终导致心肌坏死和心肌纤维化，心肌发生结构重塑。自身免疫性疾病主要导致心脏瓣膜、传导束、血管和心肌损伤。①心脏瓣膜损伤：免疫系统疾病通过上述机制损伤心脏瓣膜、乳头肌，导致瓣膜如二尖瓣、三尖瓣水肿和纤维化挛缩，出现瓣膜关闭不全，容量负荷增加，失代偿时出现心力衰竭症状；②传导束损伤：心肌传导束受累后，电活动受损，可能会出现各种类型的心律失常，

如房性及室性期前收缩、心房颤动、窦性心动过速、室性心动过速、传导阻滞等；③血管损伤：免疫系统疾病损伤血管后出现难治性高血压、晕厥等；④心肌损伤：肉芽肿性或嗜酸性粒细胞浸润导致自身免疫性浸润性心肌病。

这些损伤导致心肌细胞死亡、心肌肥大和心肌纤维化。在细胞水平，肥大心肌的肌丝与线粒体不成比例增加，细胞核显著增大，肌原纤维排列紊乱；在组织水平，不同部位的心肌肥大、凋亡和坏死共存，心肌细胞和非心肌细胞的肥大与萎缩、增殖及死亡共存。此外，心肌细胞受损同时伴有能量代谢障碍，包括能量生成障碍、能量转化储存障碍、能量利用障碍、心肌兴奋-收缩耦联障碍等，这些不均一性改变是构成心脏收缩能力降低及心律失常的结构基础。心肌受损除了导致心肌收缩功能障碍外，还可导致舒张功能障碍，心脏舒张是保证心室有足够血液充盈的基本因素。免疫系统疾病累及心肌时可使得弹性回缩力降低和心室僵硬度增加，表现为舒张期容积-压力曲线左移，舒张末期压力增高，其主要机制为 Ca^{2+} 复位延缓。在自身免疫性疾病中，不同的疾病导致心肌受累的比例并不一致。

二、免疫系统疾病的异常免疫机制

免疫系统疾病损伤心肌的主要免疫机制可能为机体产生自身抗体、自身反应性 T 细胞、固有免疫细胞和分子引起心肌损伤。自身抗体可通过破坏细胞、阻断与分子结合、激活或阻断受体、结合分子及形成免疫复合物等机制导致自身免疫性心肌损害；自身反应性 T 细胞通过特异性细胞毒性引发自身免疫性心肌损害；固有免疫细胞过度激活产生大量细胞因子损害心肌，损伤冠状动脉、心包、瓣膜或血管。研究提示，在各种不同的免疫疾病中，免疫学异常是最主要的机制之一，常发生多种免疫异常，主要表现在 3 个方面。①T 细胞失平衡：T 细胞介导的炎症反应长期以来被认为在自身免疫性疾病的发展中发挥重要作用，包括 Th1、Th2 和 Th17 细胞反应，如 Th1/Th2、Th17/Treg、$CD4^+/CD8^+$ T 细胞比例异常。②B 细胞功能亢进：B 细胞过度增殖、自发产生多克隆免疫球蛋白和多种自身抗体。③细胞因子失衡：Th1 细胞分泌细胞因子，如 IL-1、IL-2、TNF-α、γ 干扰素；Th2 细胞分泌细胞因子，如 IL-4、IL-6 和 IL-10。IL-1 可使 B 细胞增殖，介导 B 细胞自发产生 IgG，形成免疫复合物，引起组织损伤。IL-1 可诱导黏附分子增多，使巨噬细胞浸润更明显，还可诱导 IL-6、IL-8、TNF-α 等炎症因子产生。IL-1 又可刺激 GM-CSF、IL-6 和 IL-8 产生，从而共同可促发局部炎症反应。IL-4 在生物学作用上具有促进 B 细胞增生，诱导 IgG 和 IgE 类抗体产生的特点。IL-10 作为一种有效的 B 细胞刺激剂，可增强 B 细胞激活、增殖和分化，在系统性红斑狼疮中，产生高自身抗体和降低细胞免疫应答，高水平的自身抗体产生免疫复合物，加剧组织损伤。与健康人相比，SLE 患者 IL-10 水平显著升高，且 IL-10 水平与临床表现相关，离体研究显示通过抗 IL-10 抗体处理 SLE 患者来源的外周血单个核细胞可以显著减少自身抗体的产生。④自生抗体和补体异常：很多自身免疫性疾病存在针对自身的循环免疫抗体，这些抗体可与自身某些成分结合并沉积在组织器官中，从而引起炎症纤维化等病理性重塑改变。⑤固有免疫细胞数量及功能的异常。

三、免疫系统疾病导致心肌重塑的可能机制

免疫系统疾病引起自身异常免疫应答，同时也是导致心肌损伤和重塑的重要机制。目前已经引起学界的广泛关注。具体可能的机制如下：

（一）T 细胞子集异常

一系列的研究发现 T 细胞调节心肌成纤维细胞和 MMP 活性，利用 T 细胞缺乏的小鼠疾病模型已经证明 T 细胞在心力衰竭、心肌纤维化、心肌缺血和心肌梗死中的关键作用。

1. Th1/Th2 细胞与心肌重塑　CD4+ T 细胞又称为辅助性 T 细胞（T helper lymphocyte，Th），Th 细胞能识别抗原提呈细胞表面组织相容性复合体结合的抗原片段，并能合成 IL-2 和 γ 干扰素等，通过促进细胞毒性 T 细胞、NK 细胞及巨噬细胞活化和增殖，介导细胞毒效应。Th2 细胞的主要功能是刺激 B 细胞增殖，并产生抗体，参与体液免疫应答。IL-4 是诱导由 B 细胞分化而成的浆细胞合成 IgE 的关键细胞因子，IL-5 则主要诱导嗜酸性粒细胞活化。Th2 细胞同时分泌 IL-4 和 IL-5 这两种细胞因子，使得以 Th2 细胞为主的免疫反应中常有高水平的 IgE 及活化的嗜酸性粒细胞。而 Th2 细胞分泌的几种细胞因子也有抗炎作用，如 IL-4 和 IL-13 可以抑制 γ 干扰素对巨噬细胞的活化作用；IL-10 可以直接抑制巨噬细胞的功能；而 TGF-β 可抑制白细胞活化、增殖等。对热损伤的患者进行研究发现，Th1 和 Th2 细胞亚群及细胞因子与纤维化的发展密切相关。γ 干扰素抑制成纤维细胞诱导的胶原合成并减轻纤维化。因此，Th1 细胞在很大程度上被认为具有抗纤维化作用。先前报道显示，终末期非缺血性心力衰竭患者左心室纤维化增加与 T 细胞浸润直接相关。而后发现这种激活的 T 细胞主要是 γ 干扰素阳性 Th1 细胞，通过 α4 整合素黏附于心肌纤维细胞，并诱导肌纤维细胞表达 TGF-β，然后转变为肌成纤维细胞。在体外和体内研究中均显示 Th1 效应细胞可驱动心肌纤维化，Th1 极化与心肌细胞凋亡增加、ECM 转换失衡和肌成纤维细胞分化减少有关，从而导致心脏破裂。在 Ang-Ⅱ诱导的心力衰竭模型中发现，与 Th1 优势应答的 C57BL/6 小鼠相比，Th2 优势应答的 Balb/c 小鼠有更严重的心室扩张、心肌纤维化和心功能恶化。

2. Th17 细胞与心肌重塑　Th17 细胞是不同于 Th1/Th2 的淋巴细胞亚群。Th17 细胞以产生 IL-17 为特征，在炎症反应中起关键作用。Th17 细胞与纤维化的关系是近年来研究的热点。银屑病、类风湿关节炎、多发性硬化等多种自身免疫性疾病都存在 Th17 细胞功能异常。Th17 细胞可促进病毒性心肌炎慢性纤维化和向 DCM 转化。在自身免疫心肌炎模型中，心肌肌球蛋白免疫动物后亦可以诱导 Th17 应答，表现为心脏局部浸润的 Th17 细胞和血清 IL-17 水平升高，而阻断 HMGB1 抑制 Th17 应答后同时也能抑制心肌炎症和心肌损伤。在输注异丙肾上腺素引起的鼠心力衰竭模型中，IL-17A 已被证明可增加心肌纤维化。IL-17A 通过促进中性粒细胞和巨噬细胞的持续浸润、促炎细胞因子的产生、心肌细胞死亡和纤维化参与心肌梗死后晚期心室重塑。

3. 调节性 T 细胞与心肌重塑　调节性 T 细胞通过直接抑制激活的效应 T 细胞或通过抑制抗原提呈细胞限制自身免疫并维持自身耐受，调节性 T 细胞在调节自身耐受和免疫稳态

中起着关键作用。在输注 Ang-Ⅱ的高血压小鼠模型中，调节性 T 细胞的过继转输可改善心肌肥大、心肌纤维化、心肌结构和电重塑。然而，在缺血性心肌病小鼠中，调节性 T 细胞消除可减轻心肌肥厚和心肌纤维化。CCR5 敲除小鼠心肌局部调节性 T 细胞浸润减少，心肌炎症加剧，心室扩张和纤维化加重，诱导的调节性 T 细胞消除模型可加重心肌炎症、梗死面积和心肌梗死后左心室功能障碍。相反，调节性 T 细胞扩增可提高生存率和促进心肌愈合。调节性 T 细胞通过上调骨桥蛋白、精氨酸酶-1 和 CD206，限制 CD8⁺和 CD4⁺T 细胞在心肌的聚集，并使单核巨噬细胞的极化向促纤维化表型转变。调节性 T 细胞扩增增加了心脏组织中 α-1 前胶原Ⅰ和 α-1 前胶原ⅢmRNA 的表达，以及Ⅰ型胶原和Ⅲ型胶原蛋白的水平。调节性 T 细胞还与成纤维细胞相互作用，促进心肌成纤维细胞表型的基质保存。调节性 T 细胞可以抑制心肌细胞凋亡，甚至可以通过释放 IL-10、IL-33 等多种可溶性因子诱导心肌细胞增殖。

4. CD8⁺ T 细胞与心肌重塑 CD8⁺ T 细胞在免疫中起主要作用，直接杀死病毒感染或损坏的细胞。CD8⁺T 细胞的活化需要 TCR 受体与 MHC Ⅰ类分子在抗原提呈细胞上呈现的肽相互作用。CD8⁺ T 细胞能够通过分泌穿孔素和颗粒酶裂解靶细胞，并通过膜结合的死亡诱导配体参与裂解靶细胞。CD8⁺ T 细胞在病毒性心肌炎的多种实验模型中已被证实具有致病作用。与野生型动物相比，感染柯萨奇病毒的 CD8⁻/⁻小鼠的心脏组织病变较轻，这些免疫缺陷小鼠用纯化的 CD8⁺ T 细胞重建后，左心室收缩性功能障碍加重。

5. γδT 细胞与心肌重塑 γδT 细胞是一种非传统的 T 细胞，具有 T 细胞受体 γ 链和δ 链。这些细胞可能以细胞因子依赖和疾病依赖的方式引发或者减轻纤维化。此外，另一项心肌梗死小鼠模型研究发现，产生 IL-17 的 γδT 细胞可促进成纤维细胞增殖并加重纤维化。

（二）固有免疫细胞与心肌重塑

肥大细胞分泌多种活性介质，如成纤维细胞生长因子、糜蛋白酶和胰蛋白酶，这些介质与心肌纤维化关系密切，它们可以直接或通过促进 Ang-Ⅱ和 TGF-β1 激活成纤维细胞。肥大细胞脱颗粒来源的炎症细胞因子如 TNF-α、IL-1β 也可以驱动心脏的纤维化重塑。一些不同动物模型的体内研究发现，抑制肥大细胞脱颗粒后，胶原沉积减少。肥大细胞也是抗纤维化介质和抗炎症细胞因子/趋化因子的来源。根据刺激类型的不同，肥大细胞会产生 IL-10、IL-13 和 IL-33，这些细胞因子也被称为纤维化信号的有效抑制剂。有报道称，IL-10 通过阻断在心脏的骨髓成纤维细胞前体细胞迁移及其向肌成纤维细胞的分化，在压力负荷诱导的心肌纤维化小鼠模型中抑制纤维化。IL-13 可以触发心肌组织中的巨噬细胞显示 M2 抗纤维化表型，而 IL-33 除了通过 ST2 激活肥大细胞外，通过炎症损伤和缺氧过程保护心肌成纤维细胞和心肌细胞，可以减弱心肌损伤后的组织重塑并减轻纤维化。在心脏中，来自常驻组织巨噬细胞和骨髓祖细胞的多种巨噬细胞群体共同参与了纤维化反应的启动、维持和分解。无论是在最初的促炎阶段还是在最后的再生阶段，巨噬细胞的消耗或改变都与心功能恢复相关。巨噬细胞通过释放 MMP 调节 ECM 成分的降解，并分泌 TGF-β 刺激心肌成纤维细胞向分泌胶原的肌成纤维细胞转化，从而参与瘢痕形成和心肌纤维化。

除肥大细胞和巨噬细胞外，嗜酸性粒细胞活化后释放脱颗粒蛋白、细胞因子、生长因子，促进心肌组织损伤、重塑。相反，在抗炎微环境中，过度激活的 NK 细胞通过抑制嗜酸性粒细胞激活和诱导嗜酸性粒细胞凋亡而减轻心肌纤维化。

（三）体液免疫

B 细胞在体液和适应性免疫反应中都起着至关重要的作用。研究证明，心肌损伤时，通过 TLR，内源性或外源性抗原刺激可以激活心脏 B 细胞，自体反应初始或记忆 B 细胞被新的心肌自身抗原激活，随后分化为自身反应性浆细胞，进一步分泌特异性的抗心脏 IgM 和 IgG，进而损伤心脏。除产生抗体外，B 细胞还通过抗原提呈和细胞因子的产生调节 T 细胞的活化。在心脏和血管损伤期间，B 细胞进一步与 T 细胞相互作用，介导 B 细胞激活和（或）固有免疫，或通过自身抗体的产生，通过募集免疫细胞，或通过产生炎症细胞因子，导致心肌重塑。

（四）NF-κB

NF-κB 最初被发现是一种 B 细胞特异性 DNA 结合蛋白，其结合了 κ 轻链的增强子区域，涉及许多疾病状态和生物现象的调节。Valen 对一些证据进行了综述，发现在一些心肌重塑模型或者患者中发现了 NF-κB 激活。在 DCM 患者的纤维化区域中，同样出现了 NF-κB 表达增加。后来的研究也证实，NF-κB 及其靶基因在各种原因的心力衰竭患者心肌细胞中均能被激活。对心肌梗死模型研究发现，*NF-κB* 敲除的小鼠模型的心室大小保持不变，MMP 表达减少，胶原沉积减少，心室破裂减少，收缩期和舒张期直径与功能改善。另外，通过心肌肥厚模型研究提示，心肌肥厚的改善与 NF-κB 的活性降低有关。这些均提示 NF-κB 与心肌重塑相关。

（五）TGF-β 和 IL-10

TGF-β 是组织修复和心肌重塑的关键细胞因子，TGF-β 在哺乳动物中有 3 种亚型表达：TGF-β1、TGF-β2 和 TGF-β3。TGF-β1 是一种亚型，具有多种心血管作用，已被证明在衰竭的心脏中过度表达。TGF-β1 是一种多效细胞因子，具有保护组织和损伤组织的作用。TGF-β1 可能在心肌梗死早期具有保护作用，在缺血性心肌病动物模型中，观察到在心肌梗死早期，其通过阻断 TGF-β1 Ⅱ 型受体质粒的细胞外区，加重了左心室扩张和收缩功能障碍，心肌梗死晚期阻断 TGF-β1 信号通路可防止左心室扩张和收缩功能障碍。这与心肌细胞肥大和非梗死区域心肌间质纤维化有关，表明 TGF-β1 信号在后期是有害的。另外，IL-10 被认为是一种保护心脏的细胞因子，其在心力衰竭患者中的增加可能反映了一种代偿机制，以对抗组织损伤细胞因子如 TNF-α 的有害影响。

四、免疫系统疾病伴心肌重塑的临床表现

原发性免疫系统全身疾病表现为疼痛、肿胀、僵硬、疲倦、乏力、运动困难。风湿性疾病常有多系统受累，常见发热、体重下降、食欲减退等全身非特异性炎症表现。早期心

脏受累时可无症状，中晚期可能会出现心肌缺血、心包心肌炎、心内膜炎、心力衰竭、瓣膜性损害、心律失常、动脉粥样硬化。由于受损部位和产生机制、病理生理不同，患者可能会出现不同的表现，如冠状动脉受累时，患者可能会出现劳力性胸痛、呼吸困难，持续3～5min，如缺血时间延长，超过20min，心肌细胞会发生坏死；心肌炎症时患者出现胸痛，持续时间较长，与活动关系不大；出现心包炎时心前区疼痛为主要症状，可放射到颈部、左肩、左臂及左肩胛区，也可达上腹部，疼痛也可呈压榨样，位于胸骨后，需注意与心肌梗死疼痛相鉴别；心包炎时心前区疼痛的程度和性质不一，轻者仅为胸闷，重者较尖锐，与呼吸运动有关，常因咳嗽、深呼吸或变换体位而加重，这一点应该与胸膜炎相鉴别，心包膜脏层无痛觉神经，左侧第5、6肋间水平以下的壁层心包膜有痛觉纤维，所以当心包炎累及该部位或合并膈胸膜炎时方出现疼痛。心包炎时如心包积液厚度在超声影像上达2cm，压力达20～30mmHg，可能会出现呼吸困难，甚至心脏压塞症状，患者可有面色苍白、端坐呼吸、心率加快、呼吸浅快、身体前倾、口唇发绀、奇脉、Kussmaul征等表现。出现心律失常如期前收缩、心动过速时，患者可能会出现心悸不适，严重者发生室性心动过速或者三度房室传导阻滞时，可能出现晕厥、猝死；部分患者出现疣状心内膜炎，引起瓣膜关闭不全，心室负荷增加。当患者自身免疫性疾病累及心脏病程较长且严重时，出现心力衰竭，表现为劳力性呼吸困难、平卧后呼吸困难、端坐呼吸，甚至在一定的诱因下出现咳粉红色泡沫痰等急性左心衰竭的征象。

五、实验室检查及辅助检查

（一）实验室检查

常规检验：血常规、血沉、C反应蛋白和生化检查。患者可出现贫血、血沉增快、C反应蛋白增高等非特异性炎性改变。自身免疫系统疾病标志物检查显示，自身免疫抗体及组合检查往往反映了特定的疾病类型。表5-6-1是相关自身抗体的临床意义。

表5-6-1 自身免疫系统疾病标志物的临床意义

抗体	临床意义
抗dsDNA抗体	SLE（50%，是SLE的特异性抗体）
抗组蛋白抗体	药物诱发狼疮（95%～100%）、SLE（70%）、RA（30%）、传染性单核细胞增多症（5%～10%）、正常人（2%）
抗Smith抗体	SLE（20%～30%，标志性抗体）
抗U1RNP抗体	MCTD（100%）、SLE（30%）、SSc
抗SS-A/Ro抗体	SS（70%）、SLE（30%）
抗SS-B/La抗体	SS（50%～60%）、SLE（15%）
抗着丝点抗体	局限型SSc（CREST综合征的标志性抗体）
抗核糖体P蛋白抗体	SLE（10%）
抗Jo-1抗体	PM/DM（20%，抗合成酶综合征的标志性抗体）
抗Sc-70抗体	SSc（15%～20%，标志性抗体）

续表

抗体	临床意义
类风湿因子（RF）	无特异性，在 RA 中阳性率可达 70%，SLE、SSc、SS、MCTD、感染性心内膜炎，以及病毒、寄生虫、细菌感染也可呈阳性
抗 CCP 抗体	RA，90% 特异性
抗中性粒细胞胞质抗体（ANCA）	血管炎
抗磷脂抗体	SLE、抗磷脂抗体综合征
HLA-B27 抗原	强直性脊柱炎，HLA-B27 阳性率高达 90% 以上

注：SLE. 系统性红斑狼疮；MCTD. 混合性结缔组织病；SSc. 系统性硬化；SS. 干燥综合征；PM. 多发性肌炎；DM. 皮肌炎；RA. 类风湿关节炎。

如果出现肌钙蛋白和（或）CK-MB 升高，提示心肌受损，BNP 升高提示心功能不全。对于自身免疫性心肌病患者，肌钙蛋白升高需要与急性心肌梗死和病毒性心肌炎鉴别。急性心肌梗死有符合心肌梗死肌酶的动态改变，病毒性心肌炎发病前 1～3 周，常有上呼吸道感染或消化道感染病史。

（二）心电图

如心肌受累或者伴发压力负荷改变，可出现 P-QRS-T 改变；累及冠状动脉出现心肌梗死时可能会出现 ST 段抬高改变；自身免疫性疾病心肌受损严重时，可出现 P 波增宽，QRS 低电压，R 波进展不良等改变；如伴有肺部受损严重，可出现肺性 P 波。自身免疫性疾病出现心肌受损时还可出现电重构，有研究提示 SLE 患者可出现窦性心动过速、房性心律失常，类风湿关节炎患者可能出现较高的窦性心律失常，系统性硬化患者可出现房性、室性心律失常。另外，在自身免疫性疾病中，传导束组织的损害也不容忽视，可累及窦房结、房室结、希浦系统等电活动传导组织，动态心动图在自身免疫性疾病的心律失常筛查中必不可少。

（三）超声心动图

心脏超声可评估心包、心脏结构整体情况，观察心腔大小、室壁活动情况、瓣膜受累情况、室壁应力情况及心功能情况。严重者可出现心脏扩大、心功能减低等心力衰竭征象。

（四）影像学检查

系统性免疫介导的疾病可能涉及心肺系统的每个结构，每种疾病都有特定的临床表现。冠状动脉疾病、心肌炎、心包炎、瓣膜病、肺动脉高压和间质性肺病是这些疾病中心肺功能受累的特征性表现，及时识别这些疾病对诊断和预后判断至关重要。在这种情况下，胸部高分辨率 CT 和 CMR 成像是评估这些疾病及其并发症最重要的非侵入性技术。对各种心脏和肺放射学模式的了解增加了诊断这些疾病的可能性，并有助于提高对潜在病理生理学的理解，从而使治疗个体化。

1. 心脏磁共振（CMR）成像　除了能观察心腔大小、室壁活动情况、瓣膜受累情况、心功能情况外，心肌炎性改变、水肿，心肌缺血及纤维化心肌瘢痕组织均可以通过 CMR 成像显示，钆延迟增强显像能评估心肌纤维化状况，评估心肌重塑程度。

2. 心脏 CT　主要能提供自身免疫性疾病伴发冠状动脉壁的钙化水平及狭窄程度，可用于怀疑伴有冠状动脉疾病的初步筛查，为了保证成像质量，检查时需要患者呼吸配合及控制心率。

3. 心脏 PET/CT　可提供心肌活性代谢水平，评估心肌存活状态。

六、免疫系统疾病伴心肌重塑的诊断与鉴别诊断

结合患者原发性自身免疫性疾病的症状，心脏结构及功能受损情况，心功能不全的症状，实验室检查结果，可考虑诊断自身免疫性心肌病。但自身免疫性疾病累及心脏，导致心肌重塑有较长的病程，病程初期无症状时很难发现，到中晚期出现症状时，已经有明显心脏结构或功能问题，经食管超声心动图、心肌灌注闪烁成像技术和磁共振成像（MRI）的引入，使得流行率接近甚至高于以前的尸检研究报道数据，诊断时心脏检查发现异常率相当低，但在随访时却相当高。因此，对于伴有自身免疫性疾病的患者，定期复查心脏超声、心动图、心功能很有必要。诊断时需要与 DCM、缺血性心肌病、酒精性心肌病、甲亢性心肌病、药物性心肌病等相鉴别。

七、免疫系统疾病伴心肌重塑的预防与治疗

（一）原发性疾病的治疗

自身免疫性疾病的治疗目的是改善疾病预后，保护脏器功能，减轻脏器损伤，消除有关症状，提高生活质量。药物治疗的原则是早期诊断和尽早合理用药。常用的药物如下：

1. 非甾体抗炎药　可抑制环氧化酶，进而抑制花生四烯酸转化为前列腺素，产生抗炎、镇痛作用，但不能改变疾病进程，如塞来昔布、布洛芬、双氯芬酸等。同时，应注意对胃肠道和肾脏的副作用。

2. 改变病情的抗风湿药　该类药物起效较慢。能够改善并维持关节功能，减轻滑膜炎症，防止或减轻关节结构破坏，延缓病情进展。常用的有甲氨蝶呤、羟氯喹、柳氮磺吡啶、来氟米特等。

3. 糖皮质激素　有抗炎作用，同时也有较多副作用，使用时需要严格遵循适应证、禁忌证及使用时的减量原则。

4. 细胞毒药物　有免疫抑制作用，对改善疾病预后有很大的作用，如甲氨蝶呤、环磷酰胺等。该类药物有较多副作用，使用时也需要严格掌握适应证、禁忌证。

5. 生物制剂　针对参与免疫应答或炎症过程的特定致病性靶分子的拮抗剂，如 TNF-α 拮抗剂，适应证主要是以类风湿关节炎为代表的炎症性关节病，该药物能阻断或延缓病情进展。

（二）自身免疫性疾病的治疗

自身免疫性疾病导致心脏受损时，心脏会出现结构、血管、功能、电活动的重塑，以

及发生心脏代偿性改变和神经系统的代偿性激活。因此，必须针对此类患者的病理解剖及病理生理机制进行治疗。

1. 冠状动脉粥样硬化性狭窄 给予抗血小板药物、他汀类药物、β 受体阻滞剂、ACEI/ARB 治疗，如有严重的狭窄伴有缺血性心肌功能损害，需要行 PCI，目前可选择支架植入术、药物球囊术治疗。伴有多支病变不适合行 PCI 时，可考虑行冠状动脉旁路移植手术。

2. 心包心肌炎 自身免疫性疾病伴有心脏炎症改变，提示病情较重，需要积极控制炎症，否则可能出现严重心力衰竭、恶性心律失常等并发症，需要使用免疫抑制剂，必要时需要行冲击治疗。

3. 瓣膜性损害 自身免疫性心肌病影响瓣膜后常导致瓣膜关闭不全，由于免疫炎症性损害，瓣膜易发生水肿、炎症、纤维化、挛缩及乳头肌功能受损甚至断裂，如强直性脊柱炎导致主动脉瓣关闭不全。对于严重的瓣膜损害，需要进行瓣膜修复、瓣膜置换手术。近年来，随着微创介入技术的发展，已经可以通过微创的方式进行瓣膜置换，此方式大大减少了对患者的创伤，缩短了患者的康复时间。

4. 心律失常 窦房结、房室结、传导束受累后会出现心律失常，包括各种期前收缩、异位心动过速、传导阻滞等。对于不严重的期前收缩、心电过速，可给予抗心律失常药物治疗，严重者可考虑行射频消融或联合 ICD 预防猝死，对于严重的窦房结、房室结功能障碍，需要给予起搏器治疗。

5. 心力衰竭 自身免疫性疾病出现心力衰竭后提示病情重，预后不佳。治疗目标是降低发病率和死亡率，改善患者的预后。对于急性期或失代偿期患者，应缓解心力衰竭的症状和体征，改善生活质量和延长寿命，减少心力衰竭住院次数；对于代偿期患者，应预防心肌损伤的发生和发展，延缓心脏疾病进展。改善心肌重塑的药物包括 ACEI/ARB、β 受体阻滞剂、螺内酯、ARNI。对于纽约心功能分级 Ⅱ 级及以上的心功能不全，射血分数值低于 35%，可考虑安置 ICD 预防猝死，伴有 QRS 波增宽≥130ms，可考虑 CRT。经以上治疗效果不佳者，可考虑行心脏移植。

八、总结及展望

自身免疫性疾病导致的心肌受损或重塑在早期发现率低，起病隐匿，在疾病进展过程中主要靠活检明确，但活检在早期诊断过程中可能受限。然而，通过 CMR 成像评估有助于早期发现心脏受损和重塑，并可对这些病例进行前瞻性研究随访，能更好地了解和认识自身免疫性疾病伴有心脏受损和重塑的情况。此外，心肌纤维化、重塑与心脏疾病的不良预后相关，有增加发病率和死亡率的风险。因此，阐明纤维化病变的发病机制和对心功能障碍的影响可能是将来研究心肌重塑的主要方向。关于心肌重塑的早期诊断和抗纤维化治疗也需要进一步研究。

（熊信林　涂清鲜　李　伟）

第七节　心脏瓣膜疾病与心肌重塑

一、概　　述

瓣膜性心脏病所致的心肌重塑与其他章节所述疾病所致的心肌重塑既有区别，又有联系。心脏瓣膜作为心脏结构中的"门"调节着不同腔室之间的血液流向。当这几组"门"出现问题时最常见的表现就是关闭不全或反流，可以单独出现，也可以合并出现。当出现这些病理变化时必然导致容量与压力的变化，随后会传导至房室壁，引起心脏结构和形态的变化，这是对心肌重塑最直接、最简单的理解等。除此之外，在长期的病理生理变化过程中还涉及神经内分泌激素、细胞因子的变化。在此变化过程中若合并心肌缺血、心肌梗死等则会在这些病理状态下发生心肌重塑。这些变化包括心肌细胞的变化及心肌间质的变化。心肌细胞的变化，如心肌细胞肥大、坏死、凋亡等。心脏间质的变化包括心肌成纤维细胞增殖、迁移，心脏间质纤维化，原有 ECM 蛋白的降解破坏，新的 ECM 蛋白的合成和分泌，胶原蛋白的过度沉积等。与此同时，机体在基因表达、信号转导等多方面也发生了明显变化，直接或间接地对心肌重塑起到重要作用。

上述病理变化在其他章节中已经详述，本节不再赘述。本节着重阐述心脏瓣膜在特殊情况下的心肌重塑机制。结合目前的相关研究进展，考虑到不同瓣膜发病之间的相似性，本节着重选择二尖瓣与主动脉瓣进行讨论。在主动脉瓣病变部分，考虑到大部分机制已在其他章节中分析，本节着重对近年来在新生血管方面的进展进行阐述。在二尖瓣病变部分重点以二尖瓣脱垂为代表对重塑机制进行阐述。

二、二尖瓣病变与心肌重塑

（一）二尖瓣老化

随着年龄的增长，虽然二尖瓣的结构基本保持不变，但是在长期机械慢性负荷的作用下，组织的超微结构和细胞的变化是明显的。研究结果表明，10 岁时的儿童瓣膜中细胞呈紧密、平行排列，有较厚的胶原纤维、较少的弹性纤维及致密的糖胺聚糖。然而，当年龄增长至 20～50 岁时，二尖瓣结构中细胞数目明显减少，呈现较厚、较致密、非平行的胶原束，弹性纤维数量略有增加，糖胺聚糖密度降低。随着年龄的进一步增长，瓣膜组织中细胞密度进一步降低，胶原纤维进一步减少。在超过 60 岁老年人的心瓣膜中，弹性蛋白纤维增加，糖胺聚糖密度严重降低。不但如此，在二尖瓣前后叶之间随着不同的年龄变化，其组织细胞也呈现不同的变化特点。一项针对 72～91 岁无心脏病患者的研究证实，瓣膜的钙化集中在瓣环或瓣膜的弦插入区域，这在小叶的变化中非常小。

（二）二尖瓣脱垂的特征性变化

在二尖瓣反流患者中，每 40 人中有 1 人为二尖瓣脱垂。对普通人群的筛查结果表明，许多二尖瓣脱垂患者几乎没有临床症状。

超声心动图对二尖瓣脱垂的诊断至关重要，因为相对于二尖瓣环小叶移位常超过正常范围。早期研究显示，二尖瓣脱垂的患病率高达 10%～15%或更多，这是基于当时二维超声视图得出的结果，该视图将正常瓣膜的鞍形显示为脱垂，而实际上并无病理性小叶移位。这种鞍形的结构改变在三维超声心动图中显示更准确，避免了二维超声检查中的误诊。研究者在此基础上进行了诊断标准修订，修订后二尖瓣脱垂患病率降至 2.4%，同时敏感性保持不变。改进后的诊断特异性为这种疾病的遗传学研究提供了坚实基础。

对于心内科医生或超声科医生，二尖瓣脱垂是指一个或两个小叶向左心房的异常收缩性膨胀或"翻滚"（在长轴切面中，超过连接环形铰链点线 2mm）。对于心脏外科医生，"翻滚"是指瓣膜小叶体膨胀到心房，而小叶尖端及连接点保持在心室侧；"脱垂"是指连接点移入心房，因此多限于中度至重度二尖瓣反流，不包括二尖瓣反流疾病的所有类型。

（三）二尖瓣脱垂的基因学研究

家族基因学研究加深了研究者对二尖瓣脱垂诊断的理解。一些二尖瓣脱垂患者的瓣膜小叶没有突入左心房，但具有早期潜在的一些特征。这些前驱特征是基于连接点的前向移位、瓣膜后小叶过长的表现。在遗传背景下，这些个体与表现出充分发育的二尖瓣脱垂的亲属具有遗传变异。对于二尖瓣脱垂的前驱形态患者，常可以在其染色体上识别显性二尖瓣脱垂的新位点。研究表明，对于具有遗传易感性的个体，早期干预可以限制该病的临床进展。结合临床中观察到同一家族中瓣膜小叶的厚度、移位及二尖瓣反流有很大差异，这提示可以将家族中所有患者的基因信息进行整体联合分析。

二尖瓣脱垂与二尖瓣瓣叶增厚发生于以下几种遗传性结缔组织疾病，如马方综合征、先天性结缔组织发育不全综合征、成骨不全症和假性弹性黄色瘤。除了与 X 连锁相关的疾病外，迄今为止，只有三个常染色体基因位点被报道与家族性二尖瓣疾病有关，分别是常染色体 16p12.1—p11.2、常染色体 11p15.4 和染色体 13q31.3—q32.1。对这些染色体基因突变位点的识别有助于对二尖瓣疾病复杂发病机制的认识，如一个启动子多态性的 MMP-3 基因是一个修饰因子，其对二尖瓣疾病起到了严重的影响作用。

虽然家族性二尖瓣疾病的遗传规律尚未可知，但在家族聚集性研究方面已获进展。多发性黏液瘤和二尖瓣脱垂看起来是孤立的，但家族基因筛查与研究表明，它们之间具有很多相同的突变位点。它们均为典型的常染色体显性遗传，具有年龄相关性及低外显率。异质性二尖瓣疾病的遗传易感性可能是复杂的，在一般人群中存在着几种常见的可疑变异，其频率为 2.4%。全基因组关联性研究结果表明，在几种家族性二尖瓣疾病中存在几个相关位点，其由几个异质基因通路组成，可以导致黏液瘤表型的转换。全基因组关联研究揭示了正常与异常瓣膜之间相关的信号通路，这为靶向治疗提供了相应的靶点。

关于马方综合征发病机制的研究有助于对二尖瓣疾病分子重塑分子机制的理解。马方综合征是由 *FBN1* 基因位点突变引起的，*FBN1* 基因是编码原纤维蛋白-1 的基因，原纤维蛋白是细胞基质中的微纤维主要成分。在这类疾病中，二尖瓣增厚黏液瘤和二尖瓣反流的发生率按照最新的诊断标准为 50% 与 28%。也有报道称二尖瓣疾病与马方综合征的亚诊断变异相关。

在二尖瓣疾病中，受影响的个体通常具有与 Barlow 病形态相似的二尖瓣延长和增厚表现。通过表型研究发现，一些其他器官如眼部晶状体脱位很容易用原纤维蛋白-1 的缺乏解释。虽然这种结构缺陷可以解释小叶脱垂本身，但黏液瘤中小叶的增厚表明尚有额外的非结构通路参与了这一变化。大量研究结果表明，马方综合征的许多特征由 TGF-β 超家族成员中的信号通路过度激活导致。原纤维蛋白-1（fibrillin-1）类似于潜在的 TGF-β 结合蛋白（LTBP），并与几种 LTBP 同工型结合。在 *FBN1* 中使用半胱氨酸替代突变位点的小鼠具有比野生型小鼠更长、更厚的二尖瓣瓣叶，而使用 TGF-β 信号转导拮抗剂则可防止二尖瓣的病理性延长和增厚。TGF-β 家族成员也可以通过阻断 1 型 Ang-Ⅱ受体发挥抑制作用，这一途径也与黏液瘤性二尖瓣反流所致的临床特征相似。这从几方面说明了 TGF-β 家族在心肌重塑过程中的重要作用。

在多个马方综合征小鼠模型发现，可以通过拮抗 TGF-β 信号转导进行治疗。洛伊-迪茨综合征常与马方综合征表型重叠，其可导致主动脉瘤、主动脉夹层和动脉迂曲，此外还有面部中线异常特征，如眼间距过大，伴有长骨生长。在一项研究中，将 *FBN1* 突变个体中二尖瓣脱垂患者患病率与 *TGF-β2* 突变个体的患病率进行比较，发现 *FBN1* 突变个体中二尖瓣脱垂患者的患病率为 45%（105/232），而 TGF-β2 突变个体中二尖瓣脱垂患者的患病率为 22.7%（15/66）。此外，*MADH3* 基因位点的突变研究提示，敲除该基因编码的 SMAD-3 蛋白后的表现与洛伊-迪茨综合征非常相似，称为骨性关节炎综合征，而在这 36 例患者中有 18 例（50%）合并二尖瓣脱垂。

对马方综合征、动脉瘤-骨关节炎综合征患者的组织进行检查发现，TGF-β 信号的激活和信号转导明显增加。由此推理，使得 TGF-β 受体功能缺失或 SMAD-3 信号因子丧失应该导致相反的作用，但事实上并非如此。研究者在小鼠中对此进行了研究，他们利用纤维蛋白原 1 位点突变及利用 *SMAD4* 等位基因不足的小鼠进研究，希望这种突变可以对小鼠的表型及重塑产生改变，但这种改变的实际结果却是这些小鼠比仅有纤维素-1 突变的小鼠有更多的主动脉夹层和更短的寿命。通过进一步的研究发现，这种突变等位基因的组合导致了有丝分裂原活化蛋白激酶信号的独特增强，最明显的是细胞外信号调节激酶的增多，这一通路的选择性拮抗逆转了这种效应。研究发现，不同细胞类型之间的相互作用与特定区域的血管及组织相关，这通常受到这些条件下增加的 TGF-β 信号的影响，即马方综合征与动脉瘤-骨关节炎综合征。

（四）黏液瘤与二尖瓣脱垂

Filamin A 突变综合征是一种 X 连锁黏液瘤性瓣膜营养不良，它可影响心脏的四组瓣膜，于 1969 年首次报道，并由此导致对其分子发病机制的探索。受影响的男性通常会出现二尖瓣或主动脉瓣或两者的功能失调，需要进行人工瓣膜置换。通过系谱分析并利用基因谱系技术进行研究，结果提示该特征与轻度血友病 A 患者的某些特征相似。在该家族中确定了两位因严重瓣膜病接受手术治疗的堂兄妹，他们都患有轻度血友病 A，在进行进一步的家族筛选中，44 例男性受试者中有 10 例患有进展性二尖瓣脱垂，4 例患有中度至重度主动脉瓣反流。在这一家族中的 47 例女性受试者中，10 例为无症状二尖瓣或主动脉瓣异常，所有瓣膜病患者都有轻度血友病 A。为了扩大该家族的遗传研究规模，研究者对数据库进行了大规模筛选，这样可以确定更多的具有轻度血友病 A 且接受瓣膜手术治疗的患者。通过这种系谱方法将两个家族与出生于 18 世纪的祖先联系了起来。研究结果提示，在扩大的遗传研究规模中，所有二尖瓣脱垂患者家族成员均患有轻度血友病 A，有一名患者的Ⅷ因子活性正常（＞50%），这表明黏液瘤性瓣膜病是一个独立的实体。这一研究结果提示，在这一基因中存在 3 个不同的错义突变和 1944 个碱基缺失，这其中的每个突变都有可能影响反向 β 链组织丝蛋白。这一细丝蛋白具有 N 端肌动蛋白结合结构域，然后是 24 个免疫球蛋白样细丝重复，形成反平行的 β 折叠，作为蛋白质相互作用的界面。细丝蛋白 A 是一种肌动蛋白结合蛋白，可稳定皮质 F-肌动蛋白网络并将其连接到细胞膜，从而赋予细胞膜完整性并保护细胞免受机械应力。细丝蛋白 A 与超过 70 种其他细胞蛋白结合，包括跨膜受体和信号分子。因此，F-肌动蛋白网络具有重要的支架功能，并在胚胎发育、细胞迁移和机械应激反应过程中整合多种细胞行为。导致瓣膜营养不良的 N 端细丝蛋白 A 突变也可调节小 Rho-GTP 酶，因此可知具有这些特征的细胞突变在培养皿表面迁移的能力较差。

由于突变的细丝蛋白 A 改变了 RhoA 和 Rac1 GTP 酶之间的动态平衡，偏向于 RhoA，从而使得 Rho-GTP 酶激活蛋白的作用和 β1 整合素向细胞膜的下游运输，由此导致机械生物学的变化。人类疾病中编码细丝蛋白 A 的基因完全缺失，导致了心脏畸形，其可引起心室、心房、流出道及血管异常。心脏和其他组织中发育异常的上皮和内皮组织，以及异常黏附连接支持的编码细丝蛋白 A 的基因蛋白在细胞连接中起着重要作用，这为瓣膜缺陷提供了可能的机制。编码细丝蛋白 A 的基因在人类疾病突变中也影响着许多调节瓣膜生长的信号通路，可导致 TGF-β 和 5-羟色胺过度活化，为瓣膜疾病提供了发展基础和潜在治疗靶点。

（五）二尖瓣退行性改变

二尖瓣退行性改变会导致二尖瓣脱垂，但需要手术矫正的严重二尖瓣脱垂通常在 50 岁以后出现，通常情况下，会持续数十年或以上。机械和生物因素都会导致该疾病。研究提示，与二尖瓣反流量较小的患者和正常人相比，二尖瓣环变性的二尖瓣脱垂患者的二尖瓣反流量较大。这种情况下，此类变性的二尖瓣环增加了小叶和瓣膜的应力，由此可加速由基因突变引起的退行性变过程。在对手术切除的人类黏液瘤组织的研究中，TGF-β 超家族成员过度表达，瓣膜间质细胞转化为肌成纤维细胞，增加 MMP 的表达，从而促进胶原和弹性蛋白结构的退化。这些严重受累瓣膜的变化可能是次要影响，并且只能通过手术治疗进行修正。然而，特定基因与二尖瓣脱垂之间的遗传关联有可能通过调节作用，限制瓣膜退变，甚至发生在其被发育和信号缺陷触发之前。

CMR 能够显示心脏瓣膜导致的早期心肌细胞结构与功能障碍的一系列病理生理变化信息，为瓣膜生物学家提供了解释瓣膜异常所致细胞分子基础的有效手段。遗传突变为瓣膜生长的机制提供了线索，随着更多的遗传机制被认识，对异常生长因子、细胞骨架蛋白和机械应变环境的新发现将不可避免地促进治疗的改变。瓣膜生长在不同的条件下受到共同因素的影响：固有信号到瓣膜，旁分泌信号从左心室壁激活内皮细胞填充间质，以及潜在地植入血源性细胞。瓣膜内皮细胞和间质细胞之间的相互作用可提示参与促进瓣膜稳态的信号。目前的研究领域集中于疾病的遗传分析、生长因子调节及生物力学应变在这些常见疾病发病机制中的影响。新型分子疗法有可能针对潜在的发病机制以阻止疾病进展，从而减轻二尖瓣反流对心肌功能的不利影响所造成的心力衰竭负担。

（六）肥厚型心肌病与二尖瓣的相互作用

通过超声心动图检查，人们了解到二尖瓣前叶收缩期前向运动，M 型超声显示出现一个向上（向室间隔方向）突起的异常波形，这导致肥厚型心肌病患者的左心室流出道梗阻（图 5-7-1）。SAM 征的出现可导致两个主要后果：其一，在狭窄的左心室流出道内血流加速，压力增加，这可以通过多普勒超声心动图的压力梯度进行测量；其二，正常瓣叶接合中断，导致不同严重程度的二尖瓣关闭不全。这类患者中有 2/3 的在休息或运动时存在主动脉下梗阻，严重时可导致心力衰竭和心源性猝死。SAM 征最初被超声心动图描述为阻塞性肥厚型心肌病的特征性表现，长期以来被认为是左心室流出道血流速度加快（又称为文丘里效应）导致二尖瓣向肥厚的间隔侧抽吸所致。但在观察到 SAM 征可以出现于无肥厚型心肌病患者之后，专家们意识到，SAM 征的出现可能与二尖瓣的结构异常有关。此外，乳头肌孤立的前向和内向位移与小叶伸长相结合，尤其是与后叶的结合，可导致 SAM 征的出现。研究证实，梗阻的程度与小叶的长度有关，即使在没有室间隔肥厚的情况下也是如此。

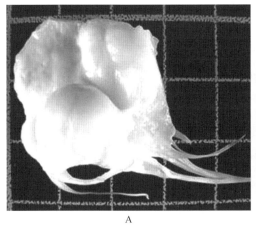 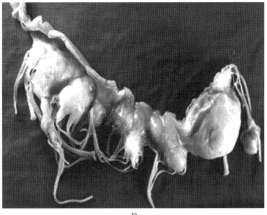

A   B

图 5-7-1 二尖瓣脱垂的解剖

A. 切除的二尖瓣，可见小叶明显增厚及不透明，靠下的为后叶，有脱垂和圆顶状表现，类似中央扇贝；B. 切开延展后的脱垂二尖瓣，靠近左边为前叶，靠近右边为后叶，可见后叶突起

研究结果表明，SAM 征的出现部分是由于室间隔肥厚，由此产生的向后的左心室流出道血流加速，以及二尖瓣叶延长的共同作用。三维超声心动图检查证实，这类患者的二尖瓣面积增加，这样在室间隔肥厚、小叶冗长及乳头肌前向移动时形成了流出道梗阻。这些发现解释了为什么阻塞性 SAM 征会出现于室间隔中度肥大患者，即当出现小叶过长和乳头肌接合不良时这种情况就会发生。

在一项研究中提示，通过解剖发现 94 例梗阻性肥厚型心肌病患者，66%的患者存在瓣膜异常，其中 36%的患者后叶扇叶数量增加，同时其厚度和质量是健康患者的 2 倍，10%的患者小叶直接插入乳头肌中。Klues 在组织病理学研究中发现，在无梗阻的肥厚型心肌病患者中切除的二尖瓣海绵体未见到黏液瘤性成分，而梗阻性肥厚型心肌病患者却有大量的二尖瓣黏液瘤性成分，且该病患者通常合并瓣膜退行性改变。

通过超声心动图检查，可以清楚地看到二尖瓣异常在左心室流出道中所起的重要作用。在肥厚型心肌病患者中，二尖瓣可能有许多不同的结构差异。例如，二尖瓣和乳头肌可能错位，小叶和腱索可能延长，乳头肌可能肥大，甚至乳头肌可以直接插入前小叶或二尖瓣组织。此外，由于小叶可能退化，这可导致小叶或腱索厚度的增加，最终导致腱索断裂及二尖瓣脱垂。研究者使用 CMR 成像已经证实了小叶冗长与左心室壁厚度无关，而与静息或诱导下的左心室流出道梗阻分级相关。左心室流出道梗阻的情况因二尖瓣结构的不同而不同。例如，细长的小叶在附着点处急剧弯曲时，其远端部分必然进行大幅度移动，从而接触前室间隔，而较短、增厚的小叶主要通过后室间隔部分接触。

由于左心室流出道梗阻与二尖瓣叶收缩运动作用有关，而二尖瓣的运动又与瓣叶的延长相关，关于其延长的相关机制，有学者进行了研究。首先，小叶的延长可能由导致梗阻性肥厚型心肌病的突变基因所致。例如，对 *MYBPC3* 基因进行研究，这个基因在梗阻性肥厚型心肌病患者中呈现突变状态。将这一基因在小鼠中敲除，虽然没有观察到小鼠左心室流出道梗阻，但小鼠心脏的二尖瓣后叶长度增加了。不仅如此，这些小鼠的二尖瓣结构中缺乏肌节蛋白。其次，由于左心室流出道狭窄，其血流速度增快，这导致内皮剪切速度增加，这一过程导致瓣膜小叶的延长。尽管如此，在许多小叶冗长的患者中没有看到 SAM 征。再次，小叶冗长可能是一种具有紧密连锁遗传的独立疾病所致。然而，迄今为止报道的二尖瓣脱垂患者中的染色体位点与梗阻性肥厚型心肌病患者的相关基因不重叠。最后，由于瓣膜的生长发育与心脏相邻的分子信号相互影响，故推测小叶冗长可能与异常左心室壁旁分泌效应有关。

小叶冗长的另一个潜在机制可能与心源性多能干细胞有关。这一来源的细胞可能异常分化为类似成纤维细胞样细胞，而不分化为正常的心肌细胞，从而导致组织膜蛋白的合成，这与在梗阻性肥厚型心肌病患者中观察到的心肌纤维化含量增加现象一致。研究发现，膜蛋白水平的显著升高确实在梗阻性肥厚型心肌病小鼠的左心室壁中高表达。通过阻断梗阻性肥厚型心肌病小鼠模型中纤维蛋白表达模式可以逆转这一过程。

三、主动脉瓣疾病与心肌重塑

（一）主动脉瓣结构与心肌重塑基础

主动脉瓣位于主动脉根部，连接左心室流出道和升主动脉，其主要功能是在瓣膜开放时，使血液在收缩期从左心室流向主动脉，并在瓣膜关闭时，防止血液反流入左心室。主动脉瓣位于心脏中心，由心脏的纤维骨架稳定与支撑。心脏的纤维骨架由密集的纤维组织构成，包围着心脏的四组瓣膜。主动脉瓣由三个主动脉窦、三个主动脉瓣叶组成。主动脉瓣叶是主动脉瓣最重要的结构，调节主动脉瓣的运动。主动脉瓣的每个小叶与主动脉根部壁的管腔表面之间形成三个凸起，每个凸起对应于各自的窦。这些结构是心肌重塑的基础。

主动脉瓣小叶有三层结构，靠近主动脉表面的为致密胶原层，依次往里为富含糖胺聚糖的疏松结缔组织层，再接着靠近心室表面的是富含弹性蛋白层，这三层结构又分别称为纤维层、海绵层和心室层。这些层与层之间由瓣膜间质细胞和 ECM 组成。ECM 的主要成分是胶原蛋白、弹性蛋白和糖胺聚糖。小叶与血液接触的两侧也被瓣膜内皮细胞覆盖。ECM 的数量与质量及其相互作用对阀门的正确功能及其随时间的耐久性起着至关重要的作用，这也是日后心肌重塑时的物质基础。为了响应施加在瓣膜上的机械应力，ECM 和主动脉瓣的细胞在分子变化中传递机械刺激，以确保瓣膜的正常运动并保持其结构完整性。胶原主要存在于纤维中，起着支撑作用，是主要的应力承受成分，提供了在舒张期间维持瓣膜接合所需的强度和刚度，也是日后心肌重塑时发生病变的重要成分。

（二）主动脉瓣狭窄与心肌重塑

主动脉瓣最常见的病理变化为退行性改变，主动脉瓣狭窄作为退行性变的结果之一，随着人口老龄化，影响着越来越多的个体。一项心血管健康研究结果提示，48%的 85 岁以上人群出现主动脉硬化，而 2%的 65 岁以上人群出现主动脉瓣狭窄。这两种情况都与死亡率明显相关。尽管退行性主动脉瓣疾病的发病率很高，但其病理生理学尚未完全阐明，与心肌重塑的相关性更是如此。

主动脉瓣狭窄的特征是瓣膜增厚、钙化和纤维化，由此导致瓣膜运动受限。既往认为主动脉瓣退变是钙盐的被动沉积，而现在则认为是涉及某些机制的主动过程。某些证据表明，其与动脉粥样硬化疾病有着共同的风险因素和组织病理学特征，包括内皮功能障碍、炎症、氧化应激、钙化、骨形成、脂质沉积、ECM 重塑和新生血管形成综合作用的结果。在这一视角下，考虑到新生血管形成对动脉粥样硬化进展的影响及人类和动物主动脉瓣研究的证据，新生血管形成目前被认为是瓣膜退变的可能因素。新生血管形成最初被视为一种代偿机制，试图通过在增厚的瓣膜中扩散来平衡血液供应不足。尖端厚度增加可能增加氧气需求量，也可能妨碍阀门所有区域的充分扩散，而狭窄钙化瓣膜的小叶运动减少也会损害氧的扩散，从而进一步促进缺氧状态的发展及心脏病的发生。

（三）新生血管在心肌重塑中的作用

近来的研究依据表明，新生血管确实在主动脉瓣狭窄所致的心肌重塑中发挥着重要作用。正常的主动脉瓣通常是无血管组织的，其需要通过循环中血液的扩散提供氧气和营养，而狭窄和钙化瓣膜中存在固有微血管，这为其血供提供了专有的通路。虽然目前尚不清楚新生血管是否是一种旨在对抗缺氧和增厚组织代谢需求增加的代偿机制，但已经明确的是新血管的存在及其密度与炎症、钙化和骨形成有着密切的关系。目前从动物研究的结果中已经明确新生血管形成对瓣膜直接产生有害影响，但在人体中的相关研究尚未明确。因此，尚无足够的依据评估新生血管是否可以作为未来治疗的有效靶点。

主动脉瓣退行性改变作为一种广泛存在的病理变化，其表现从轻度、无症状的主动脉硬化到严重的主动脉狭窄各不相同。在主动脉硬化中，主动脉瓣小叶增厚及结节状钙化会损害小叶的运动，但不会导致左心室流出道梗阻或左心室与主动脉之间形成明显的压力梯度。有研究显示，只有9%的硬化性主动脉瓣在5年内会出现不同程度的狭窄。

主动脉瓣狭窄的特点是瓣膜广泛增厚，伴有钙化沉积、纤维化及瓣膜运动受限，严重时会导致瓣口面积减小，最终出现心力衰竭症状。主动脉瓣狭窄根据程度可分为轻度、中度和重度，当瓣口面积低于 $1cm^2$ 时，此时如果不积极进行治疗，可严重影响患者的预期寿命。

正常情况下，主动脉瓣叶在收缩时开放，在舒张时完全关闭，以适应不同心脏周期发生的压力变化。小叶复杂的内部结构有助于改变其大小和形状，这是主动脉瓣开放和关闭所需的。

瓣膜内皮细胞为瓣膜提供了良好的抗血栓形成能力，以维持瓣膜的结构完整性。尽管瓣膜内皮细胞的基本结构与血管内皮细胞相似，但它们的功能存在着显著差异。随着主动脉瓣退行性变的发展，这些细胞会发生明显的变化。受机械应力和传统危险因素的影响，会产生内皮细胞损伤，表现之一为许多内皮细胞转分化为间充质样表型的细胞，某些会转化为肌成纤维细胞和成骨细胞。在这一变化过程中，炎症细胞浸润（主要涉及巨噬细胞、T细胞、泡沫细胞和活化的肥大细胞）及脂质沉积存在于瓣膜退行性变早期。由于 MMP 活性的增加，组织蛋白酶及其他蛋白水解酶活性增强，出现胶原蛋白过度降解，ECM 出现以弹性蛋白降解增多的重塑特征变化。

在正常主动脉瓣的脉管系统中，循环血液的扩散确保了瓣膜的充分营养和氧合，这似乎表明脉管系统中不需要专用的血管系统提供血液，这在 Charest 等的研究中得到了证实。该研究团队从心脏移植者身上提取了 20 个结构正常的主动脉瓣，经过仔细研究未发现脉管系统的存在，随后的研究者也证实了这一结果。但在瓣膜狭窄、瓣膜增厚和瓣膜钙化等病变瓣膜组织中存在明显的脉管系统。基于此研究，有学者设想采用血管抑制剂可能会阻止这些病变瓣膜中微血管系统的形成。

（四）影响新生血管的相关因素

研究发现，软骨调节蛋白-1 是一种在其他无血管组织（如软骨）中发现的具有抗血管生成特性的蛋白质，并发现其有直接抑制血管生成的特性，且在人类瓣膜病变区域显著下调。在瓣膜区域可以检测到新生血管形成，研究认为新生血管形成通常是对缺氧、炎症、组织损伤和其他触发因素的适应性反应，旨在恢复缺氧区域的氧气输送，促进组织修复和伤口愈合。

研究发现，新生血管由内皮细胞和内皮祖细胞形成，是血管生成因子和血管抑制因子之间平衡变化的结果。新生血管形成是介导动脉粥样硬化、癌症等严重疾病进展的主要机制，其中包括心肌重塑。

区分生理性与病理性新生血管并不容易，因此新生血管形成被认为是一把"双刃剑"。在动脉粥样硬化中，炎症增强代谢需求，增加主动脉瓣增厚，影响血液扩散，导致缺氧状态，从而刺激新生血管形成。

氧化低密度脂蛋白被认为是新生血管形成的另一种可能刺激因子。此外，ECM 的降解和重塑是新生血管形成的基本特征，蛋白水解酶家族在这一过程中也起着重要作用，胶原蛋白的积累是一个有效的新生血管形成因素。病理性新生血管形成可以促进斑块的生长，这是由于其可以向粥样斑块管壁提供氧气、营养物质及促炎症和促动脉粥样硬化分子，此外还可以促进脂质沉积。更为重要的是，新生血管壁更容易产生"渗漏"作用，可能导致红细胞外渗，这种情况称为斑块内出血，与斑块破裂和临床事件的发生有关。

然而，值得注意的是，新生血管形成与影响主动脉瓣狭窄关键病理生理通路的分子有关，并与疾病的自然过程直接相关，如炎症、钙化、ECM 降解、氧化应激增加和骨形成等。在过去 20 年中进行的几项研究发现，在退化的天然主动脉瓣和生物主动脉瓣的炎症区域检测到起源于瓣膜外的内皮祖细胞的存在。Chalajour 等证实了主动脉瓣内皮细胞或循环内皮前体细胞在瓣膜间质组织中的迁移、增殖能力，这在狭窄瓣膜中比正常瓣膜更为突出。事实上，主动脉瓣的炎症过程与影响新生血管形成的分子表达及新生血管形成本身有关。在几项研究中，富含炎症细胞的瓣膜区新生血管密度较高；T 细胞是主要类型，但也检测到了巨噬细胞和浆细胞。此外，大量炎症细胞与新生血管的血管壁厚度有关，表明炎症与血管通透性增加之间存在联系。炎症介质的表达增加，如细胞间黏附分子-1、血管细胞黏附分子-1 和热激蛋白 60，在血管密度较高的新生血管和（或）瓣膜区域的内皮细胞中表现明显。关于炎症与血管生成因子之间的关系，在肥大细胞、肌成纤维细胞和组织细胞中观察到血管内皮生长因子及其受体的表达。肥大细胞在狭窄瓣膜中分泌 VEGF，而肥大细胞衍生成分，包括 TNF-α，诱导培养的肌成纤维细胞分泌 VEGF；肌成纤维细胞条件培养基也可诱发培养的肥大细胞分泌 VEGF。此外，肥大细胞类胰蛋白酶可降解血管抑制因子内皮抑素，肥大细胞衍生的释放物和 TNF-α 可诱导血管生成因子凝集素样氧化低密度脂蛋白受体-1 的表达增加。这种分子是一种清道夫受体，其介导内皮细胞摄取氧化低密度脂蛋白，在狭窄瓣膜的新生血管中被检测到，并发现与正常瓣膜相比，其含量上调。促进血管生成的 eNOS 也与炎症有关，Hakuno 等发现，血管生成蛋白骨膜蛋白在狭窄的主动脉瓣中显著上调，尤其在新生血管形成活性增强的区域，并由浸润的炎症细胞和肌成纤维细胞分泌。在狭窄瓣膜中表达增加的其他促血管生成因子包括 HIF-1α、HIF-2α、MMP（MMP-1、MMP-2、MMP-9、MMP-13）、癌胚抗原细胞黏附分子-1 和组织蛋白酶 S，其他研究组观察到抗血管生成因子 CD36 和软骨调节蛋白-1 的表达降低。另外，还观察到抗血管生成因子（如内皮抑素、血小板反应素-2 和 TIMP-1）的上调，这表明可能存在代偿反应，以防止新生血管过度形成。

此外，新生血管的形成和密度与狭窄瓣膜的钙化有关。一些研究发现，在中度狭窄的患者中，新生血管形成更为明显，表明这一过程可能与疾病自然病程的某一特定点有关，此时细胞活动更为强烈。另外，其他研究提示，钙化程度越高的区域新生血管密度越高，从而将这两个过程联系得更为紧密。沿着这一思路，Perrotta 等发现 VEGF 在瓣膜钙化区域的表达更高，Cote 等观察到新生血管与瓣膜重量相关，以及由此推测较高的瓣膜重量可归因于钙化增加。

狭窄瓣膜中的骨形成与钙化密切相关，这是另一个积极促进瓣膜退变的过程。新生血管被认为在骨形成中起关键作用，在 347 个手术切除的主动脉瓣和二尖瓣标本中，新生血管出现在所有骨化的瓣膜中。此外，狭窄主动脉瓣的血管生成与成骨蛋白骨桥蛋白表达增加有关。在相关研究中，由于狭窄瓣膜内新血管的红细胞外渗导致的小叶内出血尚未得到系统评估。尽管如此，Akahori 等发现二尖瓣和三尖瓣狭窄主动脉瓣的小叶内出血率较高（分别为 91% 和 78%）。炎症、新生血管形成和小叶内出血在二尖瓣病变中更为明显。已有研究报道，小叶内出血与二尖瓣和三尖瓣疾病的快速进展明显相关。

总之，越来越多的证据表明，与正常的无血管瓣膜相比，大部分狭窄的主动脉瓣中检测到血管的存在。血管树的存在和密度似乎与炎症、钙化和骨形成有关。潜在的诱因包括缺氧、炎症、内皮损伤（由机械应激或常规危险因素引起）、氧化应激和机械应激，这些都会导致促血管生成因子和抗血管生成因子之间的平衡发生改变。新生血管形成是整个瓣膜退化过程的原因还是结果尚不清楚。新血管的形成可能只是一种代偿机制，旨在满足缺氧和增厚组织的代谢需求，或者是对机械应激引起的内皮损伤的防御反应。新生血管可以通过炎症区域的氧气和营养供应，以及炎症细胞和脂质的运输积极参与疾病的自然进程，在新生血管通透性增加的情况下更为明显。此外，新生血管可通过多种机制促进钙化和骨化。内皮细胞分泌的细胞因子及 VEGF 和其他血管生成因子可诱导骨形成与钙化。小叶内出血也可能产生有害影响，因为血红蛋白和铁的积累可能加剧氧化应激及炎症反应。动物研究的一些证据指出，新生血管形成是直接有害的。Yoshioka 等也观察到，与同龄对照组相比，缺乏血管抑制因子软骨调节蛋白-1 的小鼠不仅表现出主动脉瓣中新生血管的形成增加，而且表现出瓣膜增厚和狭窄的组织学及超声心动图征象，包括钙化增加、炎症活动和脂质沉积。同一研究小组还报道，在 4 个月高脂饮食后，缺乏抗血管生成蛋白骨膜素的小鼠主动脉瓣增厚程度低于对照组。目前推测新生血管形成最初可能是一种防御反应，但在疾病的晚期可转变为有害作用。

由于需要进一步研究以确定新生血管在主动脉瓣狭窄发展和（或）进展中可能的因果作用，因此还不确定这一机制是否可用作新的治疗靶点。考虑到人口老龄化导致的主动脉瓣退行性变发生率不断增加，任何可能延缓疾病进展的治疗都可能引起临床医生的极大兴趣。Soini 等报道，与未接受他汀类药物治疗的患者相比，接受他汀类药物治疗的患者，其狭窄瓣膜的血管密度较低，但这一发现的临床意义尚不明确，而洛伐他汀在另一项研究中对肌成纤维细胞的成纤维细胞因子分泌没有影响。他汀类药物具有促血管生成和抗血管生成的特性，这可能取决于药物剂量及抗炎作用。此外，针对动脉粥样硬化性疾病血管生成过程的治疗干预措施没有提供积极的结果。对软骨调节蛋白-1 和骨膜蛋白的抑制可能是动物研究结果提示的潜在治疗靶点。此外，对人类主动脉瓣的研究表明，四环素衍生物可在体外抑制成纤维细胞因子的水平。

（司晓云　潘家义）

第八节　抗肿瘤药物心脏毒性与心肌重塑

癌症治疗的发展和新型抗癌药物的开发使肿瘤学领域发生了革命性的变化。随着对癌症生物学理解的不断深入，临床医生可利用的新疗法激增，可根据各种因素为患者量身定制治疗方案。新疗法使患者的长期生存率提高，但这些方法也造成一些不良影响，其中最常见的是心脏毒性。抗癌治疗导致毒性的一个特点是直接损伤心肌细胞。一类公认的心脏毒性化疗药物如蒽环类药物可抑制拓扑异构酶Ⅱ，随后损伤心肌细胞DNA及最终导致心力衰竭和其他不良反应。最近使用的另一种治疗方法如使用免疫抑制剂，也会引起心肌细胞损伤。抗肿瘤药物的心脏毒性实质是引起心肌损伤，导致基因表达和分子信号发生改变，引起心肌组织学重塑，进一步导致心肌结构和功能改变，发生心功能障碍。心肌组织学改变也可能引起心肌代谢及心脏电生理发生改变，导致心律失常。化疗药物引起心肌重塑的机制包括氧化应激、炎症、细胞凋亡、自噬及铁死亡等。此外，抗肿瘤药物的心脏毒性是更多的外周效应的结果，如VEGF抑制剂诱导的内皮细胞功能障碍，导致高血压、动脉粥样硬化和缺血性事件，这也是加重心肌病理性重塑的因素。预防抗肿瘤药物心脏损害，了解抗肿瘤药物心脏毒性与心肌重塑的关系，对改善肿瘤患者生活质量、提高生存率有重要意义。

一、抗肿瘤药物的心脏毒性

根据抗癌治疗方法的心脏毒性和相应的管理方法将抗肿瘤药物分为广谱化疗药物和靶向药物。这些药物引起的心脏毒性可以通过多个方面来定义，包括LVEF降低、心肌细胞和结构损伤、传导异常、血管异常及其他干扰正常心功能的不良影响。美国国家癌症研究所（NCI）已经确定了心脏毒性分级方案，将Ⅰ级定义为无症状生物标志物升高或影像学异常；Ⅱ/Ⅲ级为轻度至中度运动的心脏症状；Ⅳ级为需要支持护理的严重症状；Ⅴ级为因心脏毒性死亡。

（一）广谱化疗药物

引起心脏毒性的广谱化疗药物包括蒽环类和抗肿瘤抗生素、烷化剂、抗代谢药物、铂基类药物和抗微生物类药物。蒽环类药物是治疗儿童和成人多种恶性肿瘤的化疗方案的基本组成部分，是一些最具心脏毒性和广泛使用的化疗药物，用于治疗各种恶性肿瘤，包括淋巴瘤、白血病、乳腺癌和肉瘤。蒽环类药物的心脏毒性作用包括LVEF功能障碍，可进展为心力衰竭及心律失常。多柔比星、柔红霉素、米托蒽醌、表柔比星等主要引起左心室功能障碍、心力衰竭和心律失常，博来霉素主要引起心包炎、冠心病和动脉粥样硬化，而丝裂霉素仅引起心力衰竭。烷化剂氮芥、环磷酰胺和异环磷酰可引起多种心脏毒性，烷化剂中美法仑引起急性心肌病变，环磷酰胺、异环磷酰胺引起心脏压塞、心律失常和心力衰竭。顺铂是铂基类药物，可引起高血压、冠心病、血栓栓塞事件、心绞痛、心力衰竭和心律失常。在抗代谢类化疗药物中，氟尿嘧啶和卡培他滨（一种代谢为氟尿嘧啶的前药）对心脏毒性最大。氟尿嘧啶和卡培他滨诱导的心脏毒性包括心绞痛、室性心动过速、心肌梗死、心肌病和心力衰竭。紫杉烷等抗微管药物可引起心脏毒性，包括心脏传导阻滞、高血压、心律失常和心力衰竭。

（二）靶向药物

靶向药物包括人类表皮生长因子受体 2（human epidermal growth factor receptor 2，HER-2）、免疫检查点抑制剂、小分子酪氨酸蛋白激酶抑制剂及其他，如 CAR-T 细胞。*HER-2* 是一种癌基因，其病理扩增被用作乳腺癌患者个体化治疗的主要分类器。尽管抗 HER-2 制剂如曲妥珠单抗改善了 HER-2 阳性乳腺癌的预后，但具有相当大的心脏毒性，包括 LVEF 降低的左心室功能障碍、心律失常、高血压和心力衰竭。抗肿瘤治疗中最令人兴奋的新进展之一是免疫检查点抑制剂的发现，它通过抑制包括细胞毒性 T 细胞相关抗原 4（cytotoxic T lymphocyte-associated antigen-4，CTLA-4）和 PD-1 在内的免疫功能阻断免疫调节信号，从而介导抗肿瘤作用。VEGF 和小分子酪氨酸蛋白激酶抑制剂是近年来开发的一类具有心脏毒性的靶向抗癌药物。这些制剂抑制多种肿瘤相关靶点，这些靶点介导生长和血管生成，但也与高血压、血栓栓塞事件、心力衰竭和心律失常等心脏毒性有关。许多病例报道了 HER-2 和酪氨酸蛋白激酶抑制剂引起的心脏毒性，包括索拉非尼治疗引起的致命性心肌炎和曲美替尼治疗引起的心力衰竭。蛋白酶体抑制剂包括硼替佐米、卡非佐米和依沙唑米，是该类药物中最新批准的药物，它们已被广泛用于治疗多发性骨髓瘤。蛋白酶体抑制剂的心脏毒性包括高血压、心律失常、心肌病和心力衰竭。嵌合抗原受体 T 细胞（chimeric antigen receptor T-cell，CAR-T）免疫疗法代表了抗癌治疗的模式转变，彻底改变了淋巴瘤和白血病等恶性肿瘤的治疗。研究数据表明，CAR-T 治疗介导的心脏毒性包括心律失常、心力衰竭和心血管相关死亡。

二、抗肿瘤药物心脏毒性的流行病学

了解心脏毒性的风险有助于临床医生更好地关注与抗癌治疗相关的潜在不良反应，然而，临床医生必须对心脏毒性的迹象保持警惕，即使是接受心脏毒性发生率低的药物治疗的患者。抗癌治疗心脏毒性的发生率因药物和治疗类别的不同而有很大差异。蒽环类药物诱发心力衰竭的发生率为 0.2%～8.7%，风险随着患者蒽环类药物累积剂量的增加而增加，通过监测发现，其增加的心力衰竭风险在治疗后超过 10 年的患者中仍可持续存在。曲妥珠单抗诱发的心力衰竭发生率高达 3.8%，而其他化疗药物，包括烷化剂和抗微管药物，如环磷酰胺的心脏毒性发生率为 7%～28%，多西他赛的心脏毒性发生率为 2.3%～8%。靶向药物的引入，特别是 VEGF 抑制剂和酪氨酸蛋白激酶抑制剂在肿瘤患者中的应用增加了额外的心脏毒性风险。接受 VEGF 抑制剂的患者发生心脏毒性的风险如下：高血压为 7.4%，血栓栓塞为 1.8%，心脏缺血为 1.7%，一般心功能不全为 2.3%。此外，免疫检查点抑制剂和 CAR-T 免疫疗法的心脏毒性率较低，为 1%～2%，但这些疗法导致致命不良事件的风险仍然存在。

三、抗肿瘤药物引起心肌重塑的机制

（一）线粒体损伤与氧化应激

化疗药物通过多种途径产生 ROS，包括羟基自由基、超氧自由基和过氧化氢（H_2O_2），过度的 ROS 生成是介导化疗诱导的心脏毒性最广泛的理论机制。心脏特别容易受氧化应激影响，ROS 与 DNA、蛋白质和脂膜相互作用并导致其损伤，氧化应激是蒽环类化合物和其他醌类化合物引起心肌损伤最重要的机制。蒽环类药物倾向于在心肌细胞线粒体中积累，早期 ROS 是由蒽环类药物与线粒体电子传递链的直接相互作用产生的。拓扑异构酶Ⅱβ是一种参与细胞核和线粒体 DNA 复制的酶，蒽环类药物与拓扑异构酶Ⅱβ的相互作用导致线粒体功能障碍，随后产生 ROS 介导的氧化应激，这触发了 Ca^{2+} 稳态的进行性破坏、炎症和 ATP 生成的抑制，进而促进细胞凋亡和心肌重塑，这是心脏毒性发展中的关键事件。在心肌细胞水平，ROS 酶原如 NOX、非偶联 NOS 和线粒体，都被认为是导致血管和心功能障碍的 ROS 的相关来源。此外，线粒体可放大来自 NOX 的 ROS，从而在心脏病理生理中发挥"氧化还原中枢"的作用。ROS 决定 Ca^{2+} 超载，这一事件通过诱导肥大信号、凋亡、坏死和自噬在收缩功能障碍、心律失常和不适应性心脏重塑过程中起重要作用。氟尿嘧啶及其代谢物可引起冠状动脉血管平滑肌的氧化应激，导致血管痉挛和血栓形成，还可通过破坏线粒体功能和激活细胞凋亡诱导心肌细胞的直接损伤。丙烯醛是环磷酰胺的活性代谢物，通过抑制细胞内谷胱甘肽过氧化酶和超氧化物歧化酶及增加丙二醛引起氧化应激。

（二）心肌细胞死亡

1. 细胞凋亡　真核翻译起始因子 2（GGCN2）是蛋白质代谢过程中关键的调节因子，参与细胞应激、代谢、自噬、炎症等多种反应。研究表明，采用多柔比星诱导小鼠心肌病模型，*GGCN2* 基因敲除小鼠的收缩功能障碍、心肌纤维化、细胞凋亡和氧化应激均较野生型小鼠轻，GGCN2 缺乏可能减弱了 eIF2α 磷酸化和诱导其下游靶点，激活转录因子 4(ATF4)和 C/EBP 同源蛋白（CHOP），并保持抗凋亡因子 Bcl-2 和线粒体解偶联蛋白 2 的表达。化疗药物通过多条途径导致 ROS 增加，ROS 增加通过多条途径导致心肌细胞凋亡。例如，多柔比星治疗后导致 ROS 增加和使血红素氧合酶下调导致心肌细胞凋亡。ROS 增加通过转录因子功能失调、P53 和 Ca^{2+} 处理异常导致心肌细胞凋亡。ROS 增加使转录因子功能失调，通过 Fas/FasL 通路，激活下游 Casp-8 和 Casp-3。转录因子功能失调还导致抗凋亡基因下调，通过 Bax 导致心肌细胞线粒体损伤，线粒体损伤凋亡因子表达增加和激活 Casp-9/Casp-3，导致心肌细胞凋亡。P53 通过 Bax 引起线粒体损伤，Ca^{2+} 处理异常可直接引起线粒体损伤，产生 DNA 碎片，导致心肌细胞凋亡。此外，多柔比星导致血红素下调，使线粒体生物膜异常，导致心肌细胞凋亡。氟尿嘧啶可通过破坏线粒体功能和激活细胞凋亡诱导心肌细胞直接损伤。曲妥珠单抗阻断心肌细胞中的人表皮生长因子受体-2 信号导致 ROS 产生、线粒体功能中断和诱导促凋亡信号，导致心肌细胞凋亡。顺铂处理的心肌细胞出现线粒体异常，如线粒体膜去极化、炎症反应和内质网应激增加，最终刺激 Casp-3 活化并诱导凋亡。三氧化二砷可破坏线粒体嵴和形成线粒体空泡，增加 Bax 和 Casp-3/8 的表达，导致心肌细胞凋亡。

2. 自噬　正常状态下的自噬对维持体内平衡至关重要，心肌细胞的自噬失调与多种心血管疾病有关。自噬形成时，胞质型 LC3 可酶解一小段多肽形成胞质型 LC3（LC3-Ⅰ），LC3-Ⅰ与磷脂酰乙醇胺结合转变为（自噬体）膜型（即 LC3-Ⅱ），因此 LC3-Ⅱ/LC3-Ⅰ比值的大小可估计自噬水平的高低。在多柔比星治疗期间，LC3-Ⅱ/LC3-Ⅰ值表明心肌细胞自噬增加。多柔比星启动了自噬过程，起到了保护作用，但由于过度氧化应激阻碍了溶酶体的降解，甚至导致自噬细胞死亡，原有的保护作用转化为损伤，自噬过程未能完成。在这种情况下，心肌细胞的正常蛋白质降解被破坏，随后泛素化蛋白质的增加导致自噬通量和自噬体的积累。同时，多柔比星抑制溶酶体酸化和自溶酶体降解，从而阻断自噬通量并增强损伤。研究表明，多柔比星通过上调促自噬因子如 p53、p38 MAPK 和 JNK-MAPK 的水平引起心肌细胞自噬。在氟尿嘧啶处理的人心肌细胞中观察到自噬体累积和溶酶体膜渗漏，表明自噬细胞死亡参与了氟尿嘧啶诱导的心脏毒性。三氧化二砷诱导的氧化应激通过 PI3K/Akt/mTOR 信号通路导致自噬体的形成，从而导致心肌损伤。曲妥珠单抗可抑制 Beclin-1、自噬相关基因（ATG）5～12 和 ATG14 的表达而抑制自噬。舒尼替尼是一种酪氨酸蛋白激酶抑制剂，广泛应用于慢性粒细胞白血病和实体瘤。在舒尼替尼处理的 H9C2 细胞中观察到自噬通量的增加，并且证明抑制自噬可减弱这种药物诱导的心脏毒性，表明自噬参与细胞毒性。紫外线辐射抗性相关基因（UV radiation resistance-associated gen，*UVRAG*）可调节自噬体形成、成熟和自噬体溶酶体重组。对 *UVRAG* 缺陷小鼠的研究发现，自噬通量受损，自噬体在心脏内积聚，表明 UVRAG 可能调节自噬体的成熟。An 等评估了 UVRAG 介导的自噬在 DOX 诱导的心脏毒性中的作用，UVRAG 缺乏加重了 DOX 诱导的心脏毒性的自噬通量受损。

3. 心肌细胞坏死及其他死亡方式 与凋亡和自噬不同的是，新的证据表明高剂量或长时间暴露于多柔比星可引发心肌细胞坏死。单次给小鼠腹腔注射多柔比星 25mg/kg 可引起心肌坏死和心功能不全，体外给予多柔比星 2μmol/L 可直接诱导心肌细胞坏死。多柔比星激活可引起受体相互作用丝氨酸/苏氨酸激酶 3 与磷酸化的 CaMK Ⅱ 结合，导致线粒体通透性转换孔开放，最终引起细胞坏死性凋亡。右唑嗪通过抑制 p38 MAPK/NF-κB 减轻多柔比星诱导的炎症和心肌细胞坏死信号。细胞焦亡是一种细胞程序性死亡方式，表现为细胞不断胀大直至细胞膜破裂，导致细胞内容物释放而激活强烈的炎症反应。在多柔比星处理的 H9C2 细胞中发现，IL-1β 和 IL-18 表达增加，激活 Toll 样受体 4，存在 NLRP3 炎性体和半胱天冬酶的激活，表明心肌细胞发生焦亡。Bcl-2 相互作用蛋白 3 是心肌细胞焦亡的上游调节因子，可激活 Casp-3 并导致随后的成孔蛋白（GSDME）裂解。铁死亡是一种非细胞凋亡形式的受调节细胞死亡，其特征在于广泛的脂质过氧化，其可被铁螯合剂或亲脂性抗氧化剂抑制。多柔比星诱导的 ROS 累积和脂质过氧化可导致心肌细胞铁死亡，Toll 样受体 4 和烟酰胺腺嘌呤二核苷酸磷酸氧化酶 4 的激活也被证明可促进多柔比星诱导的心肌细胞铁死亡。通过 NF-E2 相关因子 2（Nrf2）介导的血红素氧合酶-1 上调血红素降解，将多柔比星用于小鼠诱导的心肌病，并使其快速全身累积非血红素铁，表明靶向铁死亡对心肌病预防具有一定的作用。

（三）炎症

个体对低剂量多柔比星治疗的敏感性与炎症反应相关基因的差异表达有关。对多柔比星治疗乳腺癌患者的相关心脏毒性风险进行研究发现，人类白细胞抗原（HLA）区域 9 个基因中 18 个单核苷酸多肽性（SNP）可能与多柔比星心脏毒性相关，多柔比星诱发的心脏毒性敏感性增加与自身免疫和炎症相关基因的失调有关。免疫检查点阻滞剂，即靶向细胞毒性 T 细胞相关蛋白 4（CTLA-4）、程序性死亡受体 1（PD-1）及其配体（PD-L1）的单克隆抗体进行肿瘤免疫治疗，彻底改变了预后不良的多种恶性肿瘤的治疗方法。PD-1 和 PD-L1 在啮齿动物和人类心肌细胞中表达，早期的动物研究表明 CTLA-4 和 PD-1 缺失可引起自身免疫性心肌炎。PD-L1 可能调节效应位点的潜在自身反应性淋巴细胞，从而在限制心脏中 T 细胞的活动中发挥作用，在心脏中 PD-L1 高表达。PD-1 可能是导致自身免疫性疾病的重要受体，小鼠 PD-1 编码基因的破坏可导致扩张型心肌病。心肌炎已成为免疫检查点抑制剂的一种罕见但可能危及生命的不良反应，但由于其低发病率，并且存在多种临床表现形式，对其诊断具有一定的挑战性。在临床试验中，免疫检查点抑制剂介导的心肌炎＜1%，但已报道的病例通常以暴发性为特征，联合治疗导致毒性风险增加。环磷酰胺引起的心脏毒性主要是通过其代谢为丙烯醛，然后导致心肌细胞炎症、ROS 形成，降低 eNOS 的活性。顺铂诱导心脏毒性的机制包括对心肌细胞的直接毒性、炎症反应和血栓形成。

（四）铁代谢

在心肌细胞中，多柔比星集中于线粒体，并增强线粒体铁和细胞 ROS 水平，多柔比星治疗通过线粒体优先铁积累产生心脏毒性。线粒体铁水平受到严格调控，因为铁是合成线粒体中血红素所必需的，但高铁会引起氧化应激。ATP 结合盒转运蛋白 8 是一种线粒体内膜蛋白，参与线粒体铁的输出，在体外和转基因小鼠心脏中促进铁输出，其过度表达可降低线粒体铁和细胞 ROS 的含量，并对多柔比星诱导的心肌病产生保护作用。多柔比星诱导的心肌病患者的线粒体铁水平显著高于其他类型心肌病或心功能正常的患者。这些结果表明，多柔比星的心脏毒性作用是由线粒体铁积累引起的，因此降低线粒体铁水平可以预防多柔比星诱导的心肌病。

（五）其他

抗肿瘤药物的心脏毒性及心肌重塑与 miRNA、G 蛋白偶联受体 35 及内质网应激有关。miRNA 表达谱与心血管疾病如心肌纤维化、肥大、心律失常和心力衰竭相关。一项 20 例接受多柔比星治疗的乳腺癌患者血浆分析结果显示，32 个 miRNA 在心功能不全患者中严重失调。miRNA-320a 在化疗诱导的心脏毒性中起重要作用，多柔比星治疗后，发现 miRNA-320a 在心肌细胞中增加，并且由于其直接靶向血管内皮生长因子 A 而参与多柔比星诱导的心脏毒性。G 蛋白偶联受体 35 属于 G 蛋白偶联受体家族，是一种介导多种生理过程的膜蛋白。体外实验表明，G 蛋白偶联受体 35 的过度表达可降低细胞活力并促进形态变化。多柔比星引起人和小鼠心脏内质网扩张，表明内质网功能障碍与多柔比星诱导的心脏毒性有关，抑制内质网应激是改善多柔比星诱导的心脏毒性的可行方法。多柔比星激活培养心肌细胞和小鼠心脏中的内质网跨膜应激传感器，并激活转录因子 6。

四、抗肿瘤药物心脏毒性的监测

对于开始接受具有心脏毒性风险药物治疗的患者，适当的筛查和风险评估是必不可少的。传统上，二维超声心动图被用来建立 LVEF 的基线值，然后对其进行监测，以检测表现为 LVEF 降低的心脏毒性。由于二维超声心动图较低的敏感性，三维超声心动图和心脏磁共振（CMR）成像等新的成像方式被用于监测心脏毒性。CMR 成像提供了对患者 LVEF 的高度准确、可重复的评估，还提供了进一步的信息，如左心室质量、心肌纤维化和缺血情况。此外，对猪动物模型的 CMR 成像研究表明，CMR 成像可以在 LVEF 受到影响之前检测到多柔比星诱导的心脏毒性的亚临床心肌损伤。这种监测策略允许早期干预，以防止发生不可逆的心脏毒性。此外，患者应接受基线心电图检查以评估心律失常的风险。

监测患者心脏毒性和预测心脏毒性风险的其他策略也在研究中，包括心脏生物标志物和个体化基因筛查。由于系列 CMR 成像研究的缺陷，研究者越来越关注心肌生物标志物的使用，如利用肌钙蛋白、NT-proBNP 和髓过氧化物酶监测心脏毒性及检测 LVEF，以评估无法检测到的亚临床损伤。不同的生物标志物可用于筛选心脏毒性的各种表现，如检测心肌炎的肌钙蛋白，评估血栓栓塞事件的 D-二聚体，以及心力衰竭的 BNP/NT-proBNP。最近有研究小组开始进行全基因组关联研究和候选基因分析，以确定心脏毒性患者的遗传风险因素。有趣的是，在跨膜多柔比星转运中起作用的 ATP 结合盒转运体基因及催化破坏性醛和酮代谢的羰基还原酶基因的单核苷酸多态性被发现与心脏毒性风险增加有关，表明遗传因素确实有助于增加心脏毒性易感性。对患者进行心脏毒性监测应采用多种方式，以确保及早发现毒性，以及进行适当的管理，以防止不可逆的心脏损害。VEGF 抑制剂和表皮生长因子受体酪氨酸激酶抑制剂（TKI）治疗相关心脏毒性的常见监测包括 QT 间期延长和其他表明心律失常或急性心肌梗死的心电图异常，血栓栓塞指标 D-二聚体升高，以及心力衰竭症状，如 BNP 升高。

五、抗肿瘤药物心脏毒性的处理

对于蒽环类药物引起的心脏毒性，特别是心力衰竭，相关研究表明，使用 β 受体阻滞剂和 ACEI 治疗有效。对右雷佐生的研究提供了另一种通过铁螯合和减少 ROS 产生以预防蒽环类药物引起的心脏毒性的策略，发现右雷佐生增加了蒽环类药物的毒性剂量，可在心脏毒性风险呈指数增加之前给儿科患者服用。然而，联合用药时，右雷佐生确实可能降低蒽环类药物的抗肿瘤活性。当计划给予患者高剂量蒽环类药物时，建议使用右雷佐生。对环磷酰胺和烷化剂引起的心脏毒性通常遵循既定的治疗方法，如给予抗心律失常药物治疗，对心脏压塞患者进行心包穿刺，给予心力衰竭患者 ACEI 和 β 受体阻滞剂。对顺铂引起的高血压，可使用 ACEI 及钙通道阻滞剂；对冠心病，使用 ADP 受体抑制剂、硝酸盐和 β 受体阻滞剂；有血栓事件时使用低分子肝素和利伐沙班等进行抗凝。对抗代谢药如氟尿嘧啶及卡培他滨引起的应激性心肌病，停用抗代谢药并加用他汀类药物、阿司匹林及β受体阻滞剂。抗微管剂如紫杉烷具有较低但仍然显著的心脏毒性风险，临床医生必须对其进行监测。对免疫检查点抑制剂引起的相关心肌炎而制定的治疗方案类似于急性器官移植排斥反应，包括立即停用药物，开始使用大剂量类固醇，如果患者对类固醇不敏感，则使用非类固醇免疫抑制剂，并最终逐渐减少类固醇免疫抑制剂的使用。CAR-T疗法最常见和最显著的副作用之一是细胞因子释放综合征，其临床特征为发热、流感样症状、循环性休克和低血压，甚至多器官衰竭。继发于CAR-T疗法的细胞因子释放综合征存在大量IL-6释放，托西利珠单抗作为抗IL-6的单克隆抗体，可在发生细胞因子释放综合征的严重病例中使用。

六、总　　结

抗肿瘤的主要药物，如烷化剂、抗代谢剂、铂剂和抗微管剂，都表现出心脏毒性作用，如心律失常、心力衰竭和心肌缺血。由于缺乏明确的指南，肿瘤学和心脏病学医生密切合作、共同对患者管理的重要性逐步凸显，包括患者风险分析、心脏毒性筛查、肿瘤治疗方案管理及治疗相关心脏毒性的急慢性临床表现。靶向抗肿瘤药物的快速发展极大地扩展了有效治疗多种恶性肿瘤的能力，同时也要求充分了解这些治疗的相关毒性。肿瘤治疗相关的心脏毒性仍然是一个主要的挑战，对肿瘤治疗及相关心脏毒性的监测和管理必不可少。积极监测患者的心功能，一旦出现心脏毒性迹象，进行早期干预，并为患者提供高级别护理。虽然抗肿瘤药物心脏毒性的管理是一个研究热点，但目前循证医学证据较少。进行抗肿瘤药物相关心脏毒性的基础研究，了解抗肿瘤药物心脏毒性与心肌重塑的关系，并进行临床转化，对肿瘤患者治疗有重要意义。开展多中心、前瞻性的大规模临床研究，提供更充分的循证医学证据，对抗肿瘤药物心脏毒性的指南制定有重要价值。

（胡　茜　陈章荣　郝应禄）

第九节　大气污染与心肌重塑

2017年全球疾病负担研究结果显示，大气污染所导致的全球超额死亡人数高达每年490万，伤残调整寿命·年约为1.5亿人·年。全球每年460万人的死亡归因于颗粒物污染。颗粒物是研究最充分，也是最重要的大气污染物。大气污染分为室外大气污染和室内空气污染，室外大气污染导致的死亡约占总空气污染的2/3。大气污染导致的疾病负担在发展中国家和贫困国家尤为严重，全球99%的室内空气污染导致的死亡及89%的室外大气污染导致的死亡均发生在发展中国家和贫困国家。2017年，颗粒物污染是我国居民死亡和伤残调整寿命年的第四位危险因素，仅次于高血压、吸烟和高盐饮食。我国每年113万人的死亡归因于颗粒物污染，伤残调整寿命·年约占7%，危害超过了高血糖、LDL-C升高和体重指数升高。颗粒物污染导致的死亡约50%与心血管疾病相关。大气污染既是全球性的严重公共卫生问题，也是对我国民众健康提出严峻挑战的问题。心血管疾病是严重危害我国居民健康的主要疾病，其患病率多年来处于持续上升趋势。大气污染导致的死亡主要为心血管病死亡，大气污染增加了心血管疾病发病及死亡风险，大量研究表明大气污染已成为一项可干预的重要的心血管疾病危险因素。近年来，大气污染与心血管疾病的相关研究取得了许多进展。

一、主要大气污染物的种类、来源及质量标准

大气污染物由气态污染物和颗粒物组成。气态污染物包括 NO_2、O_3、SO_2、NO 和 CO 等。部分气态污染物除了自身的毒性外，还可发生复杂的光化学反应，产生二次污染，促进 O_3 和 PM2.5 的形成。根据空气动力直径，颗粒物分为总悬浮颗粒物、可吸入颗粒物、细颗粒物三类。①总悬浮颗粒物：为空气动力学当量直径≤100μm 的颗粒物统称；②可吸入颗粒物：为空气动力学当量直径≤10μm 的颗粒物统称，又称 PM10；③细颗粒物：为空气动力学当量直径≤2.5μm 的颗粒物统称，又称 PM2.5。目前研究最深入、监测范围最广泛的是 PM2.5 和 PM10。颗粒物导致的健康危害也与其化学组分有关。PM2.5 的化学成分中对血压有重要影响的是元素碳、有机碳、氟离子、氯离子、镍、镁、铅、锌和砷等，对心血管生物标志物有重要影响的是锰、硝酸根、锌、钴、氯离子、二次有机碳和铝等。大气污染物来源在不同地域区间差异较大。在乡村，生物质燃烧、扬尘等是造成污染物的主要来源；在大城市，道路交通和工业是造成污染物的主要来源。我国颗粒物污染的主要来源是扬尘、交通排放、生物质燃烧、化石燃料燃烧、工业排放和二次无机气溶胶。不同地理区域间也存在差异。我国东部和西南部的污染物来源是二次无机气溶胶，北部、东北部和中部的首位污染物来源是工业排放，南部的污染物来源是交通排放，西北部的污染物来源则是扬尘。室内空气污染与室外大气污染密不可分。室内空气污染是对人体健康的严重威胁。室内空气污染导致的健康损害大部分源自室外大气污染。2017 年全球有 164 万人死亡归因于室内空气污染。部分室外大气污染物也可通过各种方式进入室内，所以尽管在室内仍可受到大气污染物的影响。一项欧洲的研究表明，全球室内空气污染造成的疾病负担中，60%归因于室内和室外气体交换带来的 PM2.5 污染。此外，在室内烹饪、吸烟、燃烧煤炭等也是室内空气污染的重要来源。WHO 制定了空气质量准则值，此外，还确定了过渡时期目标值，旨在通过采取连续、持久的污染控制措施，逐步实现空气质量的改善。过渡时期目标值有助于各国评价在逐步减少人群颗粒物暴露的艰难过程中所取得的进展。

二、大气污染与心血管疾病死亡

目前研究已经证实，PM10 和 PM2.5 浓度升高都可增加心血管疾病的死亡风险。即使在 PM2.5 浓度<$10μg/m^3$ 的极低水平，这种关系仍旧存在。较高暴露水平和较低暴露水平的暴露反应关系不一致。在高浓度暴露下，与低浓度颗粒物暴露相比，颗粒物单位浓度增加产生的超额死亡的短期效应较弱。然而，对于全因死亡和心血管疾病死亡，在高浓度暴

露下，与低浓度颗粒物暴露相比，颗粒物单位浓度增加的慢性健康效应较强。PM2.5 短期暴露每增加 $10\mu g/m^3$，非意外全因死亡风险平均增加 1%，心血管疾病死亡风险平均增加 0.8%。一项包括我国在内的 PM2.5 年平均浓度从 $4.1\mu g/m^3$ 到 $116.9\mu g/m^3$、涉及 24 个国家的研究结果显示，PM2.5 平均水平 2 天内每增加 $10\mu g/m^3$，每天心血管疾病死亡风险即增加 0.55%，而 PM10 平均水平 2 天内每增加 $10\mu g/m^3$，每天心血管疾病死亡风险增加 0.36%。涵盖我国 17 个城市的一项荟萃分析汇总了 36 项关于短期暴露效应的研究，PM2.5 浓度在 $39\sim177\mu g/m^3$。研究发现，短期 PM2.5 暴露每增加 $10\mu g/m^3$，心血管疾病死亡风险增加 0.63%，非意外死亡风险增加 0.4%。而短期 PM10 暴露每增加 $10\mu g/m^3$，对应的心血管疾病死亡风险和非意外死亡风险都增加 0.36%。我国 272 个城市的死亡数据显示，NO_2 造成的心血管疾病死亡与颗粒物相似，NO_2 平均浓度 2 天内每增加 $10\mu g/m^3$，心血管疾病死亡风险和非意外死亡风险均可增加 0.9%。CO 平均浓度 2 天内每增加 $1mg/m^3$，可使心血管疾病死亡风险增加 1.12%，但 PM2.5 浓度调整后不再有统计学意义。大气污染长期累积产生的心血管疾病超额死亡更不容忽视。一项系统综述纳入了 25 个国内外队列研究，随访时间为 $3\sim35$ 年，结果显示，PM2.5 长期暴露每增加 $10\mu g/m^3$，全因死亡风险平均增加 6%，心血管疾病死亡风险平均增加 11%。美国妇女健康行动研究纳入了超过 65 000 例绝经期妇女，中位随访时间为 6 年，观察发现 PM2.5 年均暴露浓度每增加 $10\mu g/m^3$，心血管疾病死亡风险增加 76%。我国关于大气污染长期暴露的研究数据还不充分，但近年来关于 PM2.5 的研究提示，我国人群中，PM2.5 长期暴露增加心血疾病死亡风险的作用可能强于欧美人群。

三、大气污染与心肌重塑

各种心脏结构或功能性疾病，包括糖尿病、冠心病、高血压、肥胖和代谢综合征等最终可累及心脏的疾病，以及有酗酒史、风湿热史、服用心脏毒性药物史及家族性心肌病史等都会造成心肌重塑。动物实验研究发现，短期接触 PM2.5 颗粒物严重影响心肌重塑，可影响心血管疾病的预后。目前大气污染与心肌重塑的研究不多，其机制尚未完全清楚，可能与大气污染导致氧化应激增强、炎症反应、交感神经系统激活及肠道菌群失调有关。

（一）氧化应激增强

ROS 簇如羟自由基和超氧负离子可导致蛋白、DNA 和膜磷脂氧化，氧化应激在心肌重塑中所起的作用日益受到重视。在生理状态下，ROS 簇的毒性效应可以被谷胱甘肽过氧化物酶、超氧化物歧化酶、过氧化氢酶及其他非酶抗氧化剂清除。但当 ROS 的产生超过抗氧化剂的防御能力时，氧化应激即对生物组织产生功能和结构上的破坏效应，导致心肌收缩力下降及结构损伤。ROS 更主要的作用是作为一个信号分子对生长、凝血因子、激素、细胞因子和氧分压改变做出反应。MMP 是 ROS 下游靶点之一，MMP 表达于大量细胞和组织中并广泛地降解 ECM 蛋白，MMP 在正常组织重塑中发挥重要的作用，如细胞侵袭、迁移、增殖和凋亡等，并参与多种发育过程，如血管发生、血管分支形态形成、创伤愈合及 ECM 降解。ROS 可激活心肌成纤维细胞 MMP，MMP 在衰竭心肌细胞中活力增强，TIMP 具有限制心肌重塑的作用。由于 ROS 对 MMP 的激活作用，有学者提出了 ROS 的过多产生、过度激活 MMP 导致心肌重塑的学说，持续的 MMP 激活可能通过提供一个异常的细胞外环境影响心肌的结构。

接触 PM2.5 颗粒物可引起氧化应激反应。巨噬细胞吞噬 PM2.5 颗粒物可产生高浓度的 ROS，而 ROS 可影响血管通透性，使颗粒物进入血液导致血管损伤，也可触发内皮细胞的吞噬作用，但颗粒物不能被消化，被溶酶体包埋的颗粒物在细胞质中积累，从而导致更强的氧化应激，最终导致细胞凋亡。动物实验表明，暴露于超细颗粒的小鼠相对于过滤空气或者细颗粒环境而言，血浆抗炎能力受到抑制，导致更强的全身性氧化应激反应。体内、体外实验发现，小鼠巨噬细胞对柴油废气中的颗粒污染物表现出强烈的反应，可能通过氧化应激介导了全身血管反应，这种氧化作用是长期的，可能通过某种途径传递给下一代。这些发现为大气污染通过增强过氧化应激反应引起心肌重塑有关的假设提供了理论依据。目前有一些抗氧化剂对心肌重塑干预的研究报道，但尚需更多的实验证实，尤其是临床实验研究。

（二）炎症反应

越来越多的研究显示，炎症反应在心肌重塑的过程中发挥了重要作用，对异常免疫炎症反应的调节可能是改善心肌重塑的有效方法。炎症是诱发心肌重塑的重要因素，在多种心血管疾病中，心肌纤维化与炎症反应常常并存于同一病变部位。炎症反应激活后释放多种炎症因子，进而激活心肌成纤维细胞，导致心肌细胞坏死、变性，胶原代谢异常，从而引起心肌纤维化等病理变化。1990 年，Leslie 等首次提出炎症细胞与左心室纤维化密切相关，在 CVB3 感染的 A/J 小鼠急性炎症的早期，出现了低水平的心肌纤维化，但随着炎症反应加重，大量淋巴细胞浸润病变损伤部位及心肌组织。大量巨噬细胞浸润是导致心肌重塑的重要原因，M1/M2 型巨噬细胞比例的动态变化与心肌纤维化、炎症反应和血管生成的调节有关。γ 干扰素诱导活化的 M1 型巨噬细胞通过与 TNF-α 结合介导 Th1 方向的极化免疫反应；相反，由 IL-4 或 IL-13 诱导的 M2 型巨噬细胞表达大量 IL-10，通常介导 Th2 方向的极化免疫反应。在心肌纤维化的过程中，趋化因子介导的巨噬细胞募集对纤维化的发展至关重要。巨噬细胞与成纤维细胞的相互作用是改善心肌纤维化的潜在机制。

接触大气污染颗粒物与循环中 C 反应蛋白升高有关，长期接触大气污染物与 C 反应蛋白关系更为密切，体内炎性介质增多可能是大气污染损害心血管健康的重要因素。一项系统性回顾研究发现，在大气污染环境下锻炼会增加呼吸和全身炎症反应的标志物水平，可损害血管功能和增加动脉压。接触柴油废气颗粒污染物可引起体内炎性介质水平的急剧升高，颗粒污染物进入肺部后可引起肺内炎症细胞的激活，而且巨噬细胞吞噬颗粒物后分泌多种生长因子如 FGF 和 PDGF 等，以及细胞因子如 IL-1 和 TNF-α 等，进而调控成纤维细胞增殖和活化。巨噬细胞可分泌成纤维细胞失活抑制介质，并能清除凋亡的成纤维细胞，进而抑制成纤维细胞活化，通过调节 MMP/ TIMP 间的平衡调控 ECM 重塑，引发局部、全身炎症反应，参与心肌重塑过程，最终作用于血管，引起心血管损害，导致心血管疾病。此外，也有多项研究证明，通过抑制 MCP-1 可显著减少巨噬细胞浸润，改善心肌纤维化。随着研究的不断深入，各种临床和实验研究不断有证据证明大气污染可能通过免疫炎症反应参与心肌重塑。

（三）交感神经系统激活

接触 PM2.5 颗粒物不仅可导致持续的炎症和氧化应激，还可使自主神经系统激活。自主神经功能可体现在心率变异性上，PM2.5 颗粒物暴露与心率变异性的降低和心率的增加有关，在夜间关联表现更明显。儿茶酚胺是交感神经产生的神经递质，在调节血压和心率方面有重要作用。美国一项关于大气污染与儿茶酚胺关系的研究显示，尿多巴胺、肾上腺素水平与长期接触大气污染物浓度水平显著相关。交感神经末梢与心肌形成突触联系，去甲肾上腺素是释放的主要神经递质之一，一系列突触前受体调控了交感神经对去甲肾上腺素的释放。激动 Ang-Ⅱ的血管紧张素 1 型（AT1）受体和突触前 β_2 受体都可以促进去甲肾上腺素的释放，而胆碱能受体和 α_2 受体则抑制去甲肾上腺素的释放。在缺血状态时腺苷 A_1 受体与组胺 H_3 受体激活可以抑制载体介导的去甲肾上腺素释放，而缓激肽受体与 AT-1、AT-2 激活则促进去甲肾上腺素的释放。交感神经受到损伤后，出现沃勒变性，然后神经鞘细胞增生与轴突再生。神经周围组织表达的 NGF 与其他神经营养因子是诱发神经生长的主要因素，巨噬细胞分泌的 IL-1 也可以加强局部 NGF 的表达。NGF 是神经营养因子家族代表成员，对交感神经的分化、存活、突触功能调控和生长都有重要作用。组织内交感神经的密度很大程度上由 NGF 表达水平决定，NGF 基因敲除使交感神经密度下降 50%，而 NGF 高表达将使心脏内交感神经密度增加、心脏去甲肾上腺素储备增加、心脏扩大。心脏内交感神经纤维分布十分广泛，近年发现许多心脏疾病伴有交感神经分布、密度及面积改变。交感神经重塑与心肌组织重塑、电重塑相互影响。这些发现为接触大气污染物与交感神经系统激活引起心肌重塑有关的假设提供了依据。对交感神经重塑进行干预可能成为心肌重塑治疗的一个新方向。

（四）肠道菌群失调

越来越多的研究显示肠道菌群与心血管疾病关系密切。有研究表明，膳食中的 L-肉碱和胆碱可以利用肠道微生物代谢为三甲胺（trimethylamine，TMA）。TMA 被吸收入血并通过门静脉循环进入肝脏，并迅速被肝脏黄素单加氧酶氧化为氧化三甲胺（trimethylamine oxide，TMAO）。Cui 等研究发现，慢性心力衰竭患者的肠道菌群中与色氨酸代谢、脂多糖合成、脂类代谢及 TMAO 生成相关的细菌基因显著增加，且细菌胆碱三甲胺裂解酶基因也显著增加。多项研究表明，升高的 TMAO 水平与心血管不良结果的风险增加有关，包括心脏病发作和死亡风险。在心肌梗死的小鼠模型中，TMAO 和高胆碱饲料对小鼠心功能和心肌纤维化均有明显影响，其机制可能通过促进成纤维细胞向肌成纤维细胞的转化，从而激活 TGF-βR Ⅰ/Smad-2 通路，TMAO 增加 TGF-βR Ⅰ 的表达，促进 Smad-2 磷酸化，上调 α-SMA 和 Ⅰ 型胶原的表达，降低新生鼠成纤维细胞中 TGF-βR Ⅰ 的泛素化，TMAO 还能抑制泛素调节因子 2 的表达。Li 等研究也证实，TMAO 可以直接引起心肌肥厚和纤维化，TAC 诱导的大鼠心肌肥厚模型血浆中 TMAO 水平显著升高，TMAO 在体内外直接刺激心肌肥厚和纤维化，抗体治疗可降低 TAC 大鼠血浆中 TMAO 水平，减轻心肌肥厚，在 TMAO 诱导的心肌肥厚中，Smad-3 信号被激活，Smad-3 抑制剂 SIS3 对 Smad-3 的抑制作用可减弱 TMAO 所致的心肌肥厚。对于 TAC 致心力衰竭的小鼠模型，给予高胆碱或含有 TMAO 的饮食 12

周后，评估心脏和血管纤维化及心脏脑钠素、胆碱和 TMAO 水平的血样。与对照组相比，给予含有 TMAO 或胆碱饮食的小鼠表现为肺水肿、心脏增大和左心室射血分数明显降低，心肌纤维化也明显增强。

Chen 等进行的一项关于大气污染与肠道微生物的研究表明，使用自发性高血压大鼠研究与污染物暴露相关的肠道微生物群的变化，自发性高血压大鼠接触大气污染 30 天改变了大鼠肠道菌群的多样性，微生物多样性与污染物暴露呈负相关。从相对丰度来看，普氏杆菌肠型的数量显著下降，而 TMAO 的血浆浓度与普氏杆菌肠型有关，微生物可以通过三甲胺/TMAO 途径影响心血管。大气污染物对生物体的影响不仅限于呼吸道，还包括胃肠道。污染物可能影响肠道微生物群并促进心血管疾病的进展。因此，大气污染可能通过影响肠道微生物菌群分布影响心肌重塑。

（五）DNA 甲基化

DNA 甲基化是表观遗传学修饰中最重要的形式，参与细胞增殖、分化、凋亡等多种生物学过程。DNA 甲基化修饰主要是指在 DNA 甲基转移酶的作用下，由 S-腺苷甲硫氨酸提供甲基，与基因组 DNA 胞嘧啶上的第 5 位碳原子发生共价结合形成 5-甲基胞嘧啶，调控基因转录活性，最终改变生物学功能。多项研究使用全基因组甲基化分析方法，揭示长期或短期环境大气污染可导致不同 DNA 位点的甲基化。

近年来，表观遗传学被认为是环境暴露和心血管疾病发展之间的一个介质，可能为环境与基因相互作用的桥梁。一项全基因组关联研究显示，在人群中大气污染物浓度与基因组区域的 DNA 甲基化有关，多项研究显示，接触 PM2.5 颗粒物与促炎基因 *LINE-1* 的甲基化减少显著相关。多项研究表明，异常的 DNA 甲基化修饰与心肌重塑的发生、发展相关，其主要作用可能通过调控成纤维细胞增殖、分化过程及 ECM 相关基因的表达实现。

四、大气污染个体防护措施

采取有效的个人防护措施可以降低个体污染物暴露水平。多项交叉随机对照临床试验对采取个体防护措施以减轻心血管损害的效果进行了评价，这些研究所评价的个体防护措施主要分为两类，即空气净化器和口罩，干预时长从数小时到数周不等。全部研究均采用心血管疾病相关的替代终点，包括心率、血压及其变异性、微血管血流和功能、心电图改变、炎性标志物、内皮功能、凝血功能标志物和代谢产物、呼出气体中反映氧化应激的指标等。结果提示，采取个体防护措施可有效降低个体大气污染暴露水平至本底水平的一半左右，有些研究中替代终点得到改善，但各项研究的结论并不完全一致。目前尚无评价个人防护措施对预防主要心血管事件等临床结局作用的随机对照研究。

五、建　　议

降低大气污染最根本的措施是消除或减少污染源的排放，这需要社会各界的共同努力。

2013 年以来，我国先后发布并实施了《大气污染防治行动计划》和《打赢蓝天保卫战三年行动计划》，环境空气质量持续改善。2017 年大气污染调查显示全国地级及以上城市 PM10 平均浓度比 2013 年下降 22.7%；京津冀、长三角、珠三角等重点区域 PM2.5 平均浓度分别比 2013 年下降 39.6%、34.3%、27.7%，重污染天数明显减少，降低了大气污染对公众健康的影响。尽管如此，现阶段我国京津冀及周边、汾渭平原和长江三角洲等地大气污染仍然比较严重，需要持续开展大气污染综合防治。医务人员应积极宣传关于大气污染与心血管疾病的科普知识，提高公众的环保意识，同时积极宣传公共卫生政策、政府环保政策，降低个体对大气污染物的暴露水平，减轻大气污染造成的心血管损害。

（鲍海龙 李 伟）

参 考 文 献

陈灏珠，陈果为，2009. 实用内科学. 第 13 版. 北京：人民卫生出版社.

韩科强，门素珍，刘巍，等，2016. 免疫细胞在心肌重塑中的作用. 国际免疫学杂志，39（3）：254-257.

张运，2018. 冠心病分型的新思考. 中华心血管病杂志，46（11）：831-832.

Abecasis J，Gomes Pinto D，Ramos S，et al，2021. Left ventricular remodeling in degenerative aortic valve stenosis. Curr Probl Cardiol，46（5）：100801.

Alvi RM，Frigault MJ，Fradley MG，et al，2019. Cardiovascular events among adults treated with chimeric antigen aeceptor T-cells（CAR-T）. J Am Coll Cardiol，74（25）：3099-3108.

Ammirati E，Cipriani M，Moro C，et al，2018. Clinical presentation and outcome in a contemporary cohort of patients with acute myocarditis：multicenter Lombardy Registry. Circulation，138（11）：1088-1099.

An L，Hu XW，Zhang S，et al，2017. UVRAG deficiency exacerbates doxorubicin-induced cardiotoxicity. Sci Rep，22（7）：43251.

Anzai A，Mindur JE，Halle L，et al，2019. Self-reactive CD4（+）IL-3（+）T cells amplify autoimmune inflammation in myocarditis by inciting monocyte chemotaxis. J Exp Med，216（2）：369-383.

Asawaeer M，Barton D，Radio S，et al，2018. Tyrosine kinase inhibitor-induced acute myocarditis，myositis，and mardiogenic mhock. Methodist Debakey Cardiovasc J，14（3）：e5-e6.

Baci D，Bosi A，Parisi L，et al，2020. Innate immunity effector cells as inflammatory drivers of cardiac fibrosis. Int J Mol Sci，21（19）：7165.

Balmforth C，Simpson J，Shen L，et al，2019. Outcomes and effect of treatment according to etiology in HFrEF：an analysis of PARADIGM-HF. JACC Heart Fail，7（6）：457-465.

Bansal SS，Ismahil MA，Goel M，et al，2019. Dysfunctional and proinflammatory regulatory T-lymphocytes are essential for adverse cardiac remodeling in ischemic cardiomyopathy. Circulation，139（2）：206-221.

Bordonaro V，Larici AR，Franchi P，et al，2021. Imaging of cardiopulmonary involvement in systemic immune-mediated diseases：a comprehensive review. J Thorac Imaging，36（3）：W35-W51.

Bouabdallaoui N，El-Hamamsy I，Pham M，et al，2018. Aortic regurgitation in patients with a left ventricular assist device：a contemporary review. J Heart Lung Transplant，37（11）：1289-1297.

Bouin A，Gretteau PA，Wehbe M，et al，2019. Enterovirus persistence in cardiac cells of patients with idiopathic dilated cardiomyopathy is linked to 5' terminal genomic RNA-deleted viral populations with viral-encoded proteinase activities. Circulation，139（20）：2326-2338.

Bracamonte-Baran W，Čiháková D，2017. Cardiac autoimmunity：myocarditis. Adv Exp Med Biol，1003：187-221.

Carrasco R，Castillo RL，Gormaz JG，et al，2021. Role of oxidative stress in the mechanisms of anthracycline-induced cardiotoxicity：effects of preventive strategies. Oxid Med Cell Longev，2021：8863789.

Chen D，Xiao C，Jin H，et al，2019. Exposure to atmospheric pollutants is associated with alterations of gut microbiota in spontaneously hypertensive rats. Exp Ther Med，18（5）：3484-3492.

Chen R，Yin P，Meng X，et al，2018. Associations between ambient nitrogen dioxide and daily cause-specific mortality：evidence from 272 Chinese Cities. Epidemiology，29（4）：482-489.

Chen X，Xu S，Zhao C，et al，2019. Role of TLR4/NADPH oxidase 4 pathway in promoting cell death through autophagy and ferroptosis during heart failure. Biochem Biophys Res Commun，516（1）：37-43.

Chester AH，Grande-Allen KJ，2020. Which biological properties of heart valves are relevant to tissue engineering? Front Cardiovasc Med，21（7）：63.

Curigliano G，Lenihan D，Fradley M，et al，2020. Management of cardiac disease in cancer patients throughout oncological treatment：ESMO consensus recommendations. Ann Oncol，31（2）：171-190.

De Lorenzis E，Gremese E，Bosello S，et al，2019. Microvascular heart involvement in systemic autoimmune diseases：The purinergic pathway and therapeutic insights from the biology of the diseases. Autoimmun Rev，18（4）：317-324.

Dick SA，Macklin JA，Nejat S，et al，2019. Self-renewing resident cardiac macrophages limit adverse remodeling following myocardial infarction. Nat Immunol，20（1）：29-39.

Djordjevic DB，Koracevic G，Djordjevic AD，et al，2021. Diabetic cardiomyopathy：clinical and metabolic approach. Curr Vasc Pharmacol，19（5）：487-498.

Duan L，Rao X，Sigdel KR，2019. Regulation of inflammation in autoimmune disease. J Immunol Res，7403796.

Dwyer KD，Coulombe KLK，2021. Cardiac mechanostructure：using mechanics and anisotropy as inspiration for developing epicardial therapies in treating myocardial infarction. Bioact Mater，6（7）：2198-2220.

Fang X，Wang H，Han D，et al，2019. Ferroptosis as a target for protection against cardiomyopathy. Proc Natl Acad Sci USA，116（7）：2672-2680.

Ferreira VM，Schulz-Menger J，Holmvang G，et al，2018. Cardiovascular magnetic resonance in nonischemic myocardial inflammation：expert recommendations. J Am Coll Cardiol，72（24）：3158-3176.

Frangogiannis NG，2019. Cardiac fibrosis：Cell biological mechanisms，molecular pathways and therapeutic opportunities. Mol Aspects Med，65：70-99.

Frisk M，Le C，Shen X，et al，2021. Etiology-dependent impairment of diastolic cardiomyocyte calcium homeostasis in heart failure with preserved ejection fraction. J Am Coll Cardiol，77（4）：405-419.

Galán-Arriola C，Lobo M，Vílchez-Tschischke JP，et al，2019. Serial magnetic resonance imaging to identify early stages of anthracycline-induced cardiotoxicity. J Am Coll Cardiol，73（7）：779-791.

Ganatra S，Carver JR，Hayek SS，et al，2019. Chimeric antigen receptor T-cell therapy for cancer and heart：JACC council perspectives. J Am Coll Cardiol，74（25）：3153-3163.

Gao C，Zhao D，Wang J，et al，2019. Clinical significance and correlation of miR-21 expression and the neutrophil-lymphocyte ratio in patients with acute myocardial infarction. Clinics（Sao Paulo），74：e1237.

GBD 2017 Risk Factor Collaborators，2018. Global，regional，and national comparative risk assessment of 84 behavioural，environmental and occupational，and metabolic risks or clusters of risks for 195 countries and territories，1990–2017：a systematic analysis for the Global Burden of Disease Study. Lancet，392（10159）：1923-1994.

Gil-Cruz C，Perez-Shibayama C，De Martin A，et al，2019. Microbiota-derived peptide mimics drive lethal inflammatory cardiomyopathy. Science，366（6467）：881-886.

Gondalia R，Baldassari A，Holliday KM，et al，2019. Methylome-wide association study provides evidence of particulate matter air pollution-associated DNA methylation. Environ Int，132：104723.

gunbiade TA，Zaghlol RY，Barac A，2019. Heart failure in relation to tumor-targeted therapies and immunotherapies. Methodist Debakey Cardiovasc J，15（4）：250-257.

Hajat A，Diez Roux AV，Castro-Diehl C，et al，2019. The association between long-term air pollution and urinary catecholamines：evidence from the multi-ethnic study of atherosclerosis. Environ Health Perspect，127（5）：57007.

Hallow KM，Helmlinger G，Greasley PJ，et al，2018. Why do SGLT2 inhibitors reduce heart failure hospitalization？ A differential volume regulation hypothesis. Diabetes Obes Metab，20（3）：479-487.

Han X，Boisvert WA，2015. Interleukin-10 protects against atherosclerosis by modulating multiple atherogenic macrophage function. Thromb Haemost，113（3）：505-512.

Hare JM，DiFede DL，Rieger AC，et al，2017. Randomized comparison of allogeneic versus autologous mesenchymal stem cells for nonischemic dilated cardiomyopathy：POSEIDON-DCM trial. J Am Coll Cardiol，69（5）：526-537.

Heymans S，Eriksson U，Lehtonen J，et al，2016. The quest for new approaches in myocarditis and inflammatory cardiomyopathy. J Am Coll Cardiol，68（21）：2348-2364.

Hoffmann M，Kleine-Weber H，Schroeder S，et al，2020. SARS-CoV-2 cell entry depends on ACE2 and TMPRSS2 and is blocked by a clinically proven protease inhibitor. Cell，181（2）：271-280.

Hoit BD，2020. Atrial functional mitral regurgitation. Curr Opin Cardiol，35（5）：474-481.

Hou X，Chen G，Bracamonte-Baran W，et al，2019. The cardiac microenvironment instructs divergent monocyte fates and functions in myocarditis. Cell Rep，28（1）：172-189.

Howsmon DP，Sacks MS，2021. On valve interstitial cell signaling：The link between multiscale mechanics and mechanobiology. Cardiovasc Eng Technol，12（1）：15-27.

Hu HH，Chen DQ，Wang YN，et al，2018. New insights into TGF-β/Smad signaling in tissue fibrosis. Chem Biol Interact，25（292）：76-83.

Huang C，Wang Y，Li X，et al，2020. Clinical features of patients infected with 2019 novel coronavirus in Wuhan，China. Lancet，395（10223）：497-506.

Imanaka-Yoshida K，2020. Inflammation in myocardial disease：from myocarditis to dilated cardiomyopathy. Pathol Int，270（1）：1-11.

Jerusalem G，Lancellotti P，Kim SB，2019. HER2+ breast cancer treatment and cardiotoxicity：monitoring and management. Breast Cancer Res Treat，177（2）：237-250.

Jia G，Aroor AR，Hill MA，et al，2018. Role of renin-angiotensinaldosterone system activation in promoting cardiovascular fibrosis and stiffness. Hypertension，72（3）：537-548.

Jia G，Hill MA，Sowers JR，2018. Diabetic cardiomyopathy：an update of mechanisms contributing to this clinical entity. Circ Res，122（4）：624-638.

Kagiyama N，Mondillo S，Yoshida K，et al，2020. Subtypes of atrial functional mitral regurgitation：imaging insights into their mechanisms and therapeutic implications. JACC Cardiovasc Imaging，13（3）：820-835.

Kheiri B，Abdalla A，Osman M，et al，2018. Meta-analysis of carvedilol for the prevention of anthracycline-induced cardiotoxicity. Am J Cardiol，122（11）：1959-1964.

Koleini N，Nickel BE，Edel AL，et al，2019. Oxidized phospholipids in doxorubicin-induced cardiotoxicity. Chem Biol Interact，303：35-39.

Kraft L，Erdenesukh T，Sauter M，et al，2019. Blocking the IL-1β signalling pathway prevents chronic viral myocarditis and cardiac remodeling. Basic Res Cardiol，114（2）：11.

Lam CSP，Ramasundarahettige C，Branch KRH，et al，2022. Efpeglenatide and clinical outcomes with and without concomitant sodium-glucose co-transporter-2 inhibition use in type 2 diabetes：exploratory analysis of the AMPLITUDE-O trial. Circulation，145（8）：565-574.

Le RQ，Li L，Yuan W，et al，2018. FDA approval summary：Tocilizumab for treatment of chimeric antigen receptor T cell-induced severe or life-threatening cytokine release syndrome. Oncologist，23（8）：943-947.

Lee MK，Xu CJ，Carnes MU，et al，2019. Genome-wide DNA methylation and long-term ambient air pollution exposure in Korean adults. Clin Epigenetics，11（1）：37.

Lee TM，Harn HJ，Chiou TW，et al，2019. Preconditioned adipose-derived stem cells ameliorate cardiac fibrosis by regulating macrophage polarization in infarcted rat hearts through the PI3K/STAT3 pathway. Lab Invest，99（5）：634-647.

Leemasawat K，Phrommintikul A，Chattipakorn SC，et al，2020. Mechanisms and potential interventions associated with the cardiotoxicity of ErbB2-targeted drugs：insights from *in vitro*，*in vivo*，and clinical studies in breast cancer patients. Cell Mol Life Sci，77（8）：1571-1589.

Levelt E，Gulsin G，Neubauer S，et al，2018. Mechanisms in endocrinology：diabetic cardiomyopathy：pathophysiology and potential metabolic interventions state of the art review. Eur J Endocrinol，178（4）：R127-R139.

Li S，Zhao H，Wang Y，et al，2019. Arsenic-induced cardiotoxicity correlates with mitochondrial damage and trace elements imbalance in broiler chickens. Poult Sci，98（2）：734-744.

Li ZH，Wu ZY，Yan JY，et al，2019. Gut microbe-derived me-tabolite trimethylamine N-oxide induces cardiac hypertrophyand fibrosis. Lab Invest，99（3）：346-357.

Ling H，Guo Z，Shi Y，et al，2020. Serum exosomal MiR-21，MiR-126，and PTEN are novel biomarkers for diagnosis of acute coronary syndrome. Front Physiol，11：654.

Liu C，Chen R，Sera F，et al，2019. Ambient particulate air pollution and daily mortality in 652 cities. N Engl J Med，381（8）：705-715.

Liu C，Yin P，Chen R，et al，2018. Ambient carbon monoxide and cardiovascular mortality：a nationwide time-series analysis in 272 cities in China. Lancet Planet Health，2（1）：e12-e18.

Liu W，Gong W，He M，et al，2018. Spironolactone protects against diabetic cardiomyopathy in streptozotocin-induced diabetic rats. J Diabetes Res，2018：9232065.

Ma G，Zhao H，Fei Y，et al，2019. Autoimmune diseases may increase adverse cardiovascular events after percutaneous coronary intervention：a systematic review and meta-analysis. Heart Lung Circ，28（10）：1510-1524.

Ma W，Wei S，Zhang B，et al，2020. Molecular mechanisms of cardiomyocyte death in drug-induced cardiotoxicity. Front Cell Dev Biol，3（8）：434.

Madureira J，Brancher EA，Costa C，et al，2019. Cardio-respiratory health effects of exposure to traffic-related air pollutants while exercising outdoors：a systematic review. Environ Res，178：108647.

Manaresi E，Gallinella G，2019. Advances in the development of antiviral strategies against parvovirus B19. Viruses，11（7）：659.

Marsico F，Paolillo S，Gargiulo P，et al，2020. Effects of glucagon-like peptide-1 receptor agonists on major cardiovascular events in patients with type 2 diabetes mellitus with or without established cardiovascular disease：a meta-analysis of randomized controlled trials. Eur Heart J，41（35）：3346-3358.

Maruyama T，Takashima H，Oguma H，et al，2019. Canagliflozin improves erythropoiesis in diabetes patients with anemia of chronic kidney disease. Diabetes Technol Ther，21（12）：713-720.

Merken J，Hazebroek M，Paassen PV，et al，2018. Immunosuppressive therapy improves both short-and long-term prognosis in patients with virus-negative nonfulminant inflammatory cardiomyopathy. Circ Heart Fail，11（2）：e004228.

Michel L，Rassaf T，Totzeck M，2018. Biomarkers for the detection of apparent and subclinical cancer therapy-related cardiotoxicity. J Thorac Dis，10（Suppl 35）：S4282-S4295.

Miteva K，Pappritz K，Sosnowski M，et al，2018. Mesenchymal stromal cells inhibit NLRP3 inflammasome activation in a model of Coxsackie virus B3-induced inflammatory cardiomyopathy. Sci Rep，8（1）：2820.

Mizuno M，Kuno A，Yano T，et al，2018. Empagliflozin normalizes the size and number of mitochondria and prevents reduction in mitochondrial size after myocardial infarction in diabetic hearts. Physiol Rep，6（12）：e13741.

Moore JB，June CH，2020. Cytokine release syndrome in severe COVID-19. Science，368（6490）：473-474.

Mortensen AL，Rosenfeldt F，Filipiak KJ，2019. Effect of coenzyme Q10 in Europeans with chronic heart failure：a sub-group analysis of the Q-SYMBIO randomized double-blind trial. Cardiol J，26（2）：147-156.

Mudd TW Jr，Khalid M，Guddati AK，2021. Cardiotoxicity of chemotherapy and targeted agents. J Cancer Res，11（4）：1132-1147.

Müller I，Vogl T，Kühl U，et al，2020. Serum alarmin S100A8/S100A9 levels and its potential role as biomarker in myocarditis. ESC Heart Fail，7（4）：1442-1451.

Murtaza G，Virk HUH，Khalid M，et al，2019. Diabetic cardiomyopathy—a comprehensive updated review. Prog Cardiovasc Dis，62（4）：315-326.

Nakano MH，Udagawa C，Shimo A，et al，2019. A genome-wide association study identifies five novel genetic markers for trastuzumab-induced cardiotoxicity in Japanese population. Biol Pharm Bull，42（12）：2045-2053.

Nicin L，Abplanalp WT，Mellentin H，et al，2020. Cell type-specific expression of the putative SARS-CoV-2 receptor ACE2 in human hearts. Eur Heart J，41（19）：1804-1806.

Oyama MA，Elliott C，Loughran KA，et al，2020. Comparative pathology of human and canine myxomatous mitral valve degeneration：5-HT and TGF-β mechanisms. Cardiovasc Pathol，46：107196.

Paolillo S，Marsico F，Prastaro M，et al，2019. Diabetic cardiomyopathy：definition，diagnosis，and therapeutic implications. Heart Fail Clin，15（3）：341-347.

Papademetriou V，Stavropoulos K，Kokkinos P，et al，2020. Left ventricular hypertrophy and mortality risk in male veteran patients at high cardiovascular risk. Am J Cardio，125（6）：887-893.

Peet C，Ivetic A，Bromage DI，et al，2020. Cardiac monocytes and macrophages after myocardial infarction. Cardiovasc Res，116（6）：1101-1112.

Perez IE Taveras Alam S，Hernandez GA，et al，2019. Cancer therapy-related cardiac dysfunction：an overview for the clinician. Clin Med Insights Cardiol，13：1179546819866445.

Perkovic V，Jardine MJ，Neal B，et al，2019. Canagliflozin and renal outcomes in type 2 diabetes and nephropathy.

N Engl J Med，380（24）：2295-2306.

Pinkert S，Dieringer B，Klopfleisch R，et al，2019. Early treatment of Coxsackie virus B3-infected animals with soluble Coxsackie virus-adenovirus receptor inhibits development of chronic Coxsackie virus B3 cardiomyopathy. Circ Heart Fail，12（11）：e005250.

Plastiras SC，Moutsopoulos HM，2021. Arrhythmias and conduction disturbances in autoimmune rheumatic disorders. Arrhythm Electrophysiol Rev，10（1）：17-25.

Reichardt P，Tabone MD，Mora J，et al，2018. Risk-benefit of dexrazoxane for preventing anthracycline-related cardiotoxicity：re-evaluating the European labeling. Future Oncol，14（25）：2663-2676.

Rieger AC，Myerburg RJ，Florea V，et al，2019. Genetic determinants of responsiveness to mesenchymal stem cell injections in non-ischemic dilated cardiomyopathy. EBioMedicine，48：377-385.

Rojas M，Restrepo-Jiménez P，Monsalve DM，et al，2018. Molecular mimicry and autoimmunity. J Autoimmun，95：100-123.

Salaun E，Clavel MA，Rodés-Cabau J，et al，2018. Bioprosthetic aortic valve durability in the era of transcatheter aortic valve implantation. Heart，104（16）：1323-1332.

Sanders JM，Monogue ML，Jodlowski TZ，et al，2020. Pharmacologic treatments for coronavirus disease 2019（COVID-19）：A Review. JAMA，323（18）：1824-1836.

Santos-Zas I，Lemarié J，Tedgui A，et al，2019. Adaptive immune responses contribute to post-ischemic cardiac remodeling. Front Cardiovasc Med，5：198.

Sarkar A，Rafiq K，2019. Humoral immunity in heart failure. Cardiovasc Hematol Disord Drug Targets，19（1）：14-18.

Seraphim A，Westwood M，Bhuva AN，et al，2019. Advanced imaging modalities to monitor for cardiotoxicity. Curr Treat Options Oncol，20（9）：73.

Shiga T，Hiraide M，2020. Cardiotoxicities of 5-fluorouracil and other fluoropyrimidines. Curr Treat Options Oncol，21（4）：27.

Shimabukuro-Vornhagen A，Gödel P，Subklewe M，et al，2018. Cytokine release syndrome. J Immunother Cancer，6（1）：56.

Singla DK，Johnson TA，Tavakoli Dargani Z，2019. Exosome treatment enhances anti-inflammatory M2 macrophages and reduces inflammation-induced pyroptosis in doxorubicin-induced cardiomyopathy. Cells，8（10）：1224.

Skubitz KM，2019. Cardiotoxicity monitoring in patients treated with tyrosine kinase inhibitors. Oncologist，24（7）：e600-e602.

Tavazzi G，Pellegrini C，Maurelli M，et al，2020. Myocardial localization of coronavirus in COVID-19 cardiogenic shock. Eur J Heart Fail，22（5）：911-915.

Ternacle J，Côté N，Krapf L，2019. Chronic kidney disease and the pathophysiology of valvular heart disease. Can J Cardiol，35（9）：1195-1207.

Totzeck M，Schuler M，Stuschke M，et al，2019. Cardio-oncology-strategies for management of cancer-therapy related cardiovascular disease. Int J Cardiol，280：163-175.

Touyz RM，Herrmann J，2018. Cardiotoxicity with vascular endothelial growth factor inhibitor therapy. NPJ Precis Oncol，2：13.

Tran VV，Park D，Lee YC，2020. Indoor air pollution，related human diseases，and recent trends in the control and improvement of indoor air quality. Int J Clin Exp Med，17（8）：2927.

Tschöpe C, Ammirati E, Bozkurt B, et al, 2021. Myocarditis and inflammatory cardiomyopathy: current evidence and future directions. Nat Rev Cardiol, 18（3）: 169-193.

Tschöpe C, Cooper LT, Torre-Amione G, et al, 2019. Management of myocarditis-related cardiomyopathy in adults. Circ Res, 124（11）: 1568-1583.

Tschöpe C, Van Linthout S, Jäger S, et al, 2020. Modulation of the acute defence reaction by eplerenone prevents cardiac disease progression in viral myocarditis. ESC Heart Fail, 7（5）: 2838-2852.

Uthman L, Baartscheer A, Bleijlevens B, et al, 2018. Class effects of SGLT2 inhibitors in mouse cardiomyocytes and hearts: inhibition of Na（+）/H（+）exchanger, lowering of cytosolic Na（+）and vasodilation. Diabetologia, 61（3）: 722-726.

Uthman L, Nederlof R, Eerbeek O, et al, 2019. Delayed ischaemic contracture onset by empagliflozin associates with NHE1 inhibition and is dependent on insulin in isolated mouse hearts. Cardiovasc Res, 115（10）: 1533-1545.

Valen G, 2011. Innate immunity and remodelling. Heart Fail Rev, 16（1）: 71-78.

Veerappan I, Sankareswaran SK, Palanisamy R, 2019. Morin protects human respiratory cells from PM2.5 induced genotoxicity by mitigating ROS and reverting altered miRNA expression. Int J Environ Res Public Health, 16（13）: 2389.

Wang D, Hu X, Lee SH, et al, 2018. Diabetes exacerbates myocardial ischemia/reperfusion injury by down-regulation of MiR and up-regulation of O-GlcNAcylation. JACC Basic Transl Sci, 3（3）: 350-362.

Wang Y, Lei T, Yuan J, et al, 2018. GCN2 deficiency ameliorates doxorubicin-induced cardiotoxicity by decreasing cardiomyocyte apoptosis and myocardial oxidative stress. Redox Biol, 17: 25-34.

Weckbach LT, Grabmaier U, Uhl A, et al, 2019. Midkine drives cardiac inflammation by promoting neutrophil trafficking and netosis in myocarditis. J Exp Med, 216（2）: 350-368.

Wiviott SD, Raz I, Bonaca MP, et al, 2019. Dapagliflozin and cardiovascular outcomes in type 2 diabetes. N Engl J Med, 380（4）: 347-357.

Xu ZM, Li CB, Liu QL, et al, 2018. Ginsenoside Rg1 prevents doxorubicin-induced cardiotoxicity through the inhibition of autophagy and endoplasmic reticulum stress in mice. Int J Mol Sci, 19（11）: 3658

Yamamoto H, Hashimoto T, Ohta-Ogo K, et al, 2018. A case of biopsy-proven eosinophilic myocarditis related to tetanus toxoid immunization. Cardiovasc Pathol, 37: 54-57.

Yang WL, Zhang SN, Zhu JB, et al, 2019. Gut microbe-derived metabolite trimethylamine N-oxide accelerates fibroblast-myofibroblast differentiation and induces cardiac fibrosis. J Mol Cell Cardiol, 134: 119-130.

Yang X, Liang F, Li J, et al, 2020. Associations of long-term exposure to ambient PM with mortality in Chinese adults: a pooled analysis of cohorts in the China-PAR project. Environ Int, 138: 105589.

Yildiz M, Oktay AA, Stewart MH, et al, 2020. Left ventricular hypertrophy and hypertension. Prog Cardiovasc Dis, 63（1）: 10-21.

Yu K, Qiu G, Chan KH, et al, 2018. Association of solid fuel use with risk of cardiovascular and all-cause mortality in rural China. JAMA, 319（13）: 1351-1361.

Yu X, Ruan Y, Huang X, et al, 2020. Dexrazoxane ameliorates doxorubicin-induced cardiotoxicity by inhibiting both apoptosis and necroptosis in cardiomyocytes. Biochem Biophys Res Commun, 523（1）: 140-146.

Yue W, Tong L, Liu X, et al, 2019. Short term PM2.5 exposure caused a robust lung inflammation, vascular remodeling, and exacerbated transition from left ventricular failure to right ventricular hypertrophy. Redox Biol, 22: 101161.

Zacchigna S, Martinelli V, Moimas S, et al, 2018. Paracrine effect of regulatory T cells promotes cardiomyocyte proliferation during pregnancy and after myocardial infarction. Nat Commun, 9 (1): 2432.

Zelniker TA, Braunwald E, 2020. Mechanisms of cardiorenal effects of sodium-glucose cotransporter 2 inhibitors: JACC state-of-the-art review. J Am Coll Cardiol, 75 (4): 422-434.

Zhao H, Wang Y, Liu J, et al, 2019. The cardiotoxicity of the common carp (cyprinus carpio) exposed to environmentally relevant concentrations of arsenic and subsequently relieved by zinc supplementation. Environ Pollut, 253: 741-748.

Zheng X, Zhong T, Ma Y, et al, 2020. Bnip3 mediates doxorubicin-induced cardiomyocyte pyroptosis via caspase-3/GSDME. Life Sci, 242: 117186.

Zhou M, Wang H, Zeng X, et al, 2017. Mortality, morbidity, and risk factors in China and its provinces, 1990-2017: a systematic analysis for the Global Burden of Disease Study 2017. Lancet, 394 (10204): 1145-1158.

Zhu Y, Huang L, Li J, et al, 2018. Sources of particulate matter in China: insights from source apportionment studies published in 1987-2017. Environ Int, 115: 343-357.

Zinman B, Marso SP, Christiansen E, et al, 2018. Hypoglycemia, cardiovascular outcomes, and death: the LEADER experience. Diabetes Care, 41 (8): 1783-1791.

第六章　心肌重塑的辅助检查

第一节　生物标志物

近年来研究者越来越关注新的心肌重塑评价方法，希望通过更好的评价方法来更好地指导治疗，从而改善心肌重塑和心功能，进而降低心力衰竭患者的死亡率。心肌重塑过程涉及神经体液调节激活、炎症反应、心肌肥大、心肌纤维化、细胞凋亡及坏死等，这些过程会引起相应的心肌标志物变化，通过早期检测这些标志物对心力衰竭患者进行病情评估，为后续治疗方案的制定及预后的评估提供了重要价值。尽管新的标志物不断涌现，脑钠肽（BNP）和 N 端脑钠肽前体（NT-proBNP）仍是心力衰竭诊断、疗效判断及预后评价的金标准，临床上尚无可取代的标志物。但 BNP 和 NT-proBNP 受影响因素众多，可将其与其他新的标志物联合检查以对心肌重塑进行综合评估。循环生物标志物不仅为亚临床病变检测提供了一个理想的手段，其临床应用也为评估治疗效果提供了可行性。这些生物标志物中有许多不仅能够定性，还能够定量，具有较高的敏感性及特异性，使其临床应用评估超出了诊断目的，可作为心力衰竭预后的潜在评估工具。本节将从神经体液调节、炎症反应、心肌纤维化、心肌损伤等心肌重塑相关标志物及非编码 RNA 等方面进行介绍。

一、神经体液调节相关生物标志物

心脏损伤后（如心肌梗死、前负荷或后负荷增加），神经体液调节可影响心肌细胞内和细胞间行为，使交感神经和肾素-血管紧张素-醛固酮系统激活，某些神经激素（如利尿钠肽、肾上腺髓质素）水平也随之升高。因此，神经体液调节的启动可作为细胞功能障碍的一个衡量标准，其中 BNP 和 NT-proBNP 在心力衰竭诊断、治疗评价及预后判断中被广泛应用，其他神经肽大多处于研究中。

（一）利尿钠肽

1. BNP 和 NT-proBNP　BNP 是一种神经激素，主要由心室肌细胞合成和分泌，在心室负荷和室壁张力增加的情况下释放，其作用是舒张血管，抑制交感神经和肾素-血管紧张素-醛固酮系统。在左心室肥厚、急性心肌梗死、稳定型冠状动脉疾病、高血压和心力衰竭等患者的利尿钠肽系统中其活性增加。BNP 有活性形式（BNP）和非活性形式（分别为糖基化和非糖基化的 proBNP 与 NT-proBNP），这两种形式的 BNP 是心力衰竭诊断和严重程度评估的一线生物标志物。BNP 可被内肽酶和利尿钠肽受体 C（NPR-C）迅速降解，半衰期约为 20min。相比之下，NT-proBNP 作为一种生物惰性分子，主要由肾脏清除，因此半衰期较长，为 1～2h。与肌钙蛋白等常规使用的其他标志物相比，BNP 和 NT-proBNP 具有准确性高、循环水平与心力衰竭的严重程度和预后直接相关的特点。与 BNP 相比，NT-proBNP 显示出较低的个体生物学变异，并且它们具有较高的预测心力衰竭进展的能力。基于这些原因，建议在心力衰竭患者中同时检测 BNP 和 NT-proBNP 的水平，且强烈建议结合其他临床参数（如肾功能、体重指数和 CMR 成像）评估利尿钠肽水平。Reesukuma 等对 80 例 ACS 患者进行研究，所有受试者在发病后 12h 内采血，结果显示死亡率（随访至 1.5 年）与 BNP 水平升高有关，而 TIMI 评分未发现相关性。BNP 和 NT-proBNP 可作为反映心肌重塑的重要指标用于心力衰竭的诊断、治疗效果评价及预后判断，ESC 指出，BNP 和 NT-proBNP 适用于鉴别 HFrEF 和 HFpEF。对 BNP<35pg/ml 或 NT-proBNP<125pg/ml 者，可排除心力衰竭。虽然 NT-proBNP/BNP 作为心力衰竭诊断和预后评估的生物标志物被广泛应用，但 NT-proBNP/BNP 血浆浓度易受年龄、性别、体型、左心室肥厚、心动过速、右心室负荷过重、低氧血症、肾功能等多种因素影响，评估 NT-proBNP/BNP 时需综合考虑这些影响因素。

2. MR-proANP　心房利尿钠肽（atrial natriuretic peptide，ANP）的生理活性与 BNP 相似，健康人血浆 ANP 水平约为 20pg/ml，心力衰竭患者血浆 ANP 水平升高 10～100 倍。由于 ANP 前体（N-terminal pro-ANP，NT-proANP）及 ANP 容易降解，其生物活性形式较难测定。中间体 ANP（MR-proANP）不易被蛋白水解，因此其适用于临床评估。MR-proANP 对急性心力衰竭患者远期预后的评估优于 BNP 及 NT-proBNP。2019 年，MOLITOR 试验分析了 104 例急性失代偿性心力衰竭患者的 MR-proANP 和 NT-proBNP 的系列检测结果，发现 MR-proANP 可以预测受试者机体和精神的生活质量，而 NT-proBNP 仅可以预测机体的生活质量。GISSI-HF 试验也显示，MR-proANP 对预后评估独立于 NT-proBNP，且对预后评估的准确度较高。上述试验表明，MR-proANP 可以用于评估心力衰竭患者的预后。

利尿钠肽作为心脏特异性激素，在心脏负荷和室壁张力增加的病理状态下释放。它们直接来源于心脏组织，并与心力衰竭自然病程密切相关。这是目前利尿钠肽在心力衰竭的生物标志物领域仍无可替代的一个重要原因。

（二）肾上腺髓质素

肾上腺髓质素（adrenomedulin，ADM）是一种心血管调节肽，在容量负荷过重时被释放。ADM 在急性冠状动脉事件中浓度升高，其作用与抑制心肌梗死和心肌重塑有关，可以预测心肌梗死后重塑和心力衰竭的发生率，用于心肌梗死患者的危险分层。心力衰竭患者的 ADM 水平明显升高，患者预后与 ADM 水平呈正相关。一项荟萃分析表明，中间体肾上腺髓质素（MR-proADM）每增加 1nmol/L，急性心肌梗死患者发生 MACE 及死亡的风险随之增加。ADM 是心力衰竭患者死亡及急性心肌梗死患者 MACE 和死亡的独立预测因子。由于 ADM 浓度升高是对容量负荷过重的反馈反应，因此 ADM 的水平可能反映组织水肿和肺水肿的有无及其严重程度，有助于评价心力衰竭患者的治疗效果。

（三）肾素-血管紧张素-醛固酮系统相关生物标志物

Ang-Ⅱ已被广泛用于制作心肌肥大或心肌纤维化动物模型，说明肾素-血管紧张素-醛固酮系统促心肌重塑的作用毋庸置疑。醛固酮与冠状动脉事件中的一系列不良反应，如内皮功能障碍、氧化应激增加、心肌细胞坏死、心肌肥大和心肌纤维化等有关。虽然除了 BNP 和 NT-proBNP 外没有其他神经肽常规用于临床评估，但有间接证据支持，血浆中肾素/醛固酮比值越高，发生心室重塑的概率越大。

二、炎症反应相关生物标志物

（一）C 反应蛋白

C 反应蛋白（C reactive protein，CRP）是一种引起巨噬细胞活化的急性期炎症蛋白，与氧化应激有关。长期以来，CRP 被认为是心血管疾病的标志物，与心力衰竭患者的心室功能障碍和死亡率增加相关。众所周知，CRP 在 Ang-Ⅱ 诱导的心肌重塑相关纤维化和炎症中起重要作用。一些研究试图推荐 CRP 作为诊断心肌梗死的生物标志物，但较低的灵敏度和特异性使其临床应用受到明显限制。研究表明，心肌梗死后 1～3 天 CRP 水平与梗死后 6 个月的左心室收缩末期容积相关，CRP 值反映了心肌重塑发生的概率。CRP 单体（CRP monomer，mCRP）与急性心肌梗死预后有密切关系，30 天内死亡组的 mCRP 明显高于存活组（$P = 0.002$），因此循环 mCRP 是 AMI 诊断和病情严重程度评估的潜在生物标志物。

当急性心力衰竭住院患者的 CRP＞9mg/L 时，其再入院率也较高，且再入院间隔时间短。在另一项研究中，入院时 CRP＞10mg/L 的患者 1 年死亡率是 CRP＜10mg/L 患者的两倍。最近的研究表明，CRP 与 sST2 结合能预测心力衰竭患者的短期死亡率，但不能预测中长期死亡率。正常 CRP＜3.0mg/L，CRP≥3.0mg/L 时其数值的增加与心血管疾病发生风险呈正相关。虽然 CRP 未能作为诊断心肌梗死的生物标志物，但它是心肌损伤的介质，在一定程度上可预测心力衰竭的预后。

（二）IL-6

IL-6 是 gp130 细胞因子家族的典型成员，通过 gp130 传递信号，激活 Janus 激酶并触发 STAT3 磷酸化。在心力衰竭中，IL-6 对几种不同类型的细胞均具调节作用。在心肌细胞中，IL-6 通过 gp130/STAT3 途径促进肥大反应，进而发挥负性肌力作用。在成纤维细胞中，IL-6 促进增殖并刺激细胞外基质合成。IL-6 对心肌细胞和成纤维细胞的作用可能是 HFpEF 的重要发病机制。在实验性小鼠研究中，输注 IL-6 可导致心脏向心性肥大和纤维化，并增加心肌僵硬度。心脏损伤和心力衰竭的实验模型证实，心肌细胞、浸润性单核细胞和成纤维细胞表达的 IL-6 水平持续升高。此外，在压力负荷过重心脏中观察到 IL-6 受体的上调。部分临床研究表明，心力衰竭增加了心肌细胞 IL-6 的表达，但也有研究显示心力衰竭时未见 IL-6 合成增加，而是 IL-6 信号级联下游成分（如 gp130）水平的增加。这些相互矛盾的结果可能与样本来自疾病不同阶段或心力衰竭患者的不同亚群有关。Pudil 等研究表明，血浆 IL-6 水平与 NT-proBNP 水平相关，并能够预测急性心力衰竭患者的短期和长期死亡风险。

一项纳入 75 例急性心力衰竭和 ACS 患者的研究表明，IL-6 是急性心脏事件后死亡的独立危险因素。针对 ACS 患者，IL-6 与 TIMI 评分可用于评估患者危险分层，指导临床选择侵入性治疗还是药物治疗。虽然 IL-6 有望作为心力衰竭诊断和预后的生物标志物，但因其昼夜节律变化较大及研究较少而限制了应用，因此 IL-6 作为心肌重塑的标志物仍有待进一步研究。

（三）TNF-α

TNF-α 是研究较多的心肌重塑炎症介质。20 世纪 90 年代早期，研究者发现 HFrEF 患者的血浆 TNF-α 水平明显升高，随后大量研究已证实 TNF-α 在心力衰竭中的作用。在动物模型及心力衰竭患者中均发现 TNF-α 表达增加，TNF-α 在心肌重塑中起到重要作用。TNF-α 介导的心肌重塑和心力衰竭可能涉及对心肌细胞、巨噬细胞和细胞外基质的影响。在心肌细胞中，TNF-α 通过干扰钙离子稳态而发挥负性肌力作用，还可通过激活内在细胞死亡途径触发凋亡。在巨噬细胞中，TNF-α 可刺激其他促炎性细胞因子的合成。在成纤维细胞中，TNF-α 可破坏基质金属蛋白酶激活与抑制剂之间的平衡，导致细胞外基质降解。对 TNF-α 与心力衰竭死亡率的研究结果表明，很大一部分社区心力衰竭患者的血浆 TNF-α 水平升高，并且死亡率随着 TNF-α 的升高而增加，因此 TNF-α 有助于对 HFpEF 和 HFrEF 患者进行风险评估。另一项对 ACS 伴高血糖患者预后评估的研究显示，TNF-α 对不良预后的预测比高敏 CRP 更具优势。

（四）其他

IL-1β 作为一种对心力衰竭具有靶向性治疗潜力的生物标志物和信号点，正受到越来越多的关注。在动物模型中，IL-1β 的直接注射对心脏收缩和舒张功能均有影响。在急性心力衰竭中，IL-1β 能够帮助识别 1 年内死亡率高的患者。其他炎症因子如 IL-13 和 IL-23 缺乏的患者容易发生心肌重塑，长期预后差。IL-38 在心肌梗死患者中水平升高，并且经重组 IL-38 给药后心肌重塑现象得到明显改善。降钙素原是降钙素的前体，参与钙离子稳态的调节，其合成与炎症反应有关，具有对死亡率和缺血事件复发的预测价值。

三、心肌纤维化标志物

（一）基质金属蛋白酶

MMP 参与细胞外基质降解，基质变化导致心肌组织学重塑，出现心肌间质纤维化。MMP 在心肌重塑过程中起重要作用，可以用作心肌重塑监测的生物学指标，同时也可用作心力衰竭治疗效果及预后判断的指标。MMP-9 水平与心力衰竭患者心肌重塑相关，可用于预测左心室纤维化，在临床实践中血清 MMP-9 水平可作为反映心力衰竭早期患者心脏结构和功能的生物学指标。活动性心肌重塑的状态伴随着 MMP-2 和 MMP-9 活性的升高或循环浓度的升高，其水平对于评估心肌重塑具有潜在价值，有望用于识别患者心力衰竭及不良预后的发生风险。同时，MMP-2 和 MMP-9 的血浆水平可以作为心力衰竭患者治疗有效性的评估指标，也可以作为通过改变 MMP 途径而获益患者的识别指标。一项针对 HFrEF 的研究表明，MMP-1 和 MMP-7 蛋白的高表达是心力衰竭患者早期死亡预测的潜在指标。MMP 与心力衰竭患者预后关系密切，与 MMP-2＜352ng/ml 的患者相比，循环中 MMP-2＞352ng/ml 的患者死亡风险增加 4.2 倍，因充血性心力衰竭住院的风险增加 2.2 倍，同时出现两个终点的可能性增加 2.3 倍。将 MMP 作为心肌重塑与心力衰竭的生物学指标，需寻找不同 MMP 的阈值，同时还应考虑不同种族之间的差异。

（二）胶原蛋白

胶原蛋白是细胞外基质的最主要成分，胶原蛋白沉积或排列紊乱是胶原重塑的核心内容。胶原合成、分解和代谢的不平衡是心肌纤维化发生和发展的原因，胶原合成、分解和代谢产物如Ⅰ型前胶原 C 端前肽（PⅠCP）、Ⅰ型前胶原 N 端前肽（PⅠNP）、Ⅲ型前胶原 N 端前肽（PⅢNP）等可作为反映心肌纤维化的指标，这些标志物与心力衰竭、扩张型心肌病及肥厚型心肌病预后密切相关。在一项病例对照研究中显示，心力衰竭患者的基线血清 PⅠNP 水平显著高于对照组。然而，横断面研究显示肥厚型心肌病患者和健康人之间没有发现显著差异，因此将 PⅠNP 作为生物标志物具有一定的局限性。PⅢNP 通过淋巴管释放到血液中，其性质稳定。在一项扩张型心肌病的前瞻性研究中，扩张型或缺血性心肌病患者的基线血清 PⅢNP 水平显著高于健康对照组，并且血清 PⅢNP 水平与心脏Ⅲ型胶原水平高度相关。血清 PⅢNP＞7pg/L 的患者在随访期间发生血流动力学不良、临床晚期、心脏移植、低钠血症和死亡的风险高于低 PⅢNP 水平的患者。提示血清 PⅢNP 水平的升高在一定程度上反映了心肌纤维化的程度，具有一定的预后价值，并与临床分期有关。关于胶原蛋白对心肌重塑的评估详见胶原代谢。

（三）可溶性生长刺激因子基因表达蛋白 2

sST2 是白细胞介素 1 受体家族的成员。ST2 受体有两种亚型：跨膜型（ST2L）和可溶性循环型（sST2）。两种亚型的配体都是细胞因子 IL-33，当 IL-33 与 ST2L 结合时，对心肌细胞具有潜在的抗心肌肥大、抗纤维化作用。sST2 是由 ST2L 剪切掉跨膜及胞内结构形成，因此在循环中可被检测到。sST2 与 ST2L 竞争性结合 IL-33，当心脏受到机械性刺激时，sST2 表达增加，sST2 充当 IL-33 的诱饵受体将后者从循环中去除，当 IL-33 与 ST2L 结合减少时，潜在地促进心肌肥大、纤维化和心室功能障碍。最近有研究表明，心肌梗死后 miR-199a-5p 上调，可增加 sST2 水平，导致心肌病理性肥大。sST2 不受年龄、性别和肾功能等因素的影响，参考值和个体化指数较低，它能反映心肌纤维化程度，预测心室重塑的发生，近年来作为一种新的心力衰竭标志物备受关注。

sST2 在不稳定型心绞痛、ACS 和晚期充血性心力衰竭患者中具有诊断和预后评估的价值，并作为风险评估指标被纳入 2013 年 ACC/AHA 急性和慢性心力衰竭指南。sST2 水平与心室增大、左心室舒张功能不全等结构和功能异常改变显著相关。在依普利酮对急性心肌梗死后心力衰竭的疗效和存活率研究（EPHESUS）中，sST2 水平是左心室重塑的良好监测指标。在伴或不伴急性心力衰竭的呼吸困难患者中，sST2 水平与左心室直径和左心室射血分数相关。一项对不同射血分数心力衰竭患者的研究表明，sST2 随着射血分数的降低而升高，在 HFrEF 患者中最高。对于 HFrEF 和 HFpEF 患者，sST2 独立诊断价值不如 NT-proBNP。射血分数轻度降低的心力衰竭（HFmrEF）患者血浆 sST2 水平的 ROC 曲线下面积明显高于血浆 MMP 和 NT-proBNP，其敏感性和特异性均较高，血浆 sST2 水平的独立诊断价值优于血浆 NT-proBNP 和 MMP。sST2 也可用于心力衰竭的疗效评估。心力衰竭终末期患者的 sST2 水平高于心力衰竭 II 级和 III 级患者（纽约心功能分级），但在左心室辅助装置植入后 3 个月内 sST2 水平降低。PIONEER-HF 是一项随机、双盲试验，对急性失代偿心力衰竭住院患者在血流动力学稳定后使用沙库巴曲缬沙坦与依那普利进行比较，结果表明沙库巴曲缬沙坦组 sST2 水平降低更为明显。sST2 除应用于诊断及疗效评估外，更重要的是对心力衰竭预后进行评估。

sST2 是一个主要用于心力衰竭领域的标志物，是急性心力衰竭入院和出院时死亡率的有力预测因子，也可以独立预测急性或慢性心力衰竭的死亡率和住院率。一项纳入 6000 余例慢性心力衰竭患者的荟萃分析显示，无论临床表现如何，sST2 低于 35ng/ml 与心力衰竭的显著改善相关，同时 sST2 能够预测全因死亡率及心血管死亡率。CATSTAT-HF 试验是对慢性心力衰竭急性加重患者的研究，结果显示非幸存者的血清 sST2 水平显著高于幸存者，35ng/ml 能较好预测患者的死亡风险。因此，sST2 用于慢性心力衰竭患者管理的临界值以 35ng/ml 较为合理。对于慢性心力衰竭患者，以及经过 ACEI/ARB、β 受体阻滞剂及利尿剂等优化治疗后仍有症状的患者，建议监测 sST2 血浆浓度。如果 sST2<35ng/ml，则 2 周后复测。如 sST2≥35ng/ml，血钾<5.5mmol/L 且肌酐<2.5mg/dl 加用螺内酯治疗。sST2 水平与全因死亡率相关，阈值为 43.43ng/ml，在预测严重心力衰竭患者的全因死亡率方面表现出良好的区分能力。

（四）半乳糖凝集素-3

半乳糖凝集素-3（gal-3）由活化的巨噬细胞分泌，参与心肌纤维化、炎症和心肌修复过程，其发生机制与心肌重塑密切相关。gal-3 在活化的巨噬细胞中表达增加，诱导心肌成纤维细胞增殖、胶原沉积和心室功能障碍。gal-3 可直接诱导心脏的病理性重塑，在心力衰竭中起到促心肌纤维化作用。缬沙坦心力衰竭（Val-HeFT）研究表明，在慢性心力衰竭患者中，gal-3 水平的升高与心力衰竭的严重程度呈正相关。在 HFrEF 患者中，gal-3 随着时间的推移而增加，gal-3 增加与心力衰竭住院和全因死亡率升高相关。与 HFrEF 患者相比，gal-3 在 HFpEF 患者中的预测价值更高。在 CORONA 研究中，对 1462 例年龄>60 岁的缺血性收缩期心力衰竭患者评估 gal-3 的预后价值，结果显示 gal-3 与心力衰竭住院率无关，但与心血管疾病的死亡率有关。调整 NT-proBNP 后，gal-3 与任何终点均无显著相关性，说明使用 gal-3 评估老年收缩期心力衰竭患者的预后价值是有限的。HF-ACTION 研究评估了 gal-3 的动态变化与心力衰竭患者临床结局之间的关系，在单变量分析中，gal-3 对远期临床结局有显著预测作用，经过 NT-proBNP 矫正后这种预测作用不复存在。DEAL-HF 研究对 232 例慢性心力衰竭患者（纽约心功能分级 III～IV 级）进行了 gal-3 基线检测和 6.5 年随访，血浆 gal-3 被证明是死亡率的重要预测因子。因此，gal-3 可能是心力衰竭的一个生物标志物，其在心肌纤维化中的表达上调。但因为 gal-3 在血浆中广泛表达，并且对其起源组织仍然存在争议，所以缺乏心脏特异性。

（五）生长分化因子

人生长分化因子 GDF-15 可作为评价心肌纤维化的一种新型生物标志物。有研究发现，GDF-15 的表达水平与心房颤动或终末期非缺血性扩张型心肌病患者的心肌纤维化程度呈正相关。心肌细胞对 GDF-15 的表达不论在心肌缺血、组织损伤还是压力负荷过重等应激状况下均增加。

老年人血清 GDF-15 水平与左心室质量呈正相关，是高血压患者左心室肥厚的独立预测因子。最近发现循环 GDF-15 可作为区分肥厚型心肌病和高血压性左心室肥厚的有价值的生物标志物。血清 GDF-15 水平与纽约心功能分级呈正相关。在 Val-HeFT 研究中，研究者对比了心力衰竭患者在基线检测和 12 个月随访期内 GDF-15 的系列测量值，结果显示 GDF-15 水平与死亡风险独立相关，即使在调整 BNP、hs-TnT 和 hs-CRP 后也得出相同结论。在另一项对 455 例慢性心力衰竭患者进行的研究中，GDF-15 水平升高与死亡风险增加相关，即使调整 NT-proBNP 和其他标志物后，GDF-15 仍具有预测心力衰竭死亡率的价值。这些临床试验结果表明，GDF-15 作为一种生物标志物在心力衰竭死亡风险预测中有很好的应用前景。

四、心肌损伤标志物

肌钙蛋白（troponin，Tn）是骨骼肌和心肌肌丝的组成部分，具有三种亚型，即肌钙蛋白 C（TnC）、肌钙蛋白 I（TnI）和肌钙蛋白 T（TnT），称为肌钙蛋白复合物。TnI 和 TnT 亚型仅在心肌中表达（称为 cTnI 和 cTnT），而 TnC 在心脏和骨骼肌中均表达。肌钙蛋白复合物在心肌和骨骼肌收缩中起关键作用，由心肌细胞胞质中的钙浓度调节。cTnI 是 ACS 的主要生物标志物，广泛用于 ACS 的诊断。cTnI 在心力衰竭期间也可能升高，升高原因是心肌损伤而不是心力衰竭本身，被称为心脏损伤性生物标志物。有指南建议在住院时测量 cTn 和利尿钠肽，明确急性心力衰竭患者的病因及评估预后。

ASCEND-HF 研究检测了急性失代偿性心力衰竭患者 cTnI 的预后重要性。在 50% 的急性失代偿性心力衰竭患者中观察到 cTnI 水平升高，有助于预测院内结局，而不是出院后结局的独立预测因子。CORONA 试验对 1245 例缺血性收缩性心力衰竭的老年患者进行高敏肌钙蛋白 T（high-sensitivity cardiac troponin T，hs-cTnT）的检测，结果显示 hs-cTnT 水平升高对老年慢性缺血性心力衰竭患者的心血管死亡、非致死性心肌梗死、非致死性卒中和心力衰竭住院治疗提供了强有力的独立预测价值。RELAX-AHF 研究调查了 hs-cTnT 与 180 天心血管死亡之间的关系，结果显示 90% 的患者 hs-cTnT 高于 99% 的参考上限，高水平的 hs-cTnT 与较差的预后和心血管疾病死亡（180 天）相关。PARADIGM-HF 试验表明，糖尿病、高 NT-proBNP 和高 cTnT 是心血管疾病死亡或心力衰竭患者住院有价值的预测因素。

cTn 常与 NT-proBNP 进行联合检测，这两种标志物联合优化了 HFrEF 受试者的风险分层。ESC 和 AHA 指南共同推荐，心力衰竭患者应使用心肌肌钙蛋白与 BNP 或 NT-proBNP 联合预测死亡风险。另外，与 NT-proBNP 相比，心肌肌钙蛋白具有较高的组织特异性，同时在改进高灵敏度和超高灵敏度分析方面的最新进展大大提高了心肌肌钙蛋白检测的灵敏度，这为心肌肌钙蛋白作为评估预后的生物标志物开辟了新的途径。另外，这种循环心肌肌钙蛋白水平的离散性升高可能仅仅代表更高的蛋白质周转率。从病理机制上分析，心肌肌钙蛋白在心肌细胞损伤时会被释放入血，而 NT-proBNP 在心脏疾病早期就被主动分泌，使 NT-proBNP 成为更早期、更敏感、心脏特异性更强的心力衰竭预后评估的生物标志物，与所用检测方法的敏感性无关。然而，鉴于 hs-cTn 已被证明有助于预测心力衰竭的预后，建议将其与 NT-proBNP 联合检测。

五、非编码 RNA

基因组中非编码区的转录物在生物学中被广泛应用，小分子核糖核酸（microRNA，miRNA）和长链非编码 RNA（long non-coding RNA，lncRNA）在心肌重塑过程中起着重要作用。miRNA 在循环中可被检出，lncRNA 在循环及体液中均可被检出。因此，miRNA 和 lncRNA 可作为心肌重塑的标志物。

（一）miRNA

miRNA 是一种重要的转录后调节因子，参与心肌细胞肥大、心肌纤维化、心肌细胞凋亡、心肌细胞自噬及血管生成等心肌重塑过程。miRNA 在心肌重塑中的作用于第四章第八节中进行了详细阐述，这里主要介绍 miRNA 作为生物标志物的应用。miRNA 不仅存在于细胞内，而且以细胞外 miRNA 的形式存在于循环中，miRNA 通过多种机制防止自身被瞬间降解，在循环中相对稳定，可作为标志物进行检测。循环中 miRNA 作为细胞外信使在细胞间通信中发挥作用，这为生理和病理条件下的基因调控提供了另一种途径。

部分 STEMI 患者即使恢复血运重建，仍然出现心肌重塑并导致心力衰竭，因此寻找可靠的预测 STEMI 患者心肌重塑的生物标志物具有重要意义。Galeano-Otero 等对 56 例患者入院时和血运重建后血液样本中循环 miRNA 进行了检测，评估基线与第 6 个月时 miRNA 水平与左心室舒张末期容积之间的相关性，结果表明 miR-320a 与左心室重塑有关。此外，研究表明，低水平的 miR-150、miR-16、miRNA-27a 和 miR-101 可能预测心室重塑。心肌重塑是心力衰竭的重要机制，因此 miRNA 对心力衰竭诊断及预后判断具有重要价值。miRNA 作为诊断心力衰竭的生物标志物既可以单独使用，也可以与 BNP 联合使用。Watson 等指出，5 种 miRNA（miR-30c、miR-146a、miR-221、miR-328 和 miR-375）是区分有无心力衰竭，以及 HFpEF 和 HFrEF 患者的潜在标志物。与 NT-proBNP 相比，单个 miRNA 对 HFpEF 和 HFrEF 诊断率较低，但 miRNA 与 NT-proBNP 联合使用可获得较高的诊断准确率。因此，采取将单个 miRNA 与 NT-proBNP 相结合或使用一组由多个 miRNA 组成的生物标志物进行检测的方式可显著提高诊断的特异性和敏感性。

心脏再同步化治疗（CRT）是治疗心力衰竭的重要手段之一，CRT 是否应答影响心力衰竭治疗的疗效。一项研究表明，与 CRT 无应答者相比，CRT 应答者循环中有 5 种 miRNA（miR-26b-5p、miR-145-5p、miR-92a-3p、miR-30e-5p 和 miR-29a-3p）的水平更高。另一项研究显示，CRT 应答者 LVEF 增加＞10%，这类患者 miR-30d 水平更高。左心室辅助装置

（LVAD）用于治疗终末期心力衰竭患者，植入前循环 miR-1202 水平能够区分应答者和非应答者。此外，miRNA 还用于心力衰竭的预后判断，最早确定具有预后价值的分子是 miR-133a 和 miR-208b，它们与梗死后 6 个月全因死亡率的显著增加相关。Bayes-Genis 等的研究表明 miRNA-1254 和 miR-1306-5p 的水平与联合终点的风险显著相关。miR-1 被认为是一个潜在的预后判断的生物标志物，其在心力衰竭患者中的表达上调。在 GISSI-HF 试验患者中，miR-132 水平随着心力衰竭严重程度的升高而升高，而较低循环 miR-132 水平患者的心力衰竭再入院风险降低，但对死亡率没有影响。

循环 miRNA 作为心肌重塑的生物标志物已经显示出良好的评价效果，因此需要进一步研究以找到一个基于其血清值的危险分层方式。同时，miRNA 定量尚无统一的方法，因此对于低 RNA 产量样本（如血浆和血清）中的 miRNA 定量结果的可比性仍存在疑问。少数大规模研究评估了 miRNA 在心血管疾病中的预后特性，证实了不是单个的 miRNA，而是 miRNA 组合作为生物标志物具有预后判断的潜力。

（二）lncRNA

除了 miRNA，最近有研究发现 lncRNA 可作为蛋白质功能的调节因子。血浆 lncRNA 水平能够预测心肌梗死后心肌重塑、发生缺血性心肌病的概率，以及心力衰竭和死亡的风险。在血浆中检测到的线粒体 lncRNA 被命名为 LIPCAR，其血浆水平与心肌梗死后左心室重塑和心力衰竭的风险增加密切相关。研究表明，心肌梗死后心力衰竭患者 LIPCAR 水平高于无左心室重塑的心肌梗死患者。因此，lncRNA 有可能成为预测心力衰竭的循环生物标志物，但尚未在临床试验中进行评估。充血性心力衰竭患者血浆肌球蛋白重链相关 RNA 转录物 lncRNA Mhrt 水平受 SNP 等位基因（rs7140721、rs3729829 和 rs3729825）的影响。根据是否存在这些 SNP 基因型观察到死亡率存在显著差异，表明这些 SNP 与充血性心力衰竭的风险和预后相关。lncRNA 是一种很有临床价值的 RNA 分子，具有可检测性和独特的生物学功能等良好的生物标志物特性。但其作为循环生物标志物的探索仍处于初级阶段，预计在不久的将来会有更多的研究。

六、总　　结

心肌重塑过程复杂，理想的生物标志物应满足特异性高、敏感性高、早期检出率高和可检测性高等多个特征，很难确定满足所有这些特征的单一参数。由于 NT-BNP 和 NT-proBNP 应用广泛，在心力衰竭的诊断、治疗及预后判断中有较好效果，目前仍是指南推荐的唯一检测方法。但影响 NT-BNP 和 NT-proBNP 的因素多，新的标志物的出现弥补了 NT-BNP 和 NT-proBNP 的不足。MR-proANP 虽然诊断心力衰竭不如 NT-proBNP，但它对远期预后的判断优于 NT-proBNP。炎性标志物如 IL-6 检测对 ACS 的危险分层有重要意义。纤维化标志物 MMP 及胶原肽检测能更好地了解胶原重塑，但目前尚未在临床应用。sST2、GDF-15、gal-3 等新的心脏标志物已经出现，但仍缺乏大规模临床数据。miRNA 领域是一个非常有前途的研究领域，对 miRNA 的进一步探索可能会提供诊断和预后评估的价值，并为心肌重塑提供新的表型特异性治疗靶点。lncRNA 是一种很有前景的 RNA 分子，目前仍处于探索阶段。检测手段的提高及成规模基础与临床试验的开展，将为这些新的标志物的临床应用提供更多证据，对心力衰竭的诊断、疗效评价及预后判断将更准确。

（张慧玲　陈炳秀　罗振华）

第二节　心脏磁共振成像

心脏磁共振（cardiac magnetic resonance，CMR）成像是一种无创、断层、非电离的技术，已被临床应用于评估梗死段扩张、梗死区变薄、左心室体积、左心室形态畸变和非梗死心肌代偿性肥厚。在一些较大的医学中心，CMR 成像被用于缺血性、非缺血性心脏病，肥厚型心肌病及心力衰竭和先天性心脏病的诊断。此外，CMR 成像提供了左心室功能、局部灌注、血管生成、心肌活力和心肌细胞排列的相关信息。心脏成像的最新进展包括 T_1 标测、T_2 标测、弥散磁共振成像和磁共振成像引导干预。弥散磁共振成像（diffusion tensor imaging，DTI）提供了有关组织结构的信息，而 DTI 有助于描述心肌和监测心肌梗死后左心室重塑的过程。随着分子影像学技术的进步，新的成像技术使这些心肌重塑分子过程可视化，CMR 成像对心肌重塑的评估更加精准，并可能具有重要的诊断和预后价值，这将有助于患者的临床管理。CMR 成像在评估心肌重塑方面有独特价值，对降低心力衰竭死亡率有重要意义。

一、心脏磁共振成像

（一）磁共振成像原理

磁共振成像（magnetic resonance imaging，MRI）的硬件系统包括磁体、梯度系统及射频系统（图 6-2-1）。人体内氢原子核作为磁共振中的靶原子，是人体内最多的物质。氢核只含一个质子，不含中子，最不稳定，最易受外加磁场的影响而发生磁共振现象。磁体又称为静磁场，分为常导型、永磁型、超导型；梯度系统用于空间编码和选层；射频系统施加特定频率的射频脉冲，使氢核磁矩发生 90°偏转，产生能量，当射频脉冲停止时，弛豫过程开始，释放所产生的能量（形成 MR 信号）使之形成磁共振现象。最后，通过信号接收装置及计算机系统完成信号采集、传输、图像重建、后处理等，获得磁共振图像。

MRI 检查有多个成像参数的特点，在氢原子释放能量（形成 MR 信号），即弛豫过程中涉及 2 个时间常数：纵向弛豫时间常数 T_1；横向弛豫时间常数 T_2。MRI 图像如主要反映的是组织间 T_1 值差别，为 T_1 加权像（T_1 weighted image，T_1WI）；如主要反映的是组织间 T_2 值差别，为 T_2 加权像（T_2 weighted image，T_2WI）；如主要反映的是组织间质子密度弛豫时的差别，为质子密度加权像（proton density weighted image，PDWI）。此外，MRI 可利用流动的血液直接成像，也可同时使用对比剂，称为增强血管成像（CE-MRA）。

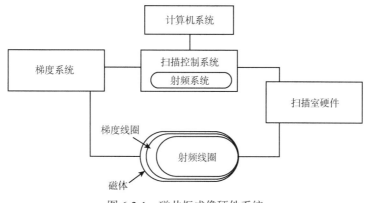

图 6-2-1　磁共振成像硬件系统

人体不同组织及其病变具有不同的 T_1、T_2 值和质子密度弛豫时间，因此在 T_1WI、T_2WI 和 PDWI 上产生不同的信号强度，具体表现为不同的灰度。MRI 检查根据灰度的变化进行疾病诊断。因此，组织间及组织与病变间弛豫时间的差别是 MRI 诊断的基础。一般而言，组织信号越强，图像上相应部分就越亮；组织信号越弱，图像上相应部分就越暗。但应注意，在 T_1WI 和 T_2WI 上，弛豫时间 T_1 值和 T_2 值的长短与信号强度的高低之间的关系有所不同：短的 T_1 值（简称短 T_1）呈高信号，如脂肪组织；长的 T_1 值（简称长 T_1）呈低信号，如脑脊液；短的 T_2 值（简称短 T_2）呈低信号，如骨皮质；长的 T_2 值（简称长 T_2）呈高信号，如脑脊液。

（二）心脏磁共振成像相关概念

CMR 成像是一种成熟的心脏成像技术，允许通过 T_1 与 T_2 弛豫时间和血流的差异，以及通过电影成像，对心脏组织进行可视化成像，从而评估心脏组织的解剖结构和功能。T_1 图可以描绘心肌内 T_1 的相对较小的变化，以突出组织病理学。通过使用细胞外顺磁对比剂，心肌的结构变化可以被"放大"。例如，可以在注射对比剂前后进行 T_1 标测，以测量称为细胞外容积（extracellular volume，ECV）的参数，它量化了由多种心脏病的弥漫性反应性纤维化导致的细胞外基质的相对扩张，其结果是形成了一个非侵入性的替代心肌活检和组织化学分析的检查。此外，不使用顺磁对比剂的 T_1 标测（称为天然 T_1 标测）对心肌细胞水肿、铁超载及心肌梗死和瘢痕的存在非常敏感。因此，T_1 标测正成为通过 CMR 成像了解心肌组织病理学及其预后的重要工具。随着这些技术的快速发展，T_1 标测包括许多通过 CMR 成像评估组织重塑的方法，如某种形式的 T_1 成像，或者仅使用天然 T_1 标测（不使用对比剂），或者与对比剂结合使用。

ECV 是细胞外容积测量，是结合自然和对比增强 T_1 成像。心肌大体上可分为 3 个室：①细胞内室（由心肌细胞、成纤维细胞、内皮细胞和平滑肌细胞组成）；②血管内隔室（血液）；③间质间隙（一旦细胞内和血管内隔室被移除，心肌内的残余间隙）。ECV 包括间质间隙和血管内隔室，一般认为 ECV 的变化主要由间质体积分数的变化驱动。许多影响心肌的疾病过程可以根据 ECV 的变化评估。

灌注 CMR 成像采用动态图像采集方法将对比剂冲洗入心肌，采用饱和预脉冲制备 T_1

加权梯度回波序列。饱和预脉冲有助于背景信号变黑，使对比剂引起的亮度可视化，同时冲洗到心肌。钆对比剂可在首次通过时进行监测，以评估心脏灌注。因灌注不良区域钆含量减少，导致该区域在 T_1 加权像上的信号强度降低。钆对比剂也可用于确定不可逆损伤的区域，因为其从坏死和纤维化组织中清除的速度比健康组织慢得多，从而导致晚期钆增强（LGE）效应。延迟增强 MRI（delayed-enhancement technique MRI，DE-MRI）在存活心肌和非存活心肌之间具有很高的对比度，因此被广泛应用于心肌梗死的检测。心肌纤维化导致细胞外间隙扩大，因为 ECM 沉积和钆的过度滞留导致 CMR 增强。急性心肌梗死发生心肌细胞坏死、细胞膜破裂，细胞外对比剂被动扩散到细胞内空间，从而增加信号强度，导致 DE-MRI 差异。慢性心肌梗死中瘢痕组织主要含有胶原物质，没有存活心肌，细胞外空间增加，从而导致对比剂浓度增加、DE-MRI 增强。导致心肌纤维化的不同病因可显示出不同的 LGE 模式，MRI 有助于确定心力衰竭的病因（尤其是心肌病）。DTI 通过编码水分子的随机运动（扩散）提供有关微观组织结构的信息，DTI 有助于描述心肌和监测心肌重塑的过程。

（三）心脏磁共振成像检查的注意事项

在患者的安全性方面，CMR 成像禁忌的常见医疗设备有起搏电极、耳蜗植入设备、神经刺激设备、脑脊液分流装置、脑动脉瘤金属夹。对于已植入起搏器或植入型心律转复除颤器（implantable cardioverter-defibrillator，ICD）的患者，进行 MRI 检查的风险包括金属硬件产生电流、磁场造成装置移位、不恰当放电或感知，以及天线效应导致的加热反应。很多有临床经验的研究中心报道显示，应用 1.5T 的 MRI 为 ICD 患者进行检查是安全的，但需要一系列的保护措施，包括仔细的筛选及起搏器程控，限制任何脉冲系列的能量吸收等。心脏机械瓣、瓣膜成形术后的人工瓣环、冠脉支架、非金属导管、齿科植入物可以安全耐受 1.5T 的 MRI 扫描；幽闭恐惧症患者可以通过口服镇静剂或应用有更大管径的扫描设备进行检查。

二、CMR 成像评估心肌重塑的优势

相比超声、CT 等检查，MRI 具有明显优势，能够提供更高的组织分辨能力，能够提供心脏功能、灌注和存活率的定量信息。首先，MRI 无创伤性、无放射性、无电离辐射，也无须碘对比剂。MRI 的应用不如单光子发射计算机断层成像（SPECT）广泛，但避免了电离辐射，并允许对合并复杂疾病的患者进行评估，这些患者受益于其对心脏功能、纤维化和灌注的量化。MRI 提供了比核医学模式更大的空间和时间分辨率，具有更好的组织特征。超声心动图在图像显示上受声学窗口限制，而 MRI 没有声学窗口的局限性。同时，MRI 在评估心室壁运动方面优于超声心动图，电影 MRI 允许对心脏室壁运动进行动态成像，具有优越的心内膜边界定义，能更准确地反映心室壁的运动状况。其次，可以在同一层面进行多种组织参数成像，如 T_1WI、T_2WI、PDWI 等；除了具有很高的软组织对比度以外，MRI 能够任意截面成像；同时具有很高的组织学、分子学特性，使影像诊断从形态学深入到病理生理学。除此之外，MRI 还具有功能成像、MRS、磁共振介入等优势。目前心脏 MRI 的主要缺点是检查时需屏气，对心功能及肺活量差的患者是个考验。此外，该检查的缺点还包括时间相对较长，可能存在对比剂反应和成本相对较高。

三、CMR 成像对心肌重塑的评估方法

常用于评估心肌重塑的 CMR 技术有 T_1 映射、晚期钆增强、分子成像、CMR 标记及特征性追踪 CMR 等，这些技术在评估心肌重塑方面各有优缺点（表 6-2-1）。

表 6-2-1　评估心肌重塑的常用 CMR 技术

CMR 技术	有效性	特异性	优点	缺点
T_1 映射（天然 T_1 和 ECV 量化）	++	+++	评估弥漫性纤维化，早期疾病（临床前阶段）纤维化程度的量化	多种方法，无标准参考值，正常心肌和病变心肌重叠
晚期钆增强	+++	+++	替代性纤维化评估参考标准	仅局部纤维化评估
分子成像	±	++++	改善纤维化的可视化，研究潜在过程（坏死、凋亡、炎症、瘢痕成熟）	实验技术，仅动物研究
CMR 标记	++	+	目前用于心肌变形评估的金标准，结果重复性高	需具有专门知识、额外扫描序列、耗时的后处理、标记在心脏周期中褪色（仅使用某些技术），对薄心肌评估受限
特征跟踪 CMR	+++	+	SSFP 电影的后处理（无附加扫描序列），后处理速度较快，可行性高	易受穿透平面运动伪影影响，供应商间协议有限

四、CMR 成像在偏心性心肌重塑为主疾病中的研究

偏心性心肌重塑与慢性容量负荷增加相关，以肌小节串联方式复制为主，其特征是心肌细胞长度增加，最终导致心室壁变薄、离心性肥大和相对瓣膜关闭不全。扩张型心肌病患者是一个异质性的群体，其特征是左心室腔增大，伴有偏心性重塑和收缩力受损。这种表型可能是心脏对异常负荷的反应，通常表现为反流性瓣膜病、缺血性心肌病、特发性或获得性心肌病。经胸超声心动图被用作识别和描述表型的一线成像工具。其典型表现为左心室或双心室运动功能减退伴或不伴局部室壁运动异常、心室和心房扩张、心房内血栓和由于环形扩张导致的功能性二尖瓣关闭不全。CMR 成像优于超声心动图，它能准确评估心室容积、室壁厚度和收缩功能，以及组织特征。心内膜下、心系膜和心外膜下 LGE 分布的典型模式反映了潜在的病理生理过程，并揭示了病因，在许多情况下不需要心肌活检。CMR 松弛测定可显示心肌坏死、瘢痕形成、局灶性和弥漫性间质纤维化，而高信号 T_2 或 T_2 标测值增加提示心肌细胞水肿和炎症。基于血流动力学及血流对心腔壁的影响产生四维血流技术，这种技术将来可能成为不良心肌重塑评估的重要指标。

（一）冠心病

心肌梗死后心肌重塑在临床多见，根据 LGE 分布模式，CMR 可鉴别透壁性或非透壁

性心肌梗死，无运动节段的跨壁 LGE＞50%时预示心肌功能不能恢复，而无运动节段没有 LGE 现象的心肌约 80%可恢复功能。一旦瘢痕穿透率超过 50%，功能恢复的可能性就下降到约 8%。缺血性心力衰竭反映了灌注-收缩匹配状况，包括一系列病理生理状态，从以壁变薄和扩张为特征的早期重塑到由心肌纤维化和瘢痕引起的不可逆的晚期重塑。LGE 的存在和数量在预后上很重要，与主要心脏不良事件和心脏死亡率相关，是全因死亡率或心脏移植的独立预测因子。

在 MRI 上，存活心肌的检测可以通过 T_1 标测、DE-MRI、多巴酚丁胺负荷和负荷/静息灌注成像完成。T_1 加权二维/三维 GRE 序列和反转恢复脉冲用于评估心肌存活率。DE-MRI 通常在注射钆 MR 对比剂 10～15min 后进行，DE-MRI 对急性心肌梗死和瘢痕的检出灵敏度较高。DE-MRI 有可能显示小到 $1cm^3$ 的心肌梗死，检出率远远高于其他成像方式。DE-MRI 根据对比剂在梗死和纤维化组织中的分布区分无存活心肌。CMR 在区分冬眠心肌和坏死心肌方面优于超声心动图，与室壁厚度无关。同时，动态增强 MRI 对评估存活心肌的敏感性与特异性优于 SPECT，且与 PET 敏感性相似，但特异性优于 PET。

梗死心肌节段由于心肌细胞坏死，产生瘢痕修复，导致心肌替代性纤维化。心肌纤维化促进不利的心室重塑、增加心肌僵硬度，进而导致舒张功能障碍。替代性纤维化发生之前出现的是弥漫性纤维化。DE-MRI 检测弥漫性心肌纤维化的作用有限，T_1 标测可定量评估弥漫性心肌纤维化和估计 ECV。越来越多的证据表明，T_1 时间和 ECV 的增加与临床结果相关，并有可能对心房颤动患者进行风险评估。

（二）扩张型心肌病

超声心动图是诊断扩张型心肌病的一线工具。遗传性扩张型心肌病与基因突变有关，整体纵向应变（global longitudinal strain，GLS）降低显示出将基因阳性表型的阴性个体与正常对照组区分开来的能力，这可能为早期诊断及治疗遗传性扩张型心肌病提供价值。但 GLS 操作及图像要求高，且不同厂家所测得的 GLS 差异较大，目前尚无统一的 GLS 值。

CMR 在表型评价中起着核心作用。约 25%的扩张型心肌病患者有中壁纤维化的证据，这是死亡率和发病率的独立预测因子。伴有中壁纤维化的扩张型心肌病患者的预后与缺血性疾病患者相似。因此，与缺血性心肌病一样，纤维化/瘢痕的存在是药物和设备治疗反应较差的标志。同样，对 T_1 映射序列及 ECV 扩张的测量证明在预后评估中其与射血分数相比有额外的价值。天然 T_1 标测和 ECV 已被用于量化转甲状腺素蛋白和游离轻链淀粉样变的心脏淀粉样蛋白负荷。在没有已知的心脏间质扩张原因的（水肿或淀粉样沉积）情况下，ECV 是间质纤维化的一个有价值的生物标志物。间质纤维化参与了折返环的形成和局灶性心动过速的发生。因此，间质纤维化的评估为改善扩张型心肌病患者的危险分层提供了可能。天然 T_1 时间和 ECV 分数与扩张型心肌病间质纤维化程度相关。鉴于 CMR 成像在扩张型心肌病中的价值，Berlot 等建议，根据临床状况，在基线检查和随访期间对扩张型心肌病患者进行综合评估，对心力衰竭患者，建议将其作为二线检查。

（三）瓣膜反流

与严重瓣膜性心脏病相关的左心室重塑过程以心肌间质间隙增加、胶原沉积和肌纤维丢失为特征，这些变化发生在左心室收缩功能恶化或患者出现症状之前。CMR 使用 T_1 标测技术评估反应性纤维化，使用晚期钆对比剂增强评估替代性纤维化。此外，这些结构变化的功能后果可以通过心肌 CMR 标记和特征跟踪 CMR 评估，CMR 成像可评估左心室心肌的应变。一些研究表明，CMR 技术可比传统的测量方法（左心室射血分数或左心室尺寸）更敏感地检测严重瓣膜病左心室的结构和功能变化，表明瓣膜手术后心肌纤维化可能不可逆。心肌纤维化评估是否能更好地评价严重瓣膜病患者左心室重塑，接受手术治疗的患者是否能在左心室功能和临床症状改善方面获益，还需要更多的前瞻性研究加以证实。

主动脉瓣反流中容量负荷过重可诱导心肌细胞生长，同时增加新的肌节，并伴有间质纤维化，其特征是纤维连接蛋白和非胶原成分增加。临床研究在组织学上证明，在瓣膜手术时严重主动脉瓣反流中有明显的心肌纤维化。一些研究用 CMR 成像评估心肌纤维化，2006 年的一项初步研究表明主动脉瓣反流患者异常收缩段对比度 T_1 值明显延长，提示间质纤维化增加。此外，9 例严重主动脉瓣反流患者行主动脉瓣置换术后，3T-CMR 的 ECV 与组织学间质纤维化程度密切相关。LGE 评价主动脉瓣反流患者心肌替代性纤维化与组织病理学的相关性良好，心肌纤维化的数量与左心室功能改善呈负相关，心肌纤维化重的患者预后差。这些结果提示，主动脉瓣反流患者左心室心肌纤维化是一种不良重塑的标志，可能导致左心室应变进一步恶化，导致主动脉瓣手术后预后差。

二尖瓣反流（mitral regurgitation，MR）：根据发病机制可分为器质性（原发性）二尖瓣反流和功能性（继发性）二尖瓣反流两类。器质性二尖瓣反流是由先天性瓣膜病引起的，而功能性二尖瓣反流是由局部和（或）整体的左心室重塑引起的，没有二尖瓣的结构异常。二尖瓣修复/置换的适应证取决于临床症状或左心室功能恶化和左心室重塑情况。与二尖瓣反流相关的慢性左心室容量负荷过重导致间质纤维化增加，左心室重塑和心肌纤维化可能发生在症状出现之前。一项研究表明，对 35 例中重度二尖瓣反流患者心肌纤维化进行评估，结果二尖瓣反流患者的 ECV 较高，T_1 值增加，组织学证实出现替代性纤维化。ECV 值与左心室收缩末期容积、左心室收缩和舒张功能不全相关。慢性重度二尖瓣反流患者约 40%存在左心室替代纤维化，纤维化与再次住院和埋藏式起搏器植入等临床结局有关。Myerson 等研究发现，CMR 反流容积＞55ml 或反流分数＞40%可预测症状的发展或手术的需要，并且这些指标的表现优于左心室容积。CMR 反流容积曲线下面积增大可预测死亡率或评估是否需要手术治疗。CMR 成像不仅可以评估二尖瓣反流的组织学重塑，还能判断二尖瓣反流的病因。

五、CMR 成像在向心性重塑为主疾病中的研究

向心性重塑表现为心肌肌节呈并联增生，心肌纤维增粗，室壁增厚，不伴有明显心腔扩大。向心性重塑被认为是从无症状心脏病发展为有症状心力衰竭的重要步骤，通常是对慢性压力超负荷的反应。在向心性重塑中，心肌细胞主要增加短轴直径。左心室肥厚是潜在遗传或后天性疾病的结果，伴随着心功能和血流动力学的改变。非生理性左心室肥厚无论其潜在原因如何，都会导致严重的心血管并发症，如心房颤动、舒张性和收缩性心力衰竭，而且与全因死亡率和心血管死亡率增加有关。

（一）高血压心脏病

高血压是导致左心室肥厚的最常见原因，血压增高致外周阻力增加，心肌为克服阻力导致心肌肥厚。高血压动物模型及高血压患者均证实高血压可引起左心室向心性肥厚。在高血压性心脏病中，室壁增厚受种族、神经体液因子和遗传变异的影响，通常呈对称性肥厚，基底节段很少超过 15mm。超声心动图是评价高血压性心脏病的一线检查方法，但对左心室质量的评估不如 CMR 成像。超声心动图对左心室质量的评估是假设心脏为椭圆形，回声在胸骨旁纵轴切面上用公式进行计算。相反，CMR 成像中的左心室质量在横向视图中通过从基底到顶端水平的整个心肌切面之和测量。另外，CMR 成像对高血压心脏病引起弥漫性心肌纤维化的评估有较好效果。Messroghli 等输注 Ang-Ⅱ制作大鼠高血压模型，2 周后进行 MRI 检查，结果显示电影 MRI 记录到向心性左心室肥大，并伴有血管周围纤维化和心肌组织学改变，ECV 与胶原体积分数之间存在中等程度的相关性。Coelho-Filho 等用 N'-硝基-L-精氨酸甲酯盐酸盐诱导小鼠高血压性心脏病，7 周后经 CMR 检查发现，小鼠出现向心性左心室增大和间质纤维化，螺内酯干预后可逆转心室重塑，CMR 检查可评估高血压导致的左心室肥厚和纤维化。对于高血压心脏病患者，ECV 增加和力学改变不仅与高血压有关，还与左心室肥厚有关。

（二）肥厚型心肌病

肥厚型心肌病是最常见的遗传性心血管疾病，是年轻患者猝死的主要原因。CMR 成像对肥厚型心肌病有较高的诊断价值，一项对 1000 多例患者的研究显示，与超声心动图相比，MRI 对肥厚型心肌病的诊断率为 44.7%，心脏 MRI 可以诊断先前未知、否认或可疑的肥厚型心肌病，可准确评估心腔容积且不受胸部解剖和相关肺实质病变影响。CMR 成像被认为是评估室壁厚度和心室容积的"金标准"，可以更准确地描述心脏的容积和功能、组织形态和心肌肥大的范围。区分病理性和非病理性左心室肥厚对运动员竞技运动的危险性评估具有重要意义，多参数 CMR 成像结合参数 T_2 标测和变形成像可有利于鉴别运动员心脏与肥厚型心肌病。CMR 成像是评价肥厚型心肌病的一种很好的方法，因为它不仅能精确地确定肥厚的部位、范围及评价心室功能，还可以检测左心室流出道梗阻的机制，以及建立左心室流出道和主动脉之间的压力梯度模型。其他优点包括用 DME 检测心肌纤维化区域，诊断心尖部肥厚型心肌病，以及对接受间隔消融的患者进行随访。CMR 成像在检测肥厚型心肌病特征（如心肌隐窝）方面比超声心动图更敏感，有助于术前制订肥厚心肌切除计划或消融计划。肥厚型心肌病最严重的并发症是心源性猝死，一项荟萃分析显示，CMR 定量 LGE 在心源性猝死事件预测中具有重要的价值，可作为肥厚型心肌病患者风险分层的有效工具。

（三）主动脉瓣狭窄

主动脉瓣狭窄是成人最常见的瓣膜性心脏病。在过去的十年中，由于影像学方法和潜在治疗方法的改进，特别是经导管主动脉瓣植入术（transcatheter aortic valve implantation，TAVI）的出现，与主动脉瓣狭窄患者左心室结构和功能相关的研究有所增加，这促使人们更加关注左心室功能的亚临床变化，以及主动脉瓣狭窄晚期左心室结构变化的可逆程度，这些因素可能影响瓣膜介入的最佳时机。在有明显主动脉瓣狭窄的患者中，压力超负荷导致左心室壁应力增加，从而刺激心肌细胞增大和左心室壁厚度增加，这种心肌肥大的特点是肌纤维直径和新的肌原纤维增加。向心性肥大是导致收缩力增加和收缩期室壁张力降低的主要代偿机制，最终肥大反应导致失代偿，患者会出现症状，发生心力衰竭和其他不良事件。心肌细胞退行性变、细胞死亡和纤维化被认为是导致这种转变的关键结构变化。

CMR 识别、量化和区分心肌疾病的能力优于目前可用的其他成像方式，因其检测范围不限于对瓣膜血流动力学和梗阻的评估，在主动脉瓣狭窄中 CMR 对心肌健康和功能的评价可能具有重要临床意义。在严重主动脉瓣狭窄的晚期，左心室心肌的特点是大面积心肌细胞丢失和替代性纤维化发生，导致左心室收缩功能障碍，并与不良预后相关。在替代性纤维化发生之前间质变化主要是 I 型胶原沉积增加，间质的早期变化可通过 CMR T_1 标测进行评估。在 109 例中度和重度主动脉瓣狭窄患者中，发现有症状的重度患者的左心室天然 T_1 标测值明显高于中度和无症状的重度患者，心肌活检评估的胶原体积分数与天然 T_1 标测值之间存在显著相关性。Flett 等验证了 18 例严重主动脉瓣狭窄患者心肌 ECV 分数的测量结果，ECV 与组织学胶原体积分数密切相关。ECV 升高与症状、左心室收缩和舒张功能恶化、肌钙蛋白 T 水平升高和左心室肥厚劳损有关，对主动脉瓣狭窄患者心肌 ECV 的测量具有重要的临床意义。T_1 标测对认识主动脉瓣狭窄的心肌改变提供了重要的检测手段，且越来越多的证据显示出其对主动脉瓣狭窄预后的评估能力。

针对主动脉瓣狭窄所致的替代性纤维化，用 LGE 进行检测。以钆为基础的对比剂进入细胞外空间，局灶性纤维化组织清除对比剂的速度比健康组织慢。这在局灶性细胞外基质扩张和健康心肌之间提供了清晰的视觉对比，还可以量化狭窄程度。在 19%~62% 的严重主动脉瓣狭窄患者中检测 LGE，LGE 有缺血型和非缺血型两种形式。缺血模式的特点是心内膜下 LGE 沿着特定的冠状动脉区域分布，而在非缺血模式中，LGE 的分布可以是弥漫性的，也可以是局灶性、线性或片状的，主要位于心肌中层，不对应于特定的冠状动脉区域。LGE 是 AS 患者重要的预后预测标志物，LGE 质量每增加 1%，全因死亡率的风险增加 5%。在 154 例接受主动脉瓣置换术的重症主动脉瓣狭窄患者中，LGE 的存在是全因和心血管死亡率的独立预测因子。更为重要的是，主动脉瓣置换术后，LGE 不会完全消退，并且与左心室功能、心功能分级和生存率均有关。通过应变成像可检测间质纤维化和替代性心肌纤维化导致的左心室心肌受损，应用特征追踪 CMR 成像可评价 TAVI 手术对左心室的影响。

（四）心肌淀粉样变的心肌肥厚表型

淀粉样变是一种系统性疾病，其特征是细胞外循环蛋白沉积于淀粉样纤维中。心肌淀粉样变可以表现为心肌肥厚，超声心动图上出现颗粒状外观、双心室肥大伴右心室游离壁受累、房室瓣厚度增加、房间隔增厚和少量心包积液需怀疑心肌淀粉样变。轻链淀粉样变通常导致向心性肥大，而甲状腺素运载蛋白淀粉样变性通常是不对称的肥大。常规超声心动图对心肌淀粉样变不敏感，诊断率较低。CMR 成像比超声心动图更准确，可更精确地评估心肌淀粉样变的组织学特征，使用对比剂后，最新类型的钆增强成像（相敏反转恢复）具有高度的敏感性和特异性，几乎可以确诊心肌淀粉样变。相位敏感反转恢复技术测定跨壁 LGE 可诊断晚期心肌淀粉样变性，还有助于预后评估。心肌 T_1 值可在不使用对比剂的情况下提供心肌淀粉样蛋白负荷的信息，其对检测心肌淀粉样变具有较高的诊断准确率，且与收缩和舒张功能不全的标志物有良好的相关性，对疾病的早期诊断有重要意义。

六、CMR 成像的分子成像技术

心肌细胞凋亡在心肌重塑过程中起重要作用。在细胞凋亡过程中，细胞收缩并形成凋亡小体，巨噬细胞吞噬暴露在凋亡小体膜上被检测出的特异性标志物。膜联蛋白 V 是凋亡细胞中表达的标志物之一，已被用作心肌梗死后 MRI 无创性凋亡显像的靶点。Sosnovik 等将膜联蛋白 V 标记的纳米颗粒（AnxCLIO-Cy5.5）注入心力衰竭小鼠体内，并在 9.4T 下成像，结果发现心肌 T_2 信号显著降低，与心肌细胞摄取 AnxCLIO-Cy5.5 一致，由此建立了一个新的高分辨率、特异性心肌细胞凋亡成像平台。在急性心肌缺血小鼠模型中使用 AnxCLIO-Cy5.5 发现，心肌细胞凋亡的分子 MRI 与同步延迟增强 MRI 可鉴别体内凋亡和坏死心肌细胞。

磁共振血管造影（magnetic resonance angiography，MRA）可以检测心肌通透性的变化，从而区分心肌梗死是处于急性期还是慢性期，钆磷维塞是唯一被美国 FDA 批准用于磁共振血管造影的对比剂。针对心肌纤维化，虽然 LGE-MRI 和 T_1 标测提供了有关瘢痕大小和纤维化程度的重要信息，但这些方法无法提供有关基础生物学的详细信息。基于钆的靶向特异性对比剂，如 EP-3533，可与 I ~ IV 型胶原蛋白结合，从而提供除 LGE-MRI 或非特异性基于钆对比剂的 T_1 标测之外的信息。在小鼠缺血再灌注模型中，EP-3533 对心肌梗死后 6 周富含胶原的瘢痕组织的检测能力已被证实。弹性蛋白结合对比剂（elastin-specific MR contrast agent，ESMA）能够监测梗死区和偏远区域细胞外基质重塑随时间的变化（心肌梗死后 3 周时更高的信号），这在标准 LGE-MRI 中是看不到的。此外，使用 ^1H 和 ^{19}F 同步成像可评估心肌梗死后弹性蛋白重塑和炎症之间的相互作用，有助于预测预后。FDG 成像利用了代谢变化，使炎症反应在疾病不同阶段可视化和定量化。FDG 成像与 PET/MRI 技术相结合，可以显示心肌梗死小鼠模型和急性心肌梗死患者缺血损伤后单核细胞浸润的双相性质。此外，还有一些靶向巨噬细胞、受体等对比剂在评估动脉粥样斑块及炎症方面的研究，在这里不进行介绍。

七、总　　结

CMR 成像可有效评估临床大多数心血管疾病心肌重塑过程，能精确评估心室容积、室壁厚度和收缩能力、组织特征及心功能。在评估心肌纤维化方面作为无创检查的"金标准"，为治疗和预后提供有用的信息。常用于评估 CMR 成像的方法有 T_1 映射、晚期钆增强、分子成像、CMR 标记及特征追踪 CMR 等，这些评估方法各有优缺点，有的方法还未用于临床。尽管 CMR 成像是一种很有用的检查方法，但 CMR 序列和技术的方法多样性和缺乏标准性构成了一个持续的问题，并限制了将科学结果转化为临床实践，阻碍了 CMR 成像中心之间的合作和对疾病病理生理学的理解。因此，将 CMR 成像与生物标志物及其他影像检查联合对心肌重塑评估更精确，对疾病诊断、治疗及预后评估具有重要意义。CMR 成像引导的干预是一个朝气蓬勃且发展迅速的领域，相信在不久的将来，CMR 成像将成为心脏疾病诊断、介入治疗和心肌病治疗中不可缺少的重要工具。

（陈炳秀　张国宁　陈章荣）

第三节　心　脏　ECT

发射型计算机断层成像（emission computed tomography，ECT）是一种利用放射性核素进行检查的方法。其包括正电子发射体层成像（positron emission tomography，PET）和单光子发射计算机断层成像（single-photon emission computed tomography，SPECT）两种。随着 PET 和 SPECT 硬件更新、软件设计对图像质量的优化及新型示踪剂的开发，ECT 的临床应用范围逐渐扩大。心肌重塑是心脏在一些生理或病理因素刺激下，心肌细胞和心肌细胞外基质在细胞结构、功能、数量及遗传表型方面出现的一系列明显变化，如心脏的大小、形状和功能的变化，包括组织学重塑、代谢重塑、神经重塑及结构重塑等，由于 ECT 可通过放射性核素标记进行分子成像检查，对理解心肌重塑的病理生理过程有极大帮助，对心血管疾病诊断、疗效评估及预后判断有重要价值。

一、ECT　概　述

ECT 是一种利用放射性核素进行检查的方法。ECT 的基本原理：将放射性药物引入人体，经代谢后在脏器内或病变部位和正常组织之间形成放射性浓度差异，ECT 将探测到这些差异，通过计算机处理再成像。ECT 是一种具有较高特异性的功能显像和分子显像，着重提供脏器与病变组织的功能信息，此外也能显示受检部位结构。它能进行平面显像和断层显像、静态显像和动态显像、局部显像和全身显像。PET 和 SPECT 是核医学的两种 CT 技术，由于它们都是对患者体内发射的 γ 射线进行成像，故统称发射型计算机断层成像术。

（一）分类

1. PET　由正电子核素标记参与人体代谢的放射性药物被注入人体后成为稳定的化合物，在活体内参与细胞代谢。依据放射性药物产生的辐射作用，在体外进行信息采集。PET 主要反映细胞分子水平上的生物学过程，这项特征区别于 CT、MRI 和超声。

2. SPECT　是目前临床常用的一种先进的核医学设备和显像方式。SPECT 利用注入人体内的单光子放射性核素如 ^{99m}Tc、^{123}I 等发出的 γ 射线在计算机辅助下重建影像，从而构成断层影像。SPECT 实际上是一种由 CT 与核医学示踪原理相结合的高科技技术。

（二）成像原理

1. PET 其基本原理是把人体生命元素发射正电子（β⁺）的放射性核素（如 ^{11}C、^{13}N、^{15}O、^{18}F 等）标记到能够参与人体生理、生化代谢过程的化合物上，当机体摄入这些核素后，衰变过程中产生的正电子在人体内移动大约 1.5mm 后即与电子发生湮灭辐射，产生一对飞行方向相反、能量相同的光子。PET 通过探测这一对光子表征衰变的发生。通过图像重建获得人体各个部位不同断面标记核素的分布情况，病灶的功能代谢情况是通过病变器官对示踪剂的摄取量反映的，从而达到对疾病进行准确判断的目的。然而，PET 的不足之处是不能提供某些病灶的精细解剖定位诊断。因此，将 PET 技术与其他影像技术进行融合后产生的新型分子影像技术具有广阔的应用前景。

2. SPECT 其基本原理是将单光子放射性核素药物注入体内，机体摄入的这些药物到达需要成像的断层位置后，衰变发出 γ 光子，γ 光子投射到外层的 γ 照相机探头并通过光电倍增管进行信号放大。γ 照相机是二维探测器，安装了平行孔准直器后，可以同时获取多个断层的平行束投影，从不同角度进行观测，得到某个断层在所有观测角的一维投影，进行重建并计算出该断层的图像。

3. PET 与 SPECT 的应用及区别 随着核医学的迅速发展，SPECT 已在疾病鉴别诊断中显示出良好的应用价值，广泛应用于心、脑、肺、肾脏等的疾病诊断，不仅能显示骨骼形态，还能反映骨组织代谢和血供情况，对于疾病早期诊断具有积极意义。目前 SPECT 临床应用广泛，对诊断骨骼疾病、心血管疾病、神经系统疾病及肿瘤良恶性鉴别具有积极意义。虽然 PET 与 SPECT 都是利用 γ 射线，但两种检测使用的放射性核素、探测信号、空间定位、分辨率、灵敏度及扫描时间不同（表 6-3-1）。

表 6-3-1 PET 与 SPECT 的区别

项目	PET	SPECT
放射性核素	^{15}O、^{13}N、^{11}C、^{18}F	^{99m}Tc、^{131}I
探测信号	双光子	单光子
空间定位	符合探测器	准直器
空间分辨率	3～5mm	8～12mm
灵敏度	PET＞SPECT	
扫描时间	PET＜SPECT	

二、心脏 ECT 相关技术

近年来，随着医学影像技术的进步，PET 和 SPECT 技术迅速发展，在硬件和软件上都有一定程度的更新。半导体探测器碲锌镉（cadmium zinc telluride，CZT）探测器 SPECT 的出现是 SPECT 领域的一次变革，心脏专用 CZT 探测器 SPECT 的出现对心血管疾病诊断具有重要价值。门控心肌 SPECT 和心电门控 PET 等专门针对心脏开发的软件拓宽了 PET 和 SPECT 的临床应用。

（一）CZT 探测器 SPECT

1996 年，具有临床使用价值的 CZT 替代 NaI 晶体的 SPECT 问世，标志着核医学仪器硬件上的新突破，产生了新型心脏专用的 CZT 摄像机——CZT 探测器 SPECT。CZT 探测器 SPECT 通常采用固定探头设计，无须移动探头，同时可进行动态采集。心脏专用 SPECT 的分辨率和灵敏度均得到很大提高，此外，它还可以减少显像剂剂量、缩短采集时间、改善图像质量，临床使用范围扩大。例如，应用 CZT 探测器 SPECT 动态采集、定量评估心肌血流量克服了 PET/CT 的示踪剂寿命短及成本高的问题。CZT 超低剂量 ^{201}Tl SPECT 用于评价左心室容积和射血分数。心脏专用 CZT 探测器 SPECT 较传统 NaI 晶体探测器 SPECT 更具优势，但是基于 CZT 的全功能相机（Discovery NM/CT 670）与心脏专用相机（Alcione，Discover530c）在评估心肌灌注时并无差别。

（二）门控心肌 SPECT

门控心肌 SPECT 显像可以注射一次示踪剂，一次显像中得到心肌血流灌注、左心室功能参数及局部室壁运动参数，也可用于评价冠心病患者运动试验后心肌顿抑，并能提高心肌灌注显像诊断冠心病的敏感性和特异性，还能提供重要的预后信息。目前，有 QGS、ECTB 和 MSPECT 三种定量分析软件，这三种算法与 MRI 计算的左心室容积和左心室射血分数具有良好的相关性，均能很好地评估心功能。虽然几种软件均能评估心功能，但所有的重建方法都低估了左心室舒张末期容积和收缩末期容积的参考价值，在临床运用中值得注意。最近，Yao 等研究表明，在心肌梗死患者中门控心肌 SPECT 和心电门控 PET 显像测量的左心室容积和左心室射血分数与 CMR 成像测定的结果相当，但在个别患者中不能互换。此外，门控心肌 SPECT 的 QGS 算法还能评价左心室同步功能。

（三）心电门控 PET

为克服心脏运动 PET 检查分辨率较低的问题，开发了心电门控系统，产生心电门控 PET。心电门控 PET 采集的 ECG 信号使用 R 波作为参考，以估计获得一致的心脏时相，最终将数据分类到接近无运动的心脏门。^{18}F-FDG 心电门控 PET 对存活心肌的检出有较高的阳性预测价值，临床常用于评估心肌梗死后心肌状况。在糖尿病心肌病中，左心室舒张功能不全是心力衰竭发生前心脏受累的最早迹象之一。在糖尿病大鼠模型中，^{18}F-FDG 心电门控 PET 显像检测到左心室舒张功能不全，而收缩功能仍保留，这可能为出现明显症状之前早期发现高危 2 型糖尿病患者心力衰竭的检出开辟了新途径。心电门控 PET 对已知或疑似冠心病相关心肌缺血的患者提供了诊断和预后价值，可以预测心脏再同步化治疗效果，也可对心力衰竭患者发生心脏不良事件风险进行评估。

三、ECT 在心肌结构重塑中的研究

心肌结构重塑表现为心肌肥大、心腔扩大及室壁运动异常，ECT 对评估结构重塑尤其是室壁运动功能有一定的应用价值，对结构重塑的诊断、疗效评估及预后有重要意义。

（一）左心室肥厚

1. 左心室肥厚的评估　左心室肥厚是心肌重塑的重要病理改变，左心室重塑是高血压患者冠状动脉血流储备的独立预测因子。Houghton 等对 40 例高血压和 8 例糖尿病无冠状动脉阻塞的患者进行研究，结果显示 ^{201}Tl 灌注缺损与高血压患者冠状动脉舒张储备功能下降有关。在一项用 ^{201}Tl 评估无冠心病的高血压患者的心肌缺血研究中发现，在伴有左心室肥厚的高血压患者中出现 ^{201}Tl 灌注缺损。SPECT 心肌灌注显像（MPI）显示的左心室短暂性缺血扩张是病变严重和预后不良的标志。左心室肥厚是左心室短暂性缺血扩张的独立预测因子，应用 SPECT 评估冠状动脉形状时需考虑左心室肥厚的影响。非梗死区域肥厚是梗死后再改造过程中的一种适应性反应，它能抵消增加的心脏负荷、减缓心脏扩张和稳定收缩功能。Yang 等对 33 例老年心肌梗死患者进行研究，结果表明 ^{201}Tl 心肌 SPECT 对评价原发性心肌梗死患者的非梗死区域左心室肥厚和心室扩张有重要意义。随着医学技术的发展，评价心肌缺血的方法增多，因 ECT 费用高昂，普及程度不高，对左心室肥厚患者多采用其他方法。

2. 左心室肥厚罕见疾病诊断　对于超声心动图不能确诊而 CMR 检查受到限制的左心室肥厚，怀疑 ECT 敏感性疾病时可进行 PET/SPET 检查。例如，心尖肥厚型心肌病是一种少见的以左心室心尖不对称性心肌肥厚为特征的疾病，常通过超声心动图及 CMR 进行诊断。当超声心动图受限于较差的声学窗及由于某些原因（如心脏起搏器）不能行 CMR 检查时，可行 SPECT 检查。心尖肥厚型心肌病的 SPECT 特征是心尖示踪剂摄取明显增加、左心室铲形畸形和"太阳极"图。转甲状腺素蛋白心肌淀粉样变是一种以老年男性为主要患病群体的疾病，其特征是左心室向心性肥厚，LVEF 保持不变。焦磷酸锝闪烁显像（Tc-PYP）对诊断心脏转甲状腺素蛋白心肌淀粉样变具有敏感性和特异性，Tc-PYP 显示 HFpEF 患者发病率与尸检结果相当。

（二）左心室扩大

1. 扩张型心肌病　左心室肥厚是机体的代偿反应，当机体失代偿时则出现心室扩大，表现为偏心性重塑。心肌梗死后心肌重塑、扩张型心肌病心肌重塑都表现为偏心性重塑。偏心性重塑时肌节通过串联的方式对增加的舒张压力和容积需求做出反应，导致心室腔增大。心室扩大及心功能评估常通过超声心动图完成，ECT 与超声心动图在评估心室容积及射血分数方面有较好的相关性，对室壁运动的评估优于超声心动图。研究显示，门控心肌 SPECT 和二维超声心动图在评价左心室功能和左心室容积方面具有良好的相关性。与二维超声心动图一样，门控心肌 SPECT 提供了关于左心室功能和结构的可靠信息，但后者具有灌注数据的额外优势。Mukherjee 等将门控心肌 SPECT 的相位标准差和相位直方图带宽用于预测非缺血性扩张型心肌病患者对 CRT 的反应。在左心室致密化不全患者的研究中也发现，门控 SPECT/MPI 相位分析是评估 CRT 疗效的有力工具。SPECT 灌注显示，左心室收缩和舒张不同步都是影响扩张型心肌病患者预后的重要因素，且与心源性猝死有关。心电门控 PET 与 CMR 成像在评价心功能方面有较好的一致性。LGE-CMR 在检测心肌纤维化方面更敏感，PET 可检测到受损且存活的心肌。结合这两种影像学方法，有助于对特发性扩张型心肌病患者心肌损伤进行更全面的评估。

2. 缺血性心肌病（ischemic cardiomyopathy，ICM） 指由冠状动脉粥样硬化引起长期心肌缺血，导致心肌弥漫性纤维化，产生与原发性扩张型心肌病类似的临床综合征。ICM是目前发病率和死亡率最高的疾病之一，心血管核显像是临床诊断该疾病的重要手段。

（1）SPECT：由于使用范围广和检测数据丰富，已经成为诊断冠心病和危险分层的主要心肌灌注成像方法。ICM与非缺血性心肌病（NICM）的无创性鉴别常比较困难，而 SPECT能够提供有鉴别价值的依据。门控心肌 SPECT 的多变量分析表明，应力总分＞21 和发散模式是 ICM 的预测因子。运动试验变量分析显示代谢当量≤7.3 和（或）ST 段压低至少 1mm是 ICM 的预测因子。门控心肌 SPECT 测量的熵是心源性死亡的预测因子，ICM 高熵患者表现出较低的心肌存活率。一项为期 12 个月的 FDG-PET 和 SPECT MPI 分析研究显示，冠状动脉血运重建对可逆性心肌缺血患者具有保护作用。存活心肌与左心室收缩功能的改善有关，因此评估存活心肌对 ICM 患者至关重要，STITCH 试验采用 SPECT 评估存活心肌，结果显示，冠状动脉旁路移植术对缺血性心肌病患者心肌存活率及远期预后无显著有益作用。

（2）PET：与传统的 SPECT 心肌灌注成像相比，PET 对冠心病的诊断具有更高的准确性。结合心肌血流和冠状动脉血流储备，对已确诊的冠状动脉疾病和微血管疾病预后的评估具有重要价值。鉴于 PET 心肌灌注成像的价值，美国核医学学会/核医学与分子影像学会建议将 PET-MRI 作为已知或疑似冠心病但不接受运动应力测试患者的首选应力成像测试。一项比较 SPECT、PET 及冠状动脉 CTA 对严重冠心病（血流储备分数＜0.8）诊断的研究显示，PET、CCTA 和 SPECT 诊断准确率分别为 85%、74%和 77%，其中 PET 的诊断正确率最高。PET 心肌灌注显像诊断率高的原因可能与其具有更高的时间、空间分辨率和示踪剂减少康普顿散射及非均匀衰减有关。PET 心肌灌注显像成为一种强有力的预测工具。若患者 PET 心肌灌注显像正常则心血管事件发生风险极低（＜1%的心脏事件年发生率），而异常的 PET-MPI 结果提示不良心脏事件的发生率较高，其发生风险与灌注成像的异常程度成正比。PET 心肌灌注显像还可判断心肌血流储备，心肌血流储备低与较高的死亡风险有关，心肌血流储备被纳入评估心脏死亡风险模型中。在缺血性心肌病中，FDG-PET 显像通过鉴别冬眠心肌（存活心肌）和瘢痕，以确定可能受益于血运重建的患者。多项研究表明，如果部分左心室有冬眠的迹象，那么血运重建可能会带来益处。相反，左心室大面积匹配代谢和灌注缺陷＞20%的患者则不太可能获益。PARR-1 试验显示，缺血性心肌病患者存在射血分数（EF）≤35%，FDG-PET 上瘢痕的数量是血运重建术后 EF 值恢复的一个重要预测因素。然而，在 PARR-2 试验中，PET 指导的管理策略未显示出心脏不良事件数量的减少，但事后分析显示，坚持 PET 指导建议的患者仍然受益。

（三）右心室肥大

右心室负荷过重引起心室肌增生或心室腔扩张，心室肌收缩力减弱，持续进展可能会造成心力衰竭，多见于肺动脉高压、先天性心脏病、慢性肺源性心脏病、风湿性心脏病和二尖瓣狭窄等疾病。SPECT 可以观察右心室并且获得关于右心室结构和功能的信息。许多研究表明，ECT 可评价右心室肥厚及心功能。^{99m}Tc-甲氧异腈可同时进行心脏血池显像和心肌 SPECT 显像，可以同时评估右心室肥大和右心室功能。^{99m}Tc 应力 SPECT/心电门控 SPECT与二维超声心动图对右心室腔大小、室壁厚度和收缩功能的评价均有较好的一致性。通过

SPECT 可将右心室与左心室结构进行比较，右心室肥大时右心室摄取强度大于等于左心室的 50%，右心室厚度与左心室厚度在视觉上相当，右心室扩大在视觉上比左心室更大。典型右心室扩张显示右心室增大，失去正常的半月形，右心室肥大表现为室壁增厚，右心室和室间隔摄取增加，室间隔变平（图 6-3-1）。在低风险 SPECT 显像研究中发现，偶发右心室肥大及扩张均与死亡率增加有关，借此可以识别需要进行密切监测的高风险患者。

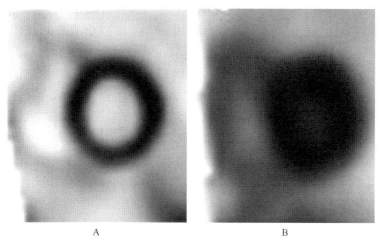

图 6-3-1　右心室扩大及肥厚典型图像

A. 右心室扩张；B. 左心室肥厚

引自：Jose A，Zhou C，Baker R，et al，2022.Predictive value of incidental right ventricular abnormalities identified on SPECT for mortality and pulmonary hypertension. J Nucl Cardiol，29（4）：1903-1914.

四、ECT 在代谢重塑中的研究

心肌代谢的灵活性是心脏健康的基础。代谢重塑是指在生理或病理条件下，心肌细胞代谢发生改变，包括基因表达、代谢途径、线粒体功能等发生改变的过程。与之相伴随的心脏及代谢底物的改变也是代谢重塑的重要内容，心肌代谢对维持心肌能量和功能之间的动态平衡至关重要，正常的心肌代谢帮助心脏应对各种刺激，如血浆底物/激素环境、心肌血流和心功能的改变。这种应变能力的丧失导致代谢过度依赖一类底物，如脂肪酸或糖类。这可引发一系列损害心肌细胞健康的事件，包括心肌能量受损、刺激细胞炎症和氧化应激。细胞生长和死亡途径的改变会导致心肌收缩和舒张功能的降低。这种代谢重塑过程是多种心脏疾病过程的核心，如左心室肥大、心肌缺血和糖尿病心肌病等。因此，SPECT 和 PET 是常用的评估心肌代谢的成像方法。

（一）葡萄糖代谢

正常静息状态下，游离脂肪酸和葡萄糖氧化为心肌代谢提供能量。缺血状态下，随着氧的转运减少，耗氧量较大的游离脂肪酸氧化水平降低，葡萄糖成为主要代谢物质。由于氧的供应不足，葡萄糖进行无氧代谢，但其产生的能量不足以维持收缩力，不能保持细胞完整性。一旦灌注降低到标准阈值以下，组织中的乳酸和氢离子增加，导致糖酵解受到抑制，进而出现心肌细胞坏死、细胞膜破裂及细胞内离子释放。^{18}F-FDG 结构与葡萄糖类似，但 2 位碳原子上羟基被 ^{18}F 取代。^{18}F-FDG 与葡萄糖竞争进入心肌细胞，代谢为 ^{18}F-FDG-6-PO 后不能进一步代谢，滞留在细胞内，显像时出现放射性浓聚。这是 ^{18}F-FDG-PET 检测的原理，用来评估葡萄糖代谢情况，借此可评估心肌存活状态。如果某一节段心肌 ^{18}F-FDG 摄取低下，反映出葡萄糖代谢障碍，则局部存活的心肌细胞较少。鉴于 ^{18}F-FDG-PET 评估心肌存活状态的良好效果，临床可将其作为诊断、疗效评估及预后判断的重要依据。

（二）脂肪酸代谢

支链脂肪酸是休息状态下心肌细胞的主要代谢原料，当代谢需求较低时，有足够的富氧血液对其进行代谢。正常情况下，心肌对支链脂肪酸摄取率高。当脂肪酸代谢异常时，出现摄取率降低。因此，利用放射性核素标记支链脂肪酸可检测心肌细胞脂肪酸代谢情况。15-（对碘苯基）-3R-S-甲基十五烷酸（BMIPP）是由 Knapp 等引入的一种碘化支链脂肪酸。由于其在心肌中具有较高摄取率和较长滞留时间，BMIPP 适用于常规 γ 照相机的 SPECT 成像。在静息状态下，BMIPP 的摄取在整个心肌中基本是均匀的，而在缺血条件下，富氧血液减少，糖酵解途径增强，葡萄糖利用占主导地位，导致 SPECT 成像表现为 BMIPP 的摄取不均匀。如果灌注及时得到恢复，受影响的心肌细胞也会继续利用糖酵解途径、脂肪酸代谢持续抑制，在游离脂肪酸利用完全恢复之前出现一个滞后期，这种滞后期被称为"缺血记忆"（图6-3-2）。这种缺血记忆成像可用 BMIPP 作为标记进行检测，BMIPP 滞后摄取的特点可识别灌注恢复后的缺血损伤组织。BMIPP 的"缺血记忆"对怀疑冠状动脉痉挛的患者鉴别有重要价值，因为"缺血记忆"可在事件发生后 48h 检测到，远远超过冠状动脉痉挛期。

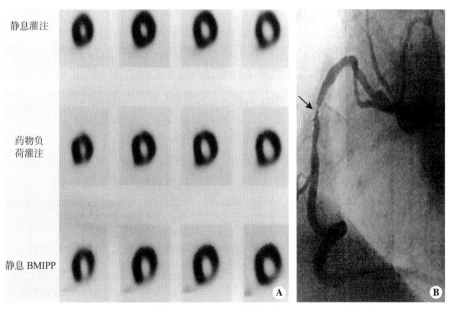

图 6-3-2 BMIPP 的缺血记忆

A. 静息灌注（上）、药物负荷灌注（中）和静息 BMIPP（下）的短轴切片，BMIPP 摄取在下半部和侧半部明显减少；B. 同一患者冠状动脉造影显示右冠状动脉近端严重狭窄（箭头）

引自：Tamaki N，Yoshinaga K，2011.Novel iodinated tracers，MIBG and BMIPP，for nuclear cardiology. J Nucl Cardiol，18（1）：135-143

五、ECT 在神经重塑中的研究

心脏受自主神经支配，在心肌重塑过程中如自主神经对心脏的支配发生改变，会引起神经递质释放等改变，该过程称为神经重塑。交感神经激活在心肌重塑过程中起重要作用，高肾上腺素能状态导致心脏交感节后神经末梢去甲肾上腺素的级联释放，从而导致心肌细胞的 β 肾上腺素能受体饱和，持续 β 肾上腺素能受体饱和导致心力衰竭恶化。无创性检查通过评估心肌重塑过程中肾上腺素能自主神经功能障碍，对疾病进行危险分层及干预具有重要意义。[123]I-间碘苯胍及 [11]C 标记羟基麻黄素是两种代表性心脏神经显像剂，用于心脏神经影像学评估。

[123]I-间碘苯胍（[123]I-MIBG）在突触前交感神经末梢具有储存、再摄取和释放的类似生理功能，能很好反映心脏交感神经的变化，从而可用于评估心脏自主神经重塑。在一项采用 ^{123}I-MIBG 进行 SPECT 评估心力衰竭患者自主神经功能的研究中，心功能 II～IV 级且 LVEF＜45%的心力衰竭患者存在交感神经功能亢进，且与病因无关。AdreView-HF 研究对 961 例纽约心功能分级 II～III 级或 LVEF≤35%患者采用 ^{123}I-MIBG 进行 SPECT 检查，随访 2 年结果显示，[123]I-MIBG 显像对心力衰竭患者具有独立预后预测价值。应用人工神经网络进行分析发现，左心室射血分数下降＞10%时，[123]I-MIBG 平面整体洗脱＞30%是增加心脏不良事件风险的最佳指标。采用 ^{123}I-MIBG 进行 SPECT 是用于评价心脏交感神经系统整体和局部分布的可靠成像工具，有助于对有心源性猝死风险的患者进行早期识别。

[11]C 标记羟基麻黄素（[11]C-HED）是一种心脏神经受体显像剂，对心肌有较高亲和力，摄取后部分被重新包装，并通过被动扩散或内源性去甲肾上腺素主动释放回突触空间，[11]C-HED 的保留代表突触前神经元对示踪剂的持续循环。在一项纳入 12 例心脏移植患者的队列研究中，[11]C-HED 摄取和滞留的区域性增加与通过心率变异性光谱分析测量的左心室功能性交感神经再支配一致。心力衰竭患者的 ^{11}C-HED 滞留率低于健康患者，滞留率越低的患者预后越差。CRT 是心力衰竭患者的一种潜在治疗方法，主要用于 LVEF＜35%、QRS 波群较宽的患者（≥150ms）和纽约心功能分级 II～IV 级的患者。然而，约 1/3 接受 CRT 的患者表现为 CRT 无应答。调节神经体液环境在 CRT 改善左心室功能中发挥了作用。研究表明，[11]C-HED 进行 PET 交感神经显像已被用于研究心脏神经支配在 CRT 中的作用。一项小型临床研究（n=10）对 LVEF≤35%、纽约心功能分级的 II 级患者在植入 CRT 前和植入 CRT 后 3 个月进行检查，结果显示，与无应答者相比，应答者基线时示踪剂摄取的区域异质性较小，但随访总心肌 ^{11}C-HED 标准摄取率和区域异质性方面有显著改善。另一项对中、重度心力衰竭（纽约心功能分级 III～IV 级）患者进行的研究表明，在 CRT 植入 3 个月后，局部异质性而非整体心肌 ^{11}C-HED 标准摄取率得到改善。这些研究支持使用 CRT 改善 SNS 突触前功能，并提供了一些证据表明 ^{11}C-HED 的 PET 显像可能有助于选择 CRT 患者，但仍需要进行更大规模的研究来探究 ^{11}C-HED PET 显像的筛查潜力。

六、ECT 在组织学重塑中的研究

（一）心肌细胞凋亡

心肌细胞凋亡在心肌重塑过程中起重要作用，通过分子成像方法可观察心肌细胞凋亡情况。膜联蛋白Ⅴ通过钙依赖性方式结合磷脂酰丝氨酸，并且具有很高的亲和力。^{99m}Tc 放射性标记膜联蛋白Ⅴ显像已被用于心血管疾病相关临床试验，在通过经皮冠状动脉腔内成形术（PTCA）获得再灌注的心肌梗死患者中，用 ^{99m}Tc 放射性标记膜联蛋白Ⅴ进行了 SPECT 细胞凋亡成像。在急性心肌梗死患者体内细胞凋亡的可视化研究中，对 7 例急性心肌梗死患者和 1 例对照患者进行 SPECT 成像，发现梗死区内摄取 ^{99m}Tc 放射性标记膜联蛋白Ⅴ增加，提示该区域发生心肌细胞凋亡。另一项研究显示，在急性心肌梗死后的第 4 天，^{99m}Tc 放射性标记膜联蛋白Ⅴ摄取缺失，表明在部分危险区域，存在可逆性心肌损伤而不是心肌坏死。心脏移植排斥反应的病理特征是心肌细胞坏死和凋亡，并伴有间质单个核细胞浸润。Narula 等于 2001 年首次描述了 ^{99m}Tc 放射性标记膜联蛋白Ⅴ的 SPECT 成像在心脏移植患者排斥反应中的应用，阳性患者心内膜心肌活检中显示移植排斥反应和 Casp-3 激活，而其余 13 例阴性患者无一例发生移植排斥反应，这成为临床诊断心脏移植排斥反应的"金标准"。斯坦福大学医学中心的另一项将 ^{99m}Tc 放射性标记膜联蛋白Ⅴ的 SPECT 成像作为心脏移植急性排斥反应无创监测的研究也表明，在放射性药物摄取增加的患者中发现了排斥反应的组织学证据。^{99m}Tc 放射性标记膜联蛋白Ⅴ的 SPECT 在颈动脉粥样硬化、心肌缺血和再灌注损伤、心肌炎的成像中亦显示出临床应用前景。此外，^{18}F-CP18 及 ^{18}F-ML-10 的 PET 检查也可用于细胞凋亡的分子成像，目前尚未在心肌细胞凋亡的检测中应用。

（二）新生血管形成

αvβ3 整合素是内皮细胞表面的血管生成细胞膜糖蛋白受体，在心肌梗死后心肌重塑形成新生血管过程中，其在内皮细胞高度表达。由于成熟血管上不能检测到 αvβ3 整合素，因此其成为开发多种成像策略的分子靶点。整合素是一个由精氨酸、甘氨酸和天门冬氨酸组成的短肽序列（称为 RGD 序列），RGD 序列表达在细胞外基质蛋白和膜表面，用于开发检测这种特定整合素的成像示踪剂。在大鼠心肌梗死动物模型中，^{18}F 半乳糖 RGD 的 PET 显示，心肌梗死区于第 3 天开始摄取 ^{18}F 半乳糖 RGD，1～3 周达峰值，6 个月时仍能被检测到，组织学检查证实其与血管形成的过程平行。整合素拮抗剂能降低其摄取，表明 PET 检查可监测心肌重塑过程中新生血管的形成。在心肌梗死后患者的 ^{18}F 半乳糖 RGD 的 PET 检查中也得到类似结果。氟基示踪剂需要复杂的化学和技术支持，镓基示踪剂的应用可于 ^{68}Ga 发生器中进行，镓基示踪剂有望成为氟基示踪剂的替代品。在大鼠心肌梗死模型中，^{68}Ga-NODAGA-RGD 和 ^{68}Ga-TRAP（RGD）3 与 ^{18}F 半乳糖 RGD 的结果相似。然而，这些基于 ^{68}Ga 的示踪剂尚未在心肌梗死患者中应用。

（三）细胞外基质

MMP 在细胞外基质重塑和胶原转化中起着重要作用，是纤维化显像的重要靶点。MMP 的放射性标记分子可以在体内观察心肌梗死后活化的 MMP。Su 等在小鼠心肌梗死模型中，利用 SPECT/CT 对心肌梗死前（假手术）、梗死后 1 周和 3 周进行 ^{201}Tl 灌注成像、^{99m}Tc 标记 MMP 成像和融合图像，检测到 MMP 尽管在心脏非缺血区域内有一些信号，但放射性标记的 MMP 可以通过 SPECT/CT 在梗死区域显示，从而反映整体 MMP 的激活和重塑。Ⅰ型胶原沉积是纤维化的标志，它对跨组织和器官类型的纤维化具有特异性。目前已经开发了几种探针用于对纤维化过程中胶原表达的变化进行分子成像。在老年小鼠模型中，EP-3533 可逆地结合Ⅰ型胶原，MRI 对富含胶原的瘢痕检查显示出长时间的增强，而非结合异构体 EP-3612 没有显示出这种增强作用。EP-3533 在肺纤维化和肝纤维化中已有报道，主要用于 CMR 检查。其他靶向胶原的 PET/SPECT 示踪剂如 ^{68}Ga-NO2A-Col、^{68}Ga-NODAGA-Col、^{64}Cu-CBP7 及 ^{68}Ga-CBP8 等在肺纤维化、肝纤维化及肾纤维化中被应用，目前尚未见在心肌纤维化中应用的报道。弹性蛋白的积累发生在纤维化后期，因此弹性蛋白也被用作纤维化成像的靶点。Gd-ESMA 是一种弹性蛋白特异性 CMR 对比剂，Gd-ESMA 与弹性蛋白具有中等亲和力，在肺纤维化和肝纤维化中已有报道。

七、总　　结

ECT 包括 PET 及 SPECT，利用放射性核素进行成像，在心肌重塑的结构改变、代谢重塑、神经重塑及组织学重塑的检查中起重要作用，对心血管疾病的诊断、疗效评估有重要价值。放射性示踪剂设计的创新为心脏分子成像的发展奠定了基础，随着新的靶向心肌重塑分子示踪剂的出现，PET 及 SPECT 技术的提高，疾病的诊断准确率和预后判断能力也随之提高。临床研究中有越来越多的选择性探针位点用于对心力衰竭、自主神经功能障碍、细胞凋亡和新生血管形成等生物学过程的探索，为心肌重塑的研究和相应技术的临床应用提供了重要的价值。

（谢登海　李　伟）

第四节　超声心动图

超声心动图检查是利用现代电子技术和超声原理检查心脏的一种对人体无创伤、无痛苦、重复性强的方法，它可以在人体上直接观测心脏各腔室情况、心肌厚度、瓣膜形态和活动及心脏的功能，已成为心血管疾病不可缺少的检查手段。心肌重塑过程中心脏会出现不同程度的结构及功能变化，超声心动图是一种有效评估心肌重塑发生及病变程度的影像学手段，随着超声心动图新技术在临床中的应用，在心脏疾病早期可以更为敏感地评估心肌重塑及心肌功能的损伤情况。

一、超声心动图的检查方法

超声心动图主要分为 M 型超声心动图、二维超声心动图、多普勒超声心动图及负荷超声心动图等。随着超声技术的发展，组织多普勒斑点跟踪技术、三维超声心动图、血流向量成像及超声心动图造影等技术在心脏超声的评估中也逐渐显示出重要作用。

（一）M 型超声心动图

利用单探头发出一条声束，通过心脏各层组织反射回波构成距离时间曲线图，即一种能显示界面厚度、距离、活动方向与速度和心动周期关系的曲线，称为 M 型超声心动图。在一些标准区域进行测量可获得心脏大血管的径线、搏动幅度与瓣膜活动度等。

（二）二维超声心动图

二维超声心动图（two-dimensional echocardiography，2DE）应用多晶体发出的多声束或单晶体发出的单声束与快速机械扫描器配合，对心脏与大血管进行探查所取得的切面声像图，可以直接观察心脏、大血管结构及动态变化。其可与心电图、心音图等结合，准确地获得心脏收缩期、舒张期各种静止图像，并可测定心功能；还可与多普勒超声心动图结合测量心脏或大血管内任何血流信息（如血流量、血流速度、湍流发生部位及时间），从而判断心脏杂音发生的部位及血流动力学变化。

（三）多普勒超声心动图

多普勒超声心动图（Doppler echocardiography，DE）目前可分为脉冲式多普勒、连续式多普勒、高脉冲重复频率式多普勒、多点选通式多普勒及彩色多普勒血流成像五种，其中脉冲式多普勒应用最广。它是在二维超声心动图定位下，利用多普勒原理，采用一系列电子技术，实时显示心脏或大血管内某一点一定容积血流的频谱图。该检查是一种无创伤性、能检查出心内异常分流和反流的技术。连续式多普勒可连续发射脉冲波，具有测量高速血流的能力，对于定量分析心血管系统中的狭窄、反流和分流性病变具有明显的优势。

彩色多普勒血流成像（color Doppler flow imaging，CDFI）是在脉冲多普勒多点取样和自相关技术相结合的基础上，进行彩色编码处理得到的血流成像。根据血流方向的不同显示不同颜色的血流束。常规情况下用红色表示朝向探头方向的血流，蓝色表示背离探头方向的血流，以彩色亮度表示血流速度，出现涡流时方向不一，则呈红蓝相间的杂色。

（四）经食管超声心动图

经食管超声心动图（transesophageal echocardiography，TEE）是将超声探头置入食管内，从心脏的后方向前近距离探查心脏的深部结构，避免胸壁、肺气等因素的干扰心脏超声检查。该检查可显示清晰的图像，提高对心血管疾病诊断的敏感性和可靠性，便于进行心脏手术时超声心动图的监测与评价。

（五）心血管超声造影检查

心血管超声造影检查是在 M 型或二维超声心动图监视下，从周围静脉注射声学对比剂（ultrasound contrast agent，UCA），包括右心声学造影、左心室心腔造影加心肌灌注造影两种方法，表现为相应的心腔或心肌内出现对比剂回声，有利于心脏结构的显示，提高心功能测量准确性，有助于心肌缺血的诊断及程度评估。

（六）负荷超声心动图

负荷超声心动图（stress echocardiography）是评价心肌灌注及左心室功能的有效方法，应用超声心动图对比观察负荷状态与静息状态冠状动脉的血流储备功能，了解受检者心血管系统对负荷的反应状况。通常分为运动负荷、起搏负荷、药物负荷 3 个部分，临床应用较为广泛的是运动负荷与药物负荷。

二、超声心动图对左心室结构及功能的评估

（一）超声心动图对左心室心肌重塑结构的评估

1. 超声心动图对左心室结构及活动的评估指标

（1）左心室质量指数（left ventricular mass index，LVMI）：是评估左心室肥厚（LVH）的理想指标。LVMI（g/m^2）=LVM（左心室质量）/BSA（体表面积），根据美国超声心动图协会（ASE）最新制定的《ASE 心腔定量指南（2015）》，LVM 的评价公式：LVM（g）=0.8×10.4×[（IVSd+LVPWd+LVIDd）^{3}–LVDd^3]+0.6。其中，IVSd 为室间隔厚度（inter ventricular septum diameter），LVIDd 为左心室内径（left ventricular internal diameter），LVPWd 为左心室后壁厚度（left ventricular posterior wall diameter），LVDd 为左心室舒张末直径；IVSd、LVPWd、LVDd 单位为厘米（cm）。使用 M 型超声进行测量，测量要求 M 型超声取样线位于左心室中段水平（乳头肌水平），尽量与左心室长轴平行，见图 6-4-1。体表面积（body surface area，BSA）一般指人体体表的总面积，计算公式：BSA（m^2）=0.0061×身高（cm）+0.0128×体重（kg）– 0.1529。ASE 分别对男性和女性的正常左心室质量临界值进行了划分，其中男

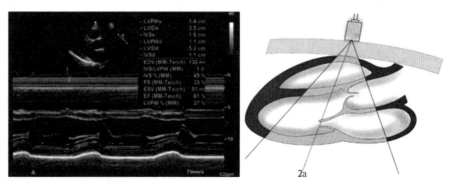

图 6-4-1 胸骨旁左心室长轴切面引导 2a M 型超声心动图，显示收缩、舒张末期室间隔厚度，左心室内径和左心室后壁厚度的测量方法

（2a 指左心室长轴 M 型超声左心室腔心室波群区）

性左心室质量正常高值为 115g/m²，女性为 95g/m²（M 型超声心动图测量的左心室质量），超过上述范围则认为 LVH，正常人 LVMI 见表 6-4-1。

表 6-4-1 正常人 LVMI 范围

项目	女性	男性
Linear 法		
左心室质量（g）	67～42	88～224
左心室质量指数（g/m²）	43～95	49～115
左心室相对室壁厚度（cm）	0.22～0.42	0.24～0.42
室间隔厚度（cm）	0.6～0.9	0.6～1.0
左心室后壁厚度（cm）	0.6～0.9	0.6～1.0
2D 法		
左心室质量（g）	66～150	96～200
左心室质量指数（g/m²）	44～88	50～102

（2）左心室相对室壁厚度（relative wall thickness，RWT）：RWT 的检出公式为 RWT=（IVSd+LVPWd）/LVIDd。

（3）超声心动图对左心室局限性活动异常的评估：超声心动图常用于判断节段性室壁运动异常，包括目测定性分析和目测半定量法分析。目测法对室壁运动定性分析可以观察到的室壁运动有 5 种：①运动正常，收缩期心内膜向内运动幅度和室壁增厚率正常者；②运动减弱，较正常运动幅度减低，室壁增厚率＜50%；③不运动室壁，运动消失；④矛盾运动，收缩期室壁向外运动；⑤运动增强，室壁运动幅度较正常大。

目测半定量法分析采用室壁运动计分（wall motion score，WMS）法（按上述室壁分段法进行记录）。其计分标准为：运动增强计 0 分，运动正常计 1 分，运动减弱计 2 分，不运动计 3 分，矛盾运动计 4 分，室壁瘤计 5 分。将所有节段计分相加的总和除以所观察的室壁总数即得室壁运动指数（wall motion index，WMI）。凡室壁运动指数为 1 者属正常，室壁运动指数大于 1 者为异常，室壁运动指数≥2 者为显著异常。

超声心动图定量判断左心室壁收缩活动局限性异常：①运动正常，心内膜运动幅度＞5mm，收缩期室壁增厚率＞25%；②运动减低，心内膜运动幅度为 2～5mm，收缩期室壁增厚率＜25%；③运动消失（无运动），心内膜运动幅度＜2mm，收缩期室壁增厚率消失；④反常运动（矛盾运动），收缩期室壁向外扩张运动；⑤运动增强，心内膜运动幅度高于正常。

2. 超声心动图对左心室心肌重塑结构的评估

（1）超声心动图对高血压左心室重塑结构的评估：高血压引起左心室后负荷增加，LVH 是重要的高血压致心肌重塑的表现。LVH 可表现为左心室心肌肥厚，继而心腔扩大。根据左心室是否肥厚及左心室心腔是否扩大，ASE 将左心室心腔分为不同类型的心室重塑，根据 RWT 是否高于 0.42 和是否存在 LVH，将左心室结构分成正常结构、向心性重塑、向心性肥厚、离心性肥厚 4 种结构类型，具体见表 6-4-2。为便于临床使用，2015 年 ASE

还根据 IVSd 及 LVPWd 的增厚程度将高血压重塑进行了简单分层，见表 6-4-3。

表 6-4-2　ASE 左心室重塑结构分型

分型	RWT	LVMI
正常结构	≤0.42	≤115g/m² (男性) 或≤95g/m² (女性)
向心性重塑	>0.42	≤115g/m² (男性) 或≤95g/m² (女性)
向心性肥厚	>0.42	>115g/m² (男性) 或>95g/m² (女性)
离心性肥厚	≤0.42	>115g/m² (男性) 或>95g/m² (女性)

表 6-4-3　2015 年 ASE 推荐高血压患者左心室室壁厚度评价方法

程度	女性	男性
正常 (cm)	0.6～0.9	0.6～1.0
轻度增厚 (cm)	1.0～1.2	1.1～1.3
中度增厚 (cm)	1.3～1.5	1.4～1.6
重度增厚 (cm)	≥1.6	≥1.7

　　发生心室重塑的高血压患者心血管事件发生率高于正常构型的高血压患者。Ganau 等通过测量 LVMI 和 RWT 将高血压患者左心室构型分为 4 种，分别为正常几何构型（NG）（LVMI、RWT 正常）、向心性肥厚构型（CH）（LVMI 正常、RWT 增大）、离心性肥厚构型（EH）（LVMI 增大、RWT 正常）、向心性重物（CR）（LVMI、RWT 均增大）。该分型方法被广泛应用于高血压的相关研究，中国成年人超声心动图检查测量指南中根据全国参加注册多中心研究的 43 家医院的 1394 位志愿者的超声心动图数据，对 LVM 和 RWT 进行了重新计算和定义，通过 BSA 进行校正，计算中国人心室重塑参考值范围上限并进行分析，得出中国人群心肌构型分型标准为：正常构型，RWT≤0.51 且 LVMI≤108g/m²（男性）或 RWT≤0.49 且 LVMI≤99g/m²（女性）。研究表明，左心室重塑不同类型的预后不同，CH 组预后最差，其次为 EH、CR 及 NG，与之相应的治疗方案也有所不同。

　　（2）超声心动图对缺血性心肌病左心室重塑结构的评估：心肌在慢性缺血至梗死过程中会发生一系列的变化，导致左心房及左心室出现心肌重塑。心肌缺血梗死区不规则膨出，导致左心室发生构型变化，在心肌缺血坏死早期瘢痕组织尚未形成，坏死心肌组织失去正常张力，在左心室内压力作用下发生伸展和变形，造成梗死区变薄，心内膜及心外膜相继向外膨出使左心室固有轮廓变形。在功能上表现为梗死区不收缩或收缩期反向运动。超声心动图可以通过目测半定量评分方法评估左心室重塑后运动的异常，研究表明通过 WMS 法的计分总和得出的室壁运动指数与左心室射血分数显著相关，室壁运动指数越高，射血分数越低。

　　心肌缺血导致左心室重塑后可以形成室壁瘤，真性室壁瘤是由于梗死区心肌扩张变薄，心肌坏死、纤维化、钙化后心肌变性弹力降低，左心室内压力使其逐渐向外膨出所致，其通常在急性心肌梗死后 1 年内产生。病变常累及心肌各层，心尖部最常受累，内膜面与正常心肌连续，瘤体可呈波动性矛盾运动或收缩性消失。室壁瘤形成可导致难治性心力衰竭、顽固性心绞痛、严重心律失常、室壁瘤血栓及体循环栓塞等。

缺血性心肌病还可以引起二尖瓣反流，主要原因是左心室腔扩大，一方面使乳头肌根部下移，另一方面可牵拉二尖瓣瓣环使之被动扩大。而左心室腔变形且扩大则会使乳头肌偏离正常位置导致两组乳头肌作用于二尖瓣的合力不能与瓣膜面垂直而使瓣膜闭合不严，出现二尖瓣反流。

超声心动图表现：左心室壁出现节段性运动异常，左心室心尖部明显膨出，室壁瘤部位心肌组织变薄，呈矛盾运动或收缩活动消失。室壁瘤在收缩期、舒张期都会膨出，其瘤颈较宽，膨出部分与心室腔相通，瘤壁与瘤周围心肌相延续，其间未见连续性中断，瘤壁仍为心肌的一部分，可以探及二尖瓣反流。

（二）超声心动图对左心室心肌重塑功能的评估

1. 超声心动图对左心室舒张功能的评估指标　左心室舒张功能正常是指左心室充盈足以产生能满足机体需要的心排血量，通常肺静脉压力不超过 12mmHg。当存在左心室舒张功能障碍时，在静息或活动状态下，正常的左心室舒张末压或平均左心房压不能保证左心室舒张末期容积达到正常水平，出现心排血量降低。

左心室功能的最佳表现可分解为循环周期中的两种状态：舒张期保持良好的顺应性，能够在左心房压持续较低的状态下实现血液由左心房向左心室充盈；收缩期保持一定的僵硬度，能够使左心室压力快速上升，在后负荷较高的状态下实现射血。

左心室顺应性是左心室腔的一种被动的特性，是指在左心室充盈过程中左心室腔的可扩张性，即一定的心室压力变化所引起的心室容积的变化（dV/dP），它和左心室僵硬度互为倒数。通常使用左心室舒张期压力-容积曲线描述左心室顺应性的特征，该曲线的斜率反映了在某一充盈水平时的左心室顺应性。左心室顺应性取决于心肌组织本身性质、心脏负荷状态、心室相互作用和心包限制性等多个因素。左心室顺应性降低的病理生理机制主要包括：①心肌僵硬度或心包限制性增加引起压力-容积曲线向左上方移动；②左心室容积增加引起压力-容积曲线变陡右移，以上任何病理机制引起的左心室顺应性降低都会导致左心室充盈压和左心房平均压升高，出现左心室舒张功能显著减退，见图 6-4-2。左心室舒张功能减低和顺应性降低的结果是左心室充盈压升高，左心室充盈压升高是左心室舒张功能

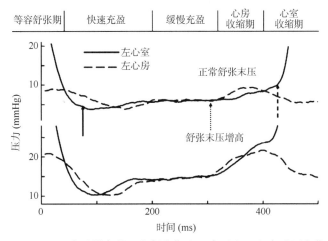

图 6-4-2　正常及增高的心室舒张期左心房及左心室充盈压变化

障碍的主要病理生理结果，定义为肺毛细血管楔压（PCWP）＞12mmHg 或左心室舒张期末压（LVEDP）＞16mmHg。收缩期前左心房压（pre-LAP）也可反映左心室充盈压，通过心导管法测定 PCWP、LVEDP、pre-LAP 可了解左心室充盈压，超声心动图也可做出无创评估。

评估左心室舒张功能的指标有二尖瓣血流、二尖瓣环运动速度和肺静脉血流等。

（1）二尖瓣血流：二尖瓣正向频谱评估左心室舒张功能的主要测量指标包括 E、A、E/A、DT、IVRT（等容舒张时间）。这些指标受患者心率、心律、年龄、二尖瓣反流、二尖瓣口面积、PR 间期、心排血量、二尖瓣环内径、左心房功能等因素影响。

二尖瓣正向血流频谱呈双峰样改变，舒张早期血流为 E 峰，对应的是快速充盈期和减慢充盈期，舒张晚期血流为 A 峰，对应的是心房收缩期。左心室（二尖瓣血流）充盈包括正常充盈、弛张性受损充盈、假性正常化充盈、限制型充盈四种类型。正常充盈：E/A＞1；弛张性受损：E/A＜1；假性正常化充盈：1＜E/A＜2；限制型充盈：E/A＞2。在 EF＞50% 的冠心病患者中，二尖瓣血流速度与循环血流动力学状态的相关度较低。二尖瓣血流频谱随左心房室压变化而变化的示意图见图 6-4-3。

乏氏动作后 E/A 比值下降＞50%，可作为预测左心室充盈压升高的指标，其特异性较高；乏氏动作后 E/A 比值下降程度≤50%，并不意味着左心室舒张功能正常。

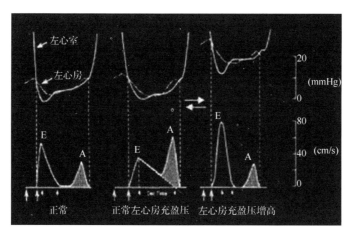

图 6-4-3　随二尖瓣跨瓣压差变化的二尖瓣血流频谱示意图

E 波频谱减速支所占时间为 DT。DT 与平均左心房压和左心室顺应性密切相关，DT 正常值为（199±32）ms，DT＜150ms 提示左心室顺应性明显减低，平均左心房压往往＞25mmHg。这个指标受心率影响，心率增快，EDT 缩短，反之延长。

等容舒张期是指主动脉瓣关闭至二尖瓣开放的时间，即射血结束至 E 峰起始之间这个时相，这个时相为等容舒张时间（IVRT）。＜40 岁者 IVRT 正常值为（69±12）ms，＞40 岁者为（76±13）ms。当左心室心肌松弛速度降低时，IVRT 延长。但这一指标受心率、主动脉压力和左心房压力的影响，心率增快，主动脉压力降低和左心房压力升高时，IVRT 缩短，反之 IVRT 延长。

（2）二尖瓣环运动速度：通过测定心肌的运动速度来评价心肌的舒张功能，组织多普勒显像（TDI）示左心室心肌运动舒张期主要有 e'、a' 波。对应二尖瓣血流频谱的舒张早期E波和心房收缩期A波。主要测量指标：e'、a'，正常值e' 间隔点≥8cm/s，侧壁点≥10cm/s，e' 值可用于校正 E 值，见图 6-4-4。二尖瓣 E/e' 可用于预测左心室充盈压（正常值≤8）。对于二尖瓣瓣环钙化、二尖瓣瓣膜病变或缩窄性心包炎患者，E/e' 不能准确预测左心室充盈压。

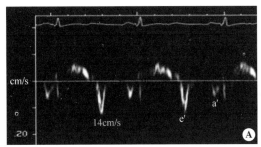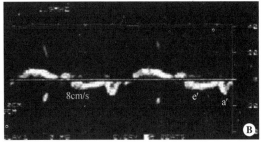

图 6-4-4 二尖瓣瓣环侧组织多普勒频谱图

A. 为舒张功能正常患者 e'和 a'；B. 为舒张功能减低患者 e'和 a'

（3）肺静脉血流：主要测量指标有 S、D、S/D、SFF（收缩充盈分数）、Ar 及 Ar-A（Ar 与 MVA 持续时间的差值），左心室充盈压升高时，Ar 峰值和持续时间增加，Ar-A 也增加，SFF 减低。

在一个心动周期中肺静脉血流频谱由 3 个波峰构成。在收缩期，二尖瓣环向心尖方向运动，左心房容积增大，左心房内压力下降，产生了第一个发生在收缩期的正向波，即 S 波。在舒张早期，二尖瓣开放，左心房内血液快速流入左心室，肺静脉血流持续进入左心房，产生第二个发生在舒张期的正向波，即 D 波。在舒张晚期，心房收缩，心房内压力升高，肺静脉血流方向逆转产生第三个负向波，即 Ar 波，见图 6-4-5。

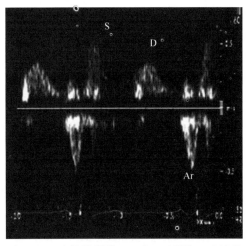

S 波受左心室心肌收缩性、左心房心肌松弛性和顺应性，以及左心房压力等因素的影响，正常成年人肺静脉血流频谱的 S 波大于 D 波，即 S/D>1。在心室舒张期，左心房、左心室和肺静脉之间是一个开放的通道，因此 D 波形成的影响因素和二尖瓣血流频谱 E 波是相同的。在

图 6-4-5 肺静脉频谱，一个心动周期三个波峰示意图

心房收缩期，左心房、左心室和肺静脉之间仍然是开放的通道，左心房内的血液大部分进入左心室产生二尖瓣血流频谱的 A 波，另一小部分血液进入肺静脉产生 Ar 波。Ar 波受到左心房收缩性、肺静脉床及左心房和左心室顺应性的影响。在正常情况下，Ar 波流速低，持续时间短，其峰值流速一般不超过 35cm/s，持续时间远远小于二尖瓣 A 波的持续时间。

左心室心肌松弛性减低时，S/D 比值增大；限制性充盈时，S/D 比值减小。左心室

顺应性下降时，二尖瓣口前向血流充盈阻力增加，舒张早期左心房与左心室之间的压力迅速达到平衡，导致 E 波减速时间缩短，二尖瓣口前向血流提前终止，而左心房内的血液持续进入低压的肺静脉系统，因而出现 Ar 波流速增大，持续时间延长。随着左心室充盈压的升高，左心房和左心室的顺应性下降，S 波逐渐变钝，D 波逐渐升高，S/D＜1，Ar 波流速增加，持续时间延长。如果左心室顺应性显著下降，充盈压明显升高，S 波有可能出现倒置。这些变化特点可用于对二尖瓣血流假性正常化充盈形式的鉴别。研究发现，肺静脉血流频谱的 Ar 波持续时间与二尖瓣血流频谱的 A 波持续时间的差值是估测左心室舒张末压的良好指标，该差值＞30ms 提示左心室舒张末压升高，其特异度为 100%。

S/D 比值随年龄的增长而升高，Ar 也增高，但不超过 35cm/s，否则提示 LVEDP 增高。肺静脉频谱评估左心室舒张功能的最大局限性在于很多患者难以获得高质量图像以供分析测量。

（4）左心室舒张功能异常程度的综合判定：二尖瓣血流频谱受年龄、心率、跨瓣压差、左心室心肌松弛性、左心室顺应性、左心房大小和功能、心脏前后负荷及左心室收缩功能等因素的影响。肺静脉血流也同样受到心率、年龄和心脏负荷状态等多个因素的影响，另外，部分患者难以获得清晰的肺静脉血流频谱。应用 TDI 检查时会受到室壁运动方向和声束夹角、心脏转位、旋转、周围组织的牵拉及呼吸等因素的影响。在心率过快导致舒张期 E 波和 A 波融合的情况下，难以准确测定左心室舒张功能异常程度。

将二尖瓣和肺静脉多普勒血流频谱、左心室心肌长轴运动速度和左心室舒张早期血流传播速度等几种技术结合起来，能够对左心室舒张功能做出比较全面和正确的评价。根据左心室充盈形式的变化和发展，左心室舒张功能异常程度通常可以分为四级。

Ⅰ级：左心室主动松弛性减退期，左心房压正常或轻度升高，纽约心功能分级Ⅰ～Ⅱ级，E/A＜1，DT＞240ms，IVRT＞110ms，S/D＞1，E′＜8cm/s，左心室血流传播速度（VP）＜45cm/s。

Ⅱ级：假性正常化充盈期，左心房压明显升高，纽约心功能分级Ⅱ～Ⅲ级，E/A、DT和 IVRT 基本处于正常值范围，S/D＜1，Ar＞35cm/s，E′＜8cm/s，VP＜45cm/s。

Ⅲ级：可逆性限制型充盈期，左心房压显著升高，纽约心功能分级Ⅲ～Ⅳ级，临床上有效治疗后变为Ⅱ级或Ⅰ级。E/A＞2，DT＜150ms，IVRT＜60ms，S/D＜1，Ar 波多由于左心房机械功能衰竭而消失，E′＜8cm/s，VP＜45cm/s。

Ⅳ级：不可逆性限制型充盈期，左心房压显著升高，纽约心功能分级Ⅳ级，见于心脏病晚期，左心室顺应性严重减退，临床上有效治疗后仍为限制型充盈，预后极差。

2. 超声心动图对左心室收缩功能的评估指标

（1）左心室短轴缩短率（endocardial fractional shortening，EFS）：指心内膜左心室短轴缩短率。EFS=（LVDd–LVDs）/LVDd×100%，其中 LVDd 为左心室舒张末期内径，LVDs 为左心室收缩期内径，测量方法见图 6-4-6。

（2）左心室射血分数（LVEF）：是临床使用较多的评估左心室收缩功能的一项指标。LVEF=（LVEDV–LVESV）/LVEDV×100%，LVEF 目前是评估左心室功能最常用的指标。测量方法主要有 M 型-Teich 法、二维-辛普森双平面法、二维-面积长度法、三维测量法等。

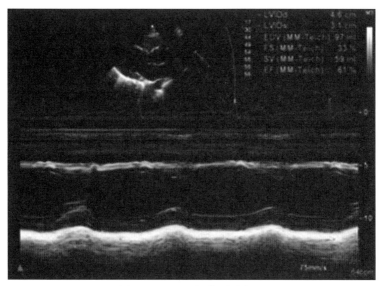

图 6-4-6　EFS 超声测量方法

对于 ACS 患者，不建议使用径线方法（M 型、二维引导的 M 型）测定 LVEF，见图 6-4-7。最常用的方法是二维-辛普森双平面法，最理想的是三维测量法。射血分数临界值采用男女一致的传统标准：52%～76%。

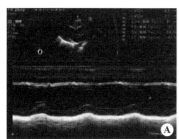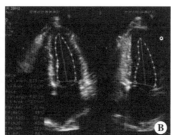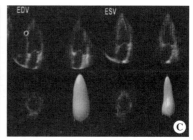

图 6-4-7　左心室射血分数的测量方法

A. M 型-Teich 法测量射血分数；B. 二维-辛普森双平面法测量射血分数；C. 实时三维测量法测量射血分数

不同方法测量的左心室射血分数的临床意义不同，对有节段性运动异常者应用二维测量法，将来最好用三维测量法。左心室射血分数与患者的临床症状不完全相符时，在分析左心室射血分数时应关注左心室舒张末期内径和左心室舒张末期容积，对评估患者的心脏代偿能力有一定的价值。心尖部室壁瘤患者进行外科手术前需检查左心室心底部室壁运动状态，对评估患者手术风险和预后判断具有重要意义。

3. 超声心动图对左心室心肌重塑功能变化的评估　2016 年美国超声心动图学会和欧洲心血管影像学会（ASE/EACVI）指南提出了左心室舒张功能评估的新方法，进一步强调了多种指标的综合运用。在确定左心室舒张功能有无异常时，应综合评估以下 4 个变量，以减少假阳性诊断。①左心房容积指数（left atrial volume index，LAVI）>34ml/m²；②室间隔侧二尖瓣环舒张早期运动速度（Em 或 E′），E′<7cm/s，或侧壁 E′<10cm/s；③二尖

瓣舒张早期流速与二尖瓣环舒张早期运动速度比值（E/Em 或 E/E'）＞14；④三尖瓣反流流速＞2.8m/s。如果超过一半的可用参数达不到异常界值，则左心室舒张功能是正常的；如果超过一半的可用参数达到这些界值，则存在左心室舒张功能障碍；如果一半参数不满足界值，则诊断不能明确。舒张功能障碍是射血分数降低或射血分数保留患者的潜在心肌疾病的结果，所以在这些人群中可以运用上述检测方法，但是这些方法多不能应用于心房颤动、显著的二尖瓣疾病（如中度或以上的二尖瓣环形钙化、任何二尖瓣狭窄或超过中度的二尖瓣反流、二尖瓣修复或人工二尖瓣置换）、左心室辅助装置、左束支传导阻滞和心室起搏节律的患者。

高血压心肌重塑是一个缓慢进展的过程，在此过程中，通常左心室舒张功能减低的出现早于收缩功能降低，如左心室收缩功能正常而左心室舒张功能减低，患者可以出现心功能不全的症状，称为射血分数保留的心力衰竭，对这一类型心力衰竭患者的超声心动图检查流程见图 6-4-8。

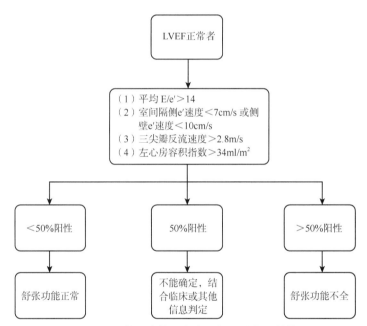

图 6-4-8　左心室射血分数正常者的舒张功能评估简要流程

对于左心室射血分数降低的心力衰竭（heart failure with reduced ejection fraction，HFrEF）和左心室射血分数正常的舒张功能评估，参考临床特点和其他二维超声心动图检查结果后，其左心室充盈压和舒张功能异常分级的诊断流程见图 6-4-9。

（1）E/A≤0.8 且 E≤50cm/s，则提示左心室充盈压正常，舒张功能不全 I 级。

（2）E/A≥2，提示左心室充盈压升高，舒张功能不全 III 级。

（3）E/A≤0.8 且 E＞50cm/s，或 0.8＜E/A＜2，此为灰区，则需采用三个指标进行评估：①平均 E/e' ＞14；②三尖瓣反流速度＞2.8m/s；③左心房容积指数＞34ml/m²。

综合考虑临床和二维图像数据之后，以上三个指标中有两个或三个阴性，或当仅有两个指标可使用时，若两个阴性，则均提示左心房压正常，舒张功能不全 I 级；有两个或三

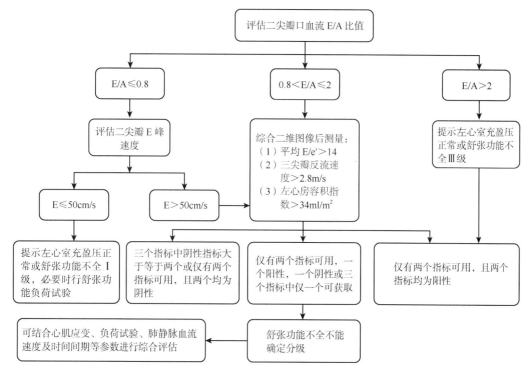

图 6-4-9　左心室舒张功能异常分级的诊断流程

个阳性，或当仅有两个指标可使用时，且两个均为阳性，提示左心房压升高，舒张功能不全Ⅱ级。当仅有两个指标可使用时，若一个阴性，一个阳性，或三个指标中仅有一个可获取时，则舒张功能不全不能确定分级，此时可参考其他指标，如心腔大小、心肌应变、肺静脉血流速度和负荷试验结果等。

多数学者认为，肥厚的心肌存在收缩功能障碍、室壁张力和后负荷降低。在心肌收缩功能下降时，可在一定程度上缓解或改善左心室射血功能。左心室构型的向心性改变在一定程度上改善了左心室射血。心肌肥厚及心肌间质纤维化均导致心肌僵硬度增加，顺应性降低，舒张功能受损。在研究中离心性肥厚组 EF 和 FS 降低，而向心性肥厚组改变不明显；心指数（CI）和心搏指数（SVI）在正常构型组与向心性肥厚组中无明显变化，向心性重塑组略减少，离心性肥厚组略增加；高血压组 E/A 比值均低于正常对照组，尤以向心性肥厚明显，表明高血压患者不同左心室构型的收缩功能不同，但都有舒张功能障碍，甚至在高血压早期无左心室肥厚时就发生，出现左心室肥厚后，舒张功能减退进一步加重。

高血压患者早期多表现为舒张功能减低，但高血压持续性发展可以出现左心室收缩功能减低，因此对高血压患者收缩功能的早期评估同样至关重要。根据 ASE 指南，男性 LVEF 正常范围为 52%～72%，41%～51% 为轻度减低，30%～40% 为中度减低，低于 30% 为重度减低，而女性划分标准略有不同，54%～74% 为正常范围，41%～53% 为轻度减低，中度和重度减低标准与男性相同。2012 年《中国成年人超声心动图检查测量指南》中，LVEF 在男女间差异无统计学意义，正常值为［（64.4±6.0）% vs（65.0±6.2）%，P =0.06］。

三、超声心动图对左心房结构及功能的评估

左心房的三大功能包括储存功能、管道功能和辅泵功能。左心房功能是左心室舒张期灌注的决定因素，影响着心排血量，对维持人体正常心功能意义重大。①储存功能：左心室收缩期左心房松弛扩张，接纳从肺静脉回流的血液，左心房储存肺静脉回流血液，为下一次心动周期储存血液和积聚能量。②管道功能：在心室舒张早中期发挥作用，作为血液从肺静脉经过左心房流入左心室的一个管道，同时起到肺静脉、左心房与左心室之间的压力传导作用。③辅泵功能：左心室舒张晚期，左心房主动收缩排血作为主动射血泵增加左心室充盈，反映左心房壁的主动收缩能力。

冠心病患者早期左心室舒张功能受损，左心房通过调整其储存功能、管道功能及辅泵功能的再分配，使左心室有足够血液充盈。冠心病患者由于冠状动脉供血障碍，引起心肌缺血、缺氧，使得心脏血液供应不能满足需要而导致心肌收缩力减弱和射血分数减低，心肌收缩功能均不同程度受损，且随着冠状动脉病变程度的加重而加重。Facchini 等研究发现，左心房容积可作为心血管事件的独立预测因素。Welles 等研究发现，左心房功能障碍可独立预测冠心病患者心力衰竭的住院率。因此，评估左心房容积及功能对于冠心病患者的病情评估、疗效观察和预后判断有重要的临床意义。

二维超声心动图是目前无创性评估左心房容积改变的首选方法，超声心动图可以显示心脏的解剖结构，动态测量心动周期中不同时相的左心房及左心室容积变化，计算左心房的主动排空量和被动排空量，从容积角度反映左心房的收缩力。通过测量最大左心房容积、最小左心房容积及左心房收缩期前容积，可以对左心房的储备、管道及辅泵功能进行评估。根据这些体积，可以计算左心房总射血分数、主动及被动排空分数。左心房容积大小可用于评估临床和亚临床心血管疾病严重程度，2016 年 ASE 推荐采用二维超声心动图方法检查左心房容积，上限值为 $34ml/m^2$。

四、超声心动图对右心结构及功能的评估

右心重塑可以表现为右心室肥厚，右心房及右心室增大，同时还可以表现为右心功能减低。高血压患者外周血液中 β 肾上腺素能受体增加及在肾素-血管紧张素-醛固酮系统的作用下释放儿茶酚胺，这些体液因素可以引起肺血管收缩、肺动脉高压，导致右心室结构变化及右心室功能减低。同时，在机体中，当一侧心室压力或容量改变时，室间隔会相应移位，由于完整心包的限制作用，另一侧心室也会发生相应改变。有研究指出，高血压可以引起右心室壁肥厚及右心功能减低。2016 年中国成年人超声心动图检查测量指南中在 70～79 岁年龄段，男性右心室前壁上限为 6.2mm，女性右心室前壁上限为 6.5mm。标准测量方法是在心尖四腔心切面于收缩末期测量右心房面积及直径。2020 年的《超声心动图评估心脏收缩和舒张功能临床应用指南》中，右心增大及功能异常的评估标准：右心房面积 ＞18mm²，能较好评估右心室舒张功能异常；右心房面积测量困难时需测量右心房内径，右心房长径＞53mm（主要径线）、右心房横径＞44mm（主要径线），表明右心房增大。右

心室舒张功能异常判断建议：三尖瓣 E/A＜0.8，提示右心室松弛功能受损；三尖瓣 E/A 为 0.8～2.1 伴 E/e′＞6，或肝静脉明显的舒张期血流，提示右心室舒张功能中度受损（假性正常化充盈）；三尖瓣 E/A＞2.1 伴减速时间＜120ms，提示右心室限制性充盈障碍。

（张　蓓）

参 考 文 献

郭佳佳，胡松，赵鹏飞，等，2014. 老年高血压患者血栓前状态与左心室舒张功能减退的相关性研究. 中国全科医学，17（31）：3704-3707.

李静，周荣，李彦红，等，2018. 射血分数保留型与减低型心力衰竭患者的临床特点分析. 中国基层医药，25（20）：2595-2599.

李一丹，张铁山，吴雅峰，等，2006. Tei 指数评价高血压病患者右心功能的研究. 中国医学影像技术，3：366-368.

张运，尹立雪，邓又斌，等，2016. 中国成年人超声心动图检查测量指南. 中华超声影像学杂志，25(8)：645-665.

中华医学会超声医学分会超声心动图学组，中国医师协会心血管分会超声心动图专业委员会，2020. 超声心动图评估心脏收缩和舒张功能临床应用指南. 中华超声影像学杂志，29（6）：461-477.

Aimo A，Vergaro G，Passino C，et al，2017. Prognostic value of soluble suppression of tumorigenicity-2 in chronic heart failure：a meta-analysis. JACC Heart Fail，5（4）：280-286.

Anand IS，Kempf T，Rector TS，et al，2010. Serial measurement of growth-differentiation factor-15 in heart failure：relation to disease severity and prognosis in the Valsartan Heart Failure Trial. Circulation，122（14）：1387-1395.

Asensio-Lopez MC，Sassi Y，Soler F，et al，2021. The miRNA199a/SIRT1/P300/Yy1/sST2 signaling axis regulates adverse cardiac remodeling following MI. Sci Rep，11（1）：3915.

Azevedo CF，Nigri M，Higuchi ML，et al，2010. Prognostic significance of myocardial fibrosis quantification by histopathology and magnetic resonance imaging in patients with severe aortic valve disease. J Am Coll Cardiol，56（4）：278-287.

Bayés-Genis A，Lanfear DE，de Ronde MWJ，et al，2018. Prognostic value of circulating microRNAs on heart failure-related morbidity and mortality in two large diverse cohorts of general heart failure patients. Eur J Heart Fail，20（1）：67-75.

Berlot B，Bucciarelli-Ducci C，Palazzuoli A，et al，2020. Myocardial phenotypes and dysfunction in HFpEF and HFrEF assessed by echocardiography and cardiac magnetic resonance. Heart Fail Rev，25（1）：75-84.

Borovac JA，Glavas D，SusilovicGrabovac Z，et al，2020. Circulating sST2 and catestatin levels in patients with acute worsening of heart failure：a report from the CATSTAT-HF study. ESC Heart Fail，7（5）：2818-2828.

Calin A，Mateescu AD，Popescu AC，et al，2020. Role of advanced left ventricular imaging in adults with aortic stenosis. Heart，106（13）：962-969.

Çelik Ö，Şahin AA，Sarıkaya S，et al，2020. Correlation between serum matrix metalloproteinase and myocardial fibrosis in heart failure patients with reduced ejection fraction：a retrospective analysis. Anatol J Cardiol，24（5）：303-308.

Chen K，Miller EJ，Sadeghi MM，2019. PET-based imaging of ischemic heart disease. PET Clinics，14（2）：211-221.

Coelho-Filho OR，Shah RV，Neilan TG，et al，2014. Cardiac magnetic resonance assessment of interstitial myocardial fibrosis and cardiomyocyte hypertrophy in hypertensive mice treated with spironolactone. J Am Heart Assoc，3（3）：e000790.

Curinier C，Solecki K，Dupuy AM，et al，2018. Evaluation of the sST2-guided optimization of medical treatments of patients admitted for heart failure，to prevent readmission：study protocol for a randomized controlled trial. Contemp Clin Trials，66：45-50.

Currie G，Iqbal B，Kiat H，2019. Intelligent imaging：radiomics and artificial neural networks in heart failure. J Med Imaging Radiat Sci，50（4）：571-574.

Defilippi C，Daniels LB，Bayes-Genis A，2015. Structural heart disease and ST2：cross-sectional and longitudinal associations with echocardiography. Am J Cardiol，115（7Suppl）：59B-63B.

Ding Y，Wang Y，Zhang W，et al，2020. Roles of biomarkers in myocardial fibrosis. Aging Dis，11（5）：1157-1174.

Facchini E，Degiovanni A，Marino PN，2014. Left atrium function in patients with coronary artery disease. Curr Opin Cardiol，29（5）：423-429.

Farag AA，Heo J，Tauxe L，et al，2019. Detection and quantitation of right ventricular reversible perfusion defects by stress SPECT myocardial perfusion imaging：a proof-of-principle study. J Nucl Cardiol，26（1）：266-271.

Felker GM，Mentz RJ，Teerlink JR，et al，2015. Serial high sensitivity cardiac troponin T measurement in acute heart failure：insights from the RELAX-AHF study. Eur J Heart Fail，17（12）：1262-1270.

Flett AS，Hayward MP，Ashworth MT，et al，2010. Equilibrium contrast cardiovascular magnetic resonance for the measurement of diffuse myocardial fibrosis：preliminary validation in humans. Circulation，122（2）：138-44.

Galeano-Otero I，Del Toro R，Guisado A，et al，2020. Circulating miR-320a as a predictive biomarker for left ventricular remodelling in STEMI patients undergoing primary percutaneous coronary intervention. J Clin Med，9（4）：1051.

Gastl M，Lachmann V，Christidi A，et al，2021. Cardiac magnetic resonance T2 mapping and feature tracking in athlete's heart and HCM. Eur Radiol，31（5）：2768-2777.

Gehlken C，Suthahar N，Meijers WC，et al，2018. Galectin-3 in heart failure：an update of the last 3 years. Heart Fail Clin，14（1）：75-92.

Gimelli A，Liga R，Bertasi M，et al，2021. Head-to-head comparison of a CZT-based all-purpose SPECT camera and a dedicated CZT cardiac device for myocardial perfusion and functional analysis. J Nucl Cardiol，28（4）：1323-1330.

Gravning J，Askevold ET，Nymo SH，et al，2014. Prognostic effect of high-sensitive troponin T assessment in elderly patients with chronic heart failure：results from the CORONA trial. Circ Heart Fail，7（1）：96-103.

Gullestad L，Ueland T，Kjekshus J，et al，2012. The predictive value of galectin-3 for mortality and cardiovascular events in the Controlled Rosuvastatin Multinational Trial in Heart Failure（CORONA）. Am Heart J，164（6）：878-883.

Hanna A，Frangogiannis NG，2020. Inflammatory cytokines and chemokines as therapeutic targets in heart failure. Cardiovasc Drugs Ther，34（6）：849-863.

Hou ZW，Yu HB，Liang YC，et al，2020. Circulating soluble ST2 predicts all-cause mortality in severe heart failure patients with an implantable cardioverter defibrillator. Cardiol Res Pract，2020：4375651.

Jose A，Zhou C，Baker R，et al，2022. Predictive value of incidental right ventricular abnormalities identified on

SPECT for mortality and pulmonary hypertension. J Nucl Cardiol, 29（4）: 1903-1914.

Juarez-Orozco LE, Monroy-Gonzalez A, Prakken NHJ, et al, 2019. Phase analysis of gated PET in the evaluation of mechanical ventricular synchrony: a narrative overview. J Nucl Cardiol, 26（6）: 1904-1913.

Kumar V, Bashir H, Yadav M, et al, 2020. Comparative assessment of revascularization versus drug management in coronary artery disease（CAD）associated with left ventricular dysfunction（EF＜40%）-A 12 month study with FDG PET and SPECT MPI analyses. J Assoc Physicians India, 68（11）: 28-33.

Kuster N, Huet F, Dupuy AM, et al, 2020. Multimarker approach including CRP, sST2 and GDF-15 for prognostic stratification in stable heart failure. ESC Heart Fail, 7（5）: 2230-2239.

Lassen ML, Kwiecinski J, Slomka PJ, 2019. Gating approaches in cardiac PET imaging. PET Clinics, 14（2）: 271-279.

Lavin Plaza B, Theodoulou I, Rashid I, et al, 2019. Molecular imaging in ischemic heart disease. Curr Cardiovasc Imaging Rep, 12（7）: 31.

Lo Presti S, Horvath SA, Mihos CG, et al, 2019. Transthyretin cardiac amyloidosis as diagnosed by ^{99m}Tc-PYP scanning in patients with acute heart failure and preserved ejection fraction. Crit Pathw Cardiol, 18（4）: 195-199.

Lok DJ, Van Der Meer P, de la Porte PW, et al, 2010. Prognostic value of galectin-3, a novel marker of fibrosis, in patients with chronic heart failure: data from the DEAL-HF study. Clin Res Cardiol, 99（5）: 323-328.

Malahfji M, Shah DJ, 2020. Cardiac magnetic resonance in valvular heart disease: assessment of severity and myocardial remodeling. Methodist Debakey Cardiovasc J, 16（2）: 106-113.

Masson S, Batkai S, Beermann J, et al, 2018. Circulating microRNA-132 levels improve risk prediction for heart failure hospitalization in patients with chronic heart failure. Eur J Heart Fail, 20（1）: 78-85.

Masson S, Latini R, CarbonieriE, et al, 2010. The predictive value of stable precursor fragments of vasoactive peptides in patients with chronic heart failure: data from the GISSI-heart failure（GISSI-HF）trial. Eur J Heart Fail, 12（4）: 338-347.

Messroghli DR, Nordmeyer S, Dietrich T, et al, 2011. Assessment of diffuse myocardial fibrosis in rats using small-animal Look-Locker inversion recovery T1 mapping. Circ Cardiovasc Imaging, 4（6）: 636-640.

Minami Y, Kajimoto K, Sato N, et al, 2017. C-reactive protein level on admission and time to and cause of death in patients hospitalized for acute heart failure. Eur Heart J Qual Care Clin Outcomes, 3（2）: 148-156.

Morrow DA, Velazquez EJ, DeVore AD, et al, 2019. Cardiovascular biomarkers in patients with acute decompensated heart failure randomized to sacubitril-valsartan or enalapril in the PIONEER-HF trial. Eur Heart J, 40（40）: 3345-3352.

Mukherjee A, Patel CD, Naik N, et al, 2015. Quantitative assessment of cardiac mechanical dyssynchrony and prediction of response to cardiac resynchronization therapy in patients with nonischaemic dilated cardiomyopathy using gated myocardial perfusion SPECT. Nucl Med Commun, 36（5）: 494-501.

Myerson SG, d'Arcy J, Christiansen JP, et al, 2016. Determination of clinical outcome in mitral regurgitation with cardiovascular magnetic resonance quantification. Circulation, 133（23）: 2287-2296.

Padrón K, Peix A, Cabrera L, et al, 2020. Could myocardial viability be related to left ventricular dyssynchrony? Simultaneous evaluation by gated SPECT-MPI. J Nucl Cardiol, 27（4）: 1158-1167.

Pan W, Yang D, Yu P, et al, 2020. Comparison of predictive value of NT-proBNP, sST2 and MMP in heart failure patients with different ejection fractions. BMC Cardiovasc Disord, 20（1）: 208.

Peix A, Padrón K, Cabrera LO, et al, 2020. Intraventricular synchronism assessment by gated-SPECT myocardial perfusion imaging in cardiac resynchronization therapy. Does cardiomyopathy type influence results? EJNMMI Res, 10（1）: 125.

Podlesnikar T, Delgado V, Bax JJ, 2018. Cardiovascular magnetic resonance imaging to assess myocardial fibrosis in valvular heart disease. Int J Cardiovasc Imaging, 34（1）: 97-112.

Pudil R, Tichý M, Andrýs C, et al, 2010. Plasma interleukin-6 level is associated with NT-proBNP level and predicts short-and long-term mortality in patients with acute heart failure. Acta Medica（Hradec Kralove）, 53（4）: 225-228.

Reesukumal K, Pratumvinit B, 2012. B-type natriuretic peptide not TIMI risk score predicts death after acute coronary syndrome. Clin Lab, 58（9-10）: 1017-1022.

Rørth R, Jhund PS, Kristensen SL, et al, 2019. The prognostic value of troponin T and N-terminal pro B-type natriuretic peptide, alone and in combination, in heart failure patients with and without diabetes. Eur J Heart Fail, 21（1）: 40-49.

Schwinger RHG, 2021. Pathophysiology of heart failure. Cardiovasc Diagn Ther, 11（1）: 263-276.

Shrivastava A, Haase T, Zeller T, et al, 2020. Biomarkers for heart failure prognosis: proteins, genetic scores and non-coding RNAs. Front Cardiovasc Med, 7: 601364.

Sosnovik DE, Garanger E, Aikawa E, et al, 2009. Molecular MRI of cardiomyocyte apoptosis with simultaneous delayed-enhancement MRI distinguishes apoptotic and necrotic myocytes in vivo: potential for midmyocardial salvage in acute ischemia. Circ Cardiovasc Imaging, 2（6）: 460-467.

ŚpiewakM, KłopotowskiM, Ojrzyńska N, et al, 2021. Impact of cardiac magnetic resonance on the diagnosis of hypertrophic cardiomyopathy-a 10-year experience with over 1000 patients. Eur Radiol, 31（3）: 1194-1205.

Su H, Spinale FG, Dobrucki LW, et al, 2005. Noninvasive targeted imaging of matrix metalloproteinase activation in a murine model of postinfarction remodeling. Circulation, 112（20）: 3157-3167.

Tamaki N, Yoshinaga K, 2011. Novel iodinated tracers, MIBG and BMIPP, for nuclear cardiology. J Nucl Cardiol, 18（1）: 135-143.

Tian Y, Zhao M, Li W, et al, 2020. Left ventricular mechanical dyssynchrony analzyed by Tc-99m sestamibi SPECT and F-18 FDG PET in patients with ischemic cardiomyopathy and the prognostic value. The international journal of cardiovascular imaging, 36（10）: 2063-2071.

Tseng CCS, Huibers MMH, Gaykema LH, et al, 2018. Soluble ST2 in end-stage heart failure, before and after support with a left ventricular assist device. Eur J Clin Invest, 48（3）: e12886.

vander Bijl P, Bootsma M, Hiemstra YL, et al, 2019. Left ventricular 2D speckle tracking echocardiography for detection of systolic dysfunction in genetic, dilated cardiomyopathies. Eur Heart J Cardiovasc Imaging, 20（6）: 694-699.

Voors AA, Kremer D, Geven C, et al, 2019. Adrenomedullin in heart failure: pathophysiology and therapeutic application. Eur J Heart Fail, 21（2）: 163-171.

Wakabayashi H, Taki J, Inaki A, et al, 2019. Prognostic value of early evaluation of left ventricular dyssynchrony after myocardial infarction. Mol Imaging Biol, 21（4）: 654-659.

Wang C, Tang H, Zhu F, et al, 2020. Prognostic value of left-ventricular systolic and diastolic dyssynchrony measured from gated SPECT MPI in patients with dilated cardiomyopathy. J Nucl Cardiol, 27（5）: 1582-1591.

Webb J, Fovargue L, Tøndel K, et al, 2018. The emerging role of cardiac magnetic resonance imaging in the evaluation of patients with HFpEF. Curr Heart Fail Rep, 15（1）: 1-9.

Welles CC, Ku IA, Kwan DM, et al, 2012. Left atrial function predicts heart failure hospitalization in subjects with preserved ejection fraction and coronary heart disease: longitudinal data from the Heart and Soul Study. J Am Coll Cardiol, 59 (7): 673-680.

Welsh P, Kou L, Yu C, et al, 2018. Prognostic importance of emerging cardiac, inflammatory, and renal biomarkers in chronic heart failure patients with reduced ejection fraction and anaemia: RED-HF study. Eur J Heart Fail, 20 (2): 268-277.

Weng Z, Yao J, Chan RH, et al, 2016. Prognostic value of LGE-CMR in HCM: a meta-analysis. JACC Cardiovasc Imaging, 9 (12): 1392-1402.

Werner RA, Eissler C, Hayakawa N, et al, 2018. Left ventricular diastolic dysfunction in a rat model of diabetic cardiomyopathy using ECG-gated (18) F-FDG PET. Sci Rep, 8 (1): 17631.

Yao Y, Wang DW, Fang W, et al, 2021. Evaluation of left ventricular volumes and ejection fraction by (99m) Tc-MIBI gated SPECT and (18) F-FDG gated PET in patients with prior myocardial infarction. J Nucl Cardiol, 28 (2): 560-574.

Zelenak C, Chavanon ML, Tahirovic E, et al, 2019. Early NT-proBNP and MR-proANP associated with QoL 1 year after acutely decompensated heart failure: secondary analysis from the MOLITOR trial. Biomark Med, 13 (17): 1493-1507.

Zhang G, Dou L, Chen Y, 2020. Association of long-chain non-coding RNA MHRT gene single nucleotide polymorphism with risk and prognosis of chronic heart failure. Medicine (Baltimore), 99 (29): e19703.

Zile MR, O'Meara E, Claggett B, et al, 2019. Effects of sacubitril/valsartan on biomarkers of extracellular matrix regulation in patients with HFrEF. J Am Coll Cardiol, 73 (7): 795-806.

第七章　心肌重塑的治疗

第一节　概　　述

心肌重塑是心力衰竭发生发展的基础,改善心肌重塑对心力衰竭的治疗具有重要意义。心肌重塑防治的主要措施包括控制心血管疾病的危险因素、药物治疗、介入治疗、外科治疗、干细胞治疗、基因治疗及运动与饮食疗法。

一、控制危险因素

(一)控制血压

高血压导致左心室肥厚,如果不加以控制,便会逐渐出现心室结构扩张和心力衰竭。同时心室肥厚可预测不良的心血管事件结局。心肌在损伤过程中出现纤维化、冠状循环改变和心肌细胞凋亡,这是导致心力衰竭、心肌缺血和心律失常的主要病理机制。因此,严格控制血压可以早期预防心肌重塑,降低心力衰竭的发病率及死亡率。

(二)控制血糖、血脂

糖尿病患者易出现一系列心血管并发症,其中预后最差的是心力衰竭。血糖增高导致心肌重塑的机制包括氧化应激、炎症、心肌细胞死亡途径、神经体液异常、心脏代谢改变及线粒体异常。代谢重塑通过引导葡萄糖合成天冬氨酸促进心肌肥大,保持脂肪酸氧化可防止代谢通量转移到合成代谢途径,并维持分解代谢以产生能量,从而防止心肌肥大并改善心肌能量代谢。控制血糖是改善糖尿病患者心肌重塑及心脏代谢重塑的基本措施。许多基础及临床试验证实了控制血糖能降低糖尿病患者心力衰竭的发生率及死亡率。血脂异常是动脉粥样硬化的始动因素。调脂治疗对降低冠心病的发生率、预防心肌梗死后心肌重塑、降低心力衰竭的发病率有重要意义。

(三)戒烟

吸烟与心肌重塑有密切关系,烟草烟雾暴露可加剧心肌梗死后心室重塑过程。在容量负荷过重引起的心力衰竭模型中,烟草烟雾诱导心脏 MMP-9 和 TIMP-1 表达增加,阻断心脏中 HIF-1α、VEGF 和 TGF-β 代偿性增加,从而加重心肌重塑。吸烟可直接影响心肌,导致心肌病,这些病理机制包括心肌缺血、纤维化、心肌细胞坏死、局灶性心肌出血、局灶性心肌炎、心肌纤维肿胀、心肌线粒体功能和结构改变、冠状动脉收缩和心律失常。此外,吸烟还可促进动脉粥样硬化和高血压,对心肌产生间接影响,这些间接影响的机制包括血压升高、血浆胆固醇水平改变、血浆黏度和血小板聚集增加、T 细胞功能改变和炎症程度增加。尽管吸烟史与不良心血管风险高度相关，但出现了一种称为"吸烟者悖论"的现象，认为吸烟对心血管系统有潜在有益影响。吸烟者悖论主要归因于人口统计学和临床基线风险的差异，单变量分析中的吸烟生存益处主要与心血管风险较低、接触时间较短和无共病的年轻人群有关。

（四）限酒

酒精性心肌病是最常见的酒精性心脏损害。乙醇以剂量依赖的方式诱导酒精性心肌病，与营养、维生素或电解质紊乱无关。它与其他心脏危险因素有协同作用。酒精性心肌病使心肌收缩力逐渐降低，心腔扩张，导致心力衰竭发作和心律失常。病理学上，乙醇诱导心肌细胞溶解、凋亡和坏死，修复机制导致心肌肥大和间质纤维化。心肌细胞乙醇靶点包括膜成分、受体、离子通道、细胞内 Ca^{2+} 瞬变和结构蛋白的变化，并破坏肌节的收缩性。心肌重塑在一定程度上会代偿这种损伤，在损伤和防御机制之间建立动态平衡。酒精性心肌病的发生、发展及预后受饮酒量、时间和个体体质影响。戒酒是首要和最重要的治疗措施，控制饮酒仍可能改善心功能。新的研究表明，生长因子和心肌细胞因子可减轻心肌细胞肥大及间质纤维化，并改善心肌细胞再生，最大限度地减少乙醇相关心脏损伤。心脏移植是终末期酒精性心肌病的最终治疗手段。

（五）大气污染

目前研究已经证实，PM10 和 PM2.5 浓度升高都可增加心血管疾病的死亡风险。动物实验研究发现，短期接触 PM2.5 可导致心肌重塑，影响心血管疾病的预后。大气污染通过氧化应激、炎症反应及交感神经活性增加等导致心肌重塑。

二、药 物 治 疗

交感神经系统激活、RAAS 激活、炎症反应在心肌细胞凋亡、心肌细胞肥大、胶原沉积及心肌纤维化等心肌重塑过程中起着关键作用，围绕这些机制的治疗是心肌重塑治疗的重要组成部分。RAAS 抑制剂 ACEI 和 ARB、β 受体阻滞剂及醛固酮拮抗剂等治疗心力衰竭的"黄金三角"地位在临床改善心肌重塑中已得到证实。随着沙库巴曲缬沙坦和SGLT2 抑制剂如达格列净、恩格列净等药物证据的不断增多，逆转心肌重塑、改善心力衰竭治疗取得了巨大进步。

（一）RAAS 抑制剂

过度激活的 RAAS 是心血管疾病发病及病情恶化的重要因素之一，阻断 RAAS 可有效改善相关疾病的预后，RAAS 抑制剂被认为是近百年心血管病领域影响最大的几类药物之一。RAAS 抑制剂主要包括 ACEI、ARB 及醛固酮拮抗剂三大类，ACEI 或 ARB 及醛固酮拮抗剂构成心力衰竭治疗"黄金三角"中的两角，可见 RAAS 抑制剂在抗心肌重塑中的重要地位。近年来开发的脑啡肽酶与 RAAS 抑制剂结合的沙库巴曲缬沙坦在改善心力衰竭预后中显示出了更好的效果。

1. ACEI 许多基础实验表明，ACEI 可改善心肌重塑。CONSENSUS、V-HeFT-Ⅱ、SOLVDT、AIRE 及 AIREX 等循证医学临床试验奠定了 ACEI 在改善心肌重塑、治疗心力衰竭中的地位。ACE 是 RAAS 中的关键酶，将 Ang-Ⅰ 转化为 Ang-Ⅱ，Ang-Ⅱ 促进心肌重塑，ACEI 通过阻断 Ang-Ⅰ 转化为 Ang-Ⅱ 而发挥改善心肌重塑作用，这是 ACEI 改善心肌重塑的主要机制。ACEI 还抑制缓激肽的降解，从而使缓激肽增多，发挥心脏保护作用。此外，ACEI 还通过下调树突状细胞成熟表面标志物和调节炎症细胞因子抑制树突状细胞免疫炎症反应，从而抑制树突状细胞成熟和组织炎症，改善心肌功能和重塑。目前，国内外心力衰竭治疗指南一致将 ACEI 作为心力衰竭治疗的一线药物。

2. ARB 许多研究表明，血管紧张素参与心肌细胞肥大、心肌细胞凋亡及心肌纤维化等过程。AT1R 是最早参与心脏机械信号转导的分子之一。拉伸反应使 AT1R 信号通过增加 MAPK 磷酸化、JAK-STAT 信号导致心肌肥大。AT1R 无论是否与 Ang-Ⅱ 结合，其对直接拉伸是敏感的。ARB 可降低心肌梗死后 MMP 水平，改善心肌细胞重塑。ARB 对心力衰竭的治疗安全有效，但未证实其疗效优于 ACEI，主要用于 ACEI 不能耐受的患者。

3. 醛固酮受体拮抗剂 可以预防靶器官损害、延长生存期，能阻断醛固酮效应，抑制心肌重塑，改善心力衰竭的远期预后，对 8 项随机对照试验进行的荟萃分析显示，与安慰剂相比，醛固酮拮抗剂将全因死亡率降低了 26%，这主要是由心源性猝死减少驱动的。另一项荟萃分析显示，与安慰剂相比，使用磁共振血管造影的患者住院率显著降低（27%），纽约心功能分级和射血分数也有所改善。在使用 ACEI/ARB、β 受体阻滞剂的基础上加用醛固酮受体拮抗剂，可使纽约心功能 Ⅱ～Ⅳ 级的 HFrEF 患者获益，降低全因死亡、心血管死亡、猝死和心力衰竭住院风险。主要适应证为 LVEF＜35%、使用 ACEI/ARB/ARNI 和 β 受体阻滞剂治疗后仍有症状的 HFrEF 患者。

4. 沙库巴曲缬沙坦 该药的开发给心力衰竭患者带来了福音，成为心力衰竭治疗中的一种新药。沙库巴曲缬沙坦将脑啡肽酶抑制与 AT2R 阻断相结合，逆转心肌重塑，提高运动耐量，改善心功能。PARADIGM-HF 研究表明，与依那普利相比，沙库巴曲缬沙坦降低心血管死亡率及全因死亡率更明显。对于 HFrEF 患者，沙库巴曲缬沙坦可提高射血分数，逆转心肌重塑。对于急性心肌梗死患者，沙库巴曲缬沙坦治疗安全有效，能改善心肌重塑。在心房颤动动物模型中，沙库巴曲缬沙坦能改善左心房的结构重塑和电重塑。2018 年中国心力衰竭指南指出，对于纽约心功能 Ⅱ～Ⅲ 级、有症状的 HFrEF 患者，若能耐受 ACEI/ARB，推荐将沙库巴曲缬沙坦替代 ACEI/ARB，以进一步减少心力衰竭的发病率及死亡率。2021 年 ESC 心力衰竭指南进一步明确了沙库巴曲缬沙坦不仅可用于 HFrEF 患者，还可用于 HFmEF 患者，以进一步降低心力衰竭患者的死亡率。

5. 其他 肾素抑制剂阿利吉仑对心血管疾病总体预后无改善，且可能增加总死亡率，现已退出临床。Ang$_{1-7}$ 通过减少心肌成纤维细胞增殖和胶原合成，上调 MKP-1，下调 MAPK 磷酸化，参与维持心脏内环境的稳定，目前尚处于实验阶段。ATRQβ-001 疫苗可能在预防心肌重塑方面发挥作用，并具有相对于 ARB 的潜在优势。AT2R 多肽激动剂 CGP42112A 由于体内不稳定性限制了其使用。

（二）β 受体阻滞剂

β 受体阻滞剂阻断肾上腺素能通路，是治疗慢性心力衰竭的基础。β 受体阻滞剂治疗心力衰竭的主要机制有抑制 RAAS 持续激活，减少血管紧张素带来的损害；降低交感神经末梢释放儿茶酚胺；恢复心肌 β1 与 α1 受体的密度及效应比值，阻断心肌细胞凋亡；抑制去甲肾上腺素对心肌的毒性作用，改善心肌细胞收缩力，改善心肌重塑，延缓心力衰竭进展。MERIT-HF 研究是一项随机、双盲应用美托洛尔治疗心力衰竭的大规模临床试验，纳入了3991 例纽约心功能 Ⅱ～Ⅳ级、射血分数≤40% 的慢性心力衰竭患者。此研究中，美托洛尔可使有症状心力衰竭患者的生存率提高 34%，猝死率降低 41%，心力衰竭恶化死亡率降低49%。除提高生存率外，β 受体阻滞剂还减少了因心力衰竭恶化而住院的需求，改善了纽约心功能分级。CIBIS 和 CIBIS Ⅱ是观察比索洛尔治疗慢性心力衰竭的临床研究，对 2 项随机对照临床研究的结果进行荟萃分析显示，该研究包括 3288 例经证实的慢性心力衰竭患者，结果比索洛尔使死亡率显著降低 29.3%，心血管死亡和猝死的风险显著降低 18.4%。因此，比索洛尔可预防慢性心力衰竭患者的主要心血管事件，具有较高的获益风险比，可推荐用于慢性心力衰竭患者。CIBIS Ⅲ结果表明，无论是 ACEI 还是比索洛尔被优先使用，β 受体阻滞剂对心力衰竭患者都有效。COPERNICUS 研究纳入了 2289 例严重心力衰竭患者，观察卡维地洛对心力衰竭的治疗作用，卡维地洛改善了临床状况，降低了全因、心血管原因或心力衰竭恶化而死亡或住院的综合风险。MERIT-HF、CIBIS 和 COPERNICUS 研究奠定了 β 受体阻滞剂在心力衰竭中的地位，多个国家指南仍将 β 受体阻滞剂作为心力衰竭治疗的一线药物。对病情相对稳定的 HFrEF 患者均应使用 β 受体阻滞剂，除非有禁忌证或不能耐受。对于 HFmEF 患者，可用 β 受体阻滞剂进一步降低心力衰竭死亡率。

（三）SGLT2 抑制剂

心肌能量代谢重塑和左心室肥厚与心力衰竭进展息息相关。SGLT2 抑制剂可通过肾小管排糖，降低血压，减低体重，减少蛋白尿。多项研究表明，SGLT2 抑制剂增加体内酮体生成，促进脂肪酸分解代谢。SGLT2 抑制剂治疗后心肌糖酵解被抑制，糖异生被激活。此外，SGLT2 抑制剂可调节线粒体功能。恩格列净将心肌能量的利用从葡萄糖转换为酮体、脂肪酸和支链氨基酸，从而改善心肌能量代谢，增强左心室收缩功能，改善左心室不良重塑。SGLT2 抑制剂在心力衰竭中的作用可能是通过抑制钠氢交换而不是通过影响葡萄糖重吸收实现，这对涉及糖尿病或非糖尿病慢性心力衰竭患者的大规模结果试验的设计和分析具有重要意义。恩格列净对心肌梗死后左心室功能不全的非糖尿病大鼠的心功能和重塑有明显改善，与心脏代谢和心脏 ATP 生成的显著改善有关。DECLARE-TIMI 研究表明，无论患者既往是否有心房颤动、动脉粥样硬化性心血管疾病或心力衰竭病史，达格列净都降低了 2 型糖尿病高危患者心房颤动不良事件的发生率。鉴于 SGLT2 抑制剂在改善心肌重塑方面的作用，降低心力衰竭的死亡率，改善患者预后，SGLT2 抑制剂可能给心力衰竭治疗带来又一次革命。

（四）鸟苷酸环化酶激动剂

维立西呱是一种新型鸟苷酸环化酶激动剂，以不依赖一氧化氮的方式增强鸟苷酸环化酶对内源性一氧化氮的敏感性，增加 cGMP 生成，改善心肌和血管功能，延缓左心室重塑，预防甚至逆转左心室肥厚。VICTORIA 研究在 5050 例 HFrEF 患者中比较了维立西呱和安慰剂的作用，维立西呱显著降低了心血管死亡率或因心力衰竭住院风险复合终点，奠定了其在 HFrEF 患者治疗中的地位。2021 年 ESC 心力衰竭指南首次将维立西呱用于 HFrEF 患者的治疗，并建议将维立西呱用于严重心力衰竭患者的联合治疗。

（五）胰高血糖素样肽-1 受体激动剂

胰高血糖素样肽-1 受体激动剂（glucagon-like peptide-1 receptor agonist，GLP-1RA）是一种内源性肠促胰岛素激素，能够促进胰腺 B 细胞葡萄糖浓度依赖性地分泌胰岛素。研究表明，在 TAC 大鼠模型中，利拉鲁肽治疗 16 周后显著降低心脏/体重比值，抑制心肌细胞肥大，并增加血浆 GLP-1 水平和组织 GLP-1 受体表达。选择性 GLP-1RA 艾塞那肽刺激 GLP-1 受体可改善心肌梗死小鼠的心肌纤维化及改善心功能，这可能与改善线粒体呼吸、抑制线粒体通透性转换孔的开放有关。在 1 型糖尿病大鼠心脏模型中，艾塞那肽具有早期预防心肌重塑的作用。在代谢综合征大鼠模型中，利拉鲁肽治疗提高了一氧化氮介导的整个冠状动脉宏观和微循环的舒张能力，并部分逆转了心肌重塑，与体重或血糖的变化无关。一些指南和共识推荐，无论是否使用二甲双胍治疗动脉粥样硬化性心血管疾病高危人群，GLP-1RA 和 SGLT2 抑制剂可作为生活方式干预的补充。尽管 GLP-1RA 可能适用于心力衰竭风险患者，但随机对照试验和观察结果表明，对于 HFrEF 患者，与心力衰竭相关的结果没有明显的益处，甚至不确定其安全性。

（六）改善心肌代谢药物

心力衰竭中代谢重塑涉及脂肪酸氧化、葡萄糖氧化、酮体等底物利用的异常，以及线粒体功能的异常。病理性代谢重塑的机制复杂，从机制上进行治疗主要包括以下方面：改善底物特异性，增加胰岛素敏感性，改善线粒体功能。目前，临床上用于改善心肌代谢的药物主要是曲美他嗪，其选择性抑制 3-酮脂酰基辅酶 A 硫解酶（3-KAT）。曲美他嗪与其他常规治疗相结合，可改善慢性心力衰竭患者的心功能。动物实验表明，曲美他嗪通过激活 AMPK 和 PPARα 调节酮体代谢，改善异丙肾上腺素诱导的大鼠心肌代谢重塑。许多随机对照试验通过改善临床表现和心功能证实了曲美他嗪对心力衰竭的保护作用。曲美他嗪增加左心室高能磷酸盐水平，并降低心力衰竭时心律失常的风险。在 55 例射血分数小于 45% 的心力衰竭患者的试验中，曲美他嗪组在接受曲美他嗪 60mg/d 治疗 13 个月后，射血分数比安慰剂组有显著改善。对稳定型冠状动脉综合征患者使用曲美他嗪的建议为 Ⅱa 推荐，联合 β 受体阻滞剂以缓解患者心绞痛。

（七）中医中药

心肌重塑机制复杂，RAAS 激活、交感神经系统兴奋、细胞凋亡、炎症细胞因子参与、氧化应激等均对心肌重塑起作用。中医中药与西医单一作用靶点不同，中医中药有多部位、多靶点效应，在治疗心肌重塑方面有一定优势。现代中医学家通过大量的临床观察及实验研究发现，中医药在改善心力衰竭患者症状、减少并发症、避免西药毒副作用、延长寿命及逆转心肌重塑方面起重要作用。芪苈强心胶囊是一种被批准用于治疗慢性心力衰竭的中药，可改善大鼠心肌梗死后心肌重塑和心功能，这种心脏保护作用可能与减少细胞凋亡和心肌纤维化有关。芪苈强心胶囊治疗慢性心力衰竭试验是一项多中心、随机、双盲、平行组、安慰剂对照研究，结果显示，在标准治疗基础上联合应用中药芪苈强心胶囊显著降低了慢性心力衰竭患者的 NT-proBNP 水平，改善了心功能及心血管复合终点事件，芪苈强心胶囊于 2018 年被纳入中国心力衰竭指南。最近，一项针对 40 项随机对照试验的 3659 例受试者的荟萃分析显示，中药或中药制剂与常规西药联合应用可减轻急性心肌梗死患者的心室重塑，增强心功能，降低 MACE 的发生率。

三、介 入 治 疗

近几十年来，心脏介入作为微创手术取得了巨大发展，在改善心肌重塑、心力衰竭方面取得了令人瞩目的成绩。心肌梗死是造成心肌重塑、导致心力衰竭的主要疾病之一，PCI 在改善心肌重塑和心力衰竭方面起着重要作用。心脏再同步化治疗在纠正心肌收缩不同步方面的作用已得到证实，希氏束起搏和左束支起搏治疗可能成为器械治疗心力衰竭的新方向。经皮肾动脉交感神经消融术能改善交感神经系统，进一步改善心肌重塑，但目前研究不多。此外，先天性心脏病及瓣膜性疾病的介入治疗在改善心肌重塑方面也发挥着重要作用。

（一）PCI

心肌梗死后引发炎症免疫反应，使炎症细胞在局部心肌浸润，MMP 分解 ECM，清除坏死心肌细胞。随后，炎症消退，心肌成纤维细胞活化并分泌 ECM 蛋白，替代损伤的心肌组织。炎症的及时消退、成纤维细胞的迁移增殖和基质蛋白沉积的平衡可有效防止梗死区域的过度纤维化反应。急诊 PCI 作为急性心肌梗死早期再灌注治疗的重要方法之一，可以尽早、充分、持续地开放梗死的相关动脉，挽救濒死心肌，促进炎症消退，在防止远期左心室重塑方面起重要作用。对于心肌梗死后在恢复期开通梗死相关的血管尚存在争议。TOMIIS 是一项随机对照研究，结果表明，晚期开通心肌梗死后（<6 周）的病变血管，左心室较前缩小，梗死心肌重塑改善，心肌梗死复发率、再住院率和死亡率降低。SWISSⅡ试验纳入了瑞士 3 家公立医院的 3 个月内无症状缺血的心肌梗死患者，平均随访 10.2 年，结果表明，PCI 降低了主要心脏事件的长期风险。心肌梗死后无症状缺血的患者存在严重的 SCD 风险，PCI 预防残余心肌缺血和复发性心肌梗死可改善长期 LVEF，降低 SCD 发生率。然而，OAT 研究结果却给晚期 PCI 的治疗蒙上了一层阴影。OAT 研究是一项国际多中心随机对照试验，比较闭塞梗死相关动脉的晚期 PCI（3～28 天）试验策略和最佳药物治疗与单独最佳药物治疗。该试验的主要终点是 4 年内死亡、再梗死和心力衰竭的集中综合判定。PCI 组和药物治疗组的 4 年累积主要事件发生率分别为 17.2% 和 15.6%，两组纽约心功能分级和死亡的发生率相似。PCI 组非致命性心肌梗死增加的趋势与围手术期事件无关。从理论上看，由于缺血导致侧支循环的建立，晚期开通可能通过恢复其供血区拯救小的岛状心肌和心外膜环状心肌，恢复冬眠心肌的功能，改善心肌重塑。而临床实践中 OAT 研究并未得到较好的结果，这可能与 OAT 研究的患者介入时间窗选择方面存在问题有关，这也

是 OAT 研究受到诟病的原因之一。OAT 研究人群中 25% 的患者 5 天内机体中血小板活性高，血液处于高凝状态，血栓负荷重，过早地行 PCI 反而造成新的血栓不稳定。对于心肌梗死后晚期是否开通血管有赖于基础研究的深入及更科学合理的临床试验。

（二）心脏再同步化治疗

自 1994 年首次报道双心室起搏以来，心脏再同步化治疗（CRT）已成为晚期心力衰竭和心室传导延迟患者的标准治疗方法。CRT 通过重新同步心肌收缩改善心肌功能，从而逆转左心室重塑，改善患者症状和预后。MIRACLE 研究对 228 例患者的基线检查时多普勒超声心动图结果与 CRT 后 6 个月和 12 个月的多普勒超声心动图结果进行对比，测量左心室舒张末期和收缩末期容积、射血分数、左心室质量、二尖瓣反流严重程度、舒张早期和晚期充盈期间的峰值传导速度及心肌性能指数，发现 CRT 可在 12 个月内维持左心室重塑逆转和症状改善。MUSIC 研究对 235 例心力衰竭患者植入 CRT 装置，证明 CRT 能显著改善 6min 步行距离、生活质量评分和峰值耗氧量及显著降低心力衰竭住院率。REVERSE 研究对 610 例心力衰竭患者进行观察，结果也表明 CRT 能逆转左心室重塑，改善心功能。总之，众多的实验表明，CRT 在改善心肌重塑方面的作用证实了其在心力衰竭治疗中的显著疗效。MIRACLE、COMPANION、CARE-HF 等大规模临床试验更是奠定了 CRT 在心力衰竭治疗中的地位。ACC/AHA 和 ESC 最新更新的心力衰竭治疗指南中均将 CRT 作为伴有心脏不同步的慢性心力衰竭治疗的 Ia 类选择加以推荐，从而实现了 CRT 从基础研究到临床应用的跨越。

（三）希氏束起搏

近 20 年来，希氏束起搏得到快速发展，希氏束纠正性起搏或双心室起搏用于心力衰竭患者的心脏再同步化治疗。对药物控制不佳的慢性心房颤动患者进行房室结消融及希氏束起搏，结果发现患者术后左心室舒张末期内径、纽约心功能分级、LVEF 及心肺储备功能均得到改善。希氏同步试验二次分析结果表明，接受希氏束起搏同步的患者比接受双心室同步患者更好。希氏束起搏利用希浦系统迅速将电激动传导至整个心室，优化心室各部分收缩的同步性，改善心脏射血功能，长期作用下能延缓心肌纤维化和心肌重塑。传统心脏再同步化治疗即双心室起搏（biventricular pacing，BVP），经冠状静脉窦心外膜单位点或多位点起搏，利用各种算法达到起搏与自身融合，实现部分宽 QRS 波患者心脏电与机械再同步，改善临床预后；但对于自身窄 QRS 波，则无法保持其同步性。目前已开展的希浦系统起搏主要包括希氏束起搏和左束支起搏，对于窄 QRS 波患者，希氏束起搏可维持心室电和机械同步性。永久性希氏束起搏成为同步化治疗的新方向。然而，希氏束起搏虽然同步性好，但存在起搏电极阈值偏高且不稳定、手术流程相对复杂、电极脱位风险高等问题，这些限制了其临床应用。

（四）左束支起搏

左束支起搏由希氏束起搏演变而来，最早由我国电生理学家黄伟剑教授于 2017 年提出。他们对 1 例扩张型心肌病患者进行心脏再同步化治疗时，左心室电极难以植入，改为希氏束起搏，但反复尝试均不能纠正左束支阻滞，最终将电极植入左束支区域后，起搏呈右束支阻滞图形，随访观察 1 年左心室舒张末期内径由 76mm 降低至 42mm，明显改善了心力衰竭。该团队于 2019 年发表永久左束支起搏心脏再同步化治疗在左束支阻滞患者远期疗效的初步研究，结果显示左心室收缩末期容积从（127.6±65.3）ml 缩小至（37.2±13.9）ml，证明永久左束支起搏可纠正左束支传导阻滞，实现左心室再同步化，其远期阈值稳定，感知良好，安全可靠，显著改善了患者心功能，可作为双心室起搏或希氏束起搏的补充与替代。最近，国际左束支起搏协作组对 LVEF＜50% 且有 CRT 或起搏指征的患者尝试给予左束支起搏，325 例左束支植入患者中有 275 例成功实现了心脏再同步化治疗，左束支起搏是可行且安全的，为心脏再同步化治疗提供了一种替代选择。

（五）经皮肾动脉交感神经消融术

经皮肾动脉交感神经消融术是在肾动脉内选定位置释放射频能量，使位于肾动脉外膜的肾交感神经变性坏死的一种新兴器械治疗手段，已被证实能安全、有效地降低局部、全身交感神经活性并抑制 RAAS，理论上有可能成为治疗心力衰竭的新手段。国内外已有许多针对肾动脉交感神经消融术治疗心力衰竭的动物实验和临床研究，部分结果证实肾动脉交感神经消融术治疗可阻止或延缓心肌重塑，改善心功能。REACH-Pilot 研究结果表明，接受肾动脉交感神经消融术治疗的患者 6min 步行距离增加，生活质量提高，心功能得到改善。

（六）心脏收缩调节器

心肌收缩调节器（cardiac contractility modulation，CCM）是治疗心力衰竭的一种新型植入性电子装置，其工作原理为对心室肌行绝对不应期电刺激，即非兴奋性电刺激。从基础动物实验到临床研究均已证实 CCM 能够增强心室肌的收缩力，改善心力衰竭患者心功能和临床症状，提高运动耐量。

四、外科治疗

心肌组织学重塑导致心室扩大，引起心肌几何形状改变，从而引起心肌力学改变，心脏做功减少，外科手术通过改变心肌几何重塑改善心力衰竭。外科心室修复术（surgical ventricular restoration，SVR）是一种通过外科手术将梗死组织从扩张左心室中切除以治疗心力衰竭的方法。SVR 后峰值肌纤维应力显著降低（50%），由此产生的左心室肌纤维应力分布变得更均匀，肌纤维应力的显著降低可能有助于减轻左心室的不良重塑。我国孔烨等对 17 例行左心室成形术的患者进行了回顾性分析，结果显示术后患者射血分数明显改善。欧洲心脏病学会（ESC）和欧洲心胸外科协会（EACTS）在 2010 血管重建指南中建议，如果测量左心室容积，确定瘢痕，并在外科专业水平较高的中心进行手术，则 SVR 是可行的。心力衰竭的几何形状改变是螺旋形心脏的转换，由此产生 60% 射血分数的心尖环纤维角度变得更横向，从而形成球形结构。几何结果是心尖环结构变平，因此 15% 的缩短只能产生 30% 的射血分数。外科手术将球形结构变为椭圆形结构，从而获得更好的射血效果。对因心肌梗死接受心室内膜环形修补术患者进行分析，结果表明在心动周期内，与术前舒张期和收缩期相比，收缩期左心室形状比舒张期左心室形状更呈现为椭圆形。心室修复术后局部心室功能变化的 MRI 几何分析结果显示，通过外科心室修复重建正常几何结构可改善心肌的收缩性，从而增加左心室的容量指数。1985 年首次提出心肌成形术作为心脏移植的替代方案，然而，心肌成形术可能会阻止心室重塑。动力心肌成形术可提高射血分数，改善患者心功能，该手术可成为心脏移植的生物力学桥梁。对于等待心脏移植的患者，随着左心室辅助装置和全人工心脏的进展，心肌成形术应用逐渐减少。

LVAD 的发展经历启蒙（1951～1980 年）、探索（1980～2000 年）、发展（2000～2008 年）和成熟应用（2008 年至目前）4 个阶段。目前国际上主流心室辅助装置的应用类型已经由第一代搏动血流过渡至第二代和第三代平流，其中以 HeartWare 和 HeartMate Ⅲ为代表的磁悬浮心室辅助装置成为主流，2 年生存率达到 85%，显著高于药物治疗，且正接近心脏移植的效果，随着技术的进一步发展，LVAD 的应用场景将更广泛。2013 年我国自主研发的 HeartCon 在羊体内植入，使其存活 120 天，于 2019 年植入人体，我国自主研发的第三代磁悬浮技术 LVAD 也已进入临床研究阶段。LVAD 可降低心脏压力和心肌容量过载，随后降低心室壁张力，减少心肌细胞肥大，结合神经激素治疗，可促进逆转心肌重塑和促进心肌恢复。RESTAGE-HF 研究是一项多中心临床试验，主要终点是 18 个月内心肌功能充分改善达到移植标准的患者比例，12 个月时心力衰竭持续缓解（无移植/心室辅助装置/死亡），其中期结果显示 40%（16/40）的入选患者达到了主要终点，50%（18/36）接受方案的患者在 18 个月内进行了移植。

全人工心脏（total artificial heart，TAH）是一种可以实现人体生理学心脏全部功能的设备，其可提供近乎无限的移植供体，具有广泛的研究前景。全人工心脏特别是具备全植入特征的第二代电动全人工心脏技术的研究得到了各国研究人员的广泛关注。2015 年，我国自主研制成功一颗直径 50mm、厚度 26mm、重量不到 180g 的全磁悬浮人工心脏，名为"中国心"。截至 2019 年 6 月，"中国心"已成功完成临床试验手术 4 例、人道主义救援手术 3 例。它不仅填补了我国人工心脏领域的空白，更给晚期心力衰竭患者重获新生带来希望。

五、干细胞治疗

心肌细胞是几乎不可再生的细胞，心肌细胞凋亡、坏死及过度的自噬等导致心肌细胞丢失，心肌细胞丢失是心肌重塑的重要内容之一。长期以来，研究者一直在努力探索心肌再生、改善心肌重塑和恢复心功能的方法。干细胞是一类具有自我更新和多向分化潜能的细胞，在一定条件下可分化为多种功能细胞。干细胞是一种独特的细胞类型，具有两个重要特征：自我更新能力和分化为各种细胞类型的潜力。在其发育过程中，干细胞成熟并开始获得特殊的细胞功能。然而，这些细胞同时开始失去分化为许多细胞类别的能力。来自囊胚的细胞有能力分化为体内所有三个胚层或胚外细胞类型，被称为全能性细胞。人类胚胎干细胞可以分化成所有三个胚层，这种潜能水平被称为多能干细胞。一些细胞可以直接注射到所选择的组织中，允许植入、直接分化和替换病变细胞。相反，一些细胞依赖旁分泌效应，即分泌刺激患者自身细胞修复受损组织的因子。对每种细胞类型的效力有基本的了解是识别不同细胞类型之间治疗作用机制差异的关键。迄今为止，胚胎、诱导多能干细胞和各种多能干细胞系试验已经或正在开展慢性心力衰竭治疗。常用于心肌再生的干细胞有胚胎干细胞、造血干细胞、骨髓间充质干细胞和脂肪源性干细胞等。研究表明，将人胚胎干细胞衍生的心肌细胞在心肌梗死后 2 周和 4 周注入免疫受损的猕猴体内，在梗死区域内表现出显著的再肌肉化，胚胎干细胞移植物成功地重新融合了宿主血管系统，并与宿主心肌细胞进行了机电耦合。另一项实验表明，人类胚胎干细胞来源的心肌细胞可使梗死猪心再生，但可诱发室性快速心律失常。Kim 等从 ICR 小鼠腹股沟脂肪组织中分离出脂肪干细胞，制作大鼠心肌梗死模型，采用心肌内注射和脂肪干细胞片移植于梗死心肌，结果显示两种方法均可改善射血分数，脂肪干细胞片移植可减轻急性心肌梗死不良心肌重塑。一项包括 38 项研究慢性缺血性心脏病的荟萃分析表明，骨髓源性干/祖细胞治疗可降低死亡率，改善 LVEF，并可能降低非致命性心肌梗死的发生率，改善纽约心功能分级。对于非缺血性心肌病患者，干细胞治疗 DCM 的现有临床试验数据显示，在改善 LVEF、患者功能和生活质量方面取得了有希望的结果，干细胞治疗成为 DCM 的新方向。

在 HFrEF 患者中，自体和（或）同种异体细胞治疗被证明可以改善患者的心肌功能、运动能力和激活神经体液因子。在 HFpEF 患者群体中，细胞治疗是一个新的概念，并且需进一步探索。然而，最初的数据非常令人鼓舞，表明至少在改善心肌功能（也包括左心室舒张功能）、运动能力和激活神经体液因子方面也有类似的益处。在接受 LVAD 支持的严重晚期心力衰竭患者群体中探索了细胞治疗，显示出细胞治疗在促进心肌逆重塑和恢复方面的潜在益处。在过去的十年中，一些基于细胞治疗的临床试验在各种慢性和晚期心力衰竭患者队列中显示出有希望的结果。未来的细胞治疗策略应通过定义最佳干细胞类型或其组合、剂量和给药方法，针对患者年龄和心力衰竭阶段/持续时间进行调整，以寻求个体化的治疗方法。

六、基 因 治 疗

1989 年，史蒂文·罗森伯格及其在贝塞斯达国家癌症研究所的团队首次对人类进行了获准的基因改造，这些研究人员使用逆转录病毒载体对从黑色素瘤患者肿瘤中提取的淋巴细胞进行基因标记，然后再注入该患者体内。该研究证明，肿瘤浸润性淋巴细胞一旦在体外分离和扩张将保持对肿瘤和肿瘤转移的适应能力。这不仅是免疫疗法的关键发现，也是基因治疗的正式诞生。基因治疗自构想以来已过去 30 多年，并且尚未成功运用于人体心脏系统，但是对于不同动物模型，基因疗法在治疗心血管疾病方面显示出巨大的发展潜力。其中一些实验疗法目前正在进行临床评估，但从基础实验成功转化为临床实践仍受到如基因载体、基因传递技术、临床可行性，以及持续的安全性和有效性等限制。多年来的研究和方法发展为未来的治疗奠定了坚实的基础，新的治疗方案的需求仍然存在。基因治疗的安全性已经通过各种病毒载体、转基因和传递方法得到证实。在临床环境中提高成功率既需要改进动物模型和临床前终点，也需要患者招募和临床终点选择的新方法。

七、运动与康复

心血管疾病是全世界死亡的主要原因，体育锻炼已被证明对心血管系统具有保护作用。对心血管系统的有益影响不仅适用于年轻健康的个体，而且适用于具有明显心血管危险因素或明显心血管疾病的患者。运动在预防和改善病理性心肌重塑，以及预防和治疗心力衰竭方面起重要作用。心肌梗死患者早期运动训练可提高心肺功能，改善左心室重塑。运动训练与药物在心肌梗死二级预防中具有相同的作用。运动对心力衰竭和稳定型心绞痛患者的预后、入院、生活质量和运动能力的有益影响已经得到证实。近年来，人们发现运动对心脏的自主神经调节、心脏代谢、信号通路和蛋白质表达发生了不同的急慢性变化，导致心脏生长和细胞重编程。运动可通过多种机制改善心肌重塑，这将在运动与心肌重塑中进行详细讨论。近年来运动的康复治疗受到了极大的重视，许多医疗机构成立了心血管疾病康复病房。

八、饮食治疗

高血压、冠心病和糖尿病是造成心肌重塑和心力衰竭的常见疾病，低盐低脂饮食可预防和控制心肌重塑已被证实，这里不进行讨论。多不饱和脂肪酸能改善与心力衰竭相关的各种因素，包括脂质代谢、线粒体功能、内皮功能和炎症。临床证据表明，多不饱和脂肪酸可以预防心力衰竭进展。膳食 ω-3 多不饱和脂肪酸的摄入改变了心肌细胞线粒体膜磷脂的组成，从而导致心肌耗氧量减少。准鱼油衍生药物 Vascepa（二十碳五烯酸乙酯）获美国 FDA 批准用于最大耐受剂量他汀类药物的辅助疗法，用于三酰甘油水平升高（≥150mg/dl）、存在心血管疾病或糖尿病、有两个或更多心血管疾病危险因素的成人患者，降低心肌梗死、卒中、冠状动脉血运重建、需要住院治疗的不稳定型心绞痛的发生风险。

九、总　　结

心肌重塑的治疗方法众多，但由于心肌重塑的机制复杂，目前多采用综合治疗。药物治疗仍然是心肌重塑的基础治疗。心脏介入的方法受到适应证、技术难度及经济条件的限制，目前主要在大的医疗中心进行。心脏外科治疗左心室辅助装置及全人工心脏仍在探索阶段，目前临床证据不多，主要用于等待心脏移植的终末期患者。干细胞移植及基因治疗仍处于探索阶段，尚需进一步研究。饮食、运动及康复治疗目前处于起步阶段，还需进一步研究积累经验。加强基础研究工作，进一步了解心肌重塑的机制，才能逆转心肌病理性重塑，进一步降低心力衰竭死亡率。

（陈章荣　李　伟）

第二节 药 物 治 疗

心脑血管疾病是引起人类死亡率最高的疾病类型，心力衰竭是各种心脑血管疾病的最终表现，心肌重塑是心力衰竭的重要分子机制。心肌重塑是指由于心肌机械负荷增加，神经体液因素介导调节及细胞因子触发所引起的一种病理变化，其特征表现为心肌细胞凋亡、肥大、细胞间质数量增加、组分变化。本节主要围绕心肌重塑治疗用药的研究与进展进行探讨。

一、血管紧张素转换酶抑制剂

肾素-血管紧张素系统中的肾素催化血管紧张素原为 Ang-Ⅰ，Ang-Ⅰ在血管紧张素转换酶（angiotensin converting enzyme，ACE）作用下生成 Ang-Ⅱ。Ang-Ⅱ引起氧化应激、血管平滑肌收缩、心肌细胞肥大、醛固酮分泌增加等，最终引起血管外周阻力增大和加重心脏前负荷，进而导致血压升高。同时 ACE 还能促进缓激肽分解为无活性肽，抑制缓激肽的抗增殖、抗氧化作用。ACEI 具有抑制 Ang-Ⅱ诱导的细胞生长作用，降低循环和组织 Ang-Ⅱ作用，降低血管阻力，改善室壁表面和内层冠状血流，减轻心脏负荷，增加心输入量，减慢心率，进而逆转左心室重塑。

抑制 ACE 可以抑制 Ang-Ⅱ的生成，维持缓激肽活性，从而发挥抗心肌肥大作用。ACEI 可以逆转实验动物的心肌肥大。临床研究表明，ACEI 不仅可以用于治疗高血压和心功能不全，还能降低心肌梗死患者的病死率及梗死后心力衰竭和心肌重塑的发生率。2009 年 ACC/AHA 心力衰竭诊疗指南推荐其为治疗收缩性心力衰竭的首选药物。在各种抗高血压药物中，ACEI 是防治左心室重塑效果最好的药物，在降压的同时逆转心肌肥大的作用也最突出。除有效降压外，该类药物还具有心肾保护作用，降低各类心血管事件的发生风险，尤其适用于合并心功能不全、心肌梗死和糖尿病患者人群。比较经典的 ACEI 有卡托普利、依那普利、贝那普利、雷米普利、喹那普利等。

二、血管紧张素Ⅱ-1 型受体阻滞剂

人类血管紧张素受体主要有 AT1R 和 AT2R 两种亚型。目前研究得较清楚的是 AT1R，AT2R 的具体作用有待进一步研究。激活 AT1R 引起心肌正性肌力作用、收缩血管、促进组织增生和引起水钠潴留，刺激醛固酮系统引起保钠排钾和胶原增生。选择性阻断 AT1R 可抑制心肌收缩力，降低外周血管收缩力，降低心脏后负荷及降低血压。该类药物具有降压平稳、作用时间长和患者耐受性好的特点。其在预防卒中、延缓糖尿病和非糖尿病肾病的肾功能不全、改善左心室肥厚等方面具有显著优势，且副作用比 ACEI 小。常见的 AT1R 阻滞剂主要有缬沙坦、厄贝沙坦和氯沙坦等。

沙库巴曲缬沙坦是由血管紧张素受体抑制剂、内啡肽酶抑制剂制成的复合制剂，能够

抑制内源性内啡肽酶降低、抑制 RAAS、缓解心室重塑，进而延缓病情进展。研究表明，对于 LVEF<40% 的 HFrEF 患者，沙库巴曲缬沙坦是目前唯一能提高该类患者生存率的药物。沙库巴曲缬沙坦用于治疗血流动力学稳定后的急性失代偿性心力衰竭的效果优于依那普利。NT-proBNP 水平可以直观评价患者是否存在心力衰竭。2019 年 ESC 表明患者接受沙库巴曲缬沙坦治疗 8 周后的血 NT-proBNP 水平相比依那普利降低约 28%，说明沙库巴曲缬沙坦疗效优于依那普利。在我国进行的一项多中心回顾性研究表明，接受 6 个月沙库巴曲缬沙坦治疗的 HFrEF 患者的 NT-proBNP 水平降低了 34.5%，LVEF 较基线上升了 6.85%，且不增加高钾血症、肾功能损伤的风险，该研究进一步验证了沙库巴曲缬沙坦对我国人群的有效性及安全性，进一步表明沙库巴曲缬沙坦可用于初诊 HFrEF 患者的院内起始治疗。

此外，沙库巴曲缬沙坦对 HFpEF 患者也有较好的治疗效果。接受沙库巴曲缬沙坦治疗的 HFpEF 患者、LVEF≥45% 的心力衰竭患者的主要终点事件风险降低了 13%，而以往关于 ARB 的研究并未在此类患者中出现阳性结果。同时亚组分析表明在女性及 LVEF 为 45%～57% 的患者中，沙库巴曲缬沙坦可显著降低终点事件发生率。进一步的研究表明，与缬沙坦相比，沙库巴曲缬沙坦治疗组患者中 TIMP-1 和 sST2 较低，CⅠCP 较缬沙坦组高（TIMP-1 降低导致 MMP 活性增加，引起胶原降解产物 CⅠCP 升高，sST2 的降低反映了胶原合成减少），表明沙库巴曲缬沙坦具有抗 HFpEF 患者心肌纤维化作用。

三、β 受体阻滞剂

慢性心力衰竭是一种以呼吸困难、无力和液体潴留为主要临床表现的复杂的临床综合征，其发病机制是由任何原因引起的初始心肌损伤（如心肌梗死、心肌病、血流动力学负荷过重、炎症等），从而激活神经内分泌，引起心肌结构和功能的变化，最后导致心室泵血和（或）充盈功能低下。抑制神经内分泌系统的过度激活已成为治疗心力衰竭的关键。β 受体阻滞剂通过阻断交感-肾上腺素系统，防止和延缓心肌重塑的发生、发展，可降低心力衰竭患者的心血管事件和死亡率，降低住院率，提高患者的生存率和生活质量，从而成为慢性心力衰竭治疗的常规用药。

β 受体阻滞剂治疗心力衰竭的临床试验表明，在治疗初期对心功能有明显抑制作用，LVEF 降低，但长期治疗（>3 个月）则能改善心功能，LVEF 增加；治疗 4～12 个月能降低心室肌重塑和容量，改善心室形状，提示心肌重塑延缓或逆转。这种急性药理作用和长期治疗截然不同的效应被认为是改善内源性心肌功能的生物学效应，此作用机制的发现使 β 受体阻滞剂从慢性心力衰竭治疗禁忌证转变成为常规用药。正如 Bristow 提到，在过去的 10 年中，心力衰竭的内科治疗有了显著的转变：治疗措施已从短期、血流动力学/药理学的模式转为更长期的修复性策略，目的是改变衰竭心脏的生物学性质。因此，β 受体阻滞剂用于心力衰竭治疗具有独特的生物学机制，开辟了心力衰竭治疗的新时代。

20 多项随机对照临床试验，逾 2 万例慢性心力衰竭患者应用 β 受体阻滞剂治疗，其中 3 个经典的针对慢性心力衰竭的临床试验，即 MERIT-HF、CIBIS-2、COPERNICUS 等，均

显示长期应用 β 受体阻滞剂治疗能改善临床情况和左心室功能，降低死亡率和住院率。循证医学证据表明，β 受体阻滞剂对老年人也有效（SENIORS 试验、MERIT-HF 亚组分析）。对于女性、不同心功能分级和 LVEF，以及不论缺血性或非缺血性病因的患者，都观察到 β 受体阻滞剂一致的临床益处。

对于糖尿病或非糖尿病心力衰竭患者，β 受体阻滞剂均可防止心力衰竭的发展。因而，虽然 β 受体阻滞剂可掩盖降糖药所引起的低血糖症状，或促发胰岛素抵抗，但是仍应将 β 受体阻滞剂应用于糖尿病患者。由于低血糖的症状和肝糖原分解，血糖升高的作用均通过 β2 受体介导，因而抑制 β2 受体可致低血糖患者不能及时诊断；且患者可处于严重的低血糖状态而不能及时恢复。因此，针对糖尿病人群，选择性 β1 受体阻滞剂优于非选择性 β1/β2+β1 受体阻滞剂。应用 β 受体阻滞剂必须达到有效的 β1 受体阻滞作用。心率是国际公认的 β1 受体有效阻滞的指标，因而剂量滴定应以心率为准：清晨静息心率 55～60 次/分，不低于 55 次/分即为达到目标剂量或最大耐受量。

β 受体阻滞剂治疗心力衰竭的独特之处就是能显著降低 41%～44% 的猝死率。根据 MERIT-HF 亚组分析，在纽约心功能 Ⅱ～Ⅲ 级患者中猝死是心力衰竭患者的主要死因，分别占 64% 和 59%。而纽约心功能 Ⅳ 级心力衰竭患者中猝死亦占 33%。β 受体阻滞剂是其他任何心血管药物都无法替代的。

由于受体功能被抑制，β 受体阻滞剂有一定的副作用，尤其是长期大量服用。β 受体阻滞剂主要有下列副作用：①充血性心力衰竭，心肌的 β 受体被抑制后使心肌收缩力减弱，心肌有基础性疾病或心功能处于不良状态者会诱发心功能不全，容易导致患者充血性心力衰竭。②直立性低血压，β 受体阻滞剂有降低交感神经张力、减少心排血量、降低外周血管阻力的作用，大量应用容易导致直立性低血压。③诱发支气管哮喘，因为 β 受体阻滞剂可以使支气管平滑肌收缩，因此容易加重哮喘。④周围血管痉挛，β 受体阻滞剂可使外周血管出现痉挛，表现出四肢冰冷、间歇性跛行、雷诺现象等情况。⑤停药反应，长期应用还会造成明显的停药反应，如突然停止应用后会导致心悸、血压升高、心绞痛等情况。临床上常用的代表药物有美托洛尔、比索洛尔和卡维地洛。

四、肾素抑制剂

肾素催化血管紧张素原转化为 Ang-Ⅰ。Ang-Ⅰ 被糜酶催化为 Ang-Ⅱ，激活 AT-1，促进醛固酮和儿茶酚胺释放、收缩血管、诱导心肌增殖和肥大。肾素抑制剂通过抑制肾素的活性，降低血液中 Ang-Ⅰ 的水平，降低血压。肾素抑制剂可分为肽类肾素抑制剂如依拉克林和雷米克林，非肽类肾素抑制剂代表药物为阿利吉伦，该药通过与肾素活性位点结合抑制其活性。在 2 型糖尿病肾病的高血压患者中给予阿利吉伦 300mg/d 和氯沙坦 100mg/d 联合使用后，其尿蛋白/肌酐比值比单独使用氯沙坦降低了 20%。超重的高血压患者联合使用阿利吉伦和氯沙坦比单独使用氯沙坦，LVMI 降低了 20%。在接受标准治疗的心力衰竭患者人群中使用阿利吉伦显著降低了 BNP 和 NT-proBNP 水平。对于在老年患者中给予的以阿利吉伦为基础的治疗，其降压疗效优于以雷米普利为基础的治疗。

五、内皮素 1 受体拮抗剂

内皮素 1（endothelin 1，ET-1）是目前发现的最强的缩血管活性多肽，内皮素转化酶是其生成的限速酶。ET-1 激活 PKC 通路和促进 Ca^{2+} 的释放诱导强有力的血管收缩反应，引起高血压。同时 ET-1 的亚型 ET-A 激活心肌细胞的 PKC 和 MAPK 通路，诱导心肌肥大，激活 PLC 和 TGF-β 通路。促进成纤维细胞 I 型胶原的合成和分泌，诱导心肌肥大和心肌纤维化。因此，ET-1 被认为是开发预防心脑血管等疾病药物的新靶点。Ang-II 与 ET-1 具有正向相互调节作用。Ang-II 促进心肌成纤维细胞分泌 ET-1。ET-1 具有 ACE 样作用，促进 Ang-I 转化为 Ang-II 并促进 Ang-II 释放。临床研究表明，高血压心肌病患者的组织和血液中 ET-1 的合成增加。

内皮素受体拮抗剂按照化学结构分为肽类和非肽类。肽类主要有 BQ 123、BQ 160 和 RF 139317 等。肽类由于对 ET-1 选择性差、半衰期短、口服吸收不良和生物利用度低的特点限制了其临床应用。非肽类 ET-1 拮抗剂的代表药物为波生坦。该化合物对 ET-1 的两种亚型 ETA 和 ETB 没有选择性，具有良好的药代动力学特征。该药于 2001 年成为第一个获得美国 FDA 批准的用于治疗肺动脉高压的有效口服药物。目前已上市的 ET-1 拮抗剂有恩拉生坦、波生坦和替唑生坦等。在治疗高血压、心肌梗死及脑血管痉挛和糖尿病并发症等方面取得了很好的疗效。

六、利 尿 剂

利尿剂作用于肾脏，可促进机体 Na^+、Cl^- 等电解质和水的排泄，增加尿量，降低血容量，从而降低心脏负荷，减少静脉回流和降低前负荷，减轻肺淤血，提高运动耐量。因此，利尿剂是治疗高血压的重要药物之一。一般不单独用于治疗心肌肥大，常与其他药物合并使用以增加疗效。常见的利尿剂：①髓袢利尿剂，作用于髓袢升支粗段，为强效利尿剂。代表药物为呋塞米；②噻嗪类利尿剂，作用于肾远曲小管近端和髓袢升支远段，代表药物为氢氯噻嗪；③保钾利尿剂，作用于肾远曲小管远端，代表药物为螺内酯；④AVP 受体拮抗剂，通过结合 V2 受体减少水的重吸收，代表药物为托伐普坦。

七、钙通道阻滞剂

钙通道阻滞剂（CCB）选择性抑制细胞膜上 Ca^{2+} 通道，抑制细胞外 Ca^{2+} 进入细胞内，降低细胞内 Ca^{2+} 浓度，抑制细胞内钙离子依赖的 DNA 酶活性及抑制组织肾素-血管紧张素系统激活。CCB 能够有效逆转心肌重塑，改善左心室肥厚。常见的 CCB 有硝苯地平、维拉帕米、非洛地平和氨氯地平等。

八、糖尿病型心肌重塑的治疗药物

SGLT2 是肾脏近端小管 S1 和 S2 段低亲和性、高容量的转运蛋白，正常情况下可重吸收约 97% 的滤过葡萄糖，抑制其功能可有效调整血容量，降低心脏前负荷及改善心室重塑。研究结果显示，SGLT2 抑制剂可降低 2 型糖尿病合并动脉粥样硬化性心血管疾病和（或）糖尿病肾病患者主要不良心血管事件的发生率，主要是可以降低心力衰竭住院率和心血管疾病死亡率，而心肌梗死和卒中的发生率无明显降低。埃格列净能有效降低心力衰竭住院率、尿白蛋白/肌酐比，且中重度肾病患者获益更明显。达格列净可减少首次和复发心力衰竭住院事件。在标准治疗基础上加用恩格列净可降低 HFrEF 患者的主要终点事件发生率，与是否合并糖尿病无关，并具有降低肾小球滤过率下降速度和肾脏严重不良事件的肾脏保护作用。以上研究证实，无论 HFrEF 患者是否合并糖尿病，起始 SGLT2 抑制剂治疗均可降低心血管和肾脏不良事件。

胰高血糖素样肽-1（glucagon-like peptide 1，GLP-1）是人体内源性肠促胰岛素分泌剂，在维持人体血糖稳定中发挥重要作用。但人体自身产生的 GLP-1 很快被二肽基肽酶 4 降解失去活性（GLP-1 体内半衰期只有 2~3min）。胰高血糖素样肽-1 受体激动剂属于肠促胰素类药物模拟 GLP-1 的活性并可防止被二肽基肽酶 4 降解，从而延长作用时间。GLP-1 受体激动剂的代表药物主要有利拉鲁肽和度拉糖肽。利拉鲁肽可增强 B 细胞对葡萄糖的敏感性，改善胰岛 B 细胞功能。利拉鲁肽能轻微延长胃排空时间，减轻饥饿感和能量摄入以降低体重和体脂量，从而有效降低糖尿病患者的血糖。度拉糖肽是通过将两种 GLP-1 类似物与 IgG4 抗体的 Fc 段融合以增大分子量，降低肾脏清除率，延长作用时间，实现每周 1 次的给药周期，极大地提高了患者依从性。该药于 2014 年 9 月被美国 FDA 批准上市，2019 年 2 月在中国获批上市，其适用于成人 2 型糖尿病患者的血糖控制，包括单药及接受二甲双胍和（或）磺脲类药物治疗血糖仍控制不佳的患者。该药于 2020 年 2 月获美国 FDA 批准用于降低有心血管疾病或具有多重心血管风险因子的成人 2 型糖尿病患者的主要心血管事件风险。这是唯一可以用于 2 型糖尿病患者一级预防和二级预防以降低主要心血管事件风险的降糖药物。2020 年 6 月 REWIND 数据已经更新入中国说明书，疗效已获得中国国家药品监督管理局的肯定。

九、新型可溶性鸟苷酸环化酶激动剂

心力衰竭患者中由于 NO 可用性受损，sGC 刺激不足，导致心肌和血管功能障碍。维立西呱是一种新型 sGC 激动剂，以不依赖一氧化氮的方式增强 sGC 对内源性一氧化氮的敏感性，增加 cGMP 生成，改善心肌和血管功能、延缓左心室重塑、预防甚至逆转左心室肥厚。代表药物为维立西呱。2020 年 ACC 指出在联合心力衰竭标准治疗时接受维立西呱可以降低 10% 的心力衰竭住院率及心血管死亡终点。维立西呱具有浓度易于滴定、总体安全、耐受性较好的特点，为心力衰竭患者提供了新的治疗途径。

十、特异性心肌肌球蛋白抑制剂

肥厚型心肌病是最常见的遗传性心肌病，是导致心力衰竭的重要病因。传统的肥厚型心肌病治疗药物如 β 受体阻滞剂、非二氢吡啶类钙通道阻滞剂或丙吡胺仅能缓解梗阻引起的临床症状，但无法从根本上改善心功能。Mavacamten 是一种新型心肌肌球蛋白抑制剂，通过减少肌动蛋白-肌球蛋白横桥的形成降低心肌收缩力，抑制心室肥厚，从而改善心室舒张功能。ACC 第 70 届年度科学会议上公布了 Mavacamten 治疗梗阻性肥厚型心肌病 3 期 EXPLORER-HCM 研究（NCT03470545）新的分析数据，在治疗 30 周时，与安慰剂组相比，Mavacamten 组患者的健康状况持续改善。该分析证实了 Mavacamten 对梗阻性肥厚型心肌病患者健康状况的益处，有望成为一种新的治疗药物。

十一、中　药

　　能量代谢是维持心脏内环境稳定和心脏舒缩功能的物质基础。传统中药在心肌重塑的治疗中具有很久的历史。临床研究表明，参芪益心方通过抑制 PPARα 的表达抑制脂肪酸代谢，改善大鼠心功能。参芪益心方抑制心肌细胞内的线粒体受损，改善心肌能量代谢，减缓心室重塑的发展，从而对心力衰竭、再灌注损伤的心肌及缺血缺氧的心肌具有保护作用。黄芪总提取物及黄芪有效成分可以通过心肌能量代谢过程中的关键酶类、能量代谢相关转运体及能量产生、储存相关因素改善心室重塑；而且益气活血复方可明显改善慢性心力衰竭心肌能量代谢，改善心室重塑。TNF-α 和 IL-6 是心力衰竭发病中的重要细胞因子，可降低心肌收缩力，促进心肌细胞凋亡，介导心室重塑，引发或加重心力衰竭。临床研究表明，芪苈强心胶囊能降低慢性心力衰竭患者血清中 TNF-α 的含量；苓桂术甘汤能通过降低血清中 TNF-α 含量防止心室重塑。大黄降低重度心力衰竭患者炎症因子 IL-6，具有明显保护心功能的作用。毛冬青和红参能显著降低 TNF-α、IL-1、BNP 等与心室重塑相关的炎症因子水平。芪参益气滴丸可减少缺血再灌注损伤面积，抑制细胞凋亡。芪参益气滴丸能减少花生四烯酸赖氨酸氧化酶（LOX）通路 ALOX15/MMP-2 的表达，抑制 COL3A1、COL5A2 等编码胶原的基因表达，降低 NADPH 氧化酶、SATA3 和 NF-κB 的水平。临床研究表明，芪参益气滴丸可进一步增加患者 6min 步行距离，改善临床症状和提高生活质量。

　　心力衰竭是各种心脑血管疾病发展到末期的共同结局，心肌重塑是心力衰竭病理过程的重要分子机制。通过预防与治疗心肌重塑可以缓解甚至逆转心肌生物学功能降低，遏制心力衰竭发生和发展，提高患者生存率和生活质量。本节主要探讨了传统的治疗药物如血管紧张素转换酶抑制剂、血管紧张素 II 1 型受体阻滞剂、β 受体阻滞剂、钙通道阻滞剂、中药和利尿剂等。同时也对近年的新型治疗药物如 sGC 激动剂、特异性心肌肌球蛋白抑制剂、SGLT2 抑制剂等进行了介绍。由于影响心肌重塑的因素较多、分子机制复杂，以及患者人数呈显著增长趋势，给我国的社会经济发展造成严重的负担，因此进一步研究和开发预防及治疗心肌重塑的药物显得尤为重要。

（何　艳）

第三节　起搏治疗与心肌重塑

从第一例人工心脏起搏器应用于临床至今，起搏器已发生翻天覆地的变化，从单腔、双腔到三腔同步化起搏，从固有频率、按需频率到频率应答，从心房、心室到房室顺序起搏，从右心室心尖部、间隔、左心室、希浦系统到左束支区域起搏。单腔心室起搏因房室激动顺序的不同步，导致心肌重塑，最终影响心室的收缩和舒张功能，从而被归为非生理性起搏。由此引起了人们对生理性起搏的探索兴趣，生理性起搏逐渐被认识、发展和实现。本节将阐述不同部位起搏与心肌重塑的关系。

一、生理性起搏的历史回顾

在固有频率和按需起搏的年代，起搏模式局限于单腔心室起搏，即 VOO 和 VVI 起搏模式，心室按固有频率或感知自身心室波后按需发放起搏脉冲起搏心室，满足基本的心室起搏需求，避免长时间的心室停搏。但心室起搏不符合正常的房室传导顺序，造成竞争性起搏、起搏器综合征等一系列临床问题。传统右心室心尖部起搏（right ventricular apical pacing，RVAP）会导致心室收缩不同步，这可能导致一部分患者发生起搏诱导心肌病（pacing induced cardiomyopathy，PICM）。过去 PICM 定义为慢性高负荷右心室起搏时 LVEF 下降，强调 LVEF 下降的 PICM 定义可能低估了 RVAP 有害影响的发生率。周玉杰等对 256 例右心室起搏患者进行了观察，发现 1 年后 23 例患者发生 PICM，这些患者植入前后 LVEF 分别为 62.3% 和 42.7%，起搏 QRS 持续时间和心室起搏百分比是 PICM 最敏感的预后因素。PICM 不仅与心室起搏比例有关，还与植入的方式有关。Sanchez 等对起搏依赖患者分别植入传统导线起搏器和无导线起搏器，结果表明，经静脉植入导线起搏器组的 PICM 发生率为 13.7%，无导线起搏器组的 PICM 发生率为 3%，无导线起搏患者的 PICM 发生率明显低于传统导线植入患者。在 RVAP 负荷 ≥20% 的患者中，PICM 患病风险可能高达 1/5；并且右心室心尖部起搏与心力衰竭住院率、心房颤动发生率及左心室收缩功能障碍事件的风险增加相关。随后，在自身房室传导正常的病态窦房结综合征患者中，尝试将电极植入心房，起搏心房后通过自身房室结下传到心室，即单腔心房起搏（AAI）。接受了 AAI 起搏的患者，不仅可以保证正常的心室率，而且不会出现 VVI 起搏模式所导致的起搏器综合征的表现。随后在 1994 年和 1997 年 Danish 研究结果先后发表，研究结果显示平均随访 3.3 年和 5.5 年，与 VVI 组相比，采用 AAI 起搏模式的患者，不仅心房颤动和血栓栓塞事件显著降低，而且经长期随访后，有更高的生存率和更少的心力衰竭发生率。这种保留了自身房室传导顺序的 AAI 起搏模式成为最早期生理性起搏的雏形。

双腔起搏（DDD 起搏模式）可以保证生理性的房室激动顺序，它不仅可以满足房室的顺序起搏，同时可以确保心室夺获以避免发生心室停搏，因此可以更安全地用于包括病态窦房结综合征和房室传导阻滞的所有患者，并且可以获得和 AAI 起搏模式类似的生理性起搏效果。DDD 最初被认为是生理性起搏最理想的形式，但随着一系列大型临床研究的开展，

DDD 的局限性逐渐显现。2004 年备受瞩目的 CTOPP 研究首次提出了生理性起搏（physiologic pacing）的概念，32 个中心共 2568 例症状性心动过缓患者随机接受了生理性起搏（n=1094，AAI 为 5.2%，其余均为 DDD）和 VVI 起搏（n=1474），平均随访 3 年。结果发现，DDD/AAI 较 VVI 在降低死亡率、心力衰竭住院率及卒中发生风险等方面并无优势。在随后的 MOST 研究中，采取了先行起搏器植入再随机分组的方式以避免手术过程的偏差，2010 例患者均同期植入心房和心室电极，然后即刻随机分组并将脉冲发生器程控为 DDDR（频率应答双腔起搏）和 VVIR（频率应答心室起搏）两种模式，中位数随访期 33 个月，结果显示相较于 VVI，DDD 在降低全因死亡率及卒中发生风险的主要终点事件方面差异无统计学意义，仅在降低心房颤动发生率方面有优势。一项囊括 8200 例患者的荟萃分析也证实在死亡率及心力衰竭发生率方面，DDD/AAI 较 VVI 无显著差异，但可显著降低心房依赖起搏患者心房颤动的发生率，并可轻微降低其卒中的风险。CTOPP 和 MOST 研究入组了近 5000 例患者，未能得出如 AAI 优于 VVI 的预期结果，因此人们开始重新思考生理性起搏的真正含义。

2002 年，MIRACLE 研究证明，双心室起搏组较传统药物组显著改善了心力衰竭患者心功能分级、6min 步行距离和生活质量，使 CRT 首次获得临床应用的指南推荐。一系列循证研究充分证实，双心室再同步化起搏可以纠正室内和双心室间不同步，对轻至重度慢性心力衰竭患者均可改善症状和远期预后，对已有心功能下降的起搏依赖患者可延缓和纠正心力衰竭进展，双室起搏可以纠正心脏非同步运动，成为生理性起搏的新模式。2017 年，永久希浦系统起搏国际专家共识发表，开启了生理性起搏的崭新篇章。在此基础上发展的左束支区域起搏，不仅很好地克服了希氏束起搏术后阈值增高、电极脱位等局限性，同时保留了和希氏束起搏相似的生理性起搏效果。希氏束起搏和左束支区域起搏统称为希浦系统起搏，已逐渐推广应用于常规起搏及 CRT 中，对 CRT 术后无反应的患者改用或联合希浦系统起搏获得了症状和预后的改善，希浦系统起搏成为生理性起搏的新定义。

二、非生理性起搏对心室重塑的影响

右心室心尖部是传统上心室起搏的靶点，因为它很容易从全身静脉系统获得植入电极途径。然而，研究表明，RVAP 与左心室功能不全和起搏器诱发的心肌病密切相关，长期 RVAP 使心脏收缩和舒张功能发生变化，使心房颤动和心力衰竭的发生率大幅增加。RVAP 不仅会使三尖瓣反流率升高，更会加重二尖瓣反流。二尖瓣的正常关闭是由左心室收缩产生的关闭力和乳头肌牵拉产生的牵张力决定的，任何促使关闭力下降或牵张力增加的改变都会使二尖瓣关闭的形态发生变化，导致二尖瓣反流。RVAP 时起搏脉冲先激动心尖部，心肌电激动顺序由心尖部到心底部，且激动未沿传导系统由右向左传导，而是沿心室肌传导，结果产生了完全性左束支传导阻滞，使左右心室电-机械不同步，左心室激动延迟明显，引起左心室内、心室间及左侧心房与心室收缩不同步，造成二尖瓣反流及室内分流。而且 RVAP 使右心室收缩发生在左心室收缩之前，并增加了右心室压力，导致两个心室之间的收缩压梯度异常，室间隔在收缩期出现矛盾运动并突出到左心室，最终导致左心室收缩和舒张功能障碍。动物实验和人体试验研究均表明，RVAP 的异常心室激活模式导致的慢性不同步收缩与局部心肌灌注和代谢异常有关，右心室起搏还会导致心脏的形态和组织学改变，包括肌纤维大小变化、纤维化、脂肪沉积和线粒体紊乱。关于儿童的多项研究证实，RVAP会导致急性和慢性左心功能不全，伴心力衰竭的患儿约占7%，慢性右心室起搏患儿随访10年后左心室功能损害的比例高达13%。RVAP持续时间和起搏比例均与左心室功能的下降相关，起搏持续时间越长，起搏比例越高，则左心室功能下降越明显。

不仅如此，长期RVAP造成的电-机械不同步与心功能、心肌重塑有密切关系。机械活动不同步是导致RVAP引起心力衰竭发病率高的原因。双心室间电-机械活动的不同步表现为QRS波时限＞120ms，引起左心室充盈时间缩短，等容收缩时间延长，易于产生大量的二尖瓣反流，从而使心力衰竭进一步加重。左、右心室间的收缩不同步是由于RVAP部位收缩和左心室收缩不同步，而心室内不同步由左心室内不同部位收缩延迟引起。电和机械不同步导致收缩期延长及舒张期缩短，减少了舒张期心室的充盈，从而影响心排血量。机械活动不同步与左心室功能受损有关。超声心动图已经证实RVAP时心肌纤维收缩可引起心肌劳损再分布。实际上在起搏点并不存在心肌纤维收缩，但要增加两倍的最晚激动的左心室侧壁工作负荷。长期心室不同步使左心室发生节段性形态发生改变，较早被激动的室间隔部变薄，而较晚被激动的左心室后壁则变得相对肥厚，心肌间质胶原纤维发生断裂和降解，心肌细胞滑脱，从而促进左心室壁厚度的非对称性改变，左心室扩大、球形变，产生了心肌重塑。此外，RVAP起搏会激动交感神经系统，心脏局部去甲肾上腺素水平会升高，该过程具有心脏特异性，所以神经内分泌系统也影响心室重塑。

三、生理性起搏对心室重塑的影响

目前生理性起搏较为统一的定义是人工心脏起搏器在保证患者基本心率的同时，通过不同的起搏方式、电极导线的植入位置、间期的计算方法获得各心腔之间最好的同步性、最理想的电生理稳定性、最佳心排血量的起搏，以及起搏节律及血流动力学效果最大程度地接近心脏的正常生理状态。本部分重点阐述CRT、HBP及左束支区域起搏与心室重塑。

（一）右心室间隔部起搏

相比RVAP，右心室间隔部起搏（RVSP）是一种接近生理性的起搏方式，可使心室内和心室间的激动更协调，能够比较好地保持左右心室正常的电激动顺序，能够获得较好的血流动力学效果。右心室间隔部起搏电极距离希氏束-浦肯野纤维较近，是双心室电扩布的起始部位，终止于心底部。心室激动顺序和双心室基本同步，因此可以获得接近生理状态的心室激动顺序。同时，右心室间隔部起搏可以改善左心房、左心室电-机械活动的顺序，增加左心室舒张的充盈时间，有效地减少二尖瓣反流，避免起搏对血流动力学和心功能的不良影响，改善心肌组织的血流灌注及压力负荷，避免神经内分泌系统的激活，从而降低心肌结构的重塑和心肌细胞结构的变化，有效地避免心力衰竭的发生、发展。但临床研究发现，间隔起搏与心尖部起搏相比，在保持心脏同步化及电均一性方面并不具有明显优势。

（二）右心室流出道起搏

右心室流出道也是可选择的替代起搏部位，并且随着主动固定电极的发展降低了电极脱位的风险，但是该区域起搏的 QRS 波时限较宽，与右心室心尖部起搏相比无显著差异。Stambler 等研究也发现，RVOT 和 RV 心尖部起搏在生活质量、纽约心功能分级、6min 步行距离试验和 LVEF 方面没有显著差异。

（三）心脏再同步化治疗

多年来，CRT 一直是临床指南推荐的心力衰竭治疗方法。CRT 通过在右心房、右心室、左心室心外膜分别放置电极，依据患者心脏运动状态进行个体化的程控以达到最优效果。优化后的 CRT 能够通过双心室同步起搏协调双心室的起搏顺序，同时协调室间隔和游离室壁收缩，改善左、右心室的舒张及收缩功能；同时又可改善心脏的去极化、复极化过程，缩短起搏 QRS 波间期。传统的 CRT 是基于双心室起搏，能够改善心功能和生活质量，并减少住院率和死亡率。BVP 是最早提出并广泛投入临床应用的 CRT 策略，其通过右心室导线和经冠状窦左心室导线对左、右心室进行同步起搏，在一定程度上恢复心室电-机械同步性。

大规模比较 CRT 疗效的是 MUSTIC 试验，包括 67 例心功能 Ⅲ 级（纽约心功能分级）心力衰竭患者接受了单盲随机对照交叉试验，术前心电图提示窦性心律和电活动不同步（QRS>150ms）。结果显示，CRT 能显著改善 6min 步行距离、生活质量评分和峰值耗氧量，以及显著降低心力衰竭住院率。首次对 CRT 进行双盲随机对照比较是在 MIRACLE 试验中进行的，该试验筛选了 453 例严重心力衰竭（纽约心功能分级 Ⅲ、Ⅳ 级）患者，所有患者 LVEF≤35%，将这些患者分为最佳药物治疗组和优化药物治疗加 CRT 组，在 6 个月的随访中，优化药物治疗加 CRT 可明显改善患者心功能和心力衰竭症状（如改善 6min 步行距离、纽约心功能分级和生活质量），以及逆转心室病理重塑（LVEF 改善，左心室舒张末期内径降低，二尖瓣反流减少），由于心力衰竭住院率的显著降低，死亡或心力衰竭住院的复合终点降低了 40%。

除此以外，目前已有较多关于 CRT 的研究证据和临床经验，其对中重度药物难治性心力衰竭伴心室不同步患者的疗效也陆续被证明，包括 COMPANION 研究，CRT 能通过增加心室收缩同步性改善患者心力衰竭症状、生活质量和预后。另外，在心力衰竭合并房室传导阻滞有起搏适应证的患者中，双心室起搏能减少传统右心室起搏导致的心室不同步性，改善左心室重塑、生活质量和纽约心功能分级，并降低死亡和心力衰竭恶化住院风险。CRT 植入后通过双心室起搏改善心脏的血流动力学，降低交感神经的过度激活，调节脑钠肽及交感神经活动，从而改善心脏的机械重塑。张鹏等研究发现，CRT 植入术后 6 个月，LAD、LVESV、LVEF、LVEDD、PAP、IVMD、SPWMD 等较 CRT 植入前有明显改善。

然而，CRT 仍存在局限性，30%～40%的患者对常规双心室 CRT 反应不良，并且冠状窦左心室导线植入难度大，受冠状静脉解剖结构变异影响，有时无法放置于理想的位置；另外，双心室起搏研究指出，双心室起搏直接起搏心肌仍会导致一定程度的心室不同步，不能使希浦系统完整的窄 QRS 波群患者获益。因此，研发更符合心脏生理功能的策略成为临床实践的迫切需求。

（四）希氏束起搏

2000 年首次提出希氏束起搏（HBP），自那以后，国际上多位研究者发表了 HBP 的安全性和可行性报道。HBP 的优点在于通过自身的希氏束系统达到生理性起搏，避免电-机械不同步，从而减少心力衰竭的发生率。对药物控制不佳的慢性心房颤动患者进行房室结消融及 HBP，术后的左心室舒张末期内径、心功能分级、LVEF 及心肺储备功能均得到改善。在一项前瞻性交叉对照研究中，患者分别接受了 6 个月的 HBP 或右心室起搏，术后发现，HBP 组在心功能分级、生活质量、6 min 步行距离、二尖瓣及三尖瓣反流方面均明显优于右心室起搏组。Huang 等进行了为期 37 个月的临床随访研究，发现 HBP 不仅可以明显改善患者的左心功能，且阈值稳定，临床预后与双心室相比无明显差异，还进一步肯定了 HBP 在同步化治疗中的疗效及安全性。Arnold 等在另一项研究中指出，HBP 在 QRS 波间期缩短率、心室同步性及血流动力学参数方面明显优于双心室起搏。而对于双心室起搏治疗无效的患者，可考虑改为 HBP，因为患者改为 HBP 后，LVEF、心功能分级、二尖瓣反流面积、心胸比例及血清脑钠肽水平都可以明显改善。进行为期半年的随访发现，对于右心室起搏介导的心肌病患者，从 RVAP 或右心室间隔部起搏改行 HBP 后，患者心功能分级、左心室舒张末期内径都明显改善。Abdelrahman 等在一项以全因死亡率、心力衰竭住院率及改双心室起搏为联合临床终点的队列研究中指出，在心室起搏比例超过 20% 的患者中，HBP 组明显优于右心室起搏组。

HBP 利用生理的希浦系统迅速将电激动传导至整个心室，优化心室各部分收缩的同步性，改善心脏射血功能，长期作用下能延缓心肌纤维化和心肌重塑。HBP 起搏的 QRS 波更窄，显示其电激动同步性优于 RVP。HBP 的心室收缩同步性更佳，HBP 较 RVP 明显改善了 LVEF。HBP 的手术成功率可达 80%～95%，术后随访电极阈值稳定，患者的 LVEF 显著提高，心功能分级显著改善，利尿剂使用减少。荟萃分析结果显示，随访时间大于 3 个月，与 RVP 组相比，HBP 组的 LVEF 显著提高，肺动脉压显著降低；HBP 组心力衰竭住院率、全因死亡率减低。与 RVP 相比，长期 HBP 能显著缩短起搏 QRS 波，提高 LVEF，减少心力衰竭住院率和全因死亡率。对于 PICM 患者，Shan 等尝试在患者行起搏器更换时改行 HBP，术后 1 年随访发现，患者的心功能明显改善。Ye 等进行为期半年的随访发现，对于 PICM 患者，从 RVAP 或右心室间隔部起搏改行 HBP 后，患者心功能分级、左心室舒张末期内径都明显改善。

通过超声心动图组织多普勒显像、二维斑点追踪显像等评估左心室收缩同步性的研究发现，HBP 的左心室同步性优于双心室起搏，可作为 CRT 双心室起搏的替代。在 16 例 CRT 植入失败的心肌病患者（缺血性心肌病 9 例，特发性心肌病 7 例）中，13 例尝试直接 HBP，9 例成功通过 HBP 完成 CRT，术前 QRS 波宽度为（166±8）ms，术后 QRS 波宽度为（97±9）ms。平均随访 31 个月，所有患者纽约心功能分级由Ⅲ级变为Ⅱ级，心脏超声心动图评估左心房内径、左心室内径及 LVEF 均显示改善。研究表明，HBP 和双心室起搏患者生活质量分数、心功能分级、6min 步行距离、LVEF 都显著改善，提示 HBP 可产生与双心室起搏相似的临床效果。Sharma 等对 106 例具有 CRT 植入指征的患者进行了 HBP，成功率为 90%，平均随访 14 个月，QRS 波明显变窄，LVEF、纽约心功能分级均明显改善，并认为 HBP 可作为传统双心室再同步化治疗失败的补充，甚至可以作为 CRT 首选。Ajijola 等对符合 CRT 植入指征患者使用 HBP，并将其作为一线治疗方案，21 例患者中 16 例完成植入，随访 1 年阈值保持稳定，11 例患者临床症状改善，其中 3 例患者"超反应"，纽约心功能分级、左心室舒张末期内径均明显改善。

近年来 HBP 发展迅速，但临床应用仍存在一些局限，主要包括：①起搏电极阈值偏高且不稳定。②手术流程相对复杂。希氏束电极植入的难点在于精准识别希氏束区域并成功将电极固定，较右心室电极植入要复杂得多。③手术相关并发症。由于希氏束区域的解剖位置及组织特性，电极的脱位风险较其他位置相对偏高，因此通常会植入备用电极以确保临床使用。④适应证局限。非近端阻滞即希氏束以下阻滞的患者不适合植入 HBP。另外，部分已植入 HBP 的患者，考虑到疾病进展的可能性，存在发生希氏束以下阻滞的风险，往往需要植入右心室备用电极以确保安全。

2021 年《希氏-浦肯野系统起搏中国专家共识》（2021）系统地归纳了现阶段希浦系统起搏应用于心力衰竭或心功能下降患者的适应证：①心动过缓（包括心房颤动）患者具有起搏适应证，预计心室起搏比例≥40%，LVEF＜50%，应考虑希浦系统起搏；②慢性心房颤动行房室结消融患者，应考虑希浦系统起搏；③已植入起搏器或 ICD 的低射血分数患者，心功能恶化伴高比例 RVP，可考虑希浦系统起搏；④符合 CRT 适应证但左心室导线植入失败的患者，应考虑希浦系统起搏；⑤窦性心律或心房颤动患者，经标准抗心力衰竭药物优化治疗后纽约心功能分级≥Ⅱ级，合并 LBBB，QRS 时间≥130ms，LVEF≤35%，可以考虑希浦系统起搏；⑥常规 BVP-CRT 无反应者，可以考虑希浦系统起搏。

（五）左束支区域起搏

左束支起搏是近年来新兴的一种希浦系统起搏方式，即电极从右心室间隔面穿过间隔到达左束支区域，起搏夺获左束支或左前/后分支或更远的浦肯野纤维。左束支起搏在理论上较双心室起搏对起搏术后患者心功能有一定改善。多项研究表明，左束支起搏在短中期内能改善心脏电-机械同步性，提高 LVEF，抑制心室重塑，从而改善心功能。2017 年 Huang 等报道了首例越过左束支传导阻滞部位的左束支区域起搏病例，在对 1 例 DCM 心力衰竭患者进行 CRT 时，因左心室电极放置困难，转为尝试 HBP。植入过程因起搏阈值过高，在调整电极时起搏了左束支。经过 1 年的随访，患者心力衰竭病情缓解，射血分数从 32% 提升到了 67%，左心室舒张末期内径由 76mm 降低至 42mm，血清脑钠肽由 577pg/ml 降低至 20pg/ml，起搏反应良好，起搏阈值保持在 0.5V。随后，也有类似的病例报道有关左束支起搏用于心力衰竭患者的治疗，随访 1 年均可改善患者心力衰竭病情，起搏反应良好。Vijayaraman 等开展的大规模关于左束支起搏回顾性研究评价了有 CRT 植入指征的患者尝试 LBBP 的有效性和可行性。325 例患者中 277 例成功行左束支起搏，成功率达 85%，QRS 波时限降低，射血分数升高，72% 的患者心功能分级至少提升 1 级，31% 的患者出现超反应现象。Chen 等发表了一篇左束支起搏研究论文，探讨了左束支起搏的临床可行性及与右心室起搏的比较。研究结果显示，左束支起搏时起搏参数良好，随访期间保持稳定，与传统的右心室起搏具有可比性。与右心室起搏导致的左束支传导阻滞不同，左束支起搏可纠正左束支传导阻滞，左心室同步性更优。Wang 等对 86 例有植入型心脏除颤器指征的持续性心房颤动患者进行研究，第 1 组 55 例采用了房室结消融并左束支起搏或希氏束起搏，第 2 组单纯植入 ICD，随访发现，生理性起搏组相较于单纯植入 ICD 组，其不适当放电比例大幅下降，第 1 组射血分数增加及左心室舒张末期内径减少均优于第 2 组。对于持续性心房颤动伴心力衰竭且有 ICD 植入指征的患者，房室结消融伴左束支起搏或希氏束起搏能显著减少不适当放电，改善心功能。

2018 年，Chen 等纳入 40 例行起搏器植入或心脏再同步化治疗的患者，其中 20 例患者行左束支起搏，20 例患者行右心室起搏（10 例为 RVAP，10 例为右心室间隔部起搏）。研究表明，在起搏参数方面，左束支起搏与右心室起搏在阈值、阻抗、感知方面无明显差异。左束支起搏组起搏阈值为（0.73±0.20）V，右心室起搏组起搏阈值为（0.61±0.23）V。在起搏 QRS 波时限方面，左束支起搏组的起搏 QRS 波时限为（111.85±10.77）ms，显著窄于右心室起搏组[（160.15±15.04）ms]。此外，有研究纳入 2 例左束支传导阻滞患者，2 例患者均通过左束支起搏纠正左束支传导阻滞，QRS 波时限分别由自身的 178ms 和 168ms 缩窄至 120ms 和 128ms。术后 3 个月随访时，左束支起搏的电学参数稳定。2 例心力衰竭合并左束支传导阻滞的患者 LVEF 分别由术前的 22% 和 35% 提高至 38% 和 37%，心功能改善。随访期间无不良事件发生。与右心室起搏相比，左束支起搏的 QRS 波时限更窄，左心室同步性更优。此外，左束支起搏时起搏参数良好，随访期间保持稳定，与传统的右心室起搏具有可比性。

2019 年，Zhang 等报道 11 例射血分数降低的心力衰竭合并完全性左束支传导阻滞，符合 CRT 的适应证，采用左束支区域起搏再同步化治疗方案，依据体表心电图 QRS 波群宽度及 S-LVAT 时间，分别采用通过 A-V 间期调整左束支区域起搏+自身右束支传导和左束支区域起搏+左心室心外膜起搏模式达到最佳电-机械同步性。平均随访 6.7 个月，左束支区域起搏同步化方案较术前显著改善心脏的电-机械同步性，体表心电图 QRS 波群宽度较术前从平均 180.0ms 缩窄到 129.1ms，左心室激动达峰时间从 108.2ms 缩短到 80.9ms，左心室内机械延迟缩短，左心室舒张期末内径缩小，LVEF 提高，心功能改善。

四、总结与展望

在过去的数十年里，临床实践见证了起搏器的巨大贡献。经过多年的发展，生理性起搏是目前治疗大多数心力衰竭患者机-电异步的基础。希浦系统起搏是一种新的生理性起搏方法，它与常规 CRT 一样，以恢复心脏正常活动为目标，在临床上得到了成功的推广和应用。许多临床试验表明，希浦系统起搏在实现 CRT 方面是可行的。在此基础上，左束支区起搏产生并迅速发展。尽管目前支持 CRT 左束支区起搏有效性的证据有限，但其真正的生理起搏形式、易用性和经济、可行性证明了其巨大的潜力。其他起搏形式包括孤立性左心室起搏、多点起搏、左心室内膜起搏和左心室间隔起搏，也可能在解决常规 CRT 无反应方面发挥重要作用。

（张志超　陈　进　范　洁）

第四节　机械循环辅助装置

心血管系统疾病发病率逐年上升，部分患者发展为终末期心力衰竭，而终末期心力衰竭的治疗效果及预后差。机械循环辅助（mechanical circulatory support，MCS）是一种生命支持技术，MCS 是指用人造的机械装置，部分或完全替代心脏的泵血功能，保证全身组织和器官的血液供应。在 20 世纪 50 年代应用于临床，经过半个多世纪的发展，MCS 支持已经成为心脏急性事件及终末期心力衰竭等患者生存的重要手段。

MCS 可建立有效循环以维持有效动脉压、改善组织器官供氧及灌注、降低乳酸水平等，但其花费较多，且易并发出血、血栓、肢体缺血、溶血、系统炎症反应等并发症。选择恰当的时机行 MCS 支持可使心脏得到休息和功能恢复，使患者平稳度过急性期，改善临床预后。MCS 的使用需要严格评估患者的病情，如患者恢复的可能性、血流动力学状况、疾病危险因素及技术掌握的程度，以寻求对患者的最大获益。MCS 临床应用迅速发展，体外生命支持组织年度数据显示，截至 2019 年，全球有 112 231 例患者接受了体外生命支持。近年来，MCS 在我国发展迅速，开展 MCS 的中心数量也迅速增长。

MCS 根据植入方式的不同，可分为植入型和非植入型；根据血流搏出方式的不同，可分为搏动型泵和非搏动型恒流泵；根据辅助心脏部位，可分为左心室辅助、右心室辅助、双心室辅助和全心辅助。目前临床常用的 MCS 装置主要有左心室辅助装置，如 IABP、ECMO、Impella、TandemHeart，以及右心室辅助装置，如 Impella RP 和 Tandem 经皮右心室辅助装置（percutaneous right ventricular assist device，Tandem pRVAD）。在部分终末期心力衰竭患者长期使用 MCS 用于过渡到心脏移植或进行永久心脏替代治疗，有 LVAD 及全人工心脏（total artificial heart，TAH）。我国临床主要使用主动脉内球囊反搏（intra-aortic balloon pump，IABP）和 ECMO，据不完全统计，2019 年我国大约行 IABP 26 000 例，开展 ECMO 3700 例，少数中心开展 Impella 系统 MCS。本节将主要回顾左心室辅助装置，如 IABP、ECMO 和 Impella 的临床应用及研究。

一、主动脉内球囊反搏

（一）作用原理

IABP 是一种球囊搏动辅助装置，其原理是通过植入胸降主动脉内的球囊，由心电或压力信号的触发与心动周期同步行充气及放气，达到辅助心脏泵血作用。其原理为心室舒张早期，主动脉瓣关闭后瞬间球囊充气，提高舒张压（可提高 30%～70%），增加冠状动脉、大脑、肾脏及外周组织的血液灌注；心室等容收缩期末，主动脉瓣开放的瞬间快速排空球囊使主动脉压降低（可降低 5%～30%），在心肌收缩力不变的情况下，心排血量增加 0.5～1.0L/min，同时使主动脉收缩压峰值降低 5%～15%，进而降低心脏后负荷及室壁张力，并减少心肌氧耗。但 IABP 作用依赖于心脏有自身收缩及稳定的心脏节律，不能主动辅助心脏泵血，且辅助强度有限，对合并严重左心衰竭、持续性快速型心律失常及完全性血流动力学崩溃患者的循环辅助能力非常有限。

（二）临床应用研究

20 世纪 50 年代，Kantrowitz 的实验为球囊反搏技术提供了理论依据，1962 年 Mouloupulosl 研制出 IABP 的气囊导管，1968 年 IABP 作为急性心肌梗死合并心源性休克患者的辅助装置应用于临床心脏外科。初步证明了 IABP 可以改善心功能，提高舒张压，以及降低心肌耗氧量。1980 年实现了经皮穿刺技术在 IABP 植入的临床应用，减少了股动脉切开植入的并发症，加快了 IABP 在临床应用的普及。IABP 操作简单、技术成熟和并发症少，可以减少左心室后负荷、增加冠状动脉灌注、减少心室耗氧量，IABP 是我国目前应用最为广泛的 MCS。

1. IABP 在高危 PCI 中的研究 在高危 PCI 应用方面，现有 IABP 的临床循证医学证据仍不充分。研究显示，对于高危冠心病患者，冠状动脉介入治疗后再次发生心脏不良事件的风险明显高于非高危冠心病介入治疗的患者，并且在高危冠状动脉介入的患者中 IABP 的预防性使用有较高比例。在 CRISP 急性心肌梗死研究中发现，急性心肌梗死 6h 内，并且无心源性休克的前壁急性心肌梗死患者，在直接 PCI 前常规植入 IABP 并不能减小梗死面积。英国 BCIS-1 研究评价 PCI 治疗前常规植入 IABP 能否减少冠状动脉多支病变及严重左心衰竭患者的主要不良心脑血管事件（major adverse cardiac and cerebrovascular event，MACCE）。结果显示，常规使用 IABP 辅助的 PCI 组与必要时使用 IABP 组比较，患者住院期间的 MACCE 发生率及死亡率差异无统计学意义。但在随访 51 个月后发现，术前常规 IABP 辅助的 PCI 治疗组全因死亡率减低 34%。研究也发现，急性心肌梗死合并心源性休克的患者并未从 IABP 中获益，2016 年 ESC 指南推荐 IABP 等级为ⅢB 级，这类患者的预后不良，与其伴随严重的全身炎症反应综合征、多器官功能障碍综合征等后果相关。目前研究发现，对合并严重左心室功能障碍和多支冠状动脉病变的 AMI 患者并不支持在 PCI 前常规植入 IABP。因此，在临床手术决策过程中应根据临床实践，结合高危 PCI 人群的临床情况、冠状动脉病变的特点及功能状态，选择 IABP 植入时机，从而更有利于改善高危 PCI 患者的临床预后。

2. IABP 在心源性休克中的应用 心源性休克是急性心肌梗死后的常见并发症，多继发于左心室大面积梗死后，梗死面积多大于 40%，其发生率为 7%～10%，预后差，病死率可达 30%～50%。IABP 是临床用于心血管疾病治疗的常用循环辅助装置，心脏舒张期球囊扩张可提高冠状动脉灌注压，增加心肌供氧；心脏收缩期球囊收缩可降低左心室后负荷，减低心脏做功及心肌耗氧量，改善心功能。其临床效果明确，但 IABP 在应用于心肌梗死合并心源性休克患者手术治疗中的效果仍然存在争议。2004 年《美国急性 ST 段抬高型心肌梗死指南》中的推荐级别为Ⅰb 级，2012 年之前的国内外研究指南对 IABP 的推荐级别均为Ⅰ类，而 IABP-SHOCK Ⅱ研究发表后，欧美国家指南降低了急性心肌梗死合并心源性休克中应用 IABP 治疗的推荐级别。该研究是 IABP 应用于心肌梗死合并心源性休克的第一个多中心、随机的前瞻性研究，该研究将早期再灌注治疗的急性心肌梗死合并心源性休克患者分为 IABP 治疗组和非 IABP 治疗组，结果显示 IABP 治疗组与非 IABP 治疗组的 30 天病死率及 1 年病死率均无明显降低。2013 年 ACC/AHA

关于急性 STEMI 指南将 IABP 的推荐级别降低为 IIa 类，2014 年欧洲指南和中华医学会心血管病学分会的《急性 ST 段抬高型心肌梗死诊断和治疗指南》将 IABP 在急性心肌梗死中的推荐级别降为 IIb 类。IABP 不能改善 STEMI 患者的预后，不推荐常规使用（III，B）。但对于因机械并发症导致血流动力学不稳定的 STEMI 合并心源性休克患者，IABP 可作为辅助治疗手段（IIa，C）；在急诊情况下，尤其是急性心肌梗死合并泵衰竭或机械并发症的患者，可首先考虑使用。目前指南不推荐心肌梗死患者常规应用 IABP；对于急性心肌梗死合并严重二尖瓣关闭不全或室间隔穿孔的患者，可使用 IABP 支持；不能得到 ECMO 等其他支持手段时，可考虑使用 IABP，仅推荐在药物治疗效果不佳的心源性休克、急性心肌梗死合并急性二尖瓣反流、室间隔穿孔等机械并发症的情况下考虑应用。

3. IABP 在 CABG 中的应用　在一项接受冠状动脉旁路移植术（CABG）的高危患者预防性植入 IABP 进行血流动力学支持的研究中，研究结果提示，IABP 对改善 CABG 预后有重要作用。我国也有相关报道，IABP 辅助可使患者心功能及血流动力学改善。但相关临床研究仍然较少，其植入时间仍不明确，需要更多的证据。IABP 虽有良好的辅助治疗效果，但其最佳应用时机及植入标准仍存争议。

（三）适应证

适应证包括急性心肌梗死合并严重心力衰竭或心源性休克；急性心肌梗死机械并发症，如乳头肌功能失调或断裂、室间隔穿孔等；难治性心绞痛；高危经皮冠状动脉介入治疗围手术期支持；心脏移植前过渡等。

（四）禁忌证

禁忌证包括中重度主动脉瓣关闭不全，主动脉窦瘤破裂，主动脉疾病如主动脉夹层、主动脉瘤和主动脉外伤，外周血管疾病如髂动脉严重狭窄、心脏停搏、心室颤动、严重出血倾向和出血性疾病、严重贫血、不可逆的脑损害、脑出血急性期等。

（五）并发症

随着技术的进步及材料工艺的改进，IABP 的并发症极大减少，但是临床应用的并发症仍然存在，临床 IABP 相关性死亡罕见。临床并发症主要包括下肢缺血、出血和血小板减少、假性动脉瘤、动-静脉瘘、血栓栓塞、伤口感染、菌血症、急性胰腺炎、脊髓动脉闭塞所致瘫痪、贫血、内脏缺血、动脉壁损伤和夹层、球囊破裂、导管不能有效地充气或放气等，这些并发症多发于老年女性患者（年龄≥75 岁）、糖尿病患者及外周血管疾病患者。在一项关于 IABP 植入后血管并发症的研究结果显示，在 1211 例使用 IABP 的患者中，发现有 129 例患者发生下肢缺血（发生率为 10.7%），下肢缺血的主要危险因素是外周血管病变、糖尿病及导管植入术，对伴有外周血管病变和糖尿病的患者采用无鞘技术可以减少下肢缺血的发生。

二、体外膜氧合

（一）作用原理

体外膜氧合(ECMO)主要有两种工作模式:静脉-静脉 ECMO(veno-veno extracorporeal membrane oxygenation, VV-ECMO) 和静脉-动脉 ECMO (veno-arterial extracorporeal membrane oxygenation, VA-ECMO)。VV-ECMO 适用于仅需要呼吸支持的患者,VA-ECMO 可同时进行呼吸和循环支持。VA-ECMO 模式一般选用股静脉和股动脉为穿刺点,经股静脉引流血液,股动脉回流。VA-ECMO 的工作原理是通过离心泵将静脉血从体内引出,在体外经膜式氧合器进行气体交换成为动脉血后再回输入动脉,从而达到完全或部分替代心脏和（或）肺的功能。其血流动力学效应包括通过引出静脉血,达到降低左、右心室前负荷的作用;同时将血回输至动脉后可提高平均动脉压,维持外周循环。但是由于动脉回流是平流,存在增加左心室后负荷和心肌氧耗的风险。

（二）临床应用研究

由于 ECMO 操作相对简便,在我国其应用逐年增多。在临床,ECMO 多用于重症心肌炎、高危 PCI 手术、心脏术后、重症患者的转运或 TAVI 中心肺静止的患者。目前指南推荐应用较多的是心源性休克,特别是急性心肌梗死、暴发性心肌炎、心脏术后低心排血量综合征等导致的休克。

2016 年 ESC 指南指出,ECMO 用于高危急性心肌梗死患者 PCI 过渡阶段的辅助治疗可显著提高患者生存率。有研究显示,高危急性心肌梗死患者早期行 ECMO 辅助下 PCI,30 天及 1 年生存率明显提高。高危急性心肌梗死患者 PCI 术中是否需要 ECMO 辅助支持必须考虑患者年龄、左心室功能、冠状动脉病变复杂性及 PCI 预期时间等因素。ECMO 辅助可为 PCI 争取再灌注时间,减少发生循环衰竭及大剂量血管活性药物如多巴胺和肾上腺素引起的内脏器官血流灌注减少,降低病死率及改善预后。采用 VA-ECMO 模式辅助,提高高危急性心肌梗死患者 PCI 术中辅助,可保证手术的顺利进行,提高开通罪犯血管并植入支架的成功率,有效改善患者预后。

STEMI 是导致心源性休克的最常见原因,其中 5%~10%的急性心肌梗死患者可发生心源性休克。急性心肌梗死伴发心源性休克的死亡率可达 70%~80%。ECMO 在急性心肌梗死并发心源性休克中的使用逐渐增多。对急性心肌梗死并发心源性休克的患者,应用 ECMO 的出院生存率为 30.0%~79.2%,1 年生存率为 23.2%~36.1%。有研究显示,在 ECMO 辅助下,ECMO 治疗心源性休克的生存率为 49%,降低了患者的死亡率。

暴发性心肌炎可伴有严重的心血管损害和心室功能障碍,死亡率约 20%。尽管 IABP 是治疗暴发性心肌炎诱发心源性休克的主要措施之一,但当 IABP 不适用或治疗无效时,ECMO 可为一线治疗。多项 ECMO 应用于暴发性心肌炎的研究结果显示,使用 VA-ECMO 出院生存率为 55%~78%。MCS 在暴发性心肌炎中的应用已在多个指南和专家共识中列入,并成为重要的治疗手段。

院外实施传统心肺复苏时，随着复苏时间的延长，患者生存率急剧下降。即使有效心肺复苏也仅仅能提供 25%～30% 的心排血量，体外心肺复苏（extracorporeal cardio pulmonary resuscitation，ECPR）是一种对发生心搏骤停而传统心肺复苏失败的患者紧急启动 ECMO 的抢救性措施，ECPR 可充分保证器官组织的灌注（包括心脏、肾脏及脑组织等），减少组织器官缺血缺氧的时间。ECPR 已逐步纳入心肺复苏程序，可明显改善传统心肺复苏患者的生存率。与传统心肺复苏相比，ECPR 已被证明可提高心脏灌注压，以及恢复自主循环率、除颤成功率和出院生存率。体外生命支持组织登记的数据显示，成人心搏骤停患者 ECPR 的出院生存率可达 27%。心源性休克患者应用 ECMO 的循证医学证据有限，在常规治疗效果欠佳时可考虑应用。

ECMO 辅助下的经皮主动脉瓣置换术（TAVR）治疗可保证 TAVR 治疗过程中血流动力学稳定，保障手术过程的平稳并减少 TAVR 并发症，从而获得更好的临床治疗效果。但是否预防性将 MCS 用于 TAVR 患者的治疗仍有争议，并且相关研究报道较少。有研究指出，对 TAVR 术中血流动力学不稳定的患者可采用 VA-ECMO 辅助治疗，在 VA-ECMO 辅助下，44%～66% 的患者可顺利完成手术，并且 44%～75% 的患者可成功脱机。但是 VA-ECMO 在 TAVR 治疗中能否替代 CPB 的作用仍有争议，需更多的临床研究验证其在 TAVR 治疗中的安全性及有效性。Trenkwalder 等对 21 例患者行预防性 ECMO，在与对照组比较后发现，预防性 ECMO 组 30 天生存率不优于对照组，该研究认为预防性 ECMO 并不改善患者的临床结局。对心脏瓣膜病患者，尤其经皮主动脉瓣球囊扩张或主动脉瓣置换的高危患者，MCS 可降低围手术期风险。

（三）适应证

VA-ECMO 适用于各种原因导致的心力衰竭合并呼吸衰竭患者，也适用于心搏骤停抢救时。ECMO 的其他适应证包括心脏术后低心排血量综合征、暴发性心肌炎、难治性恶性心律失常、围生期心肌病、急性大面积肺栓塞、高危 PCI、急性右心衰竭、心肺复苏术及心脏移植前过渡等。

（四）禁忌证

禁忌证包括终末期恶性肿瘤、严重出血性疾病或存在抗凝禁忌证、严重神经系统疾病、严重免疫抑制状态、不可逆的多脏器功能衰竭、不能接受血制品、终末期心脏疾病但不适合移植、急性主动脉夹层、主动脉瘤、主动脉瓣中至重度关闭不全等患者。

（五）并发症

技术的不断进步及机械材料工艺的改进使得 ECMO 管道与机体的生物相容性更好，但 ECMO 的操作及管理复杂，并发症仍然常见。临床主要并发症有出血、心脏压塞、凝血或血栓、溶血、感染、肾功能不全、神经系统损伤、机械故障及肢体缺血坏死等。

三、Impella 系 统

（一）作用原理

Impella 系统是一种左心室-主动脉型轴流式辅助装置，其内置微型轴流泵，是目前临床使用的最小的机械辅助装置，有 Impella 2.5、Impella CP、Impella 5.0/LD 等型号。其工作原理是经股动脉将 Impella 装置的导管逆行送至左心室，流入口位于左心室流出道，流出口则位于主动脉内；微型轴流泵启动时把血液从左心室流入口抽出，再通过主动脉端流出口回输至主动脉，从而达到心脏辅助的作用。根据管道直径不同，其可以提供 2.5～5.0L/min 的血流。Impella 的灌注不需要心电图或动脉波形触发，在快速性心律失常或机械电分离的情况下也能保持稳定血流。用于短期循环支持，最长支持时间可达 7 天。Impella 装置的轴流泵能提供主动前向血流，从而增加心排血量；轴流泵泵出的血液直接来自左心室，可直接降低左心室压力和容量，减少心室做功，降低心肌氧耗。此外，主动脉前向血流的增加和左心室壁张力的降低，以及冠状动脉循环阻力的降低也可增加冠状动脉血流，改善冠状动脉灌注。

（二）临床相关研究

在急性心肌梗死合并心源性休克患者中，Impella 增加心脏指数较 IABP 更显著，但未降低机械通气患者的 30 天死亡率。2013 年的 Impella-EUROSHOCK 研究发现，急性心肌梗死合并心源性休克患者植入 Impella 2.5 后乳酸水平明显减低，心脏灌注改善，但是 30 天的病死率依旧较高（64.2%）。在 MPRESS Ⅰ 试验中，急性心肌梗死合并心源性休克患者被随机分为 Impella CP 组和 IABP 组，主要终点 30 天全因死亡率的比较无明显差异（46% 和 50%），两者的 6 个月死亡率均为 50%。另一项关于 Impella 2.5 装置的观察性研究结果显示，高危 PCI 围手术期使用 Impella 2.5 系统可靠，血运重建成功率高达 90%，30 天主要不良心血管事件的发生率为 8%，6 个月和 12 个月的生存率分别为 91% 和 88%。Benedik 回顾性配对分析了急性心肌梗死后心源性休克患者，在 Impella 组与 IABP 组的对比结果中，两组间病死率并无显著差异。PROTECT Ⅱ 研究的单中心对照试验比较了 Impella 组与 IABP 组在非急诊高危 PCI 中的安全性和有效性，对于三支冠状动脉血管病变或无保护左主干病变合并严重心力衰竭的患者，研究结果显示，Impella 组血流动力学指标较 IABP 组改善更显著，但 30 天的 MACCE 发生率无显著差异。在一项单中心回顾性研究中，在急性肺栓塞和难治性休克患者中使用 Impella RP 提高了生存率和减轻右心室负荷，并改善心排血量和平均肺动脉压。使用 Impella RP 辅助装置可改善患者血流动力学，提高生存率，但仍需要进一步更大规模的研究确认 MCS 在这些患者中的安全性和有效性。Impella 心脏轴流泵是非常有效的循环支持系统，已在欧美等多个国家广泛应用，主要用于心源性休克和高危 PCI 治疗的患者。美国 FDA 批准 Impella 心脏轴流泵可用于急性心肌梗死、心肌炎、心肌病、心包炎及外科术后发生心源性休克患者的治疗。

（三）适应证、禁忌证及并发症

适应证：常规治疗效果欠佳的急性心肌炎、合并休克的心肌病、顽固性心力衰竭、复杂冠心病 PCI/急性心肌梗死所致的心源性休克等患者，以及高危 PCI 围手术期支持等。

禁忌证：主动脉瓣或左心室血栓、室间隔缺损、主动脉夹层、主动脉窦瘤破裂、严重外周血管疾病等患者；主动脉瓣狭窄或反流不是绝对禁忌证，但应权衡利弊后谨慎使用。

并发症：血栓、溶血、出血、心律失常、肢体缺血、主动脉或二尖瓣损伤和脑血管事件等。

四、TandemHeart 系统

TandemHeart 系统是一种左心房-主动脉型辅助装置，其工作原理是经股静脉通过房间隔穿刺，将导管放置至左心房，通过体外轴流泵将血液从左心房抽吸出来后，再回输至主动脉，可减轻左心前负荷，增加平均动脉压和心肌灌注，达到心脏辅助循环的作用，泵血量可至 3.5～5.0L/min。但是其需要穿刺房间隔建立通道，操作相对复杂，对于需要急诊处理的患者不能迅速植入，并且有房间隔损伤，撤机时需要进行房间隔缺损修复。其适用于急性严重肺动脉栓塞、严重右心功能不全及心律失常、高危经皮冠状动脉介入术、急性心肌梗死、终末期心力衰竭、室性心律失常消融患者，但不适合用于心脏停搏或心室颤动的心脏无做功患者。常见并发症包括下肢缺血、血管损伤和出血、血栓栓塞、空气栓塞、溶血、大动脉穿孔、心脏结构损伤及持续卵圆孔未闭等。

一项荟萃分析结果显示了患者 30 天死亡率和相关并发症（包括出血和腿部缺血），以及平均动脉压、心脏指数、肺毛细血管楔压和动脉乳酸的平均差异。IABP 组作为对照，与对照组相比，MCS 支持的 30 天死亡率没有差异，但 MCS 显著增加平均动脉压并降低动脉血乳酸，腿部缺血的发生率没有显著差别。而与 IABP 相比，TandemHeart 系统导致的出血率显著增加。研究结论并不支持在心源性休克并发急性心肌梗死患者中未经选择地使用 MCS。另一项研究入选了 54 例高危 PCI 围手术期使用 TandemHeart 系统进行循环辅助的患者，其中 64% 的患者有左主干和多支血管病变。结果显示，PCI 手术成功率高达 97%，患者 6 个月生存率为 87%。目前该技术尚未在我国开展，TandemHeart 系统并不作为心源性休克的一线治疗辅助装置，其应用尚需要进一步的临床研究。

五、左心室辅助装置

根据泵血机制，左心室辅助装置（LVAD）分为搏动式和非搏动式。LVAD 将左心室的血液引至体外，经辅助泵转流至动脉，可以减轻左心室负荷，降低左心室的收缩压和做功，增加体循环、肺循环及冠状动脉的血流，保证重要组织器官及心肌的血液供应。第一代为搏动性血流泵，第二代为轴流泵，第三代为离心泵，这些都可以提供有效的循环支持。搏动性血流泵体积大，易于感染及出现机械故障，但其血流为搏动性血流，更符合生理性，有利于心室功能恢复。目前 LVAD 多为体积小、便携性好的轴流泵和离心泵。离心泵 LVAD

有 Heart Mate Ⅲ 和 Heart Ware HVAD 等，为磁悬浮技术，叶片悬浮旋转，带动血液持续流动。相较于轴流泵，离心泵有更大的血流量，有利于左心功能的恢复。左心室辅助装置 Heart Mate Ⅲ 可以显著降低进展期心力衰竭患者心脏移植 2 年后的再次手术率和卒中发生率。我国于 2018 年开始 LVAD 的临床研究，多种心室辅助装置的动物实验及临床试验已经开展。2013 年我国自主研发的 HeartCon 在羊体内植入，使其存活了 120 天，并于 2019 年植入人体。我国自主研发的第三代磁悬浮技术 VAD 也已经进入临床研究阶段。常见并发症有胃肠道出血、脑卒中、右心衰竭、感染、流出道血栓等。

一些全心衰竭又不能行心脏移植的患者，采用全人工心脏（TAH）可能是最佳的选择。目前应用最多的 TAH 是 Cardio West，这是一种双心室替代的气动搏动人工心脏，可以完全替代患者的心功能。Cardio West TAH 作为双心室衰竭患者心脏移植前的选择，可帮助患者以更好的身体状态等待心脏移植，这明显提高了患者移植前生存率。TAH 可以用于不可逆的双心室衰竭、主动脉瓣反流、人工主动脉瓣植入、室间隔穿孔及慢性终末期心力衰竭等患者。

六、右心室辅助装置

心源性休克并右心室功能衰竭的发生率为 37%，导致治疗时间延长，患者病死率升高。急性右心衰竭可发生在 LVAD 植入、急性心肌梗死、心肌炎、急性失代偿性心力衰竭、急性肺栓塞、严重肺动脉高压、心脏移植、心肌切除术后等。右心室 MCS 主要有 Impella RP 和 Tandemp RVAD 装置。两个机械装置工作原理类似，均是从通往心脏的大腔静脉采集血液，然后将其泵出到肺动脉，减轻右心室压力，从而起到辅助作用。Impella RP 可提供高达 4L/min 的血液量，稳定血流动力学、减轻右心室负荷、促进心力衰竭的恢复是目前唯一被证实可有效缓解右心室功能衰竭的循环支持器械。RPECOVER RIGHT 是一项前瞻性、多中心的研究，评估了 Impella RP（4.0L/min）的有效性及安全性，评估了其对顽固性右心衰竭及对药物治疗无效患者的疗效，研究结果表明，难治性右心衰竭患者 Impella RP 辅助后 30 天生存率达 73.3%。对于药物治疗无效的右心室衰竭患者，Impella RP 植入可使血流动力学迅速改善，心脏指数提高，中心静脉压下降，逆转休克，提高生存率。一项单中心回顾性研究分析了 2015 年 1 月至 2018 年 12 月所有因右冠状动脉急性血栓性闭塞导致下壁 STEMI 和 PCI 失败并发难治性右心室衰竭的患者使用 Impella RP 装置的情况。结果显示开始 Impella RP 支持后，血流动力学立即改善，对于合并右冠状动脉血运重建失败和难治性右心衰竭的急性心肌梗死患者，使用 Impella RP 装置可立即改善血流动力，逆转休克，并在 30 天时获得良好的生存率。主要 MCS 装置的技术比较见表 7-4-1。

表 7-4-1 临床常用机械循环支持装置技术比较

项目	IABP	VA-ECMO	Impella	TandemHeart
泵血机制	反搏泵	离心泵	轴流泵	轴流泵
穿刺位置	股动脉	股静脉+股动脉	动脉	股静脉+股动脉
植入方式	经皮穿刺	经皮穿刺	经皮/外科切开	经皮穿刺

续表

项目	IABP	VA-ECMO	Impella	TandemHeart
鞘管长度（cm）	8～9	21/15	12～21	21/15
穿刺间隔	否	否	否	是
床旁操作	能	能	不能	不能
系统抗凝	+	+++	+	++
支持流量（L/min）	0.5～1.0	5.0	2.5～5.0	4.0
依赖稳定心律	是	否	否	否
平均动脉压	+	++	++	++
左心室后负荷	降低	升高	不影响	升高

不同装置各有优势和不足，IABP 具有操作简单、安全等优势，因此尽管存在许多争议，其仍然是目前应用最广泛的 MCS 技术。ECMO、Impella 系统及 TandemHeart 系统等装置提供的流量支持比 IABP 大，血流动力学效应更佳，但并发症的发生风险较大和术后管理复杂。

七、MCS 装置的临床应用选择

各种 MCS 装置作用机制及循环支持力度不同，临床使用根据患者的基础病因、血流动力学状况及机械辅助装置各自特点选择。目前 MCS 中 IABP 是临床使用最普及的循环支持设备，操作简便有效，但其对一些重症患者的辅助效果欠佳，其他 MCS 如 ECMO、TandemHeart 系统和 Impella 系统，可以提供比 IABP 更有效的支持。IABP 可改善 ECMO 平流状态，平流可导致左心室后负荷增加，二者具有协同作用，可改善血流动力学。目前临床上 ECMO 和 IABP 联合主要应用于心源性休克、暴发性心肌炎、心外科手术后低心排血量综合征、高危冠心病患者围手术期及心搏骤停患者的心肺复苏过程。而对于 Impella 系统、TandemHeart 系统、LVAD 及 TAH 等 MCS 装置，由于价格等因素，其在临床使用仍较少。

机械辅助装置常用于以下疾病：

（1）心力衰竭：IABP 经济、操作方便且并发症少，在 AMI 合并泵衰竭或机械并发症的患者或无其他辅助装置时使用。如果 IABP 仍然不能维持循环，可以选择 ECMO、Impella 系统或 TandemHeart 系统。对于暴发性心肌炎及应激性心肌病等可逆的心力衰竭患者，MCS 可在急性期提供血流动力学支持，为心功能恢复提供时间。MCS 在暴发性心肌炎中应用已被多个指南和专家共识列入，并成为重要的治疗方法，而终末期心力衰竭应用 MCS 为长期机械辅助装置植入或心脏移植提供过渡。但心力衰竭患者植入 MCS 的恰当时机仍存争议，需要长时间循环辅助的患者可选择 TandemHeart 系统。MCS 在心源性休克的治疗中发展迅速，其可减轻心脏负荷、增加心排血量、维持动脉血压、维持循环稳定、改善周围组织灌注，多数指南或共识建议在常规药物治疗效果不佳时及早使用。

（2）急性心肌梗死：MCS 装置可以增加冠状动脉血流，减少心肌耗氧量，改善心肌缺血，维持手术中血流动力学稳定，避免血流动力学崩溃，增加手术操作时间，有利于冠状动脉血管的开通。尤其在急性心肌梗死合并常规治疗效果不好的心源性休克及发生机械并发症时，急性心肌梗死患者中 ECMO 联合 IABP 治疗可以降低近期死亡率。

（3）复杂高危 PCI：复杂高危患者主要指冠状动脉病变复杂，手术复杂及并发症出现可能性较大，以及易出现血流动力学崩溃的患者。这类患者除冠状动脉病变复杂（如无保护左主干病变、复杂三支病变合并钙化、慢性完全闭塞等）外，还合并严重左心功能不全（EF<35%）、急性失代偿心力衰竭、快速性心律失常（心房颤动、室性心动过速）和其他系统疾病，如呼吸、肾脏等系统疾病，术中及术后的风险均比较大，MCS 可作为术中、术后的循环辅助手段，降低手术风险，改善预后。其中 IABP 和 Impella 系统因植入速度快，可有效改善冠状动脉血流和降低心肌耗氧，可以首先考虑。高危 PCI 患者的循环辅助可根据冠状动脉病变的复杂程度和心功能状态选择 MCS 装置，也可根据具体情况备用 MCS，术中随时紧急植入。临床主要依赖于术者对手术的判断，建议行高危 PCI 时采用 MCS 进行循环辅助。

（4）ECPR：是一种发生心搏骤停而传统心肺复苏效果无效时对患者紧急启动 ECMO 的抢救性措施。ECPR 可充分保证器官组织的灌注（包括心脏、肾脏及脑组织等），减少组织器官缺血、缺氧的时间。ECPR 现已逐步进入心肺复苏程序，可明显改善传统心肺复苏患者的生存率，ECMO 支持下的心肺复苏（ECPR）可比单纯 CPR 获得更多的心排血量、更高的生存率和更好的神经功能保护。

目前 MCS 的选择及适应证、恰当的应用时机仍无标准，并发症发生率仍高，临床使用时仍部分依赖于医生的临床经验。但对 MCS 在危重症患者循环支持的临床治疗有效性已经得到临床医生的广泛认同。未来的 MCS 将是体积更小、操作更方便、并发症更少、更符合人体生理和经济的装置，使更多的患者临床获益。

（韦 波）

第五节 外 科 治 疗

心脏外科手术近些年来发展迅速，已作为常规治疗心脏疾病的重要手段。由各类心血管疾病导致的病理性心肌重塑通过各类心脏外科手段得到改善。本节将探讨通过心脏外科手术治疗改善各类心血管疾病引起的心肌重塑及相关机制的研究进展。根据心血管疾病的病因及发病特点，将心肌重塑的外科治疗依次分为缺血性心肌重塑的外科治疗、非缺血性心肌重塑的外科治疗（主要包括高血压相关心肌重塑、梗阻性肥厚型心肌病心肌重塑、心脏结构相关疾病心肌重塑、先天性心脏病相关心肌重塑的外科治疗）及各类型心肌重塑终末期的外科治疗。

一、缺血性心肌重塑的外科治疗

缺血性心肌重塑即缺血性心肌病相关心肌重塑，主要由冠状动脉疾病引起冠状动脉供血不足而导致的心肌顿抑、心肌冬眠，最终出现心肌变性、坏死和纤维化，并导致严重左心室功能障碍。主要病理性重塑表现为心肌缺血梗死时，梗死区心肌细胞死亡逐渐带动周边区和非梗死区存活心肌细胞代偿性肥大，心脏为维持其收缩功能，占心脏细胞较大比例的成纤维细胞转化为肌成纤维细胞，后者在长期慢性缺血环境下引起细胞增殖增加、细胞迁移能力增强及分泌相关促重塑细胞因子和 ECM，加剧心肌纤维化，导致心室顺应性受损，最终引起心脏收缩射血能力降低。20 世纪 80 年代以来，冠状动脉旁路移植术（coronary artery bypass grafting，CABG）在临床被广泛应用，使早期开通冠状动脉血流、挽救缺血心肌细胞成为可能。目前，随着技术的发展，冠状动脉旁路移植术的方法多样，主要包括体外循环下冠状动脉旁路移植术、非体外循环下冠状动脉旁路移植术、微创冠状动脉旁路移植术、机器人辅助下冠状动脉旁路移植术及杂交一站式手术等。各种旁路移植术式有各自的特点，由于常规传统体外循环下冠状动脉旁路移植术的安全性和成熟性，目前其仍是广泛应用和广为患者所接受的术式。较早期的研究结果已表明该术式具有良好的桥血管通畅率，将胸廓内动脉用于体外循环冠状动脉旁路移植术，其 10 年通畅率超过 80%，但手术创伤大，体外循环下旁路移植术发生全身炎症反应综合征所致的多器官损伤风险也较高。随着技术的发展及手术医生操作的日益成熟，自 20 世纪 90 年代起相继发展了各类非体外循环冠状动脉旁路移植术及微创与机器人辅助下冠状动脉旁路移植术，新术式的改良避免了体外循环对组织脏器的缺血再灌注损伤，较大程度地减少了外科治疗冠状动脉粥样硬化性心脏病并发症的发生，使更多高危重症患者顺利度过围手术期。但总的来看，不管选择直视开胸手术还是微创治疗，循证医学研究结果表明，体外循环血运重建预后优于非体外循环手术。通过冠状动脉旁路移植术，缺血性心肌重塑得到较好改善，即通过移植旁路血管即桥血管，主要包括左侧胸廓内动脉吻合前降支，大隐静脉吻合其他冠状动脉分支的狭窄或闭塞，使得闭塞或者狭窄的冠状动脉远端支配的心肌血流得以恢复，处于顿抑、冬眠状态的心肌细胞相继恢复功能，避免了非梗死区心肌细胞的凋亡、坏死。另外，尽管血运重建如冠状动脉旁路移植的再灌注治疗能及时有效挽救缺血心肌细胞，减轻心肌炎症反应，减少梗死面积扩大等病理性心肌重塑，保留左心室收缩功能，但其亦可引起心肌长时间缺血后重新恢复灌注导致心脏组织损伤加重，出现恶性心律失常及心功能恶化等心肌损害，即缺血再灌注损伤。当前认为，心肌细胞内钙超载和氧化应激是心肌缺血后再灌注损伤的主要机制，在此过程中，亦伴随着炎症反应、免疫反应及细胞凋亡与自噬过程，共同参与形成病理性心肌重塑，及时有效地去除缺血因素如通过冠状动脉旁路移植恢复冠状动脉血流是避免出现不可逆性再灌注损伤的重要措施。

二、心脏结构相关疾病心肌重塑的外科治疗

心脏瓣膜病主要包括主动脉瓣、二尖瓣狭窄或关闭不全，主要引起心脏压力负荷或容量负荷增加，导致心脏逐渐产生向心性或离心性病理性肥厚。例如，主动脉瓣狭窄时，左心室射血阻力增加，压力负荷过大，致使心肌代偿性肥厚。心脏首先通过心肌肥大增强心肌收缩力，增大收缩期主动脉跨瓣压力梯度，进而维持正常的心排血量。

收缩期心室壁张力随之增加，引起心肌纤维中肌节平行增生，纤维增厚，心室壁肥厚。压力超负荷引起心肌肥大和纤维化的适应性反应，长期持续可引起心力衰竭。该类瓣膜病可通过心脏外科瓣膜置换术减少因狭窄产生的跨瓣压差或关闭不全引起的反流，使左心室肥厚得到逆转（即左心室重塑改善）。近年来的研究表明，该类左心室肥厚的改善是由于瓣膜置换术改善了压力超负荷和容量超负荷，进而改变不同肥厚相关分子信号转导通路，引起压力超负荷和容量超负荷相关分子信号的表达改变，最终使心肌肥大得到改善。相关研究亦表明，对压力超负荷的肥厚型心肌病左心室行全基因组检测，显示压力超负荷所致心肌重塑过程中 288 个基因表达与对照组比较出现显著性差异，而在去除压力负荷后心肌肥大逆转过程中有 265 个基因呈现表达差异，同时在压力超负荷和去除负荷两个过程中亦有 23 个基因表达变化相同，由此提示瓣膜置换前后整个过程基因表达水平变化有差异。因此，激发了研究者对压力超负荷、去除负荷研究的重视。如相关研究显示主动脉瓣狭窄行瓣膜置换术后主要表现为 MAPK 信号家族（ERK1/2、ERK5、JNK、p38 MAPK 信号通路）及 Akt、Ang-II、TNF-α 和钙调蛋白相关信号通路的变化，而主动脉瓣关闭不全引起的主动脉反流中前述分子信号变化则不明显，主要表现为 TGF-β 及 MMP 等分子信号的变化。与瓣膜病心肌重塑类似，先天性心脏病如室间隔缺损、房间隔缺损、动脉导管未闭等心脏结构相关疾病主要因分流引起相应心室容量负荷过重，分流早期左向右分流时，心腔压力逐渐升高，进而产生右心房室肥厚、肺动脉高压（肺小动脉重塑），外科行封堵术干预阻断了分流，心脏病理性重塑得到改善。

三、高血压相关心肌重塑的外科治疗

对于原发性高血压，交感神经亢进是高血压起病与进展的重要机制之一。早在 20 世纪前，在有效的高血压药物治疗方法问世之前，外科手术切除部分交感神经曾作为一种治疗高血压的方法。1934 年，Page 和 Heuer 首次使用双侧肾脏交感神经切除术治疗严重原发性高血压，患者血压高达 208/104mmHg，术后随访 5 个月发现血压无明显改变。1953 年，1266 例未经控制的高血压患者行腰旁交感神经切除术的结果显示，尽管大部分患者术后血压取得较理想的控制，但这些方法存在围手术期死亡率高及直立性低血压、勃起功能障碍和尿失禁等不良反应。随着有效抗高血压药物的开发，以及微创介入技术的愈发成熟，经皮导管射频消融肾动脉交感神经术已取代外科交感神经切除术，成为目前顽固性高血压降压临床研究的热点。对于外科交感神经切除术减缓高血压的原因，相关动物实验发现，阻断肾交感神经对慢性交感神经过度激活引起的高血压靶器官特异性损伤有抑制作用，能显著延缓高血压的发生或降低血压。其改善心肌重塑的机制可能与抑制交感系统活性及免疫炎性应答相关，如抑制 TLR4 及 NF-κB 信号通路能改善高血压诱导的左心室肥厚。对于继发性高血压，如肾上腺嗜铬细胞瘤、皮质醇增多症、原发性醛固酮增多症及肾血管性高血压，外科手术切除腺瘤或增生的腺体及肾切除或肾血管狭窄段切除等仍然是治疗各种类型继发性高血压的主要方法。

四、梗阻性肥厚型心肌病心肌重塑的外科治疗

肥厚型心肌病作为常见的常染色体单基因（*MYH7*）遗传性心血管疾病，因心肌重塑表现为室间隔及左心室壁增厚，可引起左心室流出道狭窄。左心室流出道压差大于 30mmHg 为梗阻性肥厚型心肌病的特征，外科手术治疗对象主要为药物治疗无效的梗阻性肥厚型心肌病患者。外科手术主要是通过切除部分增厚的室间隔，解除流出道梗阻，切除术包括 Morrow 术和 Morrow 改良术，其用于外科治疗肥厚型心肌病已 50 余年，是室间隔减容的标准治疗方式。Morrow 术通过从室间隔基底部切除 5～10g 肥厚心肌以降低左心室流出道压差，而 Morrow 改良术将心肌切除的范围扩大至心尖方向，切除主动脉瓣环下方膜部间隔以左 3～5mm 至二尖瓣前交界之间的肥厚室间隔。室间隔切除术有良好的治疗效果，相关研究对 507 例室间隔切除术患者进行了系统性回顾分析，结果表明 94% 的患者术后心功能改善，术后 30 天死亡率为 0.8%，术后 5 年和 10 年生存率分别为 94% 和 91%。尽管外科室间隔切除的手术效果令人满意，但外科心肌切除术只能改善患者症状，术后其心肌重塑仍未发生本质性改变。对于室间隔和左心室整体肥厚的患者，切除室间隔及左心室游离壁的心肌仍是肥厚形态，患者的心肌肥厚、纤维化程度并未得到改善。

五、各类型心肌重塑终末期的外科治疗

对于各类型终末期心血管疾病导致的心力衰竭，经常规药物及内科介入干预的疗效甚微，只能通过外科手术干预得以缓解或治愈。目前，对于终末期心脏病，常见外科手术缓解治疗方法有左心室重建术与左心室减容术、人工心脏和心脏移植。

（一）左心室重建术

左心室重建术是基于心肌梗死后心力衰竭合并室壁瘤患者出现病理性重塑的外科治疗方法。由于病理性心室重塑是由机械因素、神经体液因素共同作用的结果，因此其最终演变为慢性心力衰竭，影响患者的长期心功能和预后。传统内科药物治疗可以减缓或逆转左心室病理性心肌重塑的过程，但其中的机械因素在左心室病理性心肌重塑中的作用却无法得到改善。研究已证实，左心室收缩末期容积和左心室舒张末期容积是心力衰竭预后的独立预测因子，心力衰竭恶性进展过程中伴随着心室扩大、球样改变。因此，对于心肌梗死后心力衰竭患者出现病理性左心室重塑，特别是梗死区变薄，以及易于向外膨出形成室壁瘤者，可以通过外科室壁瘤切除术重建心室几何结构，进而改善患者的心功能和预后。左心室重建术也正是在室壁瘤外科切除基础上逐渐发展而来，Dor 等于 1989 年首次提出外科心室重建术的理念，着重强调对心肌梗死后室壁瘤形成的患者行室壁瘤切除术，同时通过使用内环缩补片重塑左心室几何形态，完成心室几何学的重建。一项针对外科心室重建术的临床研究显示，对于室壁瘤患者，行外科心室重建术可以降低心室容积和改善临床症状，提高患者生存率。研究结果亦显示，这 1198 例室壁瘤患者行外科心室重建术后 30 天生存率和 5 年生存率分别为 94.7% 和 68.6%。随后亦有相关临床研究显示，对于心肌梗死合并

室壁瘤的患者，单纯心脏搭桥相较于心脏搭桥联合心室重建术，后者左心室容积降低，但两组患者的预后并没有显著性差异。因此，尽管左心室重建术进行了心脏几何重塑，但其治疗效果目前尚无定论，尚缺乏多中心的大型临床研究结果。

（二）左心室减容术

左心室减容术是在左心室重建术基础上发展而来的，又称左心室部分切除术。左心室减容术是经外科手术切除部分左心室，减轻左心室容量负荷，降低左心室壁局部应力和心肌僵硬度，进一步减少心室氧耗量，从而改善左心室泵功能。巴西外科医生 Batista 通过动物实验首次验证了该手术的可行性，Batista 将存在左心室扩大的羊的左心室切开，行心脏补片人为扩大左心室容积，增加心脏半径，羊的射血分数由 45%降至 9%，发生低心排血量心力衰竭，不能脱离体外循环辅助，但去除左心室心脏补片后，重新缝合左心室，恢复左心室半径，射血分数恢复正常，并能顺利脱离体外循环。Batista 于同年对终末期心脏病患者首次行左心室减容术。通常是在心尖与前降支之间行一切口至后降支，至二尖瓣环下 2cm，再行一切口从心尖向外延长，切除部分扩大的心肌组织，随后用滑线加牛心包垫片将左心室切口缝合。Frank-Starling 定律不能解释终末期心脏病，即心脏扩大是心脏持续受损导致的病理性重塑的结果。根据改良的拉普拉斯定律（$T=P×R/2d$，T 为室壁张力，P 为室内压力，R 为室腔半径，d 为室壁厚度），从理论上讲，降低室壁张力有三种方法：①增加室壁厚度，目前尚无相关手段；②使用药物治疗降低室壁张力，该方法对终末期心力衰竭患者疗效甚微；③减小左心室半径，即通过手术减小左心室半径以降低室壁张力，减轻病理性重塑，改善心力衰竭症状，即为左心室减容术的理论依据。目前左心室减容术主要用于等待心脏移植或不愿行心脏移植的患者，尽管可以立即降低心室容积，但该手术的死亡率高，需谨慎采用。据报道，Batista 完成了 410 例手术，住院总死亡率为 10%～15%，2 年生存率为 60%，心功能为Ⅰ～Ⅱ级，但随访结果显示，术后患者心脏仍不断扩大且伴随着射血分数的显著恶化，目前大多数医院已较少开展左心室减容术。

（三）人工心脏

人工心脏主要包括左心室辅助装置和全人工心脏，从而部分或全部替代心脏的泵血功能，维持血液循环和机体功能。人工心脏主要用于心功能恢复的过渡，适用于急性重症心肌炎、心脏手术后低心排血量心力衰竭、急性广泛性心肌梗死、顽固性恶性心律失常、心脏移植后供体心力衰竭等所致的心力衰竭，以及各类药物治疗无效者。其还可用于心脏移植前的过渡及永久性治疗。根据人工心脏发展历程，目前人工心脏共经历三代产品革新，即以模拟自然心脏收缩原理而研发的第一代人工心脏搏动泵，其参照心脏泵血功能，以充盈、排空模式实现血液循环，1966 年，DeBakey 医生进行了第一次人工心脏左心室辅助装置移植。该装置运行了 64h，维持了患者基本的体外循环，最终患者存活并等待合适的供者进行了心脏移植。这项手术的成功也标志着人工心脏从无到有的发展里程碑。第一代心室辅助装置的代表产品有 Syncardia 和 Novacor，大多数接受此类 LVAD 植入的心力衰竭患者均能在一段时间内获得令人满意的生活质量。但随着技术的逐渐革新，这一代产品面临着结构复杂、体积庞大、手术难度高且容易发生机械故障和血栓形成的缺陷，患者的总体生存率不高，因此促进了第二代产品的诞生。第二代人工心脏脱离了模拟心脏泵血的传统设计思路，其主要以离心泵或轴流泵驱动血流产生血液循环，维持机体所需灌注。这一代心脏辅助设备以体积小、耐用度高为特点，患者便于携带、依从性高，因此显著提高了患者的生活质量，目前在临床实践中广泛应用，已成为心脏移植前过渡支持治疗的首选。然而，该代产品依然存在不可忽视的缺陷，当轴承高速旋转时，叶片和泵体壁之间存在高剪切区域。在高剪切力的作用下，红细胞会因机械损伤而破裂并发生溶血，导致血栓形成，也会增加患者的卒中率及其他并发症发生率。为克服这一缺陷，目前以液力悬浮（包括磁液双悬浮）或完全磁悬浮为设计理念的第三代人工心脏正在研发中，其通过磁悬浮技术使轴承在无接触的空中旋转，避免了对红细胞的机械损伤，因而减少了血栓形成，是目前人工心脏研究的主流。对于人工心脏改善心功能及改善心脏病理性重塑的机制，有研究表明在应用 LVAD 持续减轻心脏负担后，心脏游离壁重量、心肌细胞直径和细胞骨架趋于正常，心肌细胞的损伤如凝固性坏死和凋亡等亦明显减少。对于心肌细胞结构和功能的研究显示，左心室辅助装置增加了心肌的收缩强度，减少了心肌细胞舒张时间，并增加了肌小梁的收缩强度，改善了肌小梁的收缩功能。在终末期心力衰竭患者中，检测应用左心室辅助装置前后心肌样本的 mRNA 表达发现，应用左心室辅助装置后心肌肌质网钙泵（SERCA2a）的基因和蛋白质表达显著增加，表明左心室辅助装置可通过多种途径改善心肌重塑。

（四）心脏移植

心脏移植是各种类型终末期心力衰竭最终的治疗方法。有关心脏移植的研究始于1905年，法国医生 Alexis Carrel 和 Charles Guthrie 在动物实验中将小型犬类心脏移植到大型犬颈部与颈动静脉吻合，移植后的心脏持续跳动了约 2h，随后数十年间，犬胸腔内异位心脏移植、低温、体外循环技术相继在动物实验中被开发及改良，最终确定了目前标准的吻合左右心房、主动脉及肺动脉的传统移植式式。1967 年，世界首例人类同种异体原位心脏移植在南非开普敦由 Barnard 医生成功进行，尽管术后患者因肺部感染仅存活 18 天，但心脏移植技术真正被应用于临床实践，并翻开了各种类型终末期心力衰竭治疗的新篇章。至此，世界范围内心脏移植技术被广泛开展，我国于 1978 年由上海瑞金医院张世泽等完成首例心脏移植，术后患者存活 109 天。当前，心脏移植技术已较为成熟，术后受者平均生存率达 95.0%，术后 1 年、3 年、5 年生存率分别为 84.5%、78.0%、71.4%。其长期生存与多种因素相关，免疫排斥反应因素是主要原因，除此之外，心脏移植物血管病变引起的心肌重塑亦是影响心脏移植后长期存活的主要因素，其次是免疫因素和非免疫因素介导的血管内皮细胞损伤与修复的结果，主要表现为冠状动脉血管周围炎症、多种炎症细胞向内膜迁移和增殖，以及冠状动脉内膜呈加速性、弥漫性同心圆样增厚，引起冠状动脉管腔狭窄甚至闭塞，最终引起移植心脏缺血性改变。另外，心脏移植过程中存在的缺血再灌注损伤亦是影响心脏移植病理性重塑预后的重要环节，相关研究发现，在体外灌注大鼠中发现其心脏早期即可发生心肌细胞凋亡，抑制凋亡可引起心功能的恢复。大鼠心脏移植再灌注后移植心脏的心肌细胞、血管内皮细胞的凋亡水平均较对照组升高，表明细胞凋亡是心脏移植后缺血再灌注损伤的机制之一。

六、总　　结

综上所述，通过各种心脏外科手术治疗，心肌重塑得以在一定程度上通过各种作用机制得以改善，特别是部分内科药物治疗效果不佳的心血管疾病及终末期心力衰竭，心脏外科手术起到了不可替代的作用。目前，随着心脏外科手术技术的日益成熟，外科治疗各类型心肌重塑的疗效与地位也在不断提升。

（代方杰　梁金峰）

第六节　中医药治疗

心力衰竭是指多种原因导致心脏结构和（或）功能的异常改变，使心室收缩和（或）舒张功能发生障碍，从而引起的一组复杂临床综合征，主要表现为呼吸困难、疲乏和液体潴留等。心力衰竭是所有心血管疾病的终末阶段，随着人口老龄化的加剧，心力衰竭的发病率呈逐年递增趋势。流行病学资料显示，我国 2012～2015 年年龄≥35 岁人群的心力衰竭患病率为 1.3%，住院期间病死率为 4.1%，严重威胁着生命和健康。如何改善患者预后，延缓心力衰竭进展，降低心力衰竭发病率和死亡率，已成为全球亟待解决的重大公共健康问题。中医古籍中并无"心力衰竭"的病名记载。据其病症，可归属于中医学"喘证""水肿""心水""胸痹""心悸"等范畴。近年来，研究表明中医药在改善心力衰竭患者临床症状、抑制心肌重塑、延缓心力衰竭进展等方面均有一定的疗效。

一、心肌重塑与心力衰竭

心肌重塑是指各种心脏疾病导致心功能不全的发生、发展过程中所发生的一系列复杂的分子和细胞机制造成心肌结构、功能和表型的变化。心肌重塑最初可对心功能产生部分代偿，但随着心肌重塑的加剧，心功能逐渐由代偿向失代偿转变。随着对心力衰竭发病机制的不断研究，发现各种因素导致的心肌重塑是引起心力衰竭发生和发展的关键。当心功能受损时，心肌细胞、ECM、平滑肌细胞、成纤维细胞等发生心肌重塑以适应机体变化。若心肌重塑逐渐加重，心功能将逐渐由代偿性转向失代偿性，机体将会呈现严重心力衰竭表现。如果可以尽快采取相应治疗则可以减轻甚至逆转心肌重塑，可延缓心力衰竭的进展。可见，抑制心肌重塑是治疗心力衰竭的关键。

二、心力衰竭的中医发病机制

心力衰竭在中医古籍中并未被系统描述。《素问·逆调论》曰：夫不得卧卧则喘者，是水气之客也。《灵枢·胀论》曰：夫心胀者，烦心短气，卧不安。《金匮要略·水气病脉证并治》曰：心水者，其身重而少气，不得卧，烦而躁，其人阴肿。以上中医文献描述的临床特征与心力衰竭所表现的气喘、憋闷、乏力、水肿等症状十分契合，故心力衰竭属中医学"喘证""水肿""心水""支饮"等病症范畴。心力衰竭属于本虚标实之证，虚实夹杂。其病机可概括为"虚""瘀""水"，以心之阳气亏虚为本，淤血水停为标。外邪、饮食、情志、过劳等各种因素导致心之气血受损，心气被耗，阳虚为气虚之渐，迁延日久，则心阳虚衰，运血无力，血行渐缓则致血瘀。《金匮要略·水气病脉症并治》（第十四）曰：寸口脉沉而迟……经为血，血不利则为水，名曰血分。血与水皆属阴，二者相互倚行，血不利则化水，聚而生水饮、痰浊。痰浊、淤血相互夹杂导致心气进一步亏虚，三者相互为患，恶性循环。故心力衰竭的病机以心气虚、心阳虚等为基础，血瘀为其核心环节，水饮、痰浊为主要病理产物。因此，益气、活血、利水为中医治疗心力衰竭的基本原则。

三、中医药通过抑制心肌重塑防治心力衰竭

心肌梗死后心肌细胞缺血、缺氧、坏死是导致心肌重塑的重要因素。RAAS、交感神经系统过度激活，以及相关神经体液因子的表达增加，引起心肌细胞、非心肌细胞及 ECM 发生改变，也会导致心肌重塑，引起心功能异常。心肌重塑是心力衰竭的病理基础，贯穿于疾病始终。中医药从多中心、多途径、多靶点防治心力衰竭，在临床治疗心力衰竭中发挥重要作用。研究表明，中医药可有效抑制心肌重塑，且随着研究的深入，中医药抑制心肌重塑的作用靶点逐渐清晰。

（一）调节心肌信号通路

1. PI3K/Akt 信号通路 心肌细胞凋亡、心肌纤维化是心力衰竭中心肌重塑的主要机制。PI3K/Akt 信号通路通过调控细胞凋亡、纤维化、氧化应激、能量代谢等多种机制影响心功能。PI3K 是磷脂酰肌醇家族中的一个重要成员，Akt 是 PI3K 的下游靶点之一，PI3K 可募集 Akt 到细胞膜，通过磷酸肌醇依赖性蛋白激酶激活下游的靶分子 Akt，进而启动一系列信号级联反应。杨嘉豪等研究发现，温阳消饮方可使心力衰竭大鼠磷酸化的 PI3K、磷酸化的 Akt 蛋白表达升高，抑凋亡蛋白 Bcl-2 及 Bcl-2/Bax 值明显升高，而促凋亡蛋白 Bax、Casp-8 显著降低。提示温阳消饮方可调控 PI3K/Akt 信号通路的表达，通过调控该通路下游相关凋亡蛋白的表达而降低细胞凋亡，防止大鼠心肌受损，改善心功能。芪苈强心胶囊上调了磷酸化的 Akt/Akt 值和磷酸化的 GSK-3β/GSK-3β 值，提高了 Bcl-2 的表达，同时降低了 Bax、细胞色素 C、Casp 激活因子-1（Apaf-1）、Casp-9 和 Casp-3 的表达。以上结果提示，芪苈强心胶囊可减轻心肌细胞凋亡、保护心功能，可能与调控 PI3K/Akt/GSK-3β 信号通路有关。郑艳等研究表明，给予心力衰竭大鼠木犀草素后，大鼠的 BNP 水平较低，PI3K 蛋白相对表达量、磷酸化的 Akt/Akt 值和磷酸化的 mTOR/mTOR 值较高（均为 $P<0.05$），且射血分数等心功能指标较模型组均明显改善。提示木犀草素能改善心力衰竭大鼠的心功能，抑制心室重塑，其机制可能与激活 PI3K/Akt/mTOR 信号通路有关。杨明等研究发现，南葶苈子可上调磷酸化的 Akt/Akt 值和磷酸化的 mTOR/mTOR 蛋白表达（$P<0.05$），下调凋亡蛋白 Casp-3 的表达，且 HE 染色和电镜显示南葶苈子组心肌纤维排列不规则，心肌细胞肥

厚程度较模型组减轻，说明南葶苈子能改善心力衰竭大鼠心室重塑，其作用机制可能与激活 PI3K/Akt/mTOR 信号通路有关。

2. Toll 样受体（TLR）/NF-κB 炎症信号通路　TLR4 是外源性和内源性配体介导的炎症反应的关键受体，在炎症反应放大器中起关键作用。TLR4 是介导细胞内外信号通路激活的重要结构，可通过细胞信号转导通路启动心肌细胞免疫反应，促进炎症因子释放，引发 ECM 沉积，促进心肌纤维化。NF-κB 是一种重要的核转录因子，参与炎症反应、增殖和分化，在心肌细胞炎症、凋亡和心肌重塑方面扮演重要角色。NF-κB 位于 TLR4 下游信号通路的交界处，病原体入侵或 ROS 等内源性因素刺激炎症反应的主要识别受体 TLR4，TLR4 激活后进而诱导下游 NF-κB 活化，并触发 COX-2、IL-1、IL-6 等炎症介质合成与释放。TLR4/NF-κB 信号通路与机体免疫和炎症反应存在密切联系，抑制 TLR4/NF-κB 信号通路能有效降低炎症反应，是治疗心力衰竭的重要靶点。活血通脉安心汤具有活血化瘀、通脉的作用，可抑制 TLR4 信号通路蛋白表达，降低 TLR4、NF-κB、MyD88 的表达水平，减少炎症反应，改善患者心功能和心力衰竭症状。陈婵等研究发现，经益心化浊方干预后，中药组的心肌细胞肥大、组织纤维化程度较模型组减轻，心功能明显改善（$P<0.05$），且中药组能下调 TLR4、NF-κB、Trif 及 MyD88 蛋白的表达，提示益心化浊方能有效缓解炎症，改善心力衰竭。

3. SIRT3/β-catenin/PPARγ 信号通路　SIRT3 是 Sirtuins 家族 7 个成员（SIRT1～SIRT7）之一，主要调控细胞能量代谢、生物合成，通过调节氧化应激抑制细胞凋亡，还能保护心肌细胞免受氧化应激介导的细胞损伤，阻断心肌肥大的进展。β-catenin 是 Wnt/β-catenin 信号通路中的一种适配分子，与肠道免疫、细胞凋亡和炎症反应等生理过程有关。β-catenin 过度表达可促进机体免疫反应活化，加重免疫炎症损伤。PPARγ 是一种配体激活的核受体，可调节糖脂代谢、内皮功能和炎症。研究表明，SIRT3/β-catenin/PPARγ 信号通路与心力衰竭心肌重塑关系密切，中医药通过干预该通路，能有效抑制心肌重塑，改善心功能。研究发现，苦参碱干预雌激素缺乏的心肌梗死小鼠后，心肌组织中 SIRT3 和 PPARγ 水平上调，β-catenin 水平降低，心肌纤维化和凋亡得以抑制，心功能明显改善。这说明苦参碱能激活去卵巢小鼠心肌梗死后的 SIRT3，抑制心肌梗死后的心肌纤维化和凋亡，从而通过下游信号通路 β-catenin/PPARγ 改善去卵巢心肌梗死小鼠的心功能。荣霞等研究发现，对急性心肌梗死模型大鼠进行积雪草酸治疗后，SIRT3 的表达明显改善，同时 SIRT3 可以激活 PPARγ，从而保护心肌细胞，提示由心肌梗死所致的心功能不全在积雪草酸干预后可以得到改善，这可能与调节 SIRT3/β-catenin/PPARγ 信号通路有关。王永正等研究发现，白藜芦醇通过抑制 SIRT3/β-catenin/PPARγ 信号通路缓解急性心肌梗死引起的心肌细胞凋亡，减轻炎症反应，改善心肌功能。

4. TGF-β1/Smad 信号通路　心肌纤维化是心肌重塑的基础病理变化，在心力衰竭的发生和发展中起重要作用。TGF-β/Smad 信号转导通路是纤维化的主要途径。TGF-β1 是一种促纤维化因子，具有抗纤维化、抗增殖和抗炎作用。TGF-β1 参与成纤维细胞的增殖、转化、迁移和凋亡，参与 ECM、胶原的合成，是调节纤维结缔组织增生、胶原合成和沉积的重要细胞因子。Smad 是 TGF-β1 的下游信号分子，在心肌重塑过程中起关键作用。TGF-β1 与其受体结合后，TGF-β1 磷酸化并激活 Smad 蛋白，Smad 蛋白可作为转录因子调节相关细胞因子的基因表达，引起 ECM 大量沉积，增加胶原蛋白的合成和沉积，促进成纤维细胞分化为肌成纤维细胞，导致心肌纤维化。经补阳还五汤治疗后，心力衰竭大鼠心肌中胶原蛋白表达下调，心肌纤维化明显减轻。同时，补阳还五汤组心肌组织中 TGF-β1、磷酸化 Smad-2、磷酸化 Smad-3 的蛋白表达量明显减少，LVEF 明显增加。因此，补阳还五汤能够改善心力衰竭大鼠的心功能及心肌重塑，其作用机制可能与抑制 TGF-β1/Smad 信号通路有关。杨晓利等对具有温补心肾、活血通络功效的鹿红方研究发现，鹿红方可改善心力衰竭大鼠心功能，减少心肌组织炎症细胞浸润及结缔组织增生，对心肌纤维化具有抑制作用，该作用与抑制 TGF-β1/Smad 信号通路有关。

（二）抑制 RAAS 及交感神经系统

RAAS 激活在心力衰竭的发病机制中发挥着重要作用。RAAS 由肾素、血管紧张素原、ACE、血管紧张素、醛固酮、血管紧张素受体等组成，RAAS 被激活后 Ang-Ⅱ 及醛固酮分泌增加，从而诱导炎症和氧化应激反应，促进心肌纤维化、肥厚甚至坏死，加重心肌重塑。在心力衰竭中，交感神经系统被激活，且与 RAAS 相互作用，在心力衰竭早期可通过增强周围血管阻力、增强心肌收缩力、增快心率以增加平均动脉压，提高心排血量以维持组织灌注，从而起到代偿作用。然而，交感神经系统与 RAAS 的持续异常激活最终会加重心肌细胞损伤，促进心室重塑，导致心力衰竭的进一步恶化。陈琳等自拟益气振心汤（黄芪、车前子、益母草、附子、麦冬、淫羊藿、葶苈子、党参、丹参、猪苓、茯苓、五味子）能有效降低心力衰竭患者的 Ang-Ⅱ、醛固酮、去甲肾上腺素水平，有效阻断 RAAS 及交感神经系统，改善心力衰竭症状。阴附片、阳附片通过抑制慢性心力衰竭大鼠 RAAS 的过度激活，使心力衰竭大鼠血清血管紧张素原酶、Ang-Ⅱ、醛固酮水平明显降低，使 AT1R mRNA 和蛋白表达水平显著下调，从而改善慢性心力衰竭大鼠的心功能。李焕彬等研究发现，破格救心汤能降低心力衰竭大鼠血浆中醛固酮和 Ang-Ⅱ 水平，逆转心肌重塑，从而改善心功能。

（三）降低炎症因子水平

大量证据表明，促炎性细胞因子如肿瘤坏死因子、白细胞介素、生长因子、干扰素等在心力衰竭的发病机制中起着广泛的作用，这些因素可能导致心肌功能障碍和不良重塑，引起心脏收缩和舒张功能障碍。炎症细胞因子具有负性肌力作用，可通过促进心肌细胞凋亡、促进 ECM 降解、诱导 FGF 表达、介导间质纤维化，从而导致心肌进行性重塑和功能障碍。TNF-α 是一种由巨噬细胞及单核细胞产生的促炎性细胞因子，可通过介导氧化应激反应使心肌细胞肥大、凋亡、纤维化。降低 TNF-α 因子可有效防止心肌重塑。IL-1 和 IL-6 就是 2 个起重要作用的促炎性细胞因子。研究表明，IL-1、IL-6 在心力衰竭心肌重塑的发病机制中起着重要作用，IL-1 可诱导心肌肥大，中断 IL-1 的信号表达可抑制炎症反应，减轻心肌梗死后的不良重塑。IL-6 具有抑制心肌收缩、促进心肌细胞肥大、加快心肌重塑的作用。李静静观察自拟益气通脉汤联合西药治疗冠心病心力衰竭，发现此方有效降低了血清 TNF-α、IL-6 水平，降低了左心室舒张末期内径，提高了左心射血分数，说明益气通脉汤可减轻炎症反应，改善心功能。苓桂术甘汤能显著抑制心力衰竭大鼠心肌组织 TNF-α 蛋白及 mRNA 表达，降低血清 NF-κB、IL-1β 水平，具有抑制心肌重塑，延缓心力衰竭进展的作用。

四、总结与展望

心肌重塑是心力衰竭的基本病理基础，贯穿于疾病始终。心肌重塑是一个复杂的过程，其机制主要与神经内分泌系统、心肌细胞凋亡和纤维化、炎症细胞因子表达等相关。近年来，中医药在治疗和改善心力衰竭患者心肌重塑方面已取得一定的成果。中医药可有效调节心力衰竭的多个方面，从而抑制心肌重塑，保护心肌细胞，延缓心力衰竭的发生发展。目前，中医药防治心力衰竭的临床试验规模小，缺乏长期的临床监测，且大部分停留在实验阶段，缺少多中心的大型临床研究结论。因此，需要进一步开展多中心、随机、对照的大规模临床研究，运用循证医学理论，为中医药治疗心力衰竭提供可靠的依据。

（许 滔）

第七节　运动康复在心肌重塑中的作用

当今社会随着生活方式的改变，心血管疾病的发病率日益增加，心血管病因高致残率、高死亡率已经成为威胁人类健康的重大公共卫生问题。做好心血管疾病的一级和二级预防，不仅要合理饮食、控制体重、戒烟、积极药物治疗、心理疏导，还要合理运动。心肺康复逐渐受到了医疗工作者的广泛关注，这一新兴的治疗方式已经广泛应用于心血管疾病的预防和控制，成为治疗心血管病的重要环节，并广泛应用于肥胖、代谢综合征、糖尿病、高血压、心力衰竭、冠心病、心脏手术后等患者的治疗。运动康复是心肺康复的核心，但没有足够精准、个体化、安全又有效的强度、时间、频率运动处方以发挥运动康复的最佳作用。心肺运动试验通过评估患者运动的心肺功能，了解患者的心肺储备功能，及时发现运动中的危险信号，从而保证运动的有效性和安全性，这也是其作为制订个体化运动处方的重要依据。运动形式、运动强度、运动时间和运动频率是一个系统的个体化运动处方的基本要素。其中，运动强度最具个体化特点，在避免运动风险的条件下，尽可能达到高强度且可耐受的运动。在运动的同时，须思考运动对心脏的影响到底如何，不同的运动强度对心脏影响又有何不同？

运动型心肌重塑是指长期参与运动训练导致心脏结构和功能发生显著性变化的过程。这一过程被认为是心脏对运动刺激的生理性适应性变化，与心肌疾病造成的心肌重塑有着本质区别。运动方式（耐力训练或力量训练）会影响心肌重塑，耐力运动时心排血量持续升高，而外周阻力却下降，这会导致心脏两个心室及两个心房的扩张，维持收缩功能，增强舒张功能；相比之下，力量训练时心排血量相对稳定，但外周阻力增加，这将导致左心室肥厚，但对右心及左心房没有影响。可见不同的运动方式对心肌重塑有不同的影响。

近年来，研究者发现运动可引起心脏的自主神经调节、心脏代谢、信号通路和蛋白质表达发生不同的急慢性变化，导致心脏生长和细胞重编程。生理上，心脏可以适应慢性运动，以满足身体氧需求的增加，促进生理性心肌肥大，这种生理性重塑有利于心功能的维持。长期中低等强度耐力运动通过增加心肺耐受量改善心功能，在心血管疾病预防、改善预后和生活质量、降低心血管疾病死亡率中起重要作用。首先，适宜的运动不仅可提高患者运动耐量、改善疾病的相关症状及预后，并在抗炎、抗血栓、抗心律失常及抗动脉粥样硬化中效果显著。中低等强度耐力运动后，患者的运动时间、运动负荷及运动代谢量有显著改善，可使心血管疾病患者较好地提高生活及工作适应能力。其次，中低等强度耐力运动后，心脏适应运动负荷刺激，使心肌收缩能力和协调性增加，进而提高 LVEF。LVEF 是心功能的间接指标，LVEF 的有效提高提示患者的心肌侧支循环、心率波动和冠状动脉血流明显改善。然而，促进心排血量持续增加的运动（如耐力跑）会导致心肌重塑的偏心形式，增加全身动脉压的运动（如举重）通常会促进心脏向心性肥大。大强度耐力运动时心排血量可增加到安静状态下的 5～7 倍，要达到如此高的心排血量，心脏的 4 个腔室会过度伸展，导致心肌纤维撕裂，造成轻微损伤。持续大强度运动会产生大量的自由基，而且超过机体的缓冲能力，使运动员易出现氧化应激和短暂性心肌功能障碍。长期大强度耐力运动还可导致许多其他的异常反应，包括过量的儿茶酚胺持续释放使血管收缩、心率加快、游离脂肪酸代谢改变、乳酸酸中毒和代谢紊乱。这种重复性循环可刺激免疫细胞（包括淋巴细胞、巨噬细胞和肥大细胞）分泌细胞因子，这些细胞因子激活成纤维细胞增殖，并促使其合成前胶原，进而不断交织形成成熟胶原蛋白，最终在心肌细胞间和大血管周围出现纤维沉积，心肌纤维化又能引起房室和室性心律失常，增加心源性猝死的风险。

有关年轻运动员心源性猝死的报道引起了研究者的广泛关注，并引发了关于良性"健康"肥大和恶性"不健康"肥大之间是否存在阈值的争论。鉴于病理性肥厚和生理性肥厚之间存在明显的功能、结构、代谢和分子差异，因此了解运动在心肌重塑中的作用及机制具有重要意义。

一、运动与心肌重塑

（一）生理性重塑

运动引起的心脏增大最初是在 19 世纪 90 年代末发现的，并且在 20 世纪 50 年代被首次描述。这种形式的心脏肥大主要发生于训练有素的运动员，心脏质量增加 10%～20%，伴随心脏收缩和舒张功能轻微增加，长时间停止运动后心肌恢复正常。一项荟萃分析结果显示，运动员尽管出现左心室壁厚度增加、心肌肥大的表现，心功能却并未受到影响。运动诱导的小鼠心肌肥大显示出与人类相似的生理性心脏反应，这使其成为一种有价值的临床前模型。抗阻力训练又称阻力训练，是一种对抗阻力的运动，主要目的是训练人体的肌肉，传统的抗阻力训练有俯卧撑、哑铃、杠铃等项目。研究表明，抗阻力训练可诱导大鼠向心性心肌肥大，而无心功能不全。运动可促进心脏代谢重塑，其引起的糖代谢变化可促进心脏生理性生长。生理性左心室肥大是由有氧运动训练、产后生长和妊娠诱导的，其特征是凋亡基因表达不变，心功能增强，而病理性左心室肥大则是由压力或容量过载或心肌病刺激的，其特征是细胞凋亡、纤维化和心功能降低。Qi 等通过游泳训练成功地制作了大鼠心脏生理性肥大的模型，游泳运动至少部分通过调节 miRNA-自噬轴诱导生理性左心室肥大，miR-26b-5p、miR-204-5p 和 miR-497-3p 可能有助于区分生理性和病理性左心室肥大。

（二）病理性重塑

心脏康复训练可改善心肌重塑，提高心力衰竭患者运动能力和生活质量，许多指南推荐心力衰竭患者进行运动训练。一项针对 54 例稳定性轻中度心力衰竭患者的运动计划包括 4 个月内以 80% 的最大强度自行车训练的研究结果显示，在接受训练的人中，生活质量有所改善。CROS-HF 研究结果显示，在 HFrEF 患者中，基于运动的心脏康复可改善运动能力和生活质量。耗氧量峰值是心排血量和动静脉氧差值的乘积，可间接反映心功能状态。心力衰竭患者摄氧量峰值降低，运动训练可提高摄氧量峰值。心力衰竭患者在进行药物规范化治疗的基础上进行有氧阻力训练，然后进行家庭训练，摄氧量峰值在 3 个月后增加 10%，12 个月后增加 14%。对老年 HFpEF 患者进行运动训练可显著提高摄氧量峰值，6min 步行距离和通气无氧阈及身体生活质量评分均增加。运动训练对 HFrEF 患者 LVEF 影响的荟萃分析显示，在临床稳定的 HFrEF 患者中，中等强度持续训练可改善心肌重塑，提高 LVEF。

许多基础实验表明，运动可改善心肌重塑。Lew 等对糖尿病心肌病小鼠进行研究发现，早期进行运动可预防冠状动脉病变和心功能不全、心肌细胞凋亡和纤维化、微血管稀疏。长期中等强度运动可能通过抑制氧化应激和 TGF-β1/Smad 信号通路减轻 2 型糖尿病大鼠心肌纤维化。大多数研究结果支持中等强度运动可保护心脏，但也有研究表明高强度的慢性运动能够逆转糖尿病心肌重塑。在心肌梗死大鼠模型中，运动训练显著减少了心肌纤维化标志物，改善了心肌不良重塑及心肌梗死后左心室功能。Liao 等研究显示，心肌梗死后接受早期中等强度运动训练（梗死后 1 天），大鼠心肌梗死面积减少，心肌细胞凋亡、心肌细胞肥大及心肌纤维化减轻，血管生成增加，从而改善梗死心肌愈合和心室重塑。Lin 等对去卵巢高血压大鼠进行跑步机运动训练（每天 60min，每周 5 次，共 8 周），结果发现运动训练可减轻去卵巢高血压大鼠心脏炎症和纤维化。β 肾上腺素能受体过度激活通过触发炎症和细胞因子表达导致心肌纤维化，跑步运动可预防急性过度激活后细胞因子的表达，从而减轻心肌纤维化。年龄与心肌纤维化相关，游泳训练可改善老年大鼠的心肌力学，防止纤维化。适度运动训练能减轻衰老诱导的大鼠心脏炎症、心肌肥大和纤维化损伤。

二、运动生理性重塑及改善病理性重塑的机制

运动调节的基因表达和细胞信号可保护心脏免受进一步的心脏损伤及病理重塑，不同的信号通路与心脏保护性生长及损伤修复有关。运动改善心肌重塑的机制如图 7-7-1 所示，通过生长因子如胰岛素样生长因子-1 或神经调节蛋白 1 激活受体酪氨酸蛋白激酶

（RTK）和 ErbB2/4，增强 PI3K/ Akt/ mTOR/ GSK-3β 信号，诱导生理性肥大和心脏损伤后的修复机制。β3 肾上腺素能受体激活可增强 eNOS 和随后的 NO 水平，从而增加收缩力，减慢纤维化和病理性肥大的进展。miRNA 表达的变化影响细胞内信号通路（包括 Akt 和 eNOS），介导细胞凋亡和细胞周期进程，并通过改变胶原生成和 MMP 表达影响心脏顺应性和纤维化。运动通过改变 Bcl-2/ Bax 值诱导线粒体更新并减少细胞凋亡。激活 AMPK 可减轻病理性肥大并减少纤维化重塑。含有 miRNA 的细胞外小泡旁分泌介导缺血再灌注损伤和细胞凋亡。

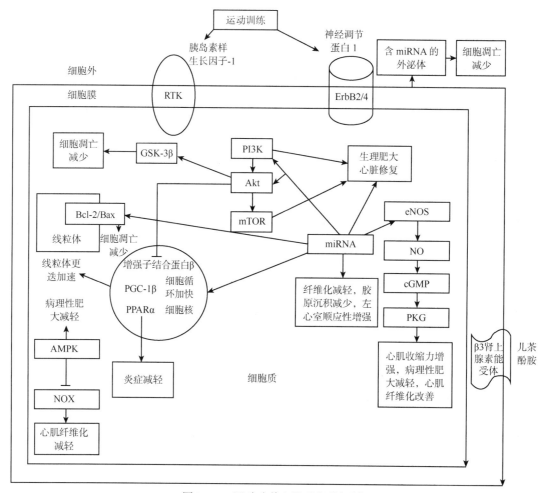

图 7-7-1　运动改善心肌重塑的机制

（一）Akt 信号通路

运动引起的生理性心肌肥大调节的细胞关键通路包括 PI3K/Akt 通路及其各自的下游信号通路。这些通路被细胞外生长因子如 IGF-1 激活，IGF-1 是一种在分子结构上与胰岛素类似的多肽蛋白，IGF 影响心脏肥大和收缩功能，与心力衰竭有关。急性和慢性体力活动增加了局部 IGF-1 水平，进一步证实了 IGF-1 在应对体育锻炼中的重要作用，但 IGF-1 的确切作用仍不完全清楚。

PI3K 和 Akt 信号在生理性（运动）而非病理性（压力过载、负荷过重）肥大的发展中起关键作用。这些增强 PI3K 信号的保护作用已在扩张型和肥厚型心肌病中得到进一步证实，并通过运动增加 PI3K 活性，使 DCM 模型的存活率延长至 20%。这意味着 PI3K 对运动诱导的心脏保护至关重要。作为基因治疗的组成性活性，PI3K 载体的递送可改善小鼠的心功能。Akt 作为 PI3K 下游的效应激酶，进一步激活 mTOR 信号。运动训练似乎与 Akt/mTOR 通路的激活有关，而压力超负荷则与其失活有关。这种特殊的途径可能是区分生理性和病理性心肌肥大的关键调节因子之一。PI3K/Akt 信号的改变不仅通过细胞外生长因子启动，还通过改变细胞内 miRNA 水平启动。miRNA-124 抑制 PI3K，并随着体育锻炼而减少，导致 PI3K 激活增强。除 mTOR 途径外，Akt 还介导 GSK-3β 信号转导。这一关键的细胞途径与细胞凋亡有关，其改变与各种疾病（包括糖尿病和癌症）有关，也与运动有关。GSK-3 家族在如肥大、衰老、缺血性损伤或纤维化等引起的心脏疾病中的作用已在许多啮齿动物研究中得到证实。

（二）神经调节蛋白-1/ErbB 信号通路

神经调节蛋白-1/ErbB 信号通路是另一个关键通路，发现该通路在运动反应中发生改变，并与 Akt/PI3K 信号有关。运动后神经调节蛋白-1 激活酪氨酸蛋白激酶 ErbB2 和 ErbB4，激活 PI3K/Akt 信号，并保护心室肌细胞免于凋亡。ErbB2 及其下游级联在促进哺乳动物心脏再生、心肌细胞去分化和增殖方面至关重要。在过去的几年中，这一途径作为衰竭和缺血心脏的潜在治疗靶点被广泛关注。

神经调节蛋白-1 是一种小细胞黏附分子，在其他酪氨酸蛋白激酶受体中，其可作用于 ErbB，被认为是慢性心力衰竭逆转心肌重塑的介质。除对 ErbB 受体的作用外，神经调节蛋白-1 还诱导心脏细胞因子的旁分泌，包括 IL-1α 和 γ 干扰素，以及促修复因子（如血管生成素-2、脑源性神经营养因子和隐细胞因子-1），这些因子已被证明有助于心脏修复机制。大鼠在 miRNA 和蛋白质水平表现出运动诱导的神经调节蛋白-1 上调，这与生理性肥大和心肌细胞增殖有关。运动可激活神经调节蛋白-1/ErbB 信号通路，从而诱导转录因子 CAAT/增强子结合蛋白 β（C/EBPβ）的表达，在病理性心肌重塑的情况下 C/EBPβ 参与运动诱导的心脏生长和保护。

（三）NO

运动可促进循环系统儿茶酚胺的产生，从而增加 β3 肾上腺素能受体的表达。β3 肾上腺素能受体刺激反过来介导 eNOS 磷酸化并增加心脏 NO 代谢物水平，这有助于缺血心脏运动的保护作用。相反，停止训练可降低 NO 水平和减轻心脏保护作用。Akt 信号可再次激活 Ser1176 处的 eNOS 磷酸化，这一激活对早期缺血预处理诱导的心脏保护至关重要。在缺乏 ROS 的情况下，NO 可进一步抑制缺血再灌注损伤、炎症和左心室重塑。运动抑制 ROS 的生成并提高 NO 的生物利用度。NO 可激活可溶性鸟苷酸环化酶，从而提高 cGMP 水平，激活 PKG。已知 NO/PKG 信号的失调与心力衰竭有关，伴有钙处理改变、纤维化、病理性细胞肥大和微血管功能障碍。相反，PKG 可抑制压力诱导的心肌重塑。

（四）外泌体

体育锻炼可以增强心脏的收缩力，以满足对含氧血量增加的需求。在这种情况下，训练可改善衰老诱导的甲状腺激素受体信号转导介导的 MHC 和 SERCA 转录的下调，并有助于改善老年大鼠心脏功能和收缩力。通过外泌体进行的信号转导，最近引起了研究者的兴趣，因为其充当旁分泌信号介质。研究发现，其由含有 miRNA（如 miRNA-210、miRNA-132）的心脏人类祖细胞分泌，可抑制心脏凋亡并改善急性心肌梗死后的心功能。研究表明，小鼠游泳 3 周后导致外泌体水平升高，对心脏缺血再灌注损伤的抵抗力增强，并通过激活 ERK1/2 和热激蛋白 27 信号发挥抗凋亡作用。

（五）miRNA

在运动动物研究中发现，miRNA 可直接调控心肌细胞的再生、更新和增殖，从而有助于改善心脏损伤后的修复。miRNA-17 似乎在调节心肌、增殖、肥大和运动后存活方面起着重要作用。在小鼠运动模型中，抑制 miRNA-17-3p 可降低运动诱导的心肌生长、心肌细胞肥大和心肌细胞增殖标志物的表达，用 miRNA-17-3p 激动剂治疗可防止缺血后心肌重塑。运动诱导的 PI3K/Akt/mTOR 信号激活，左心室生理性肥大通过 miRNA-17 水平介导。游泳和在大鼠体内应用重组人生长激素（r-hGH）改变了心脏 PI3K/Akt/mTOR 信号通路和 miRNA-133 的表达，miRNA-133 和钙调神经磷酸酶之间的相互抑制参与调节心肌肥大。内源性 miRNA-199a 的抑制有助于生理性心肌肥大，这可能是由于跑步机训练后小鼠的 PGC-1α 上调。在另一项研究中，miRNA-199a 或 miRNA-590 治疗可提高出生后小鼠的心肌细胞增殖，促进细胞周期重新进入，恢复心肌收缩力，降低心肌梗死后的纤维化水平。心力衰竭常伴有心室僵硬度增加、纤维化增强和舒张功能障碍。发现 miRNA-29c 参与改善心室顺应性：运动大鼠显示 miRNA-29c 表达增加，与 I 型和 III 型胶原表达减少及左心室顺应性改善相关。运动诱导含有 miRNA-29b 和 miRNA-455 的心肌细胞释放外泌体，下调 MMP-9，导致纤维化和基质降解减少。游泳训练的小鼠通过增加 Bcl-2/Bax 值显示心脏凋亡减少，这一效应通过 miRNA-1、miRNA-30b 和 miRNA-21 介导。

在动物模型中，体力活动也会导致 miRNA 簇的改变，从而影响心脏血管的生成。其中 miRNA-15 参与控制血管生成，并在缺氧条件下下调。随着大鼠 VEGF 通路及 MAPK 和 PI3K/Akt/eNOS 通路的改变，miRNA-126 表达增加与运动诱导的心脏血管生成相关。心脏微血管化的下降在老年人和糖尿病患者中可经常发现。在这种情况下，运动训练减弱了衰老诱导的 VEGF 信号级联的下调，包括促进老年大鼠血管生成的 Akt 和 eNOS 蛋白的磷酸化。运动后 miRNA-1、miRNA-133a 和 miRNA-206 水平显著升高，并与最大摄氧量和无氧乳酸阈值等性能参数相关。

（六）线粒体及代谢

与训练相关的不同代谢和线粒体改变已被证实。这对潜在的治疗目标具有重要临床意义，因为线粒体功能障碍是心力衰竭的关键发现之一，运动对小鼠心肌线粒体的缺血再灌注损伤具有保护作用。在过去的几年里，从啮齿动物模型中获得了关于心肌细胞中葡萄糖和脂肪酸氧化比例变化的不一致数据。因此，慢性运动对代谢物利用的确切分配仍不确定。运动诱导的生理性重塑与病理性重塑在代谢基因表达和线粒体途径发生了明显变化，两者之间存在差异。脂肪酸转位酶缺乏与胰岛素抵抗和脂肪酸代谢缺陷直接相关，在病理性心肌肥大中下调，在运动诱导的心肌肥大中上调。

转录共激活剂 PGC-1α 和 PGC-1β 调节氧化磷酸化与脂肪酸氧化基因的表达，并控制线粒体的数量和大小。心力衰竭与 PGC-1α 和 PGC-1β 基因表达抑制有关。在患有糖尿病心肌病的小鼠中发现，跑步可防止细胞凋亡和纤维化，改善线粒体功能障碍，防止糖尿病心肌病相关的 PGC-1α 抑制，并激活 Akt 信号通路。长期激活 AMPK 可阻断心肌肥大及 NFAT、NF-κB 和 MAPK 信号，从而保护压力超负荷大鼠的心功能。另外，AMPK 缺乏会加剧小鼠左心室肥厚。游泳训练的大鼠表现出激活的 AMPK 水平，由于 NADPH 氧化酶的抑制，心肌纤维化减少。这一发现已证实，β 肾上腺素能激活可导致 AMPK 活性降低，从而加剧了心肌纤维化。运动可激活 AMPK，因此其可能抑制病理性肥大和心肌纤维化。

内在线粒体凋亡是心力衰竭进展中心肌细胞变性的重要机制之一。运动诱导心肌线粒体表型，增加心肌抗氧化能力。Bcl-2 通路是促凋亡线粒体介导的通路之一，已证明其在调节老年患者心肌凋亡中起关键作用。训练 12 周后，大鼠心脏显示年龄诱导的 Bax/Bcl-2 值升高，从而降低凋亡率和减轻重塑。运动诱导的另一个关键代谢通路是 PPAR 通路。PPAR 是介导心肌肥大发展和调节脂肪酸代谢的转录因子。运动增加 PPARα 水平，从而降低炎症反应，包括降低 TNF-α 和 NF-κB 水平。这一点很重要，因为 PPARα 刺激可下调炎症分子并减少梗死面积。

三、运动处方与心肌重塑的预防及治疗

正确、合理的运动对心血管系统的有益影响不仅适用于年轻健康的个体，也适用于具有明显心血管危险因素或明显心血管疾病的患者。高血压、2 型糖尿病、代谢综合征、稳定型心绞痛、心肌梗死和充血性心力衰竭患者与未参加任何训练的患者相比，都能从运动训练中获益。心肌梗死患者出院后（心肌梗死后约 1 周），早期运动训练可减轻左心室重塑，提高心肺功能，运动训练对左心室重塑和心肺功能康复有良好的作用，运动训练应与药物在心肌梗死二级预防中有相同的作用。在各种病理因素作用下导致的心肌重塑是心力衰竭发生的关键环节，运动可通过降低血压及改善代谢等预防心肌重塑，降低心力衰竭的发病率，并在心力衰竭的一级预防中起重要作用。有心力衰竭存在时，通过运动训练可改善病理性重塑，有利于心力衰竭的二级预防。

因此，AHA 建议每周至少进行 150min 的中等强度有氧运动或 75min 的剧烈有氧运动或两者结合，以及每周至少 2 天进行中等强度到高强度的肌肉强化活动。运动康复分为 I、II、III 期康复，分别为院内康复、出院后的早期康复或门诊康复、院外长期康复（社区和家庭康复）。近年来，随着大量临床试验的开展，心脏康复的适应证也不断地扩展，运动对心力衰竭和冠心病、心脏瓣膜病术后、心脏移植术后、肺动脉高压、先天性心脏病、心房

颤动等患者的预后、入院、生活质量和运动能力的有益影响已经得到证实。

运动康复中怎样运动对人体最有利呢？制订运动处方非常关键，其需要遵循一些基本原则。①个体性：运动处方的制订因人而异，要参考每个人的生活方式和运动习惯、病情及功能状态等。②有效性：要确保能够通过运动在一定程度上改善患者的功能状态。③安全性：要避免因不适当的运动形式或强度发生一些不良事件，掌握适应证和禁忌证。④专业性：运动需要心血管医生、康复师、运动治疗师的紧密配合。⑤全面性：制订运动处方时要注意维持患者的身心健康。⑥终身性：运动训练需要持之以恒。

目前欧洲心脏病学会、美国心脏协会、日本循环学会指南和中国心血管病专家共识推荐的标准运动模式为中等强度的有氧运动训练和抗阻运动训练。运动强度的评判指标多采用心率、自我疲劳程度分级、最大摄氧量和代谢当量等。运动的类型包括有氧运动、抗阻训练及柔韧性训练和平衡训练。

（一）有氧运动

1. 运动强度评估

（1）心率储备法：这也是确定运动处方最简便的指标，主要有最大储备心率百分数法和靶心率法。储备心率=最大心率−安静心率。最大靶心率=220−年龄。Jungman 法：年龄预计靶心率=180（170）−年龄。Karvonen 法：储备靶心率=（最大运动心率−安静心率）×（60%～70%）+安静心率。

（2）氧摄取量法：最大氧摄取量是指人体大肌肉群所参加的力竭性运动，当氧运输系统中的心功能和肌肉的用氧能力达到本人极限水平时，人体单位时间内所能摄取的氧量。

（3）代谢当量法：维持静息代谢需要的氧摄取量。国际上测定的白种人男性，40 岁，体重 70kg，其在坐位、安静状态下每分钟氧摄取量为 3.5ml/kg，即为 1 个代谢当量（1Met）。不同活动状态下人体能量消耗为 3.5ml/kg 的倍数。例如，患者的最大功能储备为 10Met，选择的运动强度是 70%，那么对应的代谢当量运动水平为 7Met。

（4）无氧阈值：指运动中无氧代谢代替有氧代谢时的摄氧量，相当于 60%最大摄氧量或 60%～70%最大心率可达最佳训练效果，同时运动的危险性最低。用无氧阈值判断运动对心肺功能的改善是否有效：接近无氧阈值且无不适感的运动为最佳运动，小于无氧阈值的运动为无效运动，大于无氧阈值的运动对患者有害。方法包括气体代谢仪法（无创）和乳酸法（有创）。有氧运动康复要求运动强度应比无氧阈值功率低 10W 作为运动强度。对心血管疾病的患者建议运动强度应比诱发缺血的功率时的心率低 10 次/分作为运动强度。

（5）主观感觉（主观用力程度计分）：运动治疗中，主观感觉是身体在运动时的反应，在适宜的强度下，患者感觉舒适或稍气喘，但呼吸节律不紊乱，可稍急促地说话，但不是断断续续，无持续气短、胸闷和心悸的感觉。运动后患者食欲有所增加，睡眠质量改善，早晨脉搏比较稳定，血压正常或变化不大，如果锻炼后疲劳于第 2 天或长期不能消除，体重下降过快，则表示运动量过大，应调整运动量或暂停该训练计划，调整后重新实施。一般主张 Borg 计分为 13～16 分。

2. 运动持续时间 每次锻炼所需要的时间随强度不同而不同，处于一定强度时，锻炼效果在 30min 内随时间延长而增加，但超过 45min，锻炼效果并不随运动时间的延长而明显增加。运动时间和强度不能分开讨论，一般原则是强度小则时间长，强度大则时间短。

3. 运动频率 指每周的运动次数。每周行 3～5 次运动可获得较好的训练效果；体能差者每周运动 2～3 次亦可提高有氧适能；作为保健或退休后疗养者，可坚持每天运动 1 次，但前提是次日不能残留疲劳。可采用连续有氧运动、间歇有氧运动模式。根据患者的运动能力进行选择。高强度间歇有氧运动可在踏车上进行，步骤如下：5～10min 热身运动，然后 4min 有氧运动（90%～95%峰值），然后 3min 间歇（低强度），最后 5～10min 整理运动。低强度间歇有氧运动可在功率自行车上进行，强度为 50%峰值运动负荷（峰值运动负荷由运动试验测得），运动时间/间歇时间比不等，可为 30s/60s、20s/90s 和 10s/80s。

4. 运动方式 结合患者的兴趣，根据耐受情况，可以选择快走、慢跑、踏车、游泳、打球、爬楼等运动方式。

（二）抗阻训练

通过增加肌肉力量、肌肉耐力和肌肉体积进行慢性疾病与残疾的预防和治疗。针对心血管危险因素的调控可增加心肺有氧能力，有助于体重控制，长期抗阻训练可增加骨密度，减轻抑郁，提高慢性病患者的生活质量。

1. 运动强度 一般以一次最大重复重量（1-RM）为计量单位。低强度为<40% 1-RM，中等强度为 40%～60% 1-RM，高强度为>60% 1-RM。

2. 运动持续时间 起初 1～2 套单一动作，每次运动重复 8～10 次。随着肌肉施加的应力增加，肌肉性能得以提高，1 套动作中重复动作 12～15 次。一般情况下，当重复的次数越少而所举重量越重时，则动作的强度和幅度越大；动作的次数和套数增加越多，则耐力增加越大。两套动作期间建议休息 20～30s。

3. 运动频率 每周 2～3 次，两次抗阻运动间歇时间至少休息 48h。冠心病患者训练方案的一般建议包括上半身运动所用负荷为 30%～40% 1-RM，而下半身运动所用负荷为 40%～50% 1-RM，1 套动作中重复动作 12～15 次，每周训练 2～3 次。

4. 运动方式 抗阻训练可以是举重、举哑铃或举锻炼机，往往在有氧运动后进行，作为放松运动的过渡。此外还包括屈肱二头肌、伸肱三头肌、耸肩、屈膝俯卧撑、屈膝"紧缩"、1/4 下蹲等。

（三）柔韧性训练和平衡训练

通过柔韧性训练增加关节活动度，降低受伤风险，增加关节营养，降低肌肉僵硬度，改善体形及平衡肌肉，减少腰背痛。平衡功能是指在不同的环境和情况下维持身体姿势的能力，平衡训练可提高和恢复平衡功能，减少跌倒风险及减轻跌倒后果，提高日常生活能力及生活质量。

总之，制定个性化渐进性运动方案是关键。每周对运动方案进行一次调整。一般每次只对运动处方的一项内容（如时间、频率、强度）进行调整。每次增加有氧运动的持续时间为 1～5min，直到达到目标值。每次增加 5%～10%的强度和持续时间，一般耐受性良好。

建议首先增加有氧运动的持续时间至预期目标，然后增加强度和（或）频率。

四、运动训练模式

除了主张的中等强度有氧运动训练和抗阻运动训练外，近年来研究较多的运动模式包括高强度间歇训练和生理性缺血训练。

（一）高强度间歇训练

高强度间歇训练（HIIT）是指短时间高强度与低强度结合的运动方式，多用于Ⅱ期和Ⅲ期康复。根据持续时间与间隔时间不同，高强度间歇训练可分为以下 3 种类型：短时间，10s 至 1min 100%～120%摄氧量峰值；中等时间，1～3min 95%～100%摄氧量峰值；长时间，3～15min 85%～90%摄氧量峰值。根据心功能情况在不同时期可组合不同类型的高强度间歇训练，早期应用需在心电监护下进行，后期可在社区或家中进行。关于高强度间歇训练在冠心病和慢性心力衰竭中应用的研究较多，尤其是短时间高强度间歇训练，是一种高效、不易疲劳、易耐受的运动方式。有 4 项荟萃分析显示高强度间歇训练在改善冠心病和慢性 HErEF 患者峰值摄氧量方面更有优势，患者运动依从性更好，并证实了其安全性。然而，也有 2 项荟萃分析发现高强度间歇训练改善峰值摄氧量的优势消失，但仍认为高强度间歇训练应该成为冠心病和慢性心力衰竭患者治疗的一部分。此外，Elingsen 等的小样本量研究认为，高强度间歇训练在改变心力衰竭患者左心室重塑方面并不优于 MCT。这些高强度间歇训练方案不尽相同。未来还需更多的研究进一步证实高强度间歇训练的作用及优势，比较不同高强度间歇训练方案在效果、安全性、患者耐受程度方面的差别，探索高强度间歇训练和其他训练力式组合的疗效，并找出最佳获益人群。高强度间歇训练在其他心血管病中的应用极少。肺动脉高压动物实验结果显示，高强度间歇训练组小鼠在改善血流动力学和非适应性右心室肥厚方面更有优势，可能与高强度运动刺激引起的适应性肺血管内皮改变有关。高强度间歇训练安全有效，随着科学研究的深入，高强度间歇训练的适应证可能扩展。

（二）生理性缺血训练

缺血阈强度的有氧运动可直接诱发心肌缺血，如果时间适宜可促进侧支循环，改善冠状动脉供血。近年来的研究发现，短暂的反复心肌缺血可诱导冠状动脉侧支循环形成，对心肌起保护作用。余滨宾等在可控性心肌缺血兔模型研究中证实，2min 心肌完全性缺血可最大限度地开放其缺血区固有侧支。但因存在安全和伦理顾虑，这方面研究多为动物实验。励建安团队提出了"生理性缺血训练"的概念。生理性缺血训练是指通过袖带加压或等长收缩方式对正常肢体骨骼肌造成可逆性缺血，促进远隔病理性缺血部位侧支循环形成。从分子层面、蛋白质组学层面和细胞层面阐述了生理性缺血训练的作用机制，认为缺血可诱导血管内皮生长因子及其受体在全身不同器官中表达，促进内皮祖细胞的动员和归巢，通过血管内皮生长因子介导的内源性内皮祖细胞迁移促进远隔的缺血组织毛细血管生成，促进侧支循环形成，最终形成"生物搭桥"。陈卫海等对有限的临床研究进行了荟萃分析，除观察到以上改变外，还发现生理性缺血训练能降低收缩压和舒张压，提高左心室射血分数，改善心功能，而且将其应用于冠心病患者是相对安全的。上臂生理性缺血训练通过对抗运动相关的血小板活性增强而起保护作用，用于治疗稳定型心绞痛。生理性缺血训练还可应用于外周动脉疾病，可改善肢体缺血症状。目前关于生理性缺血训练的研究以动物实验为主，无论是其作用机制还是临床获益均需进一步研究。

五、总　　结

总之，运动与心肌重塑密切相关。运动是心力衰竭的一级预防措施，运动训练是心血管病的一种治疗方法。运动是双刃剑，合理的运动有利于心脏康复，产生心脏良性重塑，过度、不合理的运动会导致心脏的不良重塑，甚至导致心脏恶性事件。运动导致生理性重塑及改善病理性重塑的机制复杂，加强运动与心肌重塑的基础研究有利于心肌重塑的治疗。

（刁晓艳）

第八节　基　因　治　疗

随着重组 DNA 技术的发展，近年来对心肌代谢的认识及基于载体的基因转移策略在动物模型和初步临床试验中的应用，基因治疗可能为心肌重塑的治疗提供一种更好的选择。在过去的 30 年里，基因治疗在不同动物模型的心血管疾病治疗方面显示出巨大的潜力。

1989 年，史蒂文·罗森伯格团队获准首次对人类进行了基因改造，这些研究人员使用逆转录病毒载体对从黑色素瘤中提取的淋巴细胞进行基因标记，然后再注入该患者体内，这标志着基因治疗的正式诞生。在此后的 30 年里，大多数临床医学领域已经批准、开展或启动了约 3000 项临床试验。然而，现已有 7 种产品获得了美国 FDA 或欧洲药品管理局的批准，还有数百种产品正处于临床批准的最后阶段。鉴于基因治疗产品开发的快速进展，美国 FDA 在 2020 年 1 月发布了 6 项草案，助力基因疗法研发。事实上，很多动物研究已证实基因治疗在缺血性心肌病及心力衰竭治疗方面的有效性和安全性，研究人员也在逐步开展多项临床试验。基因治疗在心血管疾病治疗领域具有很大的发展潜力。

一、缺血性心脏病的基因治疗

目前缺血性心脏病的研究主要集中在通过局部基因洗脱导管和支架刺激血管生成、改善冠状动脉环境和改善内皮功能方面。缺血性心脏病的主要治疗目的是抑制血管内侧平滑肌增生，稳定冠状动脉斑块，抑制动脉粥样硬化，预防血管再狭窄。器官靶向基因注射技术是心脏疾病基因治疗的重要组成部分，既可以增加心脏的特异性，又可以增加传递到心肌的剂量。

大多数研究者认为心肌内直接注射血管生长因子或基因比冠状动脉内注射更有优势。直接法是治疗局部心肌缺血和局灶性心律失常的理想方法。一项研究在猪心肌梗死模型中成功地尝试了将携带 *VEGF-121* 基因的腺病毒载体进行心肌注射，通过 SPECT 影像学评估，心肌灌注和室壁增厚均在术后 4 周得到改善。另一项研究通过冠状动脉结扎建立了猪慢性心肌缺血模型，并通过腺病毒载体携带 *VEGF-C* 后进行心肌内直接注射，分别在术前及术后 4 周进行血管造影、组织学分析、SPECT 影像学评估，结果显示心肌注入 *VEGF-C* 后左心室壁厚度不变，对照组增厚，表明 *VEGF-C* 阻止了心肌缺血的进展，血管造影显示心肌局部注射区域有明显的侧支聚集，微血管数量显著增加，以上结果表明在进行性缺血期间，心肌内 *VEGF-C* 基因转移可改善左心室的不良重塑，增加侧支循环。在 SD 大鼠冠状动脉结扎模型中，于心肌梗死边缘区注射人 VEGF-165-cDNA，术后几天取心脏进行组织学分析，用放射性微球法测定了 18 只大鼠的局部血流比，结果表明人 VEGF-165-cDNA 局部心肌注射可诱导血管生成。另一项研究建立了心肌梗死的绵羊模型，于心肌梗死边缘区采用质粒介导的 *VEFG-165* 基因或空质粒进行 10 次心肌注射，3 天后和 60 天后，利用 SPECT 影像学评估左心室灌注，利用超声心动图评估心功能，利用左心导管造影了解血流动力学，利用组织学检查评估瘢痕大小等。结果表明，与对照组相比，这一区域的心肌梗死面积缩小，左心室壁厚度、心肌灌注及左心室壁运动情况均得到改善。对兔心肌缺血模型的进一步研究显示，*VEGF-165* 治疗可显著改善心肌收缩和射血分数。一项研究通过建立犬心肌梗死模型，经超声引导在心肌内注射编码 *VEGF-165* 的腺病毒，结果表明，*VEGF-165* 基因注射在增强梗死心肌的动脉生成和增强心肌细胞生存力方面发挥了显著的有益作用。同时，Grossman 等研究评估了多种注射方法（包括直接心肌注射、开胸心外膜注射、经皮心内膜注射等）的心肌药物保留量，并评估注射量对心肌内药物保留的影响。该研究表明与开胸心外膜注射相比，经皮心肌内注射可以获得同等或更优的药物保留量，在较小的体积可以保留较多的注入量。综上所述，直接心肌内注射法为缺血性心肌病的基因治疗提供了一种治疗思路，但是该方法亦有局限性，即注射引起局部急性炎症反应和免疫反应。另一种方法是采用心包内注射进行基因治疗。这种给药方法的优点是延长了给药基因在心肌表面更大区域的暴露时间，这要归因于注射后心包对注射药物有保存功能。然而，在一项研究中，研究者建立了犬左冠状动脉回旋支闭塞模型，在心肌梗死后 10 天使用该方法注射携带 *VEGF-165* 基因的腺病毒，2 周内发现其在心包中表达，但是侧支血流灌注没有改善，血清 VEGF 水平也没有明显升高。在一项研究中，通过建立兔慢性心肌缺血模型，采用心包注射碱性成纤维细胞生长因子可以促进心外膜新的小血管生长。虽然动物实验支持心包内注射方法的可行性和安全性，但这种方式不适用于多次手术后发生粘连的患者。针对其他方法如外周静脉注射、腔内注射等亦有多项研究。在犬心肌缺血模型中，静脉注射碱性成纤维细胞生长因子对诱导血管生成没有明显效应，这可能是由于静脉输注后，由于肺部摄取导致心肌吸收的生物利用度降低，其效果不如冠状动脉内注射。在犬左回旋支动脉闭塞模型中，将碱性成纤维细胞生长因子注入左心房，在治疗后的 7～14 天较对照组增加了 21%

的侧支循环。停止治疗后未发现侧支血管减少。

　　精确定位的基因治疗通常是通过微创技术实现的,其特点是血管内干预和多种手术选择。然而,由于外膜、内外弹力纤维层、平滑肌层和内膜解剖障碍,这些方法将载体介导的基因转移到冠状动脉可能会受到限制。外膜是重塑和新生内膜增生的重要参与者。外源基因的注射可防止血流中断、内皮破坏和载体渗漏进入体循环。在大的外周动脉中,可以在手术中直接将载体注射到外膜。基因治疗能够抑制内侧平滑肌增殖,这为抗动脉粥样硬化和新生内膜增生提供了新的方法。临床适用的给药装置必须满足以下要求:①能隔离和显露血管节段,最大限度地通过内皮和基底膜扩散;②高效穿透血管壁,同时尽量减少其进入体循环和外周血管腔;③减少或消除血管剥离或穿孔的风险,保证远端血液灌注。为了满足这些要求,研究者开发了几种用于经皮基因传递的球囊导管。双球囊导管首次用于血管基因治疗,该装置包括两个从中间隔开的充气球囊,基因治疗可以通过一个单独的腔注入其中,输注后,在近端和远端闭塞球囊之间,基因载体可与血管壁保持接触。Goldman等研究了给药后球囊压力对动脉渗透性的影响,对犬的肱动脉给予 300mmHg 压力 45s,药物可以完全渗透动脉。另一组评估腺病毒介导的 β-半乳糖苷酶标记基因在动脉内的表达情况,3 天后,在靶区内约 30%的腔内内皮细胞中发现了基因表达。这些导管的主要缺点是造成血管长时间闭塞,增加了缺血和梗死的风险。另一种导管的特点是多孔球囊,在注入时,药物使球囊膨胀并通过孔隙退出,这种导管可以成功地将肝素输送到动脉壁。在 β-半乳糖苷酶的逆转录病毒载体被注入兔主动脉的实验中对该种多孔球囊导管进行了测试,研究表明这种导管的使用受到实际转导的细胞数量较少的限制,除了这个明显的缺点,另一个严重的后果是内膜出血和中膜扭曲的风险。水凝胶导管也可用于基因治疗,将病毒基因载体固定在导管表面的凝胶中,该导管已用于多种 VEGF 亚型的质粒 DNA 基因传递。结果表明,带有血管内皮生长因子的水凝胶导管可促进侧支循环,恢复内皮依赖的血管舒缩反应。这种导管的下一代类型可在动脉壁和导管之间注入基因治疗药物,可以保持通过中央管腔的远端血流。尽管有特殊的设计,但要实现有效的基因传递需要很长的孵化时间。据报道,总传递效率非常低(4.8%)。这种导管的主要优点是延长了作用时间,因为它可以在冠状动脉中膨胀更长的时间,大约 16h 不诱发心肌缺血。此外,人们发明了一种渗透性导管,其独特之处是试图通过微注射针将载体注入血管壁以增加基因转移,这种方法减少了载体的全身循环机会,同时也加强了基因载体的局部转移。它由三个与气球相连的纵向聚氨酯衬垫组成,衬垫上有三个线性排列的微型针,方便将基因传递到中膜和外膜。然而,这些设备都不是理想的,但其中一些已经被证明可以增加冠状动脉的转移水平。

　　虽然对基因治疗的研究取得了上述结果,但目前临床上治疗更倾向于使用洗脱支架而不是这些导管。洗脱支架在冠状动脉介入中广泛应用,将病毒载体作为支架涂层的一部分成为一种有较好前景的基因治疗方式,因此成为一种将药物局部输送到血管壁的有前景的方式。支架涂层是主要的功能元素,其作用是在金属表面和血液之间提供了一层屏障。许多动物研究已经将聚合物作为支架涂层,利用细胞技术已经实现通过支架进行基因治疗。Takahashi 等将含质粒 DNA 的聚氨酯乳液包裹的金属支架植入兔髂动脉,观察基因在血管壁中的表达情况,在所有病例中,质粒转移均局限于支架植入部位的血管壁，在支架近端或远端血管段未见质粒 DNA 转移，也未见质粒 DNA 向肺、肝、脾的转移，表明聚合物涂层支架为基因传递提供了一个新的方法，这被认为有助于支架内再狭窄的发展。Sharif 等通过支架作为基因传递平台，采用腺相关病毒 2 型（adeno- associated virus of serotype 2, AAV2）和腺病毒进行基因转移，该研究得出的结论表明腺病毒和 AAV2 的涂层支架可用于将基因输送到血管壁，基因延长表达可长达 28 天。在一项猪支架-血管成形术动物模型研究中，通过聚合酶链反应检测涂层支架中绿色荧光蛋白质粒 DNA 在细胞培养中的表达。免疫组化检测发现在猪冠状动脉中有绿色荧光蛋白存在，在 DNA 处理组的所有冠状动脉中也都可观察到绿色荧光蛋白的表达，但在对照组中却没有，结果表明 DNA 洗脱支架可用于动脉转染，并可成为心血管疾病基因治疗的候选载体。另外，Klugherz 等首次报道了利用编码绿色荧光蛋白的抗体结合腺病毒可在支架上成功地进行基因传递，表明在细胞培养和猪冠状动脉中可进行高效和精确定位，将基因传递到动脉平滑肌细胞，证实血管支架是可精确定位输送病毒载体的适合平台，同时也防止了病毒载体的全身性传播。目前，药物洗脱支架已在一些人体临床试验中被广泛用于预防冠状动脉再狭窄。

与以上其他输注方法相比，冠状动脉内选择性和（或）非选择性输注方法可提供更好的血管通路，可通过所有心脏结构。建立猪冠状动脉缺血模型并进行冠状动脉局部给药，如 VEGF，3 周后进行心肌灌注及整体和局部心室功能评估，得出单次冠状动脉内注射（血管内或局部注射）VEGF 能刺激生理性的血管生成的结论。VEGF 导致心排血量剂量依赖性降低，同时增加血管通透性和血管舒张。在猪冠状动脉结扎缺血模型中，冠状动脉内注射编码人 FGF-5 的腺病毒可改善局部心肌功能。冠状动脉内基因顺行输送是治疗缺血性心肌的首选途径，然而，冠状动脉内皮和基底膜屏障限制了基因输送，且限制了摄取和随后的表达。因此，在使用这种方法时，必须考虑以下几个方面：很短（8～10s）的冠状动脉经过时间、有无冠状动脉闭塞、冠状动脉导管的位置（以减少药物回流）、解剖结构的变化和冠状动脉夹层风险的增加。在一项犬慢性心肌缺血模型研究中比较了四种碱性成纤维细胞生长因子的注射方式：中心静脉注射、外周静脉注射、心包注射和冠状动脉内注射。长期经冠状动脉灌注碱性成纤维细胞生长因子的犬，其侧支血流灌注最多（增加30%），通过其他注射途径和单次冠状动脉内剂量给药不能增强侧支冠状动脉灌注。除此之外，多项研究表明冠状静脉注射 *VEGF-165* 可减少心肌再灌注损伤、减轻缺血后炎症和减小梗死面积。

二、心力衰竭的基因治疗

严重心力衰竭的药物治疗预后非常差，基因治疗作为一种有吸引力的策略，通过选择基因靶点及其相关调控机制可以在单一治疗中对患者进行长期的管理。心力衰竭的基因治疗主要以抑制凋亡、减少不良重塑、改善心肌细胞转导及增加收缩力为目标，以获得最大疗效。目前，几种基因调节方法被用于治疗心力衰竭的潜在病理生理过程，包括通过增加抗氧化基因的表达保护心肌，通过增强促血管生成因子和恢复收缩功能挽救衰竭的心肌细胞。一些证据表明，心力衰竭的有效治疗需要一种能转移至所有心肌的基因传递方法，需要一种有效的多靶点方法，可以作用于不同的心肌细胞和信号通路，并专注于特定的病因。目前研究表明，以病毒和非病毒为基础的载体已经成功地将遗传物质输送到心脏。病毒载体通常更高效地传递核酸，可以携带相对稳定的基因，并有能力提供长期的基因表达。事实上，到目前为止，只有病毒载体被用于临床试验。心脏基因治疗是直接在左心室壁注射含有 β-半乳糖苷酶基因的质粒 DNA，使其在体内转染大鼠心肌细胞，发现心肌中 β-半乳糖苷酶活性长达 4 周。经过 30 年的发展，心力衰竭基因治疗得到了更深入的研究。

（一）SERCA2a

在心肌细胞中，SERCA2a 是一个对胞内 Ca^{2+} 稳态至关重要的蛋白泵。它与雷诺丁受体通道和 Na^+/Ca^{2+} 交换器协同工作，在复极/舒张阶段从胞质中去除 Ca^{2+}。SERCA2a 的活性通过抑制磷酸化被整合膜蛋白膜磷蛋白调节，反之，磷蛋白被磷酸化抑制，随后 SERCA2a 上的制动器释放，并增强肌质网 Ca^{2+} 摄取。有证据表明，SERCA2a 在衰竭的心脏中下调导致舒张期肌质网 Ca^{2+} 再摄取减少，从而需要更高的能量，导致舒张功能受损，易发生心律失常。此外，肌质网 Ca^{2+} 消耗严重影响兴奋-收缩耦联，从而增加心肌收缩力。在孤立的人类心肌细胞、小鼠和猪动物模型中成功试验后，这一基因治疗策略终于进入临床应用阶段。2012 年启动的 CUPID 试验是第一项心力衰竭心脏基因治疗的临床试验，使用复制缺陷的腺相关病毒 1 型（adeno-associated virus of serotype 1，AAV1）作为携带 SERCA2a 基因的载体，共有 250 例患者接受了冠状动脉内 AAV1/SERCA2a 或安慰剂治疗。虽然在最初阶段证明了其安全性并得到了一些有益的结果，但最后 2b 阶段的 CUPID 试验没有成功。AAV1/SERCA2a 治疗未能延长第一终末事件的时间，与安慰剂组相比，AAV1/SERCA2a 治疗对纽约心功能分级、6min 步行距离或 NT-proBNP 水平等均无显著影响，失败的可能原因为患者群体和（或）终点的选择，以及 SERCA2a 基因的传递不足或细胞内转移。在 CUPID2b 试验中，AAV 载体的心肌摄取约是动物模型的 1/1000。因此，应努力提高传递效率。例如，逆行灌注可以替代顺行冠状动脉输送以延长载体在毛细血管中的传输时间。另一个主要问题是 AAV 本身的传递效率较低，增加载体数量不一定是正确的解决方案，所以一些研究团队也在致力于重新设计 AAV。例如，一些作者利用体外定向进化技术在体内选择针对特定器官的 AAV 衣壳，生成具有心脏特异性的 AAV 突变体，然后获得一个名为"M41"的病毒衣壳的克隆基因，该基因在心脏组织中的传递效率是肝脏的 10 倍，另一组研究人员将 AAV 进行改造，发现一种新型 AAV2i8，是 AAV2/AAV8 的嵌合体，可以高效率选择性地将基因传递至心脏和骨骼肌组织。这些令人鼓舞的结果为即将进行的 12 例晚期心力衰竭患者的 AAV2i8 临床基因治疗试验提供了依据。

（二）腺苷环化酶

腺苷环化酶催化 ATP 转化为 cAMP，这是一种对心功能至关重要的分子。cAMP 是在儿茶酚胺对 β 肾上腺素受体刺激下产生的，并调节兴奋-收缩耦联导致正性肌力效应。在猪心力衰竭模型中，通过腺病毒载体转移腺苷环化酶 6 型（typeⅥ adenylyl cyclase，

AC6）基因改善了心功能，并逆转了病理性左心室重塑。研究表明，在遗传性心肌病小鼠中，心脏 AC6 的过表达延长了生命，没有导致体内 cAMP 过度生成，并减少了心律失常。最近，在一项多中心、双盲、安慰剂对照的 2 期研究中，研究人员证实了用腺病毒载体携带 AC6 基因在有症状性心力衰竭（EF≤40%）患者冠状动脉内给药的安全性和有效性。这种干预比标准的心力衰竭治疗能更好地改善左心室功能。预计会开展更大规模的试验。

（三）S100A1

S100A1 是一种与雷诺丁受体、SERCA2 和线粒体 f1-ATP 酶活性相互作用后，调节肌质网 Ca^{2+} 循环和线粒体功能的蛋白质。它具有抗心肌肥厚、影响心肌收缩力和抗心律失常的作用，并能减少心力衰竭时的能量消耗。多项研究表明，S100A1 在人类和各种心力衰竭动物模型中显著下调，因此这一改变是纠正基因治疗的潜在靶点。事实上，逆行冠状动脉进行 AAV9-S100A1 基因转移在大动物模型中被证实可以改善心肌收缩功能。2016 年，荷兰 QURE 公司开发了 AMT-126（AAV-S100A1）基因疗法，可以选择性恢复心脏缺乏的 S100A1 基因。

（四）VEGF-B

血管内皮生长因子 B（vascular endothelial growth factor-B，VEGF-B）选择性结合血管内皮生长因子受体-1（vascular endothelial growth factor receptor-1，VEGFR-1），后者为 VEGF 家族五种受体之一。VEGFR-1 不参与血管生成，但介导了 VEGF-B 强大的细胞保护/抗凋亡作用。这些特征使 VEGF-B 成为 DCM 基因治疗的理想化基因，DCM 是以心肌细胞凋亡显著增加为特征的一种心肌病，心力衰竭细胞凋亡增加与临床恶化的速度成正比。尽管与缺血性心肌病相比，DCM 为心力衰竭病因的概率较低，但 DCM 终末期患者往往只有行心脏移植病情才能得以改善。理想的治疗方法是阻止心肌细胞凋亡，而与缺血性心力衰竭不同的是，血管生成是非必要的，甚至是有害的。一些研究通过建立心房起搏诱导 DCM 犬动物模型，测试了 AAV9 载体携带的 VEGF-B 心脏基因传递对心功能的影响，直接心肌内注射和冠状动脉内灌注 AAV-VEGF-B 被证明是对心脏明显有益的，可以延缓心脏失代偿的发生，并阻止许多功能、组织学和分子改变的发展，包括细胞凋亡。

（五）SDF-1

基质细胞衍生因子-1（stromal cell-derived factor-1，SDF-1）被证明在心脏干细胞治疗中至关重要，因为它影响急性心肌梗死或慢性心力衰竭动物模型中的干细胞归巢、心肌细胞存活和心室重塑。研究表明，单独的 SDF-1 就可以诱导心肌修复。首个非随机、开放标签临床试验在 17 例缺血性心肌病患者中测试了直接经心内膜输送携带 SDF-1 基因的质粒载体。SDF-1 是一种对心功能没有直接影响的细胞因子，但可通过刺激内源性修复过程（包括血管生成）发挥作用。一项盲法、安慰剂对照、多中心的二期试验选取了 93 例缺血性心力衰竭（射血分数<40%）受试者，这项研究未能在治疗后 4 个月达到改善综合评分的主要终点。然而，在 12 个月时，注射 pSDF-1 剂量最高而射血分数最低

的患者，其射血分数增加了 7%，而安慰剂患者的射血分数减少了 4%。这些结果使研究者得出结论，这种治疗对射血分数非常低的患者更有效，这可能有助于确定后续试验的目标人群。

基因治疗被首次构想以来已过去 30 多年，并且还没有成功地运用到人体心脏，但是基因疗法在不同动物模型的心血管疾病治疗方面显示出了巨大的发展潜力。目前正在对一些实验疗法进行临床评估，但从基础实验成功转化为临床实践仍受到如基因载体、基因传递技术、临床可行性文件及持续的安全性和有效性等限制。多年来的研究和方法发展为未来的治疗奠定了坚实的基础，新的治疗需求仍然存在。在临床中提高基因治疗成功率既需要改进动物模型和临床前终点，也需要招募患者和选择临床终点的新方法。

（林慕之　周海燕）

第九节　干细胞治疗

心肌细胞坏死、凋亡及自噬是心肌细胞死亡的常见方式，也是心肌重塑的重要内容。心肌细胞是心肌的主要组成成分，在生物学上成年心肌属于不可再生细胞，一旦出现死亡则只能通过结缔组织进行修复填补，从而失去心脏独特的舒缩功能，导致机体一系列连锁反应、功能恶化，从而引发心力衰竭。随着心力衰竭患者数量的增多，迫切需要开发新的治疗方法。再生医学的兴起，对不可再生心肌细胞的研究有了进一步认识，干细胞成为主要候选者。干细胞拥有自我更新、不对称分裂、不可逆分化的特征，而胚胎多能干细胞和诱导多能干细胞则以其无限增殖及超强的全能性进入研究者视野。现代医学的发展和医疗设备的开发能有效延缓疾病进展，但心脏疾病的患病率仍然呈逐年增加的趋势。干细胞疗法可通过刺激受损心肌再生的潜力，从根本上改变心血管疾病的传统治疗方法。

一、干细胞及心脏相关干细胞类型

干细胞是一类具有自我更新和多向分化潜能的细胞，在一定条件下可分化为多种功能细胞。根据干细胞所处的发育阶段，可分为胚胎干细胞和成体干细胞；根据干细胞发育潜能，可分为全能干细胞、多能干细胞和单能干细胞（如造血干细胞、神经干细胞等）。干细胞治疗是将人自体或异体来源的干细胞，通过分离、体外培养和诱导分化等过程再植入人体而实现对临床疾病治疗的过程。干细胞研究是近年来生命科学领域的前沿和热点，随着干细胞研究的不断深入，干细胞成功地应用于一些疾病的治疗并取得了较好的效果，尤其是自身免疫性疾病、缺血性心脑血管疾病、糖尿病、退行性疾病和关节软骨修复等。

从第一次尝试心脏干细胞治疗到现在已有 20 多年。目前对处于不同发育阶段的干细胞类型进行了心血管再生潜能的评估（表 7-9-1）。

表 7-9-1 心脏再生干细胞治疗评估

细胞类型	有利因素	不利因素
骨骼肌成肌细胞	肌肉活检获取	不能转化成有功能的心肌细胞
	低伦理风险	机电耦合不匹配
	体外扩增迅速	
	抗缺血	
	低致癌风险	
	自体移植容易获得	
造血干细胞/内皮祖细胞	骨髓或血液获取	细胞数量低
	低伦理风险	分化潜力有限
	临床试验安全性证实	细胞表型不确定
	标准化培养流程	细胞系不同
	促血管生成	有潜在炎症发生风险
	治疗性分泌作用	治疗效果不一致
	致癌风险低	
骨髓间充质干细胞	多组织中获取	细胞数量低
	低伦理风险	分化潜力有限
	治疗性分泌作用	细胞系不同
	低免疫原性	原位表型不确定
	临床试验安全性证实	治疗效果不一致
	体外扩增迅速	
	低致癌风险	
心脏干细胞	适合自体移植	细胞数量低
	临床试验安全性证实	侵入性心肌活检
	心脏内源性定植	缺乏细胞特征
	低致癌风险	心血管分化潜力结局不一致
胚胎干细胞	多分化潜能	难以产生大量成熟的心肌细胞
	细胞数量无限	伦理风险
	细胞系易建立	致癌风险
	可以传代培养	基因组不稳定
	心肌细胞来源的内皮细胞	缺乏稳定性
	易与宿主心肌细胞结合	有免疫排斥及免疫抑制风险
诱导多能干细胞	多分化潜能	难以产生大量成熟的心肌细胞
	低伦理风险	致癌风险
	适合自体移植	基因组不稳定，易出现免疫排斥反应
	多组织中获取	诱导效率低
	心肌细胞来源的内皮细胞	缺乏标准化生产程序
	易与宿主心肌细胞结合	

（一）骨骼肌成肌细胞

在心脏再生领域，骨骼肌成肌细胞（skeletal myoblast，SM）是第一个在临床前和临床试验中测试的细胞类型。成肌细胞来源于卫星细胞，是一种位于骨骼肌纤维基底层下的祖细胞群。肌肉损伤后，卫星细胞被动员、增殖、分化并最终融合成新的肌肉纤维。由于骨骼肌成肌细胞易于从自体肌肉中获取，且具有体外扩增快速、抗缺血和低致癌风险等有利因素，因此其被推广用于心脏再生治疗。骨骼肌成肌细胞可分化为肌管、减少心肌纤维化、减轻心室重塑和改善心肌功能。几项小型非随机研究表明，移植骨骼肌成肌细胞后左心室射血分数和纽约心功能分级均有所改善，部分室壁运动增强。然而，在大多数临床研究中发现，干细胞治疗患者中室性心律失常的高发生率很可能是由于心肌细胞和骨骼肌成肌细胞衍生的肌管之间缺乏机电耦合缝隙连接所致。在 MAGIC 试验中，在严重缺血性心脏病患者心肌内注射骨骼肌成肌细胞后 6 个月及 6 年的随访期内，整体或局部左心室功能未见明显改善，且在早期给予胺碘酮干预未见心律失常发生率下降，从而导致骨骼肌成肌细胞用于治疗心脏疾病的概率下降。

（二）骨髓来源干细胞

骨髓是一种高度异质性组织，含有大量成熟和不成熟细胞群。损伤可导致骨髓来源的细胞募集至损伤区域，促进组织再生，这一发现引发了造血干细胞治疗。2001 年，一项开创性的研究表明，心肌内注射鼠造血干细胞可改善心肌梗死小鼠模型的心功能。同样，早期临床试验表明，造血干细胞在心脏病治疗方面有一定的效果。造血干细胞的临床治疗意义在于其取材可来源于自我更新的骨髓，具有较低的伦理风险，因此相对于大量的自体细胞和广泛的骨髓移植，造血干细胞治疗在临床试验中更容易被接受。

（三）骨髓来源单核细胞

骨髓来源单核细胞是一个异质细胞群，包括少量造血干细胞、内皮祖细胞和间充质干细胞，以及大部分处于不同成熟阶段的造血谱系细胞。2001 年，第一例患者在心肌梗死后第 6 天通过密度梯度离心法从骨髓标本中分离出自体细胞，并通过冠状动脉内注射进行治疗，1 年后的第一项对照研究结果显示，骨髓来源单核细胞移植后 3 个月，梗死面积显著减小，局部收缩力和灌注得到改善，这可能与心肌细胞再生及新生血管形成相关。骨髓来源单核细胞冠状动脉内和心肌内移植后，心功能显著增强，而另外的一些研究却未能检测到确切的干细胞治疗效应，骨髓来源单核细胞的再生能力仍存在争议。

（四）骨髓来源造血干细胞和内皮祖细胞

成人造血干细胞是多能干细胞，主要位于骨髓，并产生所有类型的淋巴细胞和髓系血细胞。内皮祖细胞代表骨髓中造血干细胞的促血管生成亚群，有许多共同的细胞表面标志物，如 CD34 和 CD133。2001 年，在 6 名行 CABG 患者的心肌梗死边缘区注射自体骨髓来源的 CD133+细胞进行一期临床试验，细胞移植后 3 个月，4 例患者 LVEF 增强，5 例患者梗死组织灌注改善，表明心肌内移植骨髓来源 CD133+细胞是安全的，且可诱导血管生成。

这些令人满意的结果在之后的二期临床研究中得到证实，干细胞移植后 6 个月，LVEF 和心肌灌注均得到改善。然而，后期的临床试验未得到一致性结果。

除 CD133 外，CD34 亦被确定为一种合适的单一表面标志物，可用于富集造血干细胞及内皮祖细胞。早期临床试验证明了骨髓来源的 CD34+细胞在心脏疾病治疗方面的安全性、可行性和潜在功效，但其在后期临床试验中的作用并未得到进一步证实。

（五）骨髓间充质干细胞

骨髓间充质干细胞是非造血干细胞中的一个子系，在培养条件下具有多能性、可塑性及黏附性。通常，这些细胞的特点是在特定的体外培养条件下可分化为成骨细胞、脂肪细胞、软骨细胞，并表达 CD73、CD105 和 CD90 等细胞表面标志物，而缺乏 CD34、CD45、CD14 和 HLA-DR。值得注意的是，间充质干细胞被认为具有免疫特权并表现出免疫抑制的特性，这一特点使其可在同种异体中推广使用。近期的一项荟萃分析表明，在接受冠状动脉旁路移植术的患者中，心肌内注入间充质干细胞可以减少瘢痕组织，改善组织灌注及主要注射部位周边区域的心功能。然而，一些实验结果显示，间充质干细胞移植后可改善 LVEF，而另一些指标却显示无效，间充质干细胞在临床实践中对心功能的有效性仍然不确定。

（六）动员干细胞和祖细胞

干细胞的迁移是一个持续的双向过程，包括干细胞的动员和归巢。急性心肌梗死引起循环中干细胞和祖细胞的动员显著增加，这些细胞在心脏愈合过程中发挥着重要作用，迄今为止，粒细胞集落刺激因子常用于刺激外周血中干细胞和祖细胞的增加。然而，荟萃分析表明，急性心肌梗死后粒细胞集落刺激因子治疗并没有改善心肌重塑，使用粒细胞集落刺激因子动员干细胞和祖细胞的临床试验数据结果亦不一致。在心肌内或冠状动脉内注射骨髓来源单核细胞和 CD34+细胞后有显著的治疗效果，而其他研究则没有检测到干细胞治疗组和对照组之间的功能差异。PERFECT III 期临床试验结果表明，循环干细胞和祖细胞参与心力衰竭的发生与发展，并与改善心功能有关。

（七）脂肪来源干细胞和祖细胞

脂肪组织是具有多向分化潜能的成年干细胞的丰富来源，这些脂肪来源的基质干细胞表现出类似于骨髓间充质干细胞的特性，培养的基质干细胞表达与骨髓间充质干细胞相同的表面标志物，如 CD73、CD105 和 CD90，但缺乏 CD45。基质干细胞可以通过早期传代中 CD34 的表达和 CD106 的缺失与骨髓间充质干细胞区分。许多临床前研究证实了这些细胞可显著减轻心肌重塑、减小梗死面积及改善心功能，临床研究也证实了这些细胞的安全性和实用性。然而，在两项最大的安慰剂、对照临床试验中，虽然观察到心肌细胞最大氧耗量有所改善，但未能检测到脂肪细胞移植后左心室功能或体积的显著变化。尽管如此，更大规模的 III 期临床试验结果仍有待观察。

（八）心脏干细胞及祖细胞

成年心脏被认为是没有显著自我更新能力的有丝分裂后器官，然而，随着心脏能够进行心肌细胞更新的能力被检测到（尽管非常有限），这一观点发生了变化。Beltrami 等发现成年心脏自我更新 c-Kit$^+$细胞，能够分化为心肌细胞、内皮细胞和平滑肌细胞，并支持受损心脏组织再生。在发现肿瘤干细胞后不久，体内实验已经开始并得到有利的结果。对 80 项动物研究的系统分析表明，与安慰剂组相比，应用肿瘤干细胞后 LVEF 提高了约 11%。令人惊讶的是，与大型动物模型相比，肿瘤干细胞在小动物模型中的治疗效果更明显，而其他参数，如合并症、细胞来源和疾病模型不影响骨骼肌成肌细胞治疗的获益。2011 年，来自Ⅰ期临床试验（SCIPIO，NCT00474461）的数据表明，缺血性心肌病患者经冠状动脉内输注自体 c-Kit$^+$肿瘤干细胞后未发生死亡或与肿瘤干细胞相关的不良事件。磁共振成像评估表明，干细胞注射后 4 个月和 12 个月，整体和局部心功能得到改善，梗死面积减小，活组织增多。CADUCEUS 试验将从心内膜心肌活检组织中生长的心肌球源性干细胞输送到心肌梗死后左心室功能障碍的患者体内，进一步证实了肿瘤干细胞的益处。除了冠状动脉内注射骨骼肌成肌细胞的安全性和可行性之外，心肌球源性干细胞的移植减小了梗死面积，增加了存活心肌的数量并改善了局部收缩性和局部室壁厚度。相比之下，在骨骼肌成肌细胞治疗组和未接受治疗的对照组之间没有检测到左心室功能与体积的差异。在第一个随机对照Ⅱ期临床试验 PERSEUS（NCT01829750）中，在接受心肌球源性干细胞治疗 3 个月后，左心室功能改变显著大于对照组（6.4%比 1.3%）。与基线相比，在单心室心脏病患者冠状动脉内注射骨骼肌成肌细胞后持续 1 年均可见治疗的有效性，包括心室功能的改善和容量负荷的减轻，心力衰竭减轻，心肌纤维化减少。

（九）胚胎干细胞

胚胎干细胞来源于囊胚内的细胞团，具有自我更新和分化为所有 3 个胚层（内胚层、中胚层、外胚层）的细胞类型的能力。迄今为止，虽然大量生成纯化及成熟的心肌细胞仍具挑战性，但目前已经建立了许多不同的体外培养方法诱导胚胎干细胞向心肌细胞分化。在早期动物研究中，心脏环境足以诱发注射的胚胎干细胞分化为心肌细胞，从而取代受损的宿主组织。然而，进一步的体内实验证实未分化的胚胎干细胞在心肌内注射后形成畸胎瘤。因此，针对胚胎干细胞来源的心肌细胞的产生、鉴定和纯化的新策略是目前主要的关注点。在这些方面，更复杂的临床前研究表明，胚胎干细胞来源的心肌细胞能够以电磁方式整合到宿主心肌中，从而对心肌重塑过程、瘢痕形成减少和心功能改善产生积极影响，而不会在大、小型动物中形成畸胎瘤。这些可喜的临床前数据使 ESCORT Ⅰ期临床试验将人类胚胎干细胞来源的心脏祖细胞嵌入纤维蛋白基质中，应用于有严重心力衰竭的患者。2015 年，第一例患者的研究结果表明没有出现心律失常或肿瘤形成等并发症，LVEF 增加了 10%，并观察到症状从纽约心功能Ⅲ级改善至Ⅰ级。尽管取得了这一积极成果，但胚胎干细胞及其衍生物用于治疗心血管疾病仍存在争议，因为胚胎干细胞的使用存在伦理问题。此外，免疫排斥反应、遗传不稳定性和致瘤性仍然阻碍其临床转化。

（十）诱导多能干细胞

2006 年，Takahashi 和 Yamanaka 首次报道了小鼠成纤维细胞逆转录 4 种特定转录因子（c-Myc、Oct3/4、Sox2、Klf4）的病毒后可产生多能干细胞。这些所谓的诱导多能干细胞

（iPSC）表现出与鼠胚胎干细胞相似的部分特性，包括分化能力、形态和干细胞标志物表达。1 年后，通过将相同的技术应用于人类成纤维细胞，建立了人类诱导多能干细胞。对诱导多能干细胞来源心肌细胞的功能分析表明，这些细胞是未成熟的，与胚胎而非成体心肌细胞的相关性更高。心肌梗死动物模型研究表明诱导多能干细胞来源的心肌细胞样细胞能够整合到宿主组织，并改善心功能和缓解不良重塑过程。与胚胎干细胞相比，自身特异性诱导多能干细胞来源干细胞被认为具有显著优势，如避免了伦理问题和免疫反应。诱导多能干细胞系中基因组不稳定，这是由于亲代成体细胞中预先存在的变异或在重组过程和培养期间发生的突变导致。移植的诱导多能干细胞来源细胞具有免疫原性，这一意外发现引发了对诱导多能干细胞安全性的关注。目前已建立新的方案解决这些问题，通过使用非整合的基因传递方法，或通过引入蛋白质、修饰的 mRNA 和 miRNA，最大限度地减少重组过程中发生突变的可能性。近年来，也有通过用小分子混合物的方法产生诱导多能干细胞。尽管存在这些显著的改进，但人类诱导多能干细胞来源干细胞尚未达到治疗心血管疾病的临床转化水平。

二、心脏再生治疗的研究基础

心肌重塑是一个复杂的过程，涉及多种分子、细胞和基质变化，导致心脏结构和功能的改变，如心肌细胞组织和 ECM 稳态的改变。大量研究证明，干细胞治疗对缺血性损伤后的心肌重塑过程有积极影响，注射 c-Kit$^+$骨髓来源干细胞显著减少梗死周围心肌中胶原蛋白的沉积，增加梗死左心室室壁厚度并减轻左心室肥大。间充质干细胞治疗后梗死区变薄得到改善，纤维化程度降低。临床试验也证实了干细胞可作用于 ECM 沉积和减轻心肌纤维化。在 PERSEUS Ⅱ期临床试验中，冠状动脉内输注自体心源性干细胞治疗后 3 个月，瘢痕减小、质量减轻和体积显著减小。同样，研究发现间充质干细胞治疗显著降低了缺血性心肌病患者的心内膜长度、左心室球形指数和瘢痕厚度。然而，干细胞调节 ECM 组织结构的机制仍在研究中。有研究表明，MMP 可能在干细胞移植后减小瘢痕方面发挥重要作用，组织中 MMP 水平的升高被证实在干细胞介导的心肌修复中发挥重要作用。此外，抑制 TNF 信号是一种重要的旁分泌效应，通过这种效应，干细胞影响心肌重塑过程。将骨髓间充质干细胞注入炎症性 DCM 模型小鼠，通过释放可溶性 TNF 受体-1 抑制了心肌中 TNF/NF-κB 通路，进而导致胶原沉积减少约 50%。同样，Lee 等证明间充质干细胞介导的抗炎因子 TNF-α 诱导的蛋白-6 分泌与梗死面积的显著下降相关。

2001 年，第一个令人鼓舞的临床前研究结果表明，心肌梗死组织的修复和功能增强导致同一年内干细胞治疗的快速转化。在过去的 20 年，大量的临床前和早期临床试验已经证明多种干细胞治疗的安全性和可行性。然而，仍有许多问题待解决，到目前为止，还没有明确显示干细胞疗法对心脏病的有效性。因此，一些新兴的策略有待开发，以提高干细胞的应用效力。

（一）胚胎干细胞与心脏再生

早在 2001 年，研究人员就已经证实利用小鼠的胚胎干细胞可以成功诱导分化出小鼠的心肌细胞。由于胚胎干细胞拥有分化为各种细胞的潜能，因此使其定向分化为心肌细胞是利用胚胎干细胞进行心肌再生的重中之重。2005 年，研究者实现了用聚羟基乙酸与胚胎干细胞相结合的方式构建心脏补片，治疗心脏疾病。2007 年，科学家将胚胎干细胞种植至支架上，"打印"出三维心肌细胞，且能够实现少量微血管功能。研究人员还发现，石墨烯能够促进胚胎干细胞向心肌细胞分化，分化过程可能与矮小同源盒基因 2 相关。

对人体来说，取得人胚胎干细胞有违伦理道德，因此利用其进行心肌再生受到一定的限制，并且胚胎干细胞与患者间基因序列不同，具有产生免疫排斥反应的风险。虽然利用胚胎干细胞进行心肌再生的问题颇多，但对其进一步研究有助于加深对组织工程心肌领域的了解，以及探索人类心脏发育的过程，并最终将其应用于心脏疾病治疗。

（二）诱导多能干细胞与心脏再生

与胚胎干细胞相比，诱导多能干细胞可以自身取材，从而避免伦理问题，减少排斥反应。科学家进行了不懈的研究，现在已经能够使用较为容易的方法获取皮肤成纤维细胞，以及从血液或尿液中分离相关细胞，从而进行重组，并诱导这些细胞成为诱导多能干细胞。

患者体细胞在体外经过诱导后成为诱导多能干细胞，大量扩增后，继续借助不同的诱导因子和方法将其分化为心肌细胞、平滑肌细胞、内皮细胞等心血管类细胞，可以完成受损心脏的组织修复、降低心肌纤维化、治疗心肌梗死及改善心功能。此方法已经在多种动物中成功进行了心脏再生实验，并取得了不断优化的显著效果。在心脏疾病治疗过程中，诱导多能干细胞最大的缺陷在于其具有无限增殖能力，容易在心脏中形成肿瘤。解决该问题的方法之一为诱导多能干细胞在体外提前进行分化，经过体外筛选后，选择高纯度的纯化心肌细胞移植入患者体内，降低致瘤副作用。另外，诱导多能干细胞分化后的心肌细胞更偏向于胚胎或新生儿心肌细胞，由于成熟度不够，因此钙处理能力、肌质网功能和对肾上腺素能系统的反应能力不够完善，有可能导致畸形或心律失常。降低致畸率、降低心律失常发生率是目前需要攻克的难题。

（三）骨髓间充质干细胞与心脏再生

骨髓间充质干细胞主要存在于骨髓中，是最早作为心肌细胞再生原材料而被研究的细胞之一，在经过特定条件诱导后，骨髓间充质干细胞可以分化为不同种类的中胚层细胞，在 20 世纪即有研究表明其可以成功分化为心肌细胞，由于其具有很强的分化潜能，且获得和培养难度较低，因此这是治疗心肌细胞坏死的有效途径，具有治疗心力衰竭等心脏疾病的潜力。间充质干细胞具有免疫调节作用，能够诱导免疫耐受，促进移植细胞存活，使得同种异体之间不需要使用免疫抑制药物的移植成为可能。甚至，在异种之间（如人和鼠）移植间充质干细胞，分化后的心肌细胞在形态上是与受体本身相同的。

2013 年，研究者将骨髓间充质干细胞在体外种植至胶原支架上，培养出心肌组织补片，成功逆转了大鼠心肌梗死。该细胞的旁分泌功能使得细胞相互促进生长。研究表明，在心肌梗死治疗中，骨髓间充质干细胞能够提高患者的心功能，然而，机制尚不明确，需要进一步探索。骨髓间充质干细胞移植后在体内的存活率较低，或许与梗死区域缺乏足够的血液供应相关，ROS 的产生也会造成二次损伤，需要进行多次移植。该问题的解决需从改善心脏微环境入手。

　　运动能够增强心脏的收缩能力，减少梗死面积，提高心功能。有氧运动能够动员骨髓间充质干细胞，并促进心肌梗死患者的心功能改善，提高生长相关细胞因子的表达，促进心肌再生。

三、干细胞治疗机制

　　近年来，动物研究已经证实，心脏缺血性损伤经干细胞治疗后，心功能得到改善，这些研究成果为临床试验打下了良好的基础。干细胞治疗心脏疾病的机制主要通过旁分泌效应，但对于干细胞对心脏的潜在生物学作用机制依然缺乏清晰的认识。干细胞治疗心肌再生是指从不同组织（骨髓、外周血、心脏组织和脂肪组织）、骨骼肌细胞和多能干细胞中提出的多能成体干细胞在临床前和临床研究中被用于刺激成人心脏细胞再生。干细胞具有分化为心肌细胞、内皮细胞和平滑肌细胞的能力，支持再生的过程。可溶性因子的释放与损伤组织 ECM 的重塑呈正相关。此外，新生血管的形成和免疫调节作用也通过干细胞旁分泌信号激活。然而，在临床试验中，获得的真实数据与之并不一致，并未得到干细胞治疗在各种动物实验中观察到的有效性，因此干细胞治疗仍然任重道远。干细胞修复受损组织的能力主要基于间接机制（旁分泌）和直接机制（图 7-9-1）。后者包括注射干细胞直接心脏分化和整合到心肌中以补偿心肌细胞或内皮细胞的损失。然而，从大量体外和体内研究中获得的数据表明，旁分泌信号是介导干细胞治疗的有效基本机制。

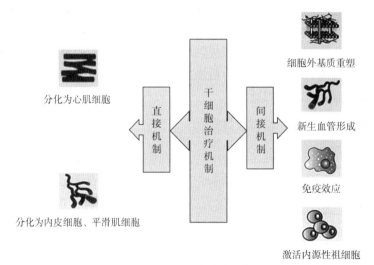

图 7-9-1　干细胞治疗机制

（一）干细胞分化——直接机制

　　最初，移植的骨髓来源干细胞被认为有助于受损心肌组织的功能恢复，主要是通过心肌分化后与宿主心肌进行机电耦合，并且以直接分化出血管的方式形成新生血管。迄今为止，成人干细胞和祖细胞在心脏内向心肌细胞的转化能力仍存在争议。骨髓来源干细胞不仅具有内皮细胞和平滑肌细胞表型，还能转分化为功能性心肌细胞，而另一些研究则反驳了干细胞的这种心源性潜能，并指出干细胞与宿主心肌细胞融合是普遍存在的现象。据研究显示，转化和细胞融合这两种机制同样会导致异体外周血干细胞及脂肪组织来源干细胞和祖细胞在体内转化为心肌细胞。

（二）旁分泌信号——间接机制

目前，人们普遍认为分泌可溶性因子是骨骼肌成肌细胞介导的心脏再生的主要机制。旁分泌信号使骨骼肌成肌细胞通过激活几种信号通路影响周围的心血管组织，独立于与宿主组织之间建立功能性细胞-细胞接触。生物活性分子，如 TGF-β、VEGF、SDF-1 和 EGF 可由移植的干细胞和祖细胞分泌到肠腔或血液中。因此，这些细胞因子或细胞外小泡的释放是促进各种再生过程的关键环节，如新生血管形成、内源性心肌细胞凋亡减少、组织固有祖细胞的激活或有益于组织修复的细胞募集。除了供体的健康状况外，随着年龄的增长，干细胞分泌功能受到显著影响，从而影响其促进心肌恢复的能力。

1. 新生血管形成　由于能够为受损组织重新提供营养和氧气，新生血管形成是组织愈合过程的重要组成部分。干细胞的旁分泌已被证明在梗死的心脏中触发新生血管形成。在干细胞移植到心肌梗死小鼠模型后，研究者发现人类树突状细胞释放促血管生成因子，包括血管内皮生长因子、干细胞生长因子和 IGF-1，并观察到干细胞注射后新生血管形成增加 20%，主要归因于旁分泌信号。最近发表的一项研究进一步证实了刺激树突状细胞对小鼠血管生成的影响，并确定 TGF-β 的共受体内切酶（CD105）是这种旁分泌刺激新生血管形成的重要介质。有趣的是，Cheng 等指出，与来自健康和新近发生心肌梗死心脏的树突状细胞相比，来自心力衰竭晚期患者的树突状细胞表现出更高的旁分泌表达基质细胞衍生因子。将这些心力衰竭患者的树突状细胞移植到梗死的小鼠心脏中，与对照组树突状细胞相比，内源性内皮细胞的增殖速度增加了约 30%。大鼠 c-kit$^+$ 心脏干细胞通过分泌血管内皮生长因子以旁分泌方式显著改善心肌梗死后血管生成。

不同来源的间充质干细胞能够释放促血管生成因子，促进新生血管形成。当应用于大鼠时，血管平滑肌细胞在体外分泌 VEGF、HGF 和 IGF-1，并使梗死边缘区的毛细血管密度增加 28%。由于注射的脂肪干细胞直接内皮化的分化效率非常低（＜1%），研究者指出新生血管形成主要由细胞因子的旁分泌释放刺激导致。此外，骨髓来源的间充质干细胞被证明可以表达和释放增加毛细血管密度的细胞因子。为了阐明潜在的分子机制，对骨髓间充质干细胞进行了过表达研究，发现 GATA-4 和 Akt/ERK 信号通路参与旁分泌介导的血管生成过程。应用造血干细胞和内皮祖细胞的临床前研究显示，心肌梗死后局部毛细血管密度显著增加，梗死瘢痕内新生血管增多。造血干细胞和内皮祖细胞直接整合到正在形成的新生血管系统中，并分泌促血管生成因子，如 VEGF、IGF-1、HGF 和 SDF-1α。

2. 免疫调节　骨髓间充质干细胞具有免疫调节特性，可与先天性或后天性免疫系统细胞相互作用。骨髓间充质干细胞可以影响急性心肌梗死后和心力衰竭的炎症过程，间充质干细胞可以通过分泌 TGF-β 和 IL-10 刺激调节性 T 细胞的产生，急性心肌梗死后 T 细胞促进炎症从初始期向消退期转变，从而有助于伤口愈合。骨髓间充质干细胞分泌高水平的 T 细胞抑制因子，同时表达黏附分子和趋化因子，包括趋化因子受体 3（CCR3）和趋化因子受体 5（CCR5）配体、细胞黏附分子-1 和血管细胞黏附分子（VCAM-1），吸引 T 细胞向其靠近。相反，在没有炎症的情况下，骨髓间充质干细胞仍然产生 T 细胞募集分子，但只分泌低水平的免疫抑制因子，导致 T 细胞反应增强。此外，干细胞可以影响巨噬细胞的极化。

除调节 T 细胞和巨噬细胞，骨髓间充质干细胞还能抑制其他几种参与免疫反应的细胞，包括自然杀伤细胞、树突状细胞和肥大细胞。虽然有几项研究报道了骨髓间充质干细胞可防止细胞凋亡并增强中性粒细胞的募集，但其他研究表明骨髓间充质干细胞介导中性粒细胞的活性和吸引力有限。Luger 等的研究表明，静脉应用人骨髓来源的间充质干细胞可显著减轻心肌梗死 7 天后心脏中自然杀伤细胞和中性粒细胞数量的 25%～50%，这与不利重塑的减轻明显相关。脂肪干细胞在体外分泌更高水平的免疫调节细胞因子，如 IL-6、IL-8 和 TGF-β，并且比骨髓来源的间充质干细胞能更有效地抑制树突状细胞的分化。相比之下，只有骨髓来源的间充质干细胞降低了自然杀伤细胞的细胞毒活性，而脂肪干细胞和骨髓来源的间充质干细胞都以类似的方式减少自然杀伤细胞的增殖。然而，其他干细胞类型的数据非常有限，需要进一步的体内外研究阐明它们的免疫调节和抗炎活性程度。

3. 内源性干细胞和祖细胞的募集与心肌细胞增殖的激活　基于干细胞治疗具有激活内源性再生过程的潜力，包括募集常驻干细胞和祖细胞，以及刺激心肌细胞增殖。将人类心脏干细胞注入心肌梗死小鼠心脏后 2 天，内源性 c-kit⁺心脏干细胞与移植细胞共定位。心肌内注射骨髓来源的 c-kit⁺细胞刺激内源性心脏祖细胞生成，但没有细胞转化或融合的证据。骨髓间充质干细胞移植后，心脏组织中的 c-kit⁺心脏干细胞显著增加。近期有研究发现，在条件培养基中仅注射骨髓来源间充质干细胞可显著增加循环中 Sca-1⁺和 c-kit⁺细胞的数量，并有利于有益的内源性骨髓来源细胞的浸润，表明旁分泌信号是常驻细胞募集的主要机制。此外，干细胞治疗促进心外膜来源细胞的活化，并促进其分化为内皮细胞、平滑肌细胞和心肌细胞。

除诱导内源性干细胞和祖细胞外，干细胞还可以刺激心肌细胞重新进入细胞周期。骨髓间充质干细胞移植后，增殖的心肌细胞和内皮细胞的数量显著增加。由于这些增殖细胞不能共表达 Notch-1 受体的活性片段，因此增殖细胞不是由内源性心脏干细胞产生的。心肌细胞的细胞周期重新激活也可以通过与造血干细胞、间充质干细胞和祖细胞的细胞融合触发，因此这揭示了干细胞治疗对内源性心脏修复具有激活和刺激的潜力。

四、心肌重塑干细胞治疗展望

从实验室基础性研究到小规模的临床研究，干细胞研究正在以惊人的速度发展，干细胞已成为了生命科学研究领域的前沿热点。2002 年至今，临床上已有很多使用干细胞治疗心脏病的研究，如 TOPCARE-DCM、CardiAMP 等临床试验，目前大多数临床试验都集中在骨髓间充质干细胞通过冠状动脉内注射、自体来源或间充质干细胞移植治疗心血管疾病。诱导多能干细胞产生的心肌细胞不仅在细胞替代和无细胞治疗的预期应用中取得了实质性进展，而且在治疗由异常损伤引起的心脏病或遗传性心脏病方面卓有成效。然而，人多能干细胞的功能发育和成熟具有复杂性，其潜在的分子机制尚未完全明晰，细胞内电生理机制仍有待更深入的研究。尽管在理论和实践上已经能够利用干细胞再生产生新的心肌组织，但是与临床应用仍有很大的差距。

第一，干细胞的质量。例如，胚胎干细胞来源的心肌细胞和诱导多能干细胞来源的心肌细胞外显子在缺氧条件下存在差异表达。因此需要严格控制细胞生成的每一步，包括细胞生成、细胞系的选择和基因组稳定性检测；分离高产、临床级和成本效益高的心肌细胞亚群，并为每一步骤建立标准。此外，还需要新的方法降低细胞在质量、亚型和成熟水平方面的异质性。

第二，心肌细胞的成熟度。细胞的成熟度会影响移入宿主心脏后的细胞增殖和治疗效果，将未成熟的细胞植入成年人心脏可能会导致心律失常。研究者通过 ECM 工程、细胞排列技术、电刺激、机械拉伸、线粒体工程，以及 miRNA 和激素干预的方法促进人类多能干细胞衍生的心肌细胞成熟，但仍未达到成人心肌细胞的成熟度，因此有效的心脏干细胞疗法还需调整干细胞最佳成熟状态，以平衡细胞存活和移植后心律失常的风险。

第三，细胞的存活率。细胞存活率低和长期滞留是阻碍细胞治疗的重要原因，为解决该问题，科研人员提出可以在移植前对细胞进行预处理以增强其抗逆性，联合应用支持性生物材料，操纵梗死心脏的局部免疫环境以优化宿主组织接受移植物等方法解决该问题，但最终是否可行还需进一步研究。

第四，心律失常的风险。不同成熟度的干细胞可能有不同程度的功能耦合、异位激活和区域传导，并会产生异常脉冲。因此，在未来的大型动物研究中，测试多种抗心律失常方法的可行性至关重要，包括确定合适的细胞表面标志物以准备高纯度的干细胞，确定适当的移植成熟度，微调移植的细胞数，并与抗心律失常药物联合使用等。

第五，排斥反应。宿主免疫排斥是心脏干细胞治疗的"绊脚石"之一，人多能干细胞衍生心肌细胞是通过主要组织相容性复合物、人类白细胞抗原系统介导的适应性免疫系统产生免疫排斥反应。研究发现，通过Ⅰ类主要组织相容性复合物供体细胞和受体细胞的精细匹配能够显著降低外源细胞的免疫排斥反应，同时，相关具有广泛人类白细胞抗原多样性的生物库人类多能干细胞系、通用且免疫相容的供体人类多能干细胞系也在进一步研发中。那么，随着干细胞移植后长期随访，新生组织是否真的能够大概率治愈衰竭心脏仍有待研究。

目前，许多临床试验结果表明干细胞治疗各类心脏疾病行之有效，心脏干细胞疗法在缓解病情、延长寿命和提高生活质量方面具有极大的潜力。然而，临床应用心脏干细胞疗法已然存在极大的挑战和许多亟待解决的问题，随着这些问题的逐一攻克，相信干细胞治疗心脏病在未来能够造福更多的患者。

（唐　倩　李　伟）

参 考 文 献

常青，鲁大胜，陈元元，等，2020. 希氏束起搏和右心室起搏的长期有效性和安全性比较的荟萃分析. 中国循证心血管医学杂志，12（1）：18-23.

陈婵，娄洋，吕铮天，等，2021. 益心化浊方对慢性心力衰竭大鼠肠道 TLR4/Treg 信号通路的影响. 中国中西医结合杂志，41（10）：1214-1220.

陈琳，李飞泽，2017. 益气振心汤对慢性心力衰竭阳虚气弱、瘀结水停证患者 RAAS 及 SNS 的影响. 浙江中西医结合杂志，27（6）：467-469+473.

陈卫海，许彬，丁文森，等，2016. 生理性缺血训练临床应用效果的 Meta 分析. 中国全科医学，19（26）：3204-3209.

高传玉，张静，BhatRafiq Ahmed，等，2020. 经皮机械循环辅助装置——Impella 研究进展. 中华心力衰竭和心肌病杂志，4（3）：217-221.

国家卫生计生委合理用药专家委员会，中国药师协会，2019. 心力衰竭合理用药指南. 中国医学前沿杂志，11（7）：1-78.

何贵新，冯雨菲，玉黎燕，等，2021. 芪参益气滴丸减轻心肌缺血再灌注损伤的作用. 心脏杂志，33（3）：233-238.

何山，何欣悦，张抒扬，等，2021. 2020 年心力衰竭药物治疗进展. 中华心血管病杂志，49（4）：305-310.

黄伟剑，2015. 永久希氏束起搏的临床和现状. 2015 年浙江省心电生理与起搏学术年会论文汇编：114-117.

金彩彩，张晓伟，2020. 抗心衰天然药物及活性化合物研究进展. 药学学报，55（6）：1147-1156.

孔烨，隋亮，瞿晓红，等，2008. 左心室成形术治疗缺血性心力衰竭. 国际心血管病杂志，35（3）：192-195.

李焕彬，陈铿，陈法桂，等，2013. 破格救心汤改善心梗后心衰大鼠心功能的作用. 中国实验方剂学杂志，19（1）：280-283.

李静静，2021. 益气通脉汤对冠心病心力衰竭患者心功能和炎症反应的影响. 哈尔滨医药，41（4）：126-127.

李明，漆宜华，张霞，等，2020. 经皮肾交感神经消融术治疗慢性心力衰竭的研究与探索. 人民军医，63（5）：467-469.

李森，叶晓峰，龚文辉，等，2015. 不同类型干细胞在心肌组织工程中的应用及进展. 临床与病理杂志，35（03）：490-494.

卢健棋，唐梅玲，朱智德，等，2021. 以中医思维认识心力衰竭. 中医学报，36（8）：1600-1603.

倪隽，卢红建，励建安，2016. 生理性缺血训练研究进展. 中国康复医学杂志，31（3）：367-370.

荣霞，史艳霞，杜宇，2018. 积雪草酸通过 SIRT3/β-catenin/PPARγ 信号通路影响急性心肌梗死模型大鼠血管新生及心室重塑. 中国动脉硬化杂志，26（6）：593-599.

苏蓝，黄伟剑，2019. 永久性希浦系起搏—同步化治疗的新方向. 南京医科大学学报（自然科学版）. 39（6）：802-805.

万俊芳，2015. 中医药干预慢性心力衰竭心肌代谢重构研究进展. 亚太传统医药，11（3）：54-55.

王靓，侯晓燕，保永亮，等，2012. 苓桂术甘汤对急性心肌梗死心室重塑模型大鼠 TNF-α，IL-6 和 ET-1 的影响. 山西中医学院学报，13（4）：23-25.

王靓，侯晓燕，黄金玲，等，2013. 苓桂术甘汤对慢性心衰模型大鼠心肌组织 TNF-α 及血清 NF-κB 和 IL-1β 的影响. 中草药，44（5）：586-589.

王永正，苏先华，林金，2021. 白藜芦醇通过抑制 SIRT3/β-catenin/PPARγ 信号通路对急性心肌梗死大鼠心肌细胞凋亡的影响. 四川中医，39（8）：39-42.

吴圣杰，苏蓝，项文豪，等，2019. 永久左束支起搏心脏再同步治疗在左束支阻滞患者远期疗效的初步研究. 中华心律失常学杂志，23（5）：399-404.

杨明，董竹琴，罗颖，等，2019. 基于 PI3K/Akt/mTOR 信号通路研究南葶苈子水提液对心力衰竭模型大鼠心室重塑的影响. 浙江中西医结合杂志，29（6）：442-445+526.

杨晓利，瞿惠燕，戎靖枫，等，2021. 基于 TGF-β1/Smad 通路的鹿红方对心肌梗死后心力衰竭大鼠心肌纤维化的影响. 中国中医药信息杂志，28（9）：92-98.

杨炀，税丕先，陈滟，等，2017. 中药大黄在临床应用中的功效以及对其药理作用. 基因组学与应用生物学，36（3）：1226-1231.

叶炀，吴圣杰，陈学颖，2020. 希浦系统起搏生理性心脏同步化治疗. 心电与循环，39（2）：109-119.

于武华，钟凌云，叶协滔，等，2020. 阴附片、阳附片对慢性心衰大鼠 RAAS 系统的调控作用. 中药药理与临床，36（3）：144-148.

余滨宾，励建安，韩良，2010. 缺血负荷对家兔股动脉固有侧支循环开放的影响. 中国康复医学杂志，25（1）：4-8.

张凯旋，耿巍，姜一鸣，等，2019. 芪参益气滴丸对射血分数保留心力衰竭的疗效观察. 临床荟萃，34（11）：995-998.

张丽，徐旭，万勇，等，2017. 芪苈强心胶囊改善心肌纤维化及对 TGF-β1/Smad-3 信号转导通路的影响. 疑难病杂志，16（6）：535-536+618-622.

张鹏，吴冬燕，邵独婧，等，2014. 老年心力衰竭患者心脏再同步化治疗术后心脏电学重构与机械重构. 中华老年心脑血管病杂志，16（12）：4.

张勤芹，高想，2017. 中医药干预慢性心力衰竭能量代谢重塑的研究进展. 吉林中医药，37（1）：99-103.

张世泽，周思伯，方立德，等，1980. 原位心脏移植一例报告. 中华外科杂志，18（3）：204-207+290.

郑晓辉，宋轶萱，史桂玲，等，2020. 度拉糖肽治疗 2 型糖尿病的临床研究进展. 现代药物与临床，35（1）：184-188.

郑艳，刘艳辉，胡杰，等，2021. 犀草素对心力衰竭大鼠心室重塑的改善和对 PI3K/Akt/mTOR 信号通路的调控作用. 中国心血管杂志，26（2）：169-173.

中国医师协会心力衰竭专业委员会，国家心血管病专家委员会心力衰竭专业委员会，中华心力衰竭和心肌病杂志编辑委员会，2020. 经皮机械循环辅助临床应用及管理中国专家共识. 中华心力衰竭和心肌病杂志，4（3）：145-158.

中华医学会急诊医学分会复苏学组，成人体外心肺复苏专家共识组，2018. 成人体外心肺复苏专家共识. 中华急诊医学杂志，27（1）：22-29.

中华医学会心电生理和起搏分会，中国医师协会心律学专业委员会，2021. 希氏-浦肯野系统起搏中国专家共识. 中华心律失常学杂志，25（1）：10-36.

中华医学会心血管病学分会心力衰竭学组，中国医师协会心力衰竭专业委员会，中华心血管病杂志编辑委员会，2018. 中国心力衰竭诊断和治疗指南 2018. 中华心血管病杂志，46（10）：760-789.

Abdelrahman M，Subzposh FA，Beer D，et al，2018. Clinical outcomes of His bundle pacing compared to right ventricular pacing. J Am Coll Cardiol，71（20）：2319-2330.

Aggarwal B，Aman W，Jeroudi O，et al，2018. Mechanical circulatory support in high-risk percutaneous coronary intervention. Methodist Debakey Cardiovasc J，14（1）：23-31.

Ajijola OA，Upadhyay G，Macias C，et al，2017. Permanent His-bundle pacing for cardiac resynchronization therapy：Initial feasibility study in lieu of left ventricular lead. Heart Rhythm，14（9）：1353-1361.

Anderson M，Morris DL，Tang D，et al，2018. Outcomes of patients with right ventricular failure requiring short-term hemodynamic support with the Impella RP device. J Heart Lung Transplant，37（12）：1448-1458.

Arnold AD，Shun-Shin MJ，Keene D，et al，2018. His resynchronization versus biventricular pacing in patients with heart failure and left bundle branch block. J Am Coll Cardiol，72（24）：3112-3122.

Bei Y，Xu T，Lv D，et al，2017. Exercise-induced circulating extracellular vesicles protect against cardiac ischemia–reperfusion injury. Basic Res Cardiol，112（4）：38.

Beltrami AP，Barlucchi L，Torella D，et al，2003. Adult cardiac stem cells are multipotent and support myocardial regeneration. Cell，114（6）：763-776.

Birks EJ，Drakos SG，Patel SR，et al，2020. Prospective multicenter study of myocardial recovery using left ventricular assist devices[RESTAGE-HF（Remission from Stage D Heart Failure）]：medium-term and primary end point results. Circulation，142（21）：2016-2028.

Bjarnason-Wehrens B，Nebel R，Jensen K，et al，2020. Exercise-based cardiac rehabilitation in patients with reduced left ventricular ejection fraction：the Cardiac Rehabilitation Outcome Study in Heart Failure（CROS-HF）：a systematic review and meta-analysis. EurJ Prev Cardiol，27（9）：929-952.

Brown MB，Neves E，Long G，et al，2017. High-intensity interval training，but not continuous training，reverses right ventricular hypertrophy and dysfunction in a rat model of pulmonary hypertension. Am J Physiol Regul Integr Comp Physiol，312（2）：R197-R210.

Chen K，Li Y，Dai Y，et al，2019. Comparison of electrocardiogram characteristics and pacing parameters between left bundle branch pacing and right ventricular pacing in patients receiving pacemaker therapy. Europace，21（4）：673-680.

Chung JS，Emerson D，Megna D，et al，2020. Total artificial heart：surgical technique in the patient with normal cardiac anatomy. Ann Cardiothorac Surg，9（2）：81-88.

Coats AJS，Tolppanen H，2021. Drug treatment of heart failure with reduced ejection fraction：defining the role of vericiguat. Drugs，81（14）：1599-1604.

Combes A，Brodie D，Chen YS，et al，2017. The ICM research agenda on extracorporeal life support. Intensive Care Med，43（9）：1306-1318.

Ellingsen Ø，Halle M，Conraads V，et al，2017. High-intensity interval training in patients with heart failure with reduced ejection fraction. Circulation，135（9）：839-849.

Fernández-Solà J，2020. The effects of ethanol on the heart：alcoholic cardiomyopathy. Nutrients，12（2）：572.

Gerstein HC，Colhoun HM，D Agenais GR，et al，2019. Dulaglutide and cardiovascular outcomes in type 2 diabetes（REWIND）：a double-blind，randomised placebo-controlled trial. The Lancet，394（10193）：121-130.

Goldman B，Blanke H，Wolinsky H，1987. Influence of pressure on permeability of normal and diseased muscular arteries to horseradish peroxidase. A new catheter approach. Atherosclerosis，65（3）：215-225.

Gornalusse GG，Hirata RK，Funk SE，et al，2017. HLA-E-expressing pluripotent stem cells escape allogeneic responses and lysis by NK cells. Nat Biotechnol，35（8）：765-772.

Gramegna M，Beneduce A，Bertoldi LF，et al，2020. Impella RP support in refractory right ventricular failure complicating acute myocardial infarction with unsuccessful right coronary artery revascularization. Int J Cardiol，302：135-137.

Grossman PM，Han Z，Palasis M，et al，2002. Incomplete retention after direct myocardial injection. Catheter Cardiovasc Interv，55（3）：392-397.

Hajjar LA，Teboul JL，2019. Mechanical circulatory support devices for cardiogenic shock：state of the art. Crit Care，23（1）：76.

Hajra A，Ujjawal A，Sud K，et al，2019. Sacubitril/valsartan averts post-myocardial infarction ventricular remodeling and preserves heart function. Int J Cardiol Heart Vasc，22：218-219.

Han J，Trumble DR，2019. Cardiac assist devices：Early concepts，current technologies，and future innovations. Bioengineering（Basel），6（1）：18.

Huang W，Su L，Wu S，et al，2017. A novel pacing strategy with low and stable output：pacing the left bundle branch immediately beyond the conduction block. Can J Cardiol，33（12）：1736.

Huang W，Su L，Wu S，et al，2018. Long-term outcomes of His bundle pacing in patients with heart failure with left bundle branch block. Heart，105（2）：137-143.

Ishigami S，Ohtsuki S，Eitoku T，et al，2017. Intracoronary cardiac progenitor cells in single ventricle physiology：the PERSEUS（Cardiac Progenitor Cell Infusion to Treat Univentricular Heart Disease）randomized phase 2 trial. Circ Res，120（7）：1162-1173.

Januzzi JL，Butler J，Fombu E，et al，2018. Rationale and methods of the prospective study of biomarkers，symptom improvement，and ventricular remodeling during sacubitril/valsartan therapy for heart failure（PROVE-HF）. Am Heart J，199：130-136.

Kanwar MK，Bailey S，Murali S，2018. Challenges and future directions in left ventricular assist device therapy. Crit Care Clin，34（3）：479-492.

Kaplan A，Abidi E，Ghali R，et al，2017. Functional，cellular，and molecular remodeling of the heart under influence of oxidative cigarette tobacco smoke. Oxid Med Cell Longev，2017：3759186.

Khan MS，Fonarow GC，McGuire DK，et al，2020. Glucagon-like peptide 1 receptor agonists and heart failure：The need for further evidence generation and practice guidelines optimization. Circulation，142（12）：1205-1218.

Kim GH，Uriel N，Burkhoff D，2018. Reverse remodelling and myocardial recovery in heart failure. Nat Rev Cardiol，15（2）：83-96.

Klugherz BD，Song C，DeFelice S，et al，2002. Gene delivery to pig coronary arteries from stents carrying antibody-tethered adenovirus. Human gene therapy，13（3）：443-454.

Knuuti J，Wijns W，Saraste A，et al，2020，2019 ESC Guidelines for the diagnosis and management of chronic coronary syndromes. Eur Heart J，41（3）：407-477.

Lew J，Pearson JT，Saw E，et al，2020. Exercise regulates microRNAs to preserve coronary and cardiac function in the diabetic heart. Circ Res，127（11）：1384-1400.

Li H，Ma Z，Zhai Y，et al，2020. Trimetazidine ameliorates myocardial metabolic remodeling in isoproterenol-induced rats through regulating ketone body metabolism via activating AMPK and PPAR α. Front Pharmacol，11：1255.

Li LY，Lou Q，Liu GZ，et al，2020. Sacubitril/valsartan attenuates atrial electrical and structural remodelling in a rabbit model of atrial fibrillation. Eur J Pharmacol，881：173120.

Li Y，Chen K，Dai Y，et al，2019. Recovery of complete left bundle branch block following heart failure improvement by left bundle branch pacing in a patient. J Cardiovasc Electrophysiol，30（9）：1714-1717.

Liao Z，Li D，Chen Y，et al，2019. Early moderate exercise benefits myocardial infarction healing via improvement of inflammation and ventricular remodelling in rats. J Cell Mol Med，23（12）：8328-8342.

Lin YY，Hong Y，Zhou MC，et al，2020. Exercise training attenuates cardiac inflammation and fibrosis in hypertensive ovariectomized rats. J Appl Physiol（1985），128（4）：1033-1043.

Liu YW，Chen B，Yang X，et al，2018. Human embryonic stem cell-derived cardiomyocytes restore function in infarcted hearts of non-human primates. Nat Biotechnol，36（7）：597-605.

Luger D，Lipinski MJ，Westman PC，et al，2017. Intravenously delivered mesenchymal stem cells：systemic anti-inflammatory effects improve left ventricular dysfunction in acute myocardial infarction and ischemic cardiomyopathy. Circ Res，120（10）：1598-1613.

Ma Y，Yuan J，Hu J，et al，2019. ACE inhibitor suppresses cardiac remodeling after myocardial infarction by regulating dendritic cells and AT2 receptor-mediated mechanism in mice. Biomed Pharmacother，114：108660.

McDonagh TA, Metra M, Adamo M, et al, 2021. 2021 ESC Guidelines for the diagnosis and treatment of acute and chronic heart failure: Developed by the Task Force for the diagnosis and treatment of acute and chronic heart failure of the European Society of Cardiology (ESC) with the special contribution of the Heart Failure Association (HFA) of the ESC. Rev Esp Cardiol (Engl Ed), 75 (6): 523.

Merchant FM, Mittal S. 2020. Pacing induced cardiomyopathy. J Cardiovasc Electrophysiol, 31 (1): 286-292.

Metra M, Lucioli P, 2020. Corrigendum to'Prevalence of heart failure and left ventricular dysfunction in China: the China Hypertension Survey, 2012–2015'. Eur J Heart Fail, 22 (4): 759.

Olivotto I, Oreziak A, Barriales-Villa R, et al, 2020. Mavacamten for treatment of symptomatic obstructive hypertrophic cardiomyopathy (explorer-hcm): a randomized, double-blind, placebo-controlled, phase 3 trial. The Lancet, 396 (10253): 759-769.

Palabiyik O, Tastekin E, Doganlar ZB, et al, 2019. Alteration in cardiac PI3K/Akt/mTOR and ERK signaling pathways with the use of growth hormone and swimming, and the roles of miR21 and miR133. Biomed Rep, 10 (2): 97-106.

Pan Y, Zhou Z, Zhang H, et al, 2019. The ATRQβ-001 vaccine improves cardiac function and prevents postinfarction cardiac remodeling in mice. Hypertens Res, 42 (3): 329-340.

Patti A, Merlo L, Ambrosetti M, et al, 2021. Exercise-based cardiac rehabilitation programs in heart failure patients. Heart Fail Clin, 17 (2): 263-271.

Poglajen G, Frljak S, Zemljič G, et al, 2020. Stem cell therapy for chronic and advanced heart failure. Curr Heart Fail Rep, 17 (5): 261-270.

Qi J, Luo X, Ma Z, et al, 2020. Downregulation of miR-26b-5p, miR-204-5p, and miR-497-3p expression facilitates exercise-induced physiological cardiac hypertrophy by augmenting autophagy in rats. Front Genet, 11: 78.

Rademakers LM, 2020. Left bundle branch area pacing for cardiac resynchronisation therapy. Neth Heart J, 28 (1): 52-55.

Rikhtegar R, Pezeshkian M, Dolati S, et al, 2019. Stem cells as therapy for heart disease: iPSCs, ESCs, CSCs, and skeletal myoblasts. Biomed Pharmacother, 109 (7): 304-313.

Ritchie RH, Abel ED, 2020. Basic mechanisms of diabetic heart disease. Circ Res, 126 (11): 1501-1525.

Ritterhoff J, Young S, Villet O, et al, 2020. Metabolic remodeling promotes cardiac hypertrophy by directing glucose to aspartate biosynthesis. Circ Res, 126 (2): 182-196.

Romagnuolo R, Masoudpour H, Porta-Sánchez A, et al, 2019. Human embryonic stem cell-derived cardiomyocytes regenerate the infarcted pig heart but induce ventricular tachyarrhythmias. Stem Cell Reports, 12 (5): 967-981.

Sabra MJ, Andrews WG, Crandall ML, et al, 2020. The postoperative use of Impella as a ventricular assist device in high-risk patients undergoing coronary artery bypass surgery: a case series and comparison. J Card Surg, 35 (1): 113-117.

Sanchez R, Nadkarni A, Buck B, et al, 2021. Incidence of pacing-induced cardiomyopathy in pacemaker-dependent patients is lower with leadless pacemakers compared to transvenous pacemakers. J Cardiovasc Electrophysiol, 32 (2): 477-483.

Shan P, Su L, Zhou X, et al, 2018. Beneficial effects of upgrading to His bundle pacing in chronically paced patients with left ventricular ejection fraction＜50%. Heart Rhythm, 15 (3): 405-412.

Sharif F, Hynes SO, McMahon J, et al, 2006. Gene-eluting stents: comparison of adenoviral and adeno-associated viral gene delivery to the blood vessel wall in vivo. Hum Gene Ther，17（7）：741-750.

Sharma PS，Dandamudi G，Herweg B，et al，2018. Permanent His-bundle pacing as an alternative to biventricular pacing for cardiac resynchronization therapy：a multicenter experience. Heart Rhythm，15（3）：413-420.

Song LL，Zhang Y，Zhang XR，et al，2019. Theacrine attenuates myocardial fibrosis after myocardial infarction via the SIRT3/β-catenin/PPARγ pathway in estrogen-deficient mice. Eur Rev Med Pharmacol Sci，23（12）：5477-5486.

Stambler BS，Ellenbogen K，Zhang X，et al，2003. Right ventricular outflow versus apical pacing in pacemaker patients with congestive heart failure and atrial fibrillation. J Cardiovasc Electrophysiol，14（11）：1180-1186.

Sukumaran V，Tsuchimochi H，Sonobe T，et al，2020. Liraglutide treatment improves the coronary microcirculation in insulin resistant Zucker obese rats on a high salt diet. Cardiovasc Diabetol，19（1）：24.

Sultan I，Kilic A，Kilic A，2018. Short-term circulatory and right ventricle support in cardiogenic shock：extracorporeal membrane oxygenation，tandem heart，Centri Mag，and Impella. Heart Fail Clin，14（4）：579-583.

Takahashi A，Palmer-Opolski M，Smith RC，et al，2003. Transgene delivery of plasmid DNA to smooth muscle cells and macrophages from a biostable polymer-coated stent. Gene Ther，10（17）：1471-1478.

Trenkwalder T，Pellegrini C，Holzamer A，et al，2018. Emergency extracorporeal membrane oxygenation in transcatheter aortic valve implantation：a two-center experience of incidence，outcome and temporal trends from 2010 to 2015. Catheter Cardiovasc Interv，92（1）：149-156.

Tucker WJ，Beaudry RI，Liang Y，et al，2019. Meta-analysis of exercise training on left ventricular ejection fraction in heart failure with reduced ejection fraction：a 10-year update. Prog Cardiovasc Dis，62（2）：163-171.

Tuohy CV，Kaul S，Song HK，et al，2020. Hypertrophic cardiomyopathy：the future of treatment . Eur J Heart Fail，22（2）：228-240.

Upadhyay GA，Vijayaraman P，Nayak HM，et al，2019. His corrective pacing or biventricular pacing for cardiac resynchronization in heart failure. J Am Coll Cardiol，74（1）：157-159.

Upadhyay GA，Vijayaraman P，Nayak HM，et al，2019. On-treatment comparison between corrective His bundle pacing and biventricular pacing for cardiac resynchronization：a secondary analysis of the His-SYNC pilot trial. Heart Rhythm，16（12）：1797-1807.

Vijayaraman P，Naperkowski A，Subzposh FA，et al，2018. Permanent His-bundle pacing：long-term lead performance and clinical outcomes. Heart Rhythm，15（5）：696-702.

Vijayaraman P，Ponnusamy S，Cano Ó，et al，2021. Left bundle branch area pacing for cardiac resynchronization therapy：results from the international LBBAP collaborative study group. JACC Clin Electrophysiol，7（2）：135-147.

Vijayaraman P，Subzposh FA，Naperkowski A，et al，2019. Prospective evaluation of feasibility，electrophysiologic and echocardiographic characteristics of left bundle branch area pacing. Heart Rhythm，16（12）：1774-1782.

Wang D，Li S，Jiang J，et al，2019. Chinese society of cardiology expert consensus statement on the diagnosis and treatment of adult fulminant myocarditis. Sci China Life Sci，62（2）：187-202.

Wang H，Fu X，2021. Effects of sacubitril/valsartan on ventricular remodeling in patents with left ventricular systolic dysfunction following acute anterior wall myocardial infarction. Coron Artery Dis，32（5）：418-426.

Wang S，Wu S，Xu L，et al，2019. Feasibility and efficacy of His bundle pacing or left bundle pacing combined with atrioventricular node ablation in patients with persistent atrial fibrillation and implantable cardioverter-defibrillator therapy. J Am Heart Assoc，8（24）：e014253.

Wang SQ，Li D，Yuan Y，2019. Long-term moderate intensity exercise alleviates myocardial fibrosis in type 2 diabetic rats via inhibitions of oxidative stress and TGF-β1/Smad pathway. J Physiol Sci，69（6）：861-873.

Ye Y，Zhang Z，Sheng X，et al，2018. Upgrade to his bundle pacing in pacing-dependent patients referred for pulse generator change：feasibility and intermediate term follow up. Int J Cardiol，260：88-92.

Yin D，Hui Y，Yang C，et al，2020. Effects of dapagliflozin on cardiovascular outcomes in type 2 diabetes：study protocol of a randomized controlled trial. Medicine，99（41）：e22660.

Yoshizaki A，Antonio EL，Silva Junior JA，et al，2018. Swimming training improves myocardial mechanics，prevents fibrosis，and alters expression of Ca^{2+} handling proteins in older rats. J Gerontol A Biol Sci Med Sci，73（4）：468-474.

You J，Wu J，Zhang Q，et al，2018. Differential cardiac hypertrophy and signaling pathways in pressure versus volume overload. Am J Physiol Heart Circ Physiol，314（3）：H552-H562.

Yurista SR，Silljé HHW，Oberdorf-Maass SU，et al，2019. Sodium-glucose co-transporter 2 inhibition with empagliflozin improves cardiac function in non-diabetic rats with left ventricular dysfunction after myocardial infarction. Eur J Heart Fail，21（7）：862-873.

Zelniker TA，Bonaca MP，Furtado RHM，et al，2020. Effect of dapagliflozin on atrial fibrillation in patients with type 2 diabetes mellitus：insights from the DECLARE-TIMI 58 trial. Circulation，141（15）：1227-1234.

Zhang H，Zhou YJ，Zeng YJ，2020. Prognostic factors of pacing-induced cardiomyopathy. Chin Med J（Engl），133（13）：1533-1539.

Zhang W，Huang J，Qi Y，et al，2019. Cardiac resynchronization therapy by left bundle branch area pacing in patients with heart failure and left bundle branch block. Heart Rhythm，16（12）：1783-1790.

Zhang XX，Liang B，Shao CL，et al，2021. Traditional Chinese medicine intervenes ventricular remodeling following acute myocardial infarction：evidence from 40 random controlled trials with 3，659 subjects. Front Pharmacol，12：707394.

Zhao Q，Li H，Chang L，et al，2019. Qiliqiangxin attenuates oxidativestress-induced mitochondrion- dependent apoptosis in cardiomyocytes viaPI3K/AKT/GSK3β signaling pathway. Biol Pharm Bull，42（8）：1310-1321.

Zheng RH，Zhang WW，Ji YN，et al，2020. exogenous supplement of glucagon like peptide-1 protects the heart against aortic banding induced myocardial fibrosis and dysfunction through inhibiting mTOR/p70S6K signaling and promoting autophagy. Eur J Pharmacol，883：173318.

附录　缩　略　词

缩写	英文	中文
AAV1	adeno-associated virus of serotype 1	腺相关病毒 1 型
AAV2	adeno-associated virus of serotype 2	腺相关病毒 2 型
AC6	type Ⅵ adenylyl cyclase	腺苷环化酶 6 型
ACE	angiotensin converting enzyme	血管紧张素转换酶
ACEI	angiotensin converting enzyme inhibitor	血管紧张素转换酶抑制剂
ACS	acute coronary syndrome	急性冠脉综合征
ADH	antidiuretic hormone	抗利尿激素
ADM	adrenomedullin	肾上腺髓质素
ADP	adenosine diphosphate	二磷酸腺苷
AHA	American Heart Association	美国心脏协会
Akt	threonine kinase	苏氨酸激酶
AMPK	AMP-activated protein kinase	AMP 活化蛋白激酶
AMPKα	AMP-activated protein kinase α	AMP 活化蛋白激酶 α
Ang	angiotensin	血管紧张素
Ang-Ⅰ	angiotensin Ⅰ	血管紧张素 Ⅰ
Ang-Ⅱ	angiotensin Ⅱ	血管紧张素 Ⅱ
ANP	atrial natriuretic peptide	心房利尿钠肽
APF	autophagy promoting factor	自噬促进因子
ARB	angiotensin receptor blocker	血管紧张素受体拮抗剂
AT-1	angiotensin type 1	血管紧张素 1 型
ATF4	transcription factor 4	转录因子 4
ATG	autophagy related protein	自噬相关蛋白
ATP	adenosine triphosphate	三磷酸腺苷
Bax	Bcl-2 associated X protein	Bcl-2 相关 X 蛋白
BDH	β-hydroxybutyrate dehydrogenase	β-羟丁酸脱氢酶
bFGF	basic fibroblast growth factor	碱性成纤维细胞生长因子
BHB	ketone body β-hydroxybutyric acid	酮体 β-羟基丁酸
BMIPP	β-methyl p-iodphenyl pentade candic acid	β-甲基-p-碘苯基十五烷酸
BMP	bone morphogenetic protein	骨形态发生蛋白
BNP	brain natriuretic peptide	脑钠肽
BSA	body surface area	体表面积
BVP	biventricular pacing	双心室起搏

缩写	英文	中文
CABG	coronary artery bypass graft	冠状动脉旁路移植术
CAIF	cardiac autophagy inhibitory factor	心脏自噬抑制因子
CaMKⅡ	calcium ion/calmodulin-dependent kinase Ⅱ	钙离子/钙调素依赖性激酶Ⅱ
cAMP	cyclic adenosine monophosphate	环磷酸腺苷
CaN	calcineurin	钙调神经磷酸酶
CARL	cardiac apoptosis related lncRNA	心脏凋亡相关 lncRNA
CAR-T	chimeric antigen receptor T-cell	嵌合抗原受体 T 细胞
Casp	cysteine aspartic acidspecific protease	胱天蛋白酶
CCB	calcium channel blocker	钙通道阻滞剂
CCL2	CC-chemokine ligand 2	CC 趋化因子配体 2
CCR2	CC motif chemokine receptor 2	CC 基序趋化因子受体 2
cGMP	cyclic guanosine monophosphate	环磷酸鸟苷
CGRP	calcitonin gene related peptide	降钙素基因相关肽
CHOP	CC-homologous protein	人内质网应激相关蛋白
CHRF	cardiac hypertrophy related factors	心脏肥大相关因子
CⅠCP	collagan type Ⅰ C-terminal peptide	Ⅰ型胶原 C 端末肽
CMD	coronary microvascular dysfunction	冠状动脉微循环障碍
CMR	cardiovascular magnetic resonance	心血管磁共振
CPT	carnitine palmitoyl transferase	肉碱棕榈酰转移酶
CREB	cAMP-response element binding protein	cAMP 反应元件结合蛋白
CRL7	cullin-ring E3 ubiquitin ligase 7	卡林环 E3 泛素连接酶 7
CRP	C reactive protein	C 反应蛋白
CRT	cardiac resynchronization therapy	心脏再同步化治疗
CS	coronary sinus	冠状窦
CT-1	cardiotrophin-1	心肌营养因子-1
CTGF	connective tissue growth factor	结缔组织生长因子
CTLA-4	cytotoxic T lymphocyte-associated antigen-4	细胞毒性 T 细胞相关抗原 4
cTn	cardiac troponin	心肌肌钙蛋白
CVB3	coxsackie virus type B3	柯萨奇病毒 B3 型
Cx43	connexin 43	缝隙连接蛋白43
CXCL	C-X-C motif chemokine ligand	C-X-C 基序趋化因子配体
CYLD	cylindromatosis	头帕肿瘤综合征蛋白
CZT	cadmium zinc telluride	半导体探测器碲锌镉
DCM	dilated cardiomyopathy	扩张型心肌病
DE-MRI	delayed-enhancement technique MRI	延迟增强 MRI
ECM	extracellular matrix	细胞外基质
ECMO	extracorporeal membrane oxygenation	体外膜氧合
ECPR	extracorporeal cardiopulmonary resuscitation	体外心肺复苏

缩写	英文	中文
ECT	emission computed tomography	发射型计算机断层扫描仪
ECV	extracellular volume	细胞外容积
EFS	endocardial fractional shortening	左室短轴缩短率
EGFR	epidermal growth factor receptor	表皮生长因子受体
eNOS	endothelial nitric oxide synthase	内皮型一氧化氮合酶
ERK1/2	extracellular signal-regulated kinase 1/2	细胞外信号调节激酶 1/2
ESMA	elastin-specific MR contrast agent	弹性蛋白结合对比剂
ET-1	endothelin-1	内皮素-1
FADH2	flavin adenine dinucleotide	黄素腺嘌呤二核苷酸还原态 2
FAK	focal adhesion kinase	局部黏着斑激酶
FGF	fibroblast growth factor	成纤维细胞生长因子
FHL1	four and a half LIM domains 1	四个半 LIM 结构域蛋白 1
FMC	first medical contact	首次医疗接触
Foxp3	fork head box protein 3	叉头盒蛋白 3
gal-3	galectin-3	半乳糖凝集素-3
GDF	growth and differentiation factor	生长分化因子
GLP-1	glucagon-like peptide 1	胰高血糖素样肽-1
GLS	global longitudinal strain	整体纵向应变
GLUT	glucose transporter	葡萄糖转运蛋白
GRACE	global registry of acute coronary event	全球急性冠状动脉事件注册
GSK-3	glycogen synthase kinase 3	糖原合成酶激酶-3
HCN	hyperpolarization-activated cyclic nucleotide-gated	超极化激活环核苷酸门控
HER-2	human epidermal growth factor receptor 2	人类表皮生长因子受体 2
HFpEF	ejection fraction preserved heart failure	射血分数保留的心力衰竭
HFrEF	heart failure with reduced jection fraction	射血分数降低的心力衰竭
HGF	hepatocyte growth factor	肝细胞生长因子
HHD	hypertensive heart disease	高血压性心脏病
HHV6	human herpers viruses type 6	人疱疹病毒 6 型
HIF	Hypoxia inducible factor	缺氧诱导因子
HIF-1α	hypoxia-inducible factors-1α	低氧诱导因子-1α
HOTAIR	Hox transcript antisense RNA	Hox 转录反义 RNA
HRV	heart rate variability	心率变异性
hs-cTn	high-sensitivity cardiac troponin	高敏肌钙蛋白
IABP	intra-aortic ballon pump	主动脉球囊反搏
IAP	inhibitor of apoptosis protein	凋亡抑制蛋白
I_{Ca-L}	inward L-type calcium current	内向 L 型钙电流
IGF	insulin-like growth factor	胰岛素样生长因子
IGF-ⅡR	insulin-like growth factor receptor Ⅱ	胰岛素样生长因子受体 Ⅱ

缩写	英文	中文
I_{Kr}	rapid component of the delay rectifier K^+ current	快速激活钾通道电流
I_{Ks}	slow component of the delay rectifier K^+ current	慢速激活钾通道电流
I_{Ki}	inward rectifien K^+ current	内向整流钾通道电流
IL	interleukin	白细胞介素
INCX	sodium calcium exchanger current	钠钙交换电流
IP3	inositol-1, 4, 5-triphosphate	1, 4, 5-三磷酸肌醇
IP3R	inositol-1, 4, 5-triphosphate receptor	1, 4, 5-三磷酸肌醇受体
I_{to}	transient outward K^+ current	瞬时外向 K^+ 电流
IVSd	inter ventricular septum diameter	室间隔厚度
JNK	c-Jun N-terminal kinase	c-Jun N 端激酶
K_{2P}	double pore domain potassium ion channel	双孔钾离子通道
K_{ChIP-2}	Kv channel interaction protein 2	Kv 通道相互作用蛋白 2
LCAD	long chainacetyl-CoA dehydrogenase	长链酰基辅酶 A 脱氢酶
LGE	late gadolinium enhancement	晚期钆增强
lncRNA	long non-coding RNA	长链非编码 RNA
LOX	lysine oxidase	赖氨酸氧化酶
LQTS	long QT interval syndrome	长 QT 间期综合征
LVAD	left ventricular assist device	左心室辅助装置
LVEDP	left ventricular end diastolic pressure	左心室舒张末压
LVEDV	left ventricular end diastolic volume	左心室舒张末期容积
LVEF	left ventricular ejection fraction	左心室射血分数
LVESV	left ventricular end systolic volume	左心室收缩末期容积
LVH	left ventricular hypertrophy	左心室肥厚
LVIDd	left ventriculair internal diameter	左心室内径
LVM	left ventricular mass	左心室质量
LVMI	left ventricular mass index	左心室质量指数
LXR/RXR	hepatic X receptor/retinoic acid X receptor	肝 X 受体/维甲酸 X 受体
MALAT1	metastasis-associated lung adenocarcinoma transcript 1	肺腺癌转移相关转录本 1
MAPK	mitogen-activated protein kinase	丝裂原活化蛋白激酶
MCD	malonyl-CoA decarboxylase	丙二酰辅酶 A 脱羧酶
MCP-1	monocyte chemoattractant protein 1	单核细胞趋化蛋白 1
MCS	mechanical circulatory support	机械循环辅助
MCT	mast cell tryptase	含类胰蛋白酶的肥大细胞
MCTC	mast cell tryptase and chymase	含类胰蛋白酶和糜蛋白酶的肥大细胞
MDM2	mouse double minute 2	鼠双微体 2
MEG3	maternally expressed gene 3	母体表达基因 3
MERS-CoV	middle east respiratory syndrome coronavirus	中东呼吸综合征冠状病毒
MF	myocardial fibrosis	心肌纤维化

缩写	英文	中文
MHC	myosin heavy chain	肌球蛋白重链
Mhrt	myosin heavy chain associated RNA transcript	肌球蛋白重链相关 RNA 转录本
MIAT	myocardial infarction association transcript	心肌梗死相关转录本
MINOCA	myocardial infarction with non-obstructive coronary artery	冠状动脉非阻塞性心肌梗死
MLC	myosin light chain	肌球蛋白轻链
MLP	muscle LIM protein	肌肉 LIM 蛋白
MMP	matrix metalloproteinase	基质金属蛋白酶
MPC	mitochondrial pyruvate carrier	线粒体丙酮酸载体
MRTF	myocardin-related transcription factor	心肌素相关转录因子
MSNA	muscle sympathetic nerve activity	肌肉交感神经活动
Mst1	mammalian sterile 20-like kinase 1	哺乳动物不育系 20 样激酶 1
mTOR	mammalian target of rapamycin	雷帕霉素靶蛋白
mTORC1	target rapamycin complex 1	雷帕霉素靶蛋白复合物 1
MTPT	mitochondrial permeability transition pore	线粒体通透性转换孔
MuRF	muscle ring finger	肌肉环指蛋白
Myd88	myeloid differentiation protein antigen 88	髓样分化蛋白抗原 88
NADH	nicotinamide adenine dinucleotide	烟酰胺腺嘌呤二核苷酸
NADPH	nicotinamide adenine dinucleotide phosphate	烟酰胺腺嘌呤二核苷酸磷酸
Neat1	nuclear enriched abundant transcript 1	核富含丰富的转录本 1
NFAT	nuclear factor of activated T cell	活化 T 细胞核因子
NF-κB	nuclear factor kappa-B	核因子-κB
NGAL	neutrophil gelatinase-associated lipocalin	中性粒细胞明胶酶相关载脂蛋白
NGF	nerve growth factor	神经生长因子
NK-R	neurokinin receptor	神经激肽受体
NOS	nitric oxide synthase	一氧化氮合酶
NOX	nadph oxidase	烟酰胺腺嘌呤二核苷酸磷酸氧化酶
NPY	neuropeptide Y	神经肽 Y
NRF	necrosis related factor	坏死相关因子
NSTE-ACS	non-ST-segment elevation acute coronary syndrome	非 ST 段抬高急性冠脉综合征
NSTEMI	non-ST-segment elevation myocardial infarction	非 ST 段抬高心肌梗死
NT	neurotensin	神经降压素
O-GlcNAc	O-acetyl glucosamine	O-乙酰氨基葡萄糖
p38	p38 mitogen activited protein kinase	p38 激酶
PAI	plasminogen activator inhibitor	纤溶酶原激活物抑制剂
PCI	percutaneous coronary intervention	经皮冠脉介入术
PDGF	platelet-derived growth factor	血小板衍生生长因子
PDH	pyruvate dehydrogenase	丙酮酸脱氢酶
PDK	pyruvate dehydrogenase kinase	PDH 激酶

缩写	英文	中文
PDK4	pyruvate dehydrogenase kinase 4	丙酮酸脱氢酶激酶 4
PET	positron emission tomography	正电子发射断层成像术
PGC-1	peroxisome proliferator-activated receptor γ coactivator 1	过氧化物酶体增殖物激活受体 γ 共激活因子 1
PI3K	phosphatidylinositol-3-hydroxy kinase	磷脂酰肌醇-3-羟激酶
PICM	pacing induced cardiomyopathy	起搏诱导心肌病
P I CP	procollagen type I C-terminal propeptide	I 型前胶原 C 端前肽
P III NP	procollagen type III N-terminal propeptide	III 型前胶原 N 端前肽
PIN-1	peptidyl-prolyl cis-trans isomerase 1	肽基脯氨酸顺反异构酶 1
P I NP	procollagen type I N-terminal propeptide	I 型前胶原 N 端前肽
PKA	protein kinase A	蛋白激酶 A
PKB	protein kinase B	蛋白激酶 B
PKC	protein kinase C	蛋白激酶 C
PLC	phospholipase C	磷脂酶 C
PPAR	peroxisome proliferator-activated receptor	过氧化物酶体增殖剂激活受体
PTEN	phosphatase and tensin homolog	磷酸酶和紧张素同源物
RAAS	renin-angiotensin-aldosterone system	肾素-血管紧张素-醛固酮系统
RAMP	receptor activity modifying protein	受体活性修饰蛋白
RFP	red fluorescent protein	红色荧光蛋白
RhoA	Rho-associated kinase	Rho 激酶
RIPK	receptor-interacting protein kinase	受体相互作用蛋白激酶
ROS	reactive oxygen species	活性氧
RVAP	right ventricular apical pacing	右心室心尖部起搏
RWT	relative wall thickness	相对室壁厚度
RyR2	ryanodine receptor 2	雷诺丁受体 2
SARS-CoV	severe acute respiratory syndrome coronavirus	严重急性呼吸综合征冠状病毒
Sca-1	stem cell antigen-1	干细胞抗原-1
SCF	fibroblast-derived stem cell factor	成纤维细胞源性干细胞因子
SCOT	succinyl-coenzyme A transferase	琥珀酰辅酶 A 转移酶
SDF-1	stromal cell-derived factor-1	基质细胞衍生因子-1
SERCA	sarcoplasmic reticulum Ca^{2+}-ATPase	肌质网 Ca^{2+}-ATP 酶
sFRP	secreted frizzled-related protein	可溶性卷曲相关蛋白
sGC	soluble guanylyl cyclase	可溶性鸟苷酸环化酶
SGLT2	sodium-dependent glucose transporter 2	钠-葡萄糖协同转运蛋白 2
SLE	systemic lupus erythematosus	系统性红斑狼疮
SLRP	small leucine-rich proteoglycan	富含亮氨酸的小分子蛋白聚糖
Smurf	Smad ubiquitin regulatory factor	Smad 泛素调节因子
SNHG7	small nucleolar RNA host gene 7	小核仁 RNA 宿主基因 7
SPARC	secreted protein acidic and rich in cysteine	富含半胱氨酸的酸性分泌蛋白

缩写	英文	中文
SPECT	single photon emission computed tomography	单光子发射计算机断层扫描
sST2	soluble growth stimulation expressed gene 2	可溶性生长刺激表达基因 2
STAT	signal transducer and activator of transcription	信号转导与转录激活因子
STEMI	ST-segment elevation myocardial infarction	ST 段抬高心肌梗死
STIM-1	stromal interaction molecule 1	基质相互作用分子-1
SVR	surgical ventricular restoration	外科心室修复术
T$_1$WI	T$_1$ weighted image	T$_1$ 加权像
T$_2$WI	T$_2$ weighted image	T$_2$ 加权像
TAC	transverse aortic constriction	主动脉弓缩窄
TAH	total artificial heart	全人工心脏
TAK1	TGF-beta-activated kinase 1	转化生长因子激酶 1
TASK-1	TWIK-related acid-sensitive potassium channel 1	TWIK 相关酸敏感 K+ 通道 1
TAVI	transcatheter aortic valve implantation	经导管主动脉瓣植入术
TCA	tricarboxylic acid	三羧酸
TGF-β	transforming growth factor-β	转化生长因子 β
Th	helper T cell	辅助性 T 细胞
TIMP	tissue inhibitors of metalloproteinase	金属蛋白酶组织抑制剂
TLR	Toll-like receptor	Toll 样受体
TMAO	trimethylamine oxide	氧化三甲胺
TN-C	tenascin-C	生腱蛋白 C
TNF	tumor necrosis factor	肿瘤坏死因子
TNFR1	TNF-alpha receptor 1	TNF-α 受体 1
TNF-α	tumor necrosis factor α	肿瘤坏死因子 α
TnT	troponin T	肌钙蛋白 T
TRAF	tumor necrosis factor receptor-associated factor	肿瘤坏死因子受体相关因子
TRAIL	TNF-related apoptosis-inducing ligand	TNF 相关凋亡诱导配体
Treg	regulatory T cell	调节性 T 细胞
TREK-1	TWIK-related K$^+$ channel	TWIK 相关 K$^+$ 通道
TRP	transient receptor potential	瞬时受体电位
TRPC	transient receptor potential channel	瞬时受体电位通道
TRPC3	transient receptor potential channel-3	瞬时受体电位通道 3
TRPV1	transient receptor potential vanilloid 1	瞬时受体电位香草素受体 1 型
TRPV4	transient receptor potential vanilloid 4	瞬时受体电位香草素受体 4 型
TSH	thyroid stimulating hormone	促甲状腺激素
TSP	thrombospondin	血小板反应蛋白
Ub	ubiquitin	泛素
UCA1	urothelial carcinoma associated molecule 1	尿路上皮癌相关分子 1
UCHL1	ubiquitin C-terminal hydrolase L1	泛素 C 端水解酶 L1

缩写	英文	中文
UFD	ubiquitin folding domain	泛素折叠域
UPS	ubiquitin-proteasome system	泛素-蛋白酶体系统
UVRAG	UV radiation resistance-associated gene	紫外线辐射抗性相关基因
VA-ECMO	veno-arterial extracorporeal membrane oxygenation	静脉-动脉 ECMO
VCAM-1	vascular cell adhesion molecule-1	血管细胞黏附分子 1
VEGF	vascular endothelial growth factor	血管内皮生长因子
VEGF-121	vascular endothelial growth factor 121	内皮生长因子 121
VEGF-B	vascular endothelial growth factor-B	血管内皮生长因子 B
VEGFR-1	vascular endothelial growth factor receptor-1	血管内皮生长因子受体-1
VIP	vasoactive intestinal peptide	血管活性肠肽
VV-ECMO	veno-veno extracorporeal membrane oxygenation	静脉-静脉 ECMO
WMI	wall motion index	室壁运动指数
XBP1	X-box binding protein 1	X 盒结合蛋白 1
XIST	X inactive specific transcript	X 染色体失活特异转录本
α-SMA	α-smooth muscle actin	α-平滑肌肌动蛋白
β-MHC	β-myosin heavy chain	β-肌球蛋白重链
3-KAT	3-ketoacyl-CoA thiolase	3-酮脂酰基辅酶 A 硫解酶